Robert Fricke, Felix Klein

Die gruppentheoretischen Grundlagen der automorphen Funktionen

Verlag
der
Wissenschaften

Robert Fricke, Felix Klein

Die gruppentheoretischen Grundlagen der automorphen Funktionen

ISBN/EAN: 9783957008268

Auflage: 1

Erscheinungsjahr: 2016

Erscheinungsort: Norderstedt, Deutschland

Hergestellt in Europa, USA, Kanada, Australien, Japan
Verlag der Wissenschaften in Hansebooks GmbH, Norderstedt

Verlag
der
Wissenschaften

VORLESUNGEN ÜBER DIE THEORIE

DER

AUTOMORPHEN FUNCTIONEN

VON

ROBERT FRICKE UND FELIX KLEIN
IN BRAUNSCHWEIG   IN GÖTTINGEN.

ERSTER BAND:

DIE GRUPPENTHEORETISCHEN GRUNDLAGEN

MIT 192 IN DEN TEXT GEDRUCKTEN FIGUREN.

LEIPZIG,

DRUCK UND VERLAG VON B. G. TEUBNER.

1897.

Vorrede.

Das Begleitwort, welches ich dem hiermit an die Öffentlichkeit tretenden Werke mitgeben will, soll die Absicht erfüllen, die eigenartige Entstehungsgeschichte dieses Werkes in ausführlicher Weise darzulegen.

Es handelt sich hier um die Einlösung eines Versprechens, welches am Schlusse des zweiten Bandes der „Vorlesungen über die Theorie der elliptischen Modulfunctionen" gemacht worden ist. In der That wurde ja daselbst in Aussicht genommen, dass sich an die Behandlung der Modulfunctionen eine nach gleichen Principien angelegte Darstellung der Theorie der eindeutigen automorphen Functionen anschliessen sollte. Aber allerdings hat dieser Plan im vorliegenden Bande noch nicht im ganzen Umfange zur Ausführung gelangen können. Vielmehr ist hier nur erst ein erster wichtiger Schritt geschehen: es sind die *gruppentheoretischen Grundlagen der Theorie der eindeutigen automorphen Functionen* zur Entwicklung gebracht.

Um den Anschluss an die „Vorlesungen über die Theorie der elliptischen Modulfunctionen" möglichst enge zu gestalten, wurde der Titel „Vorlesungen über die Theorie der automorphen Functionen" gewählt. Aber es handelt sich hier durchaus nicht um eine Vorlesungsausarbeitung im gewöhnlichen Sinne. Vielmehr sind die Quellen, aus deren vereinigter Kraft das vorliegende Werk entstand, weit mannigfaltiger; und wenn ich es hier versuchen will, diese Quellen näher zu bezeichnen, so muss ich vor allem in der Geschichte der modernen Functionentheorie ein wenig zurückgreifen. Lag doch überhaupt den nachfolgenden Darstellungen stets das Bestreben zu Grunde, auch der historischen Seite der vorgetragenen Theorieen gerecht zu werden und zumal auf die ursprünglichen Keime und Anfänge der einzelnen Gedankenentwicklungen hinzuweisen.

Wie im engeren Gebiete der Modulfunctionen, so ist es auch hier fast selbstverständlich, dass Riemann's Name allen anderen voranstehen muss. Seine Arbeiten über die P-Function, über Minimal-

a*

flächen, über die Verteilung der Elektricität auf Cylindern, über lineare
Differentialgleichungen u. s. w.*) enthalten die Keime und zum Teil auch
schon die entwickelte Gestalt einer grossen Menge von Gedanken,
welche in der späteren Theorie der automorphen Functionen fundamental wurden. Natürlich erscheinen Riemann's Ansätze in dem vorliegenden Werke überall in moderner Fortentwicklung; und es ist
namentlich der bei Riemann noch nicht herrschende *Gruppenbegriff*,
welcher hier zu allgemeinster Geltung gelangt. Dieser Begriff berührt aber in seiner für uns in Betracht kommenden Gestalt mehr
nur die „formale" Seite der zu behandelnden Theorieen. Man kann
sagen, dass in der geschichtlichen Entwicklung der automorphen Functionen die „Form" des Gruppenbegriffs in Riemann's Schöpfungen den
„Inhalt" gewann, und zwar einen Inhalt, der die Keime einer reichen
Fortentwicklung einschloss.

Eben diese innere Kraft that sich bereits in den ersten für die
Theorie der automorphen Functionen wichtigen Trieben kund, welche
mehr oder weniger unmittelbar an Riemann ansetzten: ich denke hier
vor allem an Schwarz' wertvolle Untersuchungen über die hypergeometrische Reihe. Hier wird u. a. das von Riemann überkommene
Princip der Spiegelung in einer seiner wichtigsten Consequenzen
weitergeführt, indem nämlich der seitens der Analytiker aufgestellte
Begriff der „natürlichen Grenze" einer analytischen Function vermöge
des Spiegelungsprincips zur geometrischen Evidenz gebracht wurde.
Auch Fuchs' grundlegende Arbeiten über lineare Differentialgleichungen
sind hier zu nennen. Freilich kommen dieselben mehr nur im engeren
Gebiete der automorphen „Functionen" zur Geltung, während sie mit
den gruppentheoretischen Entwicklungen des vorliegenden Bandes nur
mittelbar zusammenhängen.

Es würde der nachfolgenden Darstellung selbst nur vorgegriffen
werden, falls hier jede Untersuchung genannt werden sollte, die für
die Weiterentwicklung der automorphen Functionen von Wert war.
Indem ich hier vielmehr nur dem Hauptzuge der Entwicklung folge,
will ich nun gleich die Namen der beiden Forscher nennen, welche
mit Recht als die eigentlichen Begründer der Theorie der automorphen
Functionen gelten: F. Klein und H. Poincaré.

Klein behandelte bei seinen Untersuchungen über Modulfunctionen

---

*) Den verschiedenen hierauf bezüglichen in den gesammelten Werken
Riemann's publicierten Aufsätzen tritt neuerdings eine von Herrn v. Bezold der
Göttinger Universitätsbibliothek überwiesene stenographische Nachschrift einer
Vorlesung hinzu, welche Riemann im Sommer 1859 über die *hypergeometrische
Reihe* gehalten hat; vergl. die Göttinger Nachrichten vom 31. Juli 1897.

zwar nur erst einen Specialfall der allgemeinen automorphen Functionen; aber es gelang, in diesem besonderen Falle eine ausserordentlich weit entwickelte Theorie zu schaffen (wobei ja namentlich die Beziehung zu den elliptischen Functionen fördernd eingriff). Und wenn heute von der Höhe einer entwickelten Theorie der automorphen Functionen aus der im Gebiete der Modulfunctionen liegende Ausgangspunkt ein verhältnismässig weit entfernter scheint, so darf man doch nicht vergessen, dass zahlreiche Grundbegriffe der Theorie der Modulfunctionen, vor allem derjenige des „Fundamentalbereichs" einer Function, unmittelbar ihre Gültigkeit für die allgemeine Theorie der automorphen Functionen bewahrten. Die grosse Tragweite dieses Begriffes des „Fundamentalbereichs", der uns im vorliegenden Bande nur erst von seiner einen Seite, nämlich als „Discontinuitätsbereich einer Gruppe", entgegentritt, wird im vollen Umfange erst im folgenden Bande deutlich werden; er wird uns daselbst zum unmittelbaren Fundament für den Existenzbeweis der zu einer Gruppe gehörenden automorphen Functionen werden.

Bei der Begründung der allgemeinen Theorie ging Klein den steileren Weg, indem er Riemann'schen Traditionen folgend von der functionentheoretischen Seite sogleich eine sehr allgemeine Auffassung der Theorie zu gestalten unternahm. Demgegenüber gelangte Poincaré, durch arithmetische Schulung geleitet, auf einen mehr inductiven Weg, welcher den Blick auf concrete Einzelfälle lenkte; doch nahm derselbe schnell die übrigen, mehr functionentheoretischen Gedankengänge mit auf. So entstanden jene mit Recht bewunderten Arbeiten Poincaré's in den ersten Bänden der Acta mathematica, welche ein beredtes Zeugnis von der Kraft der Intuition und der Erfindungsgabe ihres Verfassers ablegen.

Seit Mitte der achtziger Jahre scheint in Frankreich die Triebkraft zur Weiterentwicklung der automorphen Functionen erlahmt; denn was von Poincaré selbst und einigen seiner Schüler in dieser Hinsicht noch veröffentlicht wurde, war teils nicht neu, teils blieb es ohne abschliessende Resultate.

Demgegenüber fasste Klein den weitreichenden Plan einer Veröffentlichung grossen Stiles, welche in einem mehrbändigen Werke die regulären Körper, die Modulfunctionen und die automorphen Functionen behandeln sollte. Ich brauche ja hier nicht zu wiederholen, was über die Weiterentwickung dieses Planes in den Vorreden zu den Vorlesungen über das Ikosaeder, sowie zu denjenigen über Modulfunctionen gesagt wurde. Nur was das vorliegende Werk über die den automorphen Functionen zu Grunde liegenden Gruppen unmittelbar angeht, muss hier hervorgehoben werden.

Es lag zunächst das Bestreben vor, durch eine Reihe akademischer Vorlesungen den gefassten Publicationsplan zu fördern und vorzubereiten. In dieser Hinsicht sind die von Klein in den Jahren 1889—97 autographisch herausgegebenen Vorlesungen*), welche alle mit der Theorie der automorphen Functionen mehr oder minder in Beziehung stehen, sowie die Vorlesungen des Unterzeichneten über die Theorie der automorphen Functionen im Wintersemester 1892/93 und Sommersemester 1893 zu nennen.

Aber allerdings kann von einer directen Einwirkung auf die nachfolgende Darstellung auch nur bei den Vorlesungen Klein's über Nichteuklidische Geometrie sowie meinen eigenen Vorlesungen gesprochen werden. Erstere Vorlesungen habe ich vielfach bei der Abfassung des einleitenden Kapitels benutzt, welches die projectiven Maassbestimmungen behandelt. In meinen Vorlesungen über automorphe Functionen ist der allgemeine Begriff des Normalpolygons zum ersten Male entwickelt, auf den ich sogleich nochmals zurückkomme. Klein's Vorlesungen über Differentialgleichungen, Riemann'sche Flächen u. s. w. berühren die gruppentheoretischen Gegenstände des vorliegenden Bandes nur nebenher, sollen jedoch bei den functionentheoretischen Entwicklungen des folgenden Bandes unmittelbarer zur Geltung kommen.

In der That hatte ich ja schon am Anfang zu betonen, dass es sich hier nicht um die Ausarbeitung einer wirklich gehaltenen Vorlesung handelt. Vielmehr musste ich, als ich vor etwa vier Jahren an den Plan heranging, eine Theorie der automorphen Functionen zu verfassen, die gesamte mir zugängliche Überlieferung zusammenfassen, um hierauf meinen Plan zu gründen.

Gleich hier will ich voller Dankbarkeit hervorheben, wie viel mir bei Schaffung dieses Werkes die wirksame Unterstützung meines hochgeehrten Lehrers und lieben Freundes F. Klein wert gewesen ist. War es ursprünglich seine bewährte Führung, die mir vor vielen Jahren diese aussichtsreichen Gebiete der modernen Mathematik erschloss, war es andrerseits Klein's eigener Publicationsplan, den ich zu dem meinigen machen durfte, so habe ich auch nun bei der Durchführung dieses Planes nicht allein gestanden. Durch seine nie ermüdende Kritik bin ich bei meinen Dispositionen, Ausarbeitungen, sowie bei der Correctur der Druckbogen stets wesentlich gefördert;

---

*) Es sind dies der Reihe nach: Nichteuklidische Geometrie I, II 1889—90; lineare Differentialgleichungen I, II 1890—91; Riemann'sche Flächen I, II 1891—92; Höhere Geometrie I, II 1892—93; hypergeometrische Function 1893—94; lineare Differentialgleichungen 2. Ordnung 1894; Zahlentheorie I, II 1895—96; vergl. die Referate von Klein in den Bdn. 45, 46 und 48 der Mathem. Annalen.

und es ist mir eine besondere Beruhigung, dass Klein durch den Titel
des Werkes die Mitverantwortung für die Correctheit der vielfach so
schwierigen Gegenstände der nachfolgenden Darstellung trägt. Geradezu umgestaltend hat Klein's Einfluss im einleitenden Kapitel ge-
wirkt; es handelt sich daselbst um Auffassungen der projectiven Geometrie, welche mir weniger geläufig waren, und ich erkenne hier
dankbar an, dass ich die reife Abrundung dieses Kapitels von mir
allein aus nicht hätte gewinnen können.

Man wolle es entschuldigen, wenn ich nun gerne auch bei denjenigen Teilen meines Werkes verweile, in welchen die eigene Thätig-
keit die Fortentwicklung der Theorie der automorphen Functionen in
wesentlichem Grade gefördert hat. Ich denke hierbei zunächst an meine
arithmetischen Untersuchungen, welche einen grossen Teil des dritten
Abschnitts füllen. Dann aber ist es insbesondere der Inhalt der beiden
ersten Kapitel des zweiten Abschnitts, welchen ich, soweit er die Hauptkreisgruppen betrifft, für mich in Anspruch nehmen darf. Die Begriffe
des Normalpolygons, des natürlichen Discontinuitätsbereichs, die ausführliche Theorie der kanonischen Bereiche und die Transformations-
und Invariantentheorie der Hauptkreisgruppen liefern die Hauptgesichtspunkte, um welche sich der Stoff gruppiert. Noch vor drei
Jahren habe ich nicht hoffen dürfen, dass es möglich war, diesen
nunmehr centralen Teil des Werkes zu schaffen, welcher uns fortan
ein Recht giebt, von einer „Theorie" der Hauptkreisgruppen zu sprechen.

Übrigens will ich auch dieses hervorheben, dass der Verfasser
eines zusammenhängenden Werkes über einen mathematischen Gegenstand selbst an solchen Stellen, welche durch vorangegangene Abhandlungen oder Vorlesungen bereits gegründet erscheinen, erfahrungs-
mässig aufs vielfältigste Gelegenheit hat, Begriffe zu vervollkommnen,
Lücken auszufüllen, Irrtümer zu verbessern. Zeigen doch nur zu
leicht die Abhandlungen über einen im vollen Flusse der Entwicklung
stehenden Forschungsgegenstand die Spuren des Vorläufigen und des
Unfertigen; und sind doch Vorlesungen, wenn anders sie als solche
wirksam und anregend sein sollen, nur selten mit der in alle Einzelheiten des Stoffes eindringenden Vollständigkeit eines Lehrbuchs aus-
zustatten. —

Der geehrten Verlagshandlung danke ich angelegentlichst für die
vorzügliche Ausstattung, welche sie in Bezug auf Text und Figuren
dem Werke hat angedeihen lassen. Das beständig bereitwillige Ent-
gegenkommen der Herren Verleger verpflichtet mich um so mehr, als
der Druck bereits frühzeitig begonnen hat (Ostern 1895) und durch
zwei länger dauernde Pausen hat unterbrochen werden müssen.

Die Fortsetzung dieses Werkes soll der functionentheoretischen Durchführung der Theorie gewidmet werden. Die Erfahrung muss lehren, ob es gelingen will, die Theorie der analytischen Bildungsgesetze der automorphen Functionen aus dem gegenwärtigen und wohl zweifellos unvollkommenen Stadium der Entwicklung hinauszuführen, oder ob hier die Beschränkung darauf geboten erscheint, den überkommenen Stoff logisch zu gliedern, zu sichten und vielleicht in Einzelheiten zu vervollkommnen. Jedenfalls aber wollte ich schon hier hervorheben, dass in letzterer Hinsicht die mit bewundernswerter Gründlichkeit und Schärfe durchgeführten Untersuchungen des unvergesslichen Ernst Ritter eine wertvolle Vorarbeit für den folgenden Band dieses Werkes liefern.

Braunschweig, den 30. Juni 1897.

Robert Fricke.

Inhalts-Verzeichnis.

Erster Abschnitt.
Grundlagen für die Theorie der discontinuierlichen Gruppen linearer Substitutionen einer Variabelen.

Erstes Kapitel.
Die Discontinuität der Gruppen mit Erläuterungen an einfachen Beispielen.

Zweiter Abschnitt.

Durchführung der geometrischen Theorie der Polygongruppen aus ζ-Substitutionen.

Erstes Kapitel.

Behandlung der Rotationsgruppen auf Grundlage der normalen Discontinuitätsbereiche.

Zweites Kapitel.
Die kanonischen Polygone und die Moduln der hyperbolischen Rotationsgruppen.

Drittes Kapitel.
Betrachtung der Kreisbogenvierecke ohne Hauptkreis und Bemerkungen über sonstige Nichtrotationsgruppen.

Dritter Abschnitt.

Über arithmetische Definitionsweisen eigentlich discontinuierlicher Gruppen aus ζ-Substitutionen.

Erstes Kapitel.

Die Rotationsuntergruppen innerhalb der Picard'schen Gruppe und die zugehörigen binären quadratischen Formen.

Zweites Kapitel.

Von den reproducierenden Gruppen ternärer und quaternärer quadratischer Formen.

Drittes Kapitel.
Über eine specielle Art von Hauptkreis- und Polyedergruppen mit ganzen algebraischen Substitutionscoefficienten.

Erster Band.

Die discontinuierlichen Gruppen linearer Substitutionen einer Veränderlichen.

Unter den Hilfstheorien, welche die neueste Functionenlehre für ihre Zwecke verwertet, steht die in fast allen Teilen der höheren Mathematik sich mehr und mehr Geltung verschaffende Gruppentheorie im Vordergrunde. Es erweisen sich namentlich gewisse functionentheoretische Ideenbildungen, die in ihrem ersten Ursprung auf Rie- mann zurückgehen und deren Weiterentwicklung eine Hauptaufgabe des vorliegenden Werkes ist, den gruppentheoretischen Methoden leicht zugänglich. Bei dieser Sachlage wird es nicht überraschen, wenn der erste Band der Vorlesungen über die sogen. automorphen Functionen einzig den gruppentheoretischen Fundamenten der künftigen Unter- suchungen gewidmet ist. Es erschien diese Einteilung um so mehr rätlich, als sich die *Lehre von den discontinuierlichen Gruppen linearer Substitutionen einer Veränderlichen*, welche wir hier zu entwickeln haben, in neuester Zeit mehr und mehr zu einer besonderen Disciplin heran- gebildet hat, die namentlich auch durch ihre innigen Beziehungen zur Geometrie und Zahlentheorie ein selbständiges Interesse für sich in Anspruch nimmt. Dabei würde an sich die Inbetrachtnahme auch mehrerer Veränderlicher natürlich sein; jedoch beschränken wir uns auf den Fall einer Veränderlichen im Hinblick auf die beabsichtigten functionentheoretischen Anwendungen.

Die nachfolgende Darstellung ist durch die „*Vorlesungen über das Ikosaeder*" sowie namentlich durch die „*Vorlesungen über die Theorie der elliptischen Modulfunctionen*"*) aufs mannigfachste vorbereitet und setzt ihrerseits zumeist die Bekanntschaft mit den grundlegenden Teilen dieser Werke beim Leser voraus. Auch historisch hat sich die Theorie der automorphen Functionen aus derjenigen der regulären Körper und

---

*) Die genannten Werke sind im folgenden citiert als „Ikos." bez. „M." I und „M." II unter Angabe der Seitenzahl.

der Modulfunctionen entwickelt*). Wenigstens ist dieses der Weg,
den seinerzeit Klein unter Einfluss einmal der bekannten Arbeiten
von Schwarz, andrerseits der beginnenden Publicationen Poincaré's
eingeschlagen hat. Wenn Poincaré daneben auch andere Momente
heranzieht, nämlich die arithmetischen Methoden von Hermite u. a., von
denen weiter unten ausführlich die Rede sein wird, und die functionentheoretischen Fragestellungen von Fuchs betreffend eindeutige Umkehr
der Lösungen linearer Differentialgleichungen 2ter Ordnung, so gehen
eben diese Ansätze ihrerseits doch wieder genau auf dieselben Gedanken-
kreise zurück, aus denen die Theorien der regulären Körper und der
elliptischen Modulfunctionen erwachsen sind.

Bei den gruppentheoretischen Untersuchungen des ersten Bandes
haben wir häufig Gebrauch von projectiven Maassbestimmungen in der
Ebene und im Raume zu machen. Diese Maassbestimmungen hätten
auch schon in der Theorie der Modulfunctionen verwertet werden
können, und sie werden hier zu einem notwendigen Hilfsmittel der
Untersuchung. Es sei erlaubt, einige auf diesen Gegenstand abzielende
Entwicklungen als eine besondere Einleitung hier vorauszusenden.

---

*) Man sehe hierzu die Darstellung am Abschluss des ersten Bandes von „M".

Einleitung.

Entwicklungen über projective Maassbestimmungen.

§ 1. Die projectiven Maassbestimmungen in der Ebene und deren Arteinteilung.

Zur Begründung der in Aussicht genommenen Maassbestimmungen in der Ebene wählen wir ein System homogener Punktcoordinaten z_1, z_2, z_3 aus und nennen die zugehörigen Liniencoordinaten w_1, w_2, w_3. Es werde alsdann ein Gebilde zweiten Grades in Punktcoordinaten symbolisch durch $f_{zz} = 0$ oder explicite durch:

$$(1) \qquad f_{zz} = \sum_{i,\,k} a_{ik} z_i z_k = 0, \qquad i,\, k = 1,\, 2,\, 3$$

gegeben, wobei die a_{ik} *reelle* Coefficienten sein sollen. Die hiermit festgelegte Curve zweiten Grades wird der Maassbestimmung in gleich zu bezeichnender Weise als *„absolutes Gebilde"* zu Grunde gelegt. Auch die Gleichung des absoluten Gebildes in Liniencoordinaten:

$$(2) \qquad \varphi_{ww} = \sum_{i,\,k} \alpha_{ik} w_i w_k = 0, \qquad i,\, k = 1,\, 2,\, 3$$

kommt sogleich zur Verwendung.

Sind nun in der Ebene zwei Punkte der Coordinaten $z_i = x_i$ und $z_i = y_i$ gegeben, so soll definiert werden, was unter Entfernung dieser beiden Punkte im Sinne der neuen Maassbestimmung zu verstehen ist. Wir verbinden zunächst diese beiden Punkte durch eine Gerade und haben als Coordinaten der Punkte dieser Geraden $z_i = \lambda x_i + \mu y_i$, unter $\lambda : \mu$ einen Parameter verstanden. Zwei unter diesen letzteren Punkten gehören dem absoluten Gebilde (1) an, und die zugehörigen Werte $\lambda : \mu$ des Parameters berechnen sich bekanntlich aus:

$$(3) \qquad \lambda^2 f_{xx} + 2\lambda\mu f_{xy} + \mu^2 f_{yy} = 0,$$

wo f_{xy} durch Polarisation aus f_{xx} entsteht. Diese beiden Punkte werden mit den beiden gegebenen Punkten x_i, y_i ein Quadrupel bilden, dessen sogleich näher anzugebendes Doppelverhältnis durch D_{xy} bezeichnet sein mag. Unabhängig von der Bedeutung, welche die Bezeichnung „Entfernung der Punkte x, y" im gewöhnlichen Sinne bereits besitzt, wollen wir jetzt als „*Entfernung $E(x, y)$ zweier Punkte x_i und y_i im Sinne der zu bildenden projectiven Maassbestimmung*" folgendes festsetzen: $E(x, y)$ sei definiert als Logarithmus des Doppelverhältnisses D_{xy}, multiplicirt mit einer festgewählten constanten Zahl k:

(4) $$E(x, y) = k \log D_{xy}.$$

Dualistisch entsprechend gestaltet sich die *Definition des „Winkels"* $W(u, v)$ *zwischen zwei Geraden der Coordinaten* $w_i = u_i$ *und* $w_i = v_i$:

(5) $$W(u, v) = \varkappa \log D_{uv},$$

unter $\varkappa$ wieder eine festgewählte Constante verstanden. Zur Bildung von D_{uv} hat man durch den Schnittpunkt der Geraden u_i und v_i die Tangenten an das absolute Gebilde zu legen, wobei alsdann D_{uv} das Doppelverhältnis dieser vier Geraden durch einen Punkt ist. Die besondere Auswahl der Constanten k und $\varkappa$ bedeutet *Auswahl der Maasseinheit* für die Längen- bez. Winkelmessung. Auf den geometrischen Sinn der getroffenen Festsetzungen kann hier nicht ausführlich eingegangen werden; wegen eingehender Monographien vergl. man die Nachweise am Schlusse des Paragraphen.

Durch Auflösung der Gleichung (3) kann man $E(x, y)$ explicite durch die Gleichung des absoluten Gebildes ausdrücken. Man wähle die Doppelverhältnisse unter den jedesmal vorliegenden zwei Möglichkeiten so aus, dass die Entfernung durch:

(6) $$E(x, y) = k \log \frac{f_{xy} + \sqrt{f_{xy}^2 - f_{xx}f_{yy}}}{f_{xy} - \sqrt{f_{xy}^2 - f_{xx}f_{yy}}},$$

der Winkel aber durch:

(7) $$W(u, v) = \varkappa \log \frac{\varphi_{uv} + \sqrt{\varphi_{uv}^2 - \varphi_{uu}\varphi_{vv}}}{\varphi_{uv} - \sqrt{\varphi_{uv}^2 - \varphi_{uu}\varphi_{vv}}}$$

gegeben wird. Die Auswahl der beiden andern Ausdrücke für die Doppelverhältnisse würde nur einen Zeichenwechsel von E und W im Gefolge haben.

Unter den Eigenschaften der Ausdrücke $E(x, y)$ und $W(u, v)$ sei hier das Gesetz der Addierbarkeit sowohl für Strecken wie für Winkel genannt. Sind z. B. drei Punkte einer Geraden durch ihre Coordinaten x_i, y_i, z_i gegeben, so gilt die Gleichung:

$$E(x, z) = E(x, y) + E(y, z),$$

wie aus den Eigenschaften der Doppelverhältnisse mit Rücksicht auf das Bildungsgesetz der Formeln (6) leicht folgt; E und W wurden eben deshalb mit *Logarithmen* von Doppelverhältnissen proportional gesetzt, um diesem Gesetz der Addierbarkeit der Strecken zu genügen. Übrigens heisst die begründete Maassbestimmung eine *projective*, weil die getroffenen Festsetzungen der Methode nach der projectiven Geometrie angehören.

Die Punkte des absoluten Gebildes selbst spielen die Rolle der *unendlich fernen Elemente*, und je nach der Natur dieses Gebildes hat man verschiedene Arten von projectiven Maassbestimmungen in der Ebene; wir unterscheiden die folgenden Arten:

1) Die *hyperbolische* Maassbestimmung, der ein *einteiliger**) (nichtzerfallender) Kegelschnitt als absolutes Gebilde zu Grunde liegt. Wir denken denselben in der Coordinatenebene zweckmässiger Weise als *Ellipse* gezeichnet, was ja bei der projectiven Natur der Maassbestimmung keine Einschränkung ist. Unsere Betrachtungen erstrecken sich zumeist nur auf das *Innere* der Ellipse, und wir werden die Bezeichnung „hyperbolische Ebene" späterhin geradezu als synonym mit dem Ellipseninneren gebrauchen.

2) Die *elliptische* Maassbestimmung, welcher ein *nullteiliger* Kegelschnitt zu Grunde liegt, d. h. ein Kegelschnitt mit reeller Gleichung aber ohne reellen Punkt. Eine Einteilung der (reellen) Ebene in verschiedenartige Bereiche tritt hier nicht ein.

3) Die *parabolische* Maassbestimmung, welche vorliegt, falls $\varphi_{ww}=0$ ein *imaginäres Punktepaar* darstellt; $f_{ss}=0$ liefert dann doppelt zählend die reelle Verbindungslinie jener beiden Punkte. Noch specieller wählen wir sogleich als Punktepaar $\varphi=0$ die beiden imaginären Kreispunkte und erhalten so die *elementare* Maassbestimmung der gewöhnlichen Geometrie in unseren allgemeinen Ansatz eingeordnet. Unter parabolischer Maassbestimmung schlechthin verstehen wir weiterhin stets die hiermit wiedergewonnene Maassbestimmung der Elementargeometrie.

Will man die hiermit gemachten Angaben analytisch im einzelnen verfolgen, so ist es zweckmässig, die nachfolgende Gleichungsform des absoluten Gebildes zu benutzen:

(8) $$f_{ss} = e(s_1^2 + s_2^2) - s_3^2 = 0,$$

worauf die Gleichung in Liniencoordinaten:

(9) $$\varphi_{ww} = w_1^2 + w_2^2 - ew_3^2 = 0$$

ist. *Man hat alsdann den ersten, zweiten oder dritten der eben unterschiedenen Fälle, je nachdem e positiv, negativ oder null ist.* Übrigens

---

*) Eine ebene Curve wird *n*-teilig genannt, wenn sie *n* geschlossene reelle Züge aufweist.

wolle man, um den Fall der elementaren Maassbestimmung sogleich in endgültiger Gestalt zu gewinnen, die von der Auswahl der Maasseinheit abhängenden Constanten $k = -\dfrac{1}{2\sqrt{c}}$ und $\varkappa = -\dfrac{i}{2}$ setzen.

Um den Übergang zum elementaren Falle durch einige Formeln zu erläutern, so bemerken wir, dass für unendlich kleines e der Ausdruck $(f_{xy}^2 - f_{xx}f_{yy})$ selbst unendlich klein wird; man berechnet nämlich leicht:

$$f_{xy}^2 - f_{xx}f_{yy} = e\left[(x_1y_3 - x_3y_1)^2 + (x_2y_3 - x_3y_2)^2\right].$$

Es nimmt weiter die Formel (6), wenn wir sogleich den gewählten Wert k eintragen, in diesem Falle die Gestalt an:

$$E(x, y) = -\frac{1}{2\sqrt{c}} \log\left(1 + \frac{2\sqrt{f_{xy}^2 - f_{xx}f_{yy}}}{f_{xy}}\right) = -\frac{1}{\sqrt{c}}\frac{\sqrt{f_{xy}^2 - f_{xx}f_{yy}}}{f_{xy}}.$$

Explicite haben wir demgemäss für lim. $e = 0$ folgende Definition für E:

$$(10) \qquad E(x, y) = \frac{\sqrt{(x_1y_3 - x_3y_1)^2 + (x_2y_3 - x_3y_2)^2}}{x_3y_3},$$

womit wir in der That die Definition der Entfernung in der elementaren Geometrie wiedergewonnen haben. Die Behandlung des Ausdrucks für $W(u, v)$ ist insofern noch einfacher, als man hier nicht erst einen Grenzübergang für lim. $e = 0$ zu vollziehen braucht, sondern in den Formeln (7) und (9) direct $e = 0$ setzen darf.

Die Begründung der projectiven Maassbestimmungen in der vorstehend entwickelten Gestalt verdankt man Cayley; man vergl. darüber dessen Aufsatz „*A sixth memoir upon quantics*" *) und zwar insbesondere die Artikel 209 bis 229, welche die Überschrift „*On the theory of distance*" tragen. Äusserlich sehen die Cayley'schen Formeln etwas anders aus, insofern Cayley zur Definition von Entfernung und Winkel nicht den Logarithmus, sondern die Function arccos. braucht. Dies hat den Nachteil im Gefolge, dass das Gesetz der Addierbarkeit der Strecken und die Beziehung zum Doppelverhältnis nicht so unmittelbar in Evidenz tritt. Die Definition des Winkels (der elementaren Maassbestimmung) durch den *Logarithmus eines Doppelverhältnisses* ist merkwürdiger Weise schon lange vor Cayley durch Laguerre gegeben worden, nämlich in dessen erst sehr spät hinreichend beachteter Jugendarbeit „*Note sur la théorie des foyers*" **). Ganz allgemein ist der Logarithmus in der ersten Arbeit Klein's „*Über die sogenannte nicht-*

---

*) Philosophical Transactions Bd. 149 pg. 61 ff. (1859) oder „Collected mathematical papers" Bd. II pg. 561 ff.

**) Nouvelles Annales de Mathém. Bd. 12 pg. 64 (1853).

euklidische Geometrie" *) gebraucht, in welcher durch besondere Berücksichtigung der Realitätsverhältnisse die obigen Benennungen „elliptisch" etc. eingeführt werden, und in welcher zugleich (was ihr Hauptinteresse ist) die Cayley'schen Maassbestimmungen als mögliche analytische Fundamente für die von Lobatschefski, Bolyai, Riemann u. a. entwickelten neuen nicht-euklidischen Geometrien aufgewiesen werden.

Von ausführlichen Darstellungen über projective Maassbestimmungen, welche meist auch deren Verhältnis zur nicht-euklidischen Geometrie behandeln, seien einmal das 22ste Kapitel *„Die Metrik und die Projectivität"* in Salmon - Fiedler's Kegelschnitten**) genannt, ferner die Darstellung von Lindemann im zweiten Bande der *„Vorlesungen über Geometrie von A. Clebsch"* ***), vor allem aber das für das erste Studium besonders empfehlenswerte Buch von Killing *„Einführung in die Grundlagen der Geometrie"* †), dessen zweiter Abschnitt von den projectiven Grundlagen handelt.

Wir betonen noch ausdrücklich, dass die principielle oder metaphysische Bedeutung der projectiven Maassbestimmung für die Grundlegung der Geometrie für uns im folgenden gar nicht in Betracht kommt. Die projectiven Maassbestimmungen liefern uns vielmehr concrete geometrische Methoden, deren Benutzung uns bei vielen gruppentheoretischen Fragen nützlich sein wird.

§ 2. Die zu einer Maassbestimmung gehörenden Bewegungen und symmetrischen Umformungen der Ebene in sich. Die Veränderliche ζ im parabolischen Falle.

Die Entwicklungen des vorigen Paragraphen werden nunmehr mit dem Gruppenbegriff in Beziehung gesetzt, wobei es zweckmässig ist, diese Beziehung zunächst einzig für die elementare Maassbestimmung zu entwickeln. Die „parabolische" Ebene gestattet unendlich viele congruente Verschiebungen oder (wie wir sagen wollen) *„Bewegungen"* in sich, welche in ihrer Gesamtheit eine sogenannte *continuierliche Gruppe* bilden. Diese Gruppe heisst deshalb continuierlich, weil ihre Operationen ein einziges Continuum bilden, oder weil jede Operation der Gruppe in jede andere continuierlich überführbar ist, ohne dass sie aufhört, der Gruppe anzugehören. Combiniert man eine einzelne symmetrische Umformung oder *„Umklappung"* der parabolischen Ebene um eine ihrer

*) Mathematische Annalen Bd. 4 pg. 573 (1871).
**) Vierte Aufl., Leipzig (1878) p. 560.
***) Bd. 2, Teil 1, Leipzig (1891), Abschn. 3.
†) Bd. 1, Paderborn (1893).

Geraden mit der fraglichen Gruppe, so entspringt ein neues Continuum von Operationen, das zwar nicht für sich allein, wohl aber zusammen mit der Gruppe der Bewegungen eine neue Gruppe, die *„erweiterte Gruppe"* liefert. Wir schliessen uns der Sprechweise in „M." I am besten an, wenn wir diese erweiterte Gruppe als eine solche *von der zweiten Art* bezeichnen und ihr die ursprüngliche Gruppe der Bewegungen als eine *von der ersten Art* gegenüberstellen. Im Sinne unserer späteren Unterscheidung der continuierlichen und discontinuierlichen Gruppen könnten wir die vorliegende Gruppe zweiter Art auch als eine *gemischte* Gruppe bezeichnen; doch werden wir diese Benennung weiterhin kaum brauchen.

Entfernung zweier Punkte und Winkel zweier Geraden der parabolischen Ebene sind *Invarianten* sowohl der continuierlichen Gruppe der Bewegungen als auch der Gruppe zweiter Art. Will man für diesen Satz die analytische Ausdrucksform finden, so hat man vorerst die Operationen der beiden Gruppen durch Formeln in den Coordinaten z_i darzustellen. Hier ist es nun für alles folgende von grösster Wichtigkeit, dass sich die fraglichen Formeln einfacher angeben lassen, *falls wir die Verhältnisse der drei reellen homogenen Coordinaten z_i in gewisser Weise durch eine einzige complexe Variabele ζ ersetzen.*

Wir führen nämlich hier im parabolischen Falle statt der z_i zuvörderst rechtwinklige Cartesische Coordinaten ξ, η durch die Gleichung

$$\xi : \eta : 1 = z_1 : z_2 : z_3$$

ein, um sodann unter der Substitution $\zeta = \xi + i\eta$ die Ebene des rechtwinkligen Coordinatensystems zugleich als Ebene der complexen Variabelen ζ zu definieren. Es ist also zu schreiben:

$$(1) \qquad \zeta = \frac{z_1 + i z_2}{z_3},$$

worauf der Ansatz des vorigen Paragraphen direct die elementaren Maassverhältnisse in der ζ-Ebene ergiebt.

Unter Benutzung der in „M." I verabredeten Sprechweise[*] werden wir jetzt die Bewegungen der ζ-Ebene in sich als *Operationen erster Art* bezeichnen und die in der Gruppe zweiter Art hinzukommenden Operationen als *solche von der zweiten Art* benennen können. In der That werden jene Operationen durch die linearen ζ-Substitutionen *erster* Art:

$$(2) \qquad \zeta' = e^{\vartheta i}\zeta + c$$

geliefert, diese aber von den Substitutionen *zweiter* Art:

---

[*] Vergl. hier und weiterhin „M." I pg. 163 ff.

(3) $$\zeta' = c^{\vartheta i}\bar{\zeta} + c,$$

wo $\bar{\zeta}$ der zu ζ conjugierte Wert ist und auch in der letzten Formel der Übergang von ζ zu ζ' gemeint ist; es bedeutet dabei ϑ einen reellen Winkel und c eine complexe Constante. Die Substitutionen (2) stellen directe „Kreisverwandtschaften" dar und sind übrigens elliptische oder parabolische Substitutionen mit dem „Fixpunkt" $\zeta = \infty$, wie man auf Grund der soeben citierten Entwicklungen aus „M." I ohne Mühe feststellen wird. Die Substitutionen (3) liefern indirecte Kreisverwandtschaften, und wir können ihre Gesamtheit aus der Gruppe der ersten Art etwa durch Combinierung derselben mit der Operation $\zeta' = -\bar{\zeta}$ (der Spiegelung an der imaginären ζ-Axe) herstellen. Bei dem elementaren Charakter der hier vorliegenden Verhältnisse ist es nicht erforderlich, die Invarianz von Entfernung und Winkel gegenüber den Operationen (2) und (3) noch ausführlich analytisch darzuthun. —

Wegen der gleich durchzuführenden Verallgemeinerung unserer Überlegung auf die hyperbolischen und elliptischen Fälle sind die vorstehenden Erörterungen unter Rückgang auf die z_1, z_2, z_3 im Sinne der allgemeinen projectiven Geometrie aufzufassen.

Was zuvörderst die Einführung von ζ anlangt, so schreiben wir die Gleichung (1) und die entsprechende Gleichung für den conjugierten Wert $\bar{\zeta}$ in der folgenden Gestalt:

(4) $$z_1 + i z_2 - \zeta z_3 = 0, \quad z_1 - i z_2 - \bar{\zeta} z_3 = 0$$

und wollen diese Gleichungen nun wieder in der projectiven Ebene der Coordinaten z_i deuten. *Hier spielen ζ und $\bar{\zeta}$ die Rolle der Parameter zweier Geradenbüschel, deren Centren die beiden imaginären Kreispunkte sind;* in der That sind die Coordinaten der letzteren gegeben durch:

(5) $$z_1 \pm i z_2 = 0, \quad z_3 = 0.$$

Sehen wir die z_i für den Augenblick als *complexe* Veränderliche an, so kann ein beliebiger Punkt der so erweiterten Coordinatenebene durch ein Paar complexer Werte der als *unabhängig* von einander zu denkenden Parameter ζ und $\bar{\zeta}$ eindeutig gegeben werden, nämlich auf Grund der Gleichung:

(6) $$z_1 : z_2 : z_3 = (\zeta + \bar{\zeta}) : i(\bar{\zeta} - \zeta) : 2.$$

Die Beziehung zwischen den z_i und ζ können wir nun in eine neue geometrische Formulierung kleiden; wir werden nämlich die letzten Gleichungen dahin deuten, *dass ein Punkt der Coordinatenebene der complexen z_i durch diejenigen beiden Parameter ζ, $\bar{\zeta}$ gegeben wird, welche den*

von ihm nach den Kreispunkten ziehenden Geraden zugehören. ' Dabei bekommen die unendlich fernen Elemente der Ebene alle dieselben zwei
Parameter, nämlich $\zeta = \infty$ und $\bar{\zeta} = \infty$.\ Innerhalb der so gewonnenen
Erweiterung unseres Ansatzes, an welcher man für später festhalte, ist
alsdann der *Rückgang zu den Punkten der reellen Coordinatenebene dadurch
zu vollziehen, dass man ζ und $\bar{\zeta}$ wieder conjugiert complex wählt.* Doch
halte man auch für diese reellen Punkte an der eben zuvor gegebenen
geometrischen Bedeutung von ζ als Büschelparameter fest.

Um die Substitution (2) projectiv aufzufassen, genügt es, die *reelle*
Coordinatenebene allein in Betracht zu ziehen*). Wir setzen $c = a + ib$
und trennen Reelles vom Imaginären:

$$\xi' = \xi \cdot \cos \vartheta - \eta \cdot \sin \vartheta + a, \quad \eta' = \xi \cdot \sin \vartheta + \eta \cdot \cos \vartheta + b,$$

was sich für die z_1, z_2, z_3 umschreibt in:

$$(7) \quad \begin{cases} z_1' = \cos \vartheta \cdot z_1 - \sin \vartheta \cdot z_2 + a z_3, \\ z_2' = \sin \vartheta \cdot z_1 + \cos \vartheta \cdot z_2 + b z_3, \\ z_3' = z_3. \end{cases}$$

Wir können diese ternäre Substitution als eine Collineation ansehen,
welche die beiden Kreispunkte (und zwar jeden einzeln) in sich transformiert. Zugleich haben wir in (7) die allgemeinste Operation dieser
Art vor uns, welche die Eigenschaft hat, die zur Maassbestimmung
gehörenden Ausdrücke $E(x, y)$ und $W(u, v)$ als Invarianten zu besitzen. Man bestätigt dies ohne Mühe durch Rechnung auf Grund der
in (5) angegebenen Coordinaten der Kreispunkte sowie des Ausdrucks

---

*) Wollten wir auch hier noch an der Vorstellung beliebig complexer z_i und
damit von einander unabhängiger ζ, $\bar{\zeta}$ festhalten, so wäre die eine Substitution
(2) des Textes durch das Substitutionspaar:

$$\zeta' = e^{\vartheta i} \zeta + c, \quad \bar{\zeta}' = e^{\bar{\vartheta} i} \zeta + \bar{c}$$

zu ersetzen, wobei ϑ, $\bar{\vartheta}$, c, $\bar{c}$ vier beliebige complexe Grössen sind. An Stelle der
sogleich im Texte unter (7) zu gebenden ternären Substitution würde alsdann die
allgemeinere treten:

$$z_1' = \frac{e^{\vartheta i} + e^{\bar{\vartheta} i}}{2} z_1 - \frac{e^{\vartheta i} - e^{\bar{\vartheta} i}}{2i} z_2 + \frac{c + \bar{c}}{2} z_3,$$

$$z_2' = \frac{e^{\vartheta i} - e^{\bar{\vartheta} i}}{2i} z_1 + \frac{e^{\vartheta i} + e^{\bar{\vartheta} i}}{2} z_2 + \frac{c - \bar{c}}{2i} z_3,$$

$$z_3' = z_3.$$

Der Übergang zur Substitution (7) des Textes vollzieht sich von hieraus dadurch,
dass ϑ nun im speciellen einen reellen Winkel bedeutet und $\bar{\vartheta} = -\vartheta$ ist, während
andrerseits c und $\bar{c}$ conjugiert complex sein sollen.

(10) pg. 6 für die Entfernung $E(x, y)$. Die Substitution $\zeta' = -\zeta$ liefert in demselben Sinne die ternäre Substitution $z_1' = -z_1$, $z_2' = z_2$, $z_3' = z_3$ oder besser:

$$(8) \qquad z_1' = z_1, \quad z_2' = -z_2, \quad z_3' = -z_3,$$

d. h. eine Collineation, welche im übrigen durchaus die Eigenschaften der Collineation (7) teilt, nur dass sie die Kreispunkte vertauscht. Fassen wir zusammen, so kommt: *Die Gruppe zweiter Art aller Bewegungen, symmetrischen Umformungen u. s. w. der parabolischen Ebene in sich wird geliefert von den gesamten Collineationen, welche das absolute Gebilde der Maassbestimmung (das Paar der imaginären Kreispunkte) in sich transformieren und die Ausdrücke E und W zu Invarianten haben; der Gruppe erster Art speciell entsprechen diejenigen unter diesen Collineationen, welche jeden der Kreispunkte einzeln in sich überführen.* —

Die so entwickelten Anschauungsweisen sind leicht der Verallgemeinerung auf die Fälle hyperbolischer und elliptischer Maassbestimmungen fähig. Für die Veränderliche ζ muss man an die Parameterdarstellung für die Punkte und Tangenten des Kegelschnitts anknüpfen; doch verlangt dies eine besondere Betrachtung, die wir gleich ausführen. Ganz unmittelbar aber ergeben sich folgende Überlegungen:

Die zu einer projectiven Maassbestimmung gehörenden „Bewegungen" der Ebene in sich werden sich als *reelle Collineationen* dieser Ebene in sich darstellen; denn bei den „Bewegungen" gehen nicht nur die reellen Punkte sondern auch die reellen geraden Linien immer jeweils wieder in ebensolche über. Bei diesen reellen Collineationen wird aber *der absolute Kegelschnitt in sich übergehen;* denn die „unendlich fernen Elemente" gehen bei den „Bewegungen" in sich über.

Nun bilden die gesamten reellen Collineationen des absoluten Kegelschnitts in sich eine Gruppe von ∞^3 Operationen; denn ein Kegelschnitt hat 5, eine reelle Collineation 8 wesentliche Constanten, und alle eigentlichen Kegelschnitte sind collinear. Gegenüber *allen* diesen ∞^3 Operationen sind die zur Maassbestimmung gehörenden Ausdrücke $E(x, y)$ und $W(u, v)$ *Invarianten;* denn dies geht aus der projectiven Definition dieser Ausdrücke ohne weiteres hervor. Die Frage aber, ob diese ∞^3 Collineationen durchweg „Bewegungen" vorstellen oder nicht, werden wir im folgenden wichtigen Satze beantwortet finden: *Im Falle der hyperbolischen Maassbestimmung ist die Gruppe aller ∞^3 reellen Collineationen des absoluten Kegelschnitts in sich eine Gruppe zweiter Art; sie besteht aus zwei continuierlichen Schaaren von Operationen, und diejenigen der ersten Art coincidieren gerade mit den gesamten*

„*Bewegungen*", *während der Zusatz der symmetrischen Umformungen zur zweiten Schaar hinführt. Im elliptischen Falle ist hingegen die Gesamtgruppe der fraglichen Collineationen direct von der ersten Art und liefert genau die eine continuierliche Schaar aller „Bewegungen".*

Der Nachweis dieses Satzes soll dadurch geführt werden, dass wir die in Rede stehenden Collineationen durch ternäre z_i-Substitutionen analytisch darstellen. Um dies aber in einfachster Weise auszuführen, müssen wir die Veränderliche ζ im Falle der hyperbolischen und elliptischen Maassbestimmung näher in Discussion ziehen, was im folgenden Paragraphen geschehen soll. —

Die oben entwickelte projective Auffassung der complexen Varia- belen ζ und damit der gewöhnlichen Gauss'schen Ebene der complexen Variabelen findet sich zuerst bei v. Staudt; man sehe darüber die Staudt'schen „*Beiträge zur Geometrie der Lage*" Art. 410*).

Die Bewegungsgruppen, zu denen wir hier geführt wurden, sind wichtige Beispiele für die allgemeine Theorie der continuierlichen Transformationsgruppen, die im Laufe der letzten Jahrzehnte durch Lie und seine Schüler entwickelt wurde. Neben zahlreichen Specialarbeiten Lie's hat diese Theorie vor allem in dem dreibändigen Werke „*Theorie der Transformationsgruppen*"**) von Lie und Engel, ferner in den von Scheffers herausgegebenen akademischen Vorlesungen Lie's über Differentialgleichungen sowie über continuierliche Gruppen***) ausführliche Darstellungen gefunden. Zu Beginn des nächsten Kapitels werden wir nochmals Gelegenheit haben, auf den Begriff der continuierlichen Gruppen zurückzukommen. Übrigens ist dieser Begriff, soweit es sich um Bewegungsgruppen handelt, nicht erst von Lie eingeführt; so z. B. wird mit continuierlichen Gruppen dieser Art in der früheren Arbeit von C. Jordan „*Mémoire sur les groupes de mouvements*"†) in ausgedehnter Weise gearbeitet.

§ 3. **Aufstellung aller Collineationen des Kegelschnitts** $z_1 z_3 - z_2{}^2 = 0$ **in sich. Verhalten des zugehörigen** ζ.

Der Kegelschnitt, dessen Collineationen in sich hier aufgestellt werden sollen, möge jetzt durch die Gleichung:

(1) $$f_{zz} = z_1 z_3 - z_2{}^2 = 0$$

gegeben sein. Hierdurch ist im reellen Coordinatensystem der z_i ein

*) Nürnberg, 1856 bis 1860.
**) Leipzig (1888 bis 1893).
***) Leipzig (1891 und 1893).
†) Annali di matematica, 2te Folge, Bd. 2 (1868).

einteiliger Kegelschnitt dargestellt; doch kann man durch eine gewisse imaginäre Transformation (die wir später ausführen) zu der einfachsten Gleichungsform eines nullteiligen Kegelschnitts gelangen. Auch lässt sich im speciellen die in (8) pg. 5 empfohlene Gleichungsform durch eine einfache Transformation erreichen. Um hier aber beide Fälle (sowohl den hyperbolischen als den elliptischen) vorzubereiten, werden wir zuvörderst *alle* Collineationen des Kegelschnitts (1) in sich, d. h. sowohl die reellen als diejenigen mit complexen Coefficienten, ableiten müssen. Es werden demnach auch die z_1, z_2, z_3 im vorliegenden Paragraphen als complexe Variabele angesehen.

Um die vorgelegte Aufgabe in einfachster Weise zu lösen, machen wir Gebrauch von dem veränderlichen *Parameter* ζ, in welchem die Coordinaten der Punkte des Kegelschnitts sich rational darstellen lassen. Wir definieren ζ für die Punkte des Kegelschnitts durch:

$$(2) \qquad z_1 : z_2 : z_3 = \zeta^2 : \zeta : 1$$

und müssen im Sinne der gerade getroffenen Verabredung ζ als *complexe* Variabele ansehen. Übrigens wolle man schon hier bemerken, dass die Veränderliche ζ in projectiver Auffassung genau dieselbe Rolle spielt, wie das ζ der parabolischen Maassbestimmung im vorigen Paragraphen. Man hat nur nötig, den Wert ζ nicht nur dem einzelnen Punkte, *sondern auch der ihm zugehörigen Tangente zuzuweisen*. Degeneriert nun der Kegelschnitt als Liniengebilde in das Paar der Kreispunkte, so bleibt nur die letztere Interpretation von ζ in Kraft, und wir werden direct zum Parameter des von dem einen oder anderen Kreispunkte auslaufenden Geradenbüschels zurückgeführt. Auch der weitere Gebrauch von ζ im hyperbolischen und elliptischen Falle wird demjenigen des parabolischen Falles genau analog sein.

Indem wir jetzt kurz von einem Punkte ζ des Kegelschnitts sprechen können, wird die Tangente in einem solchen durch:

$$(3) \qquad z_1 - 2\zeta z_2 + \zeta^2 z_3 = 0$$

gegeben sein, die Verbindungslinie zweier Punkte ζ und ζ' aber durch:

$$(4) \qquad z_1 - z_2(\zeta + \zeta') + z_3 \zeta \zeta' = 0.$$

Das der Gleichung (1) zu Grunde liegende Coordinatensystem besteht aus zwei Tangenten des Kegelschnitts und der Verbindungslinie ihrer Berührungspunkte. Soll demnach der Kegelschnitt durch eine Collineation in sich selbst übergehen, so werden die erste und dritte Seite des neuen Coordinatendreiecks wieder Tangenten, die zweite aber die Verbindungslinie der Berührungspunkte sein. Sind die neuen Berührungspunkte durch ζ und ζ' gegeben, so wird sich die fragliche Collineation mit Hülfe von Constanten a, b, c in der Gestalt:

$$(5) \quad \begin{cases} z_1' = a(z_1 - 2\zeta z_2 + \zeta^2 z_3), \\ z_2' = b(z_1 - (\zeta + \zeta')z_2 + \zeta\zeta' z_3), \\ z_3' = c(z_1 - 2\zeta' z_2 + \zeta'^2 z_3) \end{cases}$$

darstellen müssen. Da zufolge dieses Ansatzes:

$$z_1' z_3' - z_2'^2 = (ac - b^2)z_1^2 + \cdots$$

ist, und da andrerseits doch $(z_1' z_3' - z_2'^2)$ bis auf einen Factor gleich $(z_1 z_3 - z_2^2)$ sein muss, so folgt $c = b^2 a^{-1}$. Eine weitere Einschränkung findet nicht statt, d. h. wir haben in (5), sobald c durch seinen Wert $b^2 a^{-1}$ ersetzt wird, die allgemeinste Collineation des Kegelschnitts (1) in sich; in der That bestätigt man leicht durch Rechnung die Relation:

$$(6) \quad z_1' z_3' - z_2'^2 = b^2(\zeta - \zeta')^2(z_1 z_3 - z_2^2).$$

Um die Gleichungsform unserer Collineation etwas symmetrischer zu gestalten, führen wir neue Constanten $\alpha, \beta, \gamma, \delta$ durch die Festsetzungen ein:

$$\alpha = \sqrt{a}, \quad \beta = -\sqrt{a}\,\zeta, \quad \gamma = \frac{b}{\sqrt{a}}, \quad \delta = -\frac{b\zeta'}{\sqrt{a}}.$$

Daraufhin entspringt als allgemeinste reelle oder imaginäre Collineation des Kegelschnitts (1) *in sich:*

$$(7) \quad \begin{cases} z_1' = \alpha^2 z_1 + 2\alpha\beta z_2 + \beta^2 z_3, \\ z_2' = \alpha\gamma z_1 + (\alpha\delta + \beta\gamma)z_2 + \beta\delta z_3, \\ z_3' = \gamma^2 z_1 + 2\gamma\delta z_2 + \delta^2 z_3, \end{cases}$$

und Gleichung (6) *geht über in*

$$(8) \quad z_1' z_3' - z_2'^2 = (\alpha\delta - \beta\gamma)^2(z_1 z_3 - z_2^2).$$

Die oben stillschweigend gemachte Annahme, dass ζ und ζ' von einander verschieden sind, und dass b nicht verschwindet, kleiden wir nun in die ausdrücklich zu formulierende Bedingung, *dass* $(\alpha\delta - \beta\gamma)$ *von null verschieden sein muss*:

$$(9) \quad \alpha\delta - \beta\gamma \gtrless 0;$$

im übrigen aber bedeuten die $\alpha, \beta, \gamma, \delta$ hier *beliebige complexe Constante*. Einen besonderen Proportionalitätsfactor brauchen wir in die linken Seiten der Gleichungen (7) nicht aufzunehmen, da es offenbar erlaubt ist, die $\alpha, \beta, \gamma, \delta$ zugleich mit einem beliebigen Factor zu versehen.

Es ist wichtig, sogleich festzustellen, wie sich der Parameter ζ bei Ausübung der Collineation (7) verhält. Indem man die beiden ersten Formeln (7) durch einander dividiert und die Quotienten der z_i und z_i' durch den ursprünglichen und transformierten Parameter ζ

und ζ' ausdrückt, lässt sich auf der rechten Seite der entspringenden Gleichung im Zähler und Nenner der Factor $(\alpha\zeta + \beta)$ fortheben. Es ergiebt sich alsdann das einfache, aber äusserst folgenreiche Resultat: *Der Parameter ζ erfährt der Collineation (7) entsprechend seinerseits die lineare Substitution:*

$$(10) \qquad \zeta' = \frac{\alpha\zeta + \beta}{\gamma\zeta + \delta},$$

d. h. die allgemeinste lineare Substitution einer von null verschiedenen Determinante $(\alpha\delta - \beta\gamma)$.

Auf das Bestehen der Relation (10) hätte man aus der eindeutigen und algebraischen Beziehung der Veränderlichen ζ, ζ' auf Grund bekannter functionentheoretischer Sätze auch direct schliessen und von da rückwärts die Formeln (7) ableiten können. Doch wurde dieser der gerade vorliegenden Untersuchungsmethode fremdartige Gedankengang mit Absicht vermieden.

Das Problem, die linearen Transformationen einer ternären quadratischen Form in sich anzugeben, ist mit Ausführlichkeit zuerst von Hermite und Cayley behandelt. Die betreffenden Untersuchungen Hermite's finden sich in der Abhandlung *„Sur la théorie des formes quadratiques"* (premier mémoire)*), diejenige Cayley's in dem Aufsatze *„Sur la transformation d'une fonction quadratique en elle-même par des substitutions linéaires"* **). Doch bieten diese Abhandlungen sowohl mit Rücksicht auf die grosse Allgemeinheit ihrer Ansätze, sowie auch in Ansehung der weiter mit ihnen befolgten Zwecke zu den voraufgehenden Entwicklungen nur wenig Berührungspunkte. Wir beziehen uns deshalb auch nicht auf die ausgedehnte weitere hier sich anschliessende Litteratur. Die mit unserem Gegenstande zusammenhängenden Untersuchungen von Euler sowie eine Notiz von Gauss werden passender im nächsten Paragraphen genannt.

§ 4. Die Gruppe der „Bewegungen und symmetrischen Umformungen" für die hyperbolische und elliptische Ebene.

Aus den aufgestellten Collineationen, deren Coefficienten beliebig complex sind, haben wir nun diejenigen besonders auszuschalten, welche im Sinne der projectiven Maassbestimmung entweder direct eine Bewegung oder eine Bewegung combiniert mit einer symmetrischen Umformung darstellen.

---

*) Crelle's Journal Bd. 47 pg. 307 (1853).
**) Crelle's Journal Bd. 50 pg. 288 (1855).

Im Falle der *hyperbolischen* Maassbestimmung ist dies sehr einfach. Hier ist nämlich die den *reellen* Werten z_1, z_2, z_3 entsprechende Coordinatenebene direct diejenige Ebene, auf welche sich die projective Maassbestimmung bezieht; insofern ja die Gleichung $z_1 z_3 - z_2^2 = 0$, nur für reelle Werte z_i gedeutet, einen einteiligen Kegelschnitt liefert. Nach § 2 besteht nun die gewünschte Gruppe aus allen *reellen* Collineationen (7) pg. 14. Eine solche Collineation liegt aber vor, wenn die neun Coefficienten in (7) pg. 14 reell sind; und dies wiederum ist stets und nur dann der Fall, wenn die vier Zahlen α, β, γ, δ reelle Quotienten besitzen. Unter diesen Zahlen dürfen wir aber eine (nicht-verschwindende) willkürlich wählen; wir werden sie selbst reell aussuchen und haben dann den Satz, *dass die gesuchte Gruppe aus allen ternären Substitutionen* (7) pg. 14 *mit vier reellen Zahlen* α, β, γ, δ *einer von null verschiedenen Determinante* $(\alpha\delta - \beta\gamma)$ *besteht.*

Die so gewonnene Gruppe ist in der That, wie schon oben (pg. 11) bemerkt, eine Gruppe der *zweiten* Art, denn sie besteht aus *zwei* continuierlichen Schaaren von Operationen, welche sich durch das Vorzeichen der Determinanten $(\alpha\delta - \beta\gamma)$ von einander unterscheiden. Von der „ersten Art" sind die Substitutionen mit positiven Determinanten $(\alpha\delta - \beta\gamma)$, welche für sich genommen eine Gruppe bilden, da sich bei Combination zweier Substitutionen ihre Determinanten multiplicieren. Zugleich aber stellen diese Substitutionen erster Art ein Continuum dar, dem auch die identische Substitution angehört: *die Substitutionen positiver Determinante bilden für sich genommen die Gruppe der Bewegungen der hyperbolischen Ebene.* Die Gesamtgruppe der *zweiten* Art werden wir von hieraus etwa durch Zusatz der einzelnen Operation:

$$(1) \qquad z_1' = z_1, \qquad z_2' = -z_2, \qquad z_3' = z_3$$

erzeugen, welche $\alpha = 1$, $\delta = -1$, $\beta = \gamma = 0$ und also *negative Determinante* $(\alpha\delta - \beta\gamma)$ hat, und welche andrerseits ersichtlich die symmetrische Umformung der hyperbolischen Ebene (des Ellipseninneren) an der Geraden $z_2 = 0$ vorstellt. Weitere geometrische Erörterungen über unsere Gruppe folgen unten. Dass wir übrigens ∞^3 Bewegungen erhalten, wie schon oben auf anderem Wege abgeleitet wurde, ergiebt sich nun dadurch, dass wir dreifach unendlich viele Quotienten $\alpha : \beta : \gamma : \delta$ der vier reellen Grössen α, β, γ, δ haben. —

Ein wenig umständlicher ist die Einzeldiscussion für den Fall der *elliptischen* Maassbestimmung. Indem wir der Deutlichkeit halber die neue Bezeichnung x_1, x_2, x_3 für die reellen Coordinaten der elliptischen Ebene anwenden, stellen wir im Anschluss an die pg. 5 unter (8) empfohlene Gleichungsform das absolute Gebilde durch:

(2) $$f_{sz} = x_1{}^2 + x_2{}^2 + x_3{}^2 = 0$$

dar, womit in der That eine nullteilige Curve zweiten Grades gegeben ist. Diese Gleichung geht aus Gleichung (1) pg. 12 durch die imaginäre Transformation:

(3) $$s_1 = x_1 + ix_3, \qquad s_2 = ix_2, \qquad s_3 = x_1 - ix_3$$

hervor. Durch Einführung der neuen Variabelen x_i in die Substitution (7) pg. 14 entspringt als allgemeinste, d. h. reelle oder complexe Gleichungsform der Collineationen der Curve (2) in sich:

(4) $$\begin{cases} x_1' = \frac{1}{2}(\alpha^2+\beta^2+\gamma^2+\delta^2)x_1 + i(\alpha\beta+\gamma\delta)x_2 + \frac{i}{2}(\alpha^2-\beta^2+\gamma^2-\delta^2)x_3, \\ x_2' = -i(\alpha\gamma+\beta\delta)x_1 + (\alpha\delta+\beta\gamma)x_2 + (\alpha\gamma-\beta\delta)x_3, \\ x_3' = -\frac{i}{2}(\alpha^2+\beta^2-\gamma^2-\delta^2)x_1 + (\alpha\beta-\gamma\delta)x_2 + \frac{1}{2}(\alpha^2-\beta^2-\gamma^2+\delta^2)x_3. \end{cases}$$

Es gilt nun, die α, β, γ, δ in der allgemeinsten Weise so zu bestimmen, dass in (4) eine *reelle* Collineation vorliegt. Es müssen zu diesem Ende die Quotienten der neun Coefficienten in (4) reell ausfallen. Doch dürfen wir auch direct die Realität der neun Coefficienten in (4) fordern, da solches ja andrenfalls durch Behaftung aller Coefficienten mit einem gemeinsamen Factor stets zu erreichen ist. Man setze nun ausführlich:

$$\alpha = a + ib, \quad \beta = c + id, \quad \gamma = e + if, \quad \delta = g + ih$$

und bezeichne übrigens für die nachfolgende Discussion die Substitution (4) abgekürzt durch:

$$x_k' = a_{k1}x_1 + a_{k2}x_2 + a_{k3}x_3.$$

Wir bringen nun zuvörderst die Realität der Coefficienten a_{11}, a_{33}, a_{13}, a_{31} zur Verwendung; es ist hierfür hinreichend und notwendig, dass $\alpha^2 + \delta^2$ und $\beta^2 + \gamma^2$ reelle, $\alpha^2 - \delta^2$ und $\beta^2 - \gamma^2$ aber rein imaginäre Grössen sind. Es ergeben sich hieraus für die beiden Zahlen α und δ die Gleichungen:

$$g^2 - h^2 = a^2 - b^2, \qquad gh = -ab.$$

Durch Auflösung nach g und h, sowie entsprechende Behandlung von β und γ folgt:

(5) $$\delta = \pm a \pm ib, \qquad \gamma = \pm c \pm id,$$

womit zunächst sechzehn verschiedene Fälle gegeben sind.

Von diesen sechzehn Möglichkeiten kommt schliesslich nur eine einzige zur Geltung, nämlich:

(6) $$\delta = a - ib, \qquad \gamma = -c + id,$$

wie man durch Einzeldiscussion der sechzehn Fälle zu zeigen hat.

Nehmen wir z. B. $\alpha = \delta$, $\beta = \gamma$, so benutze man die Realität von a_{12} und a_{22}; dies liefert:

$$ab + cd = 0, \qquad ac - bd = 0,$$

Gleichungen, die mit einander combiniert $(c^2 + b^2)d = 0$ ergeben. Es ist also entweder $b = c = 0$ oder $d = 0$ und dann auch $a = 0$. Im ersten Falle ist:

$$\alpha = a, \qquad \beta = id, \qquad \gamma = id, \qquad \delta = a,$$

im zweiten hingegen:

$$\alpha = ib, \qquad \beta = c, \qquad \gamma = c, \qquad \delta = ib.$$

Das erste Wertsystem subsumiert sich direct unter den Ansatz (6), das zweite, nachdem wir α, β, γ, δ mit dem gemeinsamen Factor i versehen haben; der Zusatz des Factors i aber beeinträchtigt die Realität der Coefficienten in (4) nicht. Ist zweitens etwa $\delta = \alpha$, $\gamma = c - id$, so fordere man die Realität von a_{12}, welche nur mit einem rein imaginären α verträglich ist. Somit ist nun:

$$\alpha = \delta = ib, \qquad \beta = c + id, \qquad \gamma = c - id,$$

worauf die Erweiterung mit i wieder zum Ansatz (6) hinführt. Entsprechend erledigen sich die übrigen Fälle.

Es ist hiermit das folgende Resultat gewonnen: *Die Substitution* (4) *liefert die allgemeinste reelle Collineation, wenn δ und α conjugiert complexe Zahlen sind und dasselbe von $-\gamma$ und β gilt:*

(7) $\qquad \alpha = a + ib, \quad \delta = a - ib, \quad \beta = c + id, \quad \gamma = -c + id;$

jedoch ist im Anschluss an die Gleichung:

(8) $\qquad\qquad \alpha\delta - \beta\gamma = a^2 + b^2 + c^2 + d^2$

noch weiter zu fordern, dass die vier reellen Zahlen a, b, c, d nicht zugleich verschwinden. Dass hier alle Determinanten $(\alpha\delta - \beta\gamma)$ positiv ausfallen, ist keine Besonderheit; versehen wir, was ja erlaubt ist, die α, β, γ, δ durchgehends mit dem gemeinsamen Factor i, so entspringen lauter negative Determinanten.

Die Gruppe, welche wir hiermit gewonnen haben, ist nun, wie schon oben im voraus bemerkt wurde, in der That eine *continuierliche.* Denn während im hyperbolischen Falle die Collineationen mit $\alpha\delta - \beta\gamma > 0$ und die mit $\alpha\delta - \beta\gamma < 0$ als verschieden neben einander betrachtet werden mussten, gewinnen wir gegenwärtig bereits für $\alpha\delta - \beta\gamma > 0$ sämtliche Collineationen; zugleich ist aus der freien Veränderlichkeit von a, b, c, d evident, dass alle Substitutionen zu *einem* Continuum gehören. Auf den geometrischen Sinn, welchen diese bemerkenswerte Verschiedenheit zwischen dem elliptischen und hyperbolischen Falle hat, wird weiter unten eingegangen.

Die Hauptformeln des vorliegenden Paragraphen sind seit lange bekannt und oft zur Verwendung gebracht. Einmal•nämlich spielt das Formelsystem (7) pg. 14, welches wir hier für reelle α, β, γ, δ zu bilden hatten, in der arithmetischen Theorie der binären quadratischen Formen eine bekannte wichtige Rolle, indem es den Übergang von einer quadratischen Form zu einer mit ihr äquivalenten Form vermittelt. Man vergleiche hierzu etwa die „Disquisitiones arithmeticae" von Gauss, z. B. den Artikel 157 derselben. Besonders reichhaltig aber ist die Geschichte des Formelsystems (4) pg. 17, das in dieser oder doch in einer unwesentlich davon verschiedenen Gestalt von zahlreichen Autoren bei Untersuchungen über orthogonale Substitutionen und über die Drehungen eines festen Körpers um einen Punkt benutzt wurde. Dass die Drehungen eines Körpers um einen festen Punkt hier in Beziehung zur elliptischen Maassbestimmung der Ebene treten, wird nicht überraschen; in der That ist ja die Maassbestimmung, welche die Elementargeometrie im Strahlbündel benutzt, eine elliptische, welcher der nullteilige Kegel vom Centrum des Strahlbündels nach dem Kugelkreise als absolutes Gebilde zu Grunde liegt. Diese Maassbestimmung im Strahlbündel ist geradezu das einfachste Beispiel einer elliptischen Maassbestimmung. Übrigens sind hier zuerst zwei Untersuchungen von Euler*) zu nennen, in deren erster die gegenwärtig als orthogonal bezeichneten Substitutionen betrachtet werden; Euler giebt daselbst die ternäre orthogonale Substitution im wesentlichen in der Gestalt (4) pg. 17 an. In der zweiten Abhandlung beschäftigt sich Euler mit der Drehung eines dreiaxigen Coordinatensystems um seinen Nullpunkt, ein Gegenstand, auf den wir gleich zurückkommen. Aus den hierbei entwickelten Formeln Euler's leitete späterhin Rodrigues in einer Abhandlung „Des lois géométriques, qui régissent les déplacements d'un système solide"**) das Coefficientenschema (4) wieder ab. Andrerseits sehe man die Arbeiten Cayley's über orthogonale Substitutionen zumal in dem Aufsatze „Sur quelques propriétés des déterminants gauches"***), sowie wegen der Beziehung zur Quaternionentheorie auch die frühere Notiz „On certain results relating to quaternions"†). Diesen interessanten Zusammenhang mit Hamilton's Quaternionen können wir hier leider nicht genauer verfolgen. Dass die Bewegungen und Umlegungen der elliptischen Ebene in sich eine einzige continuierliche Gruppe bilden, ist von Study im

---

*) Novae Commentationes Petropolitanae, Bd. 15 pg. 75 und Bd. 20 pg. 217.
**) Liouville's Journal, série I, Bd. 5 pg. 405.
***) Crelle's Journal, Bd. 32 pg. 119 (1846).
†) Philosophical magazine, Bd. 26 pg. 141 (1845).

Verlaufe der Arbeit: „*Von den Bewegungen und Umlegungen*" *),
nämlich in I § 13, klargestellt worden; wir kommen hierauf noch
wiederholt zurück.

§ 5. Allgemeine Definition der ζ-Werte für die Punkte der projectiven Ebene.

Indem wir auf die Voraussetzungen und Resultate des § 3 hier
aufs neue zurückgehen, knüpfen wir insbesondere an den Umstand,
dass der dort eingeführte Parameter ζ die lineare Substitution (10)
erfährt, falls die projective Ebene der durch (7) dargestellten Collineation unterworfen wird. Dieses Verhalten von ζ wird zum Ausgangspunkt neuer Entwicklungen, welche das geometrische Verständnis
der soeben studierten Bewegungsgruppen befördern wird.

Um das eben zuletzt gemeinte Ziel zu erreichen, werden wir der
complexen Variabelen ζ erst noch eine allgemeinere geometrische Bedeutung geben, und zwar in demselben Sinne, wie dies in § 2 bei
Besprechung der parabolischen Maassbestimmung geschah. Wir knüpfen
hierbei vorab erst wieder an die Vorstellung beliebig complex veränderlicher Coordinaten z_1, z_2, z_3 an, sowie an den schon in § 3
eingeführten Parameter ζ für die Punkte und Tangenten des Kegelschnitts $f_{zz} = 0$.

Um zuvörderst die Verhältnisse des parabolischen Falles zu recapitulieren, so zerfiel das Büschel der Tangenten in die beiden Geradenbüschel durch die Kreispunkte. Dem einzelnen Punkte der Ebene
der complexen z_1, z_2, z_3 ordneten wir sodann die beiden Werte ζ, $\bar{\zeta}$
zu, welche als Parameter zu den durch diesen Punkt hindurchlaufenden
Geraden der Büschel gehören.

*Genau so werden wir nunmehr im Falle eines nicht - zerfallenden
Kegelschnitts jedem Punkte der Ebene beliebig complexer z_i diejenigen
beiden Werte ζ, $\bar{\zeta}$ zuordnen, welche als Parameter zu den beiden durch
jenen Punkt hindurchlaufenden Tangenten des Kegelschnitts gehören.* Da
die Gleichung der Tangente vom Parameter ζ:

(1) $$z_1 - 2\zeta z_2 + \zeta^2 z_3 = 0$$

ist, so findet man als die dem einzelnen Punkte der Coordinatenebene
der complexen z_i zugehörigen Werte ζ und $\bar{\zeta}$:

(2) $$\zeta = \frac{z_2 + \sqrt{z_2^2 - z_1 z_3}}{z_3}, \qquad \bar{\zeta} = \frac{z_2 - \sqrt{z_2^2 - z_1 z_3}}{z_3},$$

Gleichungen, die sich in folgender Weise invertieren:

---

*) Mathem. Annalen, Bd. 39 pg. 513 (1891).

(3) $$z_1 : z_2 : z_3 = 2\zeta\bar{\zeta} : (\zeta + \bar{\zeta}) : 2.$$

Man sieht, dass nicht nur jedem Punkte der Ebene complexer z_1, z_2, z_3 ein Wertepaar ζ, $\bar{\zeta}$ eindeutig zugehört, *sondern auch umgekehrt ist jedem Wertepaar der als unabhängig von einander zu denkenden complexen Variabelen ζ, $\bar{\zeta}$ ein Punkt z_1, z_2, z_3 der Coordinatenebene zugeordnet.*

Die volle Tragweite des hiermit gewonnenen Ansatzes werden wir dadurch gewinnen, dass wir auf Grund der Entwicklungen des vorigen Paragraphen für den hyperbolischen und später auch für den elliptischen Fall Realitätsdiscussionen eintreten lassen. Dabei wird die im vorletzten Paragraphen bereits behandelte Thatsache im Mittelpunkt stehen, *dass gegenüber der auf die Coordinatenebene ausgeübten Collineation (7) pg. 14 die den einzelnen Punkten der Ebene nunmehr zugeordneten Werte ζ, $\bar{\zeta}$ simultan die Substitutionen:*

(4) $$\zeta' = \frac{\alpha\zeta + \beta}{\gamma\zeta + \delta}, \qquad \bar{\zeta}' = \frac{\alpha\bar{\zeta} + \beta}{\gamma\bar{\zeta} + \delta}$$

erfahren. Wir werden dabei im einzelnen die volle Analogie zu den speciellen Verhältnissen der parabolischen Ebene erkennen, wenn wir nur die letzteren, wie oben befürwortet, im projectiven Sinne, d. h. als Beziehungen zu den Kreispunkten, auffassen.

Die in Formel (2) dargestellte Zuordnung von Werten ζ, $\bar{\zeta}$ zu den Werten z_1, z_2, z_3 der Coordinate ist zuerst von Hesse in dem Aufsatze „*Ein Übertragungsprincip*" *) aufgestellt und untersucht worden. Inzwischen ist die Interpretation der Formel (2) bei Hesse eine sehr viel beschränktere wie hier, und die ganze Vorstellungsweise wird deshalb eine etwas gekünstelte, weil ζ nicht wie hier als Parameter des Tangentenbüschels gefasst wird. Es ist also keine Rede von der gleichmässigen Einordnung des parabolischen Falles. Im Sinne der Entwicklungen des folgenden Paragraphen könnten wir sagen, dass sich die Hesse'sche Untersuchung auf die reellen Verhältnisse des hyperbolischen Falles und auch da nur auf den ausserhalb der Ellipse gelegenen Teil der Ebene bezieht. Des Ferneren sei hier auf das Erlanger Programm von Klein verwiesen (*Vergleichende Betrachtungen über neuere geometrische Forschungen, 1872*)**), sowie auf dessen Abhandlung „*Über binäre Formen mit linearen Transformationen in sich*" ***), wo die hier in Betracht kommenden Verhältnisse zum ersten Male im Zusammenhange hervortreten; wir kommen darauf später noch zurück.

---

*) Crelle's Jornal, Bd. 66 (1866).
**) Abgedruckt in Bd. 43 der Mathem. Annalen.
***) Mathem. Annalen, Bd. 9 pg. 183 (1875).

§ 6. Die ζ-Werte in der hyperbolischen Ebene. Die ζ-Halbebene und die ζ-Halbkugel.

Die Zuordnung von Werten ζ beziehe sich nunmehr einzig auf die reellen Punkte der *hyperbolischen* Ebene, so dass wir hier, gerade wie auch in § 4, die z_i auf *reelle* Werte zu beschränken haben. Die Curve $z_1 z_3 - z_2{}^2 = 0$ denken wir gleichfalls in der früheren Art als Ellipse gezeichnet, und es wird alsdann ausserhalb der Ellipse $(z_2{}^2 - z_1 z_3) > 0$, innerhalb derselben aber $(z_2{}^2 - z_1 z_3) < 0$ sein. Indem wir unter den Punkten der hyperbolischen Ebene wieder nur die *reellen* Punkte dieser Ebene verstehen wollen, ergiebt sich aus der Formel (2) pg. 20 der Satz: *Dem einzelnen Punkte der hyperbolischen Ebene ausserhalb der Ellipse ist ein Paar reeller Werte ζ, $\bar{\zeta}$ zugeordnet, die insbesondere coincidieren, sobald der Punkt auf die Ellipse selbst rückt; dem einzelnen Punkte des Ellipseninnern ist ein Paar conjugiert complexer Zahlen ζ, $\bar{\zeta}$ zugeordnet.*

Die zu (2) inverse Formel (3) pg. 21 wollen wir jetzt unter Wieder-heranziehung der Schreibweise $\zeta = \xi + i\eta$ für jeden der beiden hiermit unterschiedenen Fälle besonders in Ansatz bringen. Im ersten Falle haben wir für ζ und $\bar{\zeta}$ insbesondere zwei beliebige reelle Werte ξ und $\bar{\xi}$ einzutragen. Die Formel (3) pg. 21 liefert nun:

$$(1) \qquad 2\xi\bar{\xi} : (\xi + \bar{\xi}) : 2 = z_1 : z_2 : z_3,$$

wodurch diesem Wertepaar ξ, $\bar{\xi}$ ein Punkt z_i ausserhalb der Ellipse der hyperbolischen Ebene zugeordnet ist. Sind andrerseits $\zeta = \xi + i\eta$ und $\bar{\zeta} = \xi - i\eta$ irgend zwei conjugiert complexe Werte, so ergiebt Formel (3) pg. 21 nunmehr die Proportion:

$$(2) \qquad (\xi^2 + \eta^2) : \xi : 1 = z_1 : z_2 : z_3,$$

und wir finden für das Wertepaar ζ, $\bar{\zeta}$ einen Punkt des Ellipseninnern als zugehörig. Der Fall, dass der Punkt z_i auf der Ellipse selbst gelegen ist, stellt dabei den Übergang zwischen diesen beiden Fällen dar; in Formel (1) würde man $\xi = \bar{\xi}$, in (2) aber $\eta = 0$ einzusetzen haben.

Indem wir nunmehr die gewöhnliche ζ-Ebene der complexen Ver-änderlichen ζ in die Betrachtung einführen, hat man damit folgendes Ergebnis: *Die Punkte des Ellipsenäusseren der hyperbolischen Ebene entsprechen wechselweise eindeutig den Punktepaaren der reellen ζ-Axe und desgleichen die Ellipsenpunkte selbst den Punkten der reellen Axe; die Punkte des Ellipseninnern entsprechen wechselweise eindeutig den Paaren bezüglich der reellen ζ-Axe symmetrisch gelegener Punkte.* Wenn wir, der Sprechweise von „M." I folgend, die ζ-Ebene durch die reelle

Axe in eine positive und eine negative Halbebene zerlegt denken, so können wir den letzten Teil des eben formulierten Satzes auch so aussprechen: *Das Ellipseninnere ist wechselweise eindeutig auf die einzelne der beiden ζ-Halbebenen bezogen, wobei die Punkte der Ellipse selbst den Punkten der reellen ζ-Axe zugehören.*

Man wolle sich die hier vorliegende Abbildung etwa der positiven Halbebene auf das Ellipseninnere mit Hülfe von Fig. 1 deutlich machen. Zur näheren Orientie-rung sind in der posi-tiven ζ-Halbebene zwei Systeme äquidistanter Geraden gezogen, unter denen die imaginäre Axe besonders hervor-gehoben wurde. Im Ellipseninnern liefert das eine Geradensystem

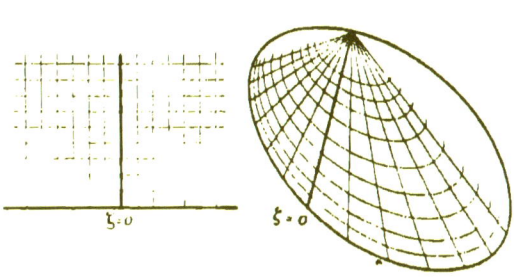

Fig. 1.

wieder ein Geradenbüschel durch den Bildpunkt von ζ = ∞; das andere Geradensystem geht in ein System von Ellipsen über, welche einzeln die absolute Ellipse im Punkte ζ = ∞ hyperosculieren. Wir kom-men auf diese Verhältnisse weiter unten (in § 9, pg. 35) noch aus-führlicher zurück.

Um Eindeutigkeit der Beziehung für die ganze ζ-Ebene zu er-zielen, könnte man das Ellipseninnere doppelt überdeckt denken, wobei die beiden Blätter längs der Ellipse selbst mit einander zusammen-hängen müssten. Es ist dieses die Vorstellungsweise, welche Klein bei seinen „projectiven" Riemann'schen Flächen benutzt (z. B. in den Mathem. Annalen, Bd. 7, 1874). Wir können indes den allgemeinen dort gegebenen Ideen hier nicht nachgehen, sondern bleiben bei un-serem speciellen Gegenstande.

Bereits in § 1 wurde übrigens in Aussicht genommen, nur das Ellipseninnere als „hyperbolische Ebene" anzusprechen. Thuen wir dies, so ist das hier gewonnene Resultat, wie wir nochmals consta-tieren, dem für die reelle parabolische Ebene oben (pg. 10) abgelei-teten Ergebnisse aufs genaueste analog. Beide Male sind es zwei einander conjugierte Werte ζ, ζ̄, welche für die projective Auffassung in der gleichen Weise den einzelnen Punkten der Ebene zugeordnet sind u. s. w.

Die hier vorliegende 1-2-deutige Abbildung des Ellipseninnern auf die ζ-Ebene ist nun nach der geometrischen Seite hin bereits in „M." I pg. 239 ausführlich besprochen. Es sei hier kurz daran erinnert,

dass es sich um Combination einer stereographischen und einer ortho-
graphischen Projection handelt. Einmal nämlich projiciere man die
ζ-Ebene stereographisch auf eine Kugel, wie dies in Figur 2 angedeutet ist; dabei soll die reelle ζ-Axe ein grösster Kugelkreis werden
(etwa der Schnittkreis der Kugeloberfläche mit der Papierebene in
Fig. 2), während die „positive Halbkugel" unterhalb der Papierebene

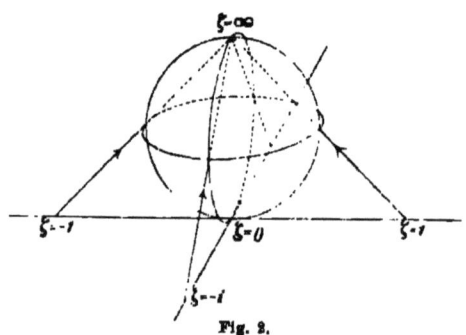

Fig. 2.

liege. Auf letztere, d. i. auf
die Papierebene, projiciere
man nun orthographisch,
wobei je zwei conjugiert
complexe ζ offenbar denselben Bildpunkt liefern. Den
entspringenden Kreis mit
doppelt überdecktem Innern
beziehe man endlich collinear auf die Ellipse der
Figur 1 und zwar so, dass
sich die Bildpunkte von $\zeta = 0, 1, \infty$ mit den diese Werte tragenden
Ellipsenpunkten decken.

Haben wir hiermit die Überführung der ζ-Ebene in das Ellipseninnere unter Einhaltung des in „M." I l. c. befolgten Gedankenganges
reproduciert, so erscheint es für das Verständnis der hier vorliegenden
Verhältnisse wünschenswert, doch auch noch umgekehrt die Umgestaltung des Ellipseninnern in die ζ-Halbebene in Überlegung zu ziehen.
Dieser Überlegung können wir dadurch eine besonders elegante Wendung geben, dass wir die in (2) pg. 20 bereits aufgetretene Quadratwurzel
$\sqrt{z_1 z_3 - z_2^2}$ als *Raumcoordinate* z_4 in die Betrachtung einführen und
dann im einzelnen Punkte des Ellipseninnern etwa senkrecht zur Ebene
der Ellipse $z_4 = +\sqrt{z_1 z_3 - z_2^2}$ und $z_4 = -\sqrt{z_1 z_3 - z_2^2}$ als Ordinaten
auftragen. So gewinnen wir im Raume die durch $z_2^2 + z_4^2 - z_1 z_3 = 0$
dargestellte Fläche, *welche bei zweckmässiger Auswahl des Coordinatensystems direct die in Fig. 2 benutzte Kugel der complexen Variabelen ζ
vorstellt.* Dieser Auffassung von der Beziehung zwischen der projectiven
Ebene und der ζ-Ebene werden wir entsprechend auch im elliptischen
Falle begegnen.

Wir haben nun vor allem einige Einzelausführungen über den
Charakter der in Rede stehenden Beziehungen zu bringen.

Ein Kreis der ζ-Ebene projiciert sich stereographisch in einen Kreis
der Kugeloberfläche und liefert demnach in der hyperbolischen Ebene
eine *Ellipse*. Letztere wird die Ellipse $z_2^2 - z_1 z_3 = 0$ in zweien ihrer
reellen Punkte berühren, falls der anfänglich gemeinte Kreis der

ζ-Ebene die reelle Axe schneidet. Liegt der Mittelpunkt des Kreises im speciellen auf der reellen ζ-Axe, so artet die Ellipse in eine doppelt zu zählende gerade Linie aus. Auch die Umkehrung dieses Satzes ist gültig, wie man aus dem obigen Projectionsverfahren leicht schliesst; es gilt also das Resultat, *dass die gesamten geradlinigen Transversalen der Ellipse $\varepsilon_2{}^2 - \varepsilon_1 \varepsilon_3 = 0$ der hyperbolischen Ebene und das System der zur reellen ζ-Axe orthogonalen Kreise der ζ-Ebene einander entsprechende geometrische Gebilde sind.* Dieser Satz ist natürlich sehr leicht auch eines rechnerischen Beweises fähig. In der That findet man als Gegenbild der durch:

$$(3) \qquad w_1 z_1 + w_2 z_2 + w_3 z_3 = 0$$

dargestellten Geraden vermittelst der Proportion (2) die Gleichung:

$$(4) \qquad w_1(\xi^2 + \eta^2) + w_2 \xi + w_3 = 0,$$

die einen gegen die reelle ζ-Axe orthogonal gerichteten Kreis darstellt. Die an die w_i zu stellende Forderung aber, dass die Gerade die Ellipse schneidet, kommt auf die Bedingung zurück, dass der Kreis (4) reellen Radius hat.

Die so festgesetzte Beziehung zwischen dem Ellipseninneren und der ζ-Ebene wird in der Folge sehr oft benutzt werden; man muss sich dieselbe auf alle Weise einüben. Wir betonen insbesondere, dass diese Beziehung eine zweideutige ist. Doch handelt es sich in der Folge immer um Figuren, die das Ellipseninnere nur einfach überdecken, und man wird in der ζ-Ebene die Betrachtungen dementsprechend stets auf eine der beiden Halbebenen einschränken können, da wir in der anderen ζ-Halbebene dieselben Verhältnisse in einer bezüglich der reellen ζ-Axe symmetrischen Lage antreffen würden; wir bevorzugen in diesem Sinne, wie in „M." I, zumeist die *positive* ζ-Halbebene.

Wir formulieren hier übrigens nochmals den projectiven Charakter der zwischen der hyperbolischen Ebene und der ζ-Ebene begründeten Beziehung. In § 2 pg. 9 u. f. wurde die projective Auffassung der ζ-Ebene entwickelt, nach welcher ζ und $\bar{\zeta}$ als die Parameter der beiden Geradenbüschel durch die Kreispunkte eingeführt wurden. *Die im vorliegenden Paragraphen besprochene Beziehung können wir in diesem Sinne als eine Abbildung des Tangentenbüschels der Ellipse auf das eine wie das andere der beiden eben genannten Geradenbüschel durch die Kreispunkte der parabolischen Ebene auffassen.* Diese Vorstellungsweise soll im nächsten Paragraphen noch ausführlicher zur Geltung kommen.

Neben die hyperbolische Ebene und die gewöhnliche ζ-Ebene stellen wir nun übrigens auch die in Figur 2 benutzte Kugeloberfläche als durchaus gleichberechtigtes Gebilde; sie darf bekanntlich ebensowohl wie die Ebene als Trägerin der complexen Werte ζ angesehen werden und soll kurz als ζ-Kugel bezeichnet werden. Zugleich liefert die Kugel mit ihren beiden *imaginären Scharen geradliniger Erzeugender* ein neues und wichtiges Glied der projectiven Betrachtung, das wir hier zum ersten Male nennen. Nach bekannten Grundsätzen der projectiven Raumgeometrie ergeben diese imaginären Erzeugenden bei der stereographischen Projection die beiden von den Kreispunkten auslaufenden Strahlenbüschel und bei orthographischer Projection die Tangenten der zugehörigen Umrisscurve, d. h. eben unserer absoluten Ellipse.

§ 7. Die hyperbolische Maassbestimmung in der ζ-Halbebene und auf der ζ-Halbkugel.

Es soll nunmehr die früher in der hyperbolischen Ebene begründete Maassbestimmung auf die einzelne ζ-Halbebene und damit auch auf die einzelne ζ-Halbkugel übertragen werden, und wir sprechen daraufhin schlechtweg von einer *hyperbolischen Maassbestimmung in der positiven ζ-Halbebene bez. auf der ζ-Halbkugel*. Die dabei zunächst hervortretenden Sätze wird man aus den Vorbereitungen des vorigen Paragraphen ohne weiteres ablesen können.

Durch zwei Punkte ζ und ζ' der positiven Halbebene ist, im Sinne der Maassbestimmung gesprochen, *eine* „Gerade" festgelegt; sie ist in der Sprechweise der gewöhnlichen Geometrie der durch die beiden Punkte orthogonal zur reellen ζ-Axe ziehende Halbkreis. Diese „Gerade" hat *zwei* „unendlich ferne" Punkte, indem ja die Punkte der reellen ζ-Axe die „unendlich fernen" Elemente darstellen. Es folgt dies unmittelbar durch Übertragung der bezüglichen obigen Angaben (pg. 4 u. f.) von der hyperbolischen Ebene auf die ζ-Ebene bez. ζ-Kugel.

Die Winkelmessung führt zu einem besonders einfachen Resultate, das wir zunächst rechnerisch ableiten. Indem wir in (7) pg. 4 für $\varkappa$ den Werth $-\frac{i}{2}$ wählen und $W(u, v) = \vartheta$ setzen, folgt durch Übergang vom Logarithmus zur Function arctg:

$$(1) \qquad \vartheta = \operatorname{arctg} \frac{\sqrt{\varphi_{uu}\varphi_{vv} - \varphi_{uv}^2}}{\varphi_{uv}},$$

und von hieraus berechnet sich leicht:

$$(2) \qquad \cos\vartheta = \pm\frac{\varphi_{uv}}{\sqrt{\varphi_{uu}\varphi_{vv}}},$$

wo das eine oder andere Zeichen zu nehmen ist, je nachdem man mit ϑ den spitzen oder stumpfen Winkel zwischen den beiden Geraden u, v meint. Nun ist $\varphi = w_2^2 - 4w_1w_3$, und also folgt:

$$\varphi_{uv} = u_2 v_2 - 2u_1 v_3 - 2u_3 v_1,$$

so dass sich aus (2) ergiebt:

(3) $$\cos \vartheta = \pm \frac{u_2 v_2 - 2u_1 v_3 - 2u_3 v_1}{\sqrt{\varphi_{uu} \varphi_{vv}}}.$$

Es mögen nun auf der anderen Seite die beiden Geraden u, v in der ζ-Ebene Kreise der Radien r_1, r_2 liefern, deren Mittelpunkte den Abstand e haben. Ist alsdann ϑ' einer der beiden Winkel, unter denen sich diese Kreise schneiden, wobei übrigens ϑ' im elementaren Sinne gemessen sein soll, so ist bekanntlich:

(4) $$\cos \vartheta' = \mp \frac{e^2 - r_1^2 - r_2^2}{2 r_1 r_2}.$$

Nun sind die Mittelpunktscoordinaten und der Radius des durch (4) pg. 25 gegebenen Kreises die folgenden:

$$\xi = -\frac{w_2}{2w_1}, \quad \eta = 0, \quad r = \frac{\sqrt{w_2^2 - 4w_1 w_3}}{2w_1},$$

woraus sich fast unmittelbar ergiebt:

$$e^2 - r_1^2 - r_2^2 = \frac{2u_1 v_3 + 2u_3 v_1 - u_2 v_2}{2u_1 v_1}, \quad r_1 = \frac{\sqrt{\varphi_{uu}}}{2u_1}, \quad r_2 = \frac{\sqrt{\varphi_{vv}}}{2v_1}.$$

Die Formel (4) geht damit über in:

(5) $$\cos \vartheta' = \pm \frac{u_2 v_2 - 2u_1 v_3 - 2u_3 v_1}{\sqrt{\varphi_{uu} \varphi_{vv}}}.$$

Der Vergleich der Formeln (3) und (5) liefert $\vartheta' = \vartheta$, ein Resultat, welches sich nach einer bekannten Eigenschaft der stereographischen Projection ungeändert auf die ζ-Kugel überträgt. *Die für die hyperbolische Maassbestimmung berechneten Maasszahlen der Winkel in der ζ-Halbebene bez. auf der ζ-Halbkugel stimmen dementsprechend genau überein mit den Maasszahlen dieser Winkel im elementaren Sinne gemessen, so dass in Ansehung der Winkelmessung unsere neue Maassbestimmung elementaren Charakter trägt.*

Das hiermit gewonnene Ergebnis, $\vartheta' = \vartheta$, ist für die am Schlusse des vorigen Paragraphen (pg. 25) erwähnte projective Auffassung unmittelbar ersichtlich. Es übertragen sich nämlich, wie daselbst bemerkt, die beiden vom Scheitelpunkt des zu messenden Winkels an die Ellipse der hyperbolischen Ebene zu ziehenden Tangenten auf die beiden Geraden vom Bildpunkte in der ζ-Ebene nach den beiden imaginären Kreispunkten. Andererseits sind die von einem Punkte der hyperbolischen Ebene auslaufenden Fortschreitungsrichtungen auf die entsprechenden Fortschreitungsrichtungen vom Bildpunkte in der ζ-Halbebene hier (wie bei jeder stetigen Abbildung) projectiv bezogen. Das zur Winkelmessung in der hyperbolischen Ebene dienende Doppelverhältnis wird daher bei dem oben geschilderten Projectionsverfahren dieser Ebene auf die ζ-Ebene in letzterer direct jenes Doppelverhältnis, das der elementaren Winkelmessung nach Laguerre zu Grunde liegt. Der entsprechende Satz aber findet auf der Kugelfläche Geltung, weil dort der elementaren Winkelbestimmung im Sinne Laguerre's gerade die beiden imaginären Erzeugenden der Kugel zu Grunde liegen, welche durch den Scheitel des Winkel hindurchlaufen.

Zur Vorbereitung späterer Anwendungen berechnen wir für unsere hyperbolische Maassbestimmung das Bogenmaass $d\sigma$ für ein in der positiven ζ-Halbebene gelegenes Element. Zwei einander unendlich nahe Punkte seien ζ und $\zeta' = \zeta + d\zeta$ oder explicite:

$$(6) \qquad \zeta = \xi + i\eta, \quad \zeta' = \xi' + i\eta' = (\xi + d\xi) + i(\eta + d\eta).$$

Bestimmen wir nach (6) pg. 4 die Entfernung $d\sigma$ dieser beiden Punkte, indem wir $k = \frac{1}{2}$ nehmen, so kommt, da die Quadratwurzel unendlich klein wird:

$$d\sigma = \frac{1}{2}\log\left(1 + \frac{\sqrt{f_{xy}^2 - f_{xx}f_{yy}}}{f_{xy}}\right)^2 = \frac{\sqrt{f_{xy}^2 - f_{xx}f_{yy}}}{f_{xy}}.$$

Aus den Formeln des vorigen Paragraphen folgt nun:

$$2f_{xy} = x_1 y_3 + x_8 y_1 - 2x_2 y_2 = \xi^2 + \eta^2 + \xi'^2 + \eta'^2 - 2\xi\xi',$$

sowie ferner $f_{xx} = \eta^2$, $f_{yy} = \eta'^2$, so dass sich für $d\sigma$ findet:

$$d\sigma = \frac{\sqrt{[(\xi' - \xi)^2 + \eta'^2 + \eta^2]^2 - 4\eta^2\eta'^2}}{(\xi' - \xi)^2 + \eta'^2 + \eta^2}.$$

Drückt man nun ξ' und η' auf Grund von (6) aus, so folgt nach kurzer Zwischenentwicklung $d\sigma = \frac{\sqrt{d\xi^2 + d\eta^2}}{\eta}$. Führen wir neben dem Bogenelemente $d\sigma$ nun gleich auch das Flächenelement $d\tau$ ein und benutzen den Satz über den elementaren Charakter der Winkelmessung, so folgt: *Im Sinne der hyperbolischen Maassbestimmung der ζ-Halbebene stellen sich das Bogenelement $d\sigma$ und das Flächenelement $d\tau$ durch die Gleichungen dar:*

$$(7) \qquad d\sigma = \frac{\sqrt{d\xi^2 + d\eta^2}}{\eta}, \quad d\tau = \frac{d\xi \cdot d\eta}{\eta^2}.$$

Ganz besonders wichtig ist es, die zur hyperbolischen Maassbestimmung gehörenden *Bewegungen* der ζ-Halbebene in sich zu betrachten. Die Entwicklungen von pg. 15 und 16 geben hier unmittelbar das Resultat: *Die Gruppe aller Bewegungen in sich, welche die positive ζ-Halbene im Sinne der hyperbolischen Maassbestimmung zulässt,* *wird analytisch dargestellt durch die Gesamtheit aller linearen ζ-Substitutionen:*

$$(8) \qquad \zeta = \frac{\alpha \zeta + \beta}{\gamma \zeta + \delta}, \quad \alpha \delta - \beta \gamma > 0$$

mit reellen Coefficienten einer von null verschiedenen positiven Determinante. Im gewöhnlichen Sinne stellen diese Substitutionen Abbildungen durch *Kreisverwandtschaft* dar, und zwar handelt es sich hier um diejenigen *directen* Kreisverwandtschaften, welche die positive ζ-Halbebene in sich selbst überführen*). Die directen Kreisverwandtschaften vermitteln nun bekanntermaassen *conforme* Abbildungen; und es stimmt dies mit dem vorhin gefundenen Ergebnis betreffs der Winkelmessung überein, insofern die im gewöhnlichen Sinne gemessenen Winkel (zufolge der erwähnten Conformität) den Charakter der Invarianz gegenüber den fraglichen „Bewegungen" besitzen.

Für die in § 6 pg. 25 entwickelte projective Auffassung der Parameter ζ, $\bar{\zeta}$ müssten wir neben (8) als zweite Gleichung:

$$(9) \qquad \bar{\zeta} = \frac{\alpha \bar{\zeta} + \beta}{\gamma \bar{\zeta} + \delta}$$

stellen und würden dann zwei projective Umformungen der von den beiden imaginären Kreispunkten auslaufenden Strahlbüschel vor uns haben.

Die Gesamtgruppe (zweiter Art) des § 4 entsprang durch Zusatz der Operation $s_1' = s_1$, $s_2' = -s_2$, $s_3' = s_3$ zur Gruppe der „Bewegungen". Diese Operation bedeutet eine symmetrische Umformung an der Axe $s_2 = 0$ des Coordinatendreiecks. Beim Übergang zu ζ machen wir nun an dieser Stelle Gebrauch von der Zweideutigkeit der Beziehung der hyperbolischen Ebene zur ζ-Ebene. Zufolge derselben können wir der fraglichen Operation entweder die Substitution $\zeta' = -\zeta$ oder $\zeta' = -\bar{\zeta}$ entsprechen lassen, wo die letztere Substitution in demselben Sinne, wie Substitution (3) pg. 9 zu verstehen ist. Wir dürfen und wollen der obigen s_1-Substitution die Operation $\zeta' = -\bar{\zeta}$ entsprechen lassen, da hierdurch die Spiegelung an der imaginären ζ-Axe dargestellt ist und also nicht nur der ursprüngliche Charakter der s_1-Substitution gewahrt bleibt, sondern auch die positive ζ-Halbebene in sich selbst übergeht; letzteres würde bei Bevorzugung der Substitution $\zeta' = -\zeta$ nicht gelten. Durch Combination von $\zeta' = -\bar{\zeta}$ mit den Substitutionen (8) folgt nun: *Die hier eintretende Gesamtgruppe zweiter Art liefert neben der Gruppe aller Bewegungen (8) noch die Schar der Substitutionen:*

---

*) Cf. „M." I pg. 88 ff.

(10)
$$\zeta - \frac{\alpha \bar{\zeta} - \beta}{\gamma \bar{\zeta} - \delta}, \quad \alpha \delta - \beta \gamma > 0,$$

wo α, β, γ, δ continuirlich alle Quadrupel reeller Zahlen einer von null verschiedenen positiven Determinante durchlaufen. Diese Operationen stellen *indirecte* Kreisverwandtschaften dar, und zwar wieder alle diejenigen, welche die positive ζ-Halbebene in sich selbst überführen. Wir gebrauchen, wie in „M." I pg. 196 ff., für die Operationen (10) die Benennung der *Substitutionen zweiter Art*, womit wir uns der oben (pg. 8 ff.) eingeführten Sprechweise unmittelbar anschliessen.

Wir haben so die projective Geometrie des Ellipseninnern an die Geometrie der Kreisverwandtschaften geknüpft, die letztere in der Art specialisiert, dass die reelle ζ-Axe stets sich selbst entspricht. Je nach dem augenblicklichen Bedürfnis werden wir bald von der einen, bald von der andern Vorstellungsweise Gebrauch machen; für die späteren Zwecke der Functionentheorie wird freilich zumeist der Gebrauch der ζ-Halbebene vorherrschen. Doch geschieht dies weniger aus sachlichen Gründen, als um der Gewöhnung der Functionentheoretiker entgegen zu kommen.

Der Connex der projectiven Geometrie mit der Geometrie der Kreisverwandtschaften ist in noch grösserer Allgemeinheit (worauf wir später zu sprechen kommen) von Klein in den bereits genannten Veröffentlichungen entwickelt. Seinen prägnantesten Ausdruck findet derselbe, wenn wir sagen, dass die Kreisverwandtschaften der Ebene direct projectiven Transformationen der von den Kreispunkten auslaufenden Strahlbüschel entsprechen. Die hyperbolische Maassbestimmung in der ζ-Halbebene, wie wir sie hier entwickelten, ist von Poincaré in der späterhin noch sehr häufig zu nennenden Arbeit „*Théorie des groupes fuchsiens*"*) zu Grunde gelegt. Jedoch wird die Definition der Maassbestimmung daselbst unvermittelt gegeben, d. h. ohne Bezugnahme auf die projective Geometrie und auf die Untersuchungen Cayley's.

§ 8. Bemerkung über Flächen von constantem negativen Krümmungsmaass.

Nebenher soll hier in Kürze der Beziehung gedacht werden, in welcher die hyperbolische Geometrie zu den Flächen von constantem negativen Krümmungsmaass steht, dieses letztere in der bekannten von Gauss eingeführten Art definiert. Es haben diese Flächen eines constanten positiven bez. negativen Krümmungsmaasses ihre erste

---

*) Acta mathematica, Bd. 1 pg. 1 (1882).

ausführliche Theorie in zwei Arbeiten von Minding*) gefunden, und
es sind zumal in der zweiten Arbeit die Rotationsflächen von constantem Krümmungsmaass behandelt worden. Für positives constantes
Krümmungsmaass giebt es drei Gattungen solcher Rotationsflächen,
von denen die dritte den Grenzübergang zwischen den beiden andern
Gattungen vorstellt und in eine Reihe sich berührender congruenter
Kugeln zerfällt. Auch für negatives Krümmungsmaass fanden sich
drei Gattungen (übrigens irreducibeler) Rotationsflächen, wobei die
dritte Gattung wieder den Übergang zwischen den beiden andern
abgab. Eine Fläche dieser Übergangsgattung, die man durch Rotation der· unter dem Namen Tractrix bekannten Curve um ihre Asym-
ptote erhält, nennt man, um die Analogie zum Falle des positiven
Krümmungsmaasses möglichst zu wahren, nach Beltrami eine *Pseudosphäre*. Auf die Gestalt der Pseudosphäre näher einzugehen, kann hier
in keiner Weise der Ort sein; auch werden wir weiterhin nirgends
Gelegenheit finden, auf diese hier nur der Vollständigkeit halber gemachten Andeutungen zurückzugreifen. Immerhin seien noch folgende
Bemerkungen gestattet.

Bezeichnet man die geodätischen Linien einer Fläche von constantem Krümmungsmaass als deren „gerade Linien" und misst übrigens
Bogenlänge und Winkelgrösse auf der Fläche im Sinne der Elementargeometrie, so stimmen die auf der Fläche zu Tage tretenden geometrischen Verhältnisse dem Wortlaut nach genau mit den Sätzen
der hyperbolischen oder Lobatschewski'schen Geometrie überein. Sätze,
die wir späterhin im Sinne der hyperbolischen Geometrie, sei es im
Ellipseninnern, sei es in der positiven ζ-Halbebene oder auf der ζ-Halb-
kugel aussprechen werden, würden wir demnach bei Zugrundelegung
der Pseudosphäre im Sinne der elementaren Geometrie formulieren
können. •Allerdings ist es hierbei störend, dass die Pseudosphäre
einerseits als Rotationsfläche in sich zurückläuft, andererseits dem
Rückkehrpunkte des Tractrix entsprechend durch eine Rückkehrcurve
begrenzt ist.

Die Beziehung zwischen der nicht-euklidischen Geometrie und
den Flächen von constantem Krümmungsmaass ist übrigens erst verhältnismässig spät bemerkt worden. In der That waren in dieser
Beziehung grundlegend erst die Gedanken Riemann's, welche derselbe in seinem Habilitationsvortrage *„Über die Hypothesen, welche
der Geometrie zu Grunde liegen"* **) entwickelte; an dieselben schliessen

---

*) Crelle's Journal, Bd. 29 pg. 370 (1839) und Bd. 40 pg. 171 (1840).

**) Vorgelesen am 10. Juni 1854, späterhin gedruckt im dreizehnten Bande
der Abhandlungen der Gesellsch. d. Wiss. zu Göttingen, 1866.

sich die Entwicklungen Beltrami's in dessen bekannter Abhandlung: *„Saggio di interpretazione della geometria non-euclidea"* *).

Sehr viel näher steht unseren hier gegebenen Entwicklungen die andere grundlegende Arbeit Beltrami's: *„Teoria fondamentale degli spazii di curvatura costante"* **). Hier wird gleich anfangs das nicht-euklidische Bogenelement durch folgende Formel definirt:

$$ds = R \cdot \frac{\sqrt{dx^2 + dx_1^2 + \cdots dx_n^2}}{x}, \quad \text{wo } x^2 + x_1^2 + \cdots + x_n^2 = a^2.$$

Nehmen wir $n = 2$ und $R = a = 1$, so haben wir geradezu das hyperbolische Bogenelement auf unserer ζ-Kugel, wie wir hier nicht weiter ausführen. Des Weiteren gelangt Beltrami durch eine ·stereographische Projection zu der Formel:

$$ds = R \cdot \frac{\sqrt{d\eta^2 + d\eta_1^2 + \cdots d\eta_{n-1}^2}}{\eta},$$

was direct unserer Formel (7) pg. 28 entspricht.

§ 9. Figürliche Erläuterung der Bewegungen der projectiven Ebene in sich.

Die linear-gebrochenen Substitutionen einer complexen Veränderlichen ζ mit beliebigen complexen Substitutionscoefficienten haben bereits in „M." I pg. 165 ff. eine ausführliche geometrische Theorie gefunden. Dieselben wurden dort durch continuierliche „Bewegungen" der ζ-Ebene in sich versinnlicht und des näheren durch die zugehörigen *Bahncurven* und *Niveaulinien* figürlich dargestellt; doch war daselbst die Bezeichnung „Bewegung" nur abkürzend für continuierliche Deformation gesetzt.

Denken wir diese Theorie für die ζ-Substitutionen reeller Coefficienten von positiver Determinante und damit etwa für die positive ζ-Halbebene ausgeführt, so werden nunmehr die vorhin im übertragenen Sinne als „Bewegungen" bezeichneten Deformationen direct mit den Bewegungen der ζ-Halbebene im Sinne der hyperbolischen Maassbestimmung identisch.

Die gesamten ζ-Substitutionen erster Art wurden in „M." I pg. 164 in die vier Unterarten der *hyperbolischen, elliptischen, parabolischen* und *loxodromischen* geteilt. Indem wir diese Benennungen hier wieder aufnehmen, gilt vor allem der Satz: *Unter den ζ-Substitutionen, welche „Bewegungen" der positiven ζ-Halbebene in sich liefern, kommen nur hyper-*

---

*) Giornale di matematiche, Bd. 6 (1868).
**) Annali di matematica, Folge 2, Bd. 2 (1868).

bolische, parabolische und elliptische vor, *dagegen fehlen die loxodromischen.* Man folgert dies aus den l. c. entwickelten Formeln am einfachsten aus dem Umstande, dass die fraglichen ζ-Substitutionen reelle Coefficienten einer positiven Determinante haben. Doch würde man auch auf die Thatsache zurückgehen können, dass die reelle ζ-Axe stets Bahncurve für eine Substitution unserer Art ist, und dass kreisförmige (oder im besonderen Falle geradlinige) Bahncurven nur bei den nicht-loxodromischen Substitutionen eintreten.

Indem wir jetzt die geometrischen Vorstellungen aus der ζ-Ebene in die projective Ebene übertragen, werden die dort eintretenden Verhältnisse in gewisser Hinsicht reichhaltiger. Die beiden ζ-Halbebenen gehen in das doppelt-bedeckte Ellipseninnere über; *der ausserhalb der Ellipse gelegene Teil der projectiven Ebene, der doch auch an den Collineationen teilnimmt, kommt hier hinzu, und also gewinnt das geometrische Bild der Bewegung eine entsprechende Erweiterung.* Es ist für die späteren Untersuchungen nötig, auch in der projectiven Ebene den Verlauf der Bahncurven und Niveaulinien für die Substitutionen stets anschaulich vor Augen zu haben; es sollen demnach die dreierlei Arten der gegenwärtig in Betracht kommenden Substitutionen in diesem Sinne hier behandelt werden. Dabei werden die entsprechenden auf die Ebene der Kreisverwandtschaften bezüglichen Entwicklungen aus „M." I pg. 165 ff. als bekannt angesehen. In der That gehen die dort mitgeteilten Figuren 40 u. s. w. durch das vorhin pg. 24 angedeutete Projectionsverfahren in die sogleich zu besprechenden Figuren 3 u. s. w. über. Freilich gewinnt man dabei direct nur erst eine Anschauung der im Ellipseninnern eintretenden Verhältnisse; indes liefert die projective Auffassung der im Einzelfall vorliegenden Collineationen jedesmal das allgemeine Bild.

1) Eine *hyperbolische* Substitution hat in der projectiven Ebene ausserhalb des absoluten Kegelschnitts $f_{..} = 0$ einen Fixpunkt P. Zwei weitere Fixpunkte werden vom Schnitt der Polare von P in Bezug auf $f_{..} = 0$ mit diesem Kegelschnitt geliefert. Nur diese beiden letzteren Fixpunkte, die auf der Ellipse $f_{..} = 0$ selbst gelegen sind, kommen in der ζ-Ebene zur Geltung und liegen dort, wie es sein muss, auf der reellen Axe. Die Niveaulinien werden durch das Büschel der Geraden durch P geliefert, wie in Figur 3 (pg. 34) angedeutet ist. Wollte man im Sinne der Maassbestimmung äquidistante Niveaulinien zeichnen, so würden sich dieselben für das Auge gegen die beiden Ellipsentangenten von P beiderseits mehr und mehr zusammendrängen, wie die Figur veranschaulicht. Die Bahncurven werden von den Kegelschnitten geliefert, welche die absolute Ellipse $f_{..} = 0$ in den beiden

auf ihr gelegenen Fixpunkten berühren; auch dies ist in Figur 3 angedeutet. Unter ihnen findet sich doppeltzählend die Polare von *P*.

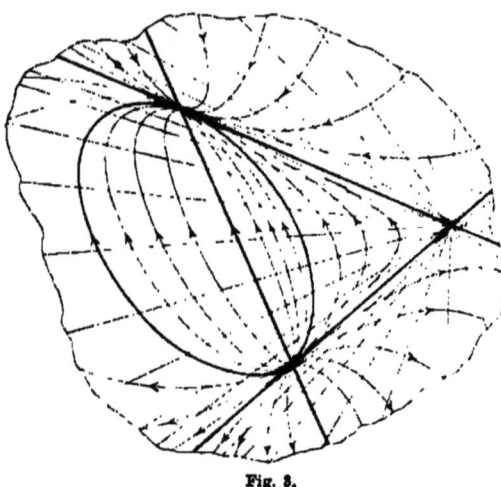

2) Eine *elliptische* Substitution hat einen im Innern der Ellipse gelegenen Fixpunkt *P*, welcher sich in der ζ-Ebene in die beiden conjugiert complexen Fixpunkte der zugehörigen ζ-Substitution trennt. Das Geradenbüschel durch den Fixpunkt *P* bildet die Niveaulinien, wie Figur 4 zeigt. Die Bahncurven bestehen, wie gleichfalls in Figur 4 zu sehen

Fig. 3.

ist, teilweise aus Ellipsen (zu denen auch die absolute Ellipse gehört), teilweise aus Hyperbeln, zwischen welchen sich eine Parabel einfügt.

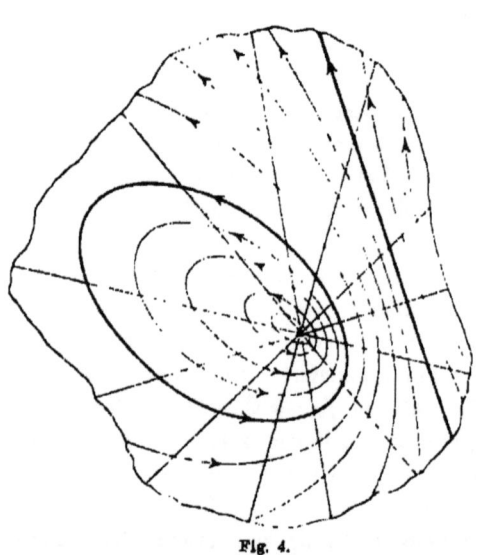

Als Grenzfall der Hyperbeln tritt (doppeltzählend) eine Gerade ein, nämlich die Polare von *P* in Bezug auf die absolute Ellipse. Im Sinne der mit imaginären Werten der Coordinaten rechnenden allgemeinen Geometrie würden wir sagen, dass ausser *P* zwei weitere Fixpunkte von den imaginären Schnittpunkten der absoluten Ellipse mit der Polare von *P* geliefert werden. Da würden dann die Bahncurven diejenigen Kegelschnitte sein, welche die

Fig. 4.

Ellipse $f_{xx} = 0$ in den beiden fraglichen imaginären Fixpunkten berühren. Man sieht, dass sich solcher Weise der hyperbolische und elliptische Fall einer gemeinsamen Auffassung unterordnen.

3) Eine *parabolische* Substitution stellt den Übergang zwischen den beiden eben besprochenen Fällen vor. Es existiert nur ein auf der absoluten Ellipse $f_{,,} = 0$ gelegener Fixpunkt P. Die Niveaulinien werden wieder vom Geradenbüschel durch P geliefert; die Bahncurven sind jetzt die Kegelschnitte, welche die absolute Ellipse im Punkte P hyperosculieren. Unter den Bahncurven sind alle drei Gattungen von Kegelschnitten vertreten, wie Figur 5 zeigt. Die Polare von P ist in die Tangente des Berührungspunktes P übergegangen. Hier liegt nun übrigens die Figur vor, von welcher wir schon oben

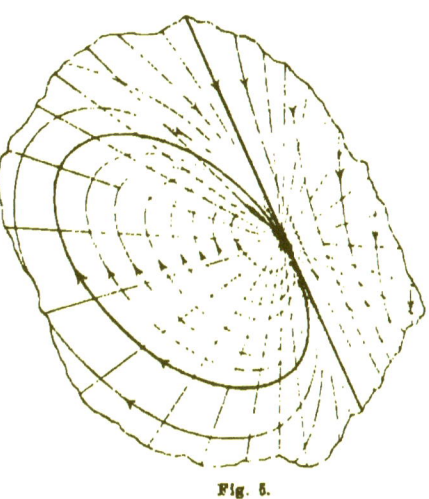

Fig. 5.

(pg. 23) in anderem Zusammenhang Gebrauch machten.

Die vorstehenden Entwicklungen sind zunächst an die Besprechung der hyperbolischen Maassbestimmung angeschlossen; sie übertragen sich indes mit Leichtigkeit auf den *elliptischen* Fall. Es werden hier einzig elliptische Substitutionen vorkommen und es kommt demnach allein Figur 4 zur Anwendung. Die in dieser Figur stärker markierte Ellipse verliert dabei ihre ausgezeichnete Rolle, welche sie in der hyperbolischen Maassbestimmung als absolutes Gebilde spielte; doch ist dies der einzige Unterschied. Endlich ziehen wir als *parabolische* Ebene auf Grund der Entwicklungen von pg. 8 immer direct die ζ-Ebene heran; hier bleiben dann die Figuren aus „M." I l. c. unmittelbar bestehen.

Den Begriff der *Periode* einer elliptischen Substitution werden wir in dem bekannten Sinne gebrauchen (cf. „M." I pg. 190) und haben hier vor allem näher auf die Substitutionen der Periode *zwei* einzugehen. Dieselben stellen nach „M." I pg. 709 sogen. *harmonische Perspectivitäten* dar. Der einzelnen solchen Perspectivität gehört ein Pol oder Centrum P und eine Axe A zu, die im hyperbolischen Falle die Polare von P ist, und es erscheint nicht nur P, sondern auch jeder Punkt auf A durch die Substitution sich selbst zugeordnet. Alle übrigen Punkte vertauschen sich zu Paaren, wobei die Verbindungsgerade zweier zugeordneten Punkte durch P hindurchzieht, und wobei diese beiden Punkte durch P und durch den Schnittpunkt ihrer Verbindungslinie mit A harmonisch getrennt sind.

3*

Obwohl es nur diese eine Classe von Substitutionen der Periode zwei giebt, ist doch der Effect derselben ein gänzlich verschiedener, je nachdem die hyperbolische oder elliptische Ebene vorliegt. Um zuvörderst bei der ersteren zu verweilen, so müssen wir hier die harmonischen Perspectivitäten in zwei Classen trennen, je nachdem das Centrum P innerhalb oder ausserhalb der absoluten Ellipse gelegen ist. Da wir nur das Ellipseninnere als hyperbolische Ebene ansehen, so wird eine Perspectivität erster Classe (mit einem Pol P innerhalb der Ellipse) den Charakter einer *Drehung um P* und damit einer Substitution *erster* Art haben. Eine Perspectivität der zweiten Classe, deren Axe A durch das Ellipseninnere zieht, hat dagegen den Charakter einer *symmetrischen Umformung* oder *Spiegelung* an A und damit einer Substitution *zweiter* Art. Für die hyperbolische Ebene, d. i. für das Ellipseninnere, liegt also eine scharfe Sonderung der Substitutionen in zwei Arten vor, die wir ja früher (pg. 16) auch analytischerseits zu constatieren hatten.

Die elliptische Ebene wird erst von der unbegrenzten reellen Coordinatenebene geliefert. *Eine harmonische Perspectivität wird demnach nunmehr den Charakter einer Drehung (nämlich um P) und den einer symmetrischen Umformung (nämlich an A) in sich vereinigen**). Infolgedessen fällt bei der elliptischen Ebene die Einteilung der Substitutionen in zwei Arten von selber fort, und es ist damit der geometrische Grund aufgedeckt, warum wir oben (pg. 16 und 18) für die hyperbolische Ebene eine Gruppe der zweiten Art, für die elliptische aber nur eine solche der ersten Art erhalten haben.

§ 10. Die elliptische Ebene und die ζ-Ebene bez. ζ-Kugel.

Bei der Behandlung der *elliptischen* Maassbestimmung, die weit einfacher ausfällt als die der hyperbolischen, können wir mehrfach an Entwicklungen aus „Ikos." anknüpfen. Für das absolute Gebilde der Maassbestimmung halten wir an der schon in (2) pg. 17 gebrauchten Gleichungsform fest und haben demnach die Ausdrücke (2) pg. 20 für ζ und $\bar{\zeta}$ vermöge der Formeln (3) pg. 17 zu transformieren; dabei ergiebt sich:

$$\zeta = -\frac{x_2 + \sqrt{x_1{}^2 + x_2{}^2 + x_3{}^2}}{x_3 + i x_1} = -\frac{x_3 - i x_1}{x_2 - \sqrt{x_1{}^2 + x_2{}^2 + x_3{}^2}},$$

$$\bar{\zeta} = -\frac{x_2 - \sqrt{x_1{}^2 + x_2{}^2 + x_3{}^2}}{x_3 + i x_1} = -\frac{x_3 - i x_1}{x_2 + \sqrt{x_1{}^2 + x_2{}^2 + x_3{}^2}}.$$

---

*) Dies wird anders, wenn wir die elliptische Ebene als Doppelebene auffassen, wie sogleich geschehen soll.

Man wolle hier zuvörderst, gerade wie oben beim allgemeinen Ansatze sowie auch bei der Discussion der hyperbolischen Ebene, ζ und $\bar{\zeta}$ als unabhängige complexe Veränderliche betrachten. Die Tangenten des absoluten Kegelschnitts sind dann wieder auf jedes der beiden Geradenbüschel durch die Kreispunkte der parabolischen ζ-Ebene bezogen, wie wir entsprechend pg. 25 für den hyperbolischen Fall ausführten. Es hat dies wie damals für die Übertragung der Winkelmessung von der elliptischen Ebene auf die gewöhnliche ζ-Ebene und damit auch auf die ζ-Kugel seine charakteristischen einfachen Folgen, worauf wir weiter unten zurückkommen.

Vorab wollen wir die Frage beantworten, in welcher Beziehung ζ und $\bar{\zeta}$ zu einander stehen müssen, wenn es sich um *reelle* Punkte der elliptischen Ebene handeln soll. Eine leichte Zwischenrechnung zeigt, *dass man stets und nur dann zu reellen Punkten der elliptischen Ebene geführt wird, falls $\bar{\zeta}$ und $-\dfrac{1}{\zeta}$ conjugiert complexe Zahlen sind.* Indem wir weiterhin nur noch von diesen reellen Punkten der elliptischen Ebene handeln, wollen wir die beiden dem einzelnen solchen Punkte zugeordneten Werte ζ, $\bar{\zeta}$ in den einen Ausdruck zusammenfassen:

$$(1) \qquad \zeta = -\frac{x_3 \pm \sqrt{x_1{}^2 + x_2{}^2 + x_3{}^2}}{x_3 + i x_1} = \frac{x_3 - i x_1}{x_3 \mp \sqrt{x_1{}^2 + x_2{}^2 + x_3{}^2}};$$

und es gilt nunmehr die hierdurch gegebene Beziehung der elliptischen Ebene auf die ζ-Ebene in Discussion zu ziehen.

Zu diesem Ende führen wir rechtwinklige Cartesische Coordinaten $x_3 = x$, $x_1 = -y$, $x_2 = 1$ ein und haben dann an Stelle von (1) die Gleichung:

$$(2) \qquad \zeta = \xi + i\eta = -\frac{x + iy}{1 \pm \sqrt{x^2 + y^2 + 1}}.$$

Die Inversion dieser Gleichungen führt auf:

$$(3) \qquad x = \frac{2\xi}{1 - \xi^2 - \eta^2}, \qquad y = \frac{2\eta}{1 - \xi^2 - \eta^2}.$$

Wie man sieht, liegt hier eine *ein-zweideutige Beziehung der ζ-Ebene auf die elliptische Ebene* vor. Wir können dieselbe als *Combination einer gewissen stereographischen Projection und einer Centralprojection* betrachten. Man führe nämlich zunächst neben der ζ-Ebene explicite die ζ-Kugel ein, indem man jedoch nun die stereographische Projection so anordne, wie Figur 6 (pg. 38) zeigt. Hier ist C das Centrum der stereographischen Projection, und es schneidet die Papierebene aus der ζ-Ebene deren reelle Axe aus. Die Kugel soll nunmehr im Punkte C von der elliptischen Ebene berührt werden, und man wolle alsdann

die Kugeloberfläche durch Centralprojection vom Mittelpunkt der Kugel
auf die elliptische Ebene übertragen. Entspricht nun ein Punkt der

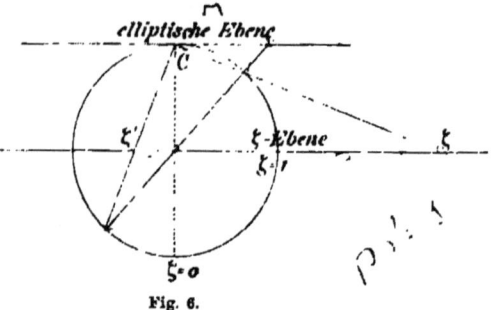

Fig. 6.

elliptischen Ebene mit
der Entfernung

$$r = \sqrt{x^2 + y^2}$$

vom Nullpunkt zwei
Werten ζ und ζ' mit
den absoluten Beträgen
ϱ und ϱ', so ergiebt
Figur 6 durch elemen-
tare Betrachtung die Re-
lationen:

$$r = \varrho(-1 + \sqrt{1 + r^2}), \quad r = \varrho'(1 + \sqrt{1 + r^2}).$$

Von hieraus gewinnt man die Relation (2) fast unmittelbar wieder
und hat damit durch directe Rechnung den behaupteten geometrischen
Charakter dieser Relation bestätigt.

Die Bedingung für die *reellen* Punkte der elliptischen Ebene hatten
wir vorhin in die Form gekleidet, dass für diese Punkte die Werte
$\bar{\zeta}$ und $-\frac{1}{\zeta}$ conjugiert complex sein müssen. Dies spricht sich jetzt mit
Hilfe der ζ-Kugel dahin aus, *dass auf ihr die beiden Punkte ζ und $\bar{\zeta}$
diametral sein müssen.* Das eben dargestellte Projectionsverfahren giebt
eine geometrische Bestätigung dieses Satzes.

Übrigens stellt sich gerade wie im hyperbolischen Falle so auch
hier die ζ-Kugel als gleichberechtigt neben die elliptische Ebene und
die ζ-Ebene, und wir werden im nächsten Paragraphen noch ausführlicher die Eigenart der elliptischen Maassbestimmung auf der ζ-Kugel
(welche direct die elementare Maassbestimmung auf der ζ-Kugel ist)
zu verfolgen haben. Mit Rücksicht darauf constatieren wir gleich
hier, dass der vom Mittelpunkte an die Kugel gehende imaginäre
Umhüllungskegel $X^2 + Y^2 + Z^2 = 0$ (wenn hierbei $X = x$, $Y = y$
und Z rechtwinklige Coordinaten durch den Kugelmittelpunkt bedeuten)
aus der elliptischen Ebene gerade deren absoluten Kegelschnitt ausschneidet. Hieraus folgt dann insbesondere, dass wieder die beiden
durch den einzelnen Kugelpunkt hindurch laufenden imaginären Erzeugenden bei der Centralprojection auf die elliptische Ebene dortselbst
die beiden vom projicierten Punkte an den nullteiligen absoluten Kegelschnitt zu legenden Tangenten liefern. Dieses Sachverhältnis ist für
die Auffassung der elliptischen Winkelmessung auf der ζ-Kugel grundlegend. Endlich bemerken wir, dass wir die Kugeloberfläche auch

hier auf Grund einer analytischen Maassnahme hätten einführen können, welche der oben im hyperbolischen Falle befolgten (cf. pg. 24)
genau entspricht; doch verfolgen wir dies nicht weiter.

Betreffs der Beziehung der elliptischen Ebene zur ζ-Kugel und
ζ-Ebene, wie wir dieselbe durch Figur 6 festlegten, gelten folgende
Sätze. Die geraden Linien der elliptischen Ebene gehen auf der
ζ-Kugel in grösste Kreise derselben über, und die letzteren liefern
ihrerseits Kreise der ζ-Ebene, die leicht näher zu beschreiben sind.
Vor allem gehört zu ihnen der Einheitskreis der ζ-Ebene, d. h. der
Kreis mit dem Radius 1 um $\zeta = 0$. Im übrigen gehen die grössten
Kreise der Kugel in diejenigen Kreise der ζ-Ebene über, *welche den
Einheitskreis in zwei diametralen Punkten schneiden; und das System
dieser Kreise ist es also, welches dem System der Geraden der elliptischen
Ebene correspondiert.* In der elliptischen Ebene giebt es keine reellen
unendlich fernen Punkte. *Daher fehlen die letzteren im Sinne der zu
übertragenden elliptischen Maassbestimmung auch auf der ζ-Kugel und in
der ζ-Ebene.*

Die Zweideutigkeit der Beziehung der ζ-Ebene zur elliptischen
Ebene giebt hier zu einer eigenartigen Auffassung der letzteren Anlass.
Wir werden gemäss der in Figur 7 angedeuteten Projectionsweise die

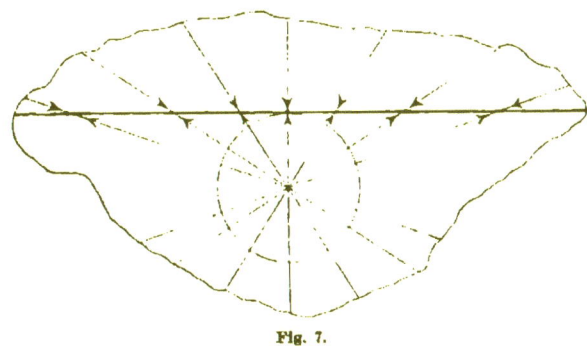

Fig. 7.

*elliptische Ebene mit einer zweiseitigen Bedeckung von Zahlwerten ζ ver-
sehen**). Dabei wird die obere Halbkugel in die untere Belegung übergehen, die untere Halbkugel in die obere.

Ganz dasselbe hätte, wie wir hier nebenher bemerken, bereits beim
Ellipseninnern der hyperbolischen Ebene stattfinden können. Indessen

---

*) Man verwechsele diese Maassnahme nicht mit der in der Functionentheorie
sonst üblichen Bedeckung der ζ-Ebene durch zwei oder mehrere Blätter einer
gewöhnlichen Riemann'schen Fläche. Letztere liegen alle auf derselben Seite der
zu überdeckenden Ebene.

wird erst hier im elliptischen Falle die zweiseitige Bedeckung besonders folgenreich; vermöge dieser Vorstellungsweise werden wir nämlich die *„Bewegungen" der elliptischen Ebene in sich* in gewissem Sinne vollständiger auffassen können. Diese Bewegungen entsprechen einfach, wie wir noch ausführlicher im nächsten Paragraphen nachweisen, den Drehungen der ζ-Kugel um ihren Mittelpunkt. Das dabei eintretende Verhalten der elliptischen Ebene veranschauliche man sich mit Hülfe von Figur 7, indem man sich die Kugel um irgend einen ihrer Durchmesser langsam gedreht denke. Beide Seiten der Ebene bleiben fest mit einander in Verbindung; aber das Bemerkenswerte ist, *dass beide Seiten dabei fortwährend in einander übergehen.* Man hat sich somit die Vorstellung zu bilden, *dass beide Seiten der elliptischen Ebene wie bei einer sogenannten Doppelfläche continuierlich in einander übergehen und vermöge dieses Überganges ein einziges durchaus zusammenhängendes Gebilde abgeben.*

Die Entdeckung solcher Flächen, deren beide Seiten continuierlich in einander übergehen, und die sonach nicht als Grenzen von Körpern aufgefasst werden können; verdankt man Moebius, worüber man dessen letzte Abhandlung *„Über Polyeder"*[*]) vergleichen wolle. Die einfachsten Doppelflächen sind übrigens berandete Flächen, und es ist in Figur 8 zum besseren Verständnis eine Fläche dieser Art abgebildet,

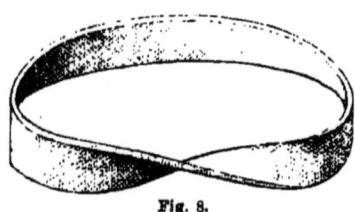

Fig. 8.

welche, wie man sich überzeugen wolle, eine einzige in sich zurücklaufende Randcurve besitzt. Anschaulich völlig zugängliche Doppelflächen, die geschlossen sein sollen, kann man nur dadurch herstellen, dass man Selbstdurchdringungen der Fläche zulässt. Die elliptische Ebene und überhaupt die Ebene der projectiven Geometrie ist nur in dem Sinne eine sich selbst nicht durchdringende geschlossene Doppelfläche, dass der Zusammenhang durch diejenigen Elemente der Ebene hergestellt ist, welche im Sinne unserer gewöhnlichen Raumauffassung (jedoch nicht im Sinne der elliptischen Maassbestimmung) unendlich fern sind. Die Auffassung der Ebene als Doppelfläche, welche für das Gesamtgebiet der projectiven Geometrie sehr wesentlich ist, wurde zum ersten Male von Schläfli und Klein in den Mathem. Annalen Bd. 7 pg. 550 (1874) entwickelt.

---

*) Berichte der Leipziger Gesellschaft der Wissenschaften von 1865 oder Band 2 der gesammelten Werke. Wegen der allgemeinen Auffassung vergl. man auch Dyck in den Mathem. Annalen Bd. 32, pg. 473 u. f. (1888).

§ 11. **Übertragung der elliptischen Maassbestimmung auf die**
ζ-Ebene und ζ-Kugel.

Wie vorhin im hyperbolischen Falle werden wir auch jetzt die
elliptische Maassbestimmung aus der projectiven Coordinatenebene der
x_i auf die ζ-Ebene und die ζ-Kugel übertragen und sprechen dann
von einer *elliptischen Maassbestimmung in der ζ-Ebene bez. auf der*
ζ-Kugel. Wir sagten bereits, dass die elliptische Maassbestimmung, auf
die ζ-Kugel übertragen, genau identisch mit der elementaren Maassbestim-
mung der sphärischen Geometrie wird.

Um diesen Satz zu beweisen, brauchen wir nur auf die Ausdrücke
für Entfernung $E(x,y)$ und Winkel $W(u,v)$ in der elliptischen Ebene
unter Zugrundelegung der Gleichungsformen:

$$f_{xx} = x_1^2 + x_2^2 + x_3^2 = 0, \quad \varphi_{uu} = u_1^2 + u_2^2 + u_3^2 = 0$$

zurückzugehen. Die Constanten k und $\varkappa$ identificieren wir mit $-\dfrac{i}{2}$
und benutzen übrigens in den Formeln für E und W an Stelle des
Logarithmus cyclometrische Functionen. Dann ist, wie man aus (6)
und (7) pg. 4 auf Grund bekannter elementarer Formeln schliefst:

(1) $\qquad E(x,y) = \arccos \dfrac{x_1 y_1 + x_2 y_2 + x_3 y_3}{\sqrt{x_1^2 + x_2^2 + x_3^2}\,\sqrt{y_1^2 + y_2^2 + y_3^2}}$,

(2) $\qquad W(u,v) = \arccos \dfrac{u_1 v_1 + u_2 v_2 + u_3 v_3}{\sqrt{u_1^2 + u_2^2 + u_3^2}\,\sqrt{v_1^2 + v_2^2 + v_3^2}}$.

Hierbei werden die Quadratwurzeln überall eindeutig bestimmt sein,
wenn wir noch festsetzen, auf welcher Seite der elliptischen Ebene
die Punkte bez. geraden Linien gelegen sein sollen.

Nunmehr bemerke man, dass wir für das Strahlenbündel, dessen
Centrum der Kugelmittelpunkt ist, gemäss den durch Figur 6 dargelegten Verhältnissen in den x_i rechtwinklige Strahlencoordinaten und
in den u_i zugehörige Ebenencoordinaten besitzen. Da liefern nun die
Formeln (1) und (2) direct die Maasszahlen für die Winkel zwischen
zwei Strahlen bez. zwischen zwei Ebenen im Sinne der Elementargeometrie. Der tiefere Grund hierfür liegt natürlich in der bereits
hervorgehobenen Thatsache, dass der vom Kugelmittelpunkte auslaufende von der elementaren Maassbestimmung benutzte Kegel:

$$X^2 + Y^2 + Z^2 = 0$$

aus der elliptischen Ebene der Figur 6 gerade deren absoluten Kegelschnitt ausschneidet. Nun ist aber die Maassbestimmung im Strahlenbündel geradezu identisch mit der Maassbestimmung der sphärischen
Geometrie auf der Oberfläche der ζ-Kugel. Die aufgestellte Behauptung
erscheint von hieraus selbstverständlich.

Wollen wir dies für die Winkelmessung noch etwas weiter ausführen,
so benutze man wie oben, dass die Doppelverhältnisse von irgend vier
von einem Punkte auslaufenden Fortschreitungsrichtungen gegenüber
irgend welchen Projectionen den Charakter der Invarianz besitzen. Die
Tangenten vom Scheitelpunkte eines Winkels der elliptischen Ebene an
den absoluten Kegelschnitt, welche mit den beiden Schenkeln das zum
Winkelmaass führende Doppelverhältnis liefern, übertragen sich aber,
wie wir schon bemerkten, auf der ζ-Kugel in die beiden geradlinigen
Erzeugenden durch den betreffenden Punkt. Diese wiederum liefern
in der ζ-Ebene die beiden Strahlen vom Scheitelpunkt des Winkels
nach den Kreispunkten. Daher müssen die Winkel der elliptischen
Maassbestimmung auf der ζ-Kugel und der ζ-Ebene mit den elementaren
Winkeln daselbst direct übereinstimmen.

Weiter folgern wir, *dass die „Bewegungen" der elliptischen Ebene
in sich beim Übergang zur Kugel den elementaren Charakter der Drehungen
der Kugel um ihren Mittelpunkt annehmen.* In der That drücken sich
in ζ nach pg. 17 u. f. die „Bewegungen" der elliptischen Ebene durch
die dortigen Substitutionen (4) aus, in welchen wir α, β, γ, δ in der
Gestalt (7) pg. 18 anzusetzen haben, d. h. durch die Substitutionen:

$$(3) \qquad\qquad \zeta' = \frac{(a+ib)\zeta + (c+id)}{(-c+id)\zeta + (a-ib)},$$

wobei a, b, c, d irgend vier reelle nicht durchgängig verschwindende Zahlen sind. *Diese wichtigen Substitutionen, an die wir später
noch oft anknüpfen werden, stellen nun in der That die Gruppe der
Drehungen der ζ-Kugel um ihren Mittelpunkt dar,* wie mit aller Ausführlichkeit in „Ikos." pg. 32 ff. abgeleitet ist.

Eine grosse Beschränktheit, welche der elliptischen Maassbestimmung im Gegensatz zur hyperbolischen anhaftet, besteht darin, *dass
wir hier nur zu elliptischen ζ-Substitutionen geführt werden,* wie
schon gelegentlich angedeutet wurde. Man kann dies entweder aus
der geometrischen Natur einer Kugeldrehung um den Mittelpunkt
ohne weiteres einsehen oder auch analytisch aus der Gestalt der
Substitution (3) nachweisen, wobei man „M." I pg. 164 heranziehen
wolle.

Die Continuität der Gruppe aller pg. 17 u. f. bestimmten reellen
Collineationen und damit aller ζ-Substitutionen (3) ist hier aus der
geometrischen Bedeutung dieser Gruppe aufs neue evident geworden.
Gleichwohl bietet sich jetzt, wo wir über die ζ-Ebene und ζ-Kugel
verfügen, die Möglichkeit der Erweiterung unserer continuierlichen
Gruppe auf eine *Gruppe der zweiten Art.* Die Transformation der
ζ-Kugel vermöge der sogenannten *Diametralsymmetrie,* wobei immer zwei

diametrale Punkte ausgetauscht erscheinen, wird durch die ζ-Substitution zweiter Art $\zeta' = \dfrac{-1}{\bar{\zeta}}$ dargestellt, wobei $\bar{\zeta}$ der zu ζ conjugierte Wert ist und wie immer der Übergang von ζ zu $\bar{\zeta}$ gemeint ist. Für die elliptische Ebene entspricht dieser Substitution, so lange wir jene Ebene wie anfänglich als einfache Coordinatenebene der x_i denken, die identische Transformation, die im besonderen eine Veränderung der x_i, d. h. ihrer Verhältnisse, nicht im Gefolge hat. Benutzen wir hingegen die oben entwickelte Vorstellung der doppelseitigen elliptischen Ebene, so bedeutet die Diametralsymmetrie der ζ-Kugel den Austausch der beiden Seiten der elliptischen Ebene. Analytisch entspricht dem, dass man neben den Coordinaten x_1, x_2, x_3 die Quadratwurzel $\sqrt{x_1{}^2 + x_2{}^2 + x_3{}^2}$ in Betracht zieht, die dann beliebig im Vorzeichen geändert werden kann. Durch die hiermit gegebene Erweiterung entspringt aus der bisher continuierlichen Gruppe der Bewegungen eine *Gruppe zweiter Art von ζ-Substitutionen, welche neben den Substitutionen* (3) *noch diejenigen der zweiten Art enthält:*

$$(4) \qquad \zeta' = \frac{(a + ib)\,\bar{\zeta} + (c + id)}{(-c + id)\,\bar{\zeta} + (a - ib)}\,.$$

Statt übrigens die eben genannte Transformation der Diametralsymmetrie zu benutzen, kommen wir zu derselben Gruppe zweiter Art, wenn wir die Operationen (3) mit der Spiegelung an irgend einer Diametralebene combinieren; man vergleiche hiermit auch die Erörterungen in „Ikos." pg. 23 ff.

Die Substitutionen vom Typus (3) sind in dieser Gestalt zuerst von Riemann in der Minimalflächentheorie benutzt; man vergl. hierzu den Artikel 8 von Riemann's Abhandlung „*Über die Fläche vom kleinsten Inhalt bei gegebener Begrenzung*"[*]. Im übrigen hängen die fraglichen Substitutionen enge mit der Mehrzahl der Untersuchungen zusammen, die wir oben (pg. 19) bei Besprechung der Bewegungen der elliptischen Ebene zu nennen hatten. Man sehe hierüber und namentlich auch über die Beziehungen zur Quaternionentheorie die Entwicklungen und litterarischen Nachweise in „Ikos." pg. 35 ff. nach.

Die Beziehung der sphärischen Geometrie zur elliptischen ist in der hier in Betracht kommenden Weise von Klein in seinen ersten Arbeiten „*Über die sogenannte nicht-euklidische Geometrie*"[**] entwickelt

---

[*] Abhandlungen der Göttinger Gesellsch. d. Wiss. Bd. 13 (1867) oder Werke p. 291.

[**] Mathem. Annalen Bd. 4 und 6 (1872 und 73).

worden.   Späterhin sind Newcomb*), Killing**) und Klein***)
wiederholt auf diesen Gegenstand zurückgekommen. Übrigens beziehen
sich diese letzteren Untersuchungen zumeist gleich auf sphärische bez.
elliptische Räume von drei und mehr Dimensionen, welche als solche
der unmittelbaren Anschauung nicht mehr zugänglich sind.

§ 12. Die hyperbolische Maassbestimmung im Raume und die zugehörigen „Bewegungen".

Die Begründung der projectiven Maassbestimmung im Raume geschieht analog wie in § 1, pg. 3 u. f., in der Ebene. Es wird eine Fläche
zweiten Grades $f_{ss} = 0$ als absolutes Gebilde zu Grunde gelegt, worauf
die Definition der Entfernungen und Winkel durch Logarithmen von
Doppelverhältnissen gerade so wie oben zu geben sind: um die Entfernung zweier Punkte anzugeben, muss man die beiden Schnittpunkte
der durch sie bestimmten Geraden mit der Fläche $f_{ss} = 0$ aufsuchen
und das Doppelverhältnis dieser vier Punkte berechnen etc.

Je nach der Natur der absoluten Fläche zweiten Grades haben
wir eine grössere Reihe von Fallunterscheidungen; doch werden wir
aus Gründen, die im nächsten Paragraphen zu entwickeln sind, späterhin nur diejenige *hyperbolische* Maassbestimmung gebrauchen, welche
sich auf eine *einteilige, nicht geradlinige* Fläche zweiten Grades als
absolutes Gebilde bezieht. Es ist zweckmässig, diese Fläche zweiten
Grades sogleich als *Kugel* anzunehmen, und wir wollen die letztere
gegeben denken durch die Gleichung:

$$(1) \qquad f_{ss} = z_1{}^2 + z_2{}^2 + z_3{}^2 - z_4{}^2 = 0.$$

Gerade wie oben werden wir zumeist nur das Kugelinnere als „hyperbolischen" Raum bezeichnen. Übrigens wird es hier nach den Vor-
übungen der vorangegangenen Paragraphen gestattet sein, die Schlussweise fortan etwas mehr im Sinne der allgemeinen projectiven Geometrie durchzuführen. Speciell werden sogleich die geradlinigen Erzeugenden der Kugel, welche wir schon wiederholt nannten, explicit
zur Verwendung kommen.

Um die „Bewegungen" des hyperbolischen Raumes in sich zu ge-

---

*) „*Elementary theorems relating to the geometry of a space of three dimen-
sions and of uniform positive curvature in the fourth dimension*", Crelle's Journ.
Bd. 83 (1877).

**) „*Zwei Raumformen mit constanter positiver Krümmung*", Crelle's Journ.
Bd. 86 (1879) und „*Über die Clifford-Klein'schen Raumformen*", Mathem. Annalen
Bd. 89 (1891).

***) „*Zur nicht-euklidischen Geometrie*", Mathem. Annalen Bd. 37 (1890).

winnen, werden wir die Gruppe aller reellen Raumcollineationen aufsuchen, bei denen das absolute Gebilde (1) in sich transformiert wird.
Was die Mannigfaltigkeit dieser Gruppe angeht, bemerke man, dass
eine Raumcollineation 15 wesentliche Constanten hat, eine Fläche zweiten Grades aber 9. Wir schliessen, *dass eine Fläche zweiten Grades
∞^6 Collineationen in sich zulässt;* es handelt sich hierbei im vorliegenden Falle ausschliesslich um *reelle* Constante, und es gilt der Wert-
vorrat einer reellen Variabelen, wie auch bisher, als einfach unendliche
Mannigfaltigkeit.

Um die analytische Ausdrucksform der fraglichen Collineationen
zu gewinnen, machen wir ähnlich wie früher von einer *Parameterdarstellung* für die Punkte der Fläche (1) Gebrauch. Wir werden dadurch zu zwei complexen Grössen ζ und $\bar\zeta$ geführt werden, welche hinfort für die hyperbolische Maassbestimmung im Raum in gleicher
Weise grundlegend werden, wie vorhin bei den Betrachtungen in der
Ebene der Parameter ζ der Tangentenschar des absoluten Kegelschnitts.
Zu dem Zwecke nun ziehen wir die beiden Scharen geradliniger Erzeugender der Fläche (1) heran. Diese Geraden sind auf der Fläche (1)
imaginär, und wir müssen hier, gerade wie in § 3, vorab die Coordinaten z_i als beliebige complexe Variabele ansehen und dem entsprechend denn auch erstlich die *Gesamtheit aller reellen und imaginären
Collineationen der Fläche* (1) *in sich* aufsuchen; hernach ist aus dieser
Gesamtgruppe dann wieder die Untergruppe der reellen Substitutionen
auszuschalten.

Um nun die in Rede stehenden Geradenscharen zugänglich zu
machen, schreiben wir die Gleichung (1) um in:

(2) $$(z_4 + z_3)(z_4 - z_3) - (z_1 + iz_2)(z_1 - iz_2) = 0$$

und führen ein neues Coordinatensystem durch die Formeln ein:

(3) $\quad y_1 = z_4 + z_3, \quad y_2 = z_1 + iz_2, \quad y_3 = z_1 - iz_2, \quad y_4 = z_4 - z_3 .$

Die Gleichung der absoluten Fläche ist dann $y_1 y_4 - y_2 y_3 = 0$, und
wir können unsere Fläche dementsprechend auf zwei Arten als Schnitt-
gebilde projectiver Ebenenbüschel erzeugen, indem wir entweder:

(4) $\quad y_1 - \zeta y_3 = 0, \quad y_2 - \zeta y_4 = 0 \quad$ oder $\quad y_1 - \bar\zeta y_2 = 0, \quad y_3 - \bar\zeta y_4 = 0$

setzen. Hierbei sind ζ und $\bar\zeta$ Parameter der Ebenenbüschel und damit
zugleich *Parameter der beiden Geradenscharen;* zu jedem Werte ζ gehört vermöge (4) eine Gerade der einen Schar, zu jedem Werte $\bar\zeta$
eine solche der anderen Schar. *Dabei sind ζ und $\bar\zeta$ zunächst von
einander unabhängige complexe veränderliche Grössen;* erst späterhin

werden wir wieder ζ und $\bar{\zeta}$ im früheren Sinne conjugiert complexer Zahlwerte benutzen.

Im einzelnen Punkte der Fläche schneidet sich nun stets eine Gerade der einen Schar mit einer der zweiten. Beiden Geraden gehören wechselweise eindeutig zwei (im allgemeinen complexe) Werte ζ und $\bar{\zeta}$ zu. *Wir werden nun die in Aussicht genommene Parameterdarstellung dadurch begründen, dass wir die Coordinaten der Punkte unserer Fläche durch die zugehörigen Wertepaare ζ, $\bar{\zeta}$ in der Gestalt:*

(5) $$y_1 : y_2 : y_3 : y_4 = \zeta\bar{\zeta} : \zeta : \bar{\zeta} : 1$$

ausdrücken. Die Proportion (5) wollen wir noch so umschreiben, dass wir *homogene Veränderliche* $\zeta = \zeta_1 : \zeta_2$ und $\bar{\zeta} = \bar{\zeta}_1 : \bar{\zeta}_2$ einführen; es ist dann:

(6) $$y_1 : y_2 : y_3 : y_4 = \zeta_1\bar{\zeta}_1 : \zeta_1\bar{\zeta}_2 : \zeta_2\bar{\zeta}_1 : \zeta_2\bar{\zeta}_2 .$$

Benutzt man die zweite und vierte Gleichung (4), so folgt auf Grund von (3) als Beziehung zwischen den ursprünglichen Coordinaten z_i der Flächenpunkte und den Parametern ζ und $\bar{\zeta}$ dieser Punkte einerseits:

(7) $$\zeta = \frac{z_1 + i z_2}{z_4 - z_3}, \qquad \bar{\zeta} = \frac{z_1 - i z_2}{z_4 - z_3},$$

sowie andererseits:

(8) $$z_1 : z_2 : z_3 : z_4 = (\zeta + \bar{\zeta}) : -i(\zeta - \bar{\zeta}) : (\zeta\bar{\zeta} - 1) : (\zeta\bar{\zeta} + 1).$$

Wir lesen aus (7) und (8) insbesondere den folgenden wichtigen Satz ab: *Den reellen Punkten der Kugel* (1) *gehören conjugiert complexe Werte der Parameter ζ, $\bar{\zeta}$ zu und umgekehrt.*

Die Raumcollineationen, durch welche die absolute Fläche in sich selbst übergeführt wird, zerfallen nun in *zwei Arten:* bei einer Collineation *erster* Art erscheint jede Gradenschar in sich selbst transformiert, bei einer solchen der *zweiten* Art tritt eine Permutation beider Scharen ein.

Handeln wir zuvörderst von den Collineationen erster Art, so ist bei einer einzelnen solchen jede Geradenschar auf sich selbst collinear bezogen. Die allgemeinste Beziehung dieser Art stellt sich aber aus functionentheoretischen Gründen notwendig durch eine *beliebige lineare Substitution des Parameters der Schar* dar. Wir werden also zu der *allgemeinsten* Collineation *erster* Art geführt, wenn *wir auf ζ und $\bar{\zeta}$ simultan die Substitutionen:*

(9) $$\zeta' = \frac{\alpha\zeta + \beta}{\gamma\zeta + \delta}, \qquad \bar{\zeta}' = \frac{\bar{\alpha}\bar{\zeta} + \bar{\beta}}{\bar{\gamma}\bar{\zeta} + \bar{\delta}}$$

ausüben, wo $\alpha, \beta, \dots \bar{\gamma}, \bar{\delta}$ acht complexe Coefficienten sind, nur so gewählt, *dass die Determinanten* $(\alpha\delta - \beta\gamma)$ *und* $(\bar\alpha\bar\delta - \bar\beta\bar\gamma)$ *von null verschieden sind.*

Durch (9) ist die Collineation nur erst für die Punkte der Oberfläche selbst dargestellt. Um sie als Collineation des gesamten Raumes zu schreiben, haben wir vermöge (5) oder (6) auf die y zurückzugehen. Man hat hier etwa in homogener Schreibweise zu setzen:

$$y_1' = \zeta_1'\bar\zeta_1' = (\alpha\zeta_1 + \beta\zeta_2)(\bar\alpha\bar\zeta_1 + \bar\beta\bar\zeta_2) = \alpha\bar\alpha y_1 + \alpha\bar\beta y_2 + \beta\bar\alpha y_3 + \beta\bar\beta y_4,$$

wo rechter Hand die Producte der ζ_1, ζ_2, $\bar\zeta_1$, $\bar\zeta_2$ wieder auf Grund von (6) durch die y_1, y_2, y_3, y_4 ausgedrückt sind. *Als allgemeinste Gestalt einer (reellen oder complexen) Raumcollineation erster Art der absoluten Fläche in sich hat man somit:*

$$(10)\quad\begin{cases} y_1' = \alpha\bar\alpha y_1 + \alpha\bar\beta y_2 + \beta\bar\alpha y_3 + \beta\bar\beta y_4, \\ y_2' = \alpha\bar\gamma y_1 + \alpha\bar\delta y_2 + \beta\bar\gamma y_3 + \beta\bar\delta y_4, \\ y_3' = \gamma\bar\alpha y_1 + \gamma\bar\beta y_2 + \delta\bar\alpha y_3 + \delta\bar\beta y_4, \\ y_4' = \gamma\bar\gamma y_1 + \gamma\bar\delta y_2 + \delta\bar\gamma y_3 + \delta\bar\delta y_4. \end{cases}$$

Des näheren ergiebt sich, wie man leicht feststellt:

$$(11)\quad y_1'y_4' - y_2'y_3' = (\alpha\delta - \beta\gamma)(\bar\alpha\bar\delta - \bar\beta\bar\gamma)(y_1 y_4 - y_2 y_3).$$

Die Gesamtheit aller Collineationen *zweiter* Art der absoluten Fläche in sich ergiebt sich nun sofort, indem wir die Vertauschung von ζ und $\bar\zeta$ hinzunehmen. Wir werden zunächst sagen: *Die gesamten Collineationen zweiter Art der absoluten Fläche in sich werden geliefert von den simultanen linearen Substitutionen:*

$$(12)\quad \zeta = \frac{\alpha\bar\zeta + \beta}{\gamma\bar\zeta + \delta}, \qquad \bar\zeta = \frac{\bar\alpha\zeta + \bar\beta}{\bar\gamma\zeta + \bar\delta}.$$

Im Übrigen aber beachte man dass der Vertauschung von ζ und $\bar\zeta$ die folgende Substitution der y entspricht:

$$y_1' = y_1, \qquad y_2' = y_3, \qquad y_3' = y_2, \qquad y_4' = y_4.$$

Diese also müssen wir mit den Formeln (10) *combinieren, um die gesamten Collineationen zweiter Art der Fläche in sich zu gewinnen.*

Wann werden wir nun mit einer *reellen* Collineation des ursprünglichen hyperbolischen Raumes der z_i zu thun haben? Man kann, um hierüber zu entscheiden, entweder die Collineation (10) auf die z_i umrechnen und die Realität der neuen Coefficienten discutieren, oder man kann, was noch directer ist, an die Substitutionen (9) und (12) anknüpfen und den Satz benutzen, dass reellen Punkten der Kugel conjugiert complexe ζ, $\bar\zeta$ zugehören. Beides führt zum Resultat: *Man hat stets und nur dann mit einer reellen Collineation des anfangs zu*

Grunde gelegten hyperbolischen Raumes zu thun, wenn in (9) *bez.* (12) *die vier Coefficienten* $\bar{\alpha}, \bar{\beta}, \bar{\gamma}, \bar{\delta}$ *die zu* $\alpha, \beta, \gamma, \delta$ *conjugiert complexen Zahlwerte darstellen.* In diesem Falle, der für uns hinfort einzig in Betracht kommen wird, ist die zweite Substitution (9) bez. (12) immer bereits durch die erste mitgegeben.

Was nun hier endlich noch über die „Bewegungen" des hyperbolischen Raumes zu sagen ist, liegt nach Analogie mit der hyperbolischen Ebene fast unmittelbar auf der Hand. Die Gesamtgruppe aller reellen Collineationen der Fläche (1) in sich ist eine *Gruppe zweiter Art* und besteht aus zwei continuierlichen Scharen von Operationen. *Die in ihr enthaltene Untergruppe erster Art, aus allen Substitutionen* (9) *bestehend, liefert die gesamten „Bewegungen" des hyperbolischen Raumes in sich; die zweite continuierliche Schar der Substitutionen* (12) *entspringt durch Combination der Bewegungsgruppe mit einer einzelnen „symmetrischen Umformung" des hyperbolischen Raumes an einer Ebene.* Da die $\alpha, \beta, \gamma, \delta$ gegenwärtig beliebige complexe Zahlen sind, die indes nur in ihren Quotienten zur Wirkung kommen, so enthält die in Rede stehende Gruppe ∞^6 Operationen; es stimmt dies mit der schon oben vollzogenen vorläufigen Abzählung überein.

Es erübrigt noch, dass wir die jetzige Parameterdarstellung $\zeta, \bar{\zeta}$ mit den früheren in Beziehung setzen. Wir bezeichneten früher mit $\zeta, \bar{\zeta}$ die Parameter der beiden von einem Punkte der Ebene an den absoluten Kegelschnitt laufenden Tangenten, insbesondere der beiden von dem Punkte nach den Kreispunkten der ζ-Ebene hingehenden Geraden. Nun waren die verschiedenen Übertragungen der Ebene auf die Kugel durch irgend welche Projectionen von uns immer so eingerichtet worden, dass die genannten Tangenten resp. Verbindungsgeraden sich direct in die geradlinigen Erzeugenden der Kugel verwandelten. Deshalb sind die früheren $\zeta, \bar{\zeta}$ genau wie die jetzigen *Parameter, welche die Erzeugenden der beiden Scharen auf der Kugel eindeutig festlegen,* und in der That erweisen sie sich, von kleinen Änderungen in der Bezeichnung abgesehen, die wir hier nicht ausführlich discutieren wollen, mit den jetzigen $\zeta, \bar{\zeta}$ *geradezu als identisch.* Die conjugierten Werte $\zeta, \bar{\zeta}$, welche wir jetzt einem reellen Kugelpunkte beilegen, sind dann auch mit denjenigen ζ-Werten identisch, welche man ihnen in der Functionentheorie erteilt, wenn man die Kugel als *Riemann'sche Kugelfläche* benutzt; wir kommen sofort darauf zurück.

Die hier gebrauchte Parameterdarstellung für die Punkte einer Fläche zweiten Grades ist von Plücker*) eingeführt und seither

---

*) In Crelle's Journal, Bd. 36 (1847).

äusserst häufig in Benutzung genommen worden; man vergl. dazu auch
„Ikos." pg. 179 ff. Im übrigen ist hier vor allem wieder Cayley zu
nennen, der die Aufgabe, die Collineationen einer Fläche zweiten Grades
in sich aufzustellen, wiederholt behandelt hat; speciell die quaternäre
Substitution (10) findet sich in der Abhandlung *On the homographic
transformation of a surface of the second order into itself**) abgeleitet.
Die Deutung des ζ auf der gewöhnlichen Riemann'schen ζ-Kugel durch
die geradlinigen Erzeugenden sowie die im nächsten Paragraphen zu
gebende specielle Schilderung der einzelnen „Bewegungen" ist zuerst
von Klein im Bde. 9 der Mathem. Annalen entwickelt (*Über binäre
Formen mit linearen Substitutionen in sich selbst*, 1875).

§ 13. Zusammenhang der Kreisverwandtschaften mit der hyperbolischen Geometrie. Die Rotationsuntergruppen im hyperbolischen Raume.

Wie eben zuletzt, so beziehen sich auch weiterhin unsere Be-
trachtungen einzig auf den *reellen* Raum der s_i, so dass ζ und $\bar{\zeta}$ wieder
conjugiert complexe Grössen sind. Von den Substitutionen (9) und
(12) § 12 dürfen wir also jedesmal die zweite sparen, da sie ja mit
der ersten (als zu ihr conjugiert) sogleich mitgegeben ist.

Wir sagten bereits, *dass wir die als absolutes Gebilde der hyperbolischen Maassbestimmung zu Grunde gelegte Kugel direct als ζ-Kugel
im früheren Sinne, d. h. als Trägerin der complexen Werte ζ im gewöhnlichen Riemann'schen Sinne anzusehen haben.* Um diesen Satz hier nochmals in besonders elementarer Weise darzulegen, gestalten wir das Coordinatensystem der s_i des vorigen Paragraphen in ein rechtwinkliges
Cartesisches System um, indem wir setzen:

(1) $$s_1 : s_2 : s_3 : s_4 = X : Y : Z : 1;$$

es ergiebt sich so aus den Formeln (7) pg. 46 und (1) pg. 44:

(2) $$\zeta = \frac{X + iY}{1 - Z}, \quad X^2 + Y^2 + Z^2 = 1,$$

und eben hierdurch stellt sich in bekannter Weise die stereographische
Projection der ζ-Ebene auf die Kugeloberfläche dar (cf. „Ikos." pg. 32).

Nun stellen aber in der Functionentheorie die linearen Substitutionen der ζ, $\bar{\zeta}$ bekanntlich die allgemeinsten Kreisverwandtschaften
in der ζ-Ebene bez. auf der ζ-Kugel dar („M." I pg. 163 ff.). Dieselben Substitutionen erhielten in den Formeln (9), (10) des vorigen
Paragraphen ihre einfache Bedeutung für den hyperbolischen Raum.

---

*) Philosophical magazine, Bd. 7 pg. 208 (1854).

Es gilt also der Satz: *Führt man eine beliebige „Bewegung" des hyperbolischen Raumes in sich aus, so erfährt dabei die ζ-Kugel eine Kreisverwandtschaft, und die Gesamtgruppe der Bewegungen liefert gerade die gesamten directen Kreisverwandtschaften; die Schar der reellen Collineationen zweiter Art aber liefert entsprechend die gesamten indirecten Kreisverwandtschaften.* Dieses Resultat kann nicht überraschen; denn bei einer Collineation der ζ-Kugel in sich geht jede Ebene des hyperbolischen Raumes wieder in eine solche über, und also der ebene Schnitt mit der ζ-Kugel gleichfalls in einen solchen. Die ζ-Kugel erfährt also eine Transformation, bei welcher Kreise in der That stets in Kreise übergehen, d. i. eine Kreisverwandtschaft. Es folgt aber aus dem vorigen Paragraphen, wie wir sahen, noch mehr, nämlich dass auch *jede* directe Kreisverwandtschaft der ζ-Kugel sich durch eine „Bewegung" des hyperbolischen Raumes in sich ausführen lässt.

Zum Zwecke späterer Entwicklungen ist es wünschenswert, die Coincidenz der linearen ζ-Substitutionen erster Art mit den „Bewegungen" des hyperbolischen Raumes noch weiter zu verfolgen. Wir kommen hier zu Vorstellungen, welche die Verallgemeinerung der in § 9 pg. 32 für die Ebene entwickelten Anschauungen abgeben. Übrigens sind die Einzelheiten der im hyperbolischen Raume vorliegenden Verhältnisse für später nicht von der gleichen Wichtigkeit, wie diejenigen der projectiven Ebene, und werden zumal bei den Untersuchungen des zweiten Abschnittes völlig in den Hintergrund treten. Bei dieser Sachlage dürfen wir uns hier entsprechend kürzer fassen.

Man mache sich vor allem die Lage der *Bahncurven* und *Niveauflächen* klar, die im hyperbolischen Raume einer einzelnen elliptischen, parabolischen, hyperbolischen oder endlich loxodromischen ζ-Substitution entsprechen.

Für die einzelne Substitution lege man zu dem Zwecke die geradlinige Kugeltransversale zwischen den beiden Fixpunkten und die dieser Transversale zugehörige ausserhalb der Kugel gelegene Polare fest.

Hat man alsdann eine *nicht-loxodromische* Substitution, so ist die Sachlage sehr einfach: Die beiden Ebenenbüschel durch die soeben genannten Geraden schneiden auf der Kugel das System der Bahn- und Niveaulinien aus (man vergl. hierzu die Entwicklungen in „M." I pg. 169). Die eine der beiden Geraden bleibt bei Ausführung der Bewegung Punkt für Punkt fest, und das ihr zugehörige Ebenenbüschel wird man als das System der Niveauebenen bezeichnen können. Die zu diesem Ebenensystem im Sinne der Maassbestimmung gehörenden orthogonalen Trajectorien sind die Bahncurven; im gewöhnlichen Sinne sind die letzteren Kegelschnitte, welche die ζ-Kugel, allgemein zu reden, in zwei Punkten berühren, nämlich in denjenigen beiden Punkten, in welchen die Kugel von der anderen Geraden geschnitten wird.

Etwas complicierter liegen die Verhältnisse bei einer *loxodromischen* ζ-Substitution. Hier winden sich, um nur auf das Innere der ζ-Kugel zu achten, die Bahncurven unendlich oft spiralförmig um die Verbindungsgerade der beiden Fixpunkte, welche letztere Anfangs- und Endpunkt der einzelnen Spirale abgeben. Für den Fall, dass die beiden Fixpunkte Endpunkte eines Kugeldurchmessers sind, wurden die auf der Kugeloberfläche selbst in Betracht kommenden Verhältnisse bereits in „M." I pg. 170 untersucht, wo denn auch der Ursprung des Namens „loxodromische" Substitution bereits hervorgehoben wurde; die gegenwärtige Entwicklung stellt die projective Verallgemeinerung der damaligen vor.

Unter den ζ-Substitutionen *zweiter* Art spielen die sogen. *Spiegelungen* oder symmetrischen Umformungen an Kreisen eine bevorzugte Rolle (cf. „M." I pg. 197). Im hyperbolischen Raume der z_i sind die ihnen correspondierenden Collineationen zweiter Art sogen. *harmonische Perspectivitäten*. Bei der einzelnen solchen Transformation bleibt ein Punkt ausserhalb der Kugel und die diesem Punkte bezüglich der Kugel zugehörige Polarebene Punkt für Punkt fest. Die übrigen Punkte permutieren sich zu Paaren in der Weise, dass die Verbindungsgerade zweier zusammengehörenden Punkte durch den äusseren Fixpunkt zieht, während zugleich diese drei Punkte samt dem Schnittpunkte ihrer Geraden mit der schon genannten Polarebene ein harmonisches Quadrupel bilden. Im Anschluss hieran erwähnen wir noch, dass eine harmonische Perspectivität mit Centrum im Kugelinnern auf den gleichfalls in „M." I pg. 198 betrachteten Fall einer Inversion an einem imaginären Symmetriekreis führt. —

Ein bemerkenswertes und späterhin oft zur Verwendung kommendes Princip, aus der für den hyperbolischen Raum gewonnenen Gesamtgruppe Untergruppen auszuschalten, gründet sich auf folgende Maassnahme. *Wir sammeln die gesamten reellen Collineationen unserer Gruppe, welche einen vorgeschriebenen Punkt des hyperbolischen Raumes zum Fixpunkte haben.* Es ist klar, dass diese Collineationen für sich eine Untergruppe bilden. Die hierbei zur Geltung kommenden Collineationen erster Art wird man als „Rotationen" um den gewählten Punkt bezeichnen können; es sei dieserhalb erlaubt, die hier gemeinten Untergruppen als *Rotationsgruppen* und den fest gewählten Punkt als zugehöriges *Centrum* zu bezeichnen.

Die Rotationsgruppen ordnen sich ersichtlich in *drei* Classen an, je

4*

nachdem das Centrum *ausserhalb, innerhalb* oder *auf der absoluten Kugel* der hyperbolischen Maassbestimmung gelegen ist.

Eine Gruppe der ersten Classe lag bereits oben in § 6, pg. 23 u. f. vor, als wir die hyperbolische Ebene durch orthographische Projection auf die Kugel übertrugen. Es handelt sich dort um diejenigen Bewegungen des hyperbolischen Raumes, welche einen im Sinne der gewöhnlichen Raumanschauung unendlich weit gelegenen Punkt festlassen, und es ergiebt sich, dass dieselben mit den Bewegungen der hyperbolischen Ebene in sich direct identisch sind. Analog treffen wir eine Gruppe 2ter Classe in § 10, pg. 38, bei Übertragung der elliptischen Ebene auf die Kugel. Die Übertragung geschah durch Centralprojection vom Kugelmittelpunkt aus und die Bewegungen der elliptischen Ebene verwandelten sich in Übereinstimmung hiermit in diejenigen Bewegungen des hyperbolischen Raumes, welche den Kugelmittelpunkt festlassen. Nun bemerke man, *dass eine analoge Beziehung notwendigerweise immer auftritt, wenn wir das Centrum einer Rotationsgruppe ausserhalb oder innerhalb der Kugel annehmen.*

Zum Beweise benutze man den Umstand, dass die Polarebene des Centrums bezüglich der Kugel durch die Operationen der Untergruppe in sich transformiert wird, und dass innerhalb dieser Polarebene der Schnittkreis derselben mit der Kugel insbesondere wieder collinear auf sich selbst bezogen erscheint. Dieser Schnittkreis ist einteilig oder nullteilig, je nachdem das Centrum ausserhalb oder innerhalb der Kugel liegt. Hiermit haben wir aber für die projective Auffassung genau den Ansatz wiedergewonnen, der in § 4, pg. 15 ff., zu den Gruppen der hyperbolischen, bez. der elliptischen Ebene hinführte.

Liegt das Centrum auf der Kugel selbst, so wird das Resultat etwas anders. Es ist zweckmässig, die Überlegung in folgender Weise direct an ζ anzuschliessen. Man denke ζ so gewählt, dass im Centrum der Gruppe der Wert $\zeta = \infty$ vorliegt, was nötigenfalls durch lineare Transformation von ζ erreichbar ist. Alle Substitutionen *erster* Art der Untergruppe, um nur von diesen zu sprechen, werden dann in der Gestalt:

$$(3) \qquad \zeta' = \alpha\zeta + \beta$$

erscheinen; denn dies sind die Substitutionen, welche $\zeta = \infty$ zum Fixpunkte haben. Der Vergleich mit (2) und (3) pg. 8 u. f. liefert den Satz: *Eine Rotationsgruppe mit Centrum auf der Kugel ist nicht direct identisch mit der in § 2 aus der parabolischen Maassbestimmung abgeleiteten Gruppe; sie umfasst jedoch die letztere und entspringt aus ihr durch Zusatz der Gruppe aller Ähnlichkeitstransformationen:*

$$(4) \qquad \zeta' = a\zeta.$$

Auf die so erweiterte Gruppe hätten wir bereits oben (pg. 10) bei Besprechung der parabolischen Maassbestimmung eingehen können. Gegenüber der erweiterten Gruppe würde alsdann zwar der damalige Ausdruck $W(u, v)$, nicht aber $E(x, y)$ den Charakter der Invarianz besessen haben; in der That stellt ja die Ähnlichkeitstransformation eine zwar conforme, aber nicht congruente Abbildung dar.

Mit diesen Erörterungen sind die Gruppen der Ebene, die wir früher nur beiläufig auf die ζ-Kugel übertragen haben, allgemein und systematisch in die Betrachtung des auf die Kugel als absolute Fläche zu gründenden hyperbolischen Raumes eingeordnet.

Wir verweisen zum Schluss noch auf die Untersuchung von Schilling im 44sten Bande der Mathematischen Annalen[*]), es wird dort die geometrische Betrachtung der Bewegungen des hyperbolischen Raumes nach verschiedenen Seiten weiter entwickelt.

§ 14. Beziehung des hyperbolischen Raumes auf den ζ-Halbraum.

Man wird bemerkt haben, dass die Entwicklungen über den hyperbolischen Raum zahlreiche Analogieen zu den bei der hyperbolischen Ebene besprochenen Verhältnissen darbieten. Es gilt hier zum Schluss diese Analogieen noch weiter auszudehnen, indem wir der pg. 22 u. f. entwickelten Beziehung zwischen der hyperbolischen Ebene und der ζ-Halbebene eine entsprechende Beziehung für den hyperbolischen Raum an die Seite stellen. Den Punkten der Ellipse der hyperbolischen Ebene entsprach seinerzeit die reelle ζ-Axe, während einem einzelnen Punkte im Ellipseninnern ein bezüglich der reellen ζ-Axe symmetrisch gelegenes Punktepaar zugehörte. *Gerade so lassen wir gegenwärtig der Kugel des hyperbolischen Raumes die ζ-Ebene entsprechen; einem einzelnen Punkte des Kugelinnern aber weisen wir zwei Punkte des „ζ-Raumes" zu, die zur ζ-Ebene symmetrisch liegen.* Unter ζ-Raum soll dabei ein gewöhnlicher dreidimensionaler Raum gemeint sein, in welchem die ζ-Ebene gelegen gedacht wird.

Wie diese Zuordnung nun des näheren beschaffen sein soll, werden wir am einfachsten gleich analytisch festlegen. Wir knüpfen an die rechtwinkligen Coordinaten ξ, η der $\zeta = (\xi + i\eta)$-Ebene an und führen, um die Punkte des ζ-Raumes bezeichnen zu können, die zur ζ-Ebene senkrechten Ordinaten ϑ ein. Indem wir X, Y, Z wie im vorigen Paragraphen (pg. 49) als rechtwinklige Coordinaten im hyperbolischen

---

[*]) *Beiträge zur geometrischen Theorie der Schwarz'schen s - Function* (1894). Vergl. insbes. § 7 daselbst.

Raume brauchen, soll die in Rede stehende Beziehung des hyperbolischen Raumes auf den ζ-Raum festgelegt sein durch:

$$(1) \qquad \xi = \frac{X}{1-Z}, \qquad \eta = \frac{Y}{1-Z}, \qquad \vartheta = \pm \frac{\sqrt{1-X^2-Y^2-Z^2}}{1-Z}.$$

Für die Punkte der Kugel kommen wir, wie es sein muss, auf
die Formel (2) pg. 49 zurück. Ein Punkt ausserhalb der Kugel des
hyperbolischen Raumes liefert imaginäres ϑ; ein Punkt des Kugelinnern liefert, wie es sein sollte, zwei bezüglich der ζ-Ebene symmetrische Punkte. Will man Eindeutigkeit der Beziehung erzielen, so
wird man den ζ-Raum durch die ζ-Ebene, die wir etwa horizontal
denken, in zwei *Halbräume* zerlegen; der obere Halbraum möge positiven Werten ϑ zugehören und soll fortan als *positiver Halbraum* bezeichnet werden; auf das Kugelinnere des hyperbolischen Raumes ist
letzterer dann *eindeutig* bezogen.

Man hat nun für die so begründete Beziehung folgende Sätze, die
sich wiederum entsprechenden Sätzen über die hyperbolische Ebene
und ζ-Halbebene genau anschliessen: *Den Ebenen und Geraden des
hyperbolischen Raumes entsprechen im ζ-Halbraum Halbkugeln bez. Halbkreise, die gegen die ζ-Ebene orthogonal gerichtet sind.* Die Gleichung
einer Ebene des hyperbolischen Raumes:

$$(2) \qquad w_1 X + w_2 Y + w_3 Z + w_4 = 0$$

transformiert sich nämlich vermöge (1) auf die Gestalt:

$$(3) \qquad (w_4 + w_3)(\xi^2 + \eta^2 + \vartheta^2) + 2w_1\xi + 2w_2\eta + (w_4 - w_3) = 0,$$

und hierdurch ist in der That eine Kugel dargestellt, deren Mittelpunkt der ζ-Ebene angehört. Eine Gerade des hyperbolischen Raumes
als Schnitt zweier Ebenen liefert dann weiter den Schnitt zweier
solchen Kugeln, d. i. einen auf der ζ-Ebene senkrecht stehenden
Kreis.

Indem wir die hyperbolische Maassbestimmung aus dem projectiven Raum in den ζ-Halbraum übertragen, ist die Definition der
Entfernung zweier Punkte unmittelbar zu geben. Man wird den durch
die beiden Punkte hindurchziehenden, zur ζ-Ebene orthogonalen Halbkreis zeichnen, das Doppelverhältnis der beiden Punkte und der Fusspunkte dieses Halbkreises nach Maassgabe der bezüglichen anfänglichen
Festsetzungen (von pg. 4) berechnen u. s. w. Vor allem wichtig ist
der Satz: *Die hyperbolische Winkelmessung des ζ-Halbraumes stimmt
überein mit der Winkelmessung der elementaren Raumgeometrie.* Man
beweist dies wohl am kürzesten durch Benutzung des entsprechenden
Satzes in § 7, pg. 27. Um nämlich z. B. den Neigungswinkel zweier „Ebe-

nen", d. i. zweier auf der ζ-Ebene orthogonalen Halbkugeln zu messen, errichte man eine Halbebene E senkrecht zur ζ-Ebene durch die beiden Mittelpunkte jener Halbkugeln, wobei nun der fragliche Neigungswinkel als Winkel zwischen den beiden Schnittkreisen in E vorliegt. Der Ebene E gehört im hyperbolischen Raume eine Ebene E' zu, welche durch den $\zeta = \infty$ tragenden Punkt der absoluten Kugel hindurchzieht. Die Beziehung zwischen der Ebene E' und der Halbebene E ist alsdann genau diejenige, welche wir in §§ 6 und 7, pg. 22 ff. ausführlich besprachen. Der gegenwärtige Satz über die Winkelmessung ist hiermit eine unmittelbare Folge des damaligen.

· Die eben eingeführte Halbebene E wollen wir noch einmal benutzen, um Formeln für die Differentiale von Bogen, Fläche und Volumen aus den auf die ζ-Halbebene bezüglichen Formeln (7) pg. 28 abzulesen. Offenbar ergiebt sich der Satz (der übrigens weiterhin kaum Anwendung findet): *Sind ds, dt, du Maasszahlen von Bogen- bez. Flächen- und Raumelementen des ζ-Raumes, im elementaren Sinne gemessen, so gelten für die in der hyperbolischen Maassbestimmung ausgedrückten Maasszahlen dσ, dτ, dv dieser Elemente die Formeln:*

$$(4) \qquad d\sigma = \frac{ds}{\vartheta}, \qquad d\tau = \frac{dt}{\vartheta^2}, \qquad dv = \frac{du}{\vartheta^3},$$

unter ϑ jedesmal den senkrechten Abstand des Elementes von der ζ-Ebene verstanden. Für $\vartheta = 0$ werden diese Formeln illusorisch, dem Umstande entsprechend, dass im Sinne unserer hyperbolischen Maassbestimmung die Punkte der ζ-Ebene die unendlich fernen Elemente des Halbraumes sind.

Bei der analytischen Darstellung der „Bewegungen" des ζ-Halbraumes in sich ist es zweckmässig, statt ξ, η, ϑ eine etwas andere Coordinatenbestimmung einzuführen. Zuvörderst ersetzen wir ξ und η durch $\zeta = \xi + i\eta$ und $\bar{\zeta} = \xi - i\eta$; andererseits wollen wir als Ersatz von ϑ das Quadrat der Entfernung r des Punktes (ξ, η, ϑ) vom Nullpunkte $\zeta = 0, \vartheta = 0$ einführen, wobei im Anschlusse an (1) die Formel gilt:

$$(5) \qquad r^2 = \xi^2 + \eta^2 + \vartheta^2 = \frac{1+Z}{1-Z}.$$

Man hat hiernach unter Wiedereinführung des in § 12 pg. 45 benutzten Coordinatensystems der y die Beziehungen:

$$(6) \qquad \frac{y_1}{y_4} = r^2, \qquad \frac{y_2}{y_4} = \zeta, \qquad \frac{y_3}{y_4} = \bar{\zeta}.$$

Das Gleichungssystem (10) pg. 47 liefert hiernach als Ausdrucksform der „Bewegung" des ζ-Raumes in sich:

$$(7) \quad \begin{cases} r'^2 = \dfrac{\alpha\bar{\alpha}r^2 + \alpha\bar{\beta}\zeta + \beta\bar{\alpha}\bar{\zeta} + \beta\bar{\beta}}{\gamma\bar{\gamma}r^2 + \gamma\bar{\delta}\zeta + \delta\bar{\gamma}\bar{\zeta} + \delta\bar{\delta}}, \\[2ex] \zeta' = \dfrac{\alpha\bar{\gamma}r^2 + \alpha\bar{\delta}\zeta + \beta\bar{\gamma}\bar{\zeta} + \beta\bar{\delta}}{\gamma\bar{\gamma}r^2 + \gamma\bar{\delta}\zeta + \delta\bar{\gamma}\bar{\zeta} + \delta\bar{\delta}}, \\[2ex] \bar{\zeta}' = \dfrac{\gamma\bar{\alpha}r^2 + \gamma\bar{\beta}\zeta + \delta\bar{\alpha}\bar{\zeta} + \delta\bar{\beta}}{\gamma\bar{\gamma}r^2 + \gamma\bar{\delta}\zeta + \delta\bar{\gamma}\bar{\zeta} + \delta\bar{\delta}}, \end{cases}$$

wobei α, β, .. die in § 12, pg. 46 *angegebene Bedeutung haben.* Die Operationen *zweiter* Art wird man durch Combination dieser Substitutionen (7) mit der Substitution $\zeta' = \bar{\zeta}$, $\bar{\zeta}' = \zeta$, $r'^2 = r^2$ erzeugen. Für Punkte der ζ-Ebene selbst müssen wir dabei auf die gewöhnlichen ζ-Substitutionen zurückkommen. Hier ist in der That $\vartheta = 0$ und $r^2 = \zeta\bar{\zeta}$; dann aber liefert die zweite Formel (7):

$$\zeta' = \frac{(\alpha\zeta + \beta)(\bar{\gamma}\bar{\zeta} + \bar{\delta})}{(\gamma\zeta + \delta)(\bar{\gamma}\bar{\zeta} + \bar{\delta})} = \frac{\alpha\zeta + \beta}{\gamma\zeta + \delta},$$

wie es sein muss.

Dass wir die einzelne ζ-Substitution *erster* Art auch im ζ-Halbraum durch ein System von *Bahncurven* und *Niveauflächen* veranschaulichen können, braucht kaum gesagt zu werden. Hierbei bieten wieder die nicht-loxodromischen Substitutionen keinerlei Schwierigkeit. Beispielsweise sind bei einer hyperbolischen Substitution die gesamten den Raum erfüllenden Kreise durch die beiden in der ζ-Ebene gelegenen Fixpunkte die Bahncurven, die dazu orthogonal verlaufenden Kugeln aber die Niveauflächen. Bei einer elliptischen Substitution bleibt der durch die beiden Fixpunkte der ζ-Ebene hindurchlaufende zu dieser Ebene orthogonale Halbkreis Punkt für Punkt fest, und die Bewegung hat den Charakter einer Wälzung oder Wirbelbewegung um diesen Kreis. Bei einer loxodromischen Substitution endlich wird der die beiden Fixpunkte verbindende zur ζ-Ebene orthogonale Halbkreis wie bei einer hyperbolischen Substitution in sich selbst transformiert. Im übrigen windet sich bei Ausführung der Bewegung der ζ-Halbraum um diesen Halbkreis spiralförmig von einem Fixpunkt zum andern hin, wobei in der ζ-Ebene selbst die bereits in „M." I pg. 172 besprochenen Doppelspiralen auftreten.

Unter den Substitutionen *zweiter* Art sind natürlich wieder diejenigen besonders zu nennen, welche symmetrische Umformungen oder Spiegelungen darstellen. Dieselben werden nun im ζ-Raume Transformationen durch reciproke Radien an Kugeln, die zur ζ-Ebene senkrecht verlaufen.

Die Beziehung des ζ-Raumes auf sich selbst, wie sie durch eine einzelne ζ-Substitution dargestellt ist, werden wir nach Analogie einer früheren Benennung als eine *Kugelverwandtschaft* bezeichnen und sprechen von einer *directen* oder *indirecten* Kugelverwandtschaft, je nachdem eine ζ-Substitution erster oder zweiter Art vorliegt. Das Wesentliche an dieser Beziehung ist, *dass sie ein wechselweise eindeutiges Entsprechen für die Punkte des ζ-Raumes festlegt, wobei Kugeln immer wieder in Kugeln übergehen.* Die Ebenen sind dabei besondere Fälle von Kugeln. Im übrigen muss betont werden, dass wir hier doch nur mit solchen Kugelverwandtschaften zu thun haben, *bei denen die ζ-Ebene stets sich selbst entspricht.* Dies ist ganz analog der oben bei der hyperbolischen Maassbestimmung in der Ebene hervorgehobenen Sachlage, dass wir dort nur mit Kreisverwandtschaften der ζ-Ebene zu thun hatten, bei denen die reelle ζ-Axe stets in sich selbst übergeht.

Die hyperbolische Maassbestimmung eines Halbraumes in der hier besprochenen Gestalt findet sich in Poincaré's „*Mémoire sur les groupes Kleinéens*" *) ausführlich entwickelt; doch werden dort die ζ-Substitutionen direct, d. h. ohne Vermittlung der Maassbestimmung im *projectiven* Raume, als Transformationen des ζ-Raumes untersucht; und es wird nur am Schlusse der Analogie der sich ergebenden Maassbestimmung zur Lobatschewski'schen Geometrie gedacht. Infolgedessen bleibt auch die eigentliche Quelle des Formelsystems (7) pg. 56, d. i. die Collineationsgruppe des projectiven Raumes, unerwähnt. Unter allen Transformationen des ζ-Halbraumes in sich greift Poincaré die Inversionen durch reciproke Radien an Kugeln als einfachste auf, deren geometrischer Sinn sofort evident ist. Die übrigen ζ-Substitutionen werden dann dadurch zugänglich gemacht, dass sie durch eine Folge mit einander combinierter Spiegelungen ersetzt werden. Inzwischen werden sowohl die Anzahl als die Auswahl der im einzelnen Falle anzuwendenden Spiegelungen l. c. noch sehr willkürlich gelassen. Es sei hierzu die Bemerkung gestattet, dass eine nicht-loxodromische Substitution stets aus *zwei*, eine loxodromische Substitution stets aus *vier* Spiegelungen hergestellt werden kann, sofern man mit der kleinsten Anzahl von Spiegelungen reichen will; die Symmetriekreise sind Niveaulinien der nicht-loxodromischen Substitution bez. der beiden nicht-loxodromischen Substitutionen, aus denen sich die loxodromische erzeugen lässt (vergl. auch die pg. 53 genannte Arbeit von Schilling).

§ 15. Schlussbemerkungen zur Einleitung.

Für die Abgrenzung der in der Einleitung vorgetragenen Entwicklungen in sachlicher und methodischer Hinsicht war einzig die

---

*) Acta mathematica, Bd. 3 pg. 49 (1883).

Absicht maassgeblich, diese Entwicklungen als Einleitung zu den nun folgenden Untersuchungen gelten zu lassen. Aus diesem Grunde ist von den projectiven Maassbestimmungen im Raume allein die hyperbolische zur Sprache gekommen, die sich auf eine einteilige, nichtgeradlinige Fläche zweiten Grades als absolutes Gebilde bezieht. Es sind natürlich die gruppentheoretischen Erörterungen in gleicher Weise auch auf den parabolischen und elliptischen Raum anwendbar. Auch kann man im elliptischen Falle wieder durch Vermittlung der beiden Geradenscharen die Bewegungen durch Paare linearer Substitutionen der beiden Parameter darstellen, wie dies u. a. von Klein in der mehrfach citierten Arbeit *„Zur nicht-euklidischen Geometrie"* *) (im Artikel I) entwickelt wird. Die Bedingung einer *reellen* Collineation ist hier die, dass jede der beide Substitutionen unabhängig von der andern den Typus (3) pg. 42 besitzen muss; im Gegensatz hierzu war im hyperbolischen Falle die zweite Substitution mit der ersten als zu ihr conjugiert ohne weiteres mitgegeben. Während wir also hier mit *einer* Substitution reichen, ist man im elliptischen Falle durchaus genötigt, Substitutions*paare* zu betrachten; deshalb aber fällt der elliptische Raum aus unserem Programm, Substitutionsgruppen *einer* Veränderlichen zu betrachten, hinaus.

Betreffs der Methode der vorangehenden Entwicklungen sind folgende Bemerkungen nachzutragen. Zu jeder Art geometrischer Betrachtungen hat man nach bekannten modernen Grundsätzen**) eine Gruppe von Transformationen als zugehörig zu betrachten. Geometrische Gebilde, die durch eine Substitution der Gruppe aus einander hervorgehen, heissen alsdann äquivalent und gelten als nicht wesentlich verschieden; man soll dann, vom principiellen Standpunkte aus, die Darstellung so einrichten, dass bei der Formulierung der Sätze äquivalente Gebilde immer zugleich einbegriffen sind.

Dieser Forderung *„invarianter Darstellung"* entspricht die bisherige Entwicklung nur zum Teil. Bezüglich der Gesamtgruppe aller Kreisverwandtschaften hat die reelle ζ-Axe nichts vor irgend einem Kreise der ζ-Ebene voraus. Wir könnten in §§ 6 und 7 die reelle Axe in diesem Sinne durch einen beliebigen anderen Kreis der ζ-Ebene ersetzen, den wir dann *Hauptkreis* nennen, und durch den wir die ζ-Ebene in das Hauptkreis-Innere und -Aussere (an Stelle der beiden Halbebenen) teilen. In ähnlicher Weise könnten wir die Kugel des hyperbolischen Raumes durch irgend eine mit ihr collineare Fläche ersetzen u. s. w.

*) Mathem. Annalen, Bd. 37 pg. 548 ff.
**) Cf. Klein, Erlanger Programm, 1872.

Wenn wir nun diese Allgemeinheit der Denkweise oben vielfach gemieden und sodann meist an particuläre geometrische Vorstellungen anknüpften, so geschah dies wesentlich aus praktischen Gründen. Der Leser wird leichter die allgemeine Auffassung erwerben, wenn man ihn allmählich zu derselben hinanführt, als wenn man gleich anfangs von ihm eine volle Beherrschung derselben verlangt. Auch der gereifte Mathematiker wird immer gern auf solche Formeln zurückgehen, bei denen alle vorkommenden Grössen eine unmittelbare elementar-geometrische Bedeutung haben.

Diese Sachlage soll uns nicht hindern, *in der Folge, so oft es angezeigt erscheint, kreisverwandte oder kugelverwandte Figuren als nicht wesentlich verschieden zu behandeln.* So werden wir gelegentlich die ζ-Ebene mit den beiden Halbräumen durch eine Kugel und das Kugel-Innere und -Äussere ersetzen. Es wird ferner z. B. die an die elementare Maassbestimmung in der Ebene geknüpfte Bewegungsgruppe aus allen elliptischen und parabolischen Substitutionen bestehen, welche einen beliebig fixierten Punkt der ζ-Ebene zum gemeinsamen Fixpunkte haben u. s. w.

Erster Abschnitt.

Grundlagen für die Theorie der discontinuierlichen Gruppen linearer Substitutionen einer Variabelen.

— · —·

Erstes Kapitel.

Die Discontinuität der Gruppen mit Erläuterungen an einfachen Beispielen.

Unter Vorbehalt der sogleich zu entwickelnden Definition der „eigentlich discontinuierlichen Gruppen" ist es möglich, das gemeinsame Thema aller weiteren Untersuchungen dieses Werkes in dem nachfolgenden Satze zu formulieren: *Es sollen aus der continuierlichen bez. gemischten Gesamtgruppe aller ∞^6 linearen ζ-Substitutionen diejenigen Untergruppen ausgesondert werden, welche eigentlich discontinuierlich sind; und es es soll die Bedeutung dieser Untergruppen für Geometrie, Arithmetik und Functionentheorie dargestellt werden.* Eine Anzahl dieser Gruppen ist bereits in der Theorie der Modulfunctionen zur Sprache gekommen; wir werden dieselben hier in die Gedankenentwicklung der Einleitung einzuordnen haben. Doch wird es zuvörderst nötig sein, vom Begriffe der Discontinuität der Gruppen zu handeln.

§ 1. Unterscheidung continuierlicher und discontinuierlicher Substitutionsgruppen.

Mit den continuierlichen Gruppen sowie den aus mehreren continuierlichen Scharen bestehenden gemischten Gruppen oder Gruppen zweiter Art hatten wir bereits in der Einleitung zu thun. Das wesentliche und definierende Merkmal dieser Gruppen ist, *dass ihre Substitutionscoefficienten einen oder mehrere continuierlich veränderliche Parameter enthalten, die entweder begrenzt oder unbegrenzt variabel sind.* So wurde die Gruppe aller Drehungen der Kugel um den Mittelpunkt durch die Substitutionen (3) pg. 42 dargestellt, und hierbei waren a, b, c, d (die freilich nur ihren Verhältnissen nach in Betracht kommen) vier reelle variabele Parameter, welche nur an die Bedingung gebunden waren, nicht unendlich zu werden oder zugleich zu verschwinden.

Es ist nun zweckmässig, das Bisherige sogleich mit dem Begriffe der *Punktäquivalenz* in Connex zu setzen, die wir bezüglich einer einzelnen Substitution oder einer Gruppe von Substitutionen je nachdem in der ζ-Ebene, dem ζ-Raume oder der projectiven Ebene bez. dem projectiven Raume in bekannter Weise*) begründen. *Bei einer Gruppe der in Rede stehenden Art bilden alsdann die Systeme einander äquivalenter Punkte ganze Punktcontinua, die je nach der Mächtigkeit der Gruppe Volumina, Oberflächen oder Curven vollständig ausfüllen.* So hat man im hyperbolischen Raume (pg. 48) bezüglich der Gruppe aller ∞^6 Bewegungen als System äquivalenter Punkte das im Innern der Kugel gelegene Volumen. Für eine Rotationsgruppe mit Centrum ausserhalb der Kugel bilden die äquivalenten Punkte Oberflächen zweiten Grades, welche die Kugel längs eines gemeinsamen Kreises berühren u. s. w.

Den bisherigen Gruppen stehen nun die discontinuierlichen gegenüber, welche wir in folgender Weise zu definieren haben: *Eine Substitutionsgruppe soll stets dann discontinuierlich heissen, wenn die Coefficienten der Substitutionen keine continuierlich variabelen Parameter enthalten, wenn also der Übergang von irgend einer Substitution der Gruppe zu einer anderen stets nur discontinuierlich vollzogen werden kann, vorausgesetzt, dass man keine Zwischenglieder einschaltet, welche der Gruppe nicht angehören.* Wir wenden diesen Begriff der Discontinuität nur auf Gruppen aus linearen ζ-Substitutionen an, die also letzten Endes alle in der Gesamtgruppe aller ∞^6 ζ-Substitutionen oder auch in der Gesamtgruppe aller ∞^6 Bewegungen des hyperbolischen Raumes als Untergruppen enthalten sind.

Gruppen von endlicher Ordnung, diejenigen also, welche aus der Theorie der regulären Körper entspringen, sind selbstverständlich discontinuierlich. Unter den Gruppen von der Ordnung ∞ möge etwa die Modulgruppe, d. h. die Gruppe aller ganzzahligen Substitutionen der Determinante 1, als erstes Beispiel einer discontinuierlichen Gruppe gelten. Auch die gesamten ganzzahligen Substitutionen etwa von positiver Determinante werden eine discontinuierliche Gruppe bilden,

---

*) Siehe z. B. „M." I pg. 183 ff. Es sei daran erinnert, dass der Äquivalenzbegriff nur dann seine volle Tragweite hat, wenn die Gruppe mit jeder Substitution auch deren inverse enthält, was wir in der Folge immer voraussetzen.

welche die Modulgruppe offenbar als Untergruppe in sich enthält.
Ein weiteres naheliegendes Beispiel einer discontinuierlichen Gruppe
liefert die Gesamtheit derjenigen ζ-Substitutionen, deren Coefficienten
ganze complexe Zahlen der Gestalt $(a + ib)$ sind. Setzen wir die
einschränkende Bestimmung hinzu, dass die Determinante gleich 1
sein soll, so entspringt eine neue discontinuierliche Gruppe, mit der
wir uns bald zu beschäftigen haben. Überall ist hier die Gruppendiscontinuität begründet in der Eigenschaft der Systeme *ganser* Zahlen,
discontinuierliche oder discrete Mannigfaltigkeiten zu sein.

*Die Systeme äquivalenter Punkte bezüglich einer discontinuierlichen
Gruppe bilden discrete Punktmannigfaltigkeiten.* Aber es kann dabei
sehr wohl sein, dass ein einzelnes solches Punktsystem eine Curve
oder eine Oberfläche oder selbst ein Volumen *überall dicht* bedeckt
bez. erfüllt. Bezüglich der schon genannten Modulgruppe bilden z. B.
die gesamten *rationalen* Punkte der reellen ζ-Axe ein System äquivalenter Punkte, welches die reelle ζ-Axe zwar überall dicht, aber
nicht continuierlich bedeckt. Andererseits bilden bei der Modulgruppe
z. B. die mit $ζ = i$ äquivalenten Punkte ein System, dessen Discontinuität unmittelbar anschaulich ist*).

Der Gruppenbegriff hat sich historisch an Gruppen endlicher
Ordnung und also an discontinuierlichen Gruppen entwickelt; es waren
dies bekanntlich die Gruppen der Permutationen der n Wurzeln einer
Gleichung n^{ten} Grades. Im Gegensatz zur Theorie der continuierlichen
Gruppen, betreffs deren Ausbildung wir bereits in der Einleitung (pg. 12)
einige Nachweise gegeben haben, zeichnen sich die discontinuierlichen
Gruppen durch innere Verwandtschaft zur Zahlentheorie aus. Neben
den eben vorangegangenen Erörterungen vergl. man in letzterer Hinsicht „M." I pg. 243 ff. sowie vor allem die Entwicklungen des unten
folgenden dritten Abschnitts.

§ 2. Unterscheidung eigentlich und uneigentlich discontinuierlicher Substitutionsgruppen.

Für die discontinuierlichen Gruppen haben wir nunmehr die erneute Fallunterscheidung in *eigentlich und uneigentlich discontinuierliche
Gruppen* zu treffen. Wir werden unter Vorbehalt einer späteren
analytischen Begriffsdefinition die fragliche Arteinteilung der Gruppen
an die Vorstellung zugehöriger Fundamentalbereiche oder (wie wir
fortan sagen wollen) *Discontinuitätsbereiche**) knüpfen. Die Begriffs-

---

*) Vergl. hierzu „M." I pg. 211 ff.
**) Die hiermit befürwortete Bezeichnung ist für die vorliegenden Verhältnisse
charakteristischer.

bestimmung dieser Bereiche für die Punktäquivalenz in der ζ-Ebene wurde in „M." I pg. 185 des ausführlichen entwickelt. Wenn wir hier Punktäquivalenzen auch in der projectiven Ebene oder vielleicht gelegentlich auf einer Geraden derselben oder auch im hyperbolischen Raume u. s. w. betrachten, so bedarf es kaum der besonderen Erklärung, dass wir auch dem Begriff des Discontinuitätsbereiches einen dementsprechend grösseren Umfang verleihen. Wesen und Bedeutung dieses Bereiches erfahren bei dieser Ausdehnung keinerlei Modification, so dass es überflüssig erscheint, hier bei erneuten Begriffserklärungen zu verweilen.

Wir stellen nun die folgende Definition auf: *Eine discontinuierliche Gruppe linearer ζ-Substitutionen soll innerhalb eines Gebietes, auf dessen Punkte wir die Äquivalenz bezüglich der Gruppe anwenden, stets und nur dann eigentlich discontinuierlich heissen, wenn der Discontinuitätsbereich der Gruppe in diesem Gebiete ein geometrisches Gebilde von der gleichen Dimensionenanzahl vorstellt, wie das Gesamtgebiet selbst.* Der Charakter einer Gruppe als einer eigentlich discontinuierlichen ist solchergestalt nur bedingungsweise angegeben, nämlich mit Rücksicht auf das Gebiet, dessen Punkte bezüglich der Gruppe als äquivalent angesehen werden. So z. B. nennen wir eine Gruppe innerhalb der Ellipse der hyperbolischen Ebene eigentlich discontinuierlich, wenn sie daselbst einen Discontinuitätsbereich von endlicher *Flächen*ausdehnung besitzt. Eine und dieselbe Gruppe kann in einem Gebiete uneigentlich, in einem anderen eigentlich discontinuierlich sein. Wenn wir z. B. bei der Modulgruppe die Punktäquivalenz einzig auf die reelle ζ-Axe beziehen, so würde die Modulgruppe nur erst uneigentlich discontinuierlich sein; dahingegen erweist sich dieselbe innerhalb der positiven ζ-Halbebene bekanntlich als eigentlich discontinuierlich (cf. „M." I pg. 210). Andere Gruppen werden wir bald kennen lernen, welche zwar noch nicht innerhalb der ζ-Ebene, wohl aber im ζ-Halbraum eigentlich discontinuierlich sind.

Nebenher sei hier folgende Bemerkung erlaubt: Die getroffene Fallunterscheidung der Gruppen in eigentlich und uneigentlich discontinuierliche, so folgenreich sie sich auch weiterhin gestaltet, greift keineswegs in dem Grade in das Wesen der Gruppen selbst ein, wie die vorhergehende Einteilung in continuierliche und discontinuierliche Gruppen. Man ist bei vielen Untersuchungen gewöhnt, einzig in der *Structur* einer Gruppe deren eigentliches Wesen zu sehen. Demgegenüber sei hier ohne Beweis angegeben, dass es nicht allein von der Structur, sondern auch von der speciellen *Darstellungsform* einer Gruppe von ζ-Substitutionen abhängt, ob eigentliche Discontinuität vorliegt oder

nicht. Man kann in der That Gruppen von verschiedener Ausdrucksform angeben, die genau isomorph sind, und von denen doch die eine
innerhalb der ζ-Ebene einen Discontinuitätsbereich von endlicher
Flächenausdehnung besitzt, während sich die andere unter allen Umständen nur als uneigentlich discontinuierlich erweist. Es hängt dies
damit zusammen, dass nach den von G. Cantor gegebenen Entwicklungen Punktmengen, die überall dicht liegen, doch abzählbar sein
können. Indessen treten derartige tiefer liegende Gegenstände im
grössten Teile der nachfolgenden Entwicklungen in den Hintergrund.

Dass die gegebene Definition der eigentlichen Discontinuität einer
Gruppe sachgemäss ist und keine Widersprüche einschliesst, kann
ausführlich nur erst durch die späteren Untersuchungen selber bewiesen
werden. Es ist denn auch in der historischen Entwicklung durchaus
nicht leicht gewesen, die Tragweite des fraglichen Begriffes klar zu
erfassen. Man vergleiche in dieser Hinsicht die Erörterungen von
Klein in seiner Arbeit „*Neue Beiträge zur Riemann'schen Functionentheorie*“ *), Abschnitt III § 5. Es werden dort „brauchbare“ Gestalten
von Discontinuitätsbereichen direct zum Ausgangspunkt der Untersuchung gewählt, da die Anknüpfung an eine nicht näher specificierte
Gruppe aus ζ-Substitutionen eben wegen der Schwierigkeit der hier
in Frage stehenden Discontinuitätsbegriffe einstweilen nicht opportun
erschien. In der That bedurften die anfänglichen Angaben Poincaré's
in dieser Hinsicht der Ergänzung, die dann in principieller Weise von
Poincaré selbst durch Hereinnahme des ζ-Halbraumes gegeben worden
ist. Poincaré hat hierüber in einer Reihe von Noten in den Comptes
Rendus von 1892 und 1893 sowie im Zusammenhang in der Arbeit
„*Mémoire sur les groupes Kleinéens*“ **), § 2, berichtet, und wir kommen
hierauf unten ausführlich zurück.

Die Bezeichnungsweise, welche wir oben brauchten, stimmt übrigens
mit der von Poincaré ursprünglich eingeführten nicht überein. Die
letztere unterliegt in der That der Kritik: Ein System *discreter*
Punkte, welches eine Curve oder Fläche überall dicht bedeckt,
heisst darum noch keineswegs continuierlich. Entsprechend darf
eine Gruppe, welche Substitutionen enthält, die unendlich wenig von
einander verschieden sind, aus diesem Grunde allein noch nicht
continuierlich heissen. Dies ist vielmehr erst statthaft, wenn derartige Substitutionen der Gruppe nicht als discrete Elemente angehören, sondern vielmehr in einander überführbar sind durch continuier-

---

*) Mathem. Annalen, Bd. 21 pg. 141 (1882).
**) Acta mathematica, Bd. 3 pg. 49 (1883).

liche Veränderung von variabelen Parametern, die in den Coefficienten
der Gruppe enthalten sind. Die von Poincaré a. a. O. § 2 gegebene
Definition der Continuität einer Gruppe ist in diesem Sinne unzulänglich, und es sei hier die Zwischenbemerkung gestattet, dass die Darstellung von Lie und Engel in Bd. I pg. 3 ihres oben (pg. 12) genannten
Werkes denselben Mangel aufweist. Indem der Begriff der continuierlichen Gruppen oben richtiger gefasst wurde, konnte die Benennung
„eigentlich" und „uneigentlich discontinuierlich" nicht im Sinne Poincaré's beibehalten werden; wir sagen dafür vielmehr „eigentlich discontinuierlich in der ζ-Ebene bez. im ζ-Raume", eine Benennung, die
freilich etwas länger, aber dafür sachgemäss und bezeichnend ist.

Nach den an die Spitze dieses Kapitels gestellten Bemerkungen
sollen sich die ferneren Untersuchungen einzig auf solche Gruppen
beziehen, welche, sei es im ζ-Raume, sei es in der ζ-Ebene, eigentlich discontinuierlich sind. Wir beginnen damit, einige besonders
bekannte Beispiele solcher Gruppen zur Erläuterung der vorangehenden allgemeinen Erörterungen zu betrachten.

§ 3. Recapitulation und Ergänzung betreffend die Discontinuitäts-
bereiche cyclischer Gruppen.

Die Discontinuitätsbereiche cyclischer Gruppen, d. h. derjenigen
Gruppen, welche durch Wiederholung einer einzigen Substitution entspringen, sind in „M." I pg. 186 ff. untersucht. Eine ausführliche
Betrachtung finden dortselbst die aus einer nicht-loxodromischen Substitution entstehenden Gruppen, jedoch lassen sich die Gruppen mit
loxodromischen Erzeugenden ebenso leicht erledigen.

Die citierten Untersuchungen beziehen sich einzig auf die Discontinuitätsbereiche innerhalb der ζ-Ebene. In den nicht-loxodromischen Fällen ist es hier am einfachsten, den Discontinuitätsbereich
durch zwei Niveaukreise einzugrenzen. Der fragliche Bereich hat alsdann die Gestalt eines Kreisringes im hyperbolischen Falle, einer
Sichel mit den Fixpunkten als Spitzen im elliptischen Falle, während
der parabolische Fall, wie es sein muss, den Übergang zwischen jenen
beiden darstellt; man vergl. hierzu die Figuren 44 bis 47 in „M." I
pg. 187 ff. Auch im Falle einer loxodromischen Erzeugenden würde
man den Discontinuitätsbereich durch zwei Niveaucurven eingrenzen
können. Indessen würde dies den Nachtheil im Gefolge haben, dass
sich der so gewählte Discontinuitätsbereich um jeden der beiden Fixpunkte unendlich oft herumwinden würde (cf. Figur 41 in „M." I
pg. 172). Wir ziehen demnach vor, nach Art von Figur 9 den Dis-

continuitätsbereich auch hier durch zwei Kreise einzugrenzen, von denen der eine aus dem anderen durch einmalige Ausübung der erzeugenden loxodromischen Substitution entsteht.

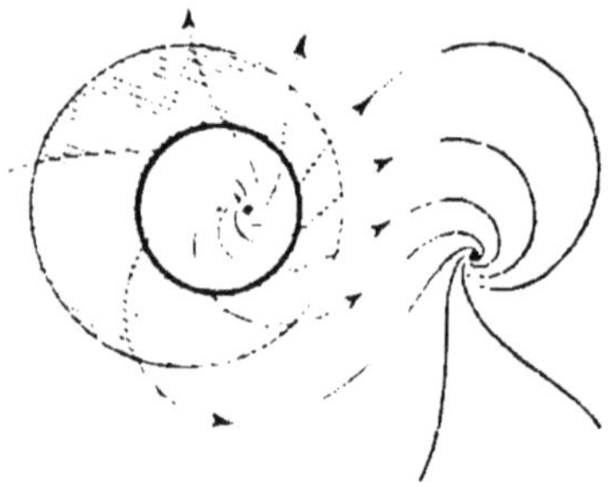

Die cyclischen Gruppen sind, abgesehen von einem einzigen Ausnahmefalle, innerhalb der ζ-Ebene, aber auch bereits auf einer einzelnen Bahncurve, eigentlich discontinuierlich. Der Ausnahmefall ist bereits in „M." I pg. 191 besprochen; er tritt ein, wenn die erzeugende Substitution der Gruppe *elliptisch* und als solche *aperiodisch* ist, d. h. wenn der l. c. mit ϑ bezeichnete Winkel, um welchen die elliptische Substitution dreht, zu 2π in einem *irrationalen* Verhältnis steht.

Fig. 9.

Zwei Eigenschaften, welche jedem Discontinuitätsbereich einer Gruppe erster Art, d. h. einer nur aus Substitutionen erster Art bestehenden Gruppe, zukommen, sollen hier mit Bezugnahme auf die ebenen Discontinuitätsbereiche der cyclischen Gruppen in Erinnerung gebracht werden. Einmal sind die Randcurven eines Discontinuitätsbereiches bei einer Gruppe erster Art paarweise einander durch die Erzeugenden der Gruppe zugeordnet. Unter zwei solchen Randcurven gilt alsdann nur die eine als dem Bereiche zugehörig, wie dies an den vorhin genannten Figuren und auch vorstehend in Figur 9 stets zum Ausdruck gebracht ist. Andrerseits muss hier erneut auf die grosse Willkür in der Gestalt des Discontinuitätsbereichs einer Gruppe erster Art hingewiesen werden. Diese Willkür ist für die cyclischen Gruppen in „M." I pg. 191 besprochen und führte im Verfolg der Untersuchungen von „M." I zum Begriff der „erlaubten Abänderung" eines Discontinuitätsbereichs. Es ist dieser Begriff in „M." I pg. 280 und 313 erläutert; derselbe wird hier aufgenommen und fernerhin oft zur Anwendung gebracht*).

----

*) Es liegt keineswegs im Sinne der weiteren Untersuchungen des Textes, die grosse Willkür in der Gestaltung der fraglichen Discontinuitätsbereiche hier noch weiter im einzelnen zu verfolgen. Indes sei doch auf die bezüglichen Untersuchungen von Schilling in seiner oben (pg. 53) genannten Abhandlung pg. 180 ff. aufmerksam gemacht. Insbesondere im loxodromischen Falle wählt Schilling den Discontinuitätsbereich einmal als Kreissichel, sodann nach Art von Figur 9 des Textes als Kreisband und zeigt durch ein l. c. näher erläutertes „Princip der Meridian- und Breitencurven" die Gleichberechtigung beider Gestalten.

Die letzten Sätze verlieren ihre Gültigkeit bei den „Discontinuitäts-bereichen *zweiter* Art", wie wir kurz sagen wollen, wenn die zu Grunde liegende Gruppe eine solche von der zweiten Art ist. Unter den cyclischen Gruppen der ersten Art lassen sich die nicht-loxodromischen stets durch Spiegelungen zu Gruppen der zweiten Art erweitern, und es sind die Discontinuitätsbereiche dieser erweiterten Gruppen in „M." I pg. 205 ff. besprochen und daselbst in den Figuren 52 bis 54 erläutert. Die fraglichen Bereiche sind von zwei auf einander folgenden Symmetriekreisen der Gruppe begrenzt, und es ist eine weitere Deformation der Bereiche nicht mehr statthaft. In dieser Bestimmtheit der Umrandungen liegt ein entschiedener Vorzug der Discontinuitätsbereiche zweiter Art, eine Sachlage, die für die Modulgruppe in „M." I pg. 230 ff. im einzelnen discutiert wird, und die in der Folge wiederholt zur Geltung kommen soll.

Diese Untersuchungen verallgemeinern wir nun so, dass wir statt in der ζ-Ebene auch in der projectiven Ebene oder im hyperbolischen Raume oder endlich im ζ-Raume Discontinuitätsbereiche cyclischer Unter-gruppen construieren. In den nicht-loxodromischen Fällen ist es dabei zweckmässig, zunächst an die in § 9 der Einleitung entwickelten Vorstellungen anzuknüpfen und also eine cyclische Untergruppe innerhalb der Gruppe der Bewegungen der hyperbolischen Ebene zu betrachten. Dabei soll der Kürze halber nur von Discontinuitätsbereichen *erster* Art gehandelt werden, da die Übertragung auf die Gruppen zweiter Art nach „M." I pg. 205 ff. leicht vollzogen werden kann. Wir knüpfen nun übrigens unmittelbar an die in § 9, pg. 32 ff., der Einleitung gegebenen Figuren an.

Hat die cyclische Gruppe eine *hyperbolische* Erzeugende, so giebt Figur 10 die einfachste Gestalt des Discontinuitätsbereiches an. Der im Ellipseninnern gelegene Teil des Be-reiches ist durch Schraffierung hervor-gehoben. Die beiden Randcurven sind zwei von dem ausserhalb der Ellipse gelegenen Fixpunkte ausstrahlende Ge-rade, von denen die eine durch Aus-übung der erzeugenden Substitution in die andere übergeht. Der Discontinui-tätsbereich zieht sich auf diese Weise in Gestalt eines geradlinig begrenzten

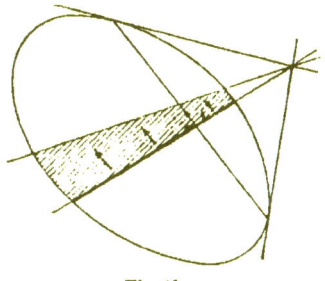

Fig. 10.

Winkels von endlicher Ausdehnung an den Fixpunkt heran. Dieser Winkel hat, projectiv gemessen, natürlich einen rein imaginären Betrag. Übrigens haben wir damit den Discontinuitätsbereich nur erst für denjenigen Teil der gesamten projectiven Ebene construiert, der durch die beiden Tangenten vom wiederholt genannten Fixpunkte an die Ellipse eingegrenzt ist. Es wäre nicht schwer, den Bereich so zu ergänzen, dass er für die „gesamte" projective Ebene Discontinuitätsbereich ist.

Den *parabolischen* Fall fassen wir als Grenzfall des eben besprochenen auf in dem Sinne, dass wir den bislang ausserhalb der Ellipse gelegenen Fixpunkt auf diese selbst rücken lassen. Es entspringt hier der in Figur 11 angedeutete Bereich, welcher mit seiner über die Ellipse hinaus beiderseits angedeuteten Fortsetzung nunmehr für die ganze projective Ebene den Discontinuitätsbereich darstellt. Es findet dabei für die projective Auffassung, gerade wie auch im hyperbolischen und elliptischen Falle, natürlich Zusammenhang des Bereichs durch das Unendliche statt. Der Winkel, mit welchem sich der Bereich an den Fixpunkt heranzieht, hat im Sinne der auf die Ellipse zu gründenden hyperbolischen Maassbestimmung im vorliegenden Falle die Grösse null.

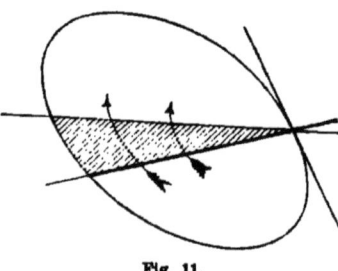

Fig. 11.

Im *elliptischen* Falle endlich tritt Figur 12 ein. Der Fixpunkt, an welchen sich der Discontinuitätsbereich als geradlinig begrenzter Winkel heranzieht, liegt nun im Innern der Ellipse; und der fragliche Winkel ist im Sinne der hyperbolischen Maassbestimmung ein aliquoter Teil von 2π. Der Bereich ist für die „gesamte" projective Ebene Discontinuitätsbereich, wenn wir ihn, wie in der Figur angedeutet, über die Ellipse hinaus durch das Unendliche bis zur Polare des Fixpunktes fortsetzen*).

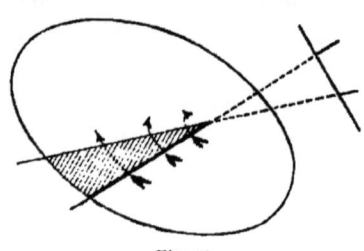

Fig. 12.

Man wolle sich auch noch veranschaulichen, wie der Discontinuitätsbereich im hyperbolischen Raume für eine einzelne cyclische Gruppe gestaltet ist. Der Discontinuitätsbereich lässt sich in Übereinstimmung

---

*) Eine weitere Ausgestaltung finden die im Texte entwickelten Vorstellungen, falls man die projective Ebene als Doppelebene auffasst. Wir gehen hierauf indessen nicht mehr ein, da die Betrachtung im Falle der hyperbolischen Ebene, für welchen die Figuren des Textes gedacht sind, weiterhin meist auf das Ellipseninnere eingeschränkt bleibt.

mit den Figuren 10 bis 12 stets durch zwei Ebenen eingrenzen, welche durch die Drehungsaxe der erzeugenden Substitution hindurchgehen und somit Niveauflächen der letzteren darstellen. Im hyperbolischen Falle verläuft die Drehungsaxe ausserhalb der absoluten Kugel, im elliptischen Falle durchschneidet sie die Kugel. Die vorhin mitgeteilten Figuren 10 bis 12 können als ebene Schnitte der räumlichen Discontinuitätsbereiche gelten.

Loxodromische Substitutionen kommen noch nicht in der projectiven Ebene, sondern erst im hyperbolischen Raume vor. Wollten wir unter Einhaltung der in Fig. 9 pg. 66 befolgten Maassnahme für das Kugelinnere des hyperbolischen Raumes einen Discontinuitätsbereich construieren, so würden wir eine erste Ebene in einfachster Weise so auswählen, dass sie durch die zur Verbindungsgeraden der auf der ζ-Kugel gelegenen Fixpunkte conjugierte Polare hindurchzieht. Diese Ebene wird durch einmalige Ausübung der loxodromischen Erzeugenden, d. h. durch die ihr entsprechende Schraubenbewegung des hyperbolischen Raumes, in eine zweite Lage übergeführt; und der zwischen der ersten und zweiten Ebene gelegene Teil des Raumes ist der Discontinuitätsbereich.

§ 4. Die Gruppen der regulären Körper und die regulären Einteilungen der elliptischen Ebene.

Abgesehen von den cyclischen Gruppen des elliptischen Falles sind die Gruppen von endlicher Ordnung aus ζ-Substitutionen durch die vier in der Theorie der regulären Körper auftretenden *Gruppen des Dieders, Tetraeders, Oktaeders und Ikosaeders* erschöpft. Der Beweis, dass es keine anderen *endlichen* Gruppen aus linearen Substitutionen einer Variabelen giebt, ist in „Ikos." pg. 115 u. f. entwickelt; der fragliche Nachweis ist daselbst freilich auf functionentheoretische Erörterungen basiert, die unseren gegenwärtigen Betrachtungen fern liegen; doch werden wir später Gelegenheit finden, einen rein gruppentheoretisch-geometrischen Beweis des in Rede stehenden Satzes zu liefern. Die vier Gruppen selbst sind in „Ikos." und „M." I bereits sehr ausführlich untersucht worden; insbesondere sehe man in „M." I Fig. 12 bis 15 und 28 bis 31 die figürlichen Darstellungen sowohl der Kugelteilungen als deren stereographische Projectionen auf die Ebene nach und vergleiche dies mit den in § 11 der Einleitung (pg. 41 ff.) der elliptischen Maassbestimmung gewidmeten Entwicklungen.

Gruppen endlicher Ordnung sind unter allen Umständen eigentlich discontinuierlich, und man würde nach den eben citierten Entwicklungen der Einleitung für die in Rede stehenden Gruppen innerhalb

der elliptischen Ebene die Discontinuitätsbereiche etwa noch construieren können. Es soll diese Ergänzung zur Theorie der Gruppen
der regulären Körper hier mitgeteilt werden; sie bildet eine günstige
Gelegenheit, die Übertragung von Kugelfiguren auf die projective Ebene
an charakteristischen Beispielen einzuüben.

Nach pg. 38 der Einleitung haben wir im Einzelfall die reguläre
Teilung der Kugeloberfläche durch Centralprojection auf eine Ebene
zu übertragen, auf welche letztere man in richtiger Weise die elliptische
Maassbestimmung bezieht. Wir wollen über die Lage der so gewonnenen elliptischen Ebene zur Kugel keine besonderen Voraussetzungen
machen.

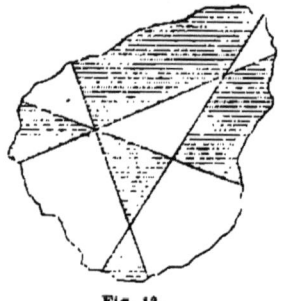

Fig. 13.

Unter den unendlich vielen Specialfällen
diedrischer Kugelteilungen ist die zur Diedergruppe der Ordnung 6 gehörende in „M." I pg. 72
dargestellt. Die Centralprojection dieser Einteilung auf die elliptische Ebene liefert die
in Figur 13 dargestellte Einteilung dieser
Ebene in sechs Dreiecke, die im Sinne der
elliptischen Maassbestimmung abwechselnd
symmetrisch und congruent sind. Jedes der
Dreiecke in Figur 13 entspricht zwei Kreisbogendreiecken der Kugel-
teilung. Man muss die Einteilung so auffassen, dass
vier unter den Dreiecken
sich durch das Unendliche
hindurchziehen, wobei na-
türlich diese Ausdrucks-
weise im gewöhnlichen
Sinne, aber nicht im Sinne
der elliptischen Maassbe-
stimmung zu verstehen ist.

Die 24 Kreisbogendrei-
ecke der *Tetraederteilung*,
wie man sie in Figur 29
„M." I pg. 104 vorfindet,
übertragen sich auf die
zwölf geradlinigen Drei-
ecke der in Figur 14 dar-

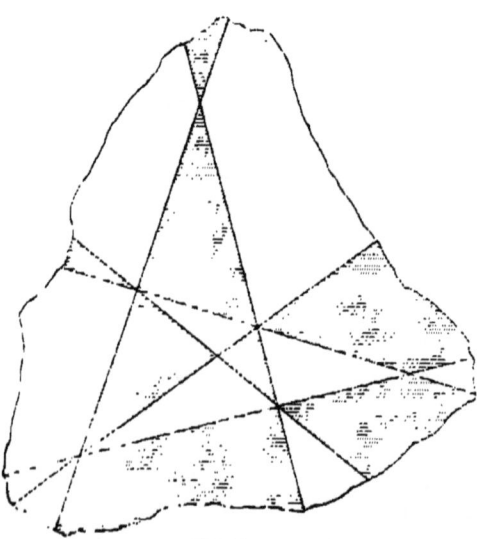

Fig. 14.

gestellten regulären tetraedrischen Einteilung der elliptischen Ebene.
Es ist interessant, dass wir hier direct die *Figur des vollständigen Vierecks*

vor uns haben (womit aufs neue hervortritt, dass diese niedersten Gruppen linearer Substitutionen einer Veränderlichen überall in die Elemente eingreifen). Die vier Ecken des Vierecks erscheinen dabei (vermöge der ein-zweideutigen Beziehung) gleichzeitig den vier Tetraederecken und den vier Seitenmitten zugeordnet. Die sechs Kantenmitten des Tetraeders liefern die drei Schnittpunkte der Gegenseiten des Vierecks *).

Von hieraus ist der Übergang zur *oktaedrischen* Einteilung der elliptischen Ebene dadurch zu gewinnen, dass man die drei eben zuletzt genannten Schnittpunkte der Gegenseiten des Vierecks paarweise durch Gerade mit einander verbin-

det. Es ergeben sich die 24 Dreiecke der Fig. 15, die natürlich wie immer im Sinne der Maassbestimmung abwechselnd symmetrisch und congruent sind. Es ist hier im Gegensatz zu den Figuren 13 und 14 eine Bemerkung zu machen, die sich zugleich auf Fig. 16 beziehen soll. Sowohl bei der oktaedrischen, wie ikosaedrischen Einteilung der Kugeloberfläche, welche man in „M." I pg. 76 und 106 dargestellt findet, trifft es sich, dass jedesmal ein schraffiertes Dreieck einem freien diametral ist. Man muss demnach die in

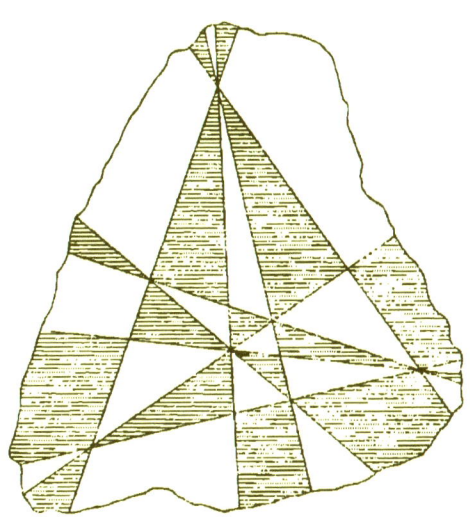

Fig. 15.

Fig. 15 und 16 gegebenen Projectionen so auffassen, dass sie immer nur die Einteilung der einen Seite der elliptischen Ebene liefern. Die andere Seite ist zwar durch dieselben Geraden eingeteilt; indessen liegt jedesmal unter einem schraffierten Dreiecke ein freies und umgekehrt. Dabei werden in den nur einseitigen Figuren 15 und 16 diejenigen Dreiecke, welche sich durch das (im gewöhnlichen Sinne) Unendlich-

---

*) Es ist interessant zu untersuchen, welches die Lage des absoluten Kegelschnitts der elliptischen Maassbestimmung in den Ebenen der Figuren 13 ff. ist. In dieser Hinsicht sei wenigstens die eine Bemerkung gestattet, dass im Falle der Figur 14 der absolute Kegelschnitt von dem in der synthetischen Geometrie wohlbekannten nullteiligen Kegelschnitte geliefert wird, in Bezug auf den das Vierseit der Figur 14 sich selbst zugeordnet ist.

ferne der Ebene hindurchziehen, zum Teil schraffiert zum Teil frei
sein. Es ist offenbar ein Mangel der gewöhnlichen geometrischen
Untersuchungen derartiger Configurationen, dass man dabei die durch
dieselben vermittelten Gebietseinteilungen insbesondere auf der als
Doppelfläche angesehenen Ebene nicht in Betracht zieht.

Es bleibt endlich noch die *ikosaedrische* Einteilung der elliptischen Ebene übrig, welche in Figur 16 entworfen ist. Es ist diese
Figur im Sinne der projectiven Geometrie, ohne dass man ihren Zusammenhang mit dem Ikosaeder bemerkt hätte, wiederholt und ausführlich untersucht worden, worüber sogleich noch näher zu berichten

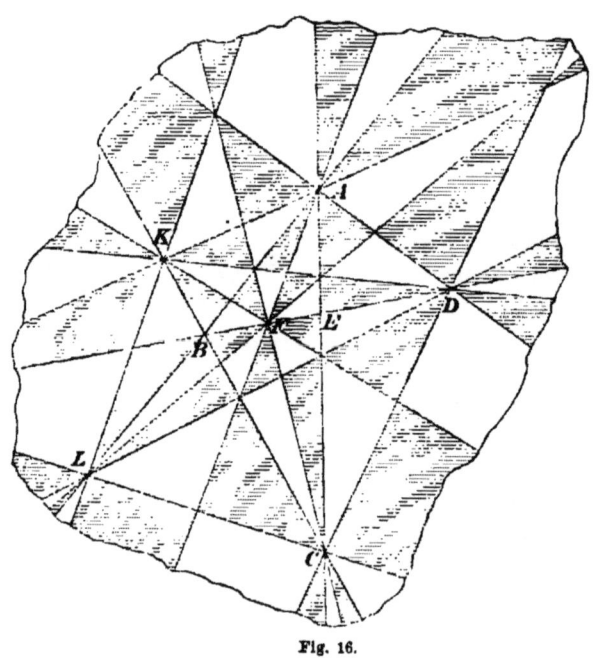

Fig. 16.

ist. Um hier wenigstens die Construction der Figur näher zu erläutern,
so ist zuvörderst klar, dass, wenn einmal das Fünfeck $ADCLK$ der
Figur gewonnen ist, alles weitere durch lineare Construction zu
erledigen ist. Das fragliche Fünfeck ist aber kein willkürliches, sondern muss der Bedingung genügen, mit einem (im gewöhnlichen Sinne)
regulären Fünfeck projectiv zu sein. Es wird nämlich direct ein solches, falls die elliptische Ebene, auf welche wir die ikosaedrisch
geteilte Kugel von ihrem Mittelpunkt aus projicieren, letztere in
einem von zehn Dreiecken umlagerten Punkte (d. h. in einem Eckpunkte des Ikosaeders) berührt. Bis auf Linearconstructionen wird

somit die ikosaedrische Teilung der elliptischen Ebene nach bekannten Sätzen durch einmalige Construction der Irrationalität $\sqrt{5}$ gewonnen werden können. Wir werden übrigens,•um jede Besonderheit in der Lage der elliptischen Ebene zu vermeiden, folgendermaassen verfahren:

Das Viereck mit den Eckpunkten A, B, C, D wird zunächst will-kürlich gewählt, womit der Eckpunkt E als Schnittpunkt der Diago-nalen zugleich gegeben ist. Um sodann den Punkt F auf der Diago-nale BD zu bestimmen, führe man Dreieck ABC als Coordinaten-

dreieck z_1, z_2, z_3 ein und wähle die Seite $s_1 = 0$ dem Punkte A gegen-über etc.; der Punkt D soll die Co-ordinaten $(1,-1, 1)$ bekommen. Man ziehe nun, wie in Figur 17 ausge-führt, die Geraden AF und CF, durch deren Verlängerung man die Punkte G und H gewinnt. Werden die Coordinaten von F vorläufig $(1, \alpha, 1)$ genannt, so bekommen G und H die Coordinaten $(0, \alpha, 1)$ bez. $(1, \alpha, 0)$. Man berechne nun weiter den Schnittpunkt J der Geraden GD mit der Axe $z_2 = 0$, sowie darauf-hin die Gleichungen der Geraden JF und DH:

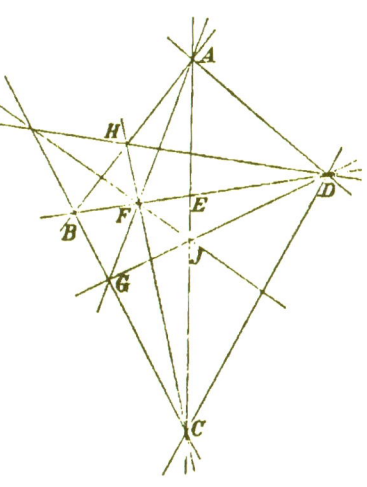

Fig. 17.

$$(\alpha^2 + \alpha)z_1 - z_2 - \alpha^2 z_3 = 0,$$
$$\alpha z_1 - z_2 - (\alpha + 1)z_3 = 0.$$

Der Punkt F ist nun derart zu bestimmen, dass sich die beiden letz-teren Geraden auf der Axe $z_1 = 0$ durchschneiden. Diese Forderung liefert $\alpha = \dfrac{1 + \sqrt{5}}{2}$, so dass die Gewinnung des Punktes F, wie schon erwähnt, durch Construction von $\sqrt{5}$ zu erzielen ist. Alles weitere folgt sodann, wie bereits bemerkt wurde, durch Linearconstruction.

Auf rein synthetischem Wege ist unsere Figur am ausführlichsten durch Schröter in dem Aufsatze „Das Clebsch'sche Sechseck"*) unter-sucht worden. Greift man aus Figur 16 die fünf Ecken A, D, C, L, K heraus und fügt ihnen noch den Punkt F hinzu, so hat man sechs Punkte, die in zehn verschiedenen Anordnungen die Ecken Brianchon-scher Sechsecke liefern. Auf die Existenz derartiger Sechsecke hatte Clebsch in einer sogleich zu nennenden Abhandlung aufmerksam ge-

---

*) Mathem. Annalen Bd. 28 pg. 457 (1886).

macht, und hierher rührt die von Schröter gewählte Benennung. Etwa zu gleicher Zeit mit Schröter hat auch Hess in seiner Abhandlung *„Beiträge zur Theorie der mehrfach perspectiven Dreiecke und Tetraeder"* *) die in Rede stehende Figur betrachtet. Es handelt sich hierbei überall um weitere Einzelheiten der ikosaedrischen Einteilung der elliptischen Ebene, wie sie in Figur 16 vorliegt. Die hier zu nennenden Arbeiten von Clebsch, an welche Hess und Schröter angeknüpft haben, sind die folgenden: *„Über die Anwendung der quadratischen Substitution auf die Gleichungen fünften Grades und die geometrische Theorie des ebenen Fünfseits"* sowie *„Über das ebene Fünfeck"* **). In § 17 der zuerst genannten Arbeit gewinnt Clebsch die wiederholt erwähnte Figur, indem er die von ihm als Diagonalfläche bezeichnete Fläche dritter Ordnung auf die projective Ebene abbildet; die sich weiter anschliessenden algebraischen Entwicklungen von Clebsch kommen hier nicht in Betracht.

§ 5. Die zur Modulgruppe gehörende Einteilung der ζ-Halbebene und der hyperbolischen Ebene.

Das lehrreichste Beispiel zur Erläuterung der oben über die Gruppendiscontinuität entwickelten Principien liefert die *Modulgruppe*, d. h. die Gruppe aller reellen ζ-Substitutionen mit vier rationalen ganzzahligen Coefficienten der Determinante 1. Zugleich kommen hierbei die Entwicklungen der Einleitung, die *hyperbolische* Ebene betreffend, ausgiebig zur Verwendung.

Die Modulgruppe hat in „M." I eine fast allseitige Untersuchung gefunden, und es ist vor allem die ihr zugehörige Dreiecksteilung der ζ-Halbebene in den Mittelpunkt der Betrachtung gestellt. Letzteres ist die Einteilung, welche man in „M." I pg. 113 Fig. 36 dargestellt findet, und welche dann zumal l. c. pg. 208 ff. ausführlich in Discussion gezogen wurde. Aus dieser Figur erweist sich die Modulgruppe als *eigentlich* discontinuierlich zwar nicht auf der reellen ζ-Axe, wohl aber in der ζ-Ebene, ein Umstand, der schon oben (§ 1 und 2 des vorl. Kap. pg. 63) hervorgehoben wurde.

Da die ζ-Halbebene auf die hyperbolische Ebene, d. h. auf das Ellipseninnere der projectiven Ebene, wechselweise eindeutig bezogen ist, so ist die fragliche Gruppe auch hier eigentlich discontinuierlich. Sie giebt zu einer *Einteilung des Ellipseninnern in geradlinige Dreiecke* Anlass, die auch bereits in „M." I nämlich pg. 239 ff. besprochen

---

*) Mathem. Annalen Bd. 28 pg. 167 (1886).
**) Mathem. Annalen Bd. 4 pg. 284 und pg. 476 (1871).

wurde. Es ist diese geradlinige Figur, welche wir hierneben in Fig. 18 reproducieren, um so interessanter, als sie ganz allein durch Linearconstruction, nämlich durch fortgesetzte Construction vierter harmonischer Punkte gewonnen werden kann; es ist darüber l. c. pg. 240 ausführlich berichtet und auch darauf hingewiesen, dass diese Figur wieder in der synthetischen Geometrie ihre wichtige Rolle spielt.

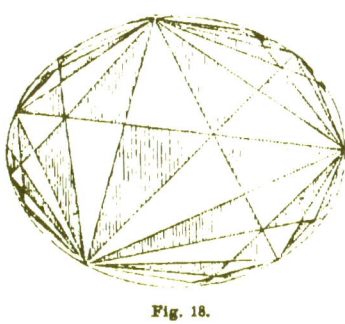

Fig. 18.

Nach § 3 und 4 der Einleitung pg. 14 u. f. kann man die Collineationen der geradlinigen Einteilung der Figur 18 in sich in ihrer Gesamtheit leicht angeben; wir haben einfach die pg. 14 unter (7) angegebenen Substitutionen:

(1)
$$\begin{cases} z_1{}' = \alpha^2 z_1 + 2\alpha\beta z_2 + \beta^2 z_3, \\ z_2{}' = \alpha\gamma z_1 + (\alpha\delta + \beta\gamma)z_2 + \beta\delta z_3, \\ z_3{}' = \gamma^2 z_1 + 2\gamma\delta z_2 + \delta^2 z_3 \end{cases}$$

für die Gesamtheit aller Quadrupel ganzer Zahlen α, β, γ, δ zu bilden, welche der Bedingung $\alpha\delta - \beta\gamma = \pm 1$ genügen; das untere Zeichen liefert hierbei die Substitutionen zweiter Art. Für die Beziehung der z_i zur complexen Variabelen ζ gilt dabei die Gleichung (2) pg. 20, und die Ellipse ist durch $z_1 z_3 - z_2^2 = 0$ gegeben.

Es ist nun besonders interessant, die in „M." I pg. 243 ff. entworfene Theorie der binären quadratischen Formen nicht wie dort an die ζ-Halbebene, sondern an die hyperbolische Ebene zu knüpfen. Die einzelne l. c. symbolisch durch (a, b, c) bezeichnete quadratische Form wird alsdann direct durch den Punkt $z_1 = a$, $z_2 = b$, $z_3 = c$ der projectiven Ebene gedeutet, und dieser Punkt liegt innerhalb oder ausserhalb der Ellipse, je nachdem die Determinante der Form negativ oder positiv ist. Die Gleichung (1) stellt uns dann direct den Übergang zwischen äquivalenten Formen dar und stimmt in der That mit der bekannten Formel aus den Elementen der arithmetischen Theorie der binären quadratischen Formen überein*). Die repräsentierenden Punkte der Formen positiver Determinante sind die rationalen Punkte der projectiven Ebene ausserhalb der Ellipse, d. h. die Punkte, welche man durch ganzzahlige Coordinaten z_1, z_2, z_3 geben kann; diese Punkte liegen, was wir sogleich benutzen wollen, im Ellipsenäusseren überall

---

*) Siehe z. B. die von Dedekind herausgegebenen Dirichlet'schen Vorlesungen über Zahlentheorie, 4. Aufl. pg. 130; man vergl. auch unsere obigen bezüglichen Angaben pg. 19.

dicht. Will man die Betrachtung einzig auf das Ellipseninnere beschränken, so wird man an Stelle des ausserhalb der Ellipse gelegenen
Punktes seine Polare setzen; diese ist es dann, welche dem Smith'schen
Halbkreise aus „M." I pg. 251 entspricht. Neuerdings ist Hurwitz
auf diese Theorie in einer Arbeit: „*Über die Reduction der binären quadratischen Formen*" *) ausführlich zurückgekommen. Hurwitz entwickelt
daselbst eine neue Ableitung der in Fig. 18 vorliegenden Einteilung
des Ellipseninnern und gründet sodann die Behandlung der quadratischen
Formen auf die sogenannten Farey'schen Polygone, welche in gewisser
Weise aus Symmetrielinien der Figur 18 aufgebaut sind.

Es ist hier nicht der Ort, diese Gegenstände weiter zu entwickeln;
wohl aber wollen wir aus bekannten Sätzen der Theorie der binären
quadratischen Formen umgekehrt einen Schluss auf die Eigenart der
Figur 18 thun. Da nach „M." I pg. 255 und 260 zu *jeder* ganzzahligen
binären quadratischen Form positiver Determinante eine cyclische Untergruppe hyperbolischer Substitutionen gehört, welche die Form in sich
transformieren, so ist *jeder ausserhalb* der Ellipse gelegene rationale
Punkt der projectiven Ebene Fixpunkt einer solchen cyclischen Untergruppe aus Substitutionen (1). Man veranschauliche sich nun die
geometrische Bedeutung der hyperbolischen Substitutionen (1) nach
der oben pg. 33 besprochenen Figur 3 und wird sofort ermessen, dass
der ausserhalb der Ellipse gelegene Fixpunkt eine Häufungsstelle äquivalenter Punkte bezüglich der cyclischen Untergruppe und also auch
bezüglich der Gesamtgruppe (1) abgiebt. Da nun die fraglichen Fixpunkte, wie schon bemerkt, das Ellipsenäussere überall dicht bedecken,
so ist es nicht möglich, dass dortselbst ein Discontinuitätsbereich der
Gruppe von endlicher Flächenausdehnung vorliegt: *Die Modulgruppe
besitzt nur im Ellipseninnern der hyperbolischen Ebene, aber nicht ausserhalb desselben, so wenig wie auf der Ellipse selbst, den Charakter der
eigentlichen Discontinuität.*

Es ist interessant, die ganze Theorie der Modulfunctionen an dieser
„hyperbolischen" Figur zu entwickeln, wie es überhaupt unter Umständen functionentheoretisch wichtig sein dürfte, statt der ζ-Ebene
die hyperbolische Ebene zu Grunde zu legen.

§ 6. Einführung und Erweiterung der Picard'schen Gruppe mit complexen Substitutionscoefficienten.

Es wurde oben (pg. 62) auf eine Gruppe hingewiesen, in welcher
die Coefficienten der ζ-Substitutionen ganze complexe Zahlen der Gestalt $(a + ib)$ sind. Wir schreiben in diesem Sinne:

---

*) Math. Annalen Bd. 45, pg. 85 (1894).

(1) $\alpha = a + ia',\quad \beta = b + ib',\quad \gamma = c + ic',\quad \delta = d + id',$

so dass a, a', b, .. rationale ganze Zahlen sind, und verlangen, dass die Determinante $\alpha\delta - \beta\gamma$ entweder $= 1$ oder $= i$ ist. Die Forderung, dass die Determinante $- 1$ oder $- i$ sei, würde keine neuen Substitutionen ergeben, da selbige durch Aufnahme des gemeinsamen Factors i in die vier Coefficienten auf die Substitutionen der Determinanten 1 und i zurückgeführt werden. Mit Rücksicht auf diese Sachlage ergiebt sich der Satz: *Die Gesamtheit aller Substitutionen:*

(2) $\zeta' = \dfrac{\alpha\zeta + \beta}{\gamma\zeta + \delta},\quad \alpha\delta - \beta\gamma = 1\ oder\ = i$

mit ganzen complexen Coefficienten der Gestalt (1) *und von der Determinante 1 oder i bilden eine Gruppe, innerhalb welcher die Substitutionen der Determinante 1 eine ausgezeichnete Untergruppe des Index 2 bilden.* Die Gesamtgruppe möge kurz Γ, die Untergruppe Γ_1 heissen.

Die Gruppe Γ_1 und mit ihr Γ sind noch nicht in der ζ-Ebene, wohl aber im ζ-Halbraum eigentlich discontinuierlich, und wir haben demnach hier ein erstes Beispiel für die pg. 64 erwähnten Anschauungsweisen Poincaré's im ζ-Halbraum. Unter diesen Gesichtspunkten ist die Gruppe Γ_1 zuerst von Picard untersucht in einer unten noch zu nennenden Arbeit; wir erwähnen dort auch die frühere Litteratur des Gegenstandes. Picard hat a. a. O. den Discontinuitätsbereich der Gruppe Γ_1 festgestellt, aus welchem sich derjenige für Γ fast unmittelbar ableiten lässt; es sei dieserhalb erlaubt, die fraglichen Gruppen nach dem Namen Picard's zu benennen.

Bei der näheren Untersuchung der *Picard'schen Gruppe*, wie wir sie im folgenden geben, ist die Behandlung der Modulgruppe in „M." I pg. 208 ff. bis ins einzelne vorbildlich.

In diesem Sinne stellen wir zunächst die in der Picard'schen Gruppe enthaltenen Substitutionsarten fest. Nach „M." I pg. 164 hängt die Natur einer Substitution in erster Linie von der Summe $(\alpha + \delta)$ des ersten und vierten Coefficienten ab, vorausgesetzt, dass die Determinante gleich 1 ist. Man hat eine nicht-loxodromische Substitution stets und nur dann, wenn $(\alpha + \delta)$ reell ist, und zwar hat man eine elliptische, parabolische oder hyperbolische Substitution, je nachdem der absolute Betrag der fraglichen Summe $|\alpha + \delta| \lesseqgtr 2$ ist; alle Substitutionen mit nicht-reeller Summe $(\alpha + \delta)$ sind loxodromisch.

Wenden wir diese Sätze auf die Picard'sche Gruppe Γ_1 an, deren Substitutionen die Determinante 1 haben, so sind die reellen $(\alpha + \delta)$ bei der hier vorliegenden Natur der Substitutionscoefficienten gewöhnliche ganze Zahlen. Es folgt demnach: *Die Gruppe Γ_1 enthält an ellip-*

tischen Substitutionen höchstens solche der Perioden 2 oder 3, ausserdem aber parabolische und hyperbolische, sowie endlich auch loxodromische. Das Vorkommen der ersten vier Substitutionsarten ist aber bereits durch den Umstand gewährleistet, dass die Modulgruppe in Γ_2 enthalten ist. Dass auch loxodromische Substitutionen vorkommen, ist leicht zu sehen und wird übrigens weiterhin noch unmittelbar evident.

Eine in der umfassenderen Gruppe Γ, aber noch nicht in Γ_2 enthaltene Substitution liefert einmal wiederholt eine Operation der Γ_2. Neben den Perioden 2 und 3 könnten demnach bei den elliptischen Substitutionen der Gruppe Γ die Perioden 4 und 6 vertreten sein. Bringt man aber die zunächst mit der Determinante i behafteten Substitutionen der Gruppe Γ (durch Multiplication der Coefficienten mit dem gemeinsamen Faktor $\dfrac{1-i}{\sqrt{2}}$) auf die Determinante 1 und untersucht sodann die Summe des ersten und vierten Coefficienten, so zeigt sich, *dass in Γ zwar elliptische Substitutionen der Periode 4, nicht aber solche der Periode 6 enthalten sind.*

Bei der Untersuchung des Discontinuitätsbereiches der Modulgruppe in „M." I pg. 227 ff. brachte es eine erhebliche Vereinfachung mit sich, von der Erweiterung der Gruppe durch Spiegelungen Gebrauch zu machen. Auch bei der Picard'schen Gruppe ist eine Erweiterung nach dieser Richtung hin angebracht, und zwar setzen wir gerade wie bei der Modulgruppe die Spiegelung an der imaginären Axe $\zeta' = -\bar{\zeta}$ hinzu, *so dass an Substitutionen der Gruppe $\bar{\Gamma}$ zweiter Art neu hinzukommen:*

$$(3) \qquad \zeta' = \frac{\alpha\bar{\zeta} - \beta}{\gamma\bar{\zeta} - \delta},$$

α, β, γ, δ in derselben Bedeutung wie in (2) gebraucht. In der That beweist man leicht, dass diese Substitutionen im Verein mit den Operationen (2) eine Gruppe bilden. In ihr ist als Untergruppe $\bar{\Gamma}_2$ dann die aus Γ_2 durch Erweiterung mit $\zeta' = -\bar{\zeta}$ entspringende Gruppe enthalten.

Unter den Operationen zweiter Art der Gruppe $\bar{\Gamma}$ sind die *Spiegelungen* an reellen (einteiligen) Symmetriekreisen für die weitere Untersuchung die wichtigsten. Nach „M." I pg. 198 sind solche Spiegelungen charakterisiert durch die Substitutionen:

$$(4) \qquad \zeta' = \frac{(A + iA')\bar{\zeta} - B}{C\bar{\zeta} - (A - iA')}, \qquad A^2 + A'^2 - BC > 0,$$

wo A, A', B, C reelle Grössen sind, die der vorstehenden Ungleichung genügen. Soll die Substitution (3) eine solche Spiegelung sein, so muss:

$$\alpha = \sigma(A + iA'), \qquad \beta = \sigma B, \qquad \gamma = \sigma C, \qquad \delta = \sigma(A - iA')$$

sein, unter σ einen Proportionalitätsfactor verstanden. Hieraus ergiebt sich:

$$\alpha\delta - \beta\gamma = \sigma^2(A^2 + A'^2 - BC) = 1 \text{ oder } = i,$$

je nachdem die zweite oder dritte Gleichung (2) gilt. Im ersten Falle ist σ reell, im zweiten aber ist σ das Product von $(1 + i)$ mit einer reellen Zahl. Indem wir den gemeinsamen Factor σ in die Coefficienten von (4) wirklich einführen und sodann für α, β, γ, δ ihre in (1) erklärte Schreibweise benutzen, ergiebt sich das Resultat: *In der vorliegenden Gruppe zweiter Art $\bar\Gamma$ giebt es zwei Typen von Spiegelungen mit reellen Symmetriekreisen; sie sind gegeben durch:*

(5) $$\zeta' = \frac{(a + ia')\bar\zeta - b}{c\bar\zeta - (a - ia')}, \qquad a^2 + a'^2 - bc = 1,$$

(6) $$\zeta' = \frac{(a + ia')\bar\zeta - b(1 + i)}{c(1 + i)\zeta - (a' + ia)}, \qquad a^2 + a'^2 - 2bc = 1;$$

man hat dabei für a, a', b, c nach und nach alle Quadrupel ganzer rationaler Zahlen zu setzen, welche den unter (5) und (6) an zweiter Stelle beigefügten Gleichungen genügen.

Als Gleichungen der zu den Spiegelungen (5) und (6) gehörenden Symmetriekreise gewinnt man:

(7) $$c(\xi^2 + \eta^2) - 2a\xi - 2a'\eta + b = 0,$$

(8) $$c(\xi^2 + \eta^2) - (a' + a)\xi - (a' - a)\eta + b = 0,$$

wenn man, wie in der Einleitung, $\zeta = \xi + i\eta$ setzt. Für $c = 0$ hat man sowohl in (7) wie (8) eine gerade Linie. Ist c von null verschieden, so liegen Kreise mit endlichen Radien vor; und zwar hat man in (7) einen Kreis mit dem Radius $\frac{1}{c}$ um den Punkt $\xi = \frac{a}{c}$, $\eta = \frac{a'}{c}$, in (8) aber einen Kreis mit dem Radius $\frac{1}{c\sqrt{2}}$ um den Punkt mit den Coordinaten $\xi = \frac{a' + a}{2c}$, $\eta = \frac{a' - a}{2c}$.

§ 7. Die zur Picard'schen Gruppe gehörende tetraedrische Einteilung des ζ-Halbraums.

Während für die geometrische Interpretation der reellen ζ-Substitution in der Einleitung die hyperbolische Ebene und damit die ζ-Ebene ausreichte, führte uns der Fall complexer Substitutionscoefficienten zum hyperbolischen *Raume* und damit zum ζ-*Halbraum.* Die Zugrundelegung der letzteren für die weitere Untersuchung der Picard'schen Gruppe wird demnach für uns der gewiesene Weg sein, und wir werden die Substitutionen erster Art unserer Gruppe als Be-

wegungen des Halbraums in sich deuten, sowie vor allem die unter
(5) und (6) gewonnenen Substitutionen als *Spiegelungen* des Halbraumes
an *Halbkugeln*, die auf der ζ-Ebene orthogonal stehen. Brauchen wir,
wie in der Einleitung, als Coordinatenbestimmung im ζ-Halbraum
ξ, η, ϑ, so werden die bei der Picard'schen Gruppe Γ eintretenden
Symmetriehalbkugeln durch:

$$(1) \qquad c(\xi^2 + \eta^2 + \vartheta^2) - 2a\xi - 2a'\eta + b = 0,$$

$$(2) \qquad c(\xi^2 + \eta^2 + \vartheta^2) - (a' + a)\xi - (a' - a)\eta + b = 0$$

gegeben sein; die Bedeutung der ganzen Zahlen a, a', b, c ist dabei
dieselbe wie im vorigen Paragraphen.

Die Aufsuchung des Discontinuitätsbereichs der Picard'schen Gruppe
im ζ-Halbraume führt zu Ergebnissen, die den bei der Modulgruppe
vorliegenden Verhältnissen aufs genaueste analog sind. Wir werden
im vorliegenden Paragraphen nur erst das System aller Symmetriehalbkugeln (1) und (2) der Gruppe $\overline{\Gamma}$ aufsuchen und die durch diese
gegebene Einteilung des ζ-Halbraums feststellen. Die letztere entspricht der zur Modulgruppe gehörenden Dreieckteilung der ζ-Halb-
ebene, wobei nun den Kreisbogendreiecken oder allgemeiner Kreisbogenpolygonen der ζ-Halbebene *Kugelschalenpolyeder* des ζ-Halbraums
gegenübertreten, deren begrenzende Halbkugeln orthogonal gegen die
ζ-Ebene verlaufen. Es ist aber die wichtigste Eigenschaft der durch
die Kugeln (1) und (2) gelieferten Einteilung des Halbraums, *dass
dieselbe eine regulär-symmetrische ist*, diese Benennung im Sinne von
„M." I (z. B. pg. 303, 336 u. s. w.) gebraucht. Denn da eine einzelne
Spiegelung (5) oder (6) pg. 79 als Operation von $\overline{\Gamma}$ diese Gruppe in sich
transformiert, so wird durch diese Spiegelung auch das Gesamtsystem
der Symmetriekugeln (1) und (2) in sich übergeführt. Je zwei benachbarte Parcellen der Einteilung müssen also durch die Inversion an
ihrer gemeinsamen Seite in einander übergehen, *und es wird die gesamte durch* (1) *und* (2) *bewerkstelligte Polyederteilung des ζ-Halbraums
in wohlbekannter Weise nach dem auf den Raum übertragenen Princip
der Symmetrie aus einem ersten Ausgangspolyeder abgeleitet werden
können.*

Um nun die gedachte reguläre Einteilung des ζ-Halbraums zu
gewinnen, untersuchen wir zuvörderst die in (1) und (2) enthaltenen
Ebenen. Für letztere ist $c = 0$ charakteristisch, worauf die weitere
Behandlung der zweiten Gleichungen (5) und (6) pg. 79 leicht ausführbar
ist. Man findet, *dass die gesamten unter* (1) *und* (2) *enthaltenen Ebenen
durch die vier Gleichungen*:

$$(3) \qquad 2\xi = b, \quad 2\eta = b, \quad \xi + \eta = b, \quad \xi - \eta = b$$

gegeben sind, wobei b jedesmal alle ganzen rationalen Zahlen zu durch-
laufen hat. Der in der ζ-Ebene gelegene Grundriss des hiermit gewonnenen Ebenensystems ist in
Fig. 19 dargestellt. Derselbe liefert
die in „M." I pg. 107 an zweiter
Stelle angegebene geradlinige Einteilung der ζ-Ebene, auf die wir
in einem der folgenden Paragraphen
nochmals zurückkommen. Der ζ-
Halbraum selbst erscheint durch die
Ebenen (3) offenbar in ein System
von *dreiseitigen Prismen* eingeteilt,
die überdies rechtwinklig und gleichschenklig sind.

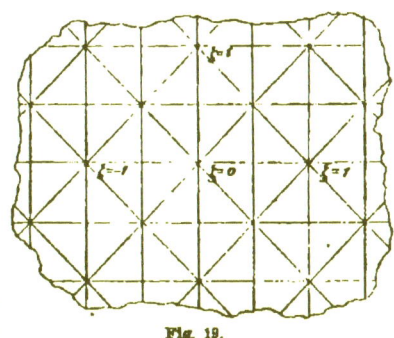

Fig. 19.

Man nehme nunmehr c in (1) und (2) von null verschieden an
und darf alsdann aus naheliegendem Grunde $c > 0$ voraussetzen. Es
ist jetzt eine Kugel vom Radius $\frac{1}{c}$ bez. $\frac{1}{c\sqrt{2}}$ dargestellt, je nachdem (1)
oder (2) vorliegt. Da c ganzzahlig ist, so ist der grösste überhaupt
vorkommende Radius 1; dieser tritt für $c = 1$ ein und zwar allein für die
Gleichung (1). Es gilt dann, alle ganzzahligen Lösungen der Gleichung:

$$a^2 + a'^2 - b = 1$$

festzustellen, und hier sind offenbar die beiden ganzen Zahlen a und
a' willkürlich wählbar, während b in jedem Falle eindeutig bestimmt
ist. Es hat sich so ergeben: *Unter den Symmetriekugeln der Gruppe $\bar{\Gamma}$*
finden sich alle Kugeln mit dem Radius 1 um die ganzzahligen Punkte
$\zeta = a + ia'$ *der ζ-Ebene und keine eigentliche Kugel von grösserem*
Radius.

Weiter brauchen wir die Aufzählung besonderer Symmetriekugeln
(1) und (2), wie sich bald zeigen wird, nicht mehr zu treiben. Wir
greifen vielmehr unter den bisher gewonnenen Symmetrie-ebenen bez.
-kugeln die speciellen vier auf, welche durch:

$$(4) \quad \eta = 0, \quad \xi + \eta = 0, \quad 2\xi + 1 = 0, \quad \xi^2 + \eta^2 + \vartheta^2 = 1$$

gegeben sind. Die drei an erster Stelle genannten Ebenen grenzen
ein erstes unter den schon genannten dreiseitigen Prismen ein; die durch
die vierte Gleichung dargestellte Halbkugel durchschneidet das Prisma;
und wir wollen jetzt insbesondere denjenigen Teil des Prismas betrachten, der ausserhalb der fraglichen Halbkugel gelegen ist. Wir
nennen diesen Teil T_0 und dürfen ihn mit demselben Rechte als
ein *Kugelschalentetraeder* bezeichnen, mit welchem wir in „M." I

pg. 227 den Ausgangsraum der Modulgruppe als Kreisbogendreieck benannten; beide Male ist freilich eine Ecke des Bereiches im Un-endlichen gelegen. Um die Lage des Tetra-

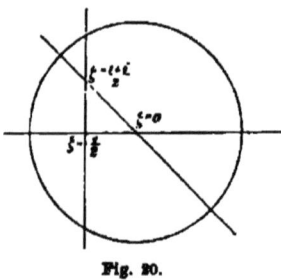

eders T_0 noch näher zu beschreiben, sind in Figur 20 die Grundrisse der Ebenen und Kugel (4) gezeichnet. Man muss sich nun senkrecht zur Papierebene die zu den drei Geraden gehörenden Ebenen, sowie die zum Kreise gehörende Halbkugel errichtet denken; das Tetraeder T_0 wird dann nach unten von der Halbkugel begrenzt und zieht sich nach oben zwischen den drei Ebenen ins Unendliche. In noch directerer Weise mag Figur 21 die Lage und Gestalt des Tetraeders T_0 versinnlichen. Die Kanten des Tetra-eders T_0 sind in dieser Figur, die wir gleich noch weiter verfolgen, durch stärkeres Ausziehen hervorgehoben.

Fig. 20.

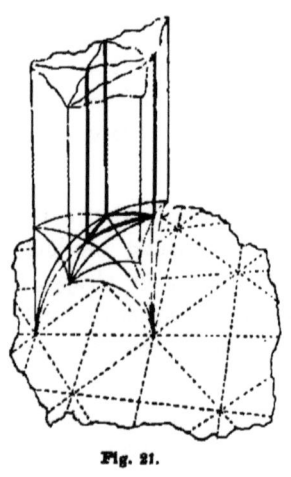

Fig. 21.

Nach Analogie von „M." I pg. 228 können wir die Punkte des Tetraeders T_0 durch gewisse Ungleichungen definieren, welche für die Coordinaten ξ, η, ϑ der-selben bestehen. In der That findet man leicht den Satz, *dass für die Punkte des Tetraeders T_0 folgende drei Ungleichungen charakteristisch sind:*

$$(5) \quad \begin{cases} 0 < \eta < -\xi, \quad -\frac{1}{2} \leq \xi < 0, \\ \xi^2 + \eta^2 + \vartheta^2 > 1. \end{cases}$$

Man untersuche nunmehr, ob in das Tetraeder T_0 noch irgend welche andere Symmetriekugeln der Gruppe $\overline{\varGamma}$ eindringen können. Von allen Punkten des Tetra-eders T_0 ist die Ecke von den Coordinaten

$\xi = \eta = -\frac{1}{2}$, $\vartheta = \frac{1}{\sqrt{2}}$ der ζ-Ebene am nächsten gelegen. Bei der

schon oben festgestellten Grösse $\frac{1}{c}$ und $\frac{1}{c\sqrt{2}}$ der Radien der Symmetrie-kugeln kann sonach in das Innere von T_0 jedenfalls nur eine Sym-metriekugel des Radius 1 eindringen. Diese Kugeln aber haben die ganzzahligen Punkte $\zeta = a + ia'$ zu Centren, und es folgt demnach, dass zwar die Kugel um $\zeta = -1$ durch eine Kante von T_0 hindurch-geht, dass aber keine dieser Kugeln in T_0 eindringt.

Denken wir nunmehr die gesamten Symmetriehalbkugeln (1)

und (2) pg. 80 construiert, so werden sie, wie schon ausgeführt wurde, eine Einteilung des Halbraumes liefern, in welcher je zwei benachbarte Parcellen bezüglich ihrer gemeinsamen Seite symmetrisch sind. *Es handelt sich hier also um eine vollständige und überall einfache Ausfüllung des Halbraumes mit Tetraedern T_0, T_1, T_2, ..., welche durch immer wiederholte Spiegelung aus dem Ausgangstetraeder T_0 gewonnen werden können.* Die Tetraeder senken sich, wie man noch in Figur 21 sehen wolle, mit Spitzen zur ζ-Ebene herab, und die letztere ist in ganz derselben Weise eine natürliche Grenze für den Spiegelungsprocess, wie die reelle Axe bei der Dreiecksteilung der Modulgruppe. Beim Durchschreiten des Halbraumes gegen die ζ-Ebene hin trifft man auf Tetraeder, die, im elementaren Maasse gemessen, kleiner und kleiner werden, und die in unmittelbarer Nähe der ζ-Ebene unbegrenzt zusammenschrumpfen.

Auf Grund der hiermit gewonnenen Ergebnisse werden wir nun leicht über den Discontinuitätsbereich und die Erzeugung der Picardschen Gruppe endgültige Angaben machen können.

§ 8. Der Discontinuitätsbereich und die Erzeugung der Picard'schen Gruppe.

Es soll hier zunächst für die durch Spiegelungen erweiterte Picardsche Gruppe $\bar{\Gamma}$ der Discontinuitätsbereich abgeleitet werden. Zu diesem Ende übe man auf den mit der Tetraederteilung versehenen ζ-Halbraum irgend eine symbolisch durch V zu bezeichnende Substitution der Gruppe $\bar{\Gamma}$ aus. Durch V wird die Gruppe $\bar{\Gamma}$ in sich transformiert, und insbesondere wird jede in $\bar{\Gamma}$ enthaltene Spiegelung durch V wiederum in eine Spiegelung dieser Gruppe transformiert. Jede Symmetriehalbkugel der Tetraederteilung wird demgemäss durch V wieder in eine ebensolche Symmetriehalbkugel übergeführt, *d. h. die zur Gruppe $\bar{\Gamma}$ gehörende Tetraederteilung wird nicht nur durch die Spiegelungen, sondern überhaupt durch jede Operation von $\bar{\Gamma}$ in sich selbst transformiert.*

Man greife nun irgend einen Punkt des Ausgangstetraeders T_0 auf und denke die sämtlichen mit diesem Punkte bezüglich $\bar{\Gamma}$ äquivalenten Punkte markiert. Ist noch ein zweiter unter diesen Punkten innerhalb T_0 gelegen, so giebt es nach dem soeben ausgesprochenen Satze eine von der Identität verschiedene Operation in $\bar{\Gamma}$, welche T_0 in sich transformiert. Die dem Tetraeder T_0 angehörende parabolische Spitze $\zeta = \infty$ wird bei dieser Transformation in sich übergehen und also würden wir es mit einer Substitution der Gestalt:

$$\zeta' = \zeta + \beta \quad \text{oder} \quad \zeta' = i\zeta + \beta$$

6 *

bez., falls eine Substitution zweiter Art vorliegt, der Gestalt:

$$\zeta' = -\bar{\zeta} + \beta \quad \text{oder} \quad \zeta' = -i\bar{\zeta} + \beta$$

zu thun haben. Alle diese Substitutionen sind in der zu Figur 19 pg. 81 gehörenden Dreiecksgruppe enthalten und können sonach das Tetraeder T_0 *nicht* in sich transformieren. Innerhalb des Tetraeders T_0 kann es bei dieser Sachlage keine zwei bezüglich $\bar{\Gamma}$ äquivalente Punkte geben.

Auf der anderen Seite giebt es zu *jedem* Punkte des ζ-Halbraumes einen äquivalenten Punkt innerhalb T_0; denn jener erste Punkt kann durch eine Kette von Spiegelungen der Gruppe $\bar{\Gamma}$ in T_0 hinein transformiert werden.

Hiermit schliesst sich der zu liefernde Nachweis, und wir haben den Satz gewonnen: *Das durch die Bedingungen (5) pg. 82 definierte Ausgangstetraeder T_0 ist der Discontinuitätsbereich der Gruppe $\bar{\Gamma}$, welche letztere somit zwar noch nicht innerhalb der ζ-Ebene, wohl aber im ζ-Halbraum eigentlich discontinuierlich ist.*

Die uneigentliche Discontinuität der Gruppe $\bar{\Gamma}$ innerhalb der ζ-Ebene wurde zwar in der voraufgehenden Entwicklung nicht besonders hervorgehoben, folgt aber z. B. schon aus dem Umstande, dass die mit einander äquivalenten Tetraederspitzen die ζ-Ebene überall dicht bedecken.

Man bringe nun die vier Seiten des Ausgangstetraeders in die Reihenfolge, wie sie durch die Gleichungen:

(1) $\eta = 0, \quad 2\xi + 1 = 0, \quad \xi^2 + \eta^2 + \vartheta^2 = 1, \quad \xi + \eta = 0$

festgelegt ist, und bezeichne die vier zugehörigen Spiegelungen durch A, B, C, D; man hat somit explicite:

(2) $A(\zeta) = \bar{\zeta}, \quad B(\zeta) = -\bar{\zeta} - 1, \quad C(\zeta) = \dfrac{1}{\bar{\zeta}}, \quad D(\zeta) = -i\bar{\zeta}.$

Es entsprechen diese Substitutionen den drei in „M." I pg. 232 mit A, B, C bezeichneten Modulsubstitutionen, wie man denn hier überhaupt die genaueste Analogie zu den damaligen Entwicklungen bemerkt. Vor allem gilt: *Die erweiterte Picard'sche Gruppe $\bar{\Gamma}$ lässt sich aus den vier Spiegelungen A, B, C, D erzeugen.*

Als Spiegelungen genügen die erzeugenden Substitutionen A, B, C, D den *vier Relationen:*

(3) $A^2 = 1, \quad B^2 = 1, \quad C^2 = 1, \quad D^2 = 1.$

Es sind dies aber nicht die einzigen zwischen A, B, C, D bestehenden Relationen. Um die Gesamtheit derselben in Erfahrung zu bringen, muss man die in „M." I pg. 452 ff. auf ebene Polygonteilungen angewandte Überlegung auf Polyederteilungen des ζ-Halbraumes übertragen.

Das Wesen der fraglichen Betrachtung bleibt dabei völlig unverändert. Die einzelne für A, B, C, D gültige Relation $\Pi(A, B, C, D) = 1$ wird durch eine geschlossene Linie versinnlicht, welche von einem Punkte des Tetraeders T_0 beginnt und dort endet. Die Zusammensetzung dieser Relation aus primitiven Relationen wird dann genau, wie l. c. ausführlich geschildert wurde, durch Zusammenziehung jenes geschlossenen Weges gewonnen. Es zeigt sich, *dass die Anzahl der ausser* (3) *noch hinzukommenden Relationen mit der Anzahl der Classen äquivalenter Tetraederkanten unserer Einteilung übereinstimmt;* wir haben dabei, einem allgemein üblichen Brauche der Arithmetik folgend, die Bezeichnung „Classe" für den Inbegriff äquivalenter Gebilde irgend welcher Art (hier von Tetraederkanten) benutzt. Die nähere Gestalt der einzelnen Relation bestimmt man dann entweder aus dem Neigungswinkel, welchen das Tetraeder T_0 an der einzelnen Kante darbietet, oder durch Rechnung aus der Gestalt (2) der Substitutionen A, B, C, D. Man findet: *Neben den Relationen* (3) *bestehen für die vier erzeugenden Substitutionen der Picard'schen Gruppe $\overline{\Gamma}$ den sechs durchweg inäquivalenten Tetraederkanten entsprechend die sechs Relationen:*

$$(4) \quad \begin{cases} (AB)^2 = 1, \quad (AC)^2 = 1, \quad (AD)^4 = 1, \quad (BC)^3 = 1, \\ (BD)^4 = 1, \quad (CD)^2 = 1. \end{cases}$$

Sollen wir die Seiten des Tetraeders T_0 für den Augenblick selbst A, B, C, D nennen, so spricht sich in den Relationen (4) sofort aus, welche Neigungswinkel bei T_0 vorkommen. *Drei rechte Winkel liegen vor bei den Seitenpaaren* (A, B), (A, C) *und* (C, D); *die Seiten B und C bilden den Winkel $\frac{\pi}{3}$, die Paare* (A, D), (B, D) *die Winkel $\frac{\pi}{4}$.* Der genaue Zusammenschluss der Tetraeder um die gemeinsamen Kanten ist damit auch nach dem Princip der Symmetrie unmittelbar ersichtlich.

Wenn man von $\overline{\Gamma}$ zur Picard'schen Gruppe *erster* Art Γ übergehen will, so hat man ganz wie bei der Modulgruppe „M." I pg. 230 hier zwei Tetraeder, die benachbart sind, zusammenzufassen. Wir vereinen etwa mit T_0 sein an der Seite D entworfenes Spiegelbild, wodurch ein von den fünf Symmetrie-halbkugeln bez. -halbebenen:

$$(5) \quad \begin{cases} \eta = 0, \quad 2\xi + 1 = 0, \quad \xi^2 + \eta^2 + \vartheta^2 = 1, \\ \xi = 0, \quad 2\eta - 1 = 0 \end{cases}$$

eingegrenztes *Pentaeder P_0* entspringt. *Das damit gewonnene Pentaeder P_0, dessen Punkte wir auch durch die Ungleichungen:*

$$(6) \quad -\frac{1}{2} \leq \xi < 0, \quad 0 \leq \eta < \frac{1}{2}, \quad \xi^2 + \eta^2 + \vartheta^2 > 1$$

definieren können, ist der Discontinuitätsbereich der Picard'schen Gruppe erster Art Γ. Gerade wie beim Ausgangsdreieck für die Modulgruppe erster Art wolle man auch hier nur diejenigen Randpunkte dem Pentaeder zurechnen, welche als solche dem ursprünglichen Tetraeder T_0 angehören. In den beiden ersten Ungleichungen (6) ist dies bereits zum Ausdruck gebracht; für die dritte Ungleichung (6) müssen wir den Zusatz machen, dass das untere Zeichen nur dann gelten darf, falls $\xi + \eta \leq 0$ ist.

Bezeichnen wir das Pentaeder P_0 gemäss seiner Entstehung als *Doppeltetraeder*, so sind die sechs freien Seitenflächen desselben zu Paaren durch die Erzeugenden der Gruppe Γ einander zugewiesen. Es ergiebt sich: *Die ursprüngliche Gruppe Γ lässt sich aus den drei elliptischen Substitutionen der Perioden 4, 4, 2:*

$$(7) \qquad AD = S, \qquad BD = T, \qquad CD = U$$

erzeugen, deren explicite Gestalt sich auf Grund von (2) *zu:*

$$(8) \qquad (S)\ \zeta' = i\zeta, \qquad (T)\ \zeta' = -i\zeta - 1, \qquad (U)\ \zeta' = -\frac{1}{i\zeta}$$

berechnet. Durch Combination der Substitutionen S, T, U folgt:

$$ST^{-1} = AB, \qquad TU^{-1} = BC, \qquad US^{-1} = CA.$$

Es ergiebt sich somit auf Grund von (4) weiter: *Zwischen den drei erzeugenden Substitutionen der Picard'schen Gruppe Γ bestehen die sechs Relationen:*

$$(9) \quad \begin{cases} S^4 = 1, \qquad T^4 = 1, \qquad U^2 = 1, \\ (ST^{-1})^2 = 1, \qquad (TU^{-1})^3 = 1, \qquad (US^{-1})^2 = 1. \end{cases}$$

Endlich seien hier auch betreffs der Untergruppen $\overline{\Gamma}_2$ und Γ_2 einige nähere Angaben gemacht. Die vier Spiegelungen (2) haben bis auf die letzte, nämlich D, Determinanten $+1$ oder -1. Nehmen wir somit aus der Tetraederteilung alle mit D äquivalenten Symmetriehalbkugeln heraus, *so entspringt als zur Gruppe $\overline{\Gamma}_2$ gehörig eine Pentaederteilung des ζ-Halbraumes, wobei das Ausgangspentaeder durch die fünf unter* (5) *dargestellten Seiten eingegrenzt ist.* Unter den fünf erzeugenden Spiegelungen A, B, C, D', E' sind die ersten drei die bisher unter dieser Benennung gebrauchten Operationen; für D' und E' hat man:

$$(10) \qquad (D')\ \zeta' = -\bar{\zeta}, \qquad (E')\ \zeta' = \bar{\zeta} + i.$$

Zwischen diesen Substitutionen bestehen gewisse acht Relationen, welche den acht Pentaederkanten entsprechen, sodann aber die fünf Gleichungen $A^2 = 1$, ..., denen die A, ... als Spiegelungen genügen.

Wir wollen von hieraus auch noch die Erzeugenden der Gruppe erster Art Γ_2 aufstellen. Als Discontinuitätsbereich soll dasjenige

„Doppelpentaeder" benutzt werden, welches aus P_0 durch Anfügung seines an D' entworfenen Spiegelbildes entsteht. *Das als Discontinuitätsbereich der Gruppe Γ_2 fungierende Doppelpentaeder kann somit als durch die Ungleichungen:*

$$(11) \qquad -\tfrac{1}{2} \leq \xi < \tfrac{1}{2}, \qquad 0 \leq \eta \leq \tfrac{1}{2}, \qquad \xi^2 + \eta^2 + \vartheta^2 \geq 1$$

definiert angesehen werden mit dem Zusatz, dass in den beiden letzten Gleichungen die Gleichheitszeichen nur dann gelten dürfen, wenn $\xi < 0$ ist. Als Erzeugende der Gruppe Γ_2 kann man die folgenden vier verwenden:

$$S' = AD', \qquad T' = BD', \qquad U' = CD', \qquad V' = E'D',$$

deren explicite Gestalt sich berechnet zu:

$$(12) \quad S'(\zeta) = -\zeta, \quad T'(\zeta) = \zeta - 1, \quad U'(\zeta) = -\frac{1}{\zeta}, \quad V'(\zeta) = -\zeta + i.$$

Man hat als Resultat: *Die Gruppe Γ_2 lässt sich aus vier Substitutionen erzeugen, von denen drei elliptisch von der Periode zwei sind, nämlich S', U', V', während T' parabolisch ist.* Die Substitutionen T' und U', für sich allein genommen, erzeugen die in Γ_2 enthaltene Modulgruppe.

Die Substitutionen S', T', V', für sich combiniert, liefern die Gruppe aller Substitutionen:

$$\zeta' = \pm\,\zeta + (a + ib),$$

wo a und b beliebige rationale ganze Zahlen, also $(a + ib)$ eine beliebige complexe ganze Zahl dieser Gestalt ist. Combinieren wir mit den Substitutionen dieser Art immer wieder die Substitution U', so erkennt man leicht, dass sich für die Substitutionen der Gruppe Γ_2 eine *Kettenbruchentwicklung* ergibt:

$$\zeta' = (a_1 + ib_1) - \cfrac{1}{(a_2 + ib_2) - \cfrac{}{ \ddots } \cfrac{1}{(a_n + ib_n) \pm \zeta}},$$

welche für die vorliegende Gruppe Γ_2 das Analogon der in „M." I pg. 220 für Modulsubstitutionen aufgestellten Kettenbruchentwicklung ist.

§ 9.   Bemerkungen über Untergruppen der Picard'schen Gruppe. Historisches.

Man wird das Problem, die gesamten Untergruppen der Picardschen Gruppe aufzuzählen, bei dem Charakter des analogen Problems innerhalb der Theorie der Modulgruppe (cf. „M." I pg. 418) als ein sehr schwieriges ansehen müssen; und es sollen hier auch nur nach zwei Richtungen hin einige vorläufige Angaben über Untergruppen der eben betrachteten Gruppen gemacht werden.

Indem wir zuvörderst etwa an die umfassenden Gruppen Γ und $\overline{\Gamma}$ anknüpfen, wollen wir die den Kanten und Ecken des Ausgangstetraeders T_0 entsprechenden Untergruppen vom Charakter der cyclischen bez. der Rotationsgruppen (cf. pg. 51) aufstellen. Wir finden solcherweise eine erste Gelegenheit, die früher entwickelten allgemeinen Ansätze, betreffend cyclische Gruppen und Rotationsgruppen, an einem concreten Beispiel zur Ausführung zu bringen. Im übrigen wird auch hier wieder die schon mehrfach hervorgehobene Analogie zur Modulgruppe bestehen bleiben; es handelt sich speciell um Übertragung der Entwicklungen in „M." I pg. 216 u. f.

Nach den Erörterungen der Einleitung (pg. 56) gehört zu jeder *cyclischen* Untergruppe aus *elliptischen* Substitutionen im ζ-Halbraume ein Punkt für Punkt festbleibender Halbkreis, der senkrecht gegen die ζ-Ebene verläuft. In diesem Sinne finden wir den sechs Kanten des Tetraeders T_0 entsprechend insgesamt *sechs Classen cyclischer Untergruppen aus elliptischen Substitutionen innerhalb der Picard'schen Gruppe* Γ. Die mit einander gleichberechtigten Gruppen sind dabei nach der schon vorhin eingeführten Sprechweise in eine „Classe" zusammengefasst. Nach der Formel (4) des vorigen Paragraphen (pg. 85) oder auch bei der Grösse der Kantenwinkel des Tetraeders T_0 haben drei unter diesen Gruppen die Ordnung zwei, eine die Ordnung drei und endlich die beiden letzten die Ordnung vier.

Von den vier Ecken des Ausgangstetraeders liegen drei im Innern des ζ-Halbraumes. Sammeln wir alle Substitutionen aus Γ, welche eine einzelne dieser Ecken in sich selbst überführen, so entspringt notwendig eine *Rotationsuntergruppe* vom Typus der in der Theorie der regulären Körper auftretenden Gruppen, da das Centrum dieser Rotationsgruppe im ζ-Halbraum und also im Kugelinnern des projectiven Raumes liegt. Man spricht demnach allgemein von einer diedrischen, tetraedrischen etc. Ecke, je nachdem die zugehörige Rotationsuntergruppe eine Diedergruppe, Tetraedergruppe etc. ist, und unterscheidet die Diedergruppen noch näher durch Angabe ihrer Ordnungen $2n$. Man kann nun aus den für die Gruppe $\overline{\Gamma}$ oben mitgeteilten Figuren leicht ablesen, *dass die beiden Ecken* $\zeta = 0$, $\vartheta = 1$ *und* $\zeta = -\frac{1}{2}$, $\vartheta = \frac{\sqrt{3}}{2}$ *diedrisch von den Ordnungen 8 und 6 sind, während wir in der dritten Ecke* $\zeta = -\frac{1+i}{2}$, $\vartheta = \frac{1}{\sqrt{2}}$ *eine oktaedrische vor uns haben.* Doch kann man diese Resultate auch auf dem Wege der Rechnung gewinnen, wie wir etwa für die oktaedrische Ecke ausführen wollen.

Die gesamten Symmetriehalbkugeln der Einteilung des Halbraums in Tetraeder sind durch die Gleichungen (1) und (2) pg. 80 angegeben, wo für die ganzen Zahlen a, a', b, c alle Lösungen der Gleichungen (5) bez. (6) pg. 79 einzusetzen sind. Um somit alle Symmetriehalbkugeln durch den Eckpunkt $\zeta = -\frac{1+i}{2}$, $\vartheta = \frac{1}{\sqrt{2}}$ zu erhalten, trage man in die Gleichungen (1) und (2) pg. 80 für die Coordinaten ξ, η, ϑ die Werte:

$$\xi = -\frac{1}{2}, \; \eta = -\frac{1}{2}, \; \vartheta = \frac{1}{\sqrt{2}}$$

ein und hat somit einmal alle ganzzahligen Auflösungen des Gleichungspaares:

$$a + a' + b + c = 0, \qquad a^2 + a'^2 - bc = 1,$$

sodann aber des Paares:

$$a' + b + c = 0, \qquad a^2 + a'^2 - 2bc = 1$$

aufzusuchen. Doch geben dabei zwei Auflösungen, die durch gleichzeitigen Zeichenwechsel aller vier Zahlen aus einander hervorgehen, eine und dieselbe Halbkugel.

Das erste Gleichungspaar führt durch Elimination von b auf:

$$(2a + c)^2 + (2a' + c)^2 + 2c^2 = 4.$$

Diese Gleichung führt insgesamt nur auf *sechs* Lösungen (a, a', b, c), nämlich $(1, 0, -1, 0)$, $(0, 1 -1, 0)$, $(-1, -1, 1, 1)$, $(0, -1, 0, 1)$, $(-1, 0, 0, 1)$, $(0, 0, -1, 1)$. Das zweite Gleichungspaar führt durch Elimination von a' auf:

$$a^2 + b^2 + c^2 = 1,$$

eine Gleichung, die noch leichter zu discutieren ist. Es zeigt sich, dass insgesamt nur noch *drei* weitere Lösungen hinzukommen, nämlich $(1, 0, 0, 0)$, $(0, -1, 1, 0)$, $(0, -1, 0, 1)$. Es gehen somit im ganzen *neun* Symmetriehalbkugeln der Halbraumteilung durch die in Rede stehende Ecke, und wenn man unter Benutzung der Gleichungen (1) und (2) pg. 80 die neun in der ζ-Ebene gelegenen Grundrisse dieser Kugeln zeichnet, so ergiebt sich das Kreissystem der Figur 22 (pg. 90), in welchem man unter Vergleich mit „M." I pg. 75 die Oktaederteilung erkennt. Der oktaedrische Charakter der fraglichen Ecke von T_0 ist damit aufs neue bewiesen.

Es ist endlich noch die vierte, bei $\zeta = \infty$ gelegene Ecke des Tetraeders zu discutieren. Im projectiven Raume gedacht, wird der fragliche Eckpunkt auf der absoluten Kugel der hyperbolischen Maassbestimmung selber gelegen sein. Wir müssen demnach zufolge der

allgemeinen Erörterungen von pg. 52 hier zu einer Rotationsuntergruppe von solchem Typus geführt werden, wie sie bei den elementaren Bewegungen der parabolischen Ebene in sich auftreten. Dies
bestätigt sich sofort: Die Substitutionen der Picard'schen Gruppe,
welche die Ecke ζ = ∞ des Tetraeders in sich transformieren, sind
in ihrer Gesamtheit gegeben durch:

(1)
$$\zeta' = i^\nu \zeta + (a + ib),$$

wo $\nu = 0, 1, 2, 3$ zu nehmen ist. Wir sind damit zur *Gruppe des
geradlinigen Dreiecks der Winkel* $\frac{\pi}{2}, \frac{\pi}{4}, \frac{\pi}{4}$ geführt, deren zugehörige
Teilung der ζ-Ebene bereits oben Figur 19 pg. 81 sowie andrerseits
in „M." I pg. 107 dargestellt ist.

Wir haben in der vorstehenden Behandlung der Picard'schen
Gruppe überall den ζ-Halbraum zu Grunde gelegt, um mit der Behandlung der Modulgruppe
in „M." I allenthalben gleichen Schritt zu halten. Doch
wird man nun mit Recht
fragen, welches für die Picard'sche Gruppe das Ana-
logon der in „M." I pg. 239
studierten und oben in Figur 18 pg. 75 reproducierten „geradlinigen Modul-
figur" ist. Um hierauf zu
antworten, haben wir nur
nötig, die Einteilung des
ζ-Halbraumes in Tetraeder
auf das Kugelinnere des
hyperbolischen Raumes zu
übertragen. Wir wählen dabei den oben als oktaedrisch

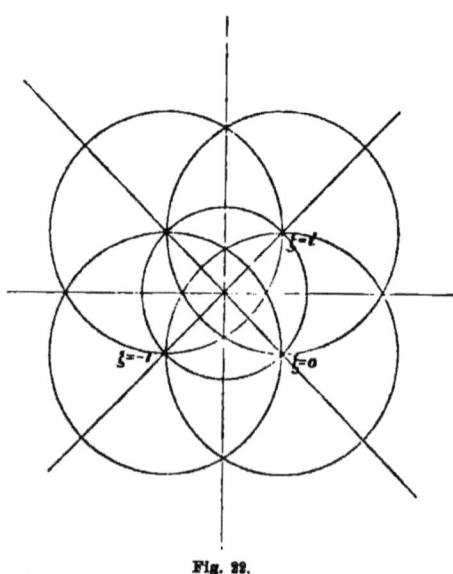

Fig. 22.

erkannten Eckpunkt $\zeta = -\frac{1+i}{2}$, $\vartheta = \frac{1}{\sqrt{2}}$ zum Kugelmittelpunkt,
worauf die zu den neun Kreisen der Figur 22 gehörenden Halbkugeln
neun Diametralebenen der absoluten Kugel des hyperbolischen Raumes
liefern, und zwar offenbar die neun *Symmetrieebenen eines der Kugel
eingeschriebenen regulären Oktaeders*. Aber auch die *acht Seitenflächen
dieses Oktaeders* stellen sich ein; denn eine unter ihnen ist, wie man
mit Hilfe von Figur 21 oder 22 leicht feststellen wird, die Symmetrieebene der Spiegelung $\zeta' = \bar{\zeta}$, und die übrigen sieben Seiten des

Oktaeders folgen dann vermöge der Regularität der Einteilung von selber.

Auf Grund dieser Ergebnisse entspringt folgendes schöne Bild von der fraglichen regulären Einteilung: Man construiere ein der absoluten Kugel eingeschriebenes reguläres Oktaeder und reproducire dasselbe nach dem Princip der Symmetrie: *Es entspringt eine regulär-symmetrische Einteilung des Kugelinnern in lauter Oktaeder, deren Ecken auf der Kugel liegen. Dabei ist die einzelne Kante immer von vier Oktaedern umlagert;* denn sämtliche Kantenwinkel des Ausgangsoktaeders sind, wie man leicht aus Figur 21 pg. 82 abliest, rechte. Setzen wir nun noch die Symmetrieebenen jedes Oktaeders hinzu, so wird das einzelne unter ihnen in 48 *Tetraeder* zerlegt; *und damit liegt dann endgültig die zur Picard'schen Gruppe* $\bar{\Gamma}$ *gehörende Einteilung des Kugelinnern in Tetraeder vor.* Hiermit ist das Analogon der „geradlinigen Modulfigur" gewonnen. Auch würden wir nach dem Muster von „M." I pg. 240 eine projective Erzeugung unserer regulären Raumteilung durchführen können; doch gehen wir hierauf der Kürze halber nicht mehr ein. —

Die oben betrachteten Untergruppen von Γ sind übrigens nur erst diejenigen unter den cyclischen und Rotationsuntergruppen der Picard'schen Gruppe, die sich nach den Sätzen der Einleitung ohne weiteres ergaben. Für das Studium der cyclischen Untergruppen aus hyperbolischen oder aus loxodromischen Substitutionen, sowie andrerseits der Rotationsuntergruppen, deren Centren im hyperbolischen Raume ausserhalb der absoluten Kugel liegen, sind erst noch weitere Hilfsmittel heranzuholen. Die letzteren bestehen einmal in geometrischen Entwicklungen, die erst im Verlaufe der nächsten Kapitel ausgeführt werden, andrerseits, was besonders interessant ist, in der *arithmetischen Theorie von zwei Arten quadratischer Formen mit complexen ganzzahligen Coefficienten der Gestalt* $(a + ib)$. Mit der Theorie der hier gemeinten quadratischen Formen steht nämlich die Picard'sche Gruppe und die ihr zugehörige Halbraumteilung in derselben engen Beziehung wie die Modulgruppe zufolge „M." I pg. 243 ff. mit der Theorie der gewöhnlichen Gauss'schen quadratischen Formen. Wir kommen auf diesen Gegenstand unten ausführlich zurück; doch erscheinen einige vorläufige historische Angaben schon hier angebracht.

An erster Stelle haben wir die grosse Untersuchung Dirichlet's zu nennen, welche den binären quadratischen Formen:

(2) $$a x^2 + 2 b x y + c y^2$$

gilt, in denen die Coefficienten ganze complexe Zahlen der hier in Rede stehenden Art sind. Es sind diese Untersuchungen zusammengefasst in der Abhandlung *„Recherches sur les formes quadratiques à* *coëfficients et à indéterminées complexes"*), welche die Methode anlangend an den Disquisitiones arithmeticae ihr Vorbild findet und rein arithmetisch sich aufbaut. Neuerdings ist Hilbert in seiner Abhandlung „*Über den Dirichlet'schen biquadratischen Zahlkörper*"**) auf die Dirichlet'schen Untersuchungen zurückgekommen und hat dieselben in dem von Dirichlet selbst geplanten Sinne vervollständigt. Es ist nun möglich, diese Theorie auf Grund der Raumteilung der Picard-schen Gruppe in geometrischer Form zu entwickeln, wobei die Behandlung der gewöhnlichen Gauss'schen quadratischen Formen in „M." I pg. 243 ff. als Modell dienen kann. Insbesondere zeigt sich dabei, dass die Dirichlet'schen Formen (2) zu den *cyclischen* Gruppen innerhalb der Picard-schen Gruppe in enger Beziehung stehen. Wir verschieben die ausführliche Besprechung der Einzelheiten auf später.

Die Picard'sche Gruppe ist nun aber noch weiter tragend; sie bietet nämlich auch einen sehr eleganten geometrischen Eingang in die Theorie der sich selbst conjugierten binären quadratischen Formen, d. h. der Formen:

$$(3) \qquad a x \bar{x} + b x \bar{y} + \bar{b} \bar{x} y + c y \bar{y},$$

wo a und c reelle ganze Zahlen sind, b und $\bar{b}$ aber zwei conjugiert complexe Zahlen unserer Art, ebenso wie x und $\bar{x}$, y und $\bar{y}$. Diese Formen sind von Hermite in der noch mehrfach zu nennenden Abhandlung „*Sur la théorie des formes quadratiques*"***) eingeführt und untersucht worden. Die geometrische Theorie der Formen (3), über welche wir späterhin gleichfalls im Zusammenhang berichten, wird ihr Hauptinteresse in dem Umstande finden, dass sie in unmittelbarer Beziehung zu den *Rotations*gruppen innerhalb der Picard'schen Gruppe steht. Es ist dies gerade dieselbe Beziehung, wie sie in „M." I pg. 252 ff. zwischen den damaligen Formen und den cyclischen Untergruppen innerhalb der Modulgruppe hervortrat, und wie wir sie zwischen den Dirichletschen Formen (2) und den cyclischen Untergruppen der Picard'schen Gruppe schon erwähnten.

Der erste, der die hier gedachte geometrische Theorie der Hermite'schen Formen (3) in Angriff genommen hat, ist Picard gewesen; man sehe hierüber dessen Abhandlung „*Sur une groupe des transformations des points de l'espace situés du même côté d'un plan*"†). Picard

---

*) Crelle's Journal Bd. 24 pg. 291 (1842) oder Gesammelte Werke Bd. 1 pg. 535 ff.

**) Mathem. Annalen Bd. 45 pg. 309 (1894).

***) Crelle's Journal Bd. 47 pg. 343 ff. (1853).

†) Bulletin de la société mathématique de France, Bd. 12 (1884); siehe auch Mathem. Annalen Bd. 39 pg. 142.

gelangt daselbst durch geometrische Interpretation der bereits von Hermite aufgestellten Reductionsbedingungen für die späterhin als definit zu bezeichnenden Formen (3) zum Discontinuitätsbereich der oben mit Γ_2 bezeichneten Gruppe im ζ-Halbraum, ein Umstand, der uns oben veranlasste, die fragliche Gruppe mit Picard's Namen zu belegen.

In neuerer Zeit hat Bianchi, ohne zunächst mit den Picard'schen Resultaten bekannt zu sein, diese Gegenstände sehr ausführlich in Untersuchung gezogen und bei verschiedenen Gelegenheiten darüber berichtet; vergl. namentlich die Note „*Sui gruppi di sostituzioni lineari a coefficienti interi complessi*" *) sowie die ausführliche Arbeit „*Geometrische Darstellung der Gruppen linearer Substitutionen mit ganzen complexen Coefficienten nebst Anwendungen auf die Zahlentheorie*" **). Bianchi giebt hier eine Behandlung der oben mit Γ_2 bezeichneten Gruppe, für welche die Untersuchung der Modulgruppe in „M." I pg. 211 ff. vorbildlich ist; d. h. es wird von den Substitutionen zweiter Art kein Gebrauch gemacht. Die Behandlung der Dirichlet'schen Formen (2) und der Hermite'schen Formen (3) auf Grund der Halbraumteilung entwickelt Bianchi in der zweiten der beiden eben genannten Abhandlungen.

Es sei hier endlich noch die Arbeit von Hurwitz „*Über die Entwicklung complexer Grössen in Kettenbrüche*" ***) erwähnt, in welcher insbesondere Kettenbrüche complexer Zahlen mit Teilnennern behandelt werden, welche ganze complexe Zahlen der Gestalt $(a + ib)$ sind. Die Hurwitz'sche Untersuchung steht in unmittelbarer Beziehung zu der pg. 87 erwähnten Kettenbruchzerlegung der Substitutionen der Gruppe Γ_2, und die Hurwitz'schen Resultate könnten aus der Theorie der Picard'schen Gruppe gerade in derselben Art abgeleitet werden, wie die bekannten Sätze über Kettenbruchentwicklung reeller Grössen aus der Theorie der Modulgruppe.

Die Picard'sche Gruppe hat vorstehend eine etwas breitere Behandlung gefunden, weil sie das erste Beispiel einer nur erst im ζ-Halbraume eigentlich discontinuierlichen Gruppe abgiebt. Wir sind aber nun durch die in diesem Kapitel besprochenen Gruppen in den Stand gesetzt, für die allgemeinen Erörterungen der nachfolgenden Kapitel überall zweckmässige Einzelbeispiele zur näheren Illustration zur Hand zu haben.

---

*) Rendiconti della R. accad. dei Lincei vom 20. April 1890.
**) Mathem. Annalen Bd. 38 pg. 313 (1890).
***) Acta mathematica Bd. 11 pg. 187 (1888).

Zweites Kapitel.

Die Gruppen ohne infinitesimale Substitutionen und ihre normalen Discontinuitätsbereiche.

Die eigentliche Discontinuität einer Gruppe aus ζ-Substitutionen wurde oben in geometrischer Weise definiert. Es giebt aber Kennzeichen, auf Grund deren man an den Substitutionen der Gruppe direct entscheiden kann, ob dieselbe eigentlich discontinuierlich ist oder nicht. Indem wir diese Kennzeichen zur Discussion bringen, werden wir auf neue Art, und zwar analytisch, die für uns in Betracht kommenden Gruppen charakterisieren können. Diese Gruppen werden alsdann entweder in der projectiven, d. i. elliptischen, parabolischen oder hyperbolischen Ebene (der ζ-Ebene) oder doch jedenfalls im hyperbolischen Raume (im ζ-Halbraume) endliche Discontinuitätsbereiche besitzen. Über die Gestaltung derselben sollen hier mehrere allgemeine Anschauungsweisen entwickelt werden, welche wir auf den Begriff des „normalen Discontinuitätsbereiches" gründen wollen. Die Substitutionen setzen wir vorab als von der ersten Art voraus; die Erweiterung auf Substitutionen und Gruppen der zweiten Art wird hernach keine besondere Schwierigkeit machen. Wir denken die Substitutionen als unimodular geschrieben, wie sogleich noch näher erläutert werden soll.

§ 1. Der Begriff der infinitesimalen Substitutionen.

Die Untersuchungen, welche wir hier anzustellen haben, beruhen auf der Möglichkeit, den Differentialbegriff auf die linearen ζ-Substitutionen in Anwendung zu bringen. Indem wir hier immer an den für die ζ-Ebene bez. den ζ-Raum erklärten Maassbestimmungen festhalten, stellen wir unter Vorbehalt künftiger schärferer Fassung folgende Definition auf: *Eine lineare ζ-Substitution soll inifinitesimal heissen, wenn die ihr zugehörige „Bewegung" der ζ-Ebene oder des ζ-Raumes in* *sich eine Differentialverschiebung darstellt.* Durch eine etwa vorliegende infinitesimale Substitution V gehe ζ in $(\zeta + d\zeta)$ über, wo natürlich $d\zeta$ mit ζ veränderlich sein wird und speciell in den Fixpunkten von V verschwindet. Unter diesen Umständen gilt für die Coefficienten von V die Gleichung:

$$\gamma\zeta^2 + (\delta - \alpha)\zeta - \beta + (\gamma\zeta + \delta)d\zeta = 0,$$

aus welcher sich ergiebt, dass $(\gamma\zeta^2 + (\delta - \alpha)\zeta - \beta)$ unabhängig von ζ unendlich klein sein wird. Wir finden somit: *Bei einer infinitesimalen Substitution sind die drei Zahlwerte* β, γ, $(\alpha - \delta)$ *unendlich klein; und auch umgekehrt ist jede Substitution, von der letzteres gilt, infinitesimal.* Wir denken hierbei, um den unbestimmten gemeinsamen Factor der vier Substitutionscoefficienten festzulegen, etwa stets die Gleichung $\alpha\delta - \beta\gamma = 1$ als erfüllt; man bezeichnet eine in dieser Weise normierte Substitution als *unimodular.* Auch schon aus der anfänglichen Definition hätte gefolgert werden können, dass eine infinitesimale Substitution von der Identität 1 unendlich wenig verschieden ist; wir werden sie aber auch als von 1 thatsächlich verschieden aufzufassen haben.

Die bekannte Arteinteilung der Substitutionen in elliptische etc. bleibt natürlich für die infinitesimalen Substitutionen ohne Einschränkung bestehen. Man wolle sich in den einzelnen Fällen die verschiedenartigen Differentialverschiebungen klar machen, welche die ζ-Ebene oder der ζ-Raum oder·auch der projective Raum erfahren. So wird z. B. eine loxodromische Substitution für den hyperbolischen Raum eine unendlich kleine Schraubenbewegung liefern. Jede loxodromische Substitution V lässt sich in eindeutig bestimmter Art durch Verbindung einer hyperbolischen und einer elliptischen Substitution herstellen, welche die gleichen Fixpunkte wie V haben (cf. „M." I pg. 164). Es sei hier festgestellt, *dass bei einer infinitesimalen loxodromischen Substitution sowohl der hyperbolische als der elliptische Bestandteil, d. i. sowohl die Verschiebung längs der Schraubenaxe wie die Drehung um dieselbe infinitesimal sein werden.*

Genau wie bei der Begründung des Differentialbegriffes können wir den Begriff der infinitesimalen Substitution nur erst dann scharf durchführen, wenn ein System von unendlich vielen Substitutionen vorgelegt ist. Es ist zwar keineswegs erforderlich, aber doch für die Folge zweckmässig, wenn wir als ein solches System direct eine Gruppe Γ aus unendlich vielen ζ-Substitutionen geben. Wir werden alsdann sagen, *die Gruppe Γ enthalte infinitesimale Substitutionen, wenn es nach Auswahl einer von null verschiedenen, aber beliebig kleinen posi-*

tiven Zahl e doch stets noch möglich ist, innerhalb Γ eine von der Identität verschiedene Substitution V auszuwählen, für welche die Zahlen β, γ, (α — δ), absolut genommen, alle drei zugleich kleiner als e sind. Bei der Willkürlichkeit in der Auswahl der Grösse e folgert man von hieraus sogleich weiter: *Enthält die Gruppe Γ im eben erklärten Sinne eine infinitesimale Substitution, so enthält sie deren sogleich unbegrenzt viele.*

Ist die Gruppe Γ eine continuierliche oder besteht sie aus mehreren continuierlichen Scharen von Substitutionen, so enthält sie stets infinitesimale Substitutionen. Ist nämlich V eine Substitution der Gruppe, so möge V durch eine Differentialveränderung der Parameter in V' übergehen; alsdann ist V'V⁻¹ infinitesimal. Indessen ist sehr zu betonen, *dass die obigen Ansätze ohne jede Einschränkung auch für die discontinuierlichen Gruppen gelten,* wie denn auch bei der Grundlegung der Differentialrechnung die *Stetigkeit* in der Veränderlichkeit der Differentiale durchaus nicht zu den notwendigen Voraussetzungen gehört.

Wenn man will, kann man die zuletzt gegebene Begriffserklärung der infinitesimalen Substitutionen auch geometrisch formulieren. So z. B. wird man sagen, die Gruppe Γ enthalte infinitesimale hyperbolische Substitutionen, wenn sich nach Auswahl einer beliebig kleinen, von null verschiedenen Strecke e im hyperbolischen Raume aus Γ stets noch eine hyperbolische Substitution herausgreifen lässt, welche die Punkte des Raumes um weniger als e verschiebt. Soll es sich um elliptische Substitutionen handeln, so wird man den Drehungswinkel ε vorab beliebig klein auswählen; bei loxodromischen Substitutionen wird man etwa wieder auf deren Zusammensetzung aus elliptischen und hyperbolischen Substitutionen zurückgehen etc.

Unter den „endlichen" loxodromischen Substitutionen giebt es zwei besondere Arten, die hier noch zu besprechen sind; diejenigen nämlich, welche entweder von den hyperbolischen oder von den elliptischen Substitutionen unendlich wenig verschieden sind. Es soll sich also um solche *loxodromische Substitutionen* handeln, *die zwar nicht selbst infinitesimal sind, die jedoch entweder einen elliptischen oder hyperbolischen infinitesimalen Bestandteil enthalten.* Man mache sich die Eigenart der Schraubenbewegung des hyperbolischen Raumes in diesen beiden Fällen deutlich. Ist nur der elliptische Bestandteil der loxodromischen Substitution V infinitesimal, der hyperbolische hingegen endlich, so werden offenbar die successiven Potenzen V, V², V³ ⋯ stets denselben Charakter haben; wir betonen insbesondere, dass diese Potenzen niemals infinitesimal werden können, da die in ihnen enthaltenen hyperbolischen Verschiebungen grösser und grösser werden. *Dahingegen werden sich unter den Potenzen von V stets infinitesimale finden, falls der hyperbolische*

Bestandteil von V infinitesimal ist. Dieser für die Fortsetzung unserer Untersuchung wichtige Satz wird durch folgende Überlegung bewiesen.

Es wird angenommen, dass in Γ loxodromische Substitutionen der eben bezeichneten Art vorkommen, von denen also nur der hyperbolische, aber nicht der elliptische Bestandteil infinitesimal ist. Bezeichnet man somit durch ϑ einen von null verschiedenen Winkel, während man e' beliebig klein, aber von null verschieden und positiv auswählt, so giebt es in Γ loxodromische Substitutionen, deren elliptischer Bestandteil um einen Winkel $> \vartheta$ dreht, während der hyperbolische Bestandteil eine Verschiebung $< e'$ bewirkt. Das System dieser loxodromischen Substitutionen nennen wir Σ.

Man wähle nunmehr eine zwar endliche, aber beliebig grosse Zahl n aus, und zwar insbesondere so, dass $\frac{2\pi}{n} < \vartheta$ wird. Weiter wähle man in der eben immer wieder bezeichneten Weise eine beliebig kleine Zahl e und brauche die soeben schon benutzte Zahl e' in der Bedeutung $e' = \frac{e}{n}$, während man abkürzend $\frac{2\pi}{n} = \varepsilon$ schreibt. Ist nunmehr V eine Substitution aus Σ, so ist evident, dass sich unter den n ersten Potenzen $V, V^2, \cdot \cdot, V^n$ zwei, V^p und V^q, nachweisen lassen, für welche die Differenz der Drehungswinkel $< \frac{2\pi}{n} = \varepsilon$ ist. Ist der elliptische Bestandteil von V periodisch, so wird man sogar zwei solche Potenzen V^p, V^q von gleichen Drehungswinkeln auffinden können, wenn man n hinreichend gross gewählt hat. Man setze nunmehr $p - q = m$, so dass $m < n$ ist, und schreibe $V^m = V'$. Der hyperbolische Bestandteil von V' verschiebt den projectiven Raum durch eine Strecke, welche kleiner als $me' < ne'$, d. h. kleiner als e ist, während, wie wir gerade sahen, der Drehungswinkel von V' kleiner als ε ist. Hiermit ist der zu beweisende Satz ersichtlich.

Die continuierlichen Gruppen enthalten, wie wir schon oben bemerkten, stets infinitesimale Substitutionen; und die letzteren spielen in der Theorie der continuierlichen Transformationsgruppen eine principielle Rolle, worüber man die beiden oben (pg. 12) genannten Werke von Lie und seinen Schülern vergleichen wolle. Für die Theorie der automorphen Functionen sind die infinitesimalen Substitutionen durch Poincaré im Verlaufe seiner Arbeit „*Mémoire sur les groupes Kleinéens*"*) herangezogen. Doch spielen dieselben hier einstweilen nur eine negative Rolle, insofern nämlich für die Theorie der eindeutigen automorphen Functionen einer complexen Veränderlichen, wie wir gleich

---

*) Acta mathematica, Bd. 3 pg. 57 (1883).

sehen werden, nur die Gruppen *ohne* infinitesimale Substitutionen in
Betracht kommen.

§ 2. Die eigentliche Discontinuität der Gruppen ohne infinitesimale Substitutionen.

Um die Entwicklung späterhin nicht zu unterbrechen, soll hier
ein Hilfssatz vorausgesandt werden, den wir in bekannter abkürzender
Sprechweise so formulieren: *Sind U und V zwei elliptische Substitutionen,
und ist das Paar der Fixpunkte von U nur unendlich wenig vom Paar
der Fixpunkte von V entfernt gelegen, so ist $U^{-1}VUV^{-1}$ infinitesimal.*
Denn es sind $U^{-1}VU$ und V zwei elliptische Substitutionen der
gleichen Drehungswinkel, während das eine Fixpunktepaar dem andern
unendlich nahe gelegen ist. Zugleich ist $U^{-1}VU$ von V und damit
$U^{-1}VUV^{-1}$ von 1 verschieden, da V nur mit solchen Substitutionen
vertauschbar ist, deren Fixpunkte genau mit denen von V coincidieren.

Ist nun eine vorgelegte Gruppe Γ in der ζ-Ebene oder doch im
ζ-Halbraum eigentlich discontinuierlich, so wird sie daselbst einen
endlichen Discontinuitätsbereich besitzen. Durch die gesamten Substitutionen der Gruppe Γ geht dieser Bereich in unendlich viele*)
neue mit ihm äquivalente Bereiche über, welche sich nach Art der
. im vorigen Kapitel besprochenen Beispiele in der ζ-Ebene bez. im
Halbraum lückenlos und einfach an einander schliessen. Die mit einander äquivalenten Punkte als homologe Stellen der an einander gereihten
Bereiche sind hier stets durch endliche Intervalle von einander getrennt.
Es gilt also der Satz: *Eine Gruppe Γ, welche in der ζ-Ebene oder doch
jedenfalls im ζ-Halbraum eigentlich discontinuierlich ist, kann keine infinitesimale Substitutionen enthalten.*

Von diesem Satze gilt nun auch die Umkehrung: *Eine Gruppe Γ
aus ζ-Substitutionen, unter denen sich keine infinitesimale
finden, ist entweder schon in der ζ-Ebene oder doch jedenfalls
im ζ-Halbraum eigentlich discontinuierlich.* Wir werden daraufhin in den Stand gesetzt sein, für diejenigen Gruppen, mit denen sich
das vorliegende Werk beschäftigt, eine neue und erschöpfende Definition zu geben: *es sind die ζ-Gruppen ohne infinitesimale Substitutionen.*

Wir beweisen dieses Theorem zunächst für diejenigen Gruppen,
welche bei den Bewegungen der hyperbolischen Ebene auftreten, und
welche nach pg. 52 als *Rotationsgruppen* mit einem Centrum *ausserhalb*
der Kugel zu bezeichnen sind. Durch zweckmässige Auswahl von ζ

---

*) Man denke bei der vorliegenden Discussion die Gruppen der regulären
Körper als zu elementar allemal bei Seite gelassen.

kann man bei solchen Gruppen Γ erreichen, dass die Substitutions-coefficienten durchgängig reell und von positiver Determinante werden; überdies kommen loxodromische Substitutionen in Γ nicht vor.

Es soll nun Γ keine infinitesimale Substitutionen enthalten; jedoch nehme man an, diese Gruppe sei in der ζ-Halbebene nicht eigentlich discontinuierlich. Es finden sich dann in jedem im Innern der Halbebene eingegrenzten noch so kleinen, jedoch endlichen Bereiche wenigstens noch zwei bezüglich der Gruppe äquivalente Punkte. Diese Äquivalenz aber kann durch keine hyperbolische oder parabolische Substitution von Γ vermittelt werden, da die Substitutionen dieser Art aus Γ einen Punkt im Innern der Halbebene immer durch eine *endliche* Strecke verschieben. Die in Rede stehende Äquivalenz muss somit durch eine elliptische Substitution vermittelt sein; und zwar müssen die beiden fraglichen Punkte in unmittelbarer Nähe des Fixpunktes dieser Substitution gelegen sein, da wir ja hier jedenfalls mit einer *periodischen* elliptischen Substitution zu thun haben. Aus dieser Sachlage folgt, dass die ζ-Halbebene überall dicht von Fixpunkten der elliptischen Substitutionen von Γ bedeckt ist; auf Grund des am Anfang des Paragraphen formulierten Hilfssatzes schliessen wir sonach auf das Vorkommen infinitesimaler Substitutionen in Γ. Wir fassen nochmals zusammen: *Besteht die Gruppe Γ aus Substitutionen mit reellen Coefficienten positiver Determinante und kommen unter diesen Substitutionen infinitesimale nicht vor, so ist Γ in der ζ-Halbebene eigentlich discontinuierlich.*

Wir mögen nun eine ganz beliebige Gruppe Γ ohne infinitesimale Substitutionen haben und verlegen alsdann die Betrachtung in das Kugelinnere des hyperbolischen Raumes. Wäre Γ daselbst nicht eigentlich discontinuierlich, so würde man in jedem noch so kleinen, jedoch endlichen räumlichen Bereiche stets wenigstens zwei äquivalente Punkte nachweisen können. Man discutiere wieder, durch was für eine Substitution von Γ diese Äquivalenz vermittelt wird. Eine hyperbolische, parabolische oder eine loxodromische Substitution mit endlichem hyperbolischem Bestandteil kann es ersichtlich nicht sein. Loxodromische Substitutionen mit infinitesimalem hyperbolischen Bestandteil kommen zufolge des vorigen Paragraphen nicht vor. Es bleiben nur die elliptischen Substitutionen von Γ übrig, wobei die beiden fraglichen äquivalenten Punkte in unmittelbarer Nähe der Axe der zugehörigen elliptischen Substitution liegen müssen. Es folgt: *Die Axen der in Γ enthaltenen elliptischen Substitutionen erfüllen das Kugelinnere überall dicht.*

Nun aber kann man leicht sehen, dass sich in jedem System von

7*

Kugelsehnen, welches das Kugelinnere überall dicht ausfüllt, auch
Sehnen nachweisen lassen, die einander längs ihrer ganzen Ausdehnung
unendlich nahe liegen. Man wolle nämlich etwa concentrisch mit der
Kugel K eine etwas kleinere Kugel K_0 construieren und nur diejenigen
elliptischen Sehnen betrachten, welche das Innere von K_0 erreichen.
Von allen diesen Sehnen fixiere man je einen auf K gelegenen Endpunkt. Da es sich um unendlich viele Sehnen handelt, so werden
diese Punkte auf K wenigstens eine Häufungsstelle P darbieten.
Daraufhin wolle man um P einen beliebig kleinen, aber endlichen
Bereich auf K eingrenzen und die unendlich vielen von hier ausstrahlenden Sehnen des zuletzt gedachten Systemes auffassen; dieselben
liegen insgesamt im Innern des von P an K_0 ziehenden Tangenten-
kegels. Die unendlich vielen anderen Endpunkte der fraglichen
Sehnen besitzen dann auf der durch den letzteren Tangentenkegel von
K abgeschnittenen Calotte wenigstens einen Grenzpunkt Q. Damit
ist der am Anfang dieses Absatzes ausgesprochene Satz bewiesen*).

Wir schliessen nun sofort weiter, dass sich aus Γ Paare elliptischer
Substitutionen U, V herausgreifen lassen, für welche die Fixpunkte
der einen von denen der anderen nur unendlich wenig verschieden
gelegen sind. Der Hilfssatz vom Anfang des Paragraphen zeigt dann,
dass Γ unter diesen Umständen infinitesimale Substitutionen enthalten
müsste, was der Voraussetzung widerstreitet. Die obige Behauptung,
dass jede ζ-Gruppe ohne infinitesimale Substitutionen im ζ-Halbraum
eigentlich discontinuierlich ist, haben wir damit bewiesen. —

Aus dem nunmehr allgemein bewiesenen Satze über die eigentliche Discontinuität der Gruppen ohne infinitesimale Substitutionen
im ζ-Halbraum oder im hyperbolischen Raume liesse sich der oben
speciell für die Rotationsgruppen ausgesprochene Satz als besonderer
Fall leicht wiedergewinnen. Man hat sich nur klar zu machen, welcher Art die Drehungen des projectiven Raumes um das Centrum der
fraglichen Gruppe sind; doch gehen wir hierauf nicht näher ein.

Zu einer ersten Erläuterung der gewonnenen allgemeinen Sätze
mögen die Gruppen des vorigen Kapitels dienen. Die Modulgruppe
gehört zu den Rotationsgruppen der soeben wiederholt genannten Art.
Ihre Substitutionen haben die Determinante 1 und die Coefficienten
sind ganzzahlig; es kommen somit infinitesimale Substitutionen nicht
vor, und also ist die Modulgruppe in der ζ-Halbebene eigentlich dis-

---

*) Etwas abstracter kann man die im Texte gegebene Überlegung dahin
zusammenfassen, dass in der vierdimensionalen Mannigfaltigkeit aller das Innere
von K_0 durchziehenden Geraden die unendlich vielen elliptischen Axen wenigstens
eine Häufungsstelle aufweisen müssen.

continuierlich, wie ja auch bekannt ist. Auch die Picard'sche Gruppe enthält keine infinitesimale Substitutionen. Da sie jedoch keine Rotationsgruppe ist, so werden wir auf ihre eigentliche Discontinuität mit Sicherheit erst im ζ-Halbraum schliessen dürfen. In der That ist die Picard'sche Gruppe in der ζ-Ebene nur erst uneigentlich disconti- nuierlich, da diese Ebene, wie wir oben sahen, überall dicht von Fix- punkten der Substitutionen der Gruppe bedeckt ist.

Auf der anderen Seite betrachten wir etwa die Gruppe aller ganz- zahligen reellen Substitutionen einer beliebigen positiven Determinante n. Diese Gruppe ist in der ζ-Ebene und auch im ζ-Raume nur erst uneigentlich discontinuierlich; in der That enthält sie, wenn wir ihre Substitutionen nur unimodular schreiben, offenbar infinitesimale Substi- tutionen. Man wähle nämlich zunächst e beliebig klein, aber endlich und bestimme die ganze Zahl α so gross, dass $\alpha(\alpha - 1) = n > \dfrac{1}{e^2}$ wird. Die in der Gruppe enthaltene Substitution $\begin{pmatrix} \alpha, & 0 \\ 0, & \alpha - 1 \end{pmatrix}$, welche unimodular geschrieben die Coefficienten:

$$\alpha' = \frac{\alpha}{\sqrt{n}}, \quad \beta' = 0, \quad \gamma' = 0, \quad \delta' = \frac{\alpha - 1}{\sqrt{n}}$$

liefert, genügt alsdann, ohne gleich 1 zu sein, den Bedingungen, dass $\alpha' - \delta'$, β', γ' absolut $< e$ sind.

Der in diesem Paragraphen bewiesene Hauptsatz über die eigentliche Discontinuität der Gruppen ohne infinitesimale Substitutionen ist von Poincaré aufgestellt und bewiesen worden; cf. § 2 der schon genannten Abhandlung „Mémoire sur les groupes Kleinéens"[*]). Durch Herein- nahme des ζ-Halbraumes in die Betrachtung war es möglich, unter directer Anknüpfung an die Substitutionsgruppe den fraglichen Satz zu gewinnen, der infolge seiner grossen Allgemeinheit grundlegend ist. Die vorausgehenden Untersuchungen von Klein, über welche in den „Neuen Beiträgen zur Riemann'schen Functionentheorie"[**]) zu- sammenhängend Bericht erstattet ist, bewegten sich allein in der ζ-Ebene selbst. Es hat dies zur Folge, dass hier gewisse Gruppen in den Vordergrund der Untersuchung gerückt werden, welche bei Poincaré zunächst zurücktreten, die aber gleichwohl für die functionentheore- tischen Zwecke höchst wichtig sind. Um einseitigen Auffassungen vorzubeugen, wollen wir im folgenden Paragraphen auf die hier vor- liegenden methodischen Unterschiede näher eingehen.

---

[*]) Acta mathematica, Bd. 3 pg. 57 (1883).
[**]) Mathem. Annalen, Bd. 21 (1882).

§ 3. **Einführung der Begriffe der Polygon- und der Polyeder-Gruppen.**

Die Modulgruppe hatte die Eigenschaft, auf der Ellipse der projectiven Ebene sowie ausserhalb derselben nur erst uneigentlich discontinuierlich zu sein, wie oben (pg. 76) ausdrücklich hervorgehoben wurde. Die bei den Bewegungen der hyperbolischen Ebene in sich auftretenden Gruppen, zu denen ja auch die Modulgruppe gehört, können wir nach der im Schlussparagraphen der Einleitung befürworteten Sprechweise auch als *Hauptkreisgruppen* benennen. Im speciellen wird der Hauptkreis zur reellen ζ-Axe, falls wir ζ so auswählen, dass die Substitutionscoefficienten reell sind. Zu den Hauptkreisgruppen gehören auch die Gruppen der Kreisbogendreiecke dritter Art, die in „M." I pg. 108 unter dieser Benennung besprochen wurden. Auch diese Gruppen besitzen in der projectiven Ebene allein im Innern der Ellipse den Charakter der eigentlichen Discontinuität.

Demgegenüber müssen wir nunmehr auf die Existenz von Hauptkreisgruppen aufmerksam machen, *welche nicht nur im Innern der Ellipse, sondern auch auf derselben und also in der ζ-Ebene auf dem Hauptkreise (der reellen Axe), sowie selbst noch im Ellipsenäussern eigentlich discontinuierlich sind.* Indem wir eine eingehendere Behandlung aller dieser Gruppen bis späterhin versparen, gilt es hier nur erst, an einem einfachsten Beispiele deren Vorkommen darzuthun.

Zu diesem Ende wolle man z. B. den durch die drei Geraden der Figur 23 eingegrenzten Bereich als den auf das Ellipseninnere (die hyper-

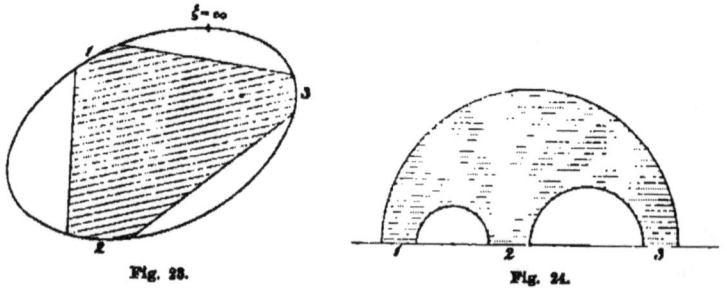

Fig. 23.   Fig. 24.

bolische Ebene im engeren Sinne) bezüglichen Discontinuitätsbereich einer Gruppe zweiter Art ansehen, die sich somit aus den drei zu diesen Geraden gehörenden Spiegelungen erzeugen lässt. In der positiven ζ-Halbebene gewinnen wir den in Figur 24 angedeuteten Bereich, an dessen Berandung drei Strecken der reellen ζ-Axe teilnehmen. Die lückenlose und einfache Bedeckung der ganzen positiven Halbebene mit äquivalenten Bereichen dieser Art vollzieht sich nach dem Princip der Symmetrie im wesentlichen gerade so, wie im Falle der Modulgruppe oder eines Kreisbogendreiecks dritter Art, der in „M." I pg. 108 ausführlich geschildert wurde. Nun aber wird jeder Bereich der Halbebenenteilung längs dreier endlich ausgedehnten Strecken an die reelle Axe heranreichen; oder wir können das Sachverhältnis auch dadurch charakterisieren, dass der Discontinuitätsbereich mit seinem am Hauptkreise entworfenen Spiegelbilde zusammenhängt, entgegen der Sachlage, wie er z. B. bei der Modulgruppe oder einer sonstigen Dreiecksgruppe dritter Art vorliegt. *Unsere Gruppe ist sonach bereits auf dem Hauptkreise eigentlich discontinuierlich und besitzt dortselbst einen aus drei endlichen Bogenstücken bestehenden Discontinuitätsbereich.*

Auch in der projectiven Ebene wolle man sich die vorliegenden Verhältnisse noch deutlich machen. Wie der ursprüngliche Bereich der Figur 23 so wird jeder weitere Bereich des Netzes mit drei Ecken in den ausserhalb der Ellipse gelegenen Teil der Ebene hinausragen. Diese Ecken lagern sich ohne Collision neben einander und bedecken dadurch einen kleinen Teil des Ellipsenäusseren, wie wir dies weiterhin noch bei mehreren Gelegenheiten näher betrachten werden. *Unsere Gruppe ist also, wiederum entgegen der Modulgruppe, jedenfalls auch noch in einem Teile des Ellipsenäusseren eigentlich discontinuierlich*).*

Fast Wort für Wort dieselben Überlegungen wiederholen sich für den ζ-*Halbraum* oder den *hyperbolischen Raum.* Die Picard'sche Gruppe ist in der ζ-Ebene *uneigentlich* discontinuierlich, und dementsprechend hängt der Discontinuitätsbereich derselben im ζ-Halbraume mit seinem an der ζ-Ebene entworfenen Spiegelbilde *nicht* zusammen; dabei wird Zusammenhang in einem *Punkte* gerade wie bei der Modulgruppe nicht gerechnet. Demgegenüber ist es nun auch hier leicht, die Existenz von Gruppen nachzuweisen, *die sicher nicht den elementaren*

---

*) Nebenher sei bemerkt, dass der Charakter der eigentlichen Discontinuität der fraglichen Gruppe im Ellipsenäusseren auch noch über den im Texte bezeichneten, aus den Ecken der Dreiecke zusammengesetzten Bereich hinaus gewahrt bleibt. Der Bildung eines Discontinuitätsbereiches für das gesamte Ellipsenäussere tritt hier freilich zunächst der Umstand hindernd in den Weg, dass die hyperbolischen Fixpunkte im Ellipsenäusseren ein System discreter Punkte abgeben, dessen Structur erst durch eine besondere Untersuchung festzustellen ist. Man hat aber hierin keine principielle Schwierigkeit zu sehen, und wir werden im nächsten Abschnitte (allerdings für andere Gruppen) derartige Punktsysteme ausführlich in Untersuchung ziehen. Auf die schliessliche Gestalt des Discontinuitätsbereiches gehen wir an dieser Stelle nicht weiter ein, bemerken jedoch, dass man hier nur dann zu endgültigen und durchsichtigen Ergebnissen gelangt, wenn man die projective Ebene als Doppelfläche auffasst.

*Charakter der Rotationsgruppen haben, aber gleichwohl auf der Begren-
zung des ζ-Halbraumes, bez. der absoluten Kugel des projectiven Raumes
sowie auch noch ausserhalb der absoluten Kugel eigentlich discontinuierlich sind.*

Man wolle z. B. im projectiven Raume ein Tetraeder construieren,
dessen sämtliche Seiten die absolute Kugel durchschneiden, während
alle sechs Kanten ausserhalb der Kugel ver-
laufen. Dieses Tetraeder mache man zum
Discontinuitätsbereich einer Gruppe zweiter
Art, welche sich demgemäss aus vier Spiegelungen erzeugen lassen wird. Die Projection der Schnittkreise der Tetraederseiten
mit der Kugel auf die ζ-Ebene liefert Figur 25,
in welcher der schraffierte Teil der ζ-Ebene
von demjenigen Teile der absoluten Kugel
herrührt, welcher im Innern des Ausgangstetraeders unserer Gruppe gelegen ist.

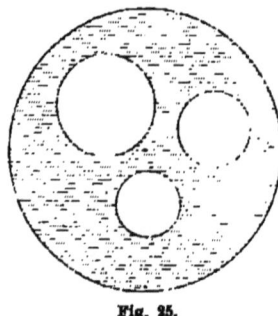
Fig. 25.

Der Spiegelungsprocess des Symmetrieprincips lässt sich nun ohne
Schwierigkeit auch auf den Bereich der Figur 25 anwenden*). Es
wird sich im Innern der jedesmal noch frei bleibenden Kreise je ein
neuer mit dem ursprünglichen äquivalenter Bereich anlagern, und diese
Bereiche werden schliesslich, wenn man von gewissen Grenzpunkten
absieht, zu einer vollständigen und einfachen Bedeckung der ζ-Ebene
führen. Wir müssen uns vorbehalten, auf die Eigenart der so zu gewinnenden Ebenenteilung unten noch ausführlich zurückzukommen.
Jedenfalls aber ist schon hier ersichtlich, *dass die aufgestellte Gruppe
zwar Hauptkreisgruppen als Untergruppen in sich enthält, dass sie selbst
aber nicht mehr den einfachen Charakter einer Hauptkreisgruppe darbietet.* Nehmen wir nämlich nur drei unter den vier Spiegelungen
der Figur 25 zu erzeugenden Substitutionen, so entspringt allerdings
eine Hauptkreisgruppe, da drei einander nicht schneidende Kreise unter
allen Umständen einen gemeinsamen Orthogonalkreis haben. Die vier
Kreise der Figur 25 haben aber keinen gemeinsamen Orthogonalkreis,

---

*) Das im Texte vorgelegte Beispiel ist bereits von Riemann behandelt
worden. Siehe die späterhin noch öfter zu nennende Arbeit Riemann's „Gleichgewicht der Electricität auf Cylindern mit kreisförmigem Querschnitt und parallelen
Axen", Gesammelte Werke, pg. 413. Diese Arbeit ist zuerst 1876 aus Riemann's
Nachlasse publiciert worden, gerade als Schottky, unabhängig von Riemann,
denselben Gegenstand in Untersuchung genommen hatte (Dissertation, Berlin 1875,
umgearbeitet in Crelle's Journal, Bd. 83, 1877); vgl. hierzu auch die Bemerkungen
von Schottky in Bd. 20 der Mathem. Annalen pg. 299 u. f. (1882).

wie man auch schon daraus schliessen mag, dass diese vier Kreise auf der absoluten Kugel des hyperbolischen Raumes durch vier, *nicht* durch einen Punkt gehende Ebenen ausgeschnitten werden.

Die auf der directen Untersuchung der ζ-Substitutionen beruhenden Betrachtungsweisen Poincaré's, wie wir sie soeben in § 1 und 2, pg. 95 u. f. schilderten, gaben sofort das Mittel, die von den Bewegungen der hyperbolischen Ebene gelieferten Hauptkreisgruppen als eine besondere Gattung zu charakterisieren; durch richtige Auswahl von ζ kann man hier nämlich lauter *reelle* Substitutionscoefficienten *positiver* Determinante erzielen. Dagegen mangelt es diesen Ansätzen zur Zeit noch an einer einfachen Methode, für diejenigen Gruppen, welche weder Hauptkreisgruppen sind noch einer der anderen elementaren Classen der Rotationsgruppen angehören, durch alleinige Betrachtung der Substitutionscoefficienten zu entscheiden, ob nur erst im ζ-Raume oder nach Analogie des Beispiels der Figur 25 schon in der ζ-Ebene eigentliche Discontinuität vorliegt.

Auf der anderen Seite ist zu betonen, dass die hier hervortretende Fallunterscheidung, je nachdem die eigentliche Discontinuität bereits in der Ebene oder erst im ζ-Raume stattfindet, nicht nur an sich wesentlich ist, sondern bei unseren späteren functionentheoretischen Untersuchungen fundamentale Bedeutung gewinnt: *In der That kommen für die Theorie der eindeutigen automorphen Functionen einer Variabelen entsprechend dem heutigen Zustande der Functionentheorie allein die bereits in der ζ-Ebene eigentlich discontinuierlichen Gruppen in Betracht.*

Bei dieser Sachlage erscheint es denn auch berechtigt, wenn Klein bei seinen ersten Untersuchungen über automorphe Functionen, wie wir schon pg. 64 hervorhoben, nicht an die Gruppen, sondern, von functionentheoretischen Erwägungen geleitet, direct an die Discontinuitätsbereiche in der ζ-Ebene anknüpft, welche ihrerseits dann umgekehrt die Gruppen definieren. Eben auf diesem geometrischen Wege wurde Klein damals zu den Gruppen geführt, welche, ohne Hauptkreisgruppen oder sonstige Rotationsgruppen darzustellen, gleichwohl in der ζ-Ebene eigentlich discontinuierlich sind. Seine Ergebnisse teilte Klein brieflich an Poincaré mit*), welch' letzterer dann in seinen bezüglichen Noten der Comptes rendus sowie in der wiederholt genannten Abhandlung im 3. Bande der Acta mathematica für die fraglichen Gruppen die Benennung „Klein'sche Gruppen" in Vorschlag brachte. Für die den Bewegungen der hyperbolischen Ebene entstammenden Hauptkreisgruppen braucht Poincaré demgegenüber den

---

*) Von Poincaré veröffentlicht in den Comptes rendus von 1881 Bd. I pg. 1486.

Namen der „Fuchs'schen Gruppen" und definiert sie übrigens als Gruppen reeller ζ-Substitutionen positiver Determinante. Diese Angaben bezwecken hier nur erst eine vorläufige Orientierung: die näheren Ausführungen zur Terminologie unserer Gruppen finden erst im nächsten Kapitel ihren Platz.

Es wird nun für die Entwicklung der Theorie der automorphen Functionen von principieller Wichtigkeit sein, dass wir zwischen functionentheoretisch brauchbaren Gruppen und solchen, die es nicht sind, unterscheiden. Diese Rücksichtnahme aber veranlasst die Einführung einer neuen Terminologie, die wir schon hier nennen wollen. Wie wir bald sehen werden, und wie die Picard'sche Gruppe bestätigt, lassen sich die Discontinuitätsbereiche im projectiven Raume stets in Gestalt von *Polyedern* angeben, von deren Seitenflächen wir einstweilen unentschieden lassen, ob dieselben eben oder gekrümmt sein mögen. Liegt überdies bereits eigentliche Discontinuität auf der ζ-Kugel selbst vor, so kann man den Discontinuitätsbereich dortselbst stets als *Polygon* wählen, dessen Seiten Kreise oder sonstige Curven sein mögen. Wir wollen demgemäss, einem Vorschlage von Bianchi folgend, die gesamten bereits auf der ζ-Kugel (oder in der ζ-Ebene) eigentlich discontinuierlichen Gruppen unter der gemeinsamen Benennung der *Polygongruppen* zusammenfassen, während alle ζ-Gruppen ohne infinitesimale Substitutionen, die erst im Raum eigentlich discontinuierlich sind, *Polyedergruppen* heissen sollen. Für die späteren functionentheoretischen Anwendungen wird somit einzig die Theorie der Polygongruppen zur Geltung kommen. Dieser Einteilung entsprechend könnte man diejenigen Hauptkreisgruppen, welche bereits auf dem Hauptkreise selbst eigentlich discontinuierlich sind, etwa als „Segmentgruppen" in eine besondere Vorclasse vereinen und würde sich auf diese Segmentgruppen beschränken, wenn man automorphe Functionen einer einzelnen *reellen* Variabelen untersuchen wollte. Doch machen wir von dieser Einteilung weiter keinen Gebrauch.

§ 4.　Einführung der normalen Discontinuitätsbereiche der projectiven Ebene bei Rotationsgruppen.

Nachdem die eigentliche Discontinuität der Gruppen ohne infinitesimale Substitutionen festgestellt ist, wird es nun an der Zeit sein, über die Gestalt der Discontinuitätsbereiche nähere Untersuchungen anzustellen. Wir handeln hier bis auf weiteres ausschliesslich von *Gruppen der ersten Art*, d. h. solchen Gruppen, welche einzig aus Substitutionen der ersten Art bestehen. Bei ihnen sind die Discontinuitätsbereiche noch sehr willkürlich wählbar, worüber oben (pg. 66) und in „M." I pg. 191 und pg. 216 nähere Ausführungen gegeben sind. Wir werden hier gewisse Normalgestalten der Discontinuitätsbereiche empfehlen, deren Theorie in ihren Grundzügen sogleich entwickelt werden soll. Dabei beschränken wir uns zuvörderst auf solche Gruppen, welche den Bewegungen der projectiven Ebene entspringen, und welche nach der pg. 51 eingeführten Sprechweise *Rotationsgruppen* sind. Überdies legen wir der Betrachtung direct die projective Ebene zu Grunde, welche also die elliptische, parabolische oder hyperbolische Ebene ist, je nach der Lage des im hyperbolischen Raume gedachten Rotationscentrums. Freilich sind die Gruppen des elliptischen und parabolischen Falles, wie wir zum Teil von früher her wissen und auch weiter unten noch näher ausführen, so einfach und leicht zugänglich, dass es zweckmässig erscheint, den Wortlaut der folgenden Untersuchung stets auf den hyperbolischen Fall, d. i. auf diejenigen Gruppen zu beziehen, welche wir nach der pg. 58 getroffenen Verabredung als Hauptkreisgruppen bezeichnen. Die im folgenden vorkommenden Maassangaben sind natürlich stets im Sinne der zugehörigen projectiven Maassbestimmung gemeint.

Es bestehe nun die Hauptkreisgruppe Γ aus den unendlich vielen Substitutionen $V_0 = 1$, V_1, V_2, ..., unter denen infinitesimale nicht vorkommen. Im Innern der absoluten Ellipse der hyperbolischen Ebene wählen wir einen Punkt C_0 willkürlich aus, allein mit der einen Beschränkung, dass er nicht gerade der Fixpunkt einer elliptischen Substitution von Γ sein soll, sofern solche Substitutionen in unserer Gruppe überhaupt vorkommen. Von C_0 aus gewinnt man durch Transformation mittelst der Substitutionen der Gruppe unendlich viele weitere Punkte $C_1 = V_1(C_0)$, $C_2 = V_2(C_0)$, ..., die alle dem Ellipseninnern angehören, und die durchgehends in endlichen Entfernungen von einander liegen. *Das Punktsystem C_0, C_1, ... wird durch die Substitutionen der Gruppe in sich selbst transformiert und zeigt in dem Sinne Regularität, dass dasselbe um jeden einzelnen seiner Punkte genau so angeordnet ist, wie um jeden andern.*

Man wolle nun (immer im Sinne der projectiven Maassbestimmung gesprochen) um alle Punkte C_i mit einem und demselben Radius r Kreise beschreiben, die K_0, K_1, K_2, ... heissen sollen. Der Kreis K_i wird durch die Substitution V_i aus K_0 entstehen, und das gesamte Kreissystem wird durch die Substitutionen der Gruppe Γ in sich transformiert werden.

Ist r hinreichend klein gewählt, so werden keine zwei unter den Kreisen K mit einander collidieren. Doch denke man sich nunmehr den Radius r zu gleicher Zeit bei allen Kreisen K wachsend. Der einzelne von C_i auslaufende Strahl soll dabei jedoch nur so lange wachsen, als er noch freies, d. h. von andern Strahlen noch nicht besetztes Gebiet antrifft. Äquivalente Strahlen werden dabei immer zu gleicher Zeit das Ende ihres Wachstums erreichen, wie denn überhaupt die ganze Figur in jedem Augenblicke durch die gesamten Substitutionen von Γ in sich selbst transformiert wird oder auf ebenso viele Arten im Sinne der projectiven Maassbestimmung mit sich selbst congruent ist. Den hiermit eingeleiteten Process setzen wir so lange fort, bis er sein natürliches Ende erreicht.

Wir untersuchen nun die Gestalt desjenigen Bereiches, der von den Strahlen eines einzelnen Centrums, etwa des Punktes C_m, bedeckt ist. Es möge der um das Centrum C_m sich concentrisch erweiternde Kreis mit dem entsprechend wachsenden Kreise um C_n zur Berührung kommen. Bei Fortführung des Processes wird sich alsdann zwischen den beiden zu C_m und C_n gehörenden Bereichen eine *geradlinige* Grenze einstellen, die im Mittelpunkt der Verbindungsgeraden $\overline{C_m C_n}$ gegen diese senkrecht verläuft, d. i. diesen Mittelpunkt mit dem ausserhalb der Ellipse gelegenen Pole der Geraden $\overline{C_m C_n}$ verbindet. Solche geradlinige Grenzen stellen sich natürlich zu gleicher Zeit für alle Strahlenbüschel ein.

Man verfolge nun die Ausgestaltung der geradlinigen Begrenzung zweier Nachbarbereiche. Die Gerade wird vom anfänglichen Berührungspunkte beider Kreise zunächst nach beiden Seiten hin mit gleicher Geschwindigkeit wachsen. Sie wird aber nach der einen oder anderen Richtung hin einen Endpunkt bekommen, falls sich zwischen die beiden concentrisch wachsenden Kreisscharen eine dritte oder vielleicht auch mehrere weitere zu gleicher Zeit einschieben. Mit Hilfe der beige-

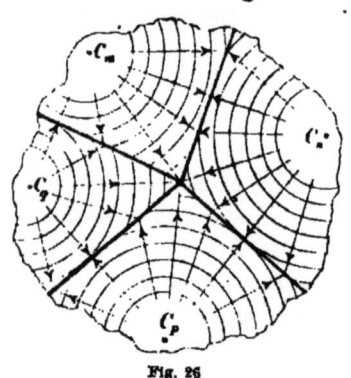

Fig. 26

fügten, übrigens nur schematischen Figur 26 wird man sich den fraglichen Vorgang leicht veranschaulichen können. Wie sich die Verhältnisse im Falle der Modulgruppe gestalten, werden wir sogleich weiter verfolgen. In Figur 26 sind es vier·benachbarte Bereiche, welche gegen einander wachsen; dementsprechend laufen vier geradlinige Grenzen in einem Endpunkte zusammen. Man wolle sich gleich an-·merken, *dass dieser Endpunkt von den vier Centren C_m, C_n, C_p, C_q gleich weit entfernt ist, und dass die Eckenwinkel der vier Bereiche nothwendiger Weise concav sind.*

Es hat übrigens keinerlei Schwierigkeit, eine geradlinige Grenze zweier Bereiche nötigenfalls bis an die Ellipse heran oder gar über dieselbe hinaus wachsen zu lassen. Man hat zu diesem Ende nur zuzulassen, dass die Radien r der Kreise K unendlich gross bez. darüber hinaus rein imaginär werden. Wie wir sogleich noch ausführlicher sehen, ist dieses Vorkommnis charakteristisch für den Fall, dass die Gruppe bereits auf der absoluten Ellipse selbst eigentlich discontinuierlich ist. Will man sich im letzteren Falle auf das Ellipseninnere beschränken, so würde die Ellipse selbst an der Begrenzung jedes einzelnen Bereiches mit einem oder mehreren Bogenstücken teilhaben.

Am Schlusse des eingeleiteten Processes wird der einzelne Bereich rings von benachbarten Bereichen umgeben sein, die sich ohne Lücke an einander reihen, und von denen keine zwei mit einander collidieren, d. h. über einander greifen. Alle Bereiche sind mit einander congruent und gehen durch die Substitutionen von Γ aus einem unter ihnen hervor. Ein einzelner dieser Bereiche, z. B. der mit dem Centrum C_0, kann demnach als Discontinuitätsbereich der Gruppe Γ benutzt werden. Wir benennen ihn als *normalen Discontinuitätsbereich* oder kurz *Normalpolygon* der Gruppe und bezeichnen ihn symbolisch durch P_0, während durch die Substitution V_i aus P_0 der Bereich P_i hervorgehe. Es hat sich somit ergeben: *Das Ellipseninnere der projectiven Ebene gestattet, der Gruppe Γ entsprechend, eine reguläre Einteilung in lauter äquivalente centrierte und geradlinige Normalpolygone, welche mit lauter concaven Winkeln ausgestattet sind und offenbar einfachen Zusammenhang besitzen.* Falls Γ schon auf der Ellipse selbst eigentlich discontinuierlich ist, wird P_0 über die Ellipse hinausragen, wie wir schon andeuteten. Will man in diesem Falle unter P_0 nur den im Ellipseninnern gelegenen Teil des Normalpolygons verstehen, so wird freilich die Ellipse selbst an der Berandung des einzelnen Polygons teilhaben, und alsdann erfährt die Geradlinigkeit der Begrenzung eine ersichtliche Einschränkung. Man merke noch an, dass das Normalpolygon und damit die ganze Reihe der weiteren Polygone der Einteilung durch das Centrum C_0 *eindeutig* bestimmt ist und also, den verschiedenen Lagen von C_0 entsprechend, *auf ∞^2 Weisen wählbar* ist.

Die Übertragung der gewonnenen Ergebnisse auf diejenigen Rotationsgruppen, denen die elliptische oder parabolische Ebene zu Grunde liegt, vollzieht sich ohne Schwierigkeit. Die Verhältnisse liegen hier insofern noch einfacher, als die *ganze* Ebene bez. im elliptischen Falle die ganze Doppelebene mit einer regulären Teilung versehen erscheint.

§ 5. Von den Ecken und Kanten der Normalpolygone bei Hauptkreisgruppen. Erster Teil: Die Ecken im Ellipseninnern.

Die weitere Ausgestaltung der Theorie der Normalpolygone betrifft in erster Linie die Ecken derselben. Man hat hierbei zu unterscheiden, ob der einzelne Eckpunkt Fixpunkt einer in der Gruppe enthaltenen Substitution ist oder nicht. Im letzteren Falle sprechen wir von einer *zufälligen Ecke*, eine Bezeichnung, die dem Umstande entsprechen soll, dass die Lage der zufälligen Ecken von der Auswahl des Centrums C_0 abhängig ist. Die übrigen Ecken werden wir je nach der zugehörigen Substitution als *elliptische, parabolische* und *hyperbolische Ecken* benennen. Nur die zufälligen und die elliptischen Ecken liegen im Ellipseninnern; von ihnen handeln wir zunächst.

Es wird gut sein, hier am Beispiele der Modulgruppe vorab die Gestalt der Normalpolygone zu erläutern; diesem Zwecke soll die beigefügte Figur 27 dienen, die sich an Figur 18 pg. 75 anschliesst. Der Punkt C_0 ist hier in einem schraffierten Elementardreieck angenommen; die mit C_0 äquivalenten Punkte $C_1, C_2, \ldots$ liegen demnach gleichfalls in schraffierten Dreiecken, da es sich hier nur um Modulsubstitutionen *erster* Art handelt. Unter allen Punkten C liegt nun C_1 dem Punkte C_0 am

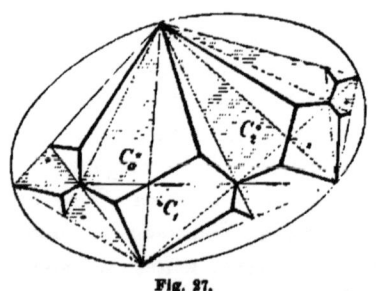

Fig. 27.

nächsten, so dass wir halbwegs zwischen diesen beiden Punkten eine geradlinige Polygongrenze antreffen. Letztere Gerade verfolgen wir etwa in der Richtung nach rechts so lange, bis die erlangte Entfernung von C_0 (und C_1) gleich der Entfernung von einem weiteren nun nächstgelegenen Punkte C (hier C_2) geworden ist.

In diesem Augenblick haben wir offenbar eine zufällige Ecke erreicht; und wie man in Figur 27 nachsehen wolle, liegt je eine solche Ecke im einzelnen nicht-schraffierten Dreieck, wobei immer *drei* Polygonseiten in einer solchen Ecke zusammenlaufen. Um diese Überlegung sogleich für eine beliebige Rotationsgruppe Γ zu verallgemeinern, so wird man auch allgemein zu erwarten haben, dass immer *drei* Polygonseiten in der einzelnen zufälligen Ecke zusammenlaufen. Man wird nämlich bei Durchlaufung einer zwischen zwei Punkten C_p, C_q sich bildenden geradlinigen Grenze im allgemeinen nur einem dritten Punkte C_r und nicht zugleich zweien am nächsten kommen. Doch wollen wir in keiner Weise ausschliessen, dass nicht auch einmal mehr als drei Seiten in einer zufälligen Ecke zusammenlaufen. Kommt dies bei particulären Lagen von C_0 vor, so wird man bei einer kleinen Veränderung der Lage von C_0 einen mehrseiti- gen Eckpunkt in mehrere dreiseitige sich auflösen sehen. Figur 28 wird dies näher erläutern.

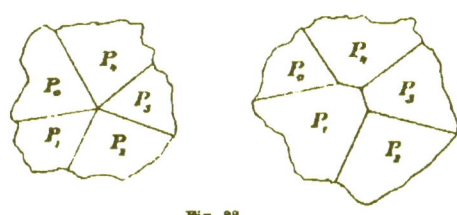

Fig. 28.

Die eben zuletzt be- folgte Schlussweise wolle man übrigens nur als eine vorläufige ansehen. In der That legt dieselbe den Satz, dass das Auftreten eines mehr als dreiseitigen Eckpunktes nur an gewisse parti- cularisierte Lagen von C_0 gebunden ist, mehr nur der Anschauung nahe, als dass sie einen einwandfreien Beweis dieser Behauptung brächte. Thatsächlich aber werden wir den in Rede stehenden Satz im Verlaufe der Specialuntersuchungen des nächsten Abschnitts präci- sieren und (abgesehen von einem übrigens elementaren Ausnahmefalle) beweisen können, und wir werden auf ihn einen wichtigen Ausbau der Theorie der Normalpolygone gründen. Doch benutzen wir diesen Satz einstweilen nicht.

In einer einzelnen zufälligen Ecke mögen nun die n Polygone $P_0, P_1, \ldots, P_{n-1}$ zusammenstossen und dortselbst die durchweg con- caven Winkel $\vartheta_0, \vartheta_1, \ldots, \vartheta_{n-1}$ bilden. Wie in Figur 29 für $n = 3$ ausgeführt ist, wollen wir die Ecke in der Pfeilrichtung umkreisen und unter- scheiden dabei für jede einzelne Polygon- grenze in der angedeuteten Weise zwi- schen zwei Ufern $u_0, v_0, u_1, v_1, \ldots, v_{n-1}$. Überdies erinnern wir daran, dass es die Substitutionen $V_1, V_2, \ldots, V_{n-1}$ der zu- grundeliegenden Gruppe sind, welche P_0 in $P_1, P_2, \ldots, P_{n-1}$ transformieren.

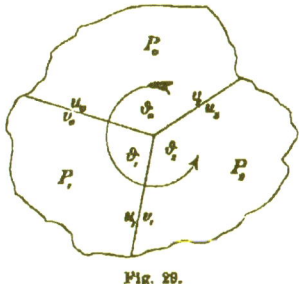

Fig. 29.

Das einzelne unter unseren Poly- gonen, z. B. P_0, wird nun, als mit jedem der Polygone $P_1, \ldots, P_{n-1}$ äquivalent, weitere $(n-1)$ zufällige Ecken besitzen, deren Winkel $\vartheta_1', \vartheta_2', \ldots, \vartheta_{n-1}'$ bez. mit $\vartheta_1, \vartheta_2, \ldots, \vartheta_{n-1}$ gleich sind, indem sie aus letzteren bez. durch die Substitutionen $V_1^{-1}, V_2^{-1}, \ldots, V_{n-1}^{-1}$ hervor- gehen. In Fig. 30 ist dies für $n = 3$ näher erläutert, und speciell werden durch die Substitution V_k^{-1} die beiden dem Polygon P_k angehörenden Ufer v_{k-1} und u_k in die mit ihnen äquivalenten Ufer v_{k-1}' und u_k' von

P_0 übergeführt. Wollen wir nun noch der Gleichmässigkeit wegen u_0' und v_{n-1}' für u_0 und v_{n-1} schreiben und setzen übrigens $V_0 = V_n = 1$, so geht ersichtlich die zu u_k' gehörende Seite von P_0 in diejenige von v_k' durch die der Gruppe angehörende Substitution $V_{k+1}^{-1} V_k$ über; der

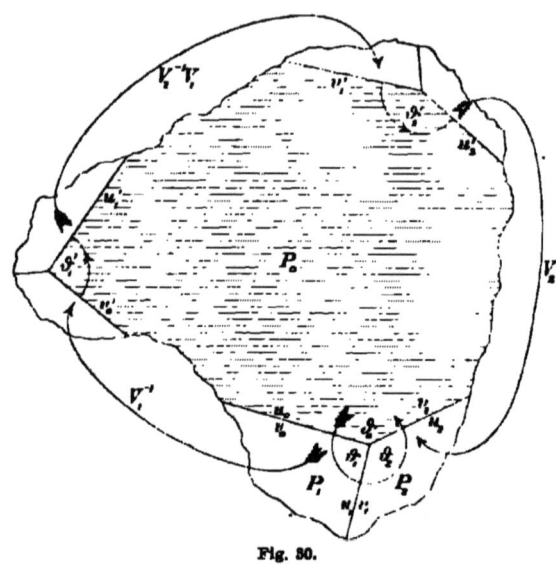

Fig. 30.

anfänglich um die zufällige Ecke beschriebene Kreis zerlegt sich aber, wie in Figur 30 angedeutet, in n Kreissegmente durch die Winkel $\vartheta_0', \vartheta_1', \vartheta_2', \ldots, \vartheta_{n-1}'$.

Die angestellte Untersuchung hat solcherweise als Resultat ergeben: *Die zufälligen Ecken der Normalpolygone gehören zu dreien (bez. zu $n > 3$) in Cyclen zusammen. Die sechs (bez. $2n$) Schenkel der Winkel eines einzelnen Cyclus sind zu Paaren einander durch Substitutionen der Gruppe zugeordnet, und zwar geht dabei die einzelne Polygonseite gerade ohne Rest und ohne Überschuss in die zugeordnete Seite über. Die drei (bez. n) Ecken des einzelnen Cyclus haben alle gleiche Entfernung vom Polygoncentrum C_0; die Winkel des Cyclus sind ohne Ausnahme concav und haben 2π zur Summe.* Im Falle der Modulgruppe tritt, wie Figur 27 zeigt, nur ein Cyclus zufälliger Ecken ein.

Um die elliptischen Ecken in entsprechender Weise zu behandeln, fassen wir die innerhalb der Gruppe gleichberechtigten cyclischen Untergruppen elliptischer Substitutionen in gewohnter Weise in eine Classe zusammen. Der einzelnen Classe gehört alsdann ein System äquivalenter elliptischer Fixpunkte im Innern der Ellipse an, so dass wir auch von einer „Classe elliptischer Fixpunkte" sprechen dürfen.

Es wird nun stets möglich sein, das Centrum C_0 so anzunehmen, dass demselben nur einer und nicht zugleich zwei Fixpunkte aus einer vorgelegten Classe am nächsten liegen. P_0 wird dann an diesen Fixpunkt heranwachsen und jedenfalls an keinen anderen Fixpunkt der gleichen Classe, da letztere Fixpunkte anderen Centren C näher gelegen sind. Wir schliessen: *Das Normalpolygon P_0 wird sich bei zweckmässiger Auswahl von C_0 an je einen Fixpunkt aus der einzelnen Classe elliptischer Fixpunkte mit einer Ecke heranziehen.* Die Classenanzahl elliptischer Untergruppen ist sonach geradezu durch die Anzahl elliptischer Ecken von P_0 gegeben.

Doch betrachte man die Umgebung einer einzelnen elliptischen Ecke von P_0 noch etwas näher und bezeichne die Ecke zu diesem Ende für den Augenblick abgekürzt durch E. Hat die zugehörige elliptische Untergruppe die Ordnung ν, so giebt es ausser C_0 insgesamt noch weitere $(\nu-1)$ Centren, etwa $C_1, C_2, \ldots, C_{\nu-1}$, welche dem Punkte E mit C_0 gleich nahe liegen, und welche durch die Substitutionen der Untergruppe aus C_0 hervorgehen. Lässt man nun die Polygonteilung nach der Methode des vorigen Paragraphen entstehen, so bilden sich offenbar ν Gerade immer halbwegs zwischen den Punkten $C_0, C_1, \ldots, C_{\nu-1}$, und es werden diese Geraden im Punkte E zusammenlaufen, wobei je zwei auf einander folgende den Winkel $\frac{2\pi}{\nu}$ bilden. Es folgt somit: *Der Winkel, welchen das Normalpolygon P_0 an dem einen elliptischen Eckpunkte aus der einzelnen Classe aufweist, ist $\frac{2\pi}{\nu}$, wenn ν die Ordnung der zugehörigen cyclischen Untergruppe ist; die beiden diesen Winkel bildenden Polygonseiten werden durch die erzeugende elliptische Substitution der cyclischen Untergruppe gerade ohne Rest und ohne Überschuss in einander übergeführt.* Das Normalpolygon der Figur 27 pg. 110 weist zwei Ecken der besprochenen Art auf; bei einer unter ihnen (der Classe der zu $\zeta = i$ gehörenden Eckpunkte der Modulteilung entsprechend) tritt der Winkel π auf, so dass diese Ecke äusserlich nicht weiter hervortritt.

Für specielle Lagen von C_0 kann es eintreten, dass mehr als eine Ecke aus der einzelnen Classe dem Centrum C_0 am nächsten liegen. Die nun eintretenden Verhältnisse wolle man sich an dem der Modulgruppe entnommenen Beispiel der Figur 31 (pg. 114) deutlich machen. Links ist der allgemeine Fall skizziert; rechter Hand ist das Centrum C_0 auf die Symmetrielinie des Doppeldreiecks getreten, wobei nun ersichtlich zwei elliptische Eckpunkte aus der zu $\nu = 3$ gehörenden Classe C_0 gleich nahe sind. P_0 wird sich nun an zwei Ecken aus der Classe je nur noch mit den Winkeln $\frac{\pi}{3}$ heranziehen, und diese beiden Ecken werden sich nach Art der oben bei den zufälligen Ecken beschriebenen Verhältnisse zu einem Cyclus zusammenschliessen. Man mache sich noch an Figur 31 klar, wie beim Eintritt des fraglichen Specialfalles zufällige Ecken in elliptische übergehen bez. mit solchen verschmelzen. Im übrigen brauchen wir diesen Gegenstand wegen seines particulären Charakters nicht weiter im einzelnen zu verfolgen.

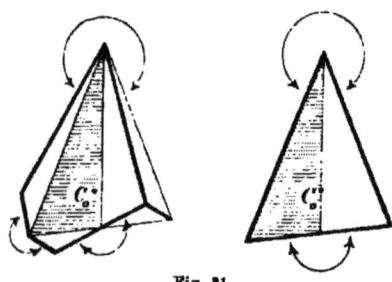

Fig. 31.

Für die Rotationsgruppen mit einem innerhalb oder auf der Kugel des hyperbolischen Raumes gelegenen Centrum, d. h. für die Gruppen der elliptischen und parabolischen Ebene gelten die vorstehenden Betrachtungen ohne weiteres mit. Sie sind für diese Gruppen sogar erschöpfend; denn die zugehörigen Polygone zeigen einzig zufällige und elliptische Ecken, wenn wir von zwei elementaren Gruppen des parabolischen Falles (den cyclischen Gruppen und den später als parabolische Diedergruppen zu bezeichnenden Gruppen) absehen. Bei den Hauptkreisgruppen können aber auch noch Ecken der Normalpolygone auf und ausserhalb der Ellipse der projectiven Ebene auftreten, wofür die Modulgruppe ja schon ein Beispiel abgiebt; von diesen Ecken handeln wir im nächsten Paragraphen.

§ 6. Von den Ecken und Kanten der Normalpolygone bei Hauptkreisgruppen. Zweiter Teil: Die Ecken auf und ausserhalb der Ellipse.

Eine vorgelegte Gruppe Γ vom Typus der Hauptkreisgruppen möge parabolische Substitutionen enthalten; eine unter ihnen nennen wir V und ihren auf der Ellipse gelegenen Fixpunkt E. Wir ziehen nach Vorschrift von Figur 11 pg. 68 einen Discontinuitätsbereich für V, eingegrenzt durch zwei von E ausziehende Gerade, welche im Sinne der Maassbestimmung den Winkel Null mit einander bilden, aber einen bestimmten endlichen Abstand von einander haben. Zwei im Innern der Ellipse auf diesen beiden Geraden gelegenen Punkte verbinden wir wieder durch eine Gerade und haben so vom Discontinuitätsbereich der parabolischen Substitution ein Dreieck mit der Spitze E abgeschnitten; dies Dreieck nennen wir kurz $\varDelta$.

Es gilt nun vorab folgenden Satz festzustellen: *Im Dreieck $\varDelta$ kann nur eine endliche Anzahl der Punkte C_0, C_1, ... unseres gesamten*

Systems äquivalenter Polygoncentren gelegen sein. Gäbe es nämlich unendlich viele Punkte C in $\varDelta$, so müssten dieselben einen Grenzpunkt haben, und dieser könnte zufolge der eigentlichen Discontinuität unserer Gruppe nur der Punkt E sein. Doch lässt sich dies als unmöglich nachweisen.

Wir führen zu diesem Zwecke vorübergehend die Veränderliche ζ ein und zwar so, dass $\zeta = \infty$ in E und $\zeta = i$ in C_0 stattfinden; ζ ist hierdurch offenbar eindeutig bestimmt. Die ζ-Substitutionen der Gruppe $\varGamma$ fixieren wir unimodular; speciell die Substitution V hat die Gestalt $\zeta' = \zeta + b$, während die mit C_0 äquivalenten Punkte C_1, C_2, ...:

$$(1) \qquad \zeta = \frac{\alpha\gamma + \beta\delta}{\gamma^2 + \delta^2} + i \cdot \frac{1}{\gamma^2 + \delta^2}$$

sind. Das Dreieck $\varDelta$ ist in der ζ-Halbebene durch zwei zur imaginären Axe parallele Gerade und unten durch ein Kreissegment eingegrenzt; nach oben zieht es sich ins Unendliche.

Innerhalb des hiermit bezeichneten Dreiecks würden wir nun in jeder noch so grossen Höhe über der reellen ζ-Axe noch Punkte C unseres Systems antreffen müssen. Zufolge (1) giebt es somit nach Auswahl einer beliebig kleinen, positiven, von null verschiedenen Zahl e innerhalb $\varGamma$ noch Substitutionen, in welchen $(\gamma^2 + \delta^2)$ und also γ und δ zugleich absolut genommen kleiner als e sind. Ist U eine solche Substitution, so bilde man die parabolische Substitution $V' = U^{-1}VU$ der Gruppe, deren Coefficienten α', β', γ', δ' explicit durch:

$$\alpha' = 1 + \gamma\delta b, \qquad \beta' = \delta^2 b, \qquad \gamma' = -\gamma^2 b, \qquad \delta' = 1 - \gamma\delta b$$

gegeben sind. Denken wir e so klein gewählt, dass $2eb$ absolut kleiner als 1 ist, so werden die drei Zahlen $\alpha' - \delta'$, β', γ' absolut zugleich $< e$ sein. Die Gruppe $\varGamma$ würde also entgegen der Annahme infinitesimale Substitutionen enthalten. Die aufgestellte Behauptung ist damit bewiesen.

Man gehe nun wieder zum Dreieck $\varDelta$ der hyperbolischen Ebene zurück. Da in $\varDelta$ nur eine endliche Anzahl von Punkten C gelegen ist, so können wir eine Bahncurve von V finden, welche zwar selbst noch durch einen und damit durch unendlich viele bezüglich V äquivalente Punkte C hindurchzieht, die jedoch von $\varDelta$ ein kleineres Dreieck mit der Spitze E abschneidet, in dessen Innerem kein Punkt C mehr anzutreffen ist. Sind die auf der fraglichen Bahncurve gelegenen Punkte unseres Systems ..., C_m, C_n, C_p, ..., so werden offenbar in der fertigen Polygonteilung des Ellipseninnern die Polygone ..., P_m, P_n, ... mit lauter äquivalenten Ecken an den Punkt E heranragen. Die Grenzlinien zwischen diesen Polygonen werden durch Anfangsstrecken derjenigen Geraden gebildet, welche von E aus nach den Mitten

der Verbindungsgeraden auf einander folgender Punkte unserer Reihe
..., C_m, C_n, ... hinziehen. Wählt man nämlich z. B. auf der von E
nach der Mitte von $\overline{C_m C_n}$ ziehenden Geraden nahe genug an E einen
Punkt, so ist nach dem Entstehungsmechanismus der Polygonteilung
deutlich, dass jener ausgewählte Punkt durch die von den Centren C_m
und C_n ausstrahlenden Geraden und durch keine anderen erreicht wird.

Die bisherigen Betrachtungen geben die Basis ab, auf welcher
die weitere Untersuchung der parabolischen Ecken nun genau so einfach wird, wie diejenige der elliptischen. Das Ausgangspolygon P_0
gehört entweder der Reihe ..., P_m, P_n, ... bereits an oder es wird
eine mit E äquivalente Ecke aufweisen. Teilen wir die cyclischen
Untergruppen aus parabolischen Substitutionen in Classen ein, so ergiebt sich als Resultat: *Das Normalpolygon P_0 zieht sich mit einer
Spitze vom Winkel null, aber bestimmtem Abstande der begrenzenden Seiten
an je einen Fixpunkt aus der einzelnen Classe parabolischer Fixpunkte
der Gruppe Γ heran. Die beiden diese Ecke bildenden Polygonseiten
sind gerade ohne Rest und Überschuss durch die parabolische Erzeugende
der fraglichen cyclischen Untergruppe in einander transformierbar.* Man
vergl. hierzu die in Figur 27 pg. 110 skizzierten Verhältnisse bei der
Modulgruppe.

Hinzuzusetzen ist nur noch, dass auch bei den parabolischen Ecken
ein der Figur 31 pg. 114 entsprechender Ausnahmefall für particuläre
Lagen von C_0 eintreten kann. Statt allgemeiner Erörterungen begnügen

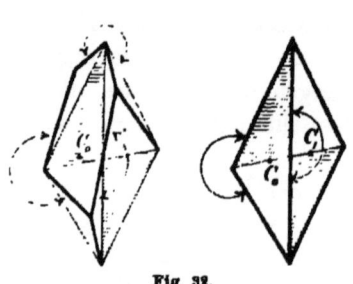

wir uns wieder mit der Angabe
eines der Modulgruppe entnommenen Beispiels. In Figur 32 wurde
der Punkt C_0 rechter Hand wieder
auf einer Symmetrielinie der Modulteilung angenommen. Das Normalpolygon P_0 hat hier zwei parabolische Spitzen, die zu einem Cyclus
zusammengehören. Verlässt C_0 die
Symmetrielinie, so geht eine der
beiden parabolischen Ecken in eine

Fig. 32.

zufällige Ecke über, während für die andere die Angaben des vorhin
formulierten allgemeinen Satzes ohne Einschränkung gelten.

Eine hyperbolische Substitution V hat drei Fixpunkte, von denen
einer ausserhalb der Ellipse gelegen ist, während die beiden anderen
die Schnittpunkte der Ellipse mit der Polare des ersteren sind. Man
wolle C_0 erstlich allein durch die hyperbolische Substitution V der
Gruppe sowie durch die Potenzen von V transformieren, wodurch die

Punkte C_1, C_{-1}, C_2, C_{-2}, ... entstehen mögen, die auf einer Bahncurve der Substitution V gelegen sind. Auf dieses Punktsystem wende
man vorab allein erst die im vorletzten Paragraphen geschilderte Constructionsweise der Normalpolygone
an. Es entstehen die in Figur 33
skizzierten Discontinuitätsbereiche der
aus V zu erzeugenden cyclischen Untergruppe, welche genau die bereits
von Figur 10 pg. 67 her bekannte
Gestalt haben. Gehen wir nun auf
das gesamte Punktsystem C zurück,
so ist evident, dass P_0 über den
um C_0 soeben abgegrenzten Discon-
tinuitätsbereich nirgends hinausgreifen kann. Wir schliessen: *Das
Normalpolygon P_0 kommt einem auf der Ellipse gelegenen hyperbolischen
Fixpunkte niemals nahe; es hat insbesondere keine auf der Ellipse gelegene
hyperbolische Ecke.* Es tritt damit ein wichtiger Unterschied zwischen
den elliptischen und parabolischen Fixpunkten einerseits und den hyperbolischen andrerseits in Geltung, ein Umstand, auf den wir noch wiederholt zurückkommen.

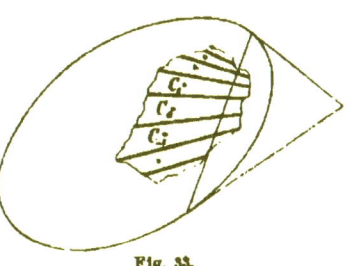

Fig. 33.

Die Untersuchung der ausserhalb der Ellipse gelegenen hyperbolischen Fixpunkte nötigt uns auf die in § 3 pg. 102 besprochene Einteilung der Gruppen der hyperbolischen Ebene in zwei Gattungen zurückzugreifen, je nachdem dieselben auf der Ellipse uneigentlich oder eigentlich discontinuierlich sind. Liegt uneigentliche Discontinuität auf der
Ellipse vor, so ist letztere überall dicht von hyperbolischen Fixpunkten (eventuell auch von parabolischen) besetzt. Es kann nun kein
endliches Stück der Ellipse in oder auch nur auf der Grenze von P_0
gelegen sein. Vielmehr kann das Normalpolygon die Ellipse nur noch
in Eckpunkten erreichen, und wir wollen hier die Annahme machen,
dass P_0 nicht unendlich viele Eckpunkte auf der Ellipse aufweist. Die
auf der Ellipse gelegenen Ecken ordnen sich nun in der wiederholt
beschriebenen Art zu endlich vielen in Cyclen zusammen, und die
Betrachtung der Polygonteilung in der Umgebung einer einzelnen Ecke
lässt unmittelbar den parabolischen Charakter derselben erkennen.
Wir formulieren insbesondere das folgende Resultat: *Ist unsere Gruppe
auf der Ellipse uneigentlich discontinuierlich und hat P_0 endliche Seitenanzahl, so kommt das Normalpolygon P_0 der Ellipse nirgendwo nahe
oder erreicht dieselbe doch nur in parabolischen Spitzen, je nachdem die
Gruppe parabolische Substitutionen nicht aufweist oder solche in ihr enthalten sind.* Für den Fall unendlich grosser Seitenanzahl bleibt dieser

Satz niemals bestehen; dieser Fall wird auch in der Folge häufig auszuschliessen sein, was jedesmal ausdrücklich hervorgehoben wird.

Wir nehmen endlich an, die vorgelegte Gruppe sei auf der Ellipse eigentlich discontinuierlich. Es giebt nun auf der Ellipse endliche Strecken, die von Fixpunkten gänzlich frei sind. Eine solche Strecke greifen wir auf und wählen sie sogleich so gross, dass sie zwar selbst keine zwei äquivalente Punkte aufweist, dass aber jede Vergrösserung derselben Paare äquivalenter Punkte auf ihr liefern würde*). Die Endpunkte der Strecke werden durch eine hyperbolische Substitution V der Gruppe correspondieren; denn wir haben eine Gruppe erster Art, und würde sich hier eine parabolische oder elliptische Substitution V ergeben, so würde die wiederholte Reproduction des auf der Ellipse abgeschnittenen Segmentes vermöge V nach und nach die *ganze* Ellipse mit Segmenten bedecken. Es würden somit neben 1, $V^{\pm 1}$, $V^{\pm 2}$, .. in Γ keine weiteren Substitutionen vorkommen, und also würde man in der Gesamtgruppe eine cyclische Gruppe erkennen, was wir hier doch ausschliessen werden. Die auf der Ellipse gelegenen Fixpunkte der hyperbolischen Substitution V mögen A und B heissen; derjenige zwischen ihnen verlaufende Bogen der Ellipse, welchem die ausgewählte Strecke angehört, ist offenbar frei von weiteren Fixpunkten.

Jetzt wolle man die Ellipsensehne $\overline{AB}$ sowie die sämtlichen mit ihr bezüglich der vorliegenden Gruppe äquivalenten Sehnen ziehen. Zufolge der eben bezeichneten Sachlage werden sich keine zwei unter diesen Sehnen schneiden; denn die erste Sehne $\overline{AB}$ wird von keiner andern getroffen und kann übrigens auch mit keiner andern einen Endpunkt gemein haben**). Durch die fraglichen Sehnen werden somit von der Ellipsenfläche unendlich viele äquivalente Ellipsenabschnitte abgetrennt, von denen keine zwei einen Punkt gemeinsam haben. Wir nehmen C_0 auf dem zur Substitution V gehörenden Abschnitt an, woselbst dann auch die mit C_0 bezüglich V äquivalenten Punkte C_1, C_{-1}, C_2, C_{-2}, .. sich finden. Unsere Punktreihe .., C_{-1}, C_0, C_1, .. darf in der Nähe der Sehne $\overline{AB}$, jedoch jedenfalls soweit im Innern des Abschnittes angenommen werden, dass die von der Auswahl von C_0 unabhängige Entfernung (C_0, C_1) jedenfalls nicht grösser ist, als die

---

*) Diese Strecke wird mit weiteren ähnlich gewählten Strecken einen Discontinuitätsbereich der Gruppe auf der Ellipse abgeben.

**) Hätte nämlich Sehne $\overline{AB}$ etwa den Punkt A mit einer zweiten Sehne gemein, so gäbe es neben V in der Gruppe eine hyperbolische Substitution U, welche mit V den Fixpunkt A gemein hat. Dann wäre $U^{-1}VUV^{-1}$ parabolisch mit dem Fixpunkt A, was nach der am Anfang des Paragraphen gegebenen Entwicklung nicht zulässig ist.

Entfernung des Punktes C_0 von einem nächst gelegenen, aber nicht der Reihe C_0, C_1, C_{-1}, ... angehörendem Punkte C.

Nunmehr wolle man die Polygonteilung in gewohnter Art entstehen lassen und benenne den ausserhalb der Ellipse gelegenen Fixpunkt der hyperbolischen Substitution V durch E. Es ist sofort evident, dass nicht nur die Mittelpunkte der geradlinigen Strecken ..., $\overline{C_{-1}C_0}$, $\overline{C_0C_1}$, ... Randpunkte werden, sondern dass von diesen Punkten nach E ein System unendlich vieler geradliniger Polygongrenzen strahlt, welche in E lauter gleichwinklige und äquivalente Polygonecken formieren. Dass dabei die Längen der von den Centren C auslaufenden Strahlen ins unendliche wachsen und imaginär werden müssen, um das Ellipsenäussere zu erreichen, bietet keine Schwierigkeit; es ist das ja nur eine Folge unserer Definition des Begriffes „Länge".

Um der vorliegenden Überlegung volle Allgemeinheit zu geben, lasse man nun C_0 seine Lage continuierlich ändern, jedoch stets nur im Innern der Ellipse. P_0 wird anfänglich seine hyperbolische Ecke E behalten. Hat sich indes C_0 von E soweit entfernt, dass weitere der Reihe C_0, C_1, C_{-1}, ... nicht angehörende Punkte C der Ecke E gleich nahe gekommen sind*), so hat sich inzwischen eine zufällige Ecke von P_0 über den zur Sehne $\overline{AB}$ gehörenden Ellipsenabschnitt hinaus ins Ellipsenäussere begeben und ist zur hyperbolischen Ecke E geworden. Es liegt der Übergangsfall vor, den wir für elliptische und parabolische Ecken in den Figuren 31 und 32 (pg. 114 und pg. 116) illustrierten, d. h. das Polygon P_0 hat für den Augenblick zwei hyperbolische Ecken E und E' der gleichen Classe. Bei weiterem Fortschreiten von C_0 behält P_0 allein die Ecke E' als hyperbolische bei, während die bisherige in E von dort fortrückt und in eine zufällige Ecke übergeht.

Wir entnehmen aus dieser Überlegung, *dass im vorliegenden Falle offenbar auch auf und ausserhalb der Ellipse zufällige Ecken von P_0 vorkommen können.* Vor allem aber haben wir die gesamten in der vorgelegten Gruppe enthaltenen Classen cyclischer Untergruppen aus hyperbolischen Substitutionen in zwei Gattungen zu zerlegen, je nachdem die auf der Ellipse gelegenen Fixpunkte einer Substitution der Classe durch weitere Fixpunkte getrennt sind oder nicht. *Das Normalpolygon P_0 wird sich bei zweckmässiger Annahme von C_0 an je einen (ausserhalb der Ellipse gelegenen) Fixpunkt aus den Classen der*

---

*) Es sei daran erinnert, dass die von E äquidistanten Punkte auf einer Bahncurve der hyperbolischen Substitution V liegen.

*ersteren Gattung mit einer hyperbolischen Ecke heranziehen, und die
beiden zugehörigen Kanten von P_0 werden durch die zugehörige hyperbolische Erzeugende der cyclischen Untergruppe genau in einander transformierbar sein; demgegenüber sieht P_0 niemals an einen Fixpunkt der
zweiten Gattung heran.* Soll übrigens die Seitenanzahl von P_0 endlich
sein, so muss natürlich die Classenanzahl erster Gattung gleichfalls
endlich sein.

Wie wir sahen, sind die Seiten des Normalpolygons zu Paaren
auf einander durch Substitutionen der Gruppe bezogen. Man bemerke
*noch, dass die Seiten jedesmal Niveaulinien der zugehörigen Substitutionen
darstellen.* Für je zwei solche Seiten, welche eine nicht-zufällige Ecke
einschliessen und also benachbart sind, ist dies unmittelbar evident;
aber auch für solche Seiten, die je zwei zufällige Ecken zu Endpunkten
haben, und die somit ihren zugeordneten Seiten nicht benachbart sind,
beweist man den ausgesprochenen Satz ohne Mühe aus dem oben ausführlich geschilderten Entstehungsmechanismus der Normalpolygone.

Die Theorie der Normalpolygone für Rotationsgruppen ist hiermit
in ihren Grundlinien dargelegt. Den weiteren Ausbau behalten wir
uns bis in die Specialentwicklungen des folgenden Abschnitts vor, wo
der Begriff des Normalpolygons zu einem weittragenden Fundamente
wird.

§ 7. Die Normalpolyeder im hyperbolischen Raume und deren Gestaltung im Kugelinneren.

Die Übertragung der bisherigen Untersuchungen auf den hyperbolischen Raum führt uns zu Ergebnissen, welche zunächst denjenigen
in der projectiven Ebene analog sind, im weiteren Verfolg sich aber
weit mannigfacher gestalten. Die neuen Betrachtungen werden dabei
für die gesamten ζ-Gruppen ohne infinitesimale Substitutionen gültig
sein, wenngleich wir sie natürlich in erster Linie auf diejenigen Gruppen
anwenden werden, für welche die projective Ebene eine unzulängliche
Grundlage ist*).

Da die elliptischen Axen das Kugelinnere des hyperbolischen
Raumes nicht überall dicht durchziehen, so können wir C_0 als nicht
auf einer elliptischen Axe gelegen annehmen. Im übrigen möge C_0
im Kugelinneren liegen, und es werden die äquivalenten Punkte C_0,
C_1, ... durchgehends in endlichen Entfernungen von einander gelegen
sein. Man construiere nun zu gleicher Zeit um alle Centren C Kugeln

---

*) Vergl. hierzu auch die Bemerkungen von Dyck in den Berichten der Kgl.
Sächsischen Gesellschaft der Wissenschaften von 1884, pg. 61 ff.

mit gleich grossen Radien und lasse diese Radien zu gleicher Zeit bei allen Kugeln wachsen. Indem man auch im übrigen ganz analog wie früher in der projectiven Ebene den Process sich entwickeln lässt und zugleich die Mannigfaltigkeit in der Auswahl des ersten Centrums C_0 beachtet, entspringt offenbar folgendes Ergebnis: *Zu jeder Gruppe ohne infinitesimale Substitutionen gehört eine reguläre Einteilung des hyperbolischen Raumes bes. des Kugelinneren in einfach zusammenhängende Normalpolyeder Π_0, Π_1, Π_2, ..., von denen jedes einzelne, etwa Π_0, als Discontinuitätsbereich der Gruppe angesehen werden kann. Die Normalpolyeder sind in den Punkten C centriert, sie sind ebenflächig, und ihre Kantenwinkel und Ecken sind concav. Die Polyederteilung lässt sich für die einzelne Gruppe auf ∞^3 Weisen auswählen.* Es wird natürlich keineswegs ausgeschlossen, dass die Polyeder vorkommendenfalls bis zur Kugel und über dieselbe hinaus wachsen; wir kommen sogleich ausführlicher hierauf zurück.

Um vorab die Gestaltung der Polyeder im Kugelinneren zu verfolgen, so werden wir die hier eintretenden Kanten in *zufällige* und *elliptische* einteilen. Die zufälligen Kanten werden ihre Lage mit C_0 ändern; und es gilt auch im übrigen für dieselbe eine Theorie, welche sich derjenigen der zufälligen Polygonecken in § 5 (pg. 110 ff.) durchaus analog anschliesst. Man gewinnt als Ergebnis: *Die zufälligen Kanten des Normalpolyeders Π_0 gehören im allgemeinen zu drei (oder bei besonderer Annahme von C_0 möglicher Weise zum Teil auch zu $n > 3$) in Cyclen zusammen, indem die zugehörigen sechs (bez. 2n) Polyederseiten ohne Rest und Überschuss durch Substitutionen der Gruppe paarweise in einander transformierbar sind. Die Summe der durchgehends concaven Kantenwinkel eines solchen Cyclus ist 2π. Die Abstände des Punktes C_0 von den Kanten eines Cyclus sind einander gleich.*

Wir reihen hieran sogleich die Besprechung der *zufälligen Ecken* des Normalpolyeders Π_0, in welchen mehrere zufällige Kanten zusammenlaufen. Auch hier wird man die Analogie zu den früheren Überlegungen sofort überblicken und gelangt zu folgenden Ergebnissen: *Die zufälligen, d. h. mit C_0 veränderlichen Polyederecken sind concav und im allgemeinen dreiseitig; sie ordnen sich nach Maassgabe der Zusammengehörigkeit der sie einschliessenden Polyederseiten im allgemeinen zu vieren zusammen, doch können diese Zahlen bei besonderer Annahme von C_0 auch übertroffen werden. Zusammengehörige zufällige Ecken von Π_0 zeigen vom Centrum C_0 gleiche Entfernung, und die zugehörigen räumlichen Ecken lassen sich so an einander fügen, dass sie alsdann die räumliche Umgebung ihrer gemeinsamen Spitze gerade vollständig ausfüllen.*

Die cyclischen Untergruppen aus *elliptischen* Substitutionen sowie auch die zugehörigen Axen teilen wir wieder in Classen ein. *Das Polyeder Π_0 wird sich wenigstens an eine Axe aus der einzelnen Classe heranziehen. Aber es ist durchaus nicht gesagt, dass sich Π_0 nur an eine einzige Axe aus der einzelnen Classe heranzieht.* Man muss sich nämlich vorstellen, dass die einzelne elliptische Axe im allgemeinen aus mehreren, und nicht durchweg äquivalenten, Polyederkanten besteht, und dass dementsprechend umgekehrt mehrere elliptische Kanten des einzelnen Polyeders Π_0 auf äquivalente Substitutionen führen. Man kann auch sagen, dass verschiedene elliptische Axen derselben Classe jeweils mit Stücken, die für sich genommen inäquivalent sind, am Polyeder Π_0 participieren. *Dass der Kantenwinkel von Π_0 in einer elliptischen Kante im allgemeinen $\frac{2\pi}{\nu}$ ist, wo ν die Ordnung der zugehörigen Untergruppe ist, und dass die beiden jene Kante einschliessenden Polyederseiten durch die Erzeugende dieser Untergruppe genau in einander transformierbar sind,* folgt fast unmittelbar. Wenn bei Bewegung des Centrums C_0 eine elliptische Axe aufhört, längs einer Strecke Polyederkante zu sein, so ist dies nach Analogie des Verhaltens der elliptischen Punkte in der Ebene zwar einmal dadurch möglich, dass eine bisherige elliptische Kante in eine zufällige Kante übergeht. Aber es kommt nach den eben gemachten Darlegungen hier andrerseits vor, dass die elliptische Kante von Π_0 durch Zusammenrücken zweier auf ihr gelegenen Ecken als Kante von Π_0 verschwindet, während in der Polyederteilung, als Ganzes betrachtet, die elliptische Axe, auf welcher die eben gemeinte Kante lag, durchaus bestehen bleibt.

Eine elliptische Axe ist, wie wir schon andeuteten, längs ihres *ganzen* im Kugelinneren gelegenen Verlaufs aus Polyederkanten zusammengesetzt; es liegt hierin ein wesentlicher Unterschied gegenüber den zufälligen Kanten. Besteht eine elliptische Kugelsehne aus mehreren, vielleicht unendlich vielen, Polyederkanten, so sind letztere durch Polyederecken von einander getrennt. Laufen in einer solchen Ecke ausser der einen elliptischen Kante nur zufällige zusammen, so wollen wir sie eine *halbreguläre* nennen; demgegenüber sind die *regulären Ecken* der Polyederteilung diejenigen, in welchen wenigstens zwei, damit aber auch noch weitere elliptische Kanten zusammenlaufen. Über die halbregulären Ecken wird man auf Grund der schon durchgeführten Untersuchung der zufälligen Ecken und der elliptischen Kanten leicht weitere Angaben machen; wir betrachten demnach sogleich die regulären Ecken.

Schneiden sich im Kugelinneren zwei elliptische Axen der Gruppe, so ist der Schnittpunkt notwendig das Rotationscentrum einer Unter-

gruppe vom Typus der in der Theorie der regulären Körper auftretenden Gruppen. *Die regulären Ecken des Kugelinneren zerfallen demnach
ihrer Art nach in diedrische, tetraedrische, oktaedrische und ikosaedrische,
und an die einzelne Ecke werden sich bez. 2n, 12, 24 oder 60 Polyeder
der regulären Einteilung mit lauter sechsseitigen Ecken und drei elliptischen sowie drei zufälligen Kanten heranziehen.* Gleichberechtigte Untergruppen dieser Art und damit äquivalente reguläre Ecken vereinen wir
in eine Classe. Es gilt dann der Satz, *dass das Normalpolyeder Π_0, von
particulären Auswahlen von C_0 abgesehen, je eine reguläre Ecke aus der
einzelnen Classe aufweisen wird.* Dass übrigens bei dem einzelnen regulären Punkte *sechsseitige* Ecken auftreten, kommt auf den z. B. bei der
Modulgruppe oben (pg. 110) bereits hervorgetretenen Umstand zurück,
dass überhaupt jede Dreiecksgruppe ein sechsseitiges Normalpolygon
liefert. Wir gehen hierauf im ersten Kapitel des nächsten Abschnitts
mit Ausführlichkeit ein.

Die Picard'sche Gruppe des vorigen Kapitels kann man zur Erläuterung der vorstehenden Erörterungen benutzen. Insbesondere sei
daran erinnert, dass die damals mit Γ bezeichnete Gesamtgruppe im
Kugelinneren drei Classen regulärer Ecken darbietet; zwei davon sind
diedrisch mit $n = 2$ und $n = 3$, die dritte erwies sich als oktaedrisch.

§ 8. Die Normalpolyeder auf und ausserhalb der Kugel.

Wie bei der Behandlung der Gruppen der hyperbolischen Ebene discutieren wir nun den Fall, dass die jetzt vorliegende Gruppe *parabolische*
Substitutionen enthält. Es finden hierbei zunächst ganz ähnliche Be-
·trachtungen wie in § 6 pg. 115 statt. Eine einzelne parabolische Substitution V sei vorgelegt. Wir wollen alsdann zum vorübergehenden
Gebrauch den ζ-Halbraum heranziehen und fixieren ζ so, dass der Fixpunkt in den Unendlichkeitspunkt $\zeta = \infty$ fällt. Mögen die Coordinaten von C_0 im Halbraume ξ_0, η_0, ϑ_0 werden; es soll dann gezeigt
werden, *dass die Ordinaten ϑ der Punkte C sämtlich unter einer angeb-
baren endlichen Grenze bleiben.*

Für die Ordinaten ϑ der Punkte C berechnet man nämlich auf
Grund der pg. 55 und 56 entwickelten Formeln leicht:

$$(1) \qquad \vartheta = \frac{\vartheta_0}{\gamma\overline{\gamma}\vartheta_0{}^2 + (\gamma\xi_0 + \delta)(\gamma\overline{\xi}_0 + \overline{\delta})} .$$

Sollen nun in jeder noch so grossen Höhe über der ζ-Ebene noch
Punkte C vorkommen, so muss es Substitutionen in der Gruppe geben,
für welche der Nenner auf der rechten Seite von (1) beliebig klein
ausfällt. Dies ist offenbar nur möglich, wenn sich Substitutionen in

der Gruppe nachweisen lassen, bei denen die absoluten Beträge von
γ und δ zugleich beliebig klein ausfallen. Wäre dies der Fall, so
würden sich bei der Gestalt $\zeta' = \zeta + b$ von V auf Grund der schon
pg. 115 ausgeführten Rechnung infinitesimale Substitutionen in der
Gruppe nachweisen lassen. Dies aber würde den Voraussetzungen
widerstreiten.

Unter Rückkehr zum hyperbolischen Raume ziehe man nun das
System der concentrischen Kugeln in Betracht, welche den Fixpunkt
von V zum Mittelpunkte haben*); diesen Fixpunkt selbst nennen wir
kurz E, die durch ihn hindurchziehende parabolische Kante von V
heisse K; sie wird die Kugel im Punkte E berühren. Des weiteren
sind nun zwei Fälle zu unterscheiden, je nachdem nämlich E Fixpunkt
einzig einer cyclischen Untergruppe ist oder aber einer Rotationsgruppe
von demjenigen Typus, welcher bei den Bewegungen der parabolischen
Ebene auftritt. Gruppen der letzteren Gattung lernten wir bereits in
„M." I pg. 107 kennen; ihre genauere Theorie werden wir erst späterhin (im ersten Kapitel des folgenden Abschnitts) entwickeln, und wir
wollen hier insbesondere vorgreifend den Satz benutzen, dass die
Normalpolygone dieser Gruppen in der ζ-Ebene die Gestalt von *Sechsecken* darbieten.

Unter den oben construierten concentrischen Kugeln von E wird
es nun im Innern der absoluten Kugel eine erste geben, auf deren
Oberfläche Punkte C unseres Systems vorkommen, während im Innern
derselben sich keine solchen Punkte finden. Auf der Oberfläche dieser
Kugel finden sich aber mit einem Punkte C deren gleich unendlich
viele, die je nach der Natur der zu E gehörenden Untergruppe entweder auf einer Bahncurve von V angeordnet sind oder ein bezüglich
der erwähnten Rotationsuntergruppe äquivalentes Punktsystem vorstellen.

Im ersten dieser beiden Fälle mögen ..., C_p, C_q, C_r, ... die Punkte
der fraglichen einfach-unendlichen Reihe sein. Halbwegs zwischen
ihnen werden sich alsdann Seiten der zugehörigen Normalpolyeder einstellen, welche sich sämtlich in der oben mit K bezeichneten Kante
schneiden. Da weitere Polyederseiten durch E nicht hindurchgehen
können, so gilt der Satz: *Giebt es in der Gruppe cyclische parabolische
Untergruppen, die jedoch nicht in Rotationsuntergruppen der gekennzeichneten Art enthalten sind, so haben die Normalpolyeder parabolische Kanten,*

---

*) Diese Kugeln stellen sich, wie wir hier kurz in Erinnerung bringen, für das
Auge als Rotationsellipsoide dar, welche die absolute Kugel der Maassbestimmung
im Fixpunkte von V berühren.

welche sich zu beiden Seiten der zugehörigen Fixpunkte E ausdehnen. Π_0 *kann sich, ohne dass* C_0 *particulär gewählt wäre, an mehrere Kanten aus der gleichen Classe heranziehen.* Es gelten hier dieselben Bemerkungen, wie bei den elliptischen Axen des Kugelinnern, d. h. man muss sich vorstellen, dass verschiedene parabolische Axen aus derselben Classe Kanten von Π_0 liefern; diese Kanten stellen dabei inäquivalente Strecken der betreffenden Axen dar. Die Polyeder ragen hier, wie man sieht, in das Kugeläussere hinaus.

Für den zweiten Fall ist das Beispiel der Picard'schen Gruppe charakteristisch; indem man die Rotationsuntergruppe für sich allein betrachtet, bemerkt man leicht, dass an den Normalpolyedern nun parabolische Spitzen vorkommen. Es gilt offenbar der Satz, in welchem wir einen auf der Kugel gelegenen Fixpunkt von mehr als einer cyclischen parabolischen Untergruppe als einen *regulären Eckpunkt* benennen: *Das Normalpolyeder* Π_0 *sieht sich im allgemeinen an je einen auf der Kugel gelegenen regulären Eckpunkt aus der einzelnen Classe dieser Punkte mit einer sechsseitigen Spitze heran.* Über die Natur der sechs hier zusammenlaufenden Kanten (ob sie zufällig oder elliptisch sind), sowie über die Zuordnung der sechs Seitenflächen werden wir erst bei den Specialuntersuchungen im ersten Kapitel des zweiten Abschnitts nähere Angaben machen können.

Wir betrachten demnächst die auf der Kugeloberfläche gelegenen *hyperbolischen* und *loxodromischen* Fixpunkte. Es sei V eine hyperbolische Substitution der Gruppe, deren beide auf der Kugel gelegenen Fixpunkte E und E' seien. Man markiere nun zunächst alle mit C_0 bezüglich der aus V entspringenden Untergruppe äquivalenten Punkte $C_0, C_1, C_{-1}, \ldots$, welche auf einer Bahncurve von V gelegen sind. Wendet man sodann zuvörderst allein auf dieses Punktsystem die Constructionsweise der Normalpolyeder an, so stellen sich lauter ebene Grenzen ein, welche die geradlinigen Verbindungsstrecken, ..., $\overline{C_{-1}C_0}$, $\overline{C_0C_1}$, .. jeweils im Mittelpunkt senkrecht schneiden. Der um C_0 entstehende Bereich, von welchem Π_0 ein Teil ist, bleibt sowohl mit seinem Innern als mit seiner Berandung von E und E' entfernt. Die loxodromischen Substitutionen behandele man gerade so und wird zu dem nämlichen Ergebnis gelangen. Man erinnere sich nur, dass loxodromische Substitutionen mit infinitesimalem hyperbolischen Bestandteil in der Gruppe nicht vorkommen (cf. pg. 97). Es ergiebt sich: *Ein auf der Kugel gelegener hyperbolischer oder loxodromischer Fixpunkt der Gruppe kann weder im Innern, noch auf einer Seite, Kante oder in einer Ecke des Normalpolyeders liegen.*

Analog wie in § 6 (pg. 117) ist jetzt zu unterscheiden, ob die Gruppe *auf* der Kugel uneigentlich oder eigentlich discontinuierlich ist. Im ersteren Falle verläuft Π_0 durchaus im Kugelinnern und kann die Oberfläche nur in einzelnen Punkten erreichen. Machen wir für den Augenblick die beschränkende Voraussetzung, dass das Polyeder Π_0 endliche Seitenzahl hat, so kann es nur in einer endlichen Anzahl von Ecken die Kugel erreichen. Auf Grund der Zuordnung der Polyederseiten gehören diese Ecken in gewisser Ordnung zusammen; und indem man in der fertigen Polyederteilung die Umgebung einer einzelnen Ecke betrachtet, bemerkt man leicht, dass der Eckpunkt das Centrum einer Rotationsuntergruppe von dem im Anfang des Paragraphen wiederholt genannten Typus ist. Wir haben als Resultat: *Eine auf der Kugel uneigentlich discontinuierliche Gruppe, die somit im Sinne des § 3, pg. 106, im engeren Sinne als Polyedergruppe zu bezeichnen ist, hat ein durchaus im Kugelinneren verlaufendes Normalpolyeder Π_0, welches die Kugeloberfläche höchstens in regulären Eckpunkten erreichen kann; doch gilt hier die Endlichkeit der Seitenanzahl von Π_0 als Voraussetzung.* Die Picard'sche Gruppe des vorigen Kapitels giebt ein hierher gehöriges Beispiel ab.

Ist die Gruppe auf der Kugeloberfläche eigentlich discontinuierlich, d. h. handelt es sich um eine *Polygongruppe*, so dringt das Polyeder Π_0 mit einem oder mehreren Teilen in das Kugeläussere hinaus. Über die hier eintretenden Seitenflächen, Kanten und Ecken gelten ähnliche Bemerkungen, wie im Kugelinnern. Die Kanten können zufällige sein oder nicht; im letzteren Falle unterscheiden wir wieder, ob die zugehörige Substitution elliptisch, parabolisch etc. ist. Andrerseits sind die Ecken entweder zufällige oder halbreguläre oder endlich reguläre. Eine nähere Untersuchung über die Natur dieser Ecken, sowie überhaupt über die ausserhalb der Kugel gelegenen Teile von Π_0 stellen wir nicht an; doch bemerken wir, dass diese Untersuchung in den Entwicklungen der nächsten Paragraphen implicite enthalten sind.

§ 9. Das Verhalten der Polygongruppen auf der Kugeloberfläche.
Erster Teil: Allgemeines.

Wenn wir nunmehr das Verhalten der Polygongruppen auf der Kugeloberfläche ausführlich untersuchen wollen, so werden wir natürlich annehmen, dass nicht der elementare Typus der Rotationsgruppen vorliegt. Im Gegensatz zu den entsprechenden Verhältnissen in der hyperbolischen Ebene treffen wir alsdann hier im hyperbolischen Raume auf neue und ausserordentlich mannigfaltige Ergebnisse.

Es gilt zuvörderst, den folgenden Grundsatz zu beweisen, in welchem die Maassbestimmungen auf der Kugel im elementaren Sinne gemeint sind*): *Ist die Gruppe in einem Bereich von endlicher, wenn auch noch so kleiner Flächenausdehnung auf der Kugel uneigentlich discontinuierlich, so ist sie auf der Kugel nirgends eigentlich discontinuierlich.*

Man wolle nämlich im Innern des gedachten Bereiches einen Kreis von endlichem Radius zeichnen und sodann die Ebene dieses Kreises in ihrem Verlauf im Kugelinnern verfolgen. Sie wird hier durch Polyeder der das Kugelinnere erfüllenden Einteilung hindurchziehen, und man wolle zur Erleichterung der Vorstellungen ein einzelnes dieser Polyeder in das Ausgangspolyeder Π_0 transformieren. Die genannte Ebene geht dabei in eine neue Lage über, in welcher sie die Kugeloberfläche in zwei Kalotten K und K' zerlegt. Innerhalb K ist die Gruppe allenthalben uneigentlich discontinuierlich; und dies ist nach den im Anfang des Kapitels gegebenen Entwicklungen nur dadurch möglich, dass K überall dicht von Fixpunkten bedeckt ist. Lässt sich nun im Innern von K ein nicht-elliptischer Fixpunkt finden, so unterscheiden wir, ob der zweite Fixpunkt der zugehörigen Substitution gleichfalls auf K oder auf K' liegt. Im ersten Falle kann man durch hinreichend oft wiederholte Anwendung der betreffenden Substitution K' in eine gänzlich innerhalb K gelegene Kalotte überführen, und wir schliessen demnach durch Anwendung der inversen Substitution, dass auch K' allenthalben dicht von Fixpunkten bedeckt sein muss. Ist hingegen der zweite Fixpunkt der fraglichen Substitution auf K' gelegen, so können wir durch hinreichend oft wiederholte Ausübung dieser Substitution K in eine die ganze Kugel bis auf einen beliebig kleinen Rest bedeckende Kalotte transformieren, so dass wieder die ganze Kugel überall dicht von Fixpunkten besetzt sein würde. Wären aber alle in K gelegenen Fixpunkte elliptisch, so würde die schon pg. 100 durchgeführte Überlegung die Existenz von elliptischen Substitutionen in der Gruppe ergeben, deren beide Fixpunkte auf K einander beliebig nahe liegen. Wir können sie so nahe wählen, dass K' durch einmalige Ausübung der Substitution in eine gänzlich innerhalb K gelegene Kalotte übergeführt wird. Auch hier sieht man wieder, dass auch K' überall dicht von Fixpunkten bedeckt ist; und damit ist unsere Behauptung erhärtet. Wir können somit den Satz anmerken: *Bei Polygongruppen erfüllen die auf der Kugeloberfläche gelegenen Fixpunkte keinen zweifach ausgedehnten Teil dieser Oberfläche überall dicht.*

---

*) Man erinnere sich, dass vermöge der hyperbolischen Maassbestimmung des Raumes auf der Kugeloberfläche selbst eine Maassbestimmung nur erst teilweise gegeben ist, insofern freilich der Winkelbegriff, nicht aber der Begriff der Entfernung fixiert ist.

Man bringe nun die Kugel mit dem einzelnen Polyeder Π_0 zum Durchschnitt und fixiere die im Innern von Π_0 gelegenen Teile der Kugeloberfläche. Dieselben werden aus einem oder mehreren Kreisbogenpolygonen bestehen, die wir etwa $p_0, p_0', \ldots, p_0^{(\nu-1)}$ nennen, wenn ν ihre Anzahl ist. Es kann durchaus auch $\nu = \infty$ sein; doch werden wir diesen Fall zur Vermeidung zu weit gehender Complicationen nicht besonders ins Auge fassen. *Die Ecken der Kreisbogenpolygone p_0, p_0', $\ldots$, $p_0^{(\nu-1)}$ sind stets concav und entweder zufällig oder elliptisch oder endlich parabolisch; an hyperbolische oder loxodromische Fixpunkte reicht keines der Polygone heran.* Natürlich fassen wir hier überall den Begriff des Polygons in dem Sinne, dass wir nicht die aus Kreisbogen bestehende Umrisscurve damit meinen, sondern das durch diese Umrisscurve eingegrenzte Stück der Kugeloberfläche.

Es kann vorkommen, dass eine Seitenfläche des Polyeders Π_0 im Kugel*innern* überhaupt keine Kanten darbietet, dass vielmehr die sämtlichen diese Seite begrenzenden Kanten ausserhalb der Kugel liegen. Alsdann nimmt offenbar der volle Schnittkreis dieser Seite mit der Kugel an der Begrenzung eines der Polygone $p_0, p_0', \ldots$ Teil, worauf das betreffende Polygon offenbar mehrfach zusammenhängend sein wird; ein hierher gehöriges Beispiel lernten wir pg. 104 kennen. Allgemein merken wir den Satz an: *Das einzelne der Kreisbogenpolygone p_0, $p_0', \ldots$ ist einfach oder mehrfach zusammenhängend, wobei die einzelne der unterschiedenen, das Polygon begrenzenden, Kreisbogenketten auch aus einem einzigen Vollkreise bestehen kann.* Der Fall eines unendlich hohen Zusammenhangs des einzelnen Polygons ist zwar keineswegs ausgeschlossen, wird aber wieder zweckmässig bei Seite gelassen.

Man denke nunmehr die gesamte Polyederteilung $\Pi_0, \Pi_1, \ldots$ angebracht und bilde den Durchschnitt derselben mit der Kugeloberfläche. Letztere wird überdeckt erscheinen mit unendlich vielen Polygonen $p_0, \ldots, p_0^{(\nu-1)}, p_1, \ldots, p_1^{(\nu-1)}, p_2, \ldots$, von denen jedes mit einem der ν Polygone $p_0, \ldots, p_0^{(\nu-1)}$ äquivalent ist. Da die Gruppe in keinem endlichen Flächenstück der Kugel überall uneigentlich discontinuierlich ist, so ergiebt eine kurze Zwischenbetrachtung, dass Punkte, die von dem Polygonsystem der Kugeloberfläche freibleiben, nirgends ein endliches Flächenstück füllen können. Punkte der Kugeloberfläche, welche von den Polygonen nicht erreicht werden, sollen *Grenzpunkte* der Gruppe heissen. Zu den Grenzpunkten gehören insbesondere die *hyperbolischen* und *loxodromischen Fixpunkte* der Kugeloberfläche. *Auch die parabolischen Fixpunkte rechnen wir den Grenzpunkten zu,* obwohl sie Polygonecke sein können; sie können nämlich niemals im *Innern* der gleich zu betrachtenden Polygonnetze liegen, und es wird sich bei der Fortführung der Untersuchung sogleich als zweckmässig erweisen, den an der Spitze einer parabolischen Ecke gelegenen Fixpunkt nicht mehr als dem Polygon angehörig anzusehen. Es gilt alsdann der Satz: *Die ν Polygone p_0, p_0', ..., $p_0^{(\nu-1)}$ bilden einen Discontinuitätsbereich für die gesamte Kugeloberfläche, die Grenzpunkte der Gruppe allein ausgenommen.*

Die Randcurven der Polygone p_0, p_0', ..., $p_0^{(\nu-1)}$ sind paarweise einander zugeordnet, wobei je zwei einander entsprechende Randkreise durch Substitutionen der Gruppe ohne Rest und Überschuss in einander transformierbar sind. Wir müssen nun hier durchaus mit dem Vorkommnis rechnen, dass zugeordnete Randcurven verschiedenen unter den ν Polygonen angehören. Ist aber eine Seite von p_0 etwa mit einer solchen von $p_0^{(k)}$ zusammengeordnet, so ist mit p_0 ein zu $p_0^{(k)}$ äquivalentes Polygon $p_1^{(k)}$ benachbart. Man wolle alsdann im System der ν Polygone p_0, p_0', ..., $p_0^{(\nu-1)}$ das Polygon $p_0^{(k)}$ durch $p_1^{(k)}$ ersetzen und letzteres mit p_0 in eins ziehen. Durch Wiederholung dieser Maassnahme können wir die ν Polygone p_0, p_0', ..., $p_0^{(\nu-1)}$ schliesslich durch $\mu < \nu$ Polygone P_0, P_0', ..., $P_0^{(\mu-1)}$ ersetzen, *welche in demselben Sinne wie die ursprünglichen einen Discontinuitätsbereich der Gruppe liefern, und wobei nun die Seiten des einzelnen Polygons stets nur wieder Seiten des nämlichen Polygons zugeordnet sind.* Die neuen Polygone P_0, P_0', ..., $P_0^{(\mu-1)}$ sind gleichfalls von Kreisbogen begrenzt und besitzen nur zufällige oder elliptische bez. parabolische Ecken.

Auf das System der Polygone P_0, P_0', ..., $P_0^{(\mu-1)}$ wolle man nun die gesamten Substitutionen der Gruppe ausüben und findet die Kugeloberfläche bis auf die Grenzpunkte von unendlich vielen Polygonen P_0, ..., $P_0^{(\mu-1)}$, P_1, ..., $P_1^{(\mu-1)}$, P_2, ... bedeckt. Insbesondere wolle man dabei diejenigen Polygone P_1, P_2, ... verfolgen, welche sich an P_0 auf Grund der für dies Polygon gültigen Zuordnung der Kanten mittelbar oder unmittelbar anschliessen. Dieselben werden ein zusammenhängendes Netz von Polygonen bilden, das kurz durch N bezeichnet sein möge. Entsprechende Netze bilden sich um P_0', ..., $P_0^{(\mu-1)}$; sie mögen N', ..., $N^{(\mu-1)}$ genannt werden. *Keine zwei unter diesen μ Polygonnetzen N, ..., $N^{(\mu-1)}$ können auch nur einen Punkt gemeinsam haben;* denn ein gemeinschaftlicher Punkt von N und N' würde sowohl in P_0 wie P_0' einen äquivalenten Punkt haben, was nicht möglich ist. Die gesamten Substitutionen des Netzes N in sich, welche also P_0 in alle übrigen Polygone von N transformieren, bilden eine in der Gesamtgruppe enthaltene Untergruppe, welche G heissen möge; entsprechend mögen die Untergruppen G', ..., $G^{(\mu-1)}$ zu den Netzen

N', ..., $N^{(\mu-1)}$ gehören. Die eingehende Untersuchung der hier vorliegenden Verhältnisse macht eine Reihe von Fallunterscheidungen
nötig.

Wir nehmen erstlich an: *Die ganze Kugel ist nur von einem Netze
N bedeckt.* Hier ist notwendig $\mu = 1$ und die Untergruppe G fällt
mit der Gesamtgruppe Γ zusammen; doch sei sogleich betont, dass bei
$\mu = 1$ auch mehrere, ja unendlich viele Netze eintreten können, die
natürlich alle äquivalent sind. Wir werden später Gruppen mit nur einem
Netz kennen lernen, bei denen P_0 mehrfach zusammenhängend ist, aber
auch solche mit einfach zusammenhängendem P_0*). *Bei denselben werden
die Grenzpunkte sämtlich isoliert gelegen sein;* jedenfalls folgt schon hier,
dass *die Grenzpunkte keine geschlossene Curve bilden dürfen, welche einen
Flächenteil der Kugel eingrenzt.* Es subsumieren sich hier gewisse elementare Gruppen, welche je nur *zwei* Grenzpunkte haben**). Wie wir
sehen werden, besteht eine solche Gruppe aus lauter Substitutionen,
welche die beiden Grenzpunkte zu Fixpunkten haben. Hierüber hinaus
besteht folgender allgemeine Satz: *Hat eine beliebige Polygongruppe
mehr als zwei Grenzpunkte auf der Kugeloberfläche, so hat sie deren
gleich unendlich viele.* Man nehme nämlich an, die Anzahl der Grenzpunkte sei endlich und transformiere dieselben durch die Substitutionen der Gruppe. Da ein Grenzpunkt stets nur wieder mit einem eben
solchen äquivalent ist, so bewirkt jede Substitution eine Permutation
der Grenzpunkte. Man sieht sofort, dass unendlich viele Substitutionen
dieselbe Permutation der Grenzpunkte bewirken müssen; insbesondere
werden unendlich viele Substitutionen der Gruppe die sämtlichen Grenz-

---

*) Alle diese allgemeinen Angaben werden bei den Einzelentwicklungen im
dritten Kapitel des folgenden Abschnitts an Beispielen thatsächlich in die Er-
scheinung treten. Man wolle schon hier zur Erläuterung der abstracten Erörterungen des Textes die dortigen Figuren und Ausführungen heranholen; es wird
ja dabei nicht hinderlich sein, dass sich jene Figuren meist auf Gruppen der
zweiten Art beziehen, welche aus Spiegelungen erzeugbar sind. Eine Gruppe mit
$\mu = 1$ und nur einem Netze werden wir z. B. aus einem Kreisbogenviereck mit den
Winkeln $\frac{\pi}{2}, \frac{\pi}{3}, \frac{\pi}{2}, \frac{\pi}{3}$ erzeugen; auch die oben bereits erwähnte, zum Polygon der
Figur 25, pg. 104 gehörige Gruppe gehört hierher. Eine Gruppe mit $\mu = 1$ und
unendlich vielen Netzen gewinnt man, wenn man im hyperbolischen Raume ein
reguläres Tetraeder, dessen Kanten etwa Tangenten der absoluten Kugel sind, als
Discontinuitätsbereich einer Gruppe zweiter Art vorlegt und überdies noch die 24
Substitutionen des regulären Tetraeders in sich hinzufügt. Auch diese Gruppe, auf
welche sich übrigens die pg. 120 erwähnten Ausführungen von Dyck beziehen,
findet man unten a. a. O. ausführlich besprochen.

**) Die Theorie dieser Gruppen entwickeln wir im ersten Kapitel des folgen-
den Abschnitts.

punkte unverändert lassen. Da aber keine Substitution mehr als zwei Fixpunkte hat, so ist die Anzahl der Grenzpunkte nicht grösser als zwei.

§ 10. Fortsetzung: Specielle Betrachtung der Gruppen mit Grenzcurven.

Man discutiere nunmehr den Fall, *dass die ganze Kugeloberfläche bis auf die Grenzpunkte von zwei Polygonnetzen N, N' bedeckt ist.* Wir gelangen hier zu neuen und interessanten Ergebnissen, welche zumal in der Einführung der Grenzcurven gipfeln. Der Rand des einzelnen Netzes ist aus einer Mannigfaltigkeit von Grenzpunkten gebildet, gegen welche die Polygone des Netzes (im Sinne unserer gewöhnlichen Anschauung) unendlich klein werden. Da Grenzpunkte niemals endliche Flächenteile füllen, so werden wir zum Begriff der *Grenzcurve* geführt, *welche eine zusammenhängende Kette unendlich vieler Grenzpunkte darstellt.* Gegenwärtig tritt *eine Grenzcurve* auf, welche die Kugeloberfläche in die beiden von N und N' bedeckten Bereiche teilt; die Zahl μ kann sowohl $= 1$ als $= 2$ sein, und dementsprechend ist die Gruppe G entweder in der Gesamtgruppe eine Untergruppe vom Index 2 oder die Gesamtgruppe selbst.

Die oben betrachteten Gruppen der hyperbolischen Ebene, welche auf der absoluten Ellipse uneigentlich discontinuierlich sind, ordnen sich hier als besonders einfache Specialfälle ein. Das Polyeder Π_0 einer solchen Gruppe ragt in das Kugeläussere mit einer Ecke hinaus, deren sämtliche Seiten eben durch jenen gemeinsamen Eckpunkt hindurchlaufen, ein Vorkommnis, welches man übrigens durchaus als particulär anzusehen hat. Trifft jedoch dieser fragliche Specialfall zu, so wird die Polarebene jener ausserhalb der Kugel gelegenen Ecke auf der Kugel einen Kreis ausschneiden, welcher der Hauptkreis wird, und welcher die Rolle der Grenzcurve übernimmt. Die beiden durch den Hauptkreis abgetrennten Kugelkalotten tragen nun die Netze N und N'. Die Gruppe besteht nur aus nicht-loxodromischen Substitutionen, und die sämtlichen Axen dieser Substitutionen laufen durch den Pol der Hauptkreisebene, welcher demgemäss als eine ausserhalb der Kugel gelegene *reguläre Ecke* der Polyederteilung zu bezeichnen ist. Wir haben damit den allgemeinen Typus einer solchen regulären Ecke vor Augen. Indem wir die Modulteilung für die ganze Kugeloberfläche, d. h. nicht nur auf der positiven, sondern auch auf der negativen Halbkugel entwerfen, haben wir ein hierher gehörendes Beispiel.

Die eben gemeinten, den Bewegungen der hyperbolischen Ebene enstammenden Gruppen haben nun beständig $\mu = 2$. Doch kommen daneben auch Gruppen mit $\mu = 1$ vor. In diesem Falle werden beide

Netze mit einander äquivalent, d. h. es giebt in der Gruppe Substitutionen, welche die beiden durch den Hauptkreis geschiedenen Halbkugeln permutieren. Die Erweiterung der Modulgruppe durch Hinzunahme der ganzzahligen Substitutionen von der Determinante $\alpha\delta - \beta\gamma = -1$ liefert hierzu ein Beispiel, wie wir denn allgemein zu den neuen Gruppen geführt werden, wenn wir (unter Annahme der reellen ζ-Axe als Hauptkreis) neben den reellen ζ-Substitutionen *positiver* Determinanten noch ebensolche Substitutionen von *negativer* Determinante zulassen. Auch diese Gruppen stellen offenbar Rotationsgruppen mit Centrum ausserhalb der Kugel (also Hauptkreisgruppen) dar, insofern doch der Pol der Hauptkreisebene bei Permutation der Halbkugeln an seiner Stelle bleibt. Wir gewinnen hiernach erst den vollen Inbegriff der Hauptkreisgruppen, wenn wir die Gruppen mit $\mu = 1$ den aus den Bewegungen der hyperbolischen Ebene entspringenden Gruppen hinzufügen. Wir benennen gelegentlich die Hauptkreisgruppen, deren Substitutionen teilweise die beiden durch den Hauptkreis abgetrennten Kalotten permutieren, als solche vom „zweiten Typus"; jede solche Gruppe enthält als Untergruppe des Index zwei eine Hauptkreisgruppe des „ersten Typus", bei der die einzelne Kalotte stets nur in sich selbst übergeht. Im hyperbolischen Raume werden die Discontinuitätsbereiche beim zweiten Typus durch Pyramiden gegeben, welche die Hauptkreisebene zur Basis, deren Pol aber zur Spitze haben. Wegen der Beziehung der Gruppen vom zweiten Typus zu den durch Operationen zweiter Art erweiterten Gruppen der hyperbolischen Ebene sehe man die Darlegungen pg. 141 (unten) und 142.

Es ist nun, wie wir schon betonten, der Hauptkreisfall hier als particulär anzusehen. Man wird im allgemeinen nicht erwarten dürfen, dass sich ausserhalb der Kugel ein Punkt nachweisen lässt, durch welchen sämtliche an P_0 beteiligten Polyederseiten hindurchlaufen, und in welchem sich sämtliche Axen der in der Gruppe enthaltenen Substitutionen schneiden. Wir können auch sagen, dass der über P_0 hervorragende Teil des Normalpolyeders im allgemeinen mehr als eine Ecke darbieten wird. Die vorläufige Besprechung der nun eintretenden Verhältnisse wollen wir auf folgenden Satz gründen: *Liegt der Hauptkreisfall nicht vor, so enthält die Gruppe stets loxodromische Substitutionen.*

Man nehme nämlich an, dass die Gruppe G aller Substitutionen des Netzes N in sich, welche im vorliegenden Falle mit der Gesamtgruppe identisch ist oder als Untergruppe des Index 2 in ihr enthalten ist, lauter nicht-loxodromische Substitutionen enthält. Wie wir dann zeigen können, lassen sich die Substitutionen der Gruppe so schreiben, dass sie sämtlich reelle Coefficienten haben. Zu diesem Ende fixiere man diese Substitutionen unimodular und greife eine hyperbolische V heraus*). Sodann führe man ζ in der Art ein, dass die Fixpunkte von V die Werte $\zeta = 0$ und ∞ bekommen; man hat $V = \begin{pmatrix} a, & 0 \\ 0, & d \end{pmatrix}$, abgekürzt geschrieben, wobei a und d reell und von 1 verschieden sind. Ist $U = \begin{pmatrix} \alpha, & \beta \\ \gamma, & \delta \end{pmatrix}$ irgend eine andere Substitution der Gruppe, so ist nach Voraussetzung die Summe $(\alpha + \delta)$ reell. Da dasselbe für VU gilt, so sind α und δ einzeln reell und also folgt weiter, dass auch das Product $\beta\gamma$ reell ist. Die Variabele ζ ist bisher nur erst bis auf einen Factor bestimmt; wir wählen denselben so, dass in irgend einer Substitution $U = \begin{pmatrix} \alpha, & \beta \\ \gamma, & \delta \end{pmatrix}$, in welcher nicht zugleich $\beta = 0$ und $\gamma = 0$ ist, β und γ reell ausfallen. Ist nun $U' = \begin{pmatrix} \alpha', & \beta' \\ \gamma', & \delta' \end{pmatrix}$ irgend eine weitere Substitution der Gruppe, so folgt die Realität von β' und γ' aus dem Umstande, dass $U'U$ und UU' reelle erste Coefficienten haben. Es haben sonach alle Substitutionen der Gruppe G reelle Coefficienten, und also ist G sowie auch die vorgelegte Gesamtgruppe eine Hauptkreisgruppe; G selbst gehört zum ersten Typus, da alle ihre Substitutionsdeterminanten als $+1$ fixiert waren. Sobald dieser Fall nicht vorliegt, werden sich also loxodromische Substitutionen in der Gruppe finden, und zwar offenbar unendlich viele.

Unter Rückkehr zum allgemeinen Fall markiere man auf der Grenzcurve des Netzes N die unendlich vielen loxodromischen Fixpunktepaare. Für ein einzelnes Paar fixiere man auf der Kugeloberfläche überdies die unendlich vielen ringförmigen Discontinuitätsbereiche, wie wir sie pg. 66 verabredeten, sowie die doppelspiraligen Bahncurven. Jeder loxodromische Fixpunkt liegt auf der Grenzcurve, und da letztere durch alle Substitutionen der Gruppe in sich transformiert wird, so gelangen wir zu der Vorstellung, *dass sich die Grenzcurve um jeden ihrer unendlich vielen loxodromischen Fixpunkte unendlich oft spiralig windet.* Es sollte diese vorläufige Entwicklung auf die merkwürdige Compliciertheit der Grenzcurven hindeuten, welche stets dann eintritt,

---

*) Den Zweifel, ob vielleicht Gruppen unendlich hoher Ordnung nur aus elliptischen und parabolischen Substitutionen bestehen könnten, wird man auf Grund der folgenden Sätze beseitigen, die nicht schwer beweisbar sind und auch sonst mit Vorteil verwendet werden können: Sind U, V elliptische Substitutionen, so ist $UVU^{-1}V^{-1}$ elliptisch, parabolisch, hyperbolisch oder loxodromisch, je nachdem sich die Axen von U und V innerhalb, auf, ausserhalb der Kugel oder gar nicht schneiden. Sind U und V parabolisch, so ist $UVU^{-1}V^{-1}$ hyperbolisch, wenn nicht bereits UV loxodromisch war.

wenn nicht der elementare Fall eines Kreises vorliegt. *In der That sind die Grenzcurven, die nicht Kreise sind, überhaupt den gewöhnlichen Methoden der analytischen Geometrie nicht mehr zugänglich; sie sind durch keine analytische, geschweige algebraische Gleichungen zwischen den Coordinaten* ξ, η *darstellbar**). Wir kommen auf die Natur dieser Grenzcurven im zweiten Abschnitt (Kap. 3) ausführlich zurück, wollen jedoch schon bei der Formulierung der nächstfolgenden Sätze auf die eben gemachten Angaben Bezug nehmen**).

Es bleibt endlich der Fall zu besprechen, *dass die Kugeloberfläche von mehr als zwei Polygonnetzen bedeckt ist*. Das einzelne Netz kann, wie im eben besprochenen Falle, einfach zusammenhängend sein; doch ist dies keineswegs erforderlich, und wir werden sogleich über den Zusammenhang des einzelnen Netzes noch weitere Untersuchungen anstellen. Vorab nehmen wir an, die Kugelteilung weise im ganzen die endliche Anzahl von ν Netzen auf. Es wird alsdann in der Gesamtgruppe eine Untergruppe G_0 von endlichem Index geben, deren einzelne Substitution jedes der Netze in sich selbst überführt. Da diese Untergruppe auch in der zum Netze N gehörenden Gruppe G eine Untergruppe von *endlichem* Index ist, so wird die Grenzcurve des Netzes N von hyperbolischen und loxodromischen Fixpunkten der Gruppe G_0 überall dicht bedeckt sein***). Ist andrerseits V eine beliebige hyperbolische oder loxodromische Substitution, welche G_0 angehört, so liegen die beiden Fixpunkte von V notwendig auf dem Rande von N; denn läge einer derselben ausserhalb N, so würde N durch wiederholte Anwendung von V oder V^{-1} beliebig nahe an diesen Fixpunkt und also nicht in sich transformiert werden. Die Anwendung der gleichen Überlegung auf ein zweites Netz N' lehrt, dass die Grenzcurve von N in ihrer ganzen Ausdehnung auch N' begrenzen wird. Da beide Netze zusammenhängende Bereiche darstellen, so folgt, dass sie auch *einfach* zusammenhängen, und dass sie zusammen die Kugel bereits vollständig

---

*) Auf das Auftreten derartiger nicht-analytischer Grenzcurven hat zuerst Klein in seinem pg. 105 citierten Briefe an Poincaré aufmerksam gemacht.

**) Man vergl. insbesondere schon jetzt die unten a. a. O. mitgeteilte annähernde Zeichnung der Grenzcurve für den Fall, dass das Ausgangspolygon ein Viereck mit vier Winkeln null und ohne gemeinsamen Orthogonalkreis ist.

***) Gegen die Grenzcurve des Netzes N hin werden nämlich die Polygone unbegrenzt klein. Dies könnte freilich auch dadurch geschehen, dass die zugehörigen Substitutionen elliptisch wären, bei deren einzelner die beiden Fixpunkte einander unbegrenzt nahe liegen. Doch würde man dann um so mehr in unmittelbarer Nähe der elliptischen Fixpunktepaare loxodromische oder hyperbolische Fixpunkte nachweisen, welche aus entfernt gelegenen Punkten dieser Art durch die fraglichen elliptischen Substitutionen hervorgehen.

bedecken: *Enthält der Schnitt der Polyederteilung einer Gruppe Γ mit der Kugeloberfläche mehr als zwei Netze, so enthält er sogleich unendlich viele Netze.* Diese unendlich vielen Netze werden sich in μ Classen anordnen, μ in der Bedeutung des vorigen Paragraphen gebraucht. Ist $\mu > 2$, so tritt der Fall unendlich vieler Netze immer ein, doch kann er auch bei $\mu = 1$ und $\mu = 2$ vorliegen*).

Es ist nicht ausgeschlossen, dass die Grenzcurven zweier Netze aus dem System N, N', ..., $N^{(\mu-1)}$ der inäquivalenten Netze einzelne Punkte gemein haben, und wir werden dies späterhin insbesondere bei parabolischen Punkten zu beobachten haben. Inzwischen veranschauliche man sich den Fall, dass die Netze N, N', ..., $N^{(\mu-1)}$ durchaus isoliert liegen. Ist dann V eine nicht-elliptische Substitution der zu N gehörenden Gruppe G, so entspringen durch wiederholte Ausübung von V ausserhalb N, aber hart am Rande in der Nähe eines Fixpunktes von V unendlich viele mit N', N'', ..., $N^{(\mu-1)}$ äquivalente Netze. Da die Grenzcurve jedes Netzes überall dicht mit Fixpunkten besetzt ist, so folgt: *Im Falle unendlich vieler Polygonnetze ist jedes einzelne derselben ausserhalb überall dicht von anderen Netzen umlagert, welche gegen die Grenzcurve des ersteren hin unbegrenzt klein werden**).*

Es ist nun weiter die Frage nach dem Zusammenhang des einzelnen Netzes zu discutieren. Im Voraufgehenden haben wir die Benennung „Grenzcurve" immer auf die gesamte Begrenzung des einzelnen Netzes bezogen; ist dasselbe mehrfach zusammenhängend, so wollen wir den einzelnen geschlossenen Zug der Berandung fortan als eine Grenzcurve bezeichnen. Wir werfen daraufhin die Frage auf, ob es Polygonnetze mit einer *endlichen* Anzahl von ν Grenzcurven geben kann.

Es sei V eine hyperbolische oder loxodromische Substitution der zum Netze N gehörenden Gruppe G; und man nehme an, dass die beiden Fixpunkte von V auf zwei verschiedenen unter den ν Grenzcurven gelegen seien, welch' letztere sonach durch *endliche* Zwischenräume getrennt sind. Es müssten dann einmal diese beiden Grenzcurven durch V einzeln in sich transformiert werden. Andrerseits würden durch hinreichend häufige Anwendung von V bez. V^{-1} Teile der ersten Grenzcurve in unmittelbare Nähe des auf den zweiten gelegenen Fixpunktes transformiert werden und umgekehrt. Wir sehen so,

---

*) Auch zur Erläuterung des Falles unendlich vieler Netze kann man eine Figur aus dem Kapitel II, 3 heranziehen. Wir kommen daselbst auf eine aus fünf Spiegelungen zu erzeugende Gruppe zu sprechen, für welche die im Texte mit μ bezeichnete Zahl = 3 ist. Die drei Polygone P_0, P_0', P_0'' stellen insbesondere ein Dreieck, ein Viereck und ein Fünfeck jeweils mit den Winkeln null dar.

**) Vergl. hierzu wieder die Zeichnung der eben citierten Gruppe mit $\mu = 3$.

dass die beiden Fixpunkte einer hyperbolischen oder loxodromischen Substitution stets auf einer und derselben Grenzcurve, d. h. auf einem und demselben geschlossenen Zuge der Berandung des Netzes liegen.

Indem man nunmehr die Substitution V immer wieder ausübt gehen die $(\nu - 1)$ übrigen Grenzcurven immer wieder in neue Grenzcurven des Netzes über, welche sich gegen die Fixpunkte von V offenbar in unendlicher Anzahl häufen. Wir finden: *Es ist entweder $\nu = 1$, d. h. das Netz N stellt einen einfach zusammenhängenden Bereich dar, oder der Grad des Zusammenhanges ist unendlich gross, d. h. das Netz besitzt unendlich viele Grenzcurven.* Im letzteren Falle lassen sich in der Nähe *jedes* Punktes der einzelnen Grenzcurve beliebig viele weitere Grenzcurven nachweisen. Man wird nun die Grenzcurven des Netzes N in *Classen* äquivalenter Curven anordnen, wobei die Classenanzahl sowohl endlich wie auch unendlich gross sein kann; doch werden wir späterhin die Discussion zumeist auf Netze mit endlicher Classenanzahl der Grenzcurven einschränken. Übrigens sei sogleich bemerkt, dass in der Kugelteilung der Gesamtgruppen neben Netzen von unendlich hohem Zusammenhange sich auch solche von einfachem Zusammenhange zeigen können. Alle diese Angaben werden wir bei den Specialbetrachtungen im Kapitel II, 3, auf welches wir schon wiederholt unter dem Texte Bezug nahmen, an Beispielen bestätigt finden.

Was die Gestaltung der einzelnen Grenzcurve anlangt, so gelten hier durchaus die in der ersten Hälfte des Paragraphen über diese Frage gegebenen Entwicklungen: die einzelne Grenzcurve stellt entweder einen Kreis oder eine nicht-analytische Curve von grosser Compliciertheit dar. *Wir könnten demgemäss drei Gattungen von Polygonnetzen eines unendlich hohen Zusammenhangs unterscheiden, je nachdem dasselbe durch unendlich viele Kreise oder nicht-analytische Curven oder endlich teils von Kreisen, teils von nicht-analytischen Curven begrenzt ist.* Alle drei Möglichkeiten kommen thatsächlich vor; aber natürlich sind die Grenzcurven der einzelnen *Classe* äquivalenter Grenzcurven stets gleichartig.

Es ist hiermit ein erster allgemeiner Überblick über die Verhältnisse gegeben, welche wir bei der Polygon- oder Polyederteilung irgend einer Gruppe aus ζ-Substitutionen erster Art antreffen können. Indem wir die Untersuchung unter Einhaltung der gleichen Allgemeinheit noch sogleich nach zwei Richtungen hin ergänzen wollen, wiederholen wir hier nochmals, dass in den Specialuntersuchungen des zweiten Abschnitts die hier gewonnenen Ergebnisse durch Betrachtung gewisser besonderer Gruppen im einzelnen erläutert und weiter ausgebaut werden sollen.

§ 11. Die normalen Discontinuitätsbereiche für die aus Substitutionen erster und zweiter Art bestehenden Gruppen.

Ist 'die bisher besprochene Gruppe Γ der Substitutionen $V_0 = 1$, V_1, V_2, ... der Erweiterung auf eine Gruppe der zweiten Art fähig, so heisse die letztere $\overline{\Gamma}$ und enthalte neben den Substitutionen erster Art von Γ noch die Substitutionen zweiter Art $\overline{V}_0$, $\overline{V}_1$, $\overline{V}_2$, ... Innerhalb $\overline{\Gamma}$ ist nun Γ eine ausgezeichnete Untergruppe vom Index zwei. Die bisher entwickelte Theorie der normalen Discontinuitätsbereiche überträgt sich hier ohne Schwierigkeit, wie wir für die einzelnen, oben unterschiedenen Fälle leicht nachweisen werden.

Sei zuerst Γ eine Gruppe der hyperbolischen, elliptischen oder parabolischen Ebene, so operieren wir in dieser Ebene und werden die Operationen zweiter Art $\overline{V}_0$, V_1, ... als symmetrische Umformungen der projectiven Ebene in sich oder Combinationen aus symmetrischen Umformungen und Bewegungen zu deuten haben. Der Deutlichkeit halber denken wir die folgenden Überlegungen für den hyperbolischen Fall der projectiven Ebene durchgeführt; auf die beiden anderen Fälle übertragen sie sich mit Leichtigkeit.

Im Ellipseninnern der hyperbolischen Ebene wählen wir zunächst den Punkt C_0 so, dass er weder mit einem elliptischen Fixpunkte von Γ zusammenfällt, noch auch auf der Symmetriegeraden einer etwa in $\overline{\Gamma}$ enthaltenen Spiegelung gelegen ist. Durch die Substitutionen V_0, $\overline{V}_0$, V_1, $\overline{V}_1$, $\overline{V}_2$, ... von $\overline{\Gamma}$ geht alsdann C_0 in lauter äquivalente Punkte C_0, $\overline{C}_0$, C_1, $\overline{C}_1$, C_2, ... über, von denen keine zwei coincidieren können. Man lasse nunmehr von diesem Punktsystem aus genau in der früher wiederholt geschilderten Weise (durch wachsende concentrische Kreise) eine reguläre Einteilung des Ellipseninnern bez. der projectiven Ebene entstehen. Die Grenzen der einzelnen um C_0, $\overline{C}_0$, C_1, ... entstehenden Bereiche werden nach wie vor gerade Linien sein, so dass wir von einer *regulären Einteilung in geradlinige Polygone* P_0, $\overline{P}_0$, P_1, $\overline{P}_1$, ... sprechen können. In „M." I pg. 304, 336 etc. gewannen wir bei Gruppen der zweiten Art stets „regulär-symmetrische" Einteilungen, die sich ersichtlich hier einordnen. Diese Bezeichnungsweise ist indessen nur anwendbar, falls thatsächlich Symmetrielinien auftreten, und also Spiegelungen in $\overline{\Gamma}$ enthalten sind. Es lassen sich aber, wie wir bei Fortführung unserer Untersuchungen noch leicht bemerken werden, beliebig viele Gruppen zweiter Art aus ζ-Substitutionen nachweisen, unter denen Spiegelungen nicht vorkommen. Um demnach eine allgemein gültige Bezeichnungsweise zu haben, nennen wir die gewonnene Einteilung P_0, $\overline{P}_0$, P_1, ... *eine reguläre Einteilung der zweiten Art* und bezeichnen entsprechend *den Discontinuitätsbereich P_0 von $\overline{\Gamma}$ als ein Normalpolygon der zweiten Art.*

Die erste Frage wird nun stets die sein, ob $\overline{\Gamma}$ Spiegelungen enthält oder nicht, und ob daraufhin die reguläre Einteilung den Charakter der Symmetrie darbieten wird oder nicht. Im ersteren Falle ordnen wir die gesamten Spiegelungen von $\overline{\Gamma}$ in Classen an und übertragen diese Anordnung auf die zugehörigen Symmetriegeraden. Es gilt alsdann der leicht erweisliche Satz: *Das Normalpolygon zweiter Art P_0 zieht sich wenigstens an eine, vielleicht auch an mehrere Symmetriegeraden aus der einzelnen Classe heran, ohne dass im letzteren Falle C_0 particulär gewählt wäre.* Die einzelne Symmetriegerade liefert dabei entweder mit einem ganz im Ellipseninneren gelegenen Stücke oder auch bis an die Ellipse heran oder über dieselbe hinaus eine Seite des Polygons P_0. Man bemerke noch, dass die einzelne Symmetriegerade offenbar längs ihres ganzen Verlaufs im Ellipseninnern aus Polygonseiten zusammengesetzt sein muss.

Bei der Zusammenordnung der Seiten des Polygons P_0 bleiben im wesentlichen die Überlegungen von pg. 111 ff. in Kraft. Neu gegen früher ist, *dass solche Polygonseiten, welche von Symmetriegeraden geliefert werden, bei der Zuordnung der Seiten ersichtlich offen bleiben,* indem jeder Punkt einer derartigen Seite sich selbst zugeordnet ist. Die übrigen Seiten sind einander zu Paaren durch Substitutionen von $\overline{\Gamma}$ zugeordnet. Folgende Festsetzung erscheint hier zweckmässig: *Wir unterscheiden die Seiten von P_0 in solche der ersten und solche der zweiten Art, je nachdem sie in die zugeordneten Seiten durch Substitutionen erster oder zweiter Art übergeführt werden.* Durch Spiegelungen sich selbst zugeordnete Seiten gehören natürlich zur zweiten Art. Die Seiten der zweiten Art dürfen jedenfalls nicht gänzlich fehlen.

Vereinen wir nunmehr P_0 mit einem solchen benachbarten Polygon $P_0{}'$, welches mit P_0 eine Seite zweiter Art gemein hat, so entspringt im *Doppelpolygon ein Discontinuitätsbereich der Gruppe Γ.* Dies Doppelpolygon ist im allgemeinen durchaus kein Normalpolygon im Sinne von pg. 109. Wenn wir jedoch C_0 unendlich nahe an eine Symmetriegerade heranrücken lassen, so kommen die Punkte $C_0, \overline{C}_0, C_1, \overline{C}_1, \ldots$ zu Paaren einander unendlich nahe. Lassen wir sie vollends zusammenfallen, so nimmt das Doppelpolygon offenbar die Gestalt eines durch eine Gerade symmetrisch gehälfteten Normalpolygons erster Art an. Allgemein gilt hierbei der Satz: *Eine Seite des Doppelpolygons ist durch eine Substitution von Γ stets auf eine Seite des gleichen oder des anderen Elementarpolygons bezogen, je nachdem sie als Seite des Elementarpolygons von der ersten oder zweiten Art war.*

Einige weitere Sätze über die Beziehung der Symmetriegeraden zu den elliptischen Fixpunkten, die wir später gelegentlich brauchen, werden leicht an Ort und Stelle nachgetragen werden.

Sei jetzt eine *beliebige* Gruppe Γ aus ζ-Substitutionen gegeben, welche sich durch Zusatz von $\overline{V}_0$, $\overline{V}_1$, ... zur Gruppe zweiter Art $\overline{\Gamma}$ ausgestalten lässt, so werden wir unseren Betrachtungen den hyperbolischen Raum zu Grunde legen. Die voraufgehenden Entwicklungen übertragen sich hier fast unmittelbar. Von einem System äquivalenter Punkte C_0, $\overline{C}_0$, C_1, $\overline{C}_1$, C_2, ... aus lassen wir die *reguläre Einteilung zweiter Art des hyperbolischen Raumes in Normalpolyeder zweiter Art* Π_0, $\overline{\Pi}_0$, ... entstehen. Das einzelne Polyeder ist ebenflächig und zieht sich, sofern Spiegelungen und damit Symmetrieebenen vorkommen, an wenigstens je eine Symmetrieebene aus der einzelnen Classe heran. Die einzelne Symmetrieebene ist jedenfalls in ihrem ganzen im Kugelinnern verlaufenden Teile aus lauter Polyederseiten zusammengesetzt. Insbesondere kann es auch eintreten, dass eine Symmetrieebene nur eine einzige Polyederseite liefert, wofür wir bereits oben (pg. 104) ein Beispiel kennen lernten.

Die Seiten des Elementarpolyeders werden wir in *Seiten der ersten und solche der zweiten Art* einteilen, je nachdem sie in die zugeordneten Seiten durch Substitutionen erster oder zweiter Art von $\overline{\Gamma}$ übergeführt werden. Ist die gemeinsame Seite von Π_0 und $\overline{\Pi}_0$ eine Seite zweiter Art, so können wir diese beiden Elementarpolyeder zu einem *Doppelpolyeder* vereinen, welches einen Discontinuitätsbereich für die Gruppe erster Art Γ abgiebt. Kommen Spiegelungen vor, so können wir durch zweckmässige Auswahl von C_0 das Doppelpolyeder so gestalten, dass es ein Normalpolyeder erster Art im früheren Sinne ausmacht. Die gesamte Polyederteilung ist dann eine *regulär-symmetrische*, wie sie z. B. bei der Picard'schen Gruppe vorliegt.

Eine ergänzende Bemerkung erfordert noch der Fall, dass die Gruppe $\overline{\Gamma}$ bereits auf der absoluten Kugel des hyperbolischen Raumes eigentlich discontinuierlich ist. Wir hatten für diesen Fall im voraufgehenden Paragraphen (pg. 129) gewisse μ Untergruppen G, G', ..., $G^{(\mu-1)}$ von $\overline{\Gamma}$ ausgesondert, welche jeweils die gesamten Substitutionen des einzelnen Netzes N, N', ..., $N^{(\mu-1)}$ in sich enthielten. Man wird vom Elementarpolyeder aus auch bei unseren Gruppen zweiter Art genau in derselben Art zu einem System inäquivalenter Polygonnetze gelangen können und findet jedem Netze eine Gruppe von Substitutionen desselben in sich zugeordnet. Es ist aber keineswegs nötig, dass die wieder bei den einzelnen Netzen hier eintretenden Gruppen sämtlich von der zweiten Art sind; es kann sogar der Fall vorkommen, dass

sie alle der ersten Art angehören. Bleibt aber ein Netz beim Fort-
gang von $\varGamma$ zu $\overline{\varGamma}$ intact, d. h. bleibt es ein Netz der ersten Art, so
wird es offenbar bezüglich $\overline{\varGamma}$ mit einem der $(\mu - 1)$ übrigen (bezüglich
$\varGamma$ inäquivalenten) Netze äquivalent. Wir können demgemäss den Satz
aufstellen: *Gehen ν unter den μ bezüglich $\varGamma$ inäquivalenten Netzen bei*
Übergang zu $\overline{\varGamma}$ in reguläre Netze zweiter Art über, so ist $\frac{\mu + \nu}{2}$ die
Gesamtzahl der bezüglich $\overline{\varGamma}$ inäquivalenten Netze. —

Hiermit möge die allgemeine Besprechung der normalen Discontinuitätsbereiche in der projectiven Ebene und im projectiven Raume
einstweilen abgeschlossen sein.

§ 12. Übertragung der normalen Discontinuitätsbereiche auf die ζ-Ebene und in den ζ-Raum. Historisches.

Unsere späteren functionentheoretischen Untersuchungen knüpfen
zumeist an den Gebrauch der ζ-Ebene und des von ihr durchzogenen
ζ-Raumes an, und es wird demnach wünschenswert sein, dass die über
die Gestalt der Discontinuitätsbereiche in der projectiven Ebene bez.
im projectiven Raume gewonnenen Ergebnisse auf die ζ-Ebene oder
den ζ-Raum übertragen werden. Hier könnten wir uns nun kurz darauf berufen, dass unsere obigen Untersuchungen über Polyederteilung
des hyperbolischen Raumes für *jede* ζ-Gruppe ohne infinitesimale Substitutionen gültig sind, und dass die ausführlich gegebenen Erörterungen über den Schnitt dieser Polyederteilung mit der absoluten
Kugel, d. h. mit der ζ-Kugel, die hier gewünschte Ergänzung unserer
bisherigen Betrachtungen bereits giebt; denn man wird ja die stereographische Projection der ζ-Kugel auf die ζ-Ebene, sofern man sie
überhaupt ausführen will, nicht mehr als einen wesentlichen Schritt
ansehen. Doch müssen wir hier noch einige erläuternde Bemerkungen
nachtragen, wobei wir mit den Gruppen der hyperbolischen Ebene
beginnen.

Nach den Entwicklungen der Einleitung entspricht einem Punkte
im Ellipseninnern der hyperbolischen Ebene jedesmal ein zur reellen
ζ-Axe symmetrisch gelegenes Punktepaar der ζ-Ebene; die Punkte
dieses Paares fallen insbesondere auf der reellen ζ-Axe zusammen,
wenn der Punkt der hyperbolischen Ebene auf die Ellipse selbst rückt.
Dagegen liefert der einzelne Punkt im Ellipsenäusseren ein Punktepaar
der reellen ζ-Axe; das Ellipsenäussere der projectiven Ebene überträgt
sich also nicht auf ein endlich ausgedehntes Flächenstück der ζ-Ebene.
Wir entnehmen hieraus: *Der im Ellipseninnern gelegene Teil des Nor-*
malpolygons P_0 überträgt sich in die ζ-Ebene und zwar in zwei bezüglich

der reellen Axe symmetrisch gelegene Polygone P_0 *und* P_0'; *etwaige ausserhalb der Ellipse liegende Teile des Normalpolygons gehen als Flächenstücke in der* ζ-*Ebene verloren.* Dieser Satz gilt ohne Änderung auch für die Polygone *zweiter* Art.

Indem wir jetzt in der ζ-Ebene die Benennung „Normalpolygon" beibehalten, gilt der Satz, *dass das der einzelnen Halbebene angehörende Normalpolygon* P_0 *oder* P_0', *soweit es nicht von Stücken der reellen* ζ-*Axe berandet ist, gegen diese Axe orthogonal gerichtete Kreisbogen zu Randcurven hat.* Im übrigen gewinnen die hier vorliegenden Verhältnisse einen durchaus verschiedenen Charakter, je nachdem die Gruppe auf der reellen ζ-Axe eigentlich oder uneigentlich discontinuierlich ist.

Im *letzteren* Falle verlaufen die beiden Kreisbogenpolygone P_0 und P_0' *durchaus getrennt;* denn selbst wenn sie sich mit parabolischen Spitzen an die reelle Axe heranziehen sollten, wollen wir ja die parabolischen Fixpunkte selber den Polygonen nicht mehr zurechnen, so dass P_0 und P_0' an einer solchen Stelle nicht zusammenhängen werden. Das einzelne Normalpolygon P_0 oder P_0' ist ein Discontinuitätsbereich für seine Halbebene, und man merke an, dass dieser Bereich *einfach* zusammenhängend ist.

Im Falle der *eigentlichen* Discontinuität auf der reellen Axe ist das einzelne Polygon *durch ein oder mehrere Stücke der reellen Axe begrenzt;* P_0 und P_0' zusammen bilden einen *ein- oder mehrfach* zusammenhängenden Discontinuitätsbereich der Gruppe für die ganze ζ-Ebene. Wenn man will, kann man im letzteren Falle P_0 allein als ein *Polygon zweiter Art* ansehen, wobei die P_0 begrenzenden Stücke der reellen Axe Seiten zweiter Art im Sinne des vorigen Paragraphen sind. Dann würde man also Γ durch Hinzunahme der Spiegelung an der reellen Axe erweitern. Auch falls wir schon von einem Polygon zweiter Art $\overline{P}_0$ ausgingen, veranlasst die Durchführung der letzteren Auffassung keinerlei Schwierigkeit.

Umgekehrt kann man Gruppen zweiter Art der hyperbolischen Ebene in Hauptkreisgruppen vom „zweiten Typus" (nach pg. 132) umsetzen. Nach den Entwicklungen der Einleitung können wir nämlich das Ellipseninnere der hyperbolischen Ebene doppelseitig auffassen (wobei die beiden Seiten längs der Ellipse zusammenhängen). Die Operationen zweiter Art kann man dann so einführen, dass bei ihnen ein Austausch der beiden Seiten stattfindet. Dies wird beim Fortgang zur ζ-Ebene hervortreten, insofern sich nun die beiden Seiten des Ellipseninnern in die beiden Halbebenen übertragen. Analytisch entspricht unserer Verabredung, dass wir die in der zunächst vorgelegten Gruppe Γ enthaltenen Substitutionen zweiter Art $\overline{V}_0, \overline{V}_1, \overline{V}_2, \ldots$ einzeln mit der

Spiegelung an der reellen ζ-Axe combinieren und so Substitutionen erster Art V_0', V_1', V_2', ... herstellen, welche mit den bereits in $\overline{\Gamma}$ enthaltenen Substitutionen erster Art eine zu $\overline{\Gamma}$ genau isomorphe Gruppe *erster Art Γ'* bilden werden. Will man dies im einzelnen nachweisen, so hat man sich nur auf den Umstand zu berufen, dass jede Substitution von $\overline{\Gamma}$ durch die Spiegelung an der reellen ζ-Axe in sich selbst transformiert wird. In Γ' haben wir nun eine Hauptkreisgruppe gewonnen, von deren Substitutionen folgendes gilt: *die in Γ' enthaltenen Substitutionen V_0', V_1', ... permutieren die beiden Halbebenen, während die Substitutionen $V_0 = 1$, V_1, ... der in Γ' enthaltenen ursprünglichen Gruppe Γ die einzelne Halbebene in sich überführen.* Der zweite Typus liegt somit wirklich vor. Der Discontinuitätsbereich von Γ liefert in der einzelnen (etwa der positiven) Halbebene einen Discontinuitätsbereich für Γ' in der ganzen ζ-Ebene. Man bemerke noch, *dass wir auf dem gekennzeichneten Wege zu jeder Hauptkreisgruppe Γ' des zweiten Typus gelangen können;* denn jede solche Gruppe liefert durch Umkehrung des obigen Processes eine Gruppe zweiter Art $\overline{\Gamma}$. Übrigens würde der Zusatz der Spiegelung an der reellen Axe zu $\overline{\Gamma}$ oder auch zu Γ' eine Gruppe zweiter Art $\overline{\Gamma}'$ erzeugen, in welcher jene beiden Gruppen Untergruppen des Index zwei, Γ aber eine Untergruppe des Index vier sein würde. Man wird sich diese allgemeinen Entwicklungen am Falle der Modulgruppe ohne Mühe klar machen können. —

Es sei nun erlaubt, ein paar historische Bemerkungen einzuschalten. Eine ausführliche Theorie der Discontinuitätsbereiche für Hauptkreisgruppen ist auf gruppentheoretischer Grundlage von Poincaré in seiner Arbeit *„Théorie des groupes fuchsiens"*[*]) entwickelt worden. Aber es muss sogleich betont werden, dass die l. c. pg. 19 eingeführte Benennung *„polygone normal"* sich nicht mit der von uns gebrauchten Sprechweise deckt. Poincaré knüpft an den allgemeinen Begriff eines Discontinuitätsbereiches an und macht ausgedehnten Gebrauch von dem Mittel der „erlaubten Abänderung", wie wir dasselbe in „M." I pg. 280 erklärten; dies ist deshalb statthaft, weil Poincaré einzig von Gruppen der ersten Art handelt. Die Folge aber ist, dass die von Poincaré entwickelten Vorstellungen über die Gestalt der Discontinuitätsbereiche noch ziemlich lose gefügt erscheinen, wogegen die hier auf Grundlage der Anschauungen des § 4 entwickelte Theorie eben in diesen Anschauungen einen inneren Organismus gewonnen hat. Die oben gewonnenen Ergebnisse, wie z. B. dass die Randcurven stets als gegen die reelle Axe orthogonale Kreisbogen an-

*) Acta mathematica Bd. I pg. 1 (1882).

genommen werden können, kommen demnach bei Poincaré a posteriori
als Resultat erlaubter Abänderung heraus, während sie oben durch
Deduction aus dem an die Spitze gestellten Begriffe des Normalpolygons folgten. Unsere Normalpolygone ordnen sich natürlich in letzterer
Hinsicht denjenigen Poincaré's ein; aber sie haben vor den letzteren
eine Menge weiterer Eigenschaften voraus, welche in der Folge sehr
wichtig werden.

Eine beiläufige Folge dieser Sachlage war, dass die Stellung der
hyperbolischen Fixpunkte anfänglich nicht genau erkannt wurde. In
der That ist Poincaré bei seinen ersten functionentheoretischen Anwendungen *), indem er seine Polygone mit hyperbolischen Spitzen
versah, zu irrtümlichen Ergebnissen gelangt, die er späterhin zurück-
zog **); in den parallel gehenden Untersuchungen Klein's ***) wurde
die in Rede stehende Schwierigkeit unberührt gelassen. Späterhin hat
Klein in einem besonderen Aufsatze „*Über den Begriff des functionentheoretischen Fundamentalbereichs*" †) die Sachlage klargestellt. Wir
gehen hier unter Vorbehalt der späteren functionentheoretischen Besprechung insoweit darauf ein, als es für unsere gegenwärtigen gruppentheoretisch-geometrischen Untersuchungen in Betracht kommt.

Nach oben gefundenen Sätzen kann kein Normalpolygon in der
ζ-Ebene eine hyperbolische Ecke aufweisen. Dies ist aber durchaus
nur eine Folge aus dem oben aufgestellten Begriff des Normalpolygons;
denn durch erlaubte Abänderung können wir, sogar ohne die kreisförmigen Randcurven aufzugeben, sofort zu Polygonen mit hyperbolischen Ecken gelangen. Wir behaupten nun, *dass es sich hierbei
nur um scheinbare Ecken handelt; in Wirklichkeit setzt sich der Discontinuitätsbereich über dieselben hinaus fort.*

Der Fall einer cyclischen Gruppe aus hyperbolischen Substitutionen
ist hier schon hinreichend bezeichnend. In Fig. 34 ist (pg. 144) die ge-
wohnte Gestalt des ringförmigen Discontinuitätsbereichs für diesen Fall
angegeben; der eine begrenzende Kreis ist beliebig angenommen, nur so,
dass er die beiden Fixpunkte trennt; der andere geht aus ihm durch Ausübung der erzeugenden Substitution hervor. Legen wir nun den ersten
dieser beiden Kreise durch den einen Fixpunkt der Substitution, so
wird auch der andere durch diesen Punkt ziehen, und wir würden nach

---

*) Cf. Comptes rendus, Bd. 93 pg. 582 (1881) und Mathem. Annalen Bd. 19
pg. 558 u. f. (1881).

**) Cf. Acta mathem. Bd. 4 pg. 286 ff. (1884).

***) Im 21sten Bande der Annalen (1882).

†) Math. Annalen Bd. 40 pg. 130 (1891).

Analogie von Figur 34 zunächst den in Figur 35 angedeuteten Discontinuitätsbereich gewinnen, welcher im Fixpunkte eine hyperbolische Ecke aufweist.

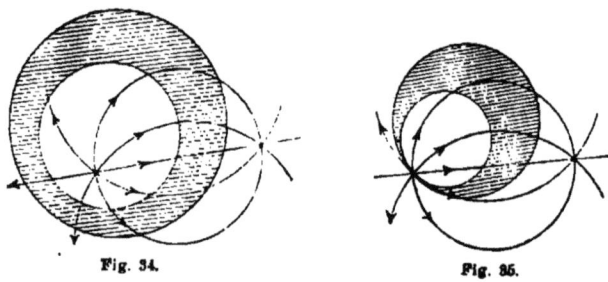

Fig. 34.   Fig. 35.

Versuchen wir jedoch nunmehr den Bereich der Figur 34 durch erlaubte Abänderung in die in Figur 35 angegebene Gestalt zu überführen, so zeigt sich, dass die letztere Gestalt überhaupt noch gar keinen vollständigen Ersatz des ersteren Bereiches darbietet. Vielmehr müssen wir, wie Figur 36 des näheren angiebt, um einen solchen Ersatz zu haben, zwei Bereiche mit vier hyperbolischen Spitzen zusammenfügen und diese Spitzen zu Paaren derart verbinden, dass ein zusammenhängender Bereich entspringt. *Dieser letztere Bereich würde nun für spätere Anwendungen durchaus unzweckmässig gewählt sein.* Die oben entworfene Theorie der normalen Polygone und Polyeder zeigt,

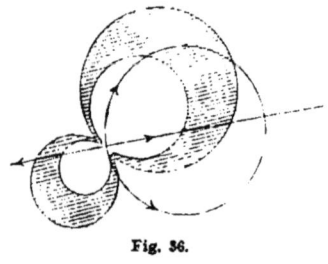

Fig. 36.

dass man das Auftreten derartiger Figuren von vornherein meiden kann.

Analoge Bemerkungen kann man an die loxodromischen Fixpunkte anschliessen; nur würden dieselben insofern noch complicierter ausfallen, als sich loxodromische Zipfel des Polygons spiralig am den Fixpunkt herumwinden würden. Auf Grund der Theorie der Normalpolyeder werden wir auch derartige Polygonzipfel stets vermeiden dürfen.

Es würde übrig bleiben, der Übertragung unserer Untersuchungen auf den ζ-Raum noch mit einigen Worten zu gedenken. Die Polygonteilungen, welche auf der absoluten Kugel, d. i. der ζ-Kugel, im Falle eigentlicher Discontinuität daselbst, entspringen, übertragen sich bei diesem Übergange durch stereographische Projection auf die ζ-Ebene. Die Polyederteilung des Kugelinnern überträgt sich dabei in eine *reguläre Einteilung des positiven sowie des negativen ζ-Halbraumes in*

Kugelschalenpolyeder; die eventuell über die Kugel hinausragenden Teile der Polyeder gehen beim Übergang zum ζ-Raum verloren. Die Einteilung jedes der beiden Halbräume ist ein eindeutiges Abbild der Polyederteilung des hyperbolischen Kugelinnern.

Liegt uneigentliche Discontinuität in der ζ-Ebene vor, so verlaufen die Polyeder des einen Halbraumes getrennt von denen des anderen Halbraumes; dieser Fall liegt z. B. bei der Picard'schen Gruppe vor. Ist die Gruppe in der ζ-Ebene eigentlich discontinuierlich, so hängt das Polyeder Π_0 mit seinem Spiegelbild Π_0' bezüglich der ζ-Ebene in einem oder mehreren Polygonen zusammen. Die Polyeder bilden dann, obwohl einzeln stets einfach zusammenhängend, vereint einen ein- oder mehrfach zusammenhängenden Raum. —

Die Untersuchungen des hiermit abzuschliessenden Kapitels haben uns zu einer ersten allgemeinen Anschauung über die Gestalt der Discontinuitätsbereiche hingeführt. Wir werden die gewonnenen Ergebnisse durch Betrachtung besonders zugänglicher Beispiele erläutern und ergänzen wollen. Es soll dies, wie schon wiederholt angedeutet wurde, ein Hauptgegenstand der Untersuchungen des zweiten Abschnittes sein. Vorab aber ist die allgemeine Theorie der ζ-Gruppen nach verschiedenen anderen Richtungen hin weiterzubilden.

Drittes Kapitel.

Weitere Ansätze zur geometrischen Theorie der eigentlich discontinuierlichen Gruppen.

Auf Grundlage der Ergebnisse des vorigen Kapitels soll die allgemeine Theorie unserer Gruppen jetzt nach verschiedenen Richtungen hin weiter ausgebaut werden. Doch bleibt die Betrachtung alsbald einzig auf die Polygongruppen eingeschränkt, da wir allein diese letzteren in der Theorie der automorphen Functionen einer Variabelen zu verwenden haben. Es tritt jetzt vor allem die Frage nach der Existenz der Gruppen auf, welche wir demgemäss zuerst behandeln. Des weiteren wollen wir uns durch eine sachgemässe Classification einen systematischen Überblick über die gesamten Typen der ζ-Gruppen ohne infinitesimale Substitutionen schaffen. Wir werden sodann genau wie in „M." I pg. 328 die Polygone der Gruppen zu geschlossenen Flächen ausgestalten. Diese Maassnahme wird für die späteren functionentheoretischen Untersuchungen principielle Bedeutung gewinnen; doch wird sie auch schon im vorliegenden Kapitel zu sehr wichtigen Ergänzungen der allgemeinen Theorie der Polygongruppen hinführen.

§ 1. Von der erlaubten Abänderung der Discontinuitätsbereiohe, insbesondere bei Gruppen mit Hauptkreis.

Die nachfolgenden Untersuchungen beziehen wir, sofern nichts anderes bemerkt ist, auf Gruppen der *ersten* Art. Die Ausdehnung auf die Gruppen der zweiten Art würde zwar zumeist keine Schwierigkeit haben, soll jedoch stets nur dann vollzogen werden, wenn die Hereinnahme der Gruppen zweiter Art zu wesentlich neuen Gesichtspunkten hinführt.

Ein ebener oder räumlicher Discontinuitätsbereich *erster* Art ist nun, wie häufig bemerkt wurde, noch im hohen Grade unbestimmt. Die Art dieser Unbestimmtheit lässt sich vollständig durch den in „M." I pg. 313 definierten Begriff der *„erlaubten Abänderung"* charakterisieren. Letztere Operation besteht darin, dass ein am Rande oder an der Oberfläche des Discontinuitätsbereiches gelegenes Stück desselben von endlicher Flächen- bez. Raumausdehnung abgetrennt und vermöge der Zuordnung der Rand-curven bez. -flächen an einer zugeordneten Stelle, welche nicht mit abgetrennt sein darf, durch ein äquivalentes Stück ersetzt wird. Auch die wiederholte Anwendung dieser Operation auf einen Discontinuitätsbereich werden wir als erlaubte Abänderung desselben bezeichnen; doch ist es zweckmässig, nur eine *endliche* Anzahl von Abtrennungen und Anfügungen der gedachten Art als erlaubt anzusehen. Eine hyperbolische Ecke kann, wie man sich an den pg. 144 betrachteten Figuren (nämlich durch schrittweisen Übergang von der Figur 34 zu Figur 36) deutlich machen wolle, nur durch unendlich oft wiederholte Abtrennungen und Anfügungen hergestellt werden, sofern diese Ecke nicht schon anfangs bestand; analoges gilt für die räumlichen Discontinuitätsbereiche in Bezug auf die hyperbolischen und loxodromischen Fixpunkte auf der Kugel. Wir merken sonach den Satz an, *dass ein Discontinuitätsbereich durch erlaubte Abänderung niemals an einen auf der Ellipse oder auf der absoluten Kugel gelegenen hyperbolischen oder loxodromischen Fixpunkt unmittelbar herangebracht werden kann, wenn er nicht schon anfangs an denselben heranreichte.*

Wenden wir insbesondere auf die normalen Bereiche des vorigen Kapitels die erlaubte Abänderung an, so werden wir die Erhaltung der geradlinigen bez. ebenflächigen Begrenzung nicht fordern. Aber es ist doch zumeist zweckmässig, in Anbetracht der neuen Begrenzung nicht jeder möglichen Willkür die Thür zu öffnen. So könnte man z. B. fordern, dass die neue Begrenzung aus lauter Stücken analytischer Curven bez. Flächen besteht; und es werden sogar bei den späteren Einzeluntersuchungen fast ausnahmslos wieder Gerade und Ebenen sein, durch welche wir die Bereiche auch nach der Abänderung eingegrenzt finden.

Wir gehen nun speciell auf die *Hauptkreisgruppen* ein und werden dabei die Betrachtung auch in dem Falle auf das Ellipseninnere (unter Einschluss der Ellipse selbst) beschränken, dass eigentliche Discontinuität auf der Ellipse vorliegt*). Es ist die Frage, inwieweit die oben

---

*) Wir beschränken uns übrigens auf die Gruppen, deren Substitutionen jede durch den Hauptkreis auf der ζ-Kugel abgetrennte Kalotte einzeln in sich transformieren. Gruppen, bei denen auch Vertauschungen beider Kalotten vorkommen, ebenso Gruppen der zweiten Art beanspruchen bei den augenblicklich vorliegenden Fragen kein selbständiges Interesse, da bei ihnen jedesmal eine Gruppe von der im Texte gemeinten Art als Untergruppe vom Index zwei vorliegt.

gefundenen Eigenschaften der normalen Discontinuitätsbereiche gegenüber erlaubter Abänderung den Charakter der Invarianz besitzen, und
welches daraufhin die wesentlichen Eigenschaften eines Discontinuitätsbereiches sind, den man durch beliebige erlaubte Abänderung vom
Normalpolygon aus zu erzielen vermag. Wir nennen den veränderten
Discontinuitätsbereich sogleich· wieder P_0 und haben dann die nachfolgenden Sätze, welche um so wichtiger sind, als wir durch Umkehrung derselben bald zu Ergebnissen betreffs der Existenz unserer
Gruppen gelangen.

I. *Der Bereich P_0 ist ein einfach zusammenhängendes, dem Ellipseninnern angehörendes Polygon.*

II. *Die Randcurven des Polygons P_0 sind, soweit sie nicht durch
Stücke der Ellipse selbst gebildet werden, zu Paaren auf einander bezogen,
und gehen in dieser Zuordnung durch Substitutionen der Gruppe ohne
Rest und Überschuss in einander über.*

III. *Die Polygonecken innerhalb der Ellipse gehören zu geschlossenen
Cyclen zusammen, und es ist für den einzelnen Cyclus die Winkelsumme
gleich 2π (zufällige Ecken) oder gleich einem aliquoten Teile von 2π (elliptische Ecken).*

IV. *Ecken auf der Ellipse bilden entweder geschlossene Cyclen (parabolische Ecken); oder sie liefern als zufällige Ecken offene Cyclen, wobei
die Winkelsumme, im elementaren Sinne gemessen, gleich π ist.*

Einige Erläuterungen zu diesen Sätzen werden zuvörderst am
Platze sein. Wenn von einer Randcurve des Polygons die Rede ist,
so denken wir dieselbe durch zwei auf einander folgende Ecken begrenzt, so dass die Randcurve zwar selber durchaus stetig gekrümmt
erscheint, während in ihren Endpunkten die Berandung des Polygons
eine convexe oder concave Einknickung erfährt. Doch wird man in
zwei Fällen eine Ausnahme dieser Regel eintreten lassen, indem man

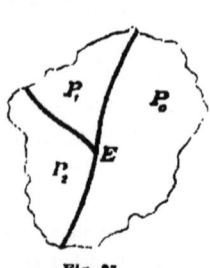

nämlich eine uneigentliche Ecke, d. i. eine solche
vom Winkel π, unter Umständen doch als eine
Ecke gelten lassen muss. Dies wird erstlich
erforderlich sein, falls die Ecke Fixpunkt einer
elliptischen Substitution der Periode zwei ist. Des
weiteren kann der in Figur 37 skizzierte Fall
einer zufälligen Ecke des Polygons P_0 vom Winkel
π eintreten. Hier haben die mit P_0 äquivalenten
Polygone P_1 und P_2 beide in E eine Ecke. Würden wir nun E nicht auch als Eckpunkt des Poly-
gons P_0 ansehen, so würde ersichtlich der unter II. formulierte Satz
seine Allgemeingültigkeit verlieren.

Fig. 37.

Unter den Cyclen zufälliger Polygonecken können jetzt auch solche auftreten, die nur aus zwei Ecken bestehen. Doch ist dann, wie man aus Figur 38 abliest, stets eine der beiden Ecken eine convexe. Das Auftreten offener Cyclen für Ecken auf der Ellipse erkennt man als eine einfache Folge des Umstandes, dass wir die etwa über die Ellipse hinausragenden Teile des Discontinuitätsbereiches vernachlässigen wollten.

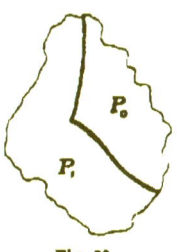

Fig. 38.

Die Angaben der Sätze I etc. wird man grösstenteils ohne weiteres als zutreffend erkennen; nur der Umstand, dass P_0 beständig *einfach* zusammenhängend bleibt, erfordert einige Überlegung. Wir nehmen an, das durch beliebige erlaubte Abänderung gewonnene Polygon P_0 sei noch einfach zusammenhängend, und erzeugen von P_0 aus die zugehörige reguläre Einteilung des Ellipseninnern. Um erneut eine erlaubte Abänderung vorzunehmen, zerlegen wir P_0 durch einen zwei Randpunkte verbindenden Querschnitt in die beiden einfach zusammenhängenden Bereiche Q_0 und R_0 und vollziehen die entsprechende Zerschneidung bei allen äquivalenten Polygonen. Nach der anfänglichen Definition der erlaubten Abänderung ist Q_0 neben R_0 wenigstens noch mit einem weiteren Bereiche R benachbart, etwa mit dem zu P_1 gehörenden Stücke R_1. Man wolle dann Q_0 und R_1 zum neuen Polygon P_0' vereinen und verfahre in den äquivalenten Bereichen gerade so. Sollte nun P_0' mehrfach zusammenhängend sein, so müssen die gemeinsamen Seiten von Q_0 und R_1 und also von P_0 und P_1 aus mehreren getrennten Zügen bestehen; und es muss sich wenigstens eine zwischenliegende Seite von P_0 finden, längs welcher mit P_0 ein drittes Polygon P_2 benachbart ist. Nach der Abänderung liefert P_2 ein neues Polygon P_2', welches von P_0' rings umschlossen ist. Dies ist aber unmöglich; denn P_2' wäre nun seinerseits auch mehrfach zusammenhängend und würde ein Polygon P_3' umschliessen, dieses ein Polygon P_4' u. s. w., und die Inhalte dieser Polygone müssten notwendig gegen Null convergieren, obwohl sie doch sämtlich (im Sinne der hyperbolischen Maassbestimmung) mit P_0 congruent sind. Der *einfache* Zusammenhang jedes durch erlaubte Abänderung erreichbaren Polygons ist damit bewiesen. —

§ 2. **Fortsetzung: Erlaubte Abänderung der Discontinuitätsbereiche bei Polyedergruppen sowie Polygongruppen ohne Hauptkreis.**

Indem wir uns nunmehr zur ausführlichen Betrachtung der Polyeder Π_0 wenden, sollen alle im hyperbolischen Raume etwa in das

Kugeläussere hinausragende Teile der Polyeder vernachlässigt werden; es werden somit an der Begrenzung eines einzelnen Polyeders stets dann Stücke der Kugeloberfläche Teil nehmen, wenn auf der letzteren eigentliche Discontinuität der Gruppe vorliegt. Die Verhältnisse gestalten sich nun hier insofern etwas complicierter, als man am *einfachen* Zusammenhang der Polyeder nach erlaubter Abänderung nicht mehr festhalten kann. Schneidet man z. B. aus dem Normalpolyeder ein cylindrisch dasselbe durchdringendes Stück aus, um es an richtiger Stelle zu ersetzen, so wird der Zusammenhang des neuen Discontinuitätsbereichs, ohne dass derselbe in getrennte Stücke zerfiele, doch nicht mehr einfach sein. Man wird somit, obschon man nach der Theorie der Normalbereiche mit einfach zusammenhängenden Polyedern reicht, gleichwohl nur den Zusammenhang des einzelnen Polyeders, aber nicht mehr die Einfachheit dieses Zusammenhanges als eine gegenüber erlaubter Abänderung invariante Eigenschaft ansehen.

Entsprechend der bei den Polygonen befolgten Maassnahme werden wir die gesamte Oberfläche des Polyeders, das wir auch nach der Abänderung noch Π_0 nennen wollen, in einzelne Randflächen zerlegen, wobei die einzelne Randfläche im innern Verlauf überall stetig gekrümmt ist und von einem oder mehreren geschlossenen Zügen von Kanten mit convexen oder concaven Polyederwinkeln eingegrenzt ist. Nach Analogie der im Anschluss an Figur 37 (pg. 148) besprochenen Verhältnisse der ebenen Polygone wird man hier in den entsprechenden Ausnahmefällen auch Kanten mit gestreckten Polyederwinkeln als Grenzen einer Randfläche zulassen. Auch isoliert liegende Kanten im Innern einer Randfläche können auftreten; doch kommen die meisten dieser Complicationen zum Fortfall, wenn man auch für die abgeänderten Polyeder nur ebene Randflächen zu benutzen gestattet.

Die gegenüber erlaubter Abänderung invarianten Eigenschaften des einzelnen Polyeders sind nun die folgenden:

I. *Der Bereich Π_0 ist ein zusammenhängendes, nirgends über die Kugel hinausragendes Polyeder.*

II. *Die Randflächen des Polyeders Π_0 sind, soweit sie nicht durch Stücke der Kugeloberfläche selbst gebildet werden, zu Paaren auf einander bezogen und gehen in dieser Zuordnung durch Substitutionen der Gruppe ohne Rest und Überschuss in einander über.*

III. *Die Kanten von Π_0 im Inneren der Kugel gehören zu cyclisch geschlossenen Systemen zusammen, und es ist die Summe der Neigungswinkel mit äquivalenten Scheitelpunkten im einzelnen System gleich 2π (zufällige Kanten) oder gleich einem aliquoten Teile von 2π (elliptische und damit geradlinige Kanten); Kanten auf der Kugel sind stets zufällig und* *gehören zu offenen Cyclen von im allgemeinen zwei Gliedern zusammen, wobei die Summe der Neigungswinkel, elementar gemessen, gleich π ist.*

IV. *Die Ecken von Π_0 innerhalb der Kugel gehören in sphärisch geschlossene Systeme zusammen, und es ist bei richtiger Zusammenfügung der Ecken eines Systems entweder die räumliche Umgebung des gemeinsamen Scheitelpunktes gerade vollständig ausgefüllt (zufällige Ecken mit lauter zufälligen Kanten), oder wir erhalten die Ausfüllung eines Winkelraumes mit geradliniger Kante und einem Neigungswinkel, der ein aliquoter Teil von 2π ist (halbreguläre Ecken mit einer elliptischen Kante), oder endlich wir gelangen solcherweise zu einer von den in der Theorie der regulären Körper auftretenden Ecken (reguläre Ecken); die Ecken auf der Kugel sind entweder zufällig oder elliptisch oder parabolisch und bilden dementsprechend verschiedenartige Systeme zusammengehöriger Ecken.*

Bei den eben zuletzt besprochenen Ecken auf der Kugel kann es vorkommen, dass die gesamten Ecken eines Systems die Kugel nur in einem Punkte erreichen; dies tritt erstlich bei den parabolischen Spitzen auf, welche wir z. B. bei der Picard'schen Gruppe kennen lernten. Andrerseits kann eine Ecke auf der Kugel zugleich Polygonecke einer von einem Stück der Kugelfläche gelieferten Randfläche von Π_0 sein. Wir kommen hiermit zu dem Falle eigentlicher Discontinuität auf der Kugeloberfläche, welcher seiner grossen Bedeutung halber hier noch besonders betrachtet werden muss.

Gehen wir zu diesem Ende auf die im vorigen Kapitel gewonnenen allgemeinen Ergebnisse über Einteilungen der Kugeloberfläche zurück, die zu Polygongruppen gehören, so ist hier vor allem folgender Satz an die Spitze zu stellen: *Das System aller Grenzpunkte einer zu einer vorgelegten Gruppe gehörenden Einteilung der Kugeloberfläche ist invariant gegenüber erlaubter Abänderung des Discontinuitätsbereichs, mögen diese Grenzpunkte aus lauter isoliert liegenden Punkten bestehen oder sich zu einer oder unendlich vielen Grenzcurven vereinigen.* Es ist dieser Satz eine unmittelbare Folge aus der Begriffsdefinition der Grenzpunkte.

Im vorigen Kapitel (pg. 128) verstanden wir unter ν die Anzahl der auf der Kugeloberfläche gelegenen Polygone, in welchen das ursprüngliche Normalpolyeder Π_0 die Kugelfläche durchdrang. Durch erlaubte Abänderung der Polygone hatten wir dieselben in $\mu \leqq \nu$ Polygone $P_0, P_0', \ldots, P_0^{(\mu-1)}$ verwandelt, welche die Eigenschaft hatten, dass eine Randcurve eines einzelnen dieser Polygone stets wieder einer Randcurve des gleichen Polygons entsprach. Nehmen wir nunmehr erneut erlaubte Änderungen an diesen Polygonen $P_0, \ldots, P_0^{(\mu-1)}$ einzeln vor, so bleibt die zuletzt erwähnte Eigenschaft dieser Polygone

offenbar erhalten. Solche Änderungen lassen sich übrigens durch specielle erlaubte Abänderungen des Polyeders Π_0 stets erzielen.

Bei dieser Sachlage werden wir die Betrachtung auf ein einzelnes
Polygon, etwa P_0, einschränken, welches nach pg. 129 zur Bildung der
Untergruppe G und des Netzes N hinführt. *Über die gegenüber erlaubter Abänderung invarianten Eigenschaften des Polygons P_0 gelten dann
die oben für Hauptkreisgruppen aufgestellten Sätze I, II und III mit
einigen sogleich näher anzugebenden Abweichungen und Zusätzen.* Diese
Abweichungen sind teils wesentlich, teils nur von untergeordneter
Bedeutung und in dem Umstande begründet, dass wir gegenwärtig
mit der ζ-Kugel, damals aber mit der projectiven Ebene arbeiteten.

In letzterer Hinsicht sei folgendes bemerkt. Die von den Bewegungen der hyperbolischen Ebene gelieferten Hauptkreisgruppen
subsumieren sich hier; doch wird im Falle eigentlicher Discontinuität
auf dem Hauptkreise das pg. 148 betrachtete Polygon P_0 nur eine durch
den Hauptkreis abgetrennte Hälfte des jetzigen Polygons P_0 sein. Die
Folge ist, dass nunmehr (und zwar nicht nur bei den fraglichen Hauptkreisgruppen, sondern stets) die Randcurven von P_0 *ausnahmslos* zu
Paaren zusammengehören, und dass die Ecken stets geschlossene Cyclen
bilden. Von hyperbolischen und loxodromischen Fixpunkten bleibt
P_0 nach wie vor fern.

Ganz besonders in den Vordergrund müssen wir nun hier die
Eigenschaft von P_0 rücken, bei Reproduction auf Grund der Zuord-
nung der Randcurven um eine elliptische oder zufällige Ecke herum
in bekannter Weise eine geschlossene Polygonreihe zu liefern. Diese
Eigenschaft gilt selbstverständlich auch von jedem Polygon einer
Hauptkreisgruppe, ist indessen dort, wie wir gleich sehen werden, eine
Folge der Eigenschaften III und darf deshalb nicht gesondert aufge-
führt werden. Hier haben wir den bisher genannten Eigenschaften des
Polygons P_0 noch als eine wesentlich neue die folgende anzureihen:

V. *Der Reproductionsprocess des Polygons P_0 um eine seiner elliptischen oder zufälligen Ecken führt nach einmaliger Umlaufung der Ecke
zu P_0 zurück und schliesst sich solchergestalt um die Ecke herum glatt ab.*

Um die Notwendigkeit dieser Angaben zu ermessen, nehme man
z. B. ein von Kreisbogen begrenztes Polygon P_0 mit einem Cyclus von
drei zufälligen Ecken. Ist eine derselben E, so mögen um E die Polygone P_0, P_1, P_2 herum liegen. Wir können nun die Bezeichnungen
der Figur 30 pg. 112 hier anwenden, so dass P_1 und P_2 aus P_0 durch
die Substitutionen V_1 und V_2 hervorgehen. Die Endpunkte der gemeinsamen Seite von P_0 und P_1 seien E und E', und es sei V eine beliebige hyperbolische Substitution, welche E und E' zu Fixpunkten

und also die gemeinsame Seite von P_0 und P_1 zur Bahncurve hat. Ersetzen wir V_1 durch $V_1' = VV_1$, was hier, wo der Hauptkreisfall nicht mehr vorliegt, an sich durchaus erlaubt ist und eine Änderung der Eigenschaften I bis IV nicht bewirkt, so tritt an Stelle von P_1 ein Polygon P_1', dessen bisher mit P_2 gemeinschaftliche Seite nunmehr nur noch in E mit dieser Seite in Berührung ist, ohne weiterhin mit ihr zu coincidieren. Man sieht somit, dass unter Fortdauer der Bedingungen I bis IV die Eigenschaft V verloren gegangen ist.

Eine weitere wesentliche Abweichung von den Polygonen der projectiven Ebene besteht darin, *dass P_0 keineswegs mehr einfach zusammenhängend zu sein braucht;* bereits in Figur 25 pg. 104 lernten wir in der That ein vierfach zusammenhängendes Polygon der hier in Betracht kommenden Art kennen. Hierbei ist jedoch zu bemerken, dass die Hauptkreispolygone in der ζ-Ebene auch gelegentlich bereits mehrfachen Zusammenhang zeigen können (wie bereits pg. 141 angedeutet wurde). Das für die einzelne Halbebene gebildete Polygon hat zwar stets einfachen Zusammenhang. Nun aber mögen wir eigentliche Discontinuität auf der reellen ζ-Axe (dem Hauptkreise) haben, und das Polygon der positiven Halbebene möge u. a. durch wenigstens zwei Strecken der reellen Axe begrenzt sein. Liegt nun der erste Typus vor, d. h. besteht die Gruppe aus lauter solchen Substitutionen, welche die Halbebenen einzeln in sich transformieren, so müssen wir dem Polygon der positiven Halbebene sein Spiegelbild an der reellen Axe anfügen, um ein auf die ganze ζ-Ebene bezogenes Polygon der Gruppe zu gewinnen. Letzteres ist dann offenbar von mehrfachem Zusammenhang; vergl. hierzu Figur 24 pg. 102.

Wir fügen noch folgenden, übrigens *nicht* umkehrbaren, Satz an: *Liefert P_0 ein Polygonnetz N mit nur einer geschlossenen Randcurve, so ist P_0 notwendig einfach zusammenhängend.* Man wolle nämlich gerade in der oben (pg. 149) durchgeführten Art unter der Voraussetzung eines mehrfachen Zusammenhanges von P_0 den Reproductionsprocess der Polygone verfolgen. Die äquivalenten Polygone sind jetzt nicht mehr von gleichem Flächeninhalt, und es werden an sich in den vom mehrfach zusammenhängenden Polygon P_0 umschlossenen Lücken jetzt unendlich viele weitere Polygone des Netzes sich einfügen können, womit aber das Auftreten von Grenzpunkten in diesen Lücken gegeben sein würde. Daraus würde folgen, dass Grenzpunkte des Netzes vorkämen, welche durch P_0 von einander geschieden sind. Unter diesen Umständen würden die Grenzpunkte also nicht insgesamt eine geschlossene Curve bilden können, was doch vorausgesetzt wurde.

Die Besprechung der erlaubten Abänderung sei mit dem Satze

geschlossen, *dass zwei Discontinuitätsbereiche unserer Art, welche zu derselben Gruppe gehören und im Falle einer Polygongruppe nicht durch
Grenzcurven von einander getrennt sind, durch erlaubte Abänderung stets
in einander überführbar sind.* Man wird sich dies im Falle der Hauptkreisgruppen etc. leicht veranschaulichen.

§ 3. Definition aller Gruppen ohne infinitesimale Substitutionen
durch geeignete Discontinuitätsbereiche. Durchführung im
Hauptkreisfalle.

Der bisherige Gedankengang soll jetzt in dem Sinne umgekehrt
werden, dass wir nicht mehr an eine Gruppe ohne infinitesimale Substitutionen anknüpfen, sondern ein Polygon P_0 oder Polyeder Π_0 von
den im vorigen Paragraphen aufgezählten Eigenschaften als das primär
Gegebene ansehen. Wir werfen die Frage auf, welche Willkür in der
Auswahl von P_0 bez. Π_0 noch übrig bleibt, wenn P_0 bez. Π_0 der
Discontinuitätsbereich einer Gruppe sein soll, und zwar in dem Umfange, wie dies von den Normalbereichen und den Bereichen des vorigen Paragraphen gilt. Indem wir hierüber entscheiden, werden wir
zu wichtigen *Existenztheoremen* der Gruppen ohne infinitesimale Substitutionen gelangen; denn es ist in der überwiegenden Mehrzahl der
Fälle weit leichter, ein mit bestimmten Eigenschaften ausgestattetes
Polygon oder Polyeder zu bilden, als auf Grund analytischer oder
arithmetischer Maassregeln Substitutionen in unendlicher Zahl herzustellen, die eine eigentlich discontinuierliche Gruppe bilden. *Ein richtig
gewählter Discontinuitätsbereich wird direct als Definition einer zugehörigen
Gruppe gelten.* Die Zuordnung der Rand-curven bez. -flächen liefert
dabei genau wie bei den Gruppen des ersten Kapitels ein *System von
erzeugenden Substitutionen* der Gruppe, und man kann weitere Substitutionen der Gruppe von hieraus in beliebiger Anzahl berechnen*).

Wenn wir nunmehr auf die nähere Besprechung des aufgeworfenen
Problems eingehen, so sei es erlaubt, das vorzulegende Polygon P_0
oder Polyeder Π_0 nur mit *endlich* vielen Rand-curven bez. -flächen aus-
zustatten. Die Ergebnisse, zu welchen wir gelangen, büssen freilich
ihre Gültigkeit auch im Falle unendlich vieler Rand-curven bez. -flächen
nicht ein. Doch ist es mit Rücksicht auf unsere späteren Zwecke

---

*) Die hiermit dargelegte Methode ist aus „M." I sehr bekannt; sie bezeichnet,
wie schon pg. 64 angegeben wurde, den Standpunkt, welchen Klein bei seiner
Darstellung in Bd. 21 der Annalen befolgt. Auch bei Poincaré liegt diese Denkweise implicite von vornherein zu Grunde, und er benutzt dieselbe insbesondere
explicit zum Existenzbeweise der Gruppen; cf. Acta mathem. Bd. 3 pg. 72.

statthaft, die mit dem Eintreten unendlich vieler Rand-curven bez. -flächen verbundene Complication der Vorstellungen zu meiden.

Sei nun, um wieder mit dem *Hauptkreisfalle* zu beginnen, im Ellipseninnern ein Polygon P_0 gezeichnet, dessen Randcurven, soweit sie nicht von Stücken der Ellipse gebildet werden, durch Bewegungen in der hyperbolischen Ebene zu Paaren ohne Rest und Überschuss in einander überführbar sind. Dem Polygon sollen ferner auch die unter I, III und IV pg. 148 angegebenen Eigenschaften anhaften, von denen übrigens keine eine notwendige Folge der übrigen ist. Wir können alsdann beweisen: *Jedes diesen Vorschriften gemäss gewählte Polygon ist Discontinuitätsbereich einer Gruppe für den gesamten im Innern der Ellipse verlaufenden Teil der projectiven Ebene.*

Man reihe nämlich an P_0 auf Grund der Zuordnung der Randcurven in bekannter Art immer wieder neue äquivalente Polygone an und überzeuge sich zuvörderst, dass sich der Reproductionsprocess um die Ecken im Ellipseninnern herum glatt schliesst. Diese Thatsache ist eine Folge der Eigenschaften III nur unter der ausdrücklichen Voraussetzung, dass der Hauptkreisfall vorliegt. Möge nämlich E eine zur Periode ν gehörende elliptische Ecke sein, wobei wir den Fall zufälliger Ecken als $\nu = 1$ subsumieren; es möge überdies die Ecke E einem Cyclus von n Ecken des Polygons P_0 angehören. Man bilde nun die Kette der Polygone um E herum. Das $(n\nu + 1)^{te}$ Polygon liegt jedenfalls zum Teil über P_0, und zwar in der Art, dass in E zwei einander äquivalente Ecken beider Polygone coincidieren, indem zugleich die diese Ecken einschliessenden Polygonseiten die äquivalenten Seiten des anderen Polygons berühren. Die Äquivalenz beider Polygone kann somit nur durch die identische Substitution vermittelt sein, da sie den im Innern der Ellipse gelegenen Punkt E zum Fixpunkte hat und die Ellipse in sich überführt, während sie doch andrerseits offenbar nicht elliptisch sein kann. Hiermit ist der Zusammenschluss des Polygonnetzes um die Ecke E herum nachgewiesen; man kann das Resultat dahin aussprechen, *dass das im Ellipseninneren entstehende Polygonnetz nirgends Verzweigungspunkte bekommen kann.* Hiermit ist indessen die ausgesprochene Behauptung nur erst zum Teil bewiesen; wir haben die Untersuchung in folgender Weise fortzusetzen:

Von einem beliebigen Punkte A im Innern von P_0 denke man in der Ebene beliebige geradlinige Strahlen gezogen und verfolge die Polygone, welche auf einen einzelnen dieser Strahlen auf Grund der Zusammenordnung der Randcurven des anfänglich allein vorgelegten Polygons P_0 aufgereiht erscheinen; diese Polygone werden eine be-

stimmte Kette P_0, P_1, ..., P_n, ... bilden. Man discutiere nun die
Frage, ob sich der Reproductionsprocess der Polygone längs des fraglichen Strahles bereits im Innern der Ellipse verlangsamen kann, so
dass sich ein Punkt B des Strahles im Innern der Ellipse nachweisen
liesse, dem sich die Polygone P_0, P_1, ... der Reihe zwar beliebig nähern,
ohne ihn indes zu erreichen. Dies ist jedenfalls nur so möglich, dass
die Kette der längs des Strahles angereihten Polygone P_0, P_1, ...
unendlich viele Glieder enthält, und man findet daraufhin die Strecke
$\overline{AB}$ durch die Randcurven der Polygone in unendlich viele sich gegen
B häufende Segmente geteilt. Wir wählen nunmehr n so gross, dass
das in P_n gelegene Segment sowie alle gegen B hin folgenden im Sinne
unserer hyperbolischen Maassbestimmung kleiner als die beliebig klein
gewählte Zahl $e > 0$ sind, und wollen sodann P_n samt der in Rede
stehenden Geraden nach P_0 zurücktransformieren.

Man überlege nunmehr, wie die transformierte Gerade das Polygon
P_0 durchschneiden mag. Das in P_0 gelegene Segment könnte in der
Weise sehr klein sein, dass die Gerade nahehin eine Tangente einer
Randcurve von P_0 wäre. Doch würde nach unseren Annahmen über die
Natur der Randcurven die Gerade alsdann nächstbenachbarte Polygone
in endlichen Segmenten durchsetzen. Dies würde auch dann bestehen
bleiben, wenn die Gerade hart an einer zufälligen oder elliptischen
Ecke durch P_0 hindurchzöge. Da zufällige Ecken auf der Ellipse der
Natur der Sache nach hier nicht in Betracht kommen können, so
würde nur noch die Möglichkeit bleiben, dass die Gerade dicht an
einer parabolischen Ecke durch P_0 hindurchzieht. Doch diese letzte
Annahme lässt sich nicht vereinen mit der Eigenart eines Polygonnetzes in der Umgebung eines parabolischen Punktes, wie dieselbe
z. B. für cyclische Gruppen oben pg. 68 oder mit besonderer Ausführlichkeit für die Modulgruppe in „M." I pg. 236 geschildert wurde.
Die Segmente der geraden Linie werden im fraglichen Falle gar nicht
unendlich klein, sie würden vielmehr in irgend einem Polygon des zum
parabolischen Punkte gehörenden Kranzes ein Minimum erreichen und
von dort nach beiden Seiten hin zunehmen.

Der oben angenommene Punkt A war ein beliebiger Punkt des
Polygons P_0, und wir können die nämliche Überlegung auf jedes beliebige andere Polygon des Netzes anwenden. Es folgt sonach, *dass
das Polygonnetz im Innern der Ellipse nirgends einen Grenzpunkt darbieten kann.* Dieser Satz ist übrigens wesentlich durch die Voraussetzung bedingt, dass P_0 keine hyperbolische Ecken haben sollte. Die
vorhin auf ihre Möglichkeit hin untersuchte Verlangsamung im Reproductionsprocess der Polygone im „Innern" der Ellipse tritt in der

That bei einem Polygon mit hyperbolischer Ecke stets ein, wie man aus den Entwicklungen von pg. 144 und den dortigen Figuren unmittelbar entnehmen wird. Noch leichter ist es, mit Hilfe der Figur 10 pg. 67 sich die vorliegenden Verhältnisse deutlich zu machen. Zieht man hier durch den einen auf der Ellipse gelegenen Fixpunkt der hyperbolischen Substitution eine Gerade und übt diese Substitution auf diese Gerade immer wieder aus, so drängen sich die so entspringenden Geraden gegen die Verbindungslinie der beiden auf der Ellipse gelegenen Fixpunkte immer mehr zusammen, ohne dieselbe indes völlig zu erreichen. Die zwischen den Geraden eingegrenzten Bereiche werden somit gegen jene das „Innere" der Ellipse durchziehende Gerade hin schliesslich unendlich schmal; wir haben in dieser Geraden eine Grenzlage, welche der Reproductionsprocess nicht überschreitet.

Nehmen wir die bisherigen Ergebnisse zusammen, so folgt von selber, dass das Polygonnetz das gesamte Innere der Ellipse lückenlos und überall nur einfach bedeckt. Denn eine Collision zwischen Polygonen des Netzes ohne das Auftreten von Verzweigungspunkten würde nur dadurch möglich sein, dass im Ellipseninnern Lücken offen bleiben, um welche sich das Polygonnetz ohne sie auszufüllen herumzieht. Diese Möglichkeit, welche unter anderen Voraussetzungen eine wichtige Rolle spielen wird, ist indessen hier ausgeschlossen, da der Reproductionsprocess nur die Ellipse selber, nicht aber bereits irgend welche Punkte oder Linien im „Innern" der Ellipse zu Grenzen hat. Unsere obige Behauptung über P_0, Discontinuitätsbereich einer Gruppe zu sein, ist damit bewiesen.

§ 4. Fortsetzung: Definition der Polyedergruppen durch Discontinuitätsbereiche.

Die Überlegungen des voraufgehenden Paragraphen lassen sich vollständig auf das Kugelinnere des hyperbolischen Raumes übertragen. Wir denken im Kugelinnern ein Polyeder Π_0 gegeben, das die gesamten für die Discontinuitätsbereiche Π_0 oben (pg. 150 u. f.) aufgezählten Eigenschaften besitzt. Natürlich ist der Wortlaut der unter II l. c. genannten Eigenschaften dem Umstande entsprechend anders zu wählen, dass wir hier nicht von der Existenz einer Gruppe ausgehen. Wir werden sagen müssen, dass die Randflächen von Π_0, soweit sie nicht von Teilen der Kugeloberfläche gebildet werden, paarweise im Sinne der hyperbolischen Maassbestimmung einander congruent sind, so dass sie in dieser Zuordnung durch solche Collineationen erster Art in einander überführbar sind, welche die Kugel in sich transformieren. Natürlich muss diese Zuordnung derartig sein, dass das aus Π_0 durch die einzelne Collineation hervorgehende Polyeder Π_1 mit jenem *nur* eine Randfläche gemein hat, d. h. dass Π_0 und Π_1 auf *verschiedenen* Seiten ihrer gemeinsamen Randfläche gelegen sind. Es sei auch hier bemerkt, dass von den Fundamentaleigenschaften des Polyeders Π_0 keine durch die übrigen bereits mit bestimmt ist.

Wir können nun den Satz beweisen, *dass das dergestalt bestimmte Polyeder Π_0 Discontinuitätsbereich einer Gruppe für das gesamte Kugelinnere ist, so dass wir also jede für uns in Betracht kommende Gruppe durch ein im Raume geeignet gewähltes Polyeder mit bezogenen Randflächen zu definieren im Stande sind.* Zum Beweise dessen reihe man wieder an Π_0 auf Grund der Zuordnung der Randflächen Polyeder Π_1, Π_2, ... an und setze diesen Process in bekannter Weise fort. Wir müssen zeigen, dass das entspringende Polyedersystem das gesamte Kugelinnere ohne Lücke aber auch überall nur einfach ausfüllt.

Analog wie im vorigen Paragraphen werden wir uns zunächst überzeugen, dass sich der · Reproductionsprocess um die Kanten und Ecken herum glatt abschliesst. Betrachten wir zunächst eine Kante von Π_0, so werden wir nach einmaligem Umgange um dieselbe ein mit Π_0 äquivalentes Polyeder erhalten, wobei die mit einander in Deckung befindlichen Kanten der beiden Polyeder einander entsprechen, während von den Paaren der einschliessenden Randflächen jedesmal die beiden einander äquivalenten längs der Kante in Berührung sind. Endigt nun die Kante wenigstens in einer im Innern der Kugel gelegenen Ecke von Π_0, so ist dieser Endpunkt ein Fixpunkt derjenigen Substitution, welche die Äquivalenz zwischen beiden Polyedern vermittelt. Diese Substitution muss also die Identität sein, da sie ersichtlich nicht elliptisch sein kann und doch einen im Kugelinnern gelegenen Fixpunkt hat. Reicht die Kante von Π_0 als solche beiderseits bis an die Kugel heran, so liefern die beiden Endpunkte wieder Fixpunkte der fraglichen Substitution. Dass dieselbe auch nun wieder der Identität gleich ist, folgt aus dem Umstande, dass sie ersichtlich weder elliptisch noch parabolisch sein kann, und dass doch Π_0 an hyperbolische Fixpunkte nicht heranreicht. Der glatte Abschluss des Polyedersystems um die Kanten herum ist damit dargethan. Für die Umlagerung der Ecken im Innern der Kugel bleibt dieselbe Überlegung beweiskräftig. Es werden sonach überhaupt keine Verzweigungen im Polyedersystem des Kugelinnern auftreten können.

Des ferneren überzeugen wir uns wie oben, dass der Reproductionsprocess der Polyeder niemals im „Innern" der Kugel verlangsamen kann. Wir denken sogleich von einem beliebigen Punkte A im Innern eines beliebigen Polyeders Π_n des Systems nach allen Seiten gerad-

linige Strahlen gezogen und verfolgen die längs eines derselben aufgereihten Polyeder. Sollte noch im Innern der Kugel ein Grenzpunkt
B auftreten, so ist die Gerade $\overline{AB}$ gegen B hin durch die Randflächen
der Polyeder in unendlich viele Segmente geteilt. Sind nun die längs
des Strahles aufgereihten Polyeder Π_n, Π_{n+1}, Π_{n+2}, ..., so nehme
man ein in der Reihe hinreichend weit entferntes Polyeder Π_{n+m} und
transformiere dasselbe samt dem geradlinigen Strahle nach Π_0. Der
Strahl würde hier eine Gerade ergeben, welche nicht nur Π_0, sondern
die gesamten nach der einen Seite sich längs ihr anschliessenden Polyeder in unendlich kleinen Segmenten durchsetzt.

Es ist nun auch hier wieder ohne Mühe zu sehen, dass eine Gerade
der fraglichen Art unmöglich ist auf Grund der Voraussetzung, dass
Π_0 von allen hyperbolischen und loxodromischen Fixpunkten fern bleibt.
Die Betrachtung ist genau wie oben, und es bringt das Auftreten der
Ecken neben den Polyederkanten nur eine geringe Verlängerung, aber
keine Erschwerung der Überlegung mit sich. Von den auf der Kugeloberfläche gelegenen Kanten und Ecken können die zufälligen und
elliptischen, wie man leicht bemerkt, hier nicht in Betracht kommen.
Eine Überlegung erfordern einzig die parabolischen Punkte, welche
entweder Polyederecken oder Polygonecken für Randflächen der Polyeder auf der Kugel darstellen. Doch ergiebt auch hier wieder der
bekannte Charakter der Umgebung eines parabolischen Punktes, dass
eine dortselbst in der Nähe durch Π_0 hindurchziehende Gerade in
keiner Weise innerhalb der weiter sich anreihenden Polyeder unendlich
klein werdende Segmente bekommen kann.

Nehmen wir nun die bisherigen Ergebnisse zusammen, so ergiebt
sich die einfache und vollständige Ausfüllung des Kugelinnern durch
unser Polyedernetz. Eine Collision der Polyeder bei fortgesetzter Bildung des Systems, ohne dass je Verzweigungen aufträten, wäre in
der That nur noch so möglich, dass sich im Kugelinnern Lücken
finden, um welche sich das Polygonnetz ohne sie auszufüllen herumlegte.
Dies ist indessen, da Grenzpunkte im Kugelinnern, wie wir sahen,
nicht auftreten können, ausgeschlossen. Unser Fundamentalsatz über
die Definition der Gruppen durch Polyeder Π_0 ist damit bewiesen.

§ 5. Fortsetzung: Allgemeine Definition der Polygongruppen durch geeignete Discontinuitätsbereiche.

Wie bei früheren Gelegenheiten, so ist es auch hier wieder besonders wichtig, der Gattung der *Polygongruppen*, welche *nicht* gerade
notwendig in die specielle Classe der *Hauptkreisgruppen* hineingehören,
eine ausführlichere Betrachtung zu widmen; hier in der That werden

wir zu neuen Gesichtspunkten geführt. *Wir setzen voraus, dass auf der ζ-Kugel ein Polygon P_0 gegeben sei, das nicht über sich selbst hinübergreife, und dessen Randcurven zu Paaren auf einander bezogen und in dieser Zuordnung durch ζ-Substitutionen erster Art genau in einander überführbar sind; die Ecken sollen nur zufällige, elliptische oder parabolische sein und auf die wiederholt genannte Art in geschlossene Cyclen angereiht erscheinen; es soll endlich um die zufälligen und elliptischen Ecken von P_0 herum der Reproductionsprocess der Polygone sich glatt schliessen.* Das Problem, ob ein ausgewähltes Polygon P_0 der bezeichneten Art Discontinuitätsbereich einer Gruppe ohne infinitesimale Substitutionen ist, versuchen wir zunächst in der bisherigen Weise durch Bildung des von P_0 aus zu erzeugenden Polygonnetzes zu beantworten. Doch treten hierbei verschiedene neue Fragen und Schwierigkeiten ein.

Erstlich ist zu bemerken, dass nach den Entwicklungen des vorigen Kapitels in solchen Fällen, wo Grenzcurven vorliegen, die Gruppe im allgemeinen nicht durch ein *einzelnes* Polygon mit bezogenen Randcurven definierbar ist. *In der That können wir durch ein einzelnes Polygon P_0 immer nur eine Gruppe von der Art der im vorigen Kapitel pg. 129 ff. mit G bezeichneten Untergruppen definieren.* Wir würden, um allgemeiner zu verfahren, an Systeme von μ Polygonen P_0, P_0', ..., $P_0^{(\mu-1)}$ anknüpfen müssen. Doch würden sich auch auf diese Weise noch nicht alle denkbaren Polygongruppen definieren lassen. Haben wir nämlich z. B. eine Gruppe mit unendlich vielen Netzen, die aber alle unter einander äquivalent sind, so würde zwar ein einzelnes Polygon P_0 den Discontinuitätsbereich vorstellen; aber die Zuordnung der Randcurven von P_0 würde noch nicht auf diejenigen Substitutionen führen können, welche die Äquivalenz der verschiedenen Netze unter einander vermitteln.

Nehmen wir jedoch vorab an, dass beim Reproductionsprocess des am Anfang des Paragraphen vorgelegten Polygones P_0 sich eine Grenze des Polygonnetzes einstellt, so tritt die Frage auf, *ob diese Grenze auch eine wesentliche Grenze der Gruppe ist, d. h. aus einer ununterbrochenen Folge von nicht-elliptischen Fixpunkten und deren Häufungsstellen besteht.* Es würde hier also erneut die Möglichkeit einer Verlangsamung des Reproductionsprocesses an unwesentlicher Stelle zu discutieren sein, welche im Hauptkreisfalle wegen des Ausschlusses hyperbolischer Ecken unmöglich war. Ferner aber würde die Frage eintreten, *welche Einteilungen der Kugeloberfläche die entsprechende Gruppe ausserhalb des zu P_0 gehörenden Netzes liefert.*

Vor allem ist zu fordern, *dass die Polygone des aus P_0 zu erzeugenden Netzes auf der ζ-Kugel nirgends mit einander collidieren.* Nun

ist zwar auf Grund der Eigenart der Polygonecken das Auftreten von
Verzweigungspunkten im Polygonnetz von vornherein ausgeschlossen.
Überhaupt unmöglich ist die Collision der Polygone daraufhin aber
nur dann, wenn die Grenzpunkte des Netzes eine einzige geschlossene
Grenzcurve bilden und also das Netz einen einfach zusammenhängenden Bereich bildet. Treten aber unendlich viele Grenzcurven oder
auch nur unendlich viele isoliert liegende Grenzpunkte auf, so kann
das Netz nicht mehr endlichen, geschweige denn einfachen Grad des
Zusammenhanges darstellen. Dann aber ist durchaus die Frage, ob
der Reproductionsprocess um eine einzelne der bleibenden Lücken
herum sich gerade glatt abschliesst oder nicht. Es werden sich
freilich äquivalente Grenzcurven in letzterer Hinsicht stets gleich verhalten, so dass man nur je eine Grenzcurve aus der einzelnen Classe
in Untersuchung zu ziehen braucht. Aber aus dem blossen Anblick
des Polygons P_0 oder auch einiger sich anschliessender Polygone des
Netzes wird man in keiner Weise unmittelbar auf den Verlauf der
Grenzcurven, geschweige denn auf ihre Classenanzahl schliessen können.
Wir können einzig auf Grund der schon pg. 153 durchgeführten Überlegung aussagen, dass im Falle eines *mehrfach* zusammenhängenden
Polygons P_0 notwendig unendlich viele Grenzcurven oder Grenzpunkte
auftreten. Dagegen sind bei *einfach* zusammenhängendem P_0 nach dem
Bisherigen noch alle Möglichkeiten offen (die unendlich vieler isoliert
liegender Grenzpunkte, sowie die Möglichkeit einer und schliesslich
unendlich vieler Grenzcurven), und sie kommen, wie wir später sehen
werden, auch alle wirklich vor. —

Bieten sich sonach der endgültigen Lösung unseres Problems bei
alleiniger Operation in der ζ-Ebene oder auf der ζ-Kugel erhebliche
Schwierigkeiten dar, so gewinnen wir durch Recursion auf die im vorigen Paragraphen bereits festgestellten Ergebnisse eine endgültige und
überaus einfache Erledigung *aller* aufgeworfenen Fragen in dem nachfolgenden Satze: *Das Polygon P_0 ist Discontinuitätsbereich einer Gruppe
in dem hier zu erwartenden Umfange, falls es gelingt, ein den oben formulierten Anforderungen genügendes Polyeder Π_0 zu bilden, welches P_0
zu einer seiner Randflächen hat*[*]).

Die Richtigkeit dieses Satzes leuchtet nach den Überlegungen des
vorigen Paragraphen sowie nach den hierher gehörenden Untersuchungen
des vorigen Kapitels unmittelbar ein. Die Ausgestaltung von P_0 zum

---

[*]) Dieses Theorem stellt wohl den wichtigsten Erfolg der von Poincaré
eingeführten Maassnahme dar, die Polyederteilungen des Raumes für die Zwecke
unserer Gruppen zu verwerten.

Polyeder Π_0 hat nicht die geringste Schwierigkeit. Nur der Einfachheit halber mögen wir annehmen, dass die Randcurven von P_0 ausschliesslich aus Kreisbogen bestehen, wie solches späterhin in der That stets eintreffen wird. Man wolle alsdann im Kugelinnern die Ebenen legen, welche auf der ζ-Kugel die Randkreise von P_0 ausschneiden und fasse den Bereich des Kugelinnern auf, welcher durch P_0, die eben gezogenen Ebenen, bez. Teile derselben, sowie eventuell weitere Stücke der Kugeloberfläche eingegrenzt ist. Dieser Bereich muss ein Polyeder Π_0 mit den erforderlichen Eigenschaften darstellen. Dabei bemerke man, dass die Zuordnung derjenigen Randflächen von Π_0, welche nicht auf der Kugel liegen, durch die Zuordnung der Randcurven von P_0 bereits vollständig gegeben ist.

Indem wir annehmen, dass Π_0 den oben geforderten Eigenschaften in der That genügt, bemerken wir schliesslich noch, dass nun auch die gesamten weiteren im Anschluss an P_0 aufgestellten Fragen ihre einfache Erledigung finden. *Ist P_0 die einzige Randfläche von Π_0, welche auf der ζ-Kugel liegt, so besitzt das von P_0 aus zu erzeugende Netz nur isoliert liegende Grenzpunkte und wird abgesehen von diesen letzteren die ganze Kugeloberfläche bedecken.* Man beweist diesen Satz leicht unter Benutzung des Umstandes, dass die Randflächen von Π_0 auf die Randcurven von P_0 wechselweise eindeutig bezogen sind. *Hat Π_0 ausser P_0 noch weitere Stücke der Kugeloberfläche P_0', ..., $P_0^{(\nu-1)}$ zu Randflächen, so hat das von P_0 aus zu erzeugende Netz eine oder unendlich viele Grenzcurven.* Die Einteilung der Kugeloberfläche in dem vom Netze N des Polygons P_0 noch frei bleibenden Teile regelt sich dann nach den allgemeinen Ergebnissen des vorigen Kapitels pg. 134 ff.

Doch hat gegenüber den damaligen Erörterungen die hier vorliegende Kugelteilung der durch P_0 definierten Gruppe, wie wir schon am Anfang des Paragraphen kurz ausführten, einen particulären Charakter. Derselbe ist in dem schon benutzten Umstande begründet, dass die Randflächen von Π_0 auf die Randcurven von P_0 eindeutig bezogen sind, während für die Randcurven etwa noch weiter in Betracht kommender Polygone P_0', ... sehr wohl nur ein Teil der Randflächen von Π_0 zur Verwendung kommen können. Unter den Polygonen, welche Randflächen von Π_0 auf der Kugeloberfläche darstellen, giebt es also hier eines (nämlich eben P_0), an dessen Berandung alle Seitenflächen von Π_0 participieren. Gehen wir somit in der Polyederteilung von Π_0 zu benachbarten Polyedern fort, so liefern dieselben stets mit P_0 unmittelbar benachbarte Polygone. Wir finden: *Selbst in dem Falle, dass die durch P_0 zu definierende Gruppe eine Kugelteilung mit unendlich vielen Grenzcurven liefert, ist das zu P_0 gehörende*

Polygonnets nur mit sich selbst äquivalent. Liefern die übrigen $(\nu - 1)$ Polygone P_0', ..., $P_0^{(\nu-1)}$ nach der Methode von pg. 129 reduciert $(\mu - 1)$ Polygone, so liesse sich noch leicht zeigen, dass stets für $\mu > 2$, vielfach aber auch für $\mu = 2$ die $(\mu - 1)$ übrigen Classen von Polygonnetzen aus unendlich vielen Netzen bestehen.

Einen ersten Schritt zur Beseitigung der hiermit bezeichneten Beschränkung können wir übrigens dadurch thun, dass wir Systeme von Polygonen P_0, P_0', ..., $P_0^{(\mu-1)}$ vorlegen. Aber auch auf diese Weise würden sich z. B. diejenigen schon vorhin erwähnten Gruppen nicht miterledigen lassen, welche zwar $\mu = 1$, aber gleichwohl unendlich viele (mit einander äquivalente) Netze haben*). In einem solchen Falle ist zum Zwecke der Bildung eines Discontinuitätsbereiches der Rückgang auf das zugehörige Polyeder immer unvermeidlich. Dasselbe wird alsdann wenigstens ein Paar Seitenflächen darbieten, die gänzlich im Kugelinnern verlaufen, und deren zugehörige Substitution die Äquivalenz zwischen zwei verschiedenen Polygonnetzen vermittelt. —

Da die Polyeder Π_0, Π_1, ... das ganze Kugelinnere ohne Lücke füllen, so werden die Polygonnetze auf der Kugeloberfläche keinen endlichen Bereich frei lassen. Wir schliessen daraus, *dass die beim Netze von P_0 auftretende Berandung eine der Gruppe als wesentlich zugehörende natürliche Grenze vorstellt.*

Vor allen Dingen klärt sich nun der Fall eines mehrfach und damit unendlich vielfach zusammenhängenden Polygonnetzes vollständig auf, ein Umstand, den wir baldigst noch weiter auszubeuten haben. Vorab bemerken wir nur, *dass im gedachten Falle an Π_0 gänzlich im Kugelinnern verlaufende Kanten auftreten, d. h. Kanten, deren beide Eckpunkte im Kugelinneren liegen. Diese Kanten gehören somit zu Randflächenpaaren, deren zugeordnete Randcurven von P_0 nicht benachbart sind.* Der Zusammenschluss des Polygonnetzes um die Lücken herum ohne Collision kommt nun einfach auf den Umstand zurück, dass sich jene Kanten zu Cyclen der oft genannten Eigenschaften zusammenordnen werden. —

---

*) Ein Beispiel einer solchen Gruppe wurde pg. 130 (unter dem Texte) besprochen. Wir hatten daselbst zuvörderst ein reguläres Tetraeder der absoluten Kugel des hyperbolischen Raumes so eingeschrieben, dass die Kanten des Tetraeders Kugeltangenten sind. Sodann hatten wir noch die Unterteilung dieses Tetraeders durch die Symmetrieebenen in 24 kleinere Tetraeder vollzogen und ein einzelnes dieser letzteren Tetraeder als Discontinuitätsbereich (zweiter Art) vorgelegt. Hier ist P_0 ein Dreieck und das Tetraeder besitzt eine gänzlich im Kugelinnern gelegene Seitenfläche (man vergl. die weiteren Ausführungen in Kap. 3 des Abschn. II).

Es würde übrig bleiben, die hiermit vollständig entwickelte Theorie
auf die *Polygone der zweiten Art* zu übertragen und also insbesondere
zu fragen, in wie weit ein willkürlich zu wählendes Polygon zweiter
Art Discontinuitätsbereich einer Gruppe zweiter Art sein kann. Wir
erledigen diese Frage einfach dadurch, dass wir an das gegebene Polygon längs einer Seite zweiter Art ein äquivalentes Polygon anreihen
und mit ersterem zu einem Polygon der ersten Art vereinen. Auf
dieses würde sodann die vorangehend entwickelte Theorie anzuwenden sein.

Es sind hiermit die wichtigsten theoretischen Grundlagen für die
geometrische Theorie der eigentlich discontinuierlichen Gruppen gewonnen. Bevor wir jedoch an den speciellen Ausbau dieser Theorie
herangehen, sind die allgemeinen Erörterungen erst noch nach verschiedenen Seiten zu ergänzen.

§ 6. Classification aller Gruppen ohne infinitesimale Substitutionen nach der Gestalt der Discontinuitätsbereiche und der aus diesen entspringenden regulären Einteilungen.

Da wir nach den bisherigen Ergebnissen alle Gruppen ohne infinitesimale Substitutionen durch geeignete Polygone und Polyeder definieren ·können, so dürfen wir nun auch auf die Gestalten dieser
Discontinuitätsbereiche und der aus ihnen entspringenden Ebenen- und
Raumteilungen eine sachgemässe Classification aller in Rede stehenden
Gruppen gründen. Wir können uns hierbei wieder auf die Gruppen
der ersten Art beschränken; die Classification der Gruppen zweiter Art
ist hierdurch unmittelbar mit erledigt, da jede Gruppe zweiter Art
eine bestimmte Untergruppe erster Art vom Index zwei in sich enthält. Späterhin werden wir dann natürlich bei der einzelnen Gruppe
erster Art untersuchen müssen, ob und wie sie sich auf eine Gruppe
zweiter Art erweitern lässt. Unter Vorbehalt gleich folgender Erläuterungen stellen wir hier zunächst tabellarisch die Classification der
Gruppen zusammen, welche uns am empfehlenswertesten erscheint:

I. Cyclische Gruppen.

   a) Im projectiven Raume bleibt eine Axe Punkt für Punkt
      fest (elliptische, parabolische, hyperbolische Gruppen).

   b) Im projectiven Raume bleiben nur zwei Punkte fest, näm-
      lich zwei Punkte der Kugelfläche (loxodromische Gruppen).

II. Nichtrotationsgruppen mit zwei Grenzpunkten.

III. Rotationsgruppen.

   a) Das Centrum liegt innerhalb der Kugel (elliptische Ro-
      tationsgruppen oder Gruppen der regulären Körper).

b) Das Centrum liegt auf der Kugel (parabolische Rotations-gruppen oder doppeltperiodische Gruppen).

c) Das Centrum liegt ausserhalb der Kugel (hyperbolische Rotationsgruppen oder Hauptkreisgruppen).

    1. Die Gruppe ist auf dem Hauptkreise uneigentlich discontinuierlich (zwei Polygonnetze).

        α) Erster Typus: Die durch den Hauptkreis abgeteilten Kalotten der ζ-Kugel werden durch alle Substitutionen der Gruppe einzeln in sich transformiert.

        β) Zweiter Typus: Die Gruppe besteht zur Hälfte aus Substitutionen, welche beide Kalotten permutieren.

    2. Die Gruppe ist auf dem Hauptkreise eigentlich discontinuierlich (ein Polygonnetz).

        α) Erster Typus: Die durch den Hauptkreis abgeteilten Kalotten der ζ-Kugel werden durch alle Substitutionen der Gruppe einzeln in sich transformiert.

        β) Zweiter Typus: Die Gruppe besteht zur Hälfte aus Substitutionen, welche beide Kalotten permutieren.

IV. Nichtrotationsgruppen mit unendlich vielen Grenzpunkten.

a) Polygongruppen mit einem Netze.

    1. Der Discontinuitätsbereich ist einfach zusammenhängend.

    2. Der Discontinuitätsbereich ist mehrfach zusammenhängend.

b) Polygongruppen mit zwei Netzen.

c) Polygongruppen mit unendlich vielen Netzen, wobei im allgemeinen jedes Netz eines von unendlich vielen äquivalenten ist, im speciellen aber ein nur mit sich selbst äquivalentes Netz eintritt.

    1. Die Grenzcurven sind sämtlich oder teilweise nicht-analytisch.

        α) Die Netze sind sämtlich einfach zusammenhängend.

        β) Die Netze sind entweder insgesamt oder teilweise von unendlich hohem Zusammenhang.

    2. Die Grenzcurven sind sämtlich Kreise.

        α) Die Netze sind sämtlich einfach zusammenhängend.

        β) Die Netze sind entweder alle oder teilweise unendlich vielfach zusammenhängend.

d) Eigentliche Polyedergruppen.

Man wird diese Classification nach den bisher gesammelten Erfahrungen zumeist ohne weiteres verständlich finden. Verschiedene

Gesichtspunkte werden freilich erst bei den Einzeluntersuchungen des folgenden Abschnitts zur endgültigen Erledigung kommen. Es betrifft dies jedoch nur solche Gruppen, welche wegen ihrer nebensächlichen Bedeutung unsere Aufmerksamkeit bisher nicht besonders auf sich zogen. Hierher gehören die doppeltperiodischen Gruppen III. b) sowie die mit ihnen verwandten Gruppen II. mit zwei Grenzpunkten, von denen wir oben (pg. 130) nur erst die Möglichkeit constatierten. Für die wohlbekannte Dreiteilung der Rotationsgruppen je nach der Lage des Centrums bringen wir hier die kurze und bezeichnende Ausdrucksweise der „elliptischen" u. s. w. Rotationsgruppen in Vorschlag. Eine ausführlichere Gliederung erfordert hier nur die Classe der Hauptkreisgruppen. Unter den Nichtrotationsgruppen haben wir alle diejenigen, welche auf der ζ-Kugel uneigentlich discontinuierlich sind, also alle Polyedergruppen im engeren Sinne, in IV. d zusammengefasst.

Es sind hier noch einige historische Bemerkungen anzufügen. Zunächst ist nämlich zu erwähnen, dass Poincaré in seinen wiederholt genannten Abhandlungen „Théorie des groupes fuchsiens" und „Mémoire sur les groupes kleinéens" Classificationsprincipien für die Gruppen entwickelt*). Doch basiert Poincaré seine Einteilung vornehmlich auf die Eigenart der Ecken und Kanten der Polygone und Polyeder, ohne betreffs der Beschaffenheit der gesamten regulären Einteilung bereits zu abgeklärten Anschauungen durchzudringen. Die Folge ist, dass Poincaré's Entwicklungen an dieser Stelle jedenfalls unvollständig erscheinen, indem sie die Natur der Mannigfaltigkeit der Grenzpunkte nicht gehörig in den Vordergrund stellen. Dass die volle Rücksichtnahme auf diese letztere Mannigfaltigkeit zu einer principielleren Einteilung führt, braucht wohl nicht weiter erläutert zu werden**).

Wir müssen hier auch noch einen Blick auf die von Poincaré gebrauchte Terminologie der „Fuchs'schen" und „Klein'schen" Gruppen werfen. Als Fuchs'sche Gruppen bezeichnet Poincaré die Hauptkreisgruppen des ersten Typus (III, c, α), bei welchen man durch zweckmässige Auswahl von ζ zu reellen unimodularen Substitutionen geführt wird (cf. pg. 105). In allen übrigen Fällen lassen sich unter Gebrauch unimodularer Substitutionen complexe Coefficienten der Substitutionen nicht meiden, und die gesamten hierher gehörenden Gruppen fasst Poincaré unter der Benennung „Klein'sche" Gruppen zusammen.

*) Siehe Acta mathematica, Bd. 1 pg. 20 und Bd. 3 pg. 74.
**) Vergl. hierzu auch Ritter, „Die automorphen Formen vom Geschlechte null" in den Math. Annalen Bd. 41 pg. 7 (1892).

Diese Benennungen (welche sich des weiteren auf die zu den
Gruppen gehörenden Functionen übertragen) entsprechen dem zufälligen Entwicklungsgange, den Poincaré's Arbeiten über die Gruppen genommen haben. Poincaré spricht sich hierüber in einem an
Klein gerichteten und in den Mathem. Annalen Bd. 20 pg. 52 ver-
öffentlichten Briefe aus. Dass die Terminologie sachlich kaum zutreffend sein dürfte, hat Klein bereits in den Mathem. Annalen Bd. 19
pg. 564 und Bd. 21 pg. 214 dargelegt; sein Vorschlag, dem wir hier
selbstverständlich folgen, ging dahin, *beide* Personalbenennungen fallen
zu lassen und je nach Bedürfnis durch Benennungen, die aus dem Wesen
der Sache geschöpft sind, zu ersetzen. Leider hat Poincaré, ohne im
Princip Widerspruch zu erheben, sich diesem Vorschlage nicht angeschlossen, sondern an dem Rechte des Erfinders, die Namen nach
Gutdünken zu wählen, festgehalten.

Es würde an sich nicht notwendig gewesen sein, hier auf diese
Angelegenheit, die nur Formalien betrifft, zurückzukommen, und es
geschieht nur, um die hier gegebene Darstellung gegen die sonstige
Litteratur des Gegenstandes zu orientieren. Dabei handelt es sich
nicht nur um die Poincaré'schen Originalarbeiten, sondern um die
Publicationen zahlreicher Autoren, welche Poincaré's Terminologie
schlechthin acceptiert haben. Wir können hier die generelle Mah-
nung nicht unterdrücken, dass man die Arbeiten Poincaré's bei
allem ihren Reichtum an neuen und weittragenden Gedanken in
ihren thatsächlichen Resultaten vielfach nicht ohne Kritik aufnehmen sollte. In der That sind diese Arbeiten vielfach nur Skizzen
der mit aller Mächtigkeit der Intuition auf den Verfasser eindringenden Ideen, die unmittelbar niedergeschrieben und nicht im Einzelnen abgeglichen sind. Um nur bei einem direct zum vorliegenden Paragraphen gehörenden Gegenstande stehen zu bleiben, so sagt
Poincaré in dem mit „Classification" überschriebenen § 6 seiner Arbeit
über die Klein'schen Gruppen wörtlich Folgendes: „Nous classerons
„d'abord les polyèdres générateurs d'après le nombre de leurs faces
„de la 2ᵉ sorte*). C'est là en effet un point fort important; car si
„un polyèdre P_0 a n faces de la 2ᵉ sorte, le plan des $\xi\eta$ se trouve
„divisé en n parties et chacune de ces parties en une infinité de poly-
„gones R de telle façon qu'à chaque substitution du groupe corre-
„sponde un polygone R et un seul." Der Leser des vorigen Kapitels
weiss, dass sich in diesem für allgemeines n ausgesprochenen Satze

---

*) Randflächen der Polyeder, die von Teilen der ζ-Kugel bez. -Ebene ge-
bildet sind.

eine völlig missverständliche Auffassung über die thatsächlich hier vorliegenden, und zwar principiellen Verhältnisse documentiert[*]).

§ 7. Von der Erzeugung der Gruppen und den zwischen den erzeugenden Substitutionen bestehenden Relationen.

Die Erörterungen, welche wir über die Erzeugung der Gruppen hier auszuführen haben, sind zwar ihrem Wesen nach in keiner Weise auf Discontinuitätsbereiche mit einer endlichen Anzahl von Randcurven bez. -flächen eingeschränkt. Aber die Übertragung auf Polygone mit unendlich vielen Seiten und Polyeder mit unendlich vielen Randflächen vollzieht sich, wo es nötig wird, ohne Schwierigkeit; und es ist andrerseits die Annahme endlicher Seiten- bez. Flächenanzahl eine Erleichterung für die Darstellung, so dass wir diese Annahme hier ausdrücklich machen wollen.

Wir beginnen die Betrachtung hier wieder mit den unter III, c, α der Tabelle pg. 165 rubricierten hyperbolischen Rotationsgruppen, welche von den Bewegungen der hyperbolischen Ebene geliefert werden. Es sei vor allem im Ellipseninnern der projectiven Ebene ein Polygon P_0 als Discontinuitätsbereich einer Gruppe dieser Art, die wir Γ nennen, in richtiger Weise ausgewählt. Die nicht von Stücken der Ellipse gelieferten Seiten von P_0 sind zu Paaren einander zugeordnet. Ist n die Anzahl der Seitenpaare, so wird die Zuordnung vermittelt durch gewisse n Substitutionen $V_1, V_2, \ldots, V_n$, die wir uns sogleich in ihrer Gestalt als unimodulare, und zwar hier reelle, ζ-Substitutionen gegeben denken können. Entsprechend der Gegenseitigkeit der Zuordnung der Randcurven werden wir mit der einzelnen Substitution stets auch deren inverse als gegegeben ansehen.

Belegen wir ein beliebiges Polygon P der zu Γ gehörenden Einteilung des Ellipseninnern mit derjenigen Substitution V von Γ als mit einem Namen, welche das Ausgangspolygon P_0 in P transformiert, so bekommt P_0 den Namen $V_0 = 1$. Das Ausgangspolygon P_0 aber erscheint umgeben von den $2n$ Polygonen $V_1^{\pm 1}, V_2^{\pm 1}, \ldots, V_n^{\pm 1}$, und in derselben Weise erscheint ein beliebiges Polygon P der Einteilung mit dem Namen V umgeben von den $2n$ Polygonen $V V_1^{\pm 1}, V V_2^{\pm 1}, \ldots, V V_n^{\pm 1}$ [**]). Wendet man diesen Satz auf die successive Entstehung des

---

[*]) Vergl. hierzu Schlesinger in Crelle's Journal Bd. 110 pg. 134 und 135.
[**]) Die Zahl $2n$ der umgebenden Polygone reduciert sich in leicht ersichtlicher Weise, sobald unter den Substitutionen $V_1, \ldots, V_n$ eine oder mehrere elliptisch von der Periode 2 sind.

Polygonnetzes von P_0 aus an, so ergiebt sich, dass die zu irgend einem bestimmten Polygon P gehörende Substitution V durch eine endliche Anzahl von Combinationen von Substitutionen aus der Reihe $V_1^{\pm 1}$, $V_2^{\pm 1}$, $V_3^{\pm 1}$, ..., $V_n^{\pm 1}$ erzeugt werden kann. Wir gewinnen den übrigens aus „M." I bereits sehr bekannten Satz: *Die n Substitutionen V_1, V_2, ..., V_n bilden ein System von erzeugenden Substitutionen der Gruppe Γ, und die thatsächliche Herstellung aller Substitutionen von Γ aus V_1, ..., V_n entspricht der Erzeugung des gesamten Polygonnetzes von P_0 aus.* Man kann diesen Umstand symbolisch durch die Gleichung:

$$(1) \qquad V = \Pi(V_1, V_2, \ldots, V_n)$$

oder etwas mehr ausführlich durch:

$$(2) \qquad V = V_{a_1}^{\alpha_1} \cdot V_{a_2}^{\alpha_2} \cdots V_{a_\nu}^{\alpha_\nu}$$

andeuten, wo der einzelne der unteren Indices a, deren Anzahl ν beliebig gross ist, eine Zahl aus der Reihe 1, 2, ..., n darstellt und die α_1, α_2, ... irgend welche positive oder negative ganze Zahlen sind, während die Combination der Substitutionen durch Multiplication ihrer Symbole angedeutet ist.

Die Erzeugenden der Gruppe Γ sind natürlich durchaus von der Auswahl des Discontinuitätsbereichs P_0 abhängig, und es ist nicht einmal ihre Anzahl n hierbei invariant. Doch werden wir baldigst in der Theorie der kanonischen Discontinuitätsbereiche sehen, *dass bei jeder Gruppe für die Anzahl n ein eindeutig bestimmtes Minimum existiert.*

Es entsteht nun die Frage, auf wieviel verschiedene Weisen sich die einzelne Substitution V von Γ in der Gestalt (1) darstellen lässt. Diese Frage ist, wie man leicht bemerkt, vollständig mit der folgenden beantwortet: *Welches sind die für die Erzeugenden V_1, ..., V_n bestehenden, d. h. unabhängig von ζ gültigen Relationen:*

$$V_{a_1}^{\alpha_1} \cdot V_{a_2}^{\alpha_2} \cdots V_{a_\nu}^{\alpha_\nu}(\zeta) = \zeta$$

oder noch kürzer geschrieben $\Pi(V_1, \ldots, V_n) = 1$? Um hierauf zu antworten, betrachten wir die Ecken der Polygonteilung näher.

Die nachfolgende Überlegung wird man sich zweckmässig mit Hülfe der Figur 30 pg. 112 im einzelnen klar machen; doch müssen wir hier sogleich allgemein argumentieren. Sei zu diesem Ende E irgend eine Ecke von P_0, um welche ein Cyclus von ν Polygonen gelagert ist, P_0 selbst mit gerechnet. Man umkreise E etwa im Sinne wachsender Winkel und findet dabei als zu den durchlaufenen Polygonen zugehörig die Substitutionen:

$$V_{a_1}^{\epsilon_1}, \quad V_{a_2}^{\epsilon_2} \cdot V_{a_1}^{\epsilon_1}, \quad V_{a_3}^{\epsilon_3} \cdot V_{a_2}^{\epsilon_2} \cdot V_{a_1}^{\epsilon_1}, \quad \ldots, \quad V_{a_\nu}^{\epsilon_\nu} \cdot V_{a_{\nu-1}}^{\epsilon_{\nu-1}} \ldots V_{a_1}^{\epsilon_1},$$

wo die ϵ entweder $+1$ oder -1 bedeuten. Da das ν^{te} Polygon des Cyclus wieder mit P_0 identisch ist, so besteht die Relation:

$$(3) \qquad V_{a_\nu}^{\epsilon_\nu} \cdot V_{a_{\nu-1}}^{\epsilon_{\nu-1}} \ldots V_{a_1}^{\epsilon_1} = 1 \qquad \text{oder auch} \qquad V_{a_1}^{-\epsilon_1} \cdot V_{a_2}^{-\epsilon_2} \ldots V_{a_\nu}^{-\epsilon_\nu} = 1.$$

Die Bedeutung der in dieser Formel auftretenden Substitutionen V_{a_1}, $V_{a_2}, \ldots, V_{a_\nu}$ können wir unmittelbar angeben, indem wir die mit E zu einem Cyclus vereinten Ecken $E_1, E_2, \ldots, E_{\nu-1}$ von P_0 einführen: es werden durch V_{a_k} die beiden einander zugeordneten Randcurven von E_k und E_{k-1} correspondieren. Wir schliessen hieraus: die Factoren des symbolischen Productes auf der linken Seite von (3) sind alle von einander verschieden oder wiederholen sich μ Male periodisch, je nachdem E eine zufällige oder eine zur Periode μ gehörende elliptische Ecke ist. Auf diese Weise ergiebt sich: *Ist m die Anzahl der Cyclen, welche die im Ellipseninnern gelegenen Ecken von P_0 bilden, so finden wir diesen Cyclen entsprechend m verschiedene wesentliche Relationen* (3) *für die Erzeugenden $V_1, \ldots, V_n$, wobei im Falle eines zur Periode μ gehörenden Cyclus elliptischer Ecken die linke Seite von* (3) *als μ^{te} Potenz geschrieben werden kann.*

Als Beispiel möge hier vorderhand die Modulgruppe dienen, für welche diese Verhältnisse in „M." I pg. 452 erörtert sind. Man bemerke überdies, dass bei einem Normalpolygon für gewöhnlich zu einer zufälligen Ecke eine dreigliedrige Relation $V_{a_1} \cdot V_{a_2} \cdot V_{a_3} = 1$ gehört, während eine elliptische Ecke eine Relation der Gestalt $V_a^\mu = 1$ liefert.

Es gilt nun aber weiter der Satz: *Mit den m von den Ecken des Polygons P_0 gelieferten Relationen sind bereits alle wesentlichen Relationen gewonnen, welche für die erzeugenden Substitutionen $V_1, V_2, \ldots, V_n$ bestehen*, d. h. alle überhaupt existierenden Relationen lassen sich in einer sogleich noch näher zu bezeichnenden Weise aus jenen m Relationen herstellen. Beim Beweise dieses Satzes bleibt die für die Modulgruppe in „M." I pg. 452 ff. durchgeführte Überlegung nicht nur vollgültig bestehen, sondern sie erweist sich sogar auch jetzt noch als völlig ausreichend, so dass es genügen wird, wenn wir hier nur die Gesichtspunkte der fraglichen Überlegung kurz andeuten.

Liegt irgend eine Relation:

$$(4) \qquad V_{a_1}^{\alpha_1} \cdot V_{a_2}^{\alpha_2} \ldots V_{a_\nu}^{\alpha_\nu} = 1$$

vor, welche links insgesamt $N = \alpha_1 + \alpha_2 + \cdots + \alpha_\nu$ symbolische Factoren aufweist, so bilde man die $N + 1$ Substitutionen:

$$1, V_{a_1}, V_{a_1}^2, \ldots, V_{a_1}^{\alpha_1}, V_{a_1}^{\alpha_1} V_{a_2}, \ldots, V_{a_1}^{\alpha_1} V_{a_2}^{\alpha_2}, \ldots, V_{a_1}^{\alpha_1} \ldots V_{a_\nu}^{\alpha_\nu},$$

wobei jede folgende Substitution aus der nächst vorhergehenden durch Zusatz eines weiteren Factors entsteht. Von den zugehörigen $N + 1$ Polygonen des Netzes ist jedes mit dem folgenden benachbart, und das letzte ist mit dem ersten identisch. Als Gegenbild der Relation (4) entspringt solcherart eine geschlossene Kette von Polygonen des Netzes, und umgekehrt liefert auch jede solche Kette leicht ersichtlich eine Relation für die Erzeugenden $V_1, V_2, \ldots, V_n$.

Es ist nun eine Erleichterung für die Anschauung, wenn wir, wie auch in „M." I l. c. an der Stelle der Kette der Polygone eine die Polygonecken überall meidende geschlossene Curve C treten lassen, längs welcher die Polygone der Kette in richtiger Folge angereiht sind. Diese Curve C ist dann insoweit willkürlich, dass sie im Innern des einzelnen Polygons in ihrem Verlauf beliebig abgeändert werden darf, und dass auch die Ein- und Austrittstelle über ihre bezüglichen Seiten, jedoch nicht über die Ecken hinaus verschoben werden mögen.

Ziehen wir, wie Figur 39 andeutet, die Curve C aus einem Polygon P ohne Überstreichung einer Ecke in ein benachbartes Polygon P' hinüber, so bedeutet das die Einschaltung zweier sich identisch aufhebenden Factoren $V_a' \cdot V_a^{-1}$ an gewisser Stelle auf der linken Seite von (4); es ist dies eine unwesentliche oder, wie wir sagen wollen, identische Umformung der Relation (4). Durch wiederholte Anwendung der bezeichneten Veränderung von C kann man, wie l. c. noch näher ausgeführt wird, die Curve C in eine Reihe von „Schleifen" auflösen,

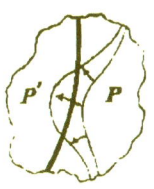

Fig. 39.

die alle von P_0 ausgehen und nur je eine Polygonecke der Einteilung umkreisen. Die Relation (4) lässt sich somit durch identische Umformung auf die Gestalt bringen:

(5) $\Pi_1(V_1, \ldots, V_n) \cdot \Pi_2(V_1, \ldots, V_n) \cdots \Pi_\lambda(V_1, \ldots, V_n) = 1,$

wo sich die links stehenden Factoren auf die fraglichen Schleifen beziehen, deren Anzahl λ sein mag.

Hier ist nun offenbar jeder der λ Factoren bereits selbst gleich 1 und stellt in einer nur unwesentlich veränderten Gestalt eine schon im Anschluss an die Ecken von P_0 in (3) construierte Relation dar. Es basiert dieser Umstand einfach auf der Thatsache, dass jede in der Polygonteilung überhaupt vorkommende Ecke mit einer Ecke von P_0 äquivalent ist. Um etwa für den ersten Factor von (5) die identische Umformung in die betreffende Relation (3) etwas näher zu beschreiben, so wird man zuvörderst eine geeignete cyclische Vertauschung der Factoren in der fraglichen Relation (3) vornehmen, was etwa

$\pi_1(V_1, \ldots, V_n) = 1$ liefere. Sodann hat man mit Hilfe einer gewissen Substitution V:

$$\Pi_1(V_1, \ldots, V_n) = V^{-1} \cdot \pi_1(V_1, \ldots, V_n) \cdot V$$

zu setzen oder auch unter Darstellung von V durch $V_1, \ldots, V_n$:

$$\Pi_1(V_1, \ldots, V_n) = V_{b_k}^{-\beta_k} \cdot V_{b_{k-1}}^{-\beta_{k-1}} \ldots V_{b_1}^{-\beta_1} \cdot \pi_1(V_1, \ldots, V_n) \cdot V_{b_1}^{\beta_1} \cdot V_{b_2}^{\beta_2} \ldots V_{b_k}^{\beta_k}.$$

Beide hiermit vollzogene Umformungen der ursprünglichen Relation (3) sind unwesentliche oder identische Umformungen. Die Relationen (4) führen demnach stets auf die schon in (3) gewonnenen Relationen zurück, deren Vollständigkeit im behaupteten Sinne somit erwiesen ist.

Es sei gestattet, hier noch zwei kurze Bemerkungen anzuschliessen. Einmal nämlich wird man sich sofort überzeugen, dass die m aufgestellten Relationen für die $V_1, \ldots, V_n$ als Folgen der unter III. pg. 148 formulierten Eigenschaften der Polygonecken angesehen werden können. Auf der anderen Seite bemerke man, dass die „M." I pg. 455 gegebenen Betrachtungen über Gruppenisomorphismus sich auf die vorliegenden Verhältnisse ohne weiteres übertragen. Sind irgend n gleichartige Operationen $U_1, U_2, \ldots, U_n$ fähig, durch Combination eine Gruppe von Operationen derselben Art zu erzeugen, so ist diese Gruppe mit Γ genau isomorph, falls zwischen den U dieselben Relationen bestehen, wie zwischen den V *).

§ 8. Fortsetzung: Die Erzeugenden und ihre Relationen bei Polyedergruppen sowie bei beliebigen Polygongruppen.

Bei der Übertragung unserer Überlegungen auf die Polyederteilungen des projectiven Raumes soll es zunächst ganz gleichgültig sein, ob das Polyeder Π_0 einer nun vorgelegten Gruppe Γ die Kugel höchstens in Punkten erreicht oder ob nach den Vorstellungen aus dem Anfang des vorliegenden Kapitels unter den Randflächen von Π_0 auch Teile der Kugeloberfläche vorkommen. Stets sind die Schlussweisen des vorigen Paragraphen unmittelbar und vollständig auf Π_0 und die zugehörige Gruppe Γ anwendbar, wie hier nur kurz angedeutet zu werden braucht.

Die nicht auf der Kugeloberfläche gelegenen Randflächen oder Seiten von Π_0 sind zu Paaren einander zugeordnet und, wenn im

---

*) Man vergl. hierzu die in „M." I pg. 456 gegebenen Citate auf Arbeiten von Cayley und Dyck. In der betreffenden Arbeit von Dyck (Mathem. Ann. Bd. 20 pg. 1 ff.) haben, wie es dem ausschliesslich gruppentheoretischen Charakter der dort gegebenen Entwicklungen entspricht, die zur Verwendung kommenden Polygonnetze nur eine schematische und keineswegs absolute Bedeutung.

ganzen n solcher Paare vorliegen, so möge diese Zuordnung in bekannter Weise durch die n Substitutionen $V_1, V_2, \ldots, V_n$ vermittelt sein. *Es sind alsdann $V_1, V_2, \ldots, V_n$ die dem Polyeder Π_0 entsprechenden erzeugenden Substitutionen der Gruppe Γ, und die Herstellung des gesamten Polyedersystems von Π_0 aus ist ein Bild für die Erzeugung der Gruppe Γ aus $V_1, V_2, \ldots, V_n$.*

Die im Kugelinnern gelegenen Kanten von Π_0 mögen sich zu m Cyclen zusammenschliessen, die entweder elliptischen oder zufälligen Charakter haben. *Diese m Cyclen von Kanten liefern m wesentlich verschiedene Relationen:*

(1) $$V_{a_1}^{r_1} \cdot V_{a_2}^{r_2} \cdots V_{a_\nu}^{r_\nu} = 1$$

zwischen den erzeugenden Substitutionen, wobei im elliptischen Falle auf der linken Seite von (1) etwa μ-malige Wiederholung derselben Factorenfolge eintritt. Diese Relationen sind wieder die Folgen der unter III pg. 150 formulierten Eigenschaften der Polyederkanten. Im übrigen bemerke man, dass sie bei Gebrauch von Normalpolyedern für gewöhnlich die einfachen Gestalten $V_{a_1} V_{a_2} V_{a_3} = 1$ und $V_a^\mu = 1$ annehmen.

Auch der Beweis des Satzes, *dass ausser den m gewonnenen Relationen zwischen den $V_1, V_2, \ldots, V_n$ wesentlich neue Relationen nicht mehr bestehen können*, lässt sich durch die im vorigen Paragraphen entwickelte Überlegung führen. Jede etwa bestehende Relation versinnlichen wir vermöge einer die Polyederteilung durchziehenden geschlossenen Curve C, welche die Kanten und Ecken der Einteilung meidet. Durch unwesentliche Abänderungen, welche identische Umformungen der zugehörigen Relation im Gefolge haben, lässt sich die Curve C in eine Anzahl von Schleifen auflösen, welche sämtlich von einem Punkte des Ausgangspolyeders Π_0 ausziehen und je nur eine Polyederkante umlaufen. Die weiter zum Belege unserer Behauptung führende Überlegung gestaltet sich genau wie im vorigen Paragraphen.

Die eigentlichen Polyedergruppen sind hiermit vollständig erledigt. Aber auch für diejenigen Gruppen, welche bereits auf der ζ-Kugel eigentlich discontinuierlich sind, werden die Fragen nach den erzeugenden Substitutionen und ihren Relationen unter Rückgang auf die Polyederteilung vollständig und in einfachster Weise gelöst. Gleichwohl erscheinen die folgenden zusätzlichen Ausführungen über diese letzteren Gruppen noch am Platze.

Indem wir für den Augenblick unter Wiederaufnahme der früheren Vorstellung das Polyeder Π_0 in seiner Gesamtausdehnung, d. h. auch über die Kugel hinausgreifend, auffassen, kann der Fall eintreten, dass die gesamten Polyederkanten *ausserhalb* der Kugel verlaufen. In

der That lieferte die im Anschluss an Figur 25 pg. 104 betrachtete
Gruppe ein hierher gehörendes Beispiel. Wollen wir uns hier der
Einfachheit halber der Normalpolyeder bedienen und nun Π_0 gleich
wieder auf das Kugelinnere beschränken, so wird eine ebene Randfläche von Π_0 im Kugelinnern das Polyeder Π_0 stets sogleich in
ihrer ganzen Ausdehnung begrenzen. Der Π_0 begrenzende Bereich der
Kugeloberfläche ist von $2n$ vollständigen Kreisen eingegrenzt, die entweder durchaus getrennt von einander verlaufen oder im Grenzfall
einander auch irgend wie berühren dürfen. Da im Kugelinnern nun
überhaupt keine Kanten auftreten, *so bestehen für die hiermit charakterisierten Gruppen gar keine Relationen zwischen den erzeugenden Substitutionen.* Wir kommen auf diese Gruppen unten bei verschiedenen
Gelegenheiten ausführlich zurück.

Weiterhin wollen wir uns auf solche Gruppen beschränken, welche
durch Angabe eines *einzelnen* Polygons P_0 definiert werden können.
Diese Gruppen wurden im Verlaufe von § 5 pg. 160 ff. ausführlich besprochen. Wir fanden u. a., dass die Randcurven von P_0 auf die
Randflächen des zugehörigen Polyeders Π_0 im Kugelinnern wechselweise eindeutig bezogen waren, sowie vor allem, dass das zu P_0 gehörende Polygonnetz N nur mit sich selbst äquivalent ist, selbst wenn
die zur Gruppe gehörende Einteilung der gesamten Kugeloberfläche
noch unendlich viele weitere Netze darbietet.

Man nehme nun zuvörderst an, das zu P_0 gehörende Netz N sei
einfach zusammenhängend. Dieses Netz besitzt dann eine geschlossene
Grenzcurve, ausserhalb welcher entweder ein oder unendlich viele
weitere Netze sich finden; P_0 selber ist hier notwendig einfach zusammenhängend. Jeder geschlossenen Kette von Polyedern entspricht
nun eine geschlossene Kette von Polygonen des Netzes N und umgekehrt. *Dabei können wir dank dem einfachen Zusammenhange von N
hier genau wie bei den Gruppen der hyperbolischen Ebene verfahren und
gewinnen so wie dort die gesamten m Relationen.* Die Ecken der Polygonteilung erscheinen hier eben wechselweise eindeutig auf die Kanten
der Polyederteilung bezogen.

Ist ferner N *unendlich vielfach* zusammenhängend, so kann dies entweder durch unendlich viele isoliert liegende Grenzpunkte oder durch
unendlich viele Grenzcurven eintreten. Ob das eine oder andere der
Fall ist, macht für unsere Überlegung keinen wesentlichen Unterschied
aus; die Formulierung der Sätze möge sich etwa auf den Fall unendlich vieler Grenzcurven beziehen. Wir haben hierbei eine Fallunterscheidung nach dem Zusammenhang des Ausgangspolygons P_0 selber
zu treffen.

Ist erstlich P_0 *einfach* zusammenhängend, so können wir wegen des unendlich hohen Zusammenhanges von N beliebig viele geschlossene Polygonketten nachweisen, deren zugehörige Curven C sich nicht in Schleifen um die Eckpunkte von N auflösen lassen. Es steht hier ja sofort frei, im Innern von N um eine und damit sogleich um unendlich viele Lücken herum eine geschlossene Curve zu legen, welche sich ersichtlich nicht mehr allein in Schleifen um die Eckpunkte auflösen lässt. Relationen zwischen den V_1, V_2, ..., V_n, welche man aus den Eckpunkten des Netzes nach der bisher befolgten Art gewinnt, mögen nun als *primäre Relationen* bezeichnet werden; ihnen reihen sich als *secundäre Relationen* alle diejenigen an, welche im Falle nicht einfach zusammenhängender Netze von geschlossenen Curven der letzten Art herrühren*).

Während nun die primären Relationen von den Ecken des Polygonnetzes N aus sich ohne weiteres erledigen, sind die secundären ohne Recursion auf die Polyederteilung nicht recht verständlich; doch klärt sich ihre Eigenart ohne weiteres auf, wenn wir die Polyederteilung wieder in Betracht ziehen. Unter den von den Kanten des Polyeders Π_0 zu liefernden gesamten m Relationen mögen m_1 primäre auch aus den Ecken von P_0 abzuleiten sein. *Es bleiben dann eben noch $m_2 = m - m_1$ secundäre Relationen übrig, welche von den Cyclen derjenigen im Innern der ζ-Kugel gelegenen Kanten von Π_0 geliefert werden, deren eingrenzende Randflächenpaare nicht benachbarte Randcurven von P_0 liefern.* Die hier zur Geltung kommenden Kanten reichen eben nicht bis an die ζ-Kugel heran, so dass ihnen keine Polygonecken entsprechen. Die ν um eine solche Kante herumliegenden Polyeder liefern eine gürtelförmig auf der ζ-Kugel gelegene Kette von Polygonen des Netzes N.

Auf die Constitution des Polygonnetzes N fällt von diesem Resultate aus neues Licht. Sehen wir für den Augenblick das Hinwegschieben einer Curve C über Ecken der Einteilung als erlaubt an, so giebt es immer noch m_1 inäquivalente Classen elementarer geschlossener Wege in N, d. h. solcher Wege, welche sich ohne Hinwegschiebung über Grenzpunkte oder Lücken nicht auf Punkte zusammenziehen lassen. Der allgemeinste geschlossene Weg in N lässt sich aus elementaren Wegen dieser Art aufbauen.

Arbeiten wir mit ebenflächigen Polyedern, wie wir hier der Einfachheit halber voraussetzen wollen und was ja z. B. beim Gebrauch

---

*) Vergl. hierzu E. Ritter, *„Die eindeutigen automorphen Formen vom Geschlechte null"*, Mathem. Ann., Bd. 41 pg. 8 (1892).

von Normalpolyedern immer der Fall sein würde, so sind die Randcurven von P_0 ausschliesslich Kreise. Fixiert man nun den zu einer
secundären Relation:

$$V_{a_1}^{\iota_1} \cdot V_{a_2}^{\iota_2} \cdots V_{a_\nu}^{\iota_\nu} = 1$$

gehörenden Gürtel von Polygonen P_0, P_1, ..., P_ν, so erscheinen diese
Polygone von einander durch ν Kreisbogen abgegrenzt, die durch zwei
gemeinsame Punkte laufen. Man könnte diese Punkte als „*ideale*" Ecken
bezeichnen, wobei immer noch zwischen zufälligen und elliptischen
Ecken zu unterscheiden wäre; und man findet solchen idealen Polygonecken die secundären Relationen in genau derselben Art zugehörig,
wie den realen Ecken die primären. Man bemerke zum Schluss: P_0
(und damit jedes Polygon) gehört ν unterschiedenen Gürteln der vorliegenden Classe an, falls es sich um eine zufällige Ecke handelt, dagegen ν_0 Gürteln, wenn der elliptische Fall der Periode μ vorliegt und
$\nu_0 \mu = \nu$ gesetzt wird.

Etwas mannigfaltiger gestalten sich die Verhältnisse, falls P_0
mehrfach zusammenhängend ist; doch lassen sich natürlich auch hier
alle etwa eintretenden Fragen nötigenfalls durch Rückgang auf die
Polyederteilung leicht beantworten. Man stelle sich vor, P_0 sei von
einer im Netze N geschlossenen Curve C durchzogen, welche eine
in P_0 vorhandene Öffnung umschliesst. In dieser Öffnung werden
unendlich viele weitere Polygone und also auch Grenzpunkte des
Netzes N liegen. Gleichwohl können wir C ohne jede Änderung der
zugehörigen Relation zwischen den V_1, V_2, ..., V_n über die in Rede
stehende Lücke hinüberschieben, was man zumal unter Rückgang auf
die Polyederbildung unmittelbar verständlich finden wird. *Lässt sich
nun jede Curve C des Netzes durch derartige Abänderungen und übrigens
Hinwegschiebung über Ecken auf einen Punkt zusammenziehen, so treten
trotz unendlich hohen Zusammenhanges von N nur primäre Relationen
ein.* Wir haben hierbei die Begriffe der primären und secundären
Relationen in sofort verständlichem Sinne allgemein gebraucht und
bemerken übrigens, dass sich der oben besprochene Fall, in welchem
überhaupt keine Relation zwischen V_1, V_2, ..., V_n vorhanden ist, hier
einordnet.

Letzten Endes ist es möglich, dass nicht jede geschlossene Curve
C durch Abänderungen der gedachten Art auf einen Punkt zusammengezogen werden kann. Es erfordert dies, wie wir nebenher bemerken
wollen, notwendig das Auftreten von Ecken und damit von primären
Relationen. Dann treten wieder secundäre Relationen auf; ist m_1 die
Anzahl der primären Relationen, so bleiben $m_2 = m - m_1$ Cyclen von

Kanten des Polyeders Π_0 über, die gänzlich im Innern der Kugel verlaufen, und denen demzufolge keine Ecken von P_0 entsprechen; diese
Cyclen liefern die secundären Relationen. *Die Behandlung der secundären Relationen auf Grund der das Netz N nicht erreichenden Kanten
von Π_0 gestaltet sich im vollen Umfange genau so, wie im schon erledigten
Falle eines einfach zusammenhängenden Polygons P_0.*

Hiermit ist die allgemeine Besprechung der Gruppenerzeugung
beendet.

§ 9. Einführung der geschlossenen bez. teilweise geschlossenen Flächen bei Polygongruppen erster und zweiter Art.

Behufs Einführung neuer wichtiger Gestalten der Discontinuitätsbereiche bei Polygongruppen, sowie um die späteren functionentheoretischen Untersuchungen vorzubereiten, wollen wir jetzt von der in
„M." I aufs häufigste angewandten Maassregel Gebrauch machen, *ein
einzelnes Polygon durch Zusammenbiegung seiner auf einander bezogenen
Randcurven in eine im Raume gelegene Fläche F zu verwandeln.* Wir
wollen hierbei auch im Falle der Rotationsgruppen an ein auf der
ζ-Kugel gelegenes Polygon anknüpfen. Haben wir dann ein Polygon der
ersten Art, so ist die Fläche *F* eine *vollständig geschlossene;* von diesem
Falle handeln wir zunächst allein *).

Es sei sogleich ausdrücklich betont, dass die geschlossenen Flächen hier einstweilen allein im Sinne der analysis situs in Untersuchung gezogen werden, und dass sie überhaupt nur erst in diesem
Sinne als bestimmt anzusehen sind. Es wird späterhin erst noch ausführlicher Untersuchungen bedürfen, die Gestalt der Fläche genauer
zu fixieren und ihre Beziehung zum Polygon analytisch zu fundieren.
Immerhin ist es eine wesentliche Erleichterung der Sprechweise, wenn
wir die Beziehung der geschlossenen Fläche zum Polygon und damit
zur ζ-Kugel schon hier als eine im allgemeinen „conforme" benennen;
wir wollen damit hier nur zum Ausdruck bringen, dass die Umgebung
eines Punktes der ζ-Kugel im allgemeinen *eindeutig* auf die Umgebung
des zugeordneten Flächenpunktes bezogen ist.

In „M." I erschien die Fläche der zugehörigen Gruppe eindeutig
zugeordnet. Dasselbe ist hier vielfach, aber keineswegs stets der Fall.

---

*) Bei einer Hauptkreisgruppe des ersten Typus, die auf dem Hauptkreise
eigentlich discontinuierlich ist, würde ein für die eine durch den Hauptkreis abgetrennte Kalotte gebildetes Polygon, für sich genommen, nach früheren Entwicklungen ein Polygon zweiter Art sein. Man hat in diesem Falle, wie wir kurz in
Erinnerung bringen, das am Hauptkreis entworfene Spiegelbild anzufügen und auf
das so vervollständigte Polygon den im Texte bezeichneten Process anzuwenden.

Man erinnere sich nämlich, dass der Discontinuitätsbereich einer Polygongruppe allgemeinster Art aus μ getrennten Polygonen P_0, $P_0{}'$, ...,
$P_0^{(\mu-1)}$ besteht, wobei die Randcurven jedes Polygons immer nur wieder
auf Randcurven desselben Polygons bezogen sind. Hier also würden
wir μ unterschiedene Flächen als der Gruppe zugehörig finden; und
es sind z. B. die Geschlechtszahlen p, d. h. die Grade des Zusammenhanges dieser Flächen, wie wir noch sehen werden, in keiner Weise
an einander gebunden.

Die einzelne der eben betrachteten Flächen F können wir offenbar derjenigen Untergruppe Γ zuordnen, welche alle Substitutionen
des vom zugehörigen Polygon P_0 zu erzeugenden Netzes in sich umfasst. Es ist bei dieser Sachlage zweckmässig, *dass wir uns hier gleich
wieder auf Gruppen Γ beschränken, bei denen ein nur mit sich selbst
äquivalentes Netz N auftritt, die also durch ein einzelnes Polygon P_0
vollständig definiert werden können.* Doch bemerke man, dass die Fläche
der Gruppe auch dann noch nicht eindeutig zugeordnet ist; denn auch
bei einer Gruppe der eben gemeinten Art kann der Discontinuitätsbereich neben P_0 weitere Polygone $P_0{}'$, $P_0{}''$, ... enthalten, welche
ihrerseits auf ganz andere Flächen führen als P_0. *Wo auf der Eindeutigkeit besonderer Nachdruck liegt, werden wir also die Fläche F als
Attribut des Polygons P_0 bez. des von ihm erzeugten Netzes und nicht als
Attribut der Gruppe Γ ansehen.*

Die mechanische Umgestaltung eines Polygons P_0 in die zugehörige Fläche F ist zumeist umständlich, begrifflich hat diese Operation jedoch keinerlei Schwierigkeiten. Übrigens ist durchaus erlaubt,
*das Polygon P_0 vermöge der Zusammengehörigkeit seiner Randcurven direct
als geschlossene Mannigfaltigkeit anzusehen,* indem wir, wie auch in „M." I
häufig, die einander zugeordneten Randpunkte direct identisch setzen.
Halten wir an der Vorstellung der im Raume geschlossenen Fläche
fest, so haben wir vor allem folgendes zu constatieren: *Durch die
Beziehung des Polygons P_0 auf F ist sogleich eine Beziehung des gesamten
zu P_0 gehörenden Polygonnetzes N auf die Fläche F festgelegt; diese Beziehung ist im allgemeinen eine conforme in dem oben verabredeten Sinne,
indem sie nämlich einzig in den elliptischen und parabolischen Ecken in
einer aus „M." I bekannten Art den Charakter der Conformität einbüsst.*
Wir kommen hierauf bei den späteren functionentheoretischen Untersuchungen zurück.

Wenn wir eben die Frage discutierten, inwieweit der einzelnen
Gruppe eine zugehörige Fläche F eindeutig zugeordnet war, so hatten
wir dabei die *Invarianz von F gegenüber erlaubter Abänderung von P_0*
bereits stillschweigend vorausgesetzt. Um hierauf jetzt etwas näher

einzugehen, so denken wir auf der geschlossenen Fläche F die von den zusammengehefteten Randcurven des Polygons P_0 herrührenden Linien markiert. Wir fassen dieselben in bekannter Weise als ein *Schnittsystem* auf, durch welches die Fläche, ohne zerstückt zu werden, in eine einfach oder noch mehrfach zusammenhängende Fläche zerlegt wird, je nachdem P_0 einfach oder mehrfach zusammenhängend ist. *Eine erlaubte Abänderung des Polygons ist nun auf der Fläche F einfach eine Abänderung in der Lage des Schnittsystems, bei welcher die Fläche als solche unverändert bleibt.* Insbesondere wird die den Grad des Zusammenhangs von F messende *Geschlechtszahl p* der Fläche gegenüber erlaubter Abänderung invariant sein. *Wir werden demgemäss das Geschlecht p als ein Attribut des Polygons P_0 und dadurch mittelbar auch der Gruppe Γ ansehen,* wie dies auch in „M." I pg. 339 ff. geschah. Dabei bemerke man sogleich, dass im Falle eines einfach zusammenhängenden Netzes N das hier in Rede stehende Schnittsystem die Fläche F in eine *einfach* zusammenhängende Fläche zerschneidet.

Der Leser der Modulfunctionen versteht ohne weiteres die functionentheoretische Wichtigkeit der hier entwickelten Vorstellungen. An gegenwärtiger Stelle können wir jedoch nur erst die gruppentheoretisch-geometrischen Verhältnisse erörtern. In dieser Hinsicht werden uns die geschlossenen Flächen sogleich zu einer neuen und wichtigen Gestalt der Discontinuitätsbereiche von Polygongruppen hinführen. Bevor dies indessen ausgeführt wird, beanspruchen die *Gruppen der zweiten Art* hier eine besondere Betrachtung, da sie an vorliegender Stelle in der That zur Aufstellung neuer Gesichtspunkte Anlass geben.

Es sei irgend eine Polygongruppe zweiter Art $\overline{\Gamma}$ vorgelegt, welche durch Angabe eines einzelnen Polygons zweiter Art P_0 definierbar ist. Indem wir die pg. 138 eingeführte Bezeichnung der Seiten erster und zweiter Art für die Randcurven dieses Polygons P_0 wieder aufnehmen, wird P_0 wenigstens eine Seite der zweiten Art aufweisen. Längs derselben wird mit P_0 ein Polygon $\overline{P}_0$ benachbart sein, welches aus P_0 durch die Substitution zweiter Art $\overline{V}_0$ der Gruppe Γ hervorgeht. Die Polygone P_0 und $\overline{P}_0$ zusammen genommen liefern ein zur besseren Unterscheidung durch P_0' zu bezeichnendes Polygon *erster* Art, welches der in $\overline{\Gamma}$ enthaltenen ausgezeichneten Untergruppe Γ erster Art vom Index zwei zugehört.

Wir untersuchen nun, welche Folgerungen diese Verhältnisse für die zum Polygon erster Art P_0' gehörende geschlossene Fläche F' nach sich ziehen, und gehen zu diesem Ende auf die reguläre Einteilung zweiter Art der Polygone P_0, $\overline{P}_0$, P_1, $\overline{P}_1$, ... zurück, die pg. 137 eingeführt wurde. Üben wir die Substitution $\overline{V}_0$ aus, so geht

P_0 in $\overline{P}_0$ über und $\overline{P}_0$ in ein benachbartes Polygon P_1, welches bezüglich Γ mit P_0 äquivalent ist. Das Polygon erster Art P_0' geht somit in eine neue Gestalt über, die indes durch erlaubte Abänderung wieder genau in die ursprüngliche Lage zurückgeführt werden kann; die beiden Polygone zweiter Art P_0 und $\overline{P}_0$ erscheinen dabei gerade ausgetauscht. *Die geschlossene Fläche F' wird demgemäss der nicht weiter specificierten Substitution zweiter Art $\overline{V}_0$ entsprechend eine Transformation zweiter Art, d. h. eine solche mit Umlegung der Winkel, in sich erfahren.* Bei dieser Transformation tauschen sich diejenigen beiden durch F und $\overline{F}$ zu bezeichnenden Teile von F' aus, welche den Polygonen zweiter Art $\overline{P}_0$ und P_0 entsprechen.

Die aufgefundene Transformation der Fläche F' in sich ist nun *von der Periode zwei*, da die einmalige Wiederholung von $\overline{V}_0$ eine Substitution erster Art von Γ liefert. Dem entspricht es nach den in „M." I pg. 320 ff. entwickelten Vorstellungen, dass innerhalb $\overline{\Gamma}$ die Gruppe erster Art Γ eine *ausgezeichnete* Untergruppe vom Index *zwei* ist. Zugleich aber bedingt der Übergang von der Polygonteilung zur geschlossenen Fläche gegenüber den im vorigen Kapitel pg. 137 u. f. geschilderten Verhältnissen eine wichtige Vereinfachung. Sollte eine reguläre Polygonteilung zweiter Art eine *symmetrische* sein, so mussten in der Gruppe $\overline{\Gamma}$ notwendig Substitutionen zweiter Art der Periode *zwei* enthalten sein, was aber keineswegs immer der Fall war. Die aufgefundene Transformation der Fläche F' in sich ist immer von der Periode *zwei*, und F' heisst in diesem Sinne stets eine *symmetrische Fläche*.

Wir haben auf diese Weise Anschluss an die Theorie der symmetrischen Flächen gewonnen, welche von Klein wiederholt behandelt ist. Man vergl. vor allem die Schrift „*Über Riemann's Theorie der algebraischen Functionen und ihrer Integrale*"[*]) pg. 72 ff., wo die fraglichen Flächen zum ersten Male aufgezählt und in ihrer Eigenschaft als Riemann'sche Flächen näher betrachtet sind. Die Untersuchung von Weichold „*Die symmetrischen Riemann'schen Flächen und die Periodicitätsmoduln der zugehörigen Abel'schen Integrale*"[**]) schliesst sich hier an, und es sei gestattet, auch auf die zahlreichen in „M." I betrachteten Flächen unserer Art hinzuweisen. Auf den weiteren Ausbau der Theorie der symmetrischen Flächen namentlich nach der functionentheoretischen Seite ist Klein neuerdings in Vorlesungen zurückgekommen, sowie in einem besonderen Aufsatze: „*Über Realitätsver-*

---

[*]) Leipzig (Teubner) 1882.
[**]) Zeitschrift für Mathematik und Physik, Bd. 28 pg. 321 (1883).

hältnisse bei der einem beliebigen Geschlechte zugehörigen Normalcurve der φ^{u} *).

Einige nähere Ausführungen über symmetrische Flächen werden hier um so mehr am Platze sein, als dieselben von der Gestalt der Polygone zweiter Art in neuer Weise verständlich werden. Wir haben hier vor allem an die *Symmetrielinien* der einzelnen Fläche F' anzuknüpfen, welche bei der Transformation zweiter Art der Fläche F' in sich Punkt für Punkt sich selbst entsprechen. Die einzelne solche Symmetrielinie ist eine geschlossene, nirgends eine Einknickung erfahrende Curve auf F'. Es kann sehr wohl sein, dass Symmetrielinien überhaupt nicht auftreten; jedenfalls ist ihre Anzahl $\leq p + 1$, unter p das Geschlecht von F' verstanden, wie l. c. bewiesen wird.

Die Symmetrielinien von F' rühren nun offenbar von den Symmetriekreisen der in $\overline{\Gamma}$ enthaltenen Spiegelungen her. Die Seiten zweiter Art des Polygons P_0, welche Teile solcher Spiegelkreise sind, reihen sich auf Grund der Zuordnung der Randcurven des Polygons zweiter Art P_0 in geschlossene Ketten zusammen. Ist nämlich der Endpunkt einer fraglichen Polygonseite Fixpunkt einer elliptischen Substitution der Periode ν, so reiht sich ein weiteres Glied der Kette unter dem Winkel $\frac{\pi}{\nu}$ an; den parabolischen Fall mögen wir hierbei mit $\nu = \infty$ subsumieren. Ist der Endpunkt eine zufällige Ecke, so reiht sich das nächste Glied erst nach Durchlaufung eines offenen Eckencyclus der Winkelsumme π an. Beides wird man leicht aus der Eigenart des Polygonnetzes ablesen. *Die einzelne geschlossene Kette von Seiten zweiter Art des Polygons P_0, die wir so bilden mögen, liefert nun ersichtlich eine geschlossene Symmetrielinie auf F'.* Man wird dabei aus der fertigen Polygonteilung ohne besondere Mühe ableiten, dass die auf einander folgenden Glieder der einzelnen solchen Kette im allgemeinen äquivalenten Symmetriekreisen angehören, dass indessen in einem elliptischen Fixpunkte mit *geradem* ν, den Fall $\nu = \infty$ eingeschlossen, der Übergang auf einen nicht äquivalenten Symmetriekreis stattfinden kann. Die weitere Durchführung dieser Überlegung gehört der Einzeluntersuchung an. Wir begnügen uns mit der Angabe des Satzes, *dass die Anzahl der Symmetrielinien auf F' die Anzahl der Classen in $\overline{\Gamma}$ enthaltenr Spiegelungen jedenfalls nicht übertrifft.* Im Falle der Modulgruppe haben wir *zwei* Classen von Spiegelungen und *eine* Symmetrielinie.

Es liegt sehr nahe, die symmetrischen Flächen von gleichem p

---

*) Mathem. Annalen, Bd. 42 pg. 1 (1892); autographierte Vorlesungen über Riemann'sche Flächen, Heft II (1891—92).

nach der Anzahl ihrer Symmetrielinien zu classificieren. Indessen würde eine solche Classification noch ungleichartige Flächen zusammenfassen. Neben der Zahl der Symmetrielinien muss man noch eine Unterscheidung berücksichtigen, welche Klein durch die Worte *„orthosymmetrisch"* und *„diasymmetrisch"* bezeichnet. Denkt man F' längs aller Symmetrielinien aufgeschnitten, so bleibt die Fläche dabei entweder noch zusammenhängend, oder sie zerfällt in zwei getrennte Stücke; im ersteren Falle heisst sie diasymmetrisch, im letzteren orthosymmetrisch; eine Fläche ohne Symmetrielinien ist natürlich diasymmetrisch. Die Bezeichnungen sind von der Diametral- und Orthogonalprojection der Kugel in sich hergenommen. Bei gegebenem p hat man $\left[\frac{p+1}{2}\right]$ Arten orthosymmetrischer Flächen bez. mit $p+1$, $p-1$, $p-3$, ... Symmetrielinien, dagegen $(p+1)$ Arten diasymmetrischer Flächen, die der Reihe nach p, $p-1$, $p-2$, ..., 2, 1, 0 Symmetrielinien besitzen.

Es tritt nun die Frage auf, wie man allein an dem Polygon zweiter Art P_0 zu entscheiden vermag, ob F' dia- oder orthosymmetrisch ist. Der pg. 138 (unten) formulierte Satz über die Zuordnung der Randcurven des aus P_0 und $\overline{P}_0$ zusammengesetzten Polygons erster Art liefert unmittelbar folgende Antwort: *Die symmetrische Fläche F' ist orthosymmetrisch oder diasymmetrisch, je nachdem die Seiten zweiter Art von P_0 ausnahmslos Symmetriekreise von Spiegelungen der Gruppe $\overline{\Gamma}$ sind oder nicht.* —

Es würde nicht schwer sein, die in diesem Paragraphen durchgeführten Überlegungen wenigstens teilweise auch auf die Polyeder Π_0 auszudehnen; doch würde dies für die späteren Untersuchungen zwecklos sein und soll daher unterbleiben.

§ 10. Die kanonischen Discontinuitätsbereiche der Polygongruppen.

Die geschlossenen Flächen F führen uns zu neuen und wichtigen Gestalten der Discontinuitätsbereiche solcher Polygongruppen erster Art hin, welche durch ein einzelnes Polygon P_0 definierbar sind. Eine erlaubte Abänderung von P_0 bedeutet für die Fläche F eine Abänderung des Schnittsystems. Umgekehrt wird der Übergang zu einem neuen Schnittsystem stets auf eine erlaubte Abänderung von P_0 hinauskommen. Unter Benutzung dieser Sachlage knüpfen wir, um eine für spätere Zwecke möglichst geeignete Gestalt von P_0 zu gewinnen, an die Vorstellung eines aus p Paaren conjugierter Rückkehrschnitte bestehenden *kanonischen Schnittsystems* an, wie ein solches ausführlich in „M." I pg. 495 besprochen wurde. Wir nennen, wie damals, diese Schnitte

a_1, b_1, a_2, b_2, ... und fügen noch die p Schnitte c_1, c_2, ..., c_p gleichfalls in der damaligen Weise an. In Figur 40 ist dies für das Geschlecht $p = 2$ dargestellt; der gemeinsame Anfangspunkt E der Schnitte c soll jedenfalls nicht von einer elliptischen oder parabolischen Ecke des ursprünglichen Polygons herrühren. Es wird öfter zweckmässig sein, die Schnitte c direct an der Kreuzungsstelle der Schnitte a und b einmünden zu lassen; doch werden die zunächst anzustellenden Überlegungen ein wenig einfacher, wenn wir an der Anordnung der Figur 40 festhalten.

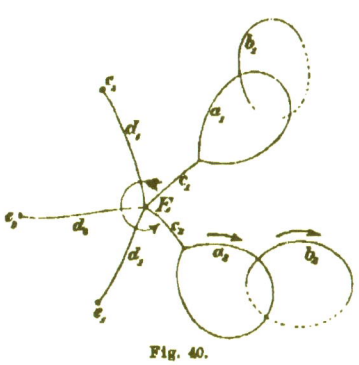

Fig. 40.

Für die vorliegenden Zwecke ist das Schnittsystem erst noch weiter zu vervollständigen. Möge die Polygonteilung im ganzen n Classen elliptischer oder parabolischer Ecken darbieten, so werden auf der geschlossenen Fläche F gewisse n Stellen e_1, e_2, ..., e_n vorkommen, die elliptischen oder parabolischen Polygonecken entsprechen, und für welche dementsprechend die Conformität der Beziehung zwischen F und dem Polygonnetz Einbusse erleidet. Diesem Umstande entsprechend ziehen wir von E aus die n Schnitte d_1, d_2, ..., d_n nach den fraglichen Punkten e_1, ..., e_n. Alle $(n + 3p)$ Schnitte a, b, c, d sollen stetig gekrümmte Linien sein. In Figur 40 ist der Fall $n = 3$ dargestellt; man überzeuge sich, dass die Ufer der $(n + 3p)$ gezogenen Schnitte eine einzige zusammenhängende Kette von Randcurven darstellen, welche F in einen einfach zusammenhängenden Bereich verwandelt.

Die solcherweise zerschnittene Fläche F wolle man nun auf Grund der Beziehung zwischen der Fläche F und dem vom Polygonnetz bedeckten Bereich der ζ-Kugel auf letztere übertragen. Als Abbild erhalten wir ein zusammenhängendes und, wie wir noch sehen werden, von hyperbolischen und loxodromischen Ecken freies Polygon, welches in demselben Umfange ein Discontinuitätsbereich der Gruppe ist, wie das ursprüngliche Polygon P_0. *Das gewonnene neue Polygon benennen wir, dem gewählten Querschnittsystem entsprechend, als einen kanonischen Discontinuitätsbereich oder ein kanonisches Polygon der Gruppe und bezeichnen es gleich selbst wieder durch P_0.* Die Theorie der kanonischen Discontinuitätsbereiche ist ihrem wesentlichen Inhalte nach von Klein in seiner Arbeit „*Neue Beiträge zur Riemann'schen Functionentheorie*" *)

---

*) Mathem. Annalen, Bd. 21 pg. 186 (1882).

entwickelt. Doch bezieht sich die dortige Darstellung nur auf Hauptkreisgruppen, die auf dem Hauptkreise selbst nicht eigentlich discontinuierlich sind; die Verhältnisse liegen da insofern besonders einfach, als P_0 stets einfach zusammenhängend ist, was hier im allgemeinen keineswegs zu erwarten ist. Wir werden hierüber einstweilen keine besonderen Voraussetzungen machen.

Der Punkt E der Fläche F liefert nun im ganzen $(n + p)$ zufällige, in einen Cyclus zusammengehörende Ecken des kanonischen Polygons P_0. Wir wollen hier zunächst den zwischen zwei auf einander folgenden Ecken des eben gemeinten Cyclus gelegenen Teil des Polygonrandes in Betracht ziehen, welcher von einem einzelnen Tripel von Schnitten c, a, b herrührt. Aus Figur 41, in welcher dieses Tripel von Schnitten nochmals dargestellt ist, lesen wir ab, dass dasselbe von E abgesehen zwei weitere Cyclen und zwar zu drei bez. vier Ecken liefert; die Ecken dieser Cyclen seien generell durch s bez. s' bezeichnet. Das Abbild der Ufer der Schnitte liefert dementsprechend eine Kette von acht stetig gekrümmten Randcurven, die natürlich im allgemeinen nicht kreisförmig gestaltet sind. In Figur 42 ist schematisch die Kette dieser acht Randcurven dargestellt und durch Nummerierung des näheren auf Figur 41 bezogen. Die vier Paare auf einander bezogener Randcurven liefern die Substitutionen V_a, V_a', V_b und V_c, wie in der Figur im einzelnen angedeutet ist. Es soll natürlich in keiner Weise ausgeschlossen sein, dass gelegentlich eine der Substitutionen V_a, V_a', V_b, V_c gleich 1 ist. Welches Bild der Polygonrand in diesen Fällen im speciellen darbietet, werden wir gleich näher untersuchen;

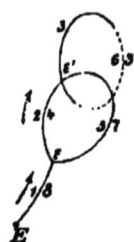

Fig. 41.

es werden dann eben gewisse Randcurven, die in Figur 42 getrennt liegen, coincidieren.

Weit einfacher erledigen sich die Schnitte d. Die beiden Ufer

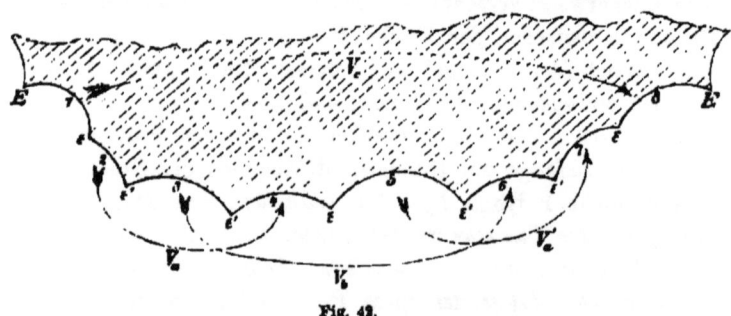

Fig. 42.

des einzelnen solchen Schnittes liefern zwei auf einander folgende Randcurven von P_0, die durch eine elliptische oder parabolische Substitution auf einander bezogen sind. Der von den beiden fraglichen Randcurven gebildete Eckpunkt von P_0 liefert einen Fixpunkt der zugehörigen Substitution. Wir bezeichnen die n in diesem Sinne von $d_1, \ldots, d_n$ gelieferten Substitutionen durch $V_1, \ldots, V_n$.

Es ist nun sehr leicht, ein endgültiges Resultat über die Gestalt des kanonischen Polygons P_0 zu gewinnen. Offenbar gilt unter Vorbehalt der näheren Untersuchung der Möglichkeit direct mit einander in Coincidenz befindlicher Randcurven Folgendes: *Ist das kanonische Polygon P_0 als solches einfach zusammenhängend, so ist es von $(2n + 8p)$ stetig gekrümmten, aber nicht notwendig kreisförmigen Randcurven begrenzt, welche sich zu $2n$ den Schnitten d entsprechenden Curven und weiteren p consecutiven Stücken vom Typus der Figur 42 an einander reihen. Diesem Polygon entsprechen $(n + 4p)$ Erzeugende der Gruppe, nämlich die n elliptischen oder parabolischen Substitutionen:*

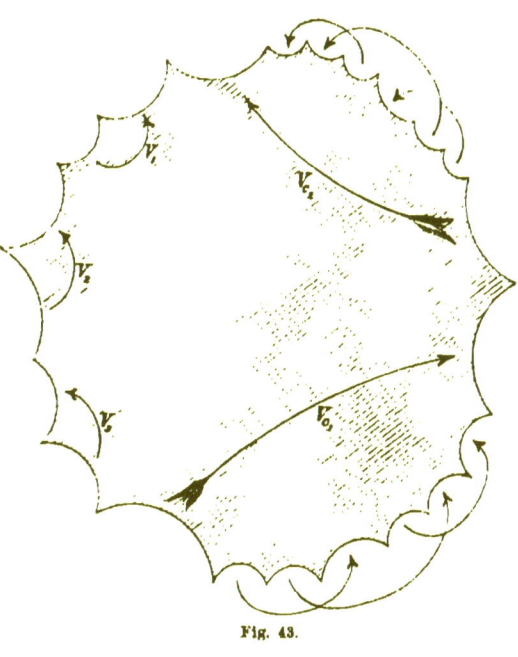

Fig. 43.

(1) $V_1, V_2, \ldots, V_n$

und weitere $4p$ Substitutionen:

(2) $V_{a_k}, V'_{a_k}, V_{b_k}, V_{c_k}, \quad (k = 1, 2, \ldots, p),$

deren Charakter sich allgemein nicht näher bestimmen lässt. In Figur 43 ist der schon vorhin (in Figur 40) betrachtete Fall $n = 3$, $p = 2$ durch eine schematische Zeichnung näher erläutert; P_0 ist hier als einfach zusammenhängend angenommen.

Auf Grund der primären Relationen, welche zwischen den Erzeugenden bestehen, lässt sich die Anzahl derselben erheblich reducieren. Das kanonische Polygon P_0 hat n elliptische oder parabolische Ecken und $(n + 8p)$ zufällige, die sich in $(2p + 1)$ Cyclen zusammenordnen; wir wollen die zugehörigen $(n + 2p + 1)$ Relationen für die Substitutionen (1) und (2) aufstellen.

Erstlich liefere die Stelle e_i der Fläche F eine elliptische Polygonecke des Winkels $\dfrac{2\pi}{l_i}$; dann ist V_i von der Periode l_i, und es gilt die Relation:

$$(3) \qquad V_i^{l_i} = 1,$$

Um Weitläufigkeiten in der Ausdrucksweise zu vermeiden, wollen wir auch im parabolischen Falle, d. i. für $l_i = \infty$, unter $V_i^{l_i}$ die identische Substitution 1 verstehen. Wir brauchen dann bei Benutzung der Relationen (3) nicht immerfort die parabolischen V_i auszuschliessen.

Der Punkt E der geschlossenen Fläche liefert für P_0 einen Cyclus von $(n + p)$ Ecken, wobei die n Substitutionen V_i und die p Substitutionen V_{c_k} zur Geltung kommen. Mit Hilfe der Figuren 40 und 43 stellt man als Gestalt der zugehörigen Relation leicht fest:

$$(4) \qquad \prod_{i=1}^{n} V_i \cdot \prod_{k=1}^{p} V_{c_k}^{-1} = 1;$$

in Figur 40 entspricht derselben der in der Pfeilrichtung um den Punkt E ausgeführte Umgang.

Es folgen weiter die p Paare der Punkte s und s', welche zu $2p$ Relationen führen; man bestimmt dieselben mit Hilfe von Figur 41 und 42 zu:

$$(5) \qquad V_a' \cdot V_a \cdot V_c^{-1} = 1 \quad \text{und} \quad V_b^{-1} \cdot V_a' \cdot V_b \cdot V_a = 1.$$

Weitere primäre Relationen bestehen nicht.

Die in Aussicht genommene Reduction in der Anzahl der Erzeugenden vollzieht sich nun auf Grund der Relationen (5); denn offenbar können wir die $2p$ Substitutionen V_a' und V_c durch die übrigen wie folgt ausdrücken:

$$(6) \qquad V_a' = V_b \cdot V_a^{-1} \cdot V_b^{-1}, \qquad V_c = V_b \cdot V_a^{-1} \cdot V_b^{-1} \cdot V_a.$$

Hiermit ist folgendes Ergebnis gewonnen: *Das zunächst erhaltene System der Erzeugenden lässt sich auf die $(n + 2p)$ Substitutionen:*

$$(7) \qquad V_1, V_2, \ldots, V_n, V_{a_1}, V_{b_1}, \ldots, V_{a_p}, V_{b_p}$$

reducieren; zwischen ihnen bestehen die $(n + 1)$ Relationen:

$$(8) \qquad V_1^{l_1} = 1, \; V_2^{l_2} = 1, \; \ldots, \; V_n^{l_n} = 1,$$

$$(9) \qquad \prod_{i=1}^{n} V_i \cdot \prod_{k=1}^{p} V_{a_k}^{-1} \cdot V_{b_k} \cdot V_{a_k} \cdot V_{b_k}^{-1} = 1,$$

womit die primären Relationen im wesentlichen erschöpft sind. Eine weitere Reduction in der Anzahl der Erzeugenden erscheint ausgeschlossen. —

Diese allgemeinen Entwicklungen erfordern, um vollständig zu sein, einige Ergänzungen, und zwar zunächst mit Rücksicht auf die Möglichkeit, dass unter den Substitutionen (1) und (2) eine oder mehrere der Identität gleich werden. Da die Substitutionen $V_1, V_2, \ldots, V_n$ sicher von 1 verschieden sind, so haben wir nur die Fälle zu discutieren, dass die Ufer von Schnitten c, a oder b beim Fortgang von der Fläche zur ζ-Kugel in Deckung bleiben.

Mögen nun erstlich für das in Figur 41 dargestellte Tripel von Schnitten die Ufer von c auch auf der ζ-Kugel coincidieren, ohne dass dies zugleich für die Schnitte a und b gilt. Es ist alsdann $V_c = 1$, und an Stelle der Figur 42 treten die in Figur 44 schematisch angedeuteten Verhältnisse. Aus Figur 44 oder auch aus (5) und (6) lese man für die von 1 verschiedenen Substitutionen V_a', V_a, V_b die Beziehungen ab:

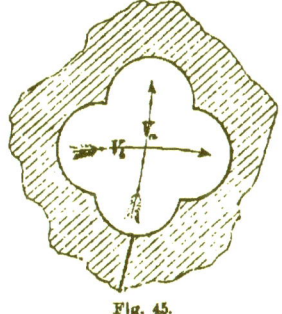

Fig. 44.

$$(10) \qquad V_a' = V_a^{-1}, \qquad V_a \cdot V_b = V_b \cdot V_a,$$

so dass die Substitutionen V_a und V_b, welche wir allein beizubehalten haben, mit einander vertauschbar sind. Der Beschränkung auf V_a und V_b entspricht eine naheliegende erlaubte Abänderung, welche an Stelle der Figur 44 die in Figur 45 dargestellte Anordnung setzt. Wir merken an: *Bleiben für ein Schnitttripel beim Fortgang zur ζ-Kugel die Ufer von c, aber nicht die von a und b in Deckung, so tritt eine isoliert liegende geschlossene Kette von vier Randcurven mit einem Cyclus zufälliger Ecken auf; die gegenüberliegenden Seiten des Vierecks sind auf einander durch zwei mit einander permutabele Substitutionen bezogen.*

Die Substitutionen V_a und V_b für sich genommen bilden im vorliegenden Falle eine Gruppe, deren sämtliche Substitutionen man sofort in der Gestalt $V_a^\mu V_b^\nu$ angiebt, wo μ, ν alle

Combinationen ganzer positiver und negativer Zahlen durchlaufen sollen. Vorgreifend sei hier mitgeteilt, dass die entspringende Gruppe, für sich genommen, entweder einen oder zwei Grenzpunkte hat und sich damit entweder unter III, b oder II der pg. 164 entworfenen Gruppentabelle subsumiert; wir kommen im nächsten Kapitel auf diese Gruppe ausführlich zurück.

Ist jetzt zweitens $V_a = 1$, so ist auch $V_a' = 1$, da diese Substitution zufolge (6) aus V_a durch Transformation entsteht. Damit folgt

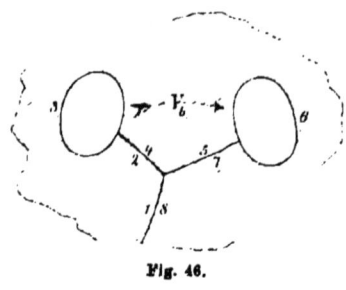

Fig. 46.

aber aus (5) auch $V_c = 1$, so dass einzig V_b von 1 verschieden sein wird. An Stelle von Figur 42 treten die in Figur 46 dargestellten Verhältnisse ein; wir haben zwei geschlossene isoliert verlaufende Randcurven, welche durch die hyperbolische oder loxodromische Substitution V_b einander zugeordnet sind. Die Substitution V_b für sich genommen erzeugt natürlich eine cyclische Gruppe mit zwei Grenzpunkten.

Zu wesentlich demselben Ergebnis gelangen wir, wenn nun letzten Endes $V_b = 1$ genommen wird. Hier ist dann auf Grund von (6) einmal $V_c = 1$, sodann $V_a' = V_a^{-1}$, so dass nun V_a

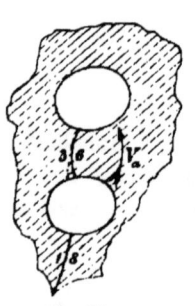

Fig. 47.

allein von 1 verschieden ist. Die zunächst an Stelle von Figur 42 tretende Figur wird man durch eine nahe liegende erlaubte Abänderung umgestalten und findet so, dass nun Figur 47 schematisch die eintretenden Verhältnisse darstellt. Wir sind derart in der That im wesentlichen zu dem vorigen Falle zurückgeführt.

Fassen wir zusammen, so gilt als Resultat: *Bleiben für ein Schnitttripel a, b, c beim Fortgange von der Fläche F zur ζ-Kugel die Ufer entweder von a oder von b in Deckung, so gilt dasselbe für die Ufer von c. Das Schnitttripel liefert alsdann zwei für sich geschlossene isoliert verlaufende Randcurven des kanonischen Polygons, welche auf einander durch die hyperbolische oder loxodromische Substitution V_b bez. V_a bezogen sind.* —

Sind hiermit die Fälle erledigt, dass eine der Substitutionen $V_c = 1$ ist, so müssen wir nun noch einen Schritt weiter gehen. In der That gilt es mit Rücksicht auf die gleich folgenden Untersuchungen nun, die Möglichkeit zu discutieren, dass in der Relation (4) zwei oder mehr auf einander folgende Substitutionen, für sich allein combiniert, die Identität ergeben, ohne dass sie einzeln bereits gleich 1 wären. Ist z. B. $V_{c_1}^{-1} \cdot V_{c_2}^{-1} = 1$, so liegt für die beiden ersten Systeme zu acht Randcurven die in Figur 48 gezeichnete Anordnung vor. Dem Umstande entsprechend, dass hier $V_{c_1}^{-1} \cdot V_{c_2}^{-1}$ die Identität ist, coincidieren hier zwei nicht auf einauder folgende Polygonecken E, ohne dass Coincidenz von Randcurven auftritt. Auch umgekehrt ist evident, dass für den hier gedachten Fall der Coincidenz zweier nicht auf einander folgender Ecken E sich ein zugehöriges und für sich mit 1 identisches Product von Factoren aus der linken Seite von (4) herauslösen lässt. Würde nämlich dies Product eine von 1 verschiedene Substitution darstellen, so wäre der Coincidenzpunkt der beiden Ecken E ein Fixpunkt derselben, was aber ersichtlich den über E gemachten Voraussetzungen widerstreiten würde.

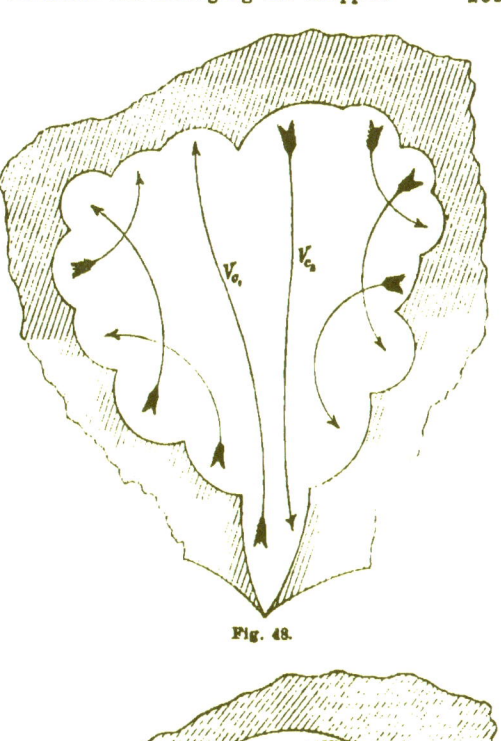

Fig. 48.

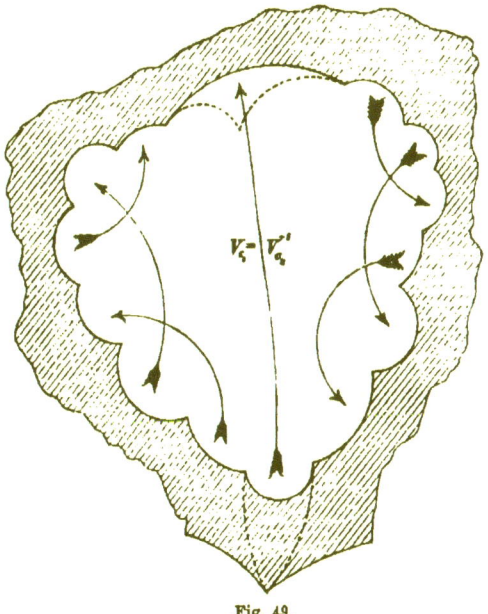

Fig. 49.

Es erscheint nun angezeigt, von einer erlaubten Abänderung Gebrauch zu machen, welche von Figur 48 zu Figur 49 hinführt, und welche sich leicht ersichtlich auch in denjenigen Fällen ausführen lässt, dass in (4) mehr als zwei Factoren, für sich combiniert, 1 ergeben. Der Erfolg ist, *dass das zu diesen Substitutionen gehörende System von Randcurven für sich einen geschlossenen Zug bildet, welcher mit dem übrigen Verlauf des Polygonrandes ausser Zusammenhang gesetzt ist.* Können wir öfter hinter einander mit 1 gleiche Producte aus der Relation (4) herausheben, so werden wir den Polygonrand in ebenso viele getrennt verlaufende geschlossene Züge auflösen können. Dabei ist aus der Gestalt des kanonischen Polygons ersichtlich, dass diese Auflösung stets nur in einer Weise möglich ist.

Die hiermit gewonnenen Ergebnisse werden in neuer Weise verständlich auf Grund des Princips der Gruppencomposition, das wir seiner grossen Wichtigkeit wegen in einem besonderen Paragraphen besprechen.

§ 11. Von der Composition der Polygongruppen.

Sind irgend zwei Gruppen ohne infinitesimale Substitutionen vorgelegt, so kann man durch immer wiederholte Zusammenfügung der Substitutionen der einen Gruppe mit denen der anderen eine neue Gruppe erzeugen, von der wir sagen wollen, dass sie durch *Composition* aus den beiden ersten Gruppen entstehe. Die componierte Gruppe ist offenbar die kleinste Gruppe, in welcher die beiden gegebenen Gruppen als Untergruppen enthalten sind; sie ist überdies discontinuierlich, kann aber sehr wohl infinitesimale Substitutionen aufweisen. Sind die beiden gegebenen Gruppen innerhalb der componierten Gruppe Untergruppen *endlicher* Indices, so heissen jene beiden Gruppen mit einander *commensurabel*)*; eine notwendige Bedingung hierfür ist die genaue Identität der Systeme der Grenzpunkte für die beiden zu componierenden Gruppen. In den für uns hauptsächlich in Betracht kommenden Fällen sind die Indices der gegebenen Gruppen innerhalb der durch Composition entstehenden Gruppe stets unendlich.

Der hiermit eingeführte Begriff der Gruppencomposition vermag uns hier nicht mehr mit wesentlich neuen Resultaten zu versehen; er dient uns vielmehr zunächst einzig dazu, die bisherigen sowie weiter unten folgende geometrische Überlegungen von neuen Gesichtspunkten aus zu betrachten. In diesem Sinne wird es gestattet sein, unseren Gegenstand hier einstweilen nur in demjenigen beschränkten Umfange zu besprechen, welchen Klein in seiner Arbeit „*Neue Beiträge*

---

*) Diese Benennung rührt von Poincaré her; siehe dessen Abhandlung „*Les fonctions fuchsiennes et l'arithmétique*", Liouville's Journal, sér. 4, Bd. 3 (1887).

zur Riemann'schen Functionentheorie") bei der Einführung der Gruppen-composition eingehalten hat. Die Terminologie ist dortselbst übrigens ein wenig anders gewählt, insofern statt „Composition" unter directem Anschluss an die geometrische Vorstellung „Ineinanderschiebung der Gruppen" gesagt wird.

Um uns für die weitere Besprechung zuvörderst einiger Beispiele zu bedienen, so betrachte man den in Figur 50 dargestellten Discon-tinuitätsbereich einer aus zwei hyperbolischen oder loxodro-mischen Substitutionen V_1 und V_2 zu erzeugenden Gruppe. Wir werden sagen, dieselbe entstehe durch Composition zweier cyclischen Gruppen, welche aus V_1 bez. V_2 erzeug-bar sind. Der Discontinui-tätsbereich der durch Compo-sition entspringenden Gruppe ist hier das von den Discon-tinuitätsbereichen der beiden

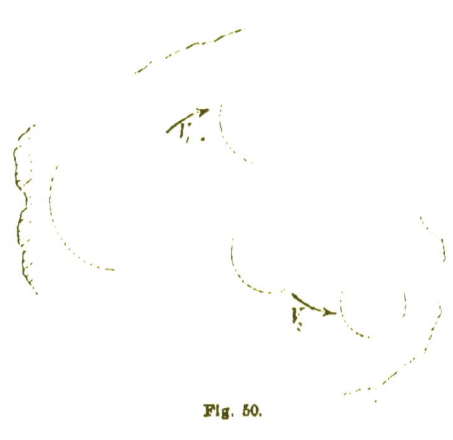

Fig. 50.

componierenden Gruppen ge-meinsam bedeckte Stück der ζ-Ebene.

Zu ähnlichen Ergebnissen führt der in Figur 51 skizzierte Fall, in welchem die beiden erzeugenden Substitutionen elliptisch sein sollen. Hat dabei V_1 die Periode ν_1, V_2 aber ν_2, so werden in den Ecken die Winkel $\dfrac{2\pi}{\nu_1}$ und $\dfrac{2\pi}{\nu_2}$ eintreten. Dass wir in Figur 51 thatsächlich ein brauchbares Polygon P_0 haben, ist nach früheren allgemeinen Regeln durch Über-gang zum zugehörigen (im hyperbolischen Raume gelegenen) Polyeder Π_0 leicht zu be-weisen. Es ist dies ein Tetraeder, von dem nur zwei gegenüberliegende Kanten, deren Kantenwinkel aliquote Teile von 2π sind, die Kugel schneiden. Doch kann man auch unter alleinigem Operieren auf der ζ-Ku-gel oder in der ζ-Ebene zum Ziele gelan-gen, wie sogleich unter allgemeineren Vor-

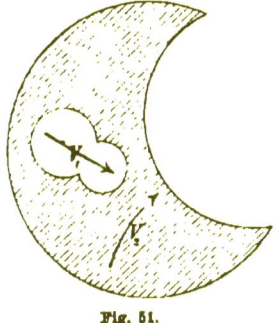

Fig. 51.

aussetzungen noch auszuführen ist. Es handelt sich hier um die Com-position zweier endlicher cyclischer Gruppen, und die Behauptung ist,

---

*) Math. Annalen Bd. 21 (1882) pg. 200.

dass der Discontinuitätsbereich der componierten Gruppe der gemeinsame Teil der beiden Discontinuitätsbereiche für die componierenden Gruppen ist. Wir können die gegenseitige Lage dieser letzteren Bereiche dahin beschreiben, dass die Berandung jedes von ihnen gänzlich innerhalb des anderen Bereiches liegt. In der Figur ist diese Gegenseitigkeit etwas verdeckt, weil der eine der beiden Discontinuitätsbereiche, derjenige von V_1, den Punkt $\zeta = \infty$ enthält.

Zur Verallgemeinerung dieser Verhältnisse wählen wir nunmehr zwei beliebige Polygongruppen Γ und Γ', welche durch Angabe je eines Polygons P_0 bez. P_0' definierbar sind; die Polygone P_0 und P_0' sollen natürlich zusammenhängend, aber nicht notwendig einfach zusammenhängend sein. Es gilt alsdann folgender Satz: *Lassen sich die beiden Polygone P_0 und P_0' der componierenden Gruppen derart auswählen, dass die gesamte Berandung jedes der beiden Polygone, wie in den besprochenen Beispielen, gänzlich innerhalb des anderen Polygons liegt, so entsteht durch Composition von Γ und Γ' eine Polygongruppe, welche durch den von P_0 und P_0' gemeinsam bedeckten Bereich Q_0 als Discontinuitätsbereich definiert werden kann.*

Es ist nützlich, den Beweis dieses Satzes ohne Zuhilfenahme von Polyedern zu führen. Der Nachweis beruht in der Hauptsache auf wiederholter Anwendung der Erwägung, dass die gesamten Polygone des zu P_0 gehörenden Netzes, P_0 allein ausgenommen, gänzlich innerhalb des einen Polygons P_0' Platz finden, wie denn auch alle Polygone des zu P_0' gehörenden Netzes, vom Ausgangspolygon P_0' allein abgesehen, in P_0 liegen. Alle mit dem Rande von P_0 äquivalenten Systeme von Randcurven fassen wir des weiteren der Kürze halber als eine „Classe von Rändern" zusammen; desgleichen liefern alle mit dem Rande von P_0' äquivalenten Ränder eine zweite Classe. Überdies wollen wir die Substitutionen von Γ durch V bezeichnen, diejenigen von Γ' aber durch V', wobei zur näheren Unterscheidung in gewohnter Weise untere Indices zur Verwendung kommen.

Man wolle nunmehr auf Q_0 die Substitutionen von Γ ausüben. Wir erhalten das Polygonnetz von Γ, jedoch so verändert, dass aus jedem Polygon durch Einlagerung eines Randes zweiter Classe ein oder mehrere Stücke herausgehoben sind. Wir begeben uns nun insbesondere in den Bereich Q_a, welcher durch V_a aus Q_0 entsteht, und dessen Rand zweiter Classe noch ungedeckt ist. Indem wir immer nur wieder die Zusammenordnung der Curven dieses Randes zweiter Classe in Betracht ziehen, hängen wir an Q_a gänzlich innerhalb der in P_a noch bleibenden Lücken sogleich ein ganzes Netz unendlich vieler Bereiche $Q_{a,0} = Q_a, Q_{a,1}, Q_{a,2}, \ldots$, wobei nun offenbar $Q_{a,b}$ durch

$V_a V_b'$ aus Q_0 entsteht. Indem wir die gleiche Maassregel auf alle Bereiche Q_a in Anwendung bringen, werden alle bis jetzt gezeichneten Bereiche Q offenbar nicht collidieren, während sie sämtlich bis auf $Q_0, Q_1, Q_2, \ldots$ noch ungedeckte Ränder erster Classe darbieten.

Man übersieht nun, wie dieser Process fortzusetzen ist. An den Rand erster Classe des Bereiches $Q_{a,b} = Q_{a,b,0}$ hängen wir in der hier noch bleibenden Lücke ein ganzes Netz weiterer Bereiche $Q_{a,b,c}$, welche aus Q_0 durch $V_a V_b' V_c$ entstehen, und fährt entsprechend fort. Wir bekommen dergestalt in der That ein zusammenhängendes, die ζ-Kugel nirgends doppelt oder mehrfach bedeckendes Netz. Zugleich geht aus der durchlaufenen Überlegung hervor, dass die Grenzpunkte des Netzes der Bereiche Q entweder mit Grenzpunkten von Γ oder Γ' äquivalent sind oder aber Häufungsstellen solcher Grenzpunkte darstellen, von denen dies letztere gilt. Der aufgestellte Satz ist damit vollständig bewiesen.

Zusätzlich sei noch bemerkt, dass das Netz der Polygone Q unter allen Umständen von *unendlich hohem* Zusammenhange ist, dass aber gleichwohl über die primären und secundären Relationen hinaus, welche für die Erzeugenden der Gruppen Γ und Γ' im einzelnen bestehen, weitere Relationen zwischen den Erzeugenden der componierten Gruppe *nicht* eintreten. Letztere Angabe entspringt unmittelbar aus einer bereits pg. 176 durchgeführten Überlegung.

Mit Hilfe des Princips der Gruppencomposition können wir nun von einfacheren Gruppen zu immer complicierteren aufsteigen. Doch bleiben wir, sofern wir dieses Princip nur in dem erläuterten Umfange in Anwendung bringen, immer nur erst im Gebiete solcher Polygongruppen, welche durch ein *einzelnes* zusammenhängendes Polygon definierbar sind. Wir sind hiermit zu den Schlussergebnissen des vorigen Paragraphen zurückgeführt. Indem wir nämlich dort aus der Gesamtberandung des Polygons eine für sich geschlossene Kette von Randcurven ausschieden, werden wir sagen, *dass die dortige Gesamtgruppe durch Composition aus zwei Gruppen erzeugbar ist, wobei die Berandung des Polygons der einen componierenden Gruppe aus dem ausgeschiedenen und für sich geschlossenen Zuge der Randcurven besteht, während die übrig bleibenden Randcurven das andere Polygon eingrenzen.* Das Geschlecht der componierten Gruppe ist dabei gleich der Summe der Geschlechter der componierenden Gruppen. Eine kleine Ergänzung erfordert der Wortlaut dieser Sätze nur in den beiden durch die Figuren 46 und 47 (pg. 188) versinnlichten Fällen. Hier hat beide Male die eine der componierenden Gruppen das Geschlecht $p = 1$, und ihr Polygon ist nicht von *einem* geschlossenen Zuge von Randcurven begrenzt, sondern von *zwei* getrennt verlaufenden und auf einander bezogenen Randcurven.

Es sei hier auch noch eine Bemerkung betreffs der überhaupt allgemeinsten Polygongruppe mit endlicher Erzeugendenanzahl gestattet. Nach pg. 129 hat dieselbe als Discontinuitätsbereich für die gesamte ζ-Kugel ein System von μ getrennt liegenden Polygonen P_0, P_0', ..., $P_0^{(\mu-1)}$, deren einzelnes je eine Polygongruppe von der bisher betrachteten Art definiert. Sind diese letzteren Gruppen Γ, Γ', ..., $\Gamma^{(\mu-1)}$, so werden wir nun einfach sagen, *dass die Gesamtgruppe durch Composition der Gruppen Γ, Γ', ..., $\Gamma^{(\mu-1)}$ hergestellt werden kann.* Übrigens ist es oft möglich, dass zu diesem Zwecke einige unter den μ zu componierenden Gruppen entbehrt werden können; doch gehen wir auf weitere Einzelheiten in dieser Hinsicht nicht mehr ein.

§ 12. Einführung der homogenen Substitutionen und Gruppen.

Wie in der Theorie der Modulfunctionen, so werden wir auch später oft Gelegenheit haben, mit den *homogenen* Substitutionen zu arbeiten. Zur Einführung derselben setzen wir ζ gleich dem Quotienten $\frac{\zeta_1}{\zeta_2}$ der beiden Veränderlichen ζ_1 und ζ_2 und bezeichnen daraufhin:

$$(1) \qquad \zeta_1' = \alpha\zeta_1 + \beta\zeta_2, \qquad \zeta_2' = \gamma\zeta_1 + \delta\zeta_2$$

als eine *homogene ζ-Substitution.* Wir wollen abkürzend die homogenen Substitutionen allgemein etwa durch U bezeichnen, während wir für die nicht-homogenen die bisherige Benennung V beibehalten.

Jeder Substitution V entsprechen nun zunächst unendlich viele homogene U, da durch V die Coefficienten α, β, γ, δ nur erst bis auf einen willkürlichen, jedoch von null verschiedenen gemeinsamen Factor bestimmt sind. Sollen hingegen die homogenen Substitutionen *unimodular* sein, d. h. soll $\alpha\delta - \beta\gamma = 1$ sein, so entsprechen jedem V *zwei* homogene U, die durch simultanen Zeichenwechsel der Coefficienten aus einander hervorgehen (cf. „M." I pg. 143).

Ist nun irgend eine Gruppe Γ aus ζ-Substitutionen V vorgelegt, so ersetze man erstlich jedes V durch die beiden unimodularen U. Diese homogenen Substitutionen werden in ihrer Gesamtheit wieder eine Gruppe bilden, die wir als *homogene Gruppe* bezeichnen. *Die nicht-homogene Gruppe ist auf die homogene 1-2-deutig homomorph bezogen,* wie für den Fall der Modulgruppe in „M." I pg. 143 ausgeführt wurde*).

---

*) Die Bezeichnung „homomorph" erscheint treffender, als die l. c. gebrauchte „isomorph", da es sich ja hier noch nicht um „Gleichheit", sondern nur erst um

Um jedoch nun etwas allgemeiner zu verfahren, wähle man unter den beiden unimodularen U, welche einer vorgelegten Substitution V entsprechen, eine bestimmte aus. Von ihr aus wird alsdann unter Hinzusetzung eines Factors μ *jede* demselben V entsprechende Substitution U in der Gestalt:

$$(2) \qquad \zeta_1' = \mu \alpha \zeta_1 + \mu \beta \zeta_2, \qquad \zeta_2' = \mu \gamma \zeta_1 + \mu \delta \zeta_2$$

geschrieben werden können. Wir wollen den Factor μ als *Multiplicator* der homogenen Substitution (2) bezeichnen.

Es sei nunmehr wieder Γ eine Gruppe aus Substitutionen V, von der wir der Einfachheit halber annehmen wollen, dass sie sich aus einer endlichen Anzahl ihrer Substitutionen, etwa aus $V_1, V_2, \ldots, V_n$, erzeugen lässt. Wir fixieren die ihnen entsprechenden homogenen Substitutionen $U_1, U_2, \ldots, U_n$ mit beliebigen aber fest gewählten Multiplicatoren und erzeugen aus $U_1, U_2, \ldots, U_n$ eine homogene Gruppe. Dieselbe wird mit der ursprünglichen Gruppe Γ homomorph sein, und es handele sich um einen 1-ν-deutigen Homomorphismus; wir haben alsdann über die hier eintretende Zahl ν eine nähere Untersuchung anzustellen.

Mögen der beliebig gewählten Substitution V_i von Γ die ν Substitutionen $U_i, U_i', \ldots, U_i^{(\nu-1)}$ mit den Multiplicatoren $\mu_i, \mu_i', \ldots, \mu_i^{(\nu-1)}$ in der homogenen Gruppe entsprechen, so werden offenbar die ν Substitutionen:

$$(3) \qquad 1 = U_i U_i^{-1}, \quad U' = U_i' U_i^{-1}, \ldots, \quad U^{(\nu-1)} = U_i^{(\nu-1)} \cdot U_i^{-1}$$

der identischen Substitution $V_0 = 1$ von Γ correspondieren, und andrerseits werden der Identität $V_0 = 1$ keine weiteren als diese ν Substitutionen in der homogenen Gruppe zugeordnet sein. Die ν Multiplicatoren der Substitutionen (3) sind:

$$(4) \qquad 1 = \mu_i \cdot \mu_i^{-1}, \quad \mu' = \mu_i' \mu_i^{-1}, \ldots, \quad \mu^{(\nu-1)} = \mu_i^{(\nu-1)} \cdot \mu_i^{-1},$$

und also werden die Substitutionen (3) selber (abgekürzt geschrieben) die Gestalt haben:

$$(5) \quad 1 = \begin{pmatrix} 1, 0 \\ 0, 1 \end{pmatrix}, \quad U' = \begin{pmatrix} \mu', 0 \\ 0, \mu' \end{pmatrix}, \ldots, \quad U^{(\nu-1)} = \begin{pmatrix} \mu^{(\nu-1)}, 0 \\ 0, \mu^{(\nu-1)} \end{pmatrix}.$$

Nach einem bekannten Satze der Gruppentheorie bilden die der Identität $V_0 = 1$ entsprechenden ν Substitutionen (5) für sich eine

---

„Ähnlichkeit" zweier Gruppen handelt. Die Benennung „Isomorphismus" soll dementsprechend fortan in der Bedeutung von „1·1-deutigem Homomorphismus" benutzt werden.

Gruppe. Soll nun ν endlich sein, so müssen die Factoren (4) die ν verschiedenen ν^{ten} Wurzeln der Einheit vorstellen. Es gilt somit der Satz: *Sind die homogenen Erzeugenden* U_1, U_2, ..., U_n *so gewählt, dass endlich-deutiger, etwa 1-ν-deutiger, Homomorphismus zwischen der nicht-homogenen und homogenen Gruppe eintritt, so entstehen die ν Multipli-catoren der dem einzelnen* V_i *entsprechenden homogenen Substitutionen aus einem unter ihnen durch Multiplication mit den ν verschiedenen ν^{ten} Ein-heitswurzeln, und speciell für* $V_0 = 1$ *sind diese Einheitswurzeln selbst die Multiplicatoren.*

Die weitere Discussion knüpft an den Umstand an, dass sich die Identität $V = 1$ im wesentlichen nur auf m Arten aus den Substitu-tionen V_1, V_2, ..., V_n erzeugen lässt, wenn m wie oben (pg. 170 ff.) die Anzahl aller zwischen den V_1, V_2, ..., V_n bestehenden Relationen ist; wir wollen diese Relationen symbolisch:

(6) $\qquad \Pi_1(V_1, ..., V_n) = 1, \quad ..., \quad \Pi_m(V_1, ..., V_n) = 1$

schreiben. Den Ausdruck der allgemeinsten zwischen den V_1, ..., V_n bestehenden Relation gewinnen wir nach früheren Sätzen von hieraus, indem wir die linken Seiten von (6) mit beliebigen Substitutionen V der Gruppe zu $V^{-1} \cdot \Pi \cdot V$ ausgestalten und beliebig viele Ausdrücke dieser Art mit zwischengeschalteten Producten $V'' \cdot V'^{-1}$ multiplicativ zusammenfügen (cf. pg. 172).

Um demgemäss in der homogenen Gruppe auf die allgemeinste Art eine der Identität $V_0 = 1$ entsprechende Substitution zu erzeugen, wird man auf den linken Seiten der m Relationen (6) die V_1, ..., V_n durch die homogenen Erzeugenden U_1, ..., U_n ersetzen und an Stelle von V und V' in den eben formulierten Angaben beliebige Substitu-tionen der homogenen Gruppe treten lassen. Der Ersatz der V_1, ..., V_n durch die homogenen Erzeugenden in (6) führt auf m Formeln der Gestalt:

(7) $\qquad\qquad \Pi(U_1, U_2, ..., U_n) = \begin{pmatrix} \mu, & 0 \\ 0, & \mu \end{pmatrix},$

und da eine Substitution dieser Gestalt mit *jeder* homogenen Substi-tution U vertauschbar ist, so folgt:

$$U^{-1} \cdot \Pi \cdot U = \begin{pmatrix} \mu, & 0 \\ 0, & \mu \end{pmatrix}$$

ohne Veränderung des Multiplicators μ. Da überdies $U' \cdot U'^{-1}$ stets gleich der homogenen identischen Substitution $\begin{pmatrix} 1, & 0 \\ 0, & 1 \end{pmatrix}$ ist, *so ergeben sich alle der Identität* $V_0 = 1$ *entsprechenden Substitutionen der homogenen Gruppe durch Wiederholung und Combination der m den Relationen* (6) *entstammenden Substitutionen* (7). *Sollen wir endlich-deutigen Homomorphismus haben, so müssen sämtliche m Multiplicatoren μ, welche in* (7) *eintreten, Einheitswurzeln endlicher Grade sein; das kleinste gemeinschaftliche Vielfache dieser Grade ist dann die oben durch ν bezeichnete Zahl.*

Für spätere Anwendungen ist die Frage wichtig, wann $\nu = 1$ werden kann, so dass Isomorphismus zwischen der nicht-homogenen und homogenen Gruppe besteht; im Anschluss an die „Spaltung" von ζ in ζ_1 und ζ_2 wollen wir in diesem Falle die nicht-homogene Gruppe *„isomorph spaltbar"* nennen. Um hierüber im Einzelfalle zu entscheiden, wollen wir die anfänglich fest auszuwählenden Multiplicatoren der homogenen Erzeugenden $U_1, U_2, \ldots, U_n$ als $\mu_1, \mu_2, \ldots, \mu_n$ explicit einführen. Wir haben sodann in den m Relationen (7) rechter Hand überall $\mu = 1$ zu fordern:

$$(8) \quad \Pi_1(U_1, \ldots, U_n) = \begin{pmatrix} 1, & 0 \\ 0, & 1 \end{pmatrix}, \quad \ldots, \quad \Pi_m(U_1, \ldots, U_n) = \begin{pmatrix} 1, & 0 \\ 0, & 1 \end{pmatrix},$$

und unsere Frage ist, zu entscheiden, *ob man ein Multiplicatorensystem* $\mu_1, \mu_2, \ldots, \mu_n$ *in Übereinstimmung mit diesen m Bedingungsgleichungen auswählen kann oder nicht.* Die Beantwortung dieser Frage erfordert die explicite Kenntnis der Gestalt der Relationen (8); wir können die Untersuchung demnach hier nur erst für diejenigen Polygongruppen zu Ende führen, welche durch ein einzelnes Polygon definierbar sind und dabei keine secundäre Relationen aufweisen; denn nur in diesem Falle besitzen wir bislang die vollständige Kenntnis der zugehörigen Relationen (cf. pg. 186 u. f.). —

Übrigens sei noch die Bemerkung gestattet, dass sich die hier durchgeführten Untersuchungen auch auf Substitutionen und Gruppen der zweiten Art übertragen lassen; doch werden wir weiterhin kaum Gelegenheit finden, von einer derartigen Ausdehnung der Untersuchung Gebrauch zu machen.

§ 13. Die isomorphe Spaltbarkeit bei Polygongruppen ohne secundäre Relationen.

Es sei eine Polygongruppe Γ ohne secundäre Relationen vorgelegt und ein ihr zugehöriges kanonisches Polygon in der ζ-Ebene fixiert. Dasselbe habe n elliptische und parabolische Ecken und gehöre zum Geschlecht p. Die Erzeugenden nennen wir wie früher $V_1, \ldots, V_n$, $V_{a_1}, V_{b_1}, \ldots, V_{a_p}, V_{b_p}$. Die Relationen zwischen diesen Substitutionen sind einmal:

$$(1) \quad V_1^{l_1} = 1, \quad V_2^{l_2} = 1, \quad \ldots, \quad V_n^{l_n} = 1,$$

wo l_i die Periode der Substitution V_i ist; jedoch sollen hier alle diejenigen Relationen ausfallen, für welche V_i parabolisch und also $l_i = \infty$
ist. Vom Cyclus der pg. 183 ff. durch E bezeichneten Polygonecken rührt
die nachfolgende Relation her:

$$(2) \qquad \prod_{i=1}^{n} V_i \cdot \prod_{k=1}^{p} V_{a_k}^{-1} V_{b_k} V_{a_k} V_{b_k}^{-1} = 1.$$

Weitere Relationen werden nicht vorkommen.

Bei dem Fortgange zu den homogenen Substitutionen ist es nun
zunächst vollständig gleichgültig, mit welchen Multiplicatoren wir
$U_{a_1}, U_{b_1}, \ldots, U_{a_p}, U_{b_p}$ ausstatten. Eine nachträgliche Behaftung z. B.
von U_{a_1} mit dem Multiplicator μ hat nämlich für $U_{a_1}^{-1}$ ersichtlich den
Multiplicator μ^{-1} im Gefolge. Eine Abänderung der rechten Seite der
(2) entsprechenden homogenen Relation wird hierbei also nicht eintreten können.

Anders verhält es sich mit den n elliptischen oder parabolischen
Erzeugenden $V_1, V_2, \ldots, V_n$. Wir wollen sie in homogener Gestalt
zuvörderst unimodular auswählen. *Für die parabolischen Substitutionen
setzen wir überdies $\alpha + \delta = 2$ fest,* wodurch sie in homogener Gestalt U
eindeutig fixiert sind. Bei den elliptischen Substitutionen V_i würde eine
Festsetzung über das Vorzeichen von $(\alpha + \delta)$ im Falle der Periode 2
den Dienst versagen und überhaupt unzweckmässig sein. Wir verfahren demnach hier etwas anders und schreiben die einzelne elliptische Substitution V_i zuvörderst nach „M." I pg. 165 in der Gestalt:

$$(3) \qquad \frac{\zeta - \varepsilon}{\zeta - \varepsilon'} = e^{\vartheta i} \cdot \frac{\zeta - \varepsilon}{\zeta - \varepsilon'}.$$

Der Punkt $\zeta = \varepsilon$ liefere dabei die zur fraglichen Substitution gehörende
elliptische Polygonecke, und die Maasszahl ϑ des Drehungswinkels
können wir stets innerhalb der Grenzen $0 < \vartheta < 2\pi$ gelegen annehmen,
womit dieselbe zugleich eindeutig bestimmt ist. Bei Einführung der
homogenen Variabelen ζ_1 und ζ_2 spalten wir auch ε und ε' in Quotienten zweier Grössen $\varepsilon_1, \varepsilon_2$ und $\varepsilon_1', \varepsilon_2'$ in willkürlicher Weise. Die
hierbei eintretenden zweigliedrigen Determinanten $(\zeta_1 \varepsilon_2 - \zeta_2 \varepsilon_1)$ schreiben wir symbolisch (ζ, ε). *Der Substitution (3) möge nun die homogene
Substitution:*

$$(4) \qquad (\zeta', \varepsilon) = e^{\frac{\vartheta i}{2}} (\zeta, \varepsilon), \qquad (\zeta', \varepsilon') = e^{-\frac{\vartheta i}{2}} (\zeta, \varepsilon')$$

entsprechen, welche man sofort als unimodular erkennt. Die Summe
$(\alpha + \delta)$ ist hier gleich $2 \cos \frac{\vartheta}{2}$; der Grenzübergang lim. $\vartheta = 0$ und
lim. $\varepsilon' = \varepsilon$ liefert somit die parabolischen Substitutionen in der obigen

homogenen Gestalt. Nach den hiermit gegebenen Vorschriften wählen wir nun die den $V_1, V_2, \ldots, V_n$ entsprechenden homogenen Substitutionen $U_1, U_2, \ldots, U_n$.

Indem wir des ferneren die Multiplicatoren der U_a, U_b willkürlich, jedoch bestimmt wählen, haben wir ein *eindeutig fixiertes System von* $(n+2p)$ *Erzeugenden* $U_1, U_2, \ldots, U_n, U_{a_1}, U_{b_1}, \ldots, U_{a_p}, U_{b_p}$ *der homogenen Gruppe* gewonnen.

Wird es nun möglich sein, ein jetzt nachträglich zuzufügendes Multiplicatorensystem so auszuwählen, dass die homogene Gruppe, wenn wir sie aus dem solcherweise veränderten Substitutionssystem erzeugen, isomorph mit der nicht-homogenen ausfällt? Es kommt hierbei einzig auf die Multiplicatoren $\mu_1, \mu_2, \ldots, \mu_n$ an, welche wir den ersten n Substitutionen $U_1, \ldots, U_n$ zufügen; wir haben dabei nach den allgemeinen Vorschriften des vorigen Paragraphen die $(n+1)$ den Relationen (1) und (2) entsprechenden homogenen Relationen zu discutieren.

Die Relationen (1) verursachen nun keinerlei Schwierigkeit. Ist V_i elliptisch, so entspringt aus U_i durch Behaftung mit dem Factor μ_i die nunmehr als Erzeugende zu wählende Substitution:

(5) $\qquad (\zeta', \varepsilon) = \mu_i \cdot e^{\frac{\pi i}{l_i}} \cdot (\zeta, \varepsilon), \qquad (\zeta', \varepsilon') = \mu_i \cdot e^{-\frac{\pi i}{l_i}} \cdot (\zeta, \varepsilon').$ *)

Es stellt hier l_i als *positive* Zahl die Periode von V_i dar, wie aus der anfänglichen Umlaufsrichtung um die Ecke E (cf. Fig. 43 pg. 185) hervorgeht. Durch l_i-malige Wiederholung der Substitution (5) kommt

$\begin{pmatrix} -\mu_i^{l_i}, & 0, \\ 0, & -\mu_i^{l_i} \end{pmatrix}$; und da dies die (homogene) identische Substitution

sein soll, so muss $\mu_i^{l_i} = -1$ sein. *Die allgemeinste Art, μ_i in Übereinstimmung mit dieser Bedingung zu wählen, ist:*

(6) $\qquad\qquad\qquad \mu_i = e^{\frac{2\nu_i+1}{l_i} \cdot \pi i},$

wo ν_i eine willkürlich bleibende ganze Zahl ist. Die Multiplicatoren etwaiger parabolischer Substitutionen U_i bleiben hier vorläufig willkürlich wählbar. Die Relationen (1) sind hiermit in gewünschter Weise erledigt.

Die Relation (2) setzen wir vorab für die U an, d. h. ohne sogleich die Multiplicatoren $\mu_1, \ldots, \mu_n$ hereinzuziehen. Man bemerke hierbei, dass das einzelne Product $U_a^{-1} U_b U_a U_b^{-1}$ unabhängig von der

---

*) Eine Verwechselung des Index i mit der im Exponenten vorkommenden imaginären Einheit $i = \sqrt{-1}$ ist kaum zu befürchten.

Auswahl der Multiplicatoren in U_a und U_b unimodular ist, während andrerseits die $U_1, \ldots, U_n$ direct unimodular sind. Es ergiebt sich demzufolge:

$$(7) \qquad \prod_{i=1}^{n} U_i \cdot \prod_{k=1}^{p} U_{a_k}^{-1} U_{b_k} U_{a_k} U_{b_k}^{-1} = \pm 1,$$

wo wir abkürzend die homogene Substitution $\begin{pmatrix} -1, & 0 \\ 0, & -1 \end{pmatrix} = -1$ gesetzt haben. Das Vorzeichen der rechten Seite von (7) hängt nun, wie hier vorläufig ohne Beweis mitgeteilt werden soll, einzig von n ab, indem für gerades n das obere, für ungerades n das untere Zeichen gilt; wir haben somit die Formel:

$$(8) \qquad \prod_{i=1}^{n} U_i \cdot \prod_{k=1}^{p} U_{a_k}^{-1} U_{b_k} U_{a_k} U_{b_k}^{-1} = (-1)^n.$$

Der Beweis der Richtigkeit dieser Angabe ist mit gewissen Schwierigkeiten verknüpft, da sich derselbe, wie es scheint, mit den bisherigen Untersuchungsmethoden nicht führen lässt. Wir müssen hier in der That zu gewissen Continuitätsbetrachtungen unsere Zuflucht nehmen; dieselben gestalten sich aber so umfänglich, dass wir den Nachweis von (8) in einem besonderen Paragraphen nachholen. Wir sehen einstweilen die Formel (8) als bewiesen an.

Ist nun zunächst $n = 0$, so kommen Relationen (1) überhaupt nicht vor; und da die rechte Seite der Relation (8) gleich $+1$ ist, so folgt, *dass unter der hier stets geltenden Voraussetzung des Fehlens secundärer Relationen für $n = 0$ die homogene Gruppe der nicht-homogenen stets isomorph ist.*

Ist jedoch $n > 0$, so setzen wir auf der linken Seite von (8) die Multiplicatoren $\mu_1, \mu_2, \ldots, \mu_n$ ein; es entspringt dann rechts die mit dem Factor $(-1)^n \mu_1 \cdot \mu_2 \cdots \mu_n$ versehene identische Substitution, und es fragt sich somit, ob $\mu_1, \mu_2, \ldots, \mu_n$ unter Einhaltung der unter (6) bereits gewonnenen Bedingungen noch so bestimmbar sind, dass ihr Product $(-1)^n$ wird.

Dieser Forderung kann nun jedenfalls stets genügt werden, falls unter den Erzeugenden $U_1, \ldots, U_n$ wenigstens eine parabolische Substitution enthalten ist, da der zu ihr gehörige Multiplicator μ noch willkürlich wählbar war. Wir merken somit als erstes Resultat an: *Kommt unter den n Erzeugenden $V_1, \ldots, V_n$ einer Polygongruppe des Geschlechtes p ohne secundäre Relationen wenigstens eine parabolische vor, so ist bei Fortgang zur homogenen Gruppe die isomorphe Spaltbarkeit stets möglich.*

Sind jedoch alle n ersten Erzeugenden der Gruppe Γ elliptisch, so ist weiter die Gleichung:

$$(-1)^n \prod_{i=1}^{n} \mu_i = e^{\pi i \left(n + \sum_{i=1}^{n} \frac{2\nu_i + 1}{l_i} \right)} = 1$$

zu discutieren. Wir haben als vorläufiges Ergebnis: *Eine Polygongruppe ohne secundäre Relationen, deren n erste Erzeugende $V_1, \ldots, V_n$ sämtlich elliptisch, und zwar von den Perioden $l_1, l_2, \ldots, l_n$ sind, ist stets und nur dann isomorph spaltbar, wenn es $(n+1)$ ganze Zahlen $\nu_1, \nu_2, \ldots, \nu_n$ und N giebt, welche die Gleichung:*

$$(9) \qquad \frac{2\nu_1 + l_1 + 1}{l_1} + \frac{2\nu_2 + l_2 + 1}{l_2} + \cdots + \frac{2\nu_n + l_n + 1}{l_n} = 2N$$

befriedigen. Hier hat man nun eine diophantische Gleichung, von deren Lösbarkeit die Beantwortung unserer in Rede stehenden Frage abhängt.

Um die Gleichung (9), die wir unter allgemeineren Voraussetzungen erst an einer späteren Stelle discutieren, wenigstens an einem einfachen Beispiele zu illustrieren, so nehmen wir an, *dass keine zwei unter den ganzen Zahlen $l_1, l_2, \ldots, l_n$ einen Factor gemein haben.* Es gilt dann die folgende Überlegung. Erstlich darf keine der Zahlen $l_1, l_2, \ldots, l_n$ gerade sein, wenn eine Lösung der diophantischen Gleichung (9) existieren soll; denn wäre etwa l_1 gerade und also $l_2, \ldots, l_n$ ungerade, so würden die n Brüche in (9), auf gleichen Nenner gebracht, einen Bruch mit ungeradem Zähler und geradem Nenner liefern, der somit unmöglich gleich $2N$ sein kann. Ist nun l_i ungerade, so kann man eine Zahl ν_i angeben, für welche $2\nu_i + 1 \equiv 0 \pmod{l_i}$ wird. Das zugehörige Glied auf der linken Seite von (9) wird dann offenbar eine gerade ganze Zahl; und also gehört zu n auf diese Art gewählten Zahlen $\nu_1, \ldots, \nu_n$ auch ein ganzzahliges N. Es gilt somit der Satz: *Sind die n Zahlen $l_1, l_2, \ldots, l_n$ sämtlich endlich, und sind je zwei unter ihnen relativ prim zu einander, so ist die Gruppe stets und nur dann isomorph spaltbar, wenn alle l_i ungerade sind.* Auf Grund dieses Satzes ist z. B. bei der Ikosaedergruppe, für welche $l_1 = 2, l_2 = 3, l_3 = 5$ ist, die isomorphe Spaltbarkeit unmöglich, was bereits in den „Vorlesungen über das Ikosaeder" pg. 46 festgestellt wurde und damals zu wichtigen Folgerungen Anlass gab.

Die vorstehend gegebene Entwicklung wird für die Theorie der automorphen Formen in demselben Sinne grundlegend und ist innerhalb dieser Theorie noch weiter fortzusetzen. Man vergleiche die bereits wiederholt genannte Arbeit von Ritter „*Die eindeutigen auto-*

morphen Formen vom Geschlechte null"), in welcher das Problem der isomorphen Spaltbarkeit der Gruppen in der hier reproducierten Art mit Ausführlichkeit behandelt wird.

§ 14. Die homogene Gestalt der primären Relation zwischen den V_i, V_{a_k}, V_{b_k}.

Es ist jetzt letzten Endes noch die Richtigkeit der Relation:

$$(1) \qquad \prod_{i=1}^{n} U_i \cdot \prod_{k=1}^{p} U_{a_k}^{-1} U_{b_k} U_{a_k} U_{b_k}^{-1} = (-1)^n$$

nachzuweisen. Wir machen zu diesem Zwecke von einer *continuierlichen Abänderung des Polygons* P_0 Gebrauch, welche *nicht* mehr unter den Begriff der erlaubten Abänderung fällt. Bei den neuen Abänderungen sollen vielmehr die Erzeugenden $V_1, .., V_n, V_{a_1}, V_{b_1}, .., V_{a_p}, V_{b_p}$ selber continuierliche Abänderungen erfahren. Es wird dabei das Polygon P_0, welches wir zunächst als *einfach* zusammenhängend annehmen dürfen**), aufhören, Discontinuitätsbereich einer Gruppe zu sein. *Aber in jedem Augenblick sollen die Randcurven in der bisherigen Ordnung zu Paaren durch Substitutionen* V_i, V_{a_k}, V_{b_k}, V_{a_k}, V_{c_k} *auf einander bezogen sein, und es soll stets die auf den Cyclus der zufälligen Ecken bezogene Relation:*

$$(2) \qquad \prod_{i=1}^{n} V_i \cdot \prod_{k=1}^{p} V_{a_k}^{-1} V_{b_k} V_{a_k} V_{b_k}^{-1} = 1$$

erfüllt sein. Den durchzuführenden Abänderungsprocess des Polygons bezeichnen wir sogleich noch näher. Jedenfalls aber werden, wenn wir für die homogenen Substitutionen $U_1, U_2, \ldots, U_n$ an der oben verabredeten unimodularen Fixierung festhalten, sowohl die $U_1, \ldots, U_n$ wie auch die p Producte $U_a^{-1} U_b U_a U_b^{-1}$ mit der in Rede stehenden stetigen Änderung selber nur stetige Abänderungen erfahren. Die linke Seite von (1) kann demnach ihrerseits sich nicht unstetig ändern; und da sie nur gleich $+1$ oder -1 sein kann, *so wird sie den einmal gewonnenen Wert während des ganzen Abänderungsprocesses bewahren.* Wir machen von diesem Umstande in der Weise Gebrauch, dass wir P_0 stetig in eine der directen Berechnung der linken Seite von (1) zugängliche Gestalt überführen.

Um den beabsichtigten Abänderungsprocess charakterisieren und

---

*) Göttinger Dissertation, abgedruckt in Bd. 41 der Mathem. Ann. (1892).

**) Andernfalls würden wir nämlich P_0 aus mehreren Polygonen componieren und die Betrachtung des Textes auf die letzteren einzeln anwenden.

sodann wirklich durchführen zu können, sind einige Vorbereitungen zu treffen. Erstlich ersetzen wir die Relation (2) nach pg. 186 durch die $(p+1)$ Relationen:

(3) $$V_1 \cdot V_2 \cdots V_n \cdot V_{c_1}^{-1} \cdot V_{c_2}^{-1} \cdots V_{c_p}^{-1} = 1,$$

(4) $$V_{c_k} = V_{b_k} V_{a_k}^{-1} V_{b_k}^{-1} V_{a_k}.$$

Sodann nehmen wir eine erlaubte Abänderung des ursprünglichen Polygons P_0 vor, welche zum Zwecke hat, die pg. 184 u. f. benutzten Substitutionen $V_a{}'$ entbehrlich zu machen, und welche einfach darauf

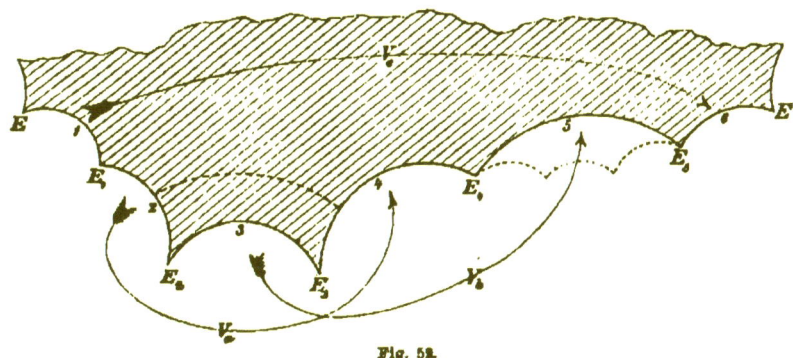

Fig. 52.

hinausläuft, auf der geschlossenen Fläche die Schnitte c an den Kreuzungspunkten der Schnitte a und b einmünden zu lassen. An Stelle der Figur 42 pg. 184 tritt der in Figur 52 angegebene Zug von sechs Randcurven, wie wohl nicht näher ausgeführt zu werden braucht. Zu den sechs Curven gehören in der in der Figur angezeigten Art die drei Substitutionen V_a, V_b, V_c. Die fünf durch E_1, ..., E_5 bezeichneten Ecken liefern für dieselben die Relation (4).

Die mit dem Polygon P_0 durchzuführende Abänderung lässt sich nun der Hauptsache nach dahin charakterisieren, dass wir sowohl die Seiten jedes zu einer Substitution V_c gehörenden Paares, sowie auch je zwei durch eine der n Substitutionen V_i correspondierende Seiten einander bis zur Coincidenz annähern, ohne dass dabei der Rand des Polygons irgendwo zerreissen darf. Indem wir P_0 auf der ζ-Kugel gelagert denken, stellen wir uns vor, dass die $(n+p)$ zufälligen Ecken E gleichzeitig oder nach einander nach einer gemeinsamen vom ursprünglichen Polygon P_0 freien und demselben etwa diametralen Endlage hingezogen werden. Die Winkel in den Ecken E dürfen hierbei gleichfalls continuierliche Änderungen erfahren; doch muss ihre Summe constant gleich 2π bleiben, da sonst die Relation (2) nicht fortbestehen würde. P_0 selbst wird sich dabei mehr und mehr über die

Kugeloberfläche ausbreiten, braucht aber nirgends über sich selbst hinüber zu greifen. Die schliesslich zu erreichende Endlage ist in Figur 53 für den Fall $n = 3$, $p = 2$, dem auch schon die Figur 43

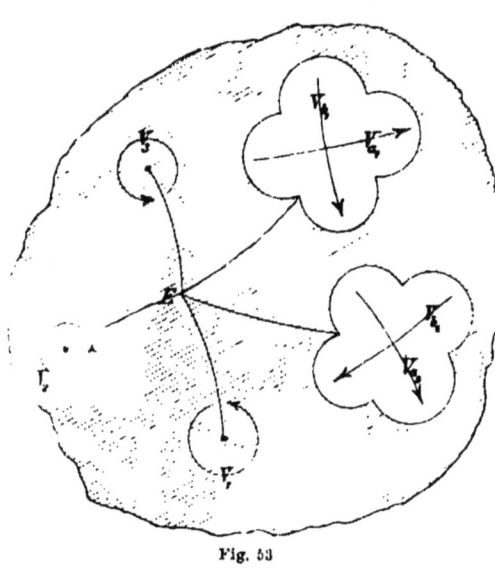

Fig. 53

(pg. 185) gewidmet ist, schematisch angedeutet; es bleiben hier, wie man sieht, nur noch die $2p$ durch V_{a_k} und V_{b_k} correspondierenden Randcurven offen.

Die Einzelheiten des Änderungsprocesses sind nun einer eingehenden Discussion zu unterziehen.

Man untersuche zunächst allein die erforderliche stetige Veränderung des Systems der sechs Seiten 1 bis 6 in Figur 52 und hat dabei die Veränderung von V_c und damit der Seiten 1 und 6 als unabhängig anzusehen. Die Frage wird sein, ob bei jeder denkbaren Änderung der Substitution V_c und der Seiten 1 und 6 immer auch ein Substitutionenpaar V_a, V_b und ein zugehöriges Seitenquadrupel 2, 3, 4, 5 existiert, die sich mit V_c stetig ändern. Um hierüber zu entscheiden, gehen wir noch einen Schritt weiter und denken die Seiten 1 und 6 und damit die Substitution V_c ganz willkürlich vorgelegt. *Wir dürfen dann noch die Ecken E_2, E_3, E_4 willkürlich annehmen und können gleichwohl ein geeignetes Substitutionenpaar V_a, V_b auffinden, welches der Relation* (4) *genügt und zu einem brauchbaren Seitenquadrupel 2, 3, 4, 5 gehört.*

Seien nämlich die Coefficienten von V_a und V_b durch α, β, γ, δ und α', β', γ', δ' bezeichnet und nehme ζ in den Ecken E_1, E_2, ..., E_5 die Werte $\zeta^{(1)}$, $\zeta^{(2)}$, ..., $\zeta^{(5)}$ an. Es gelten dann für die drei Quotienten der Coefficienten α, β, γ, δ die Gleichungen:

$$\gamma \zeta^{(1)} \zeta^{(4)} + \delta \zeta^{(4)} - \alpha \zeta^{(1)} - \beta = 0, \qquad \gamma \zeta^{(2)} \zeta^{(3)} + \delta \zeta^{(3)} - \alpha \zeta^{(2)} - \beta = 0$$

und entsprechend für die drei Quotienten von α', β', γ', δ':

$$\gamma' \zeta^{(2)} \zeta^{(5)} + \delta' \zeta^{(5)} - \alpha' \zeta^{(2)} - \beta' = 0, \qquad \gamma' \zeta^{(3)} \zeta^{(4)} + \delta' \zeta^{(4)} - \alpha' \zeta^{(3)} - \beta' = 0.$$

Die Substitution $V_b V_a^{-1} V_b^{-1} V_a$ wird nun, falls diese vier Gleichungen bestehen, sicher $\zeta_1^{(1)}$ in $\zeta^{(6)}$ transformieren. Damit diese Substitution aber gleich V_c werde, müssen wir noch zwei Paare einander entsprechender Punkte auf den Seiten 1 und 6 aufgreifen und fordern, dass V_c jedesmal den einen Punkt des Paares in den anderen überführt. Aus den zwei so entspringenden Gleichungen können wir im Verein mit den schon genannten vier Relationen die Quotienten der Coefficienten von V_a und V_b berechnen. Diese Coefficienten selbst bestimmen wir dann etwa so, dass beide Substitutionen unimodular werden.

Die hiermit angedeutete Rechnung kann nur dadurch auf ein unbrauchbares Resultat führen, dass einer oder mehrere von den acht Coefficienten unendlich grosse Werte annehmen. Die betreffende Substitution hat dann die Eigenschaft, dass sie jeden von einem ihrer Fixpunkte endlich entfernten Punkt der ζ-Kugel in unendliche Nähe des einen Fixpunktes transformiert. Dies ist jedoch bei den Substitutionen V_a und V_b nicht zu befürchten, wenn wir, wie geschehen soll, die Punkte E_2, E_3, E_4 von einander und von E_1 und E_5 endlich entfernt wählen.

Schliesslich wolle man noch bemerken, dass bei continuierlicher Veränderung der Seiten 1 und 6 und der Substitution V_c auch die Substitutionen V_a und V_b sich continuierlich ändern werden, falls man nur zugleich vorschreiben will, dass auch die Ecken E_2, E_3, E_4 hierbei keine unstetige Lagenänderungen erfahren sollen.

Dass bei der vollen Allgemeinheit der entwickelten Vorstellungen betreffs der Gestalten der Seitensextupel noch mannigfache Möglichkeiten denkbar sind, ist selbstverständlich. Doch werden wir bei dem für uns vorliegenden Zwecke den Änderungsprocess so leiten, dass die unserem Sextupel angehörenden Polygonwinkel niemals negativ werden oder auch über 2π hinaus wachsen. Dies lässt sich ohne Mühe erreichen; indem nämlich die Seiten 1 und 6 des Sextupels in Figur 52 nach unten zusammengebogen werden, hat man nur Sorge zu tragen, dass die Seiten 2 bis 5 nach oben ausweichen und die Ecken E_2, E_3, E_4 stets in richtiger Folge zwischen E_1 und E_5 gelegen sind.

Wir untersuchen nun sogleich das Verhalten der zum einzelnen Sextupel gehörenden Substitutionen U_a, U_b, U_c bei Durchführung der in Aussicht genommenen Änderung. Am Schlusse derselben sind die Seiten 1 und 6 zur Coincidenz gelangt, und wir gewinnen die in Figur 45 pg. 187 angegebene Anordnung, die auch in Figur 53 pg. 204 unmittelbar hervortritt. Hier ist nun $V_c = 1$ geworden, und wir können zeigen, dass auch $U_c = +1$ ist. Dies könnten wir wieder auf Grund von Continuitätsvorstellungen beweisen; doch werden wir direct verfahren und ohne weiteres darüber entscheiden, ob in:

(5) $U_b U_a^{-1} U_b^{-1} U_a = \pm 1$ oder $U_b^{-1} U_a U_b = \pm U_a$

das obere oder untere Zeichen gültig ist. Da die Summe des ersten
und vierten Coefficienten für die auf der linken Seite der zweiten Gleichung (5) stehende Substitution gleich $(\alpha + \delta)$ ist (cf. „M." I pg. 262),
wo α und δ Coefficienten von U_a sind, so kann das untere Zeichen
höchstens dann eintreten, wenn $\alpha + \delta = 0$ und also U_a elliptisch von
der Periode zwei ist. Indem man die Relation (5) in die Gestalt setzt
$U_a U_b U_a^{-1} = \pm U_b$, sieht man, dass auch U_b in diesem Falle elliptisch
von der Periode zwei sein muss. V_a und V_b für sich genommen würden nun eine Vierergruppe bilden (cf. „Ikos." pg. 12); doch widerspricht dies dem aus Figur 45 pg. 187 zu entnehmenden Discontinuitätsbereich der durch V_a und V_b zu erzeugenden Gruppe. *Es ist somit
am Schlusse der auf das einzelne System von sechs Seiten bezogenen Abänderung stets $U_c = +1$.* —

Es sind nun weiter die continuierlichen Abänderungen zu besprechen, welche wir mit den elliptischen Ecken der Substitutionen
$V_1, V_2, \ldots, V_n$ vornehmen wollen. Wir werden hier erstlich die zugehörigen Drehungswinkel $\vartheta_1, \ldots, \vartheta_n$ als continuierlich veränderlich
ansehen, jedoch ein Abnehmen unter 0 oder ein Anwachsen über 2π
verbieten; wir sehen damit von dem Bestehen der Relationen $V_i^{t_i} = 1$
jetzt ganz ab und halten nur daran fest, dass die $V_1, \ldots, V_n$ elliptische Substitutionen bleiben. Etwaige parabolische Substitutionen
unter den $V_1, \ldots, V_n$ lassen wir durch Anwachsen der Winkel in
elliptische übergehen und halten dann natürlich an den eben bereits
bei den elliptischen V aufgestellten Grenzen für ϑ fest. Für die entsprechenden homogenen Substitutionen $U_1, U_2, \ldots, U_n$ nehmen wir
die bezüglichen Festsetzungen und Ergebnisse von pg. 198 in Benutzung.

Unser continuierlicher Umwandlungsprocess schreibt uns nun vor,
den Winkel ϑ der einzelnen elliptischen Ecke, der Figur 53 pg. 204
entsprechend, bis 2π anwachsen zu lassen. Dabei geht V continuierlich in 1 über, und wir behaupten nun, *dass die zugehörige homogene
Substitution U schliesslich in -1 übergeht*, dieses letztere Symbol im
obigen Sinne (pg. 200) gebraucht. In der That ergiebt sich der Beweis unmittelbar aus der Gestalt (4) pg. 198 der homogenen Substitution U, indem man für ϑ den Wert 2π einträgt.

· Um nun zu untersuchen, ob wir die für die elliptischen Substitutionen beabsichtigten Abänderungen der Randcurvenkette unbeschadet
der Relation (3) vollziehen dürfen, haben wir zuvörderst folgenden
Satz aufzustellen: *Wir können zwei elliptische Substitutionen V, V' mit*

fest gegebenen Drehungswinkeln ϑ und ϑ' stets noch so auswählen, dass $V V'$ eine beliebig vorzuschreibende, jedoch von der Identität verschiedene Substitution V'' ist. Operieren wir nämlich hier durchweg mit unimodularen Substitutionen:

$$V = \begin{pmatrix} \alpha, \beta \\ \gamma, \delta \end{pmatrix}, \qquad V' = \begin{pmatrix} \alpha', \beta' \\ \gamma', \delta' \end{pmatrix}, \qquad V'' = \begin{pmatrix} a, b \\ c, d \end{pmatrix},$$

so kommt die Angabe der Winkel ϑ und ϑ' darauf hinaus, dass $\alpha + \delta = \varkappa$ und $\alpha' + \delta' = \varkappa'$ gegebene Werte sind, während übrigens $\alpha, \beta, \ldots, \gamma', \delta'$ aus den gegebenen Zahlen a, b, c, d zu berechnen sind; die letzteren erfüllen die Bedingung $ad - bc = 1$. Für $\alpha', \beta', \gamma', \delta'$ berechnen sich dabei aus $V V' = V''$ die Gleichungen:

$$(6) \quad \begin{cases} \alpha' = a\delta - c\beta, & \beta' = b\delta - d\beta, \\ \gamma' = -a\gamma + c\alpha, & \delta' = -b\gamma + d\alpha, \end{cases}$$

und V' ist unimodular, falls dies für V gilt. Die Coefficienten von V und V' müssen sonach neben (6) den drei Bedingungen:

$$\alpha + \delta = \varkappa, \qquad \alpha' + \delta' = \varkappa', \qquad \alpha\delta - \beta\gamma = 1$$

genügen, welche unter Benutzung von (6) und nach Elimination von δ für α, β, γ die beiden Gleichungen liefern:

$$(7) \quad \alpha(a - d) + \beta c + \gamma b = a\varkappa - \varkappa', \qquad \alpha(\varkappa - \alpha) - \beta\gamma = 1.$$

Es giebt, wie man leicht feststellt, stets Lösungssysteme dieser Gleichungen in endlichen Zahlen α, β, γ; und man könnte sogar noch den einen Fixpunkt von V willkürlich wählen. Der einzige Ausnahmefall, den wir übrigens bereits oben andeuteten, ist durch $b = c = 0$, $a = d = \pm 1$ angegeben. Hier ist noch $\varkappa' = \pm \varkappa$ zu fordern, damit Substitutionen V, V' existieren; in der That müssen ja nun V und V' einander invers sein, da $V'' = 1$ sein soll. Zum Schluss bemerke man noch, dass bei stetigen Änderungen von V'', $\varkappa$ und $\varkappa'$ die Substitutionen V, V' ihrerseits keine unstetige Änderungen zu erfahren brauchen. —

Indem wir alle hiermit getroffenen Vorbereitungen zusammenfassen, gelingt es nunmehr leicht, das auf der rechten Seite der Gleichung:

$$(8) \qquad U_1 \cdot U_2 \cdots U_n \cdot U_{c_1}^{-1} \cdot U_{c_2}^{-1} \cdots U_{c_p}^{-1} = \pm 1$$

gültige Vorzeichen eindeutig zu bestimmen. Das hier linker Hand stehende symbolische Product wollen wir zur Abkürzung mit U_0 bezeichnen:

$$U_0 = U_1 \cdot U_2 \cdots U_n \cdot U_{c_1}^{-1} \cdot U_{c_2}^{-1} \cdots U_{c_p}^{-1}.$$

Das Ziel unserer Untersuchung ist dann der Beweis der Formel $U_0 = (-1)^n$.

Ist nun $p > 0$, so leiten wir den Abänderungsprocess so, dass zunächst nach einander in den p Systemen zu sechs Seiten von der Art der Figur 52 pg. 203 jeweils die Seiten 1 und 6 zur Coincidenz kommen. Die Substitutionen auf der linken Seite von (8) werden sich bei constant bleibendem U_0 continuierlich ändern, wobei nach und nach U_{c_p}, $U_{c_{p-1}}$, ..., U_{c_2}, U_{c_1} mit der identischen Substitution gleich werden. Infolge der vorausgesandten Entwicklungen können wir bei der Zusammenbiegung des einzelnen Seitenpaars 1 und 6 so verfahren, dass jedesmal nur die Seiten des benachbarten Systems mit verändert und zwar zuvörderst gedehnt werden, während der übrige Teil des Polygonrandes erst noch unverändert bleibt. Bei der Zusammenbiegung des letzten, zu U_{c_1} gehörenden Seitenpaars sind dann die elliptischen Substitutionen V_n und V_{n-1} derart mit zu verändern, dass die Relation (3) ständig erfüllt ist; letzteres ist nach den eben zuletzt über die elliptischen Substitutionen V vorausgesandten Bemerkungen stets möglich. Es steht aber andrerseits nichts im Wege, bei der Zusammenbiegung der Seiten des einzelnen Paares sogleich den gesamten übrigen Polygonrand zu verändern, wenn man auf diese Weise im Einzelfall bequemere Gestalten des Polygons gewinnen kann.

Eine besondere Bemerkung erfordert der bezeichnete Deformationsprocess nur für $n = 0$ und $n = 1$. Im ersteren Falle werden die beiden Substitutionen U_{c_1} und U_{c_2} offenbar letzten Endes zu gleicher Zeit gleich 1, und wir finden $U_0 = 1$ in Übereinstimmung mit (1). Für $n = 1$ können wir den Process in der beschriebenen Weise nur erst so weit fördern, dass wir eine Relation $U_1 \cdot U_{c_1}^{-1} = U_0$ erhalten. Indem wir jetzt die Seiten 1 und 6, die noch übrig sind, zusammenbiegen, kommen zugleich die durch V_1 auf einander bezogenen Seiten zur Coincidenz. Wie wir schon feststellten, erhalten wir dann $U_1 = -1$ und $U_{c_1} = 1$, also $U_0 = -1$, was wieder mit (1) übereinstimmt. Für $n = 2$ hat man, um $U_{c_1} = 1$ zu erhalten, übrigens noch dafür Sorge zu tragen, dass die Drehungswinkel für V_1 und V_2 gleich werden. Diese Substitutionen sind nun in der That invers, und die Kette der Randcurven ist (eventuell nach erlaubter Abänderung) in ein Kreisbogenzweieck übergegangen. Biegen wir unter wachsenden Winkeln die beiden Seiten des Zweiecks zusammen, so werden in $U_1 \cdot U_2 = U_0$ die beiden links stehenden Factoren zugleich $= -1$, so dass $U_0 = 1$ ist und die Relation (1) wieder richtig wird.

Ist nun n beliebig > 2, so haben wir bisher eine Kette von $2n$ Curven und ihr entsprechend eine Relation

(9) $$U_1 U_2 \cdots U_n = U_0$$

erreicht, wobei gegenüber (8) nur zwei der links stehenden Factoren

verändert erscheinen. Hier biege man nun nach einander die durch
U_n, U_{n-1}, ... auf einander bezogenen Seiten zusammen, wobei jedesmal zwei weitere Factoren der Veränderung mit zu unterwerfen sind.
Das schliesslich noch bleibende Zweieck behandeln wir, wie oben, und
finden letzten Endes bei unverändertem U_0 alle n Factoren auf der
linken Seite von (9) mit (-1) identisch. Es wird somit $U_0 = (-1)^n$,
und damit ist die Relation (1) in der That bewiesen.

Die allgemeinen Grundlagen für die Theorie der discontinuierlichen
ζ-Gruppen ohne infinitesimale Substitutionen sind mit dem Vorstehenden in dem hier beabsichtigten Umfange vollständig entwickelt worden.
Wenn wir von dem zuletzt behandelten Gegenstande absehen, so ist
überall der Begriff des Discontinuitätsbereiches das wesentlichste Fundament unserer Untersuchungen gewesen. Dabei können wir, je nach
dem Zwecke der einzelnen Untersuchung, den Discontinuitätsbereich
entweder, wie im Anfang des vorliegenden Kapitels, in nicht weiter
specificierter Gestalt annehmen oder wir können die normalen Bereiche
des vorigen Kapitels oder endlich die zuletzt discutierten kanonischen
Polygone benutzen. Der Übergang von der einen zur andern Gestalt
ist immer durch erlaubte Abänderung erreichbar.

Auch weiterhin wird der Begriff des Discontinuitätsbereiches seine
centrale Stellung bewahren, gerade wie dies im Specialfalle der Modulfunctionen in „M." I und II zur Geltung kam. In diesem Sinne würden wir hier unter beständigem Gebrauch der Discontinuitätsbereiche
auch eine allgemeine Theorie der *Untergruppen* entwerfen können,
welche sich den Entwicklungen in „M." I pg. 308 ff. aufs genaueste
analog gestalten würde. Doch führen wir dies nicht aus, weil eine
Behandlung der Untergruppen in diesem Sinne gegenüber der genannten Entwicklung aus „M." I einstweilen zu wenig neue Gesichtspunkte darbieten würde. Dies wird ja nicht hindern, dass wir, wo
sich die Gelegenheit bieten sollte, von dem Princip, durch Aneinanderreihung von Polygonen Untergruppen zu definieren, Gebrauch machen.

Ausgerüstet mit den jetzt gewonnenen Methoden und allgemeinen
Anschauungsweisen wollen wir nunmehr im folgenden Abschnitt an
die Einzeluntersuchung der thatsächlich existierenden Gruppen herangehen.

Zweiter Abschnitt.

Durchführung der geometrischen Theorie der Polygongruppen aus ζ-Substitutionen.

— —

Erstes Kapitel.
Behandlung der Rotationsgruppen auf Grundlage der normalen Discontinuitätsbereiche.

Die in den beiden letzten Kapiteln des vorigen Abschnitts entwickelten Grundlagen für die Theorie der eigentlich discontinuierlichen Gruppen aus ζ-Substitutionen sollen nunmehr für die Aufklärung der thatsächlichen Einzelheiten dieser Theorie zur Verwendung gebracht werden. Die Betrachtung soll dabei überall auf die Polygongruppen eingeschränkt bleiben, da die eigentlichen Polyedergruppen bei unseren späteren functionentheoretischen Untersuchungen keine Rolle mehr spielen werden. Innerhalb des so beschränkten Bereiches wollen wir jedoch, soweit als unsere Mittel gestatten, in dem anschaulichen Erfassen der wirklich existierenden Gruppen vordringen. In diesem Sinne soll im ersten Kapitel die pg. 106 ff. begründete Theorie der Normalpolygone auf die unter III pg. 164 rubricierten Rotationsgruppen angewandt werden. Wir geben zunächst eine erschöpfende Behandlung der *elliptischen und parabolischen Rotationsgruppen*. Für die *hyperbolischen Rotationsgruppen* (Hauptkreisgruppen) gewinnen wir zwar im Verfolg der zugehörigen Normalpolygone den sehr interessanten Begriff der *„natürlichen" Discontinuitätsbereiche;* dagegen kommen wir für diese Gruppen hier noch nicht zum vollständigen Abschluss, müssen vielmehr zu diesem Ende (im folgenden Kapitel) die „kanonischen" Polygone heranholen. Übrigens wird es ein Leichtes sein, im Anschluss an die parabolischen Rotationsgruppen die unter II der Tabelle pg. 164 genannten Gruppen mit zwei Grenzpunkten zu erledigen. Endlich sind die cyclischen Gruppen oben pg. 65 ff. sowie in „M." I pg. 183 ff. bereits vollständig behandelt; die Erweiterung durch Spiegelungen ist bei diesen Gruppen, abgesehen vom loxodromischen Falle, stets möglich (siehe das Nähere in „M." I pg. 200 ff.). So bleibt für das dritte Kapitel des vorliegenden Abschnitts nur noch die Besprechung der Nichtrotationsgruppen über.

§ 1. Erledigung der elliptischen Rotationsgruppen.

Die elliptischen Rotationsgruppen oder Gruppen der regulären Körper haben in „Ikos." Abschn. I, in „M." I pg. 69 ff., sowie oben pg. 69 ff. ausführliche Behandlung gefunden. Speciell an letzter Stelle wurden diese Gruppen in ihrer Eigenschaft als Gruppen von Bewegungen der elliptischen Ebene in sich untersucht. In jedem Falle ist es leicht zu sehen, dass es sich hier um Gruppen *endlicher* Ordnung handelt. Dieses ergiebt sich z. B. unter Gebrauch der elliptischen Ebene mit Rücksicht auf die Forderung, dass die einzelne Gruppe in dieser Ebene einen endlich ausgedehnten Discontinuitätsbereich hat, einfach aus dem Umstande, dass der Gesamtinhalt der elliptischen Ebene endlich ist. Aus den Entwicklungen des ersten Abschnitts folgt zugleich, dass durch die fraglichen Gruppen der elliptischen Ebene auch die *sämtlichen* Gruppen *endlicher* Ordnung aus ζ-Substitutionen bereits erschöpft sind; denn die parabolischen und hyperbolischen Rotationsgruppen, sowie alle Nichtrotationsgruppen sind von unendlicher Ordnung.

Die citierten Darlegungen über die elliptischen Rotationsgruppen sollen hier noch eine Ergänzung erfahren. In „Ikos." pg. 115 ff. ist bewiesen, *dass die cyclischen (elliptischen) Gruppen, die Gruppen der Dieder, des Tetraeders, Oktaeders und Ikosaeders bereits alle existierenden elliptischen Rotationsgruppen und also alle Gruppen endlicher Ordnung aus ζ-Substitutionen darstellen.* Dabei sind es functionentheoretische Überlegungen, welche bei diesem Beweise benutzt werden; und dieser Umstand macht es wünschenswert, dass wir hier untersuchen, wie sich das gleiche Ergebnis aus rein gruppentheoretisch-geometrischen Erwägungen entnehmen lässt[*]). Diese Ergänzung wurde bereits oben (pg. 69) in Aussicht genommen; sie entspricht der vielfach sonst behandelten elementargeometrischen Aufgabe, alle „regulären" Körper aufzuzählen.

---

[*]) Die Methode, welche C. Jordan in der Abhandlung „*Mémoire sur les équations différentielles linéaires à intégrale algébrique*" (Crelle's Journal Bd. 84, 1877) zum Beweise unseres Satzes benutzt, ist gruppentheoretisch-algebraisch; es handelt sich dabei um eine schrittweise ausgeführte Construction der fraglichen Gruppen von ihren cyclischen Untergruppen aus. Übrigens sehe man wegen weiterer Literaturangaben „Ikos." p. 115 u. f.

Den fraglichen Nachweis gründen wir hier auf die Theorie der Normalpolygone, und zwar in der Art, dass wir die Aufgabe erledigen, alle denkbaren und wesentlich verschiedenen Normalpolygone P_0 in der elliptischen Ebene aufzustellen. Das einzelne Polygon nehmen wir nach pg. 113 zuvörderst so an, dass es je nur an *einen* elliptischen Fixpunkt aus der einzelnen Classe heranragt. Man bemerke, dass unter dieser Voraussetzung auf dem Rande von P_0 niemals zwei elliptische Ecken unmittelbar auf einander folgen können*).

Das Polygon P_0 habe nun $s = 2q$ Seiten, m Cyclen zufälliger Ecken und n elliptische Ecken mit den Winkeln $\frac{2\pi}{l_1}, \frac{2\pi}{l_2}, \ldots, \frac{2\pi}{l_n}$. Da zum einzelnen Cyclus wenigstens drei zufällige Ecken gehören, so gilt für die Anzahl $(s - n)$ der zufälligen Ecken:

$$(1) \qquad\qquad s - n \geq 3m.$$

Da ferner die Winkelsumme des geradlinigen s-Ecks der elliptischen Ebene $> (s - 2)\pi$ ist, so gilt:

$$(2) \qquad\qquad 2m + \sum_{i=1}^{n} \frac{2}{l_i} > s - 2.$$

Wenn wir s aus (1) und (2) eliminieren und zugleich die Ungleichung $l_i \geq 2$ berücksichtigen, so folgt weiter:

$$(3) \qquad\qquad n \geq \sum_{i=1}^{n} \frac{2}{l_i} > m + n - 2.$$

Da endlich nach den vorausgesandten Bemerkungen die Anzahl $(s - n)$ der zufälligen Ecken nicht kleiner sein kann, als die Anzahl n der elliptischen Ecken, so ist:

$$(4) \qquad\qquad s - n \geq n.$$

Nun kommen zufolge der letzten Angabe jedenfalls zufällige Ecken vor, so dass $m \geq 1$ ist. Aus (3) folgt $2 > m$, und also ist $m = 1$, so dass P_0 *einen* Cyclus zufälliger Ecken aufweist. Die Substitution von $m = 1$ in (2) liefert mit Rücksicht auf (3):

$$n \geq \sum_{i=1}^{n} \frac{2}{l_i} > s - 4, \quad 4 > s - n,$$

so dass unter Benutzung von (1) sich $s - n = 3$ und also ein *dreigliedriger* Cyclus von Ecken ergiebt. Nun liefert die Ungleichung (4)

---

*) Die zwischenliegende Seite wäre in der That sowohl der rechts, wie der links folgenden Seite zugeordnet, was nur beim zweieckigen Discontinuitätsbereich einer cyclischen Gruppe zutrifft; dieser Fall aber kommt im Texte nicht in Betracht.

für n die Werte 1, 2 und 3; doch ist $n = 2$ sofort auszuschliessen, da in diesem Falle s eine ungerade Zahl sein würde.

Für $n = 1$ wäre P_0 ein Viereck, bei dem sich ersichtlich in keiner Weise ein dreigliedriger Eckencyclus herstellen liesse. Es ist somit notwendig:

(5) $$m = 1, \quad n = 3, \quad q = 3, \quad s = 6,$$

und aus (2) ergiebt sich für die ganzen Zahlen l_1, l_2, l_3:

(6) $$\frac{1}{l_1} + \frac{1}{l_2} + \frac{1}{l_3} > 1.$$

Das Normalpolygon P_0 der elliptischen Ebene ist ein Sechseck mit drei zufälligen und drei elliptischen Ecken, welche letztere der Ungleichung (6) genügen. Diese Ungleichung lässt nach „Ikos." nur folgende vier Lösungen zu:

l_1	l_2	l_3
2	2	l
2	3	3
2	3	4
2	3	5,

wobei im ersten Falle die ganze Zahl l unbestimmt bleibt.

Um die sämtlichen, diesem Ansatze entsprechenden Gruppen aufzuzählen, schalten wir eine Hilfsbetrachtung ein.

Die elliptischen Ecken von P_0 nennen wir e_1, e_2, e_3 und die ihnen zugehörigen Substitutionen V_1, V_2, V_3. Indem wir die drei Geraden $\overline{e_1 e_2}$, $\overline{e_2 e_3}$, $\overline{e_3 e_1}$ ziehen, spalten wir von P_0 drei in Figur 54 durch Nummern unterschiedene Dreiecke ab. Wir nehmen sodann in dem Sinne eine erlaubte Abänderung von P_0 vor, dass wir auf das Dreieck 1 und 2 bez. die Substitutionen V_2 und V_1^{-1} ausüben. Das in Figur 54 (rechter Hand) dargestellte neue Polygon P_0' besteht aus zwei neben einander liegenden Dreiecken mit den Ecken e_1, e_2, e_3, e_3'.

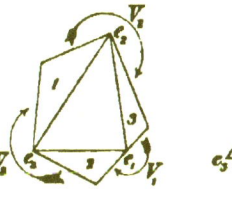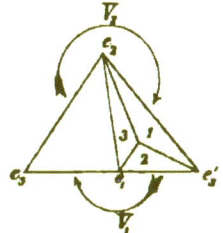

Fig. 54.

Die beiden zuletzt genannten Ecken e_3, e_3' sind die Fixpunkte von $V_3 = V_2^{-1} V_1^{-1}$ bez. $V_3' = V_2 V_1$. Nun beachte man, dass die Gerade $\overline{e_1 e_2}$ gemeinsame Niveaulinie von V_1 und V_2 ist, und dass demnach die Spiegelung $\overline{V_3}$ an dieser Geraden sowohl V_1 wie V_2 in ihre inverse Substitution transformiert. Durch $\overline{V_3}$ werden somit V_3 und V_3', und also auch e_3 und e_3' in einander transformiert: *Die Gerade $\overline{e_1 e_2}$ ist eine*

Symmetrielinie des Doppeldreiecks P_0', und also sind die Winkel des ein-zelnen Dreiecks $\frac{\pi}{l_1}$, $\frac{\pi}{l_2}$, $\frac{\pi}{l_3}$.

In der durch $\overline{V}_3$ erweiterten Gruppe $\overline{\Gamma}$ sind auch die beiden Spie-gelungen $\overline{V}_2 = V_1 \overline{V}_3$, $\overline{V}_1 = \overline{V}_3 V_2$ an den beiden anderen Seiten $\overline{e_1 e_3}$ bez. $\overline{e_2 e_3}$ des Elementardreiecks enthalten. Diese drei Spiegelungen $\overline{V}_1$, $\overline{V}_2$, $\overline{V}_3$ können dann als Erzeugende von $\overline{\Gamma}$ benutzt werden; V_1, V_2, V_3 stellen sich in ihnen in der Gestalt dar:

(7) $$ \overline{V}_1 \overline{V}_2 = V_3, \quad \overline{V}_2 \overline{V}_3 = V_1, \quad \overline{V}_3 \overline{V}_1 = V_2. $$

Die vier schon angegebenen Zahlcombinationen l_1, l_2, l_3 führen von hieraus direct zu den vier oben (pg. 70 ff.) mitgeteilten regulären Ein-teilungen der elliptischen Ebene zurück; *andere reguläre Einteilungen als diese giebt es also nicht*, und dies sollte bewiesen werden[*]).

§ 2. Die Normalsechsecke der parabolischen Rotationsgruppen.

Die parabolischen Rotationsgruppen oder Gruppen der parabolischen Ebene bestehen bei zweckmässiger Einführung von ζ (cf. p. 8) nur aus ζ-Substitutionen der Gestalt:

(1) $$ \zeta' = e^{\vartheta i} \zeta + c, $$

wobei man den Winkel ϑ auf das Intervall $0 \leq \vartheta < 2\pi$ einschränken wird. Die einzelne solche Substitution ist parabolisch mit dem Fixpunkt $\zeta = \infty$, falls $\vartheta = 0$ ist; bei einem von null verschiedenen Winkel ϑ hat man hingegen eine elliptische Substitution, deren einer Fixpunkt bei $\zeta = \infty$ gelegen ist.

Um nun die Theorie der Normalpolygone hier wieder im einzelnen durchzuführen, möge zuvörderst eine Gruppe Γ vorgelegt sein, welche nicht cyclisch ist und nur *parabolische* Substitutionen (1) enthält. Ein zu Γ gehörendes Normalpolygon P_0 habe $s = 2q$ Seiten, m Cyclen zufälliger Ecken und n nicht-zufällige Ecken. Da Γ nicht cyclisch ist, so ist $q > 1$; da ferner $\zeta = \infty$ der einzige Fixpunkt der Substitutionen von Γ ist, so ist $n = 1$ oder $= 0$, je nachdem P_0 an diesen Fixpunkt heranreicht oder nicht. Es gelten nun die Bedingungen:

(2) $$ s - n > 3m, \quad 2m = s - 2; $$

---

[*]) Die Tetraedergruppe sowie die sämtlichen Diedergruppen erster Art lassen sich übrigens stets noch auf eine zweite, wesentlich neue Weise auf Gruppen der zweiten Art erweitern. Die Vierergruppe ist sogar in vier verschiedenen Gruppen $\overline{\Gamma}$ als Untergruppe des Index zwei enthalten. Wir gehen auf die Untersuchungs-methode derartiger Gruppenerweiterungen bei Gelegenheit der parabolischen Rotationsgruppen mit Ausführlichkeit ein.

die erste Bedingung ist identisch mit (1) pg. 212, die zweite folgt aus der Betrachtung der Winkelsumme des Polygons.

Durch Addition der Relationen (2) folgt nun $2 \geq m + n$; man hat also nur die beiden Möglichkeiten:

(3) $\qquad m + n = 1, \quad m + n = 2.$

Nimmt man im ersten Falle $n = 1$, so folgt $m = 0$, $s = 2$, und also wäre Γ cyclisch, was wir soeben ausschlossen. Combiniert man die Annahme $n = 1$ mit der zweiten Gleichung (3), so folgt $m = 1$, $s = 4$; doch würde eine Viereck P_0 neben der parabolischen Ecke notwendig noch eine elliptische aufweisen, die der parabolischen gegenüber läge. Die Annahme $n = 1$ ist somit unstatthaft: *das Polygon P_0 verläuft durchaus im Endlichen und hat nur zufällige Ecken.*

Setzen wir somit $n = 0$, so liefern die Gleichungen (3) die Möglichkeiten $m = 1$ und $m = 2$, denen die Werte $s = 4$ bez. $s = 6$ entsprechen. *Das Normalpolygon einer parabolischen Rotationsgruppe, welche nicht-cyclisch ist und nur aus parabolischen Substitutionen besteht, ist entweder ein Viereck oder ein Sechseck mit nur zufälligen Ecken.* Wir werden bald finden, dass sich das Viereck als ein besonderer Fall des Sechsecks auffassen lässt.

Liegt nun der erste Fall $s = 4$ vor, so sind notwendig je die beiden gegenüberliegenden Seiten des Vierecks P_0 auf einander bezogen; denn anderenfalls würden nicht-zufällige Ecken vorhanden sein. Es folgt hieraus, dass P_0 ein Parallelogramm ist. Die vier Ecken dieses Parallelogramms bilden einen viergliedrigen Cyclus und eben deshalb sind sie alle vom Centrum C_0 des Normalbereichs gleich weit entfernt. Es folgt: *Für $s = 4$ ist der Normalbereich unserer parabolischen Rotationsgruppe ein Rechteck, dessen Gegenseiten einander zugeordnet sind; umgekehrt definiert jedes Rechteck dieser Seitenzuordnung eine Gruppe unserer Art und ist Normalbereich derselben.* Die Centren C_0, C_1, C_2, ... der zugehörigen Rechteckteilung bilden nämlich ein rechteckiges Punktgitter, und das zu diesem System äquivalenter Punkte gehörende Netz der Normalpolygone liefert offenbar direct die Rechtecke.

Beim Sechseck sind notwendig auch jedesmal zwei Gegenseiten auf einander bezogen; denn jede andere Art, die Seiten zuzuordnen, führt entweder auf elliptische Ecken oder zweigliedrige Cyclen, wie man ohne Mühe im einzelnen feststellen wird. Es sind somit je zwei Gegenseiten des Sechsecks parallel und gleich, und wir haben zwei dreigliedrige Cyclen zufälliger Ecken, wobei zum einen Cyclus die erste, dritte und fünfte Ecke gehören, zum anderen die zweite, vierte und sechste. Das fertige Bild der Sechseckteilung ist in Figur 55 angedeutet;

wie man sieht, bilden die Centren C_0, C_1, C_2, ... ein parallelogram-
matisches Gitter. Verbindet man C_0 mit den Centren der sechs benachbarten Sechsecke, so erscheint P_0 durch drei in C_0 sich schneidende
Gerade in sechs Vierecke zerlegt, von denen je zwei gegenüberliegende

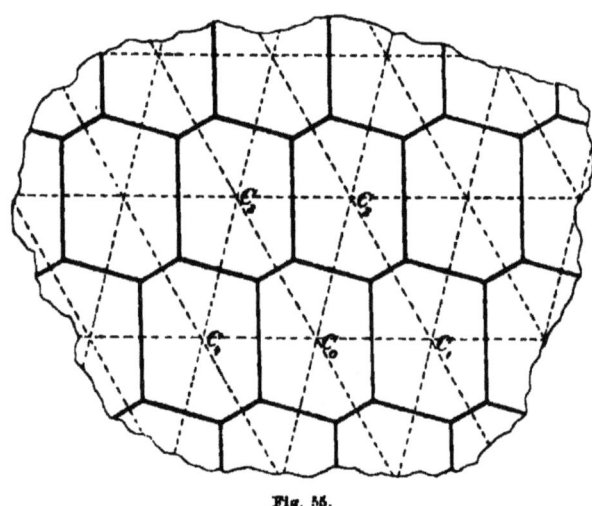

Fig. 55.

congruent sind. Es ergiebt sich hieraus, dass nicht nur je die drei
Ecken des einzelnen Cyclus von C_0 gleich weit entfernt sind, sondern
dass sogar alle sechs Ecken auf *einem* Kreise um C_0 liegen. Überhaupt aber gilt der Satz: *Das Normalpolygon der parabolischen Rotationsgruppen ohne elliptische Substitutionen ist durch seine Eigenschaft, ein
Sechseck im Kreise mit gleichen und einander zugeordneten Gegenseiten
zu sein, bereits endgültig definiert.* Aus der Gleichheit der Gegenseiten
ergiebt sich nämlich bei einem beliebigen solchen Sechseck leicht
auch deren Parallelismus; und hieraus folgt weiter, dass die Winkelsumme des einzelnen Eckencyclus 2π ist. Ein Sechseck der genannten
Art ist also stets Discontinuitätsbereich einer Gruppe. Für letztere
aber bilden die Sechseckmittelpunkte des zugehörigen Netzes ein System
äquivalenter Punkte C_0, C_1, C_2, ..., und das zu diesem System gehörende Netz der Normalpolygone liefert eben das Sechseck wieder,
von dem wir gerade ausgingen.

Der vorhin gesondert behandelte Fall eines Rechtecks P_0 lässt
sich, wie bereits oben bemerkt, als Specialfall eines Sechsecks unserer
Art auffassen: *In der That werden wir auf ein Rechteck mit einander
zugeordneten Gegenseiten geführt, falls im Sechseck irgend zwei einander
gegenüberliegende Seiten verschwindend klein werden.* Dieserhalb ist es

statthaft, allgemein vom „Normalsechseck der parabolischen Rotationsgruppen ohne elliptische Substitutionen" zu sprechen.

Da übrigens jede Substitution der Gruppe geometrisch eine *Parallelverschiebung* der ζ-Ebene in sich bedeutet, so ist offenbar jedes System bezüglich der Gruppe äquivalenter Punkte C_0', C_1', C_2', ... mit dem obigen besonderen System C_0, C_1, C_2, ... congruent. Hieraus folgt aber auch die Congruenz des zum Centrum C_0' gehörenden Normalpolygons P_0' mit P_0: *Bei einer parabolischen Rotationsgruppe ohne elliptische Substitutionen ist die Gestalt des Normalpolygons unabhängig von der Auswahl des Centrums C_0 und mit der Gruppe eindeutig bestimmt.*

Das Sechseck gestattet eine wichtige erlaubte Abänderung, die hierneben in Figur 56 ausgeführt ist. In der neuen Gestalt ist der Discontinuitätsbereich ein *Parallelogramm mit einander zugeordneten Gegenseiten;* offenbar lässt sich dieser Übergang zum Parallelogramm auf *drei* verschiedene Weisen vollziehen. Weiter folgt unmittelbar: *Eine parabolische Rotationsgruppe ohne elliptische Substitutionen ist stets aus zwei mit einander vertauschbaren Substitutionen erzeugbar, die wir sogleich in die typische Gestalt setzen können:*

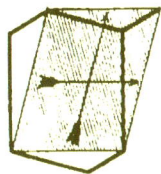

Fig. 56.

(4) $$\zeta' = \zeta + \omega_1, \quad \zeta' = \zeta + \omega_2.$$

Die gesamte Gruppe besteht demnach aus den Substitutionen:

(5) $$\zeta' = \zeta + m_1 \omega_1 + m_2 \omega_2,$$

wo m_1, m_2 alle Paare ganzer Zahlen durchlaufen sollen. Diesem Resultate gemäss sind unsere parabolischen Rotationsgruppen keine anderen, als die der Theorie der doppeltperiodischen Functionen zu Grunde liegenden Gruppen; im Discontinuitätsbereich der Figur 56 erkennen wir direct das *Periodenparallelogramm* jener Theorie. Die oben gelegentlich benutzte Benennung „*Gruppen der doppeltperiodischen Functionen*" für die in Rede stehenden Rotationsgruppen ist damit gerechtfertigt*).

§ 3. **Beziehung der Normalsechsecke der parabolischen Rotationsgruppen zur Reduction der binären quadratischen Formen.**

Das Periodenparallelogramm der doppeltperiodischen Functionen kann nach einer bekannten Theorie in unendlich vielen Weisen gewählt werden. Es hängt dies, wie z. B. in „M." I pg. 29 erörtert ist,

---

*) Das im Texte gewonnene Ergebnis, dass sich eine eigentlich discontinuierliche, nur aus Substitutionen der Gestalt $\zeta' = \zeta + c$ bestehende Gruppe stets aus *zwei* und nicht mehr Substitutionen erzeugen lässt, liefert den Satz der Functionen-

mit der linearen Transformation der Perioden ω_1, ω_2 zusammen; neben ein erstes Parallelogramm der Ecken $\zeta = 0$, ω_1, ω_2, $\omega_1 + \omega_2$ stellt sich jedes weitere mit den Ecken 0, ω_1', ω_2', $\omega_1' + \omega_2'$, wobei in bekannter Weise:

$$\omega_1' = \alpha\omega_1 + \beta\omega_2, \quad \omega_2' = \gamma\omega_1 + \delta\omega_2$$

ist und α, β, γ, δ irgend vier ganze Zahlen der Determinante 1 bedeuten. Die gesamten hierbei eintretenden Quotienten $\omega' = \frac{\omega_1'}{\omega_2'}$, stellen nach „M." I ein System bezüglich der Modulgruppe äquivalenter Punkte dar: indem wir einen einzelnen unter diesen Punkten aufsuchen, haben wir zugleich eines unter jenen Parallelogrammen fixiert.

Die Auswahl eines einzelnen Punktes ω oder Parallelogramms ist nun in anderer Gestalt dieselbe Operation, welche in der Theorie der Reduction der ganzzahligen binären quadratischen Formen negativer Determinanten als Auswahl einer repräsentierenden Form erscheint. In „M." I pg. 243 ff. ist diese Theorie entwickelt, wobei das Ausgangsdreieck der Modulteilung als Raum für die reducierten Formen zu Grunde gelegt ist. Die entsprechenden Reductionsbedingungen für ω bez. für die Coefficienten der quadratischen Formen sind a. a. O. pg. 249 angegeben; durch diese Bedingungen wird in jeder Classe äquivalenter Formen eine einzelne Form *eindeutig* als reduciert festgelegt.

Die Normalsechsecke des vorigen Paragraphen waren nun ihrerseits *eindeutig* mit den Gruppen bestimmt. Die zu den Sechsecken gehörenden Parallelogramme, deren Herstellungsart wir sogleich noch näher betrachten, werden demnach gleichfalls als „Repräsentanten" aller übrigen, zu derselben Gruppe gehörenden Parallelogramme fungieren können, und wir werden sie in diesem Sinne als „reducierte Parallelogramme" bezeichnen. Dabei entspringt die Frage, ob die auf diesem Wege von den Normalsechsecken aus zu gewinnenden Reductionsbedingungen mit denen in „M." I pg. 249 übereinstimmen, oder welche sie sonst sein mögen.

Zur Verwandlung des Sechsecks in ein Parallelogramm fixiere man nun die Centren der sechs dem Ausgangssechseck P_0 benachbarten Sechsecke und nenne diese Centren, wie Figur 55 andeutet, C_1, C_2, ..., C_6. Irgend drei consecutive unter diesen Centren mit C_0 vereint liefern die Ecken eines Parallelogramms. Dabei entspringen

---

theorie, dass eine eindeutige Function eines complexen Argumentes niemals mehr als zwei von einander unabhängige Perioden aufweisen kann. Der bekannte von Jacobi herrührende Beweis dieses Satzes kommt geradezu darauf hinaus, dass im Falle von drei unabhängigen Perioden die Existenz infinitesimaler Substitutionen dargethan wird; er ordnet sich also in unseren allgemeinen Gedankengang ein.

offenbar nur *drei* verschiedene Parallelogramme. Man kann dieselben auch dadurch herstellen, *dass man das Dreieck der Ecken* C_0, C_1, C_2 *auf die 'drei möglichen Arten zum Parallelogramm ergänzt.* Hieraus geht bereits hervor, dass die neuen Reductionsbedingungen für die Parallelogramme nicht ein-, sondern *dreideutig* sein werden.

Das Sechseck hat nun lauter stumpfe Winkel, die nur im Grenzfall eines Rechtecks rechte Winkel werden. Die Winkel des eben zuletzt genannten Dreiecks sind sonach spitze oder höchstens rechte. Umgekehrt liefert irgend ein Dreieck dieser Art durch Errichten der Lote auf den Seitenmitten u. s. w. stets ein Normalsechseck (cf. Figur 55 pg. 216). Wir finden sonach: *Die von den Normalsechsecken für die Periodenparallelogramme etc. gelieferten Reductionsbedingungen kleiden sich in die einfache geometrische Gestalt, dass das Dreieck mit den Ecken* $\zeta = 0$, ω_1, ω_2 *ein spitzwinkliges oder höchstens rechtwinkliges sein soll.* Wir sind hiermit vom Normalsechseck aus gerade zu jener Reductionsbedingung geführt, welche in der wichtigen Arbeit von Selling „*Über die binären und ternären quadratischen Formen*"[*]) der Theorie der binären Formen zu Grunde gelegt ist.

Um zu untersuchen, wie sich die vom Normalsechseck gelieferte Reductionsbedingung für den Periodenquotienten ω ausspricht, nennen wir die Seitenlängen des Dreiecks mit den Ecken C_0, C_1, C_2 etwa s_0, s_1, s_2, wobei die Seite s_i der Ecke C_i gegenüberliege. Wir führen überdies ζ so ein, dass in den Eckpunkten C_0, C_1, C_2 die Werte $\zeta = 0$ bez. ω_2, ω_1 zutreffen; dann ist der Periodenquotient ω von positivem imaginären Bestandteil, und s_0, s_1, s_2 sind bez. die absoluten Beträge der drei Zahlen $\omega_1 - \omega_2$, ω_1, ω_2.

Die Forderung, dass das in Rede stehende Dreieck nicht stumpfwinklig sein soll, drückt sich nun durch die drei folgenden Ungleichungen aus:

(1) $$s_i^2 + s_k^2 \geqq s_l^2; \quad i, k, l = 1, 2, 3.$$

Verstehen wir, wie gewohnt, unter $\bar{\omega}$ den zu ω conjugierten Wert, so nehmen bei Übergang zu ω und $\bar{\omega}$ die drei Bedingungen (1) die Gestalt an:

(2) $$\begin{cases} \omega\dot{\omega} + (\omega - 1)(\bar{\omega} - 1) \geqq 1, \\ \dfrac{1}{\omega\bar{\omega}} + \left(1 - \dfrac{1}{\omega}\right)\left(1 - \dfrac{1}{\bar{\omega}}\right) \geqq 1, \\ \dfrac{\omega}{\omega - 1} \cdot \dfrac{\bar{\omega}}{\bar{\omega} - 1} + \dfrac{1}{\omega - 1} \cdot \dfrac{1}{\bar{\omega} - 1} \geqq 1, \end{cases}$$

wobei das Gleichheitszeichen im Einzelfall natürlich höchstens in einer

[*]) Crelle's Journal, Bd. 77 pg. 143 ff. (1874).

der drei Relationen vorkommen kann. Die drei Bedingungen (2) verwandeln sich nach kurzer Zwischenentwicklung in:

$$2\omega\bar\omega \geqq \omega + \bar\omega, \quad 2 \geqq \omega + \bar\omega, \quad \omega + \bar\omega \geqq 0,$$

und diese Ungleichungen gehen, wenn man $\omega = \xi + i\eta$ einführt, über
in die folgenden:

(3) $$\xi^2 + \eta^2 \geqq \xi, \quad 1 \geqq \xi > 0.$$

Der durch diese Bedingungen eingegrenzte Bereich ist nun das in
Figur 57 dargestellte *Kreisbogendreieck mit den Eckpunkten* $\omega = 0, 1, \infty$;

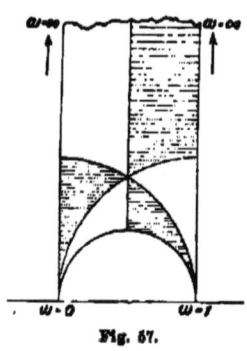

Fig. 57.

*dieses Dreieck ist also der von den Normalsechs-
ecken gelieferte Raum der reducierten Werte* ω.
Infolge der oben gewählten Einführung der
Werte ω_1, ω_2 konnten wir uns hierbei auf die
positive ω-Halbebene beschränken.

Das Dreieck der Figur 57 besteht aus *drei*
Doppeldreiecken der Modulteilung. Dem entspricht die schon oben hervorgehobene Thatsache, dass das Normalsechseck auf die oben
beschriebene Art stets *drei* Parallelogramme
liefert, welche zugleich reduciert sind. Es ist
übrigens leicht ersichtlich, dass die Randpunkte
des Kreisbogendreiecks diejenigen Gruppen liefern, deren Normalsechsecke durch Verschwinden zweier Gegenseiten in Rechtecke ausarten.
Die drei Paare der Gegenseiten des Sechsecks correspondieren dabei
den drei Seiten des Kreisbogendreiecks der Figur 57.

Übrigens ist es gar nicht schwer, die geometrische Überlegung
so zu wenden, dass wir statt der Selling'schen Reductionsbedingungen
diejenigen von „M." I pg. 249 wiedererhalten. Im wesentlichen kommt
dies darauf hinaus, *dass wir unter den drei eben wiederholt genannten
Parallelogrammen dasjenige bevorzugen, welches die beiden kleinsten Seiten
hat.* Dabei wolle man den Nullpunkt $\zeta = 0$ sowie die beiden Perioden
ω_1 und ω_2 in der Weise einführen, dass bei positivem Umlauf des
Parallelogramms die drei Eckpunkte bei $\zeta = \omega_1$, 0, ω_2 in dieser Reihe
auf einander folgen, und dass die Seite von $\zeta = 0$ bis $\zeta = \omega_2$ die
kleinste wird. Der Quotient ω wird alsdann positiven imaginären
Bestandteil haben. Die so gegebene Vorschrift lässt sich, wenn wir
hier stets von particulären Fällen absehen, noch in zwei Weisen
ausführen; doch liefern beide Arten gleiche Quotienten ω. Der analytische Ausdruck der vorstehenden Bedingungen ist:

$$|\omega_1 \pm \omega_2| > |\omega_1| > |\omega_2|,$$

gültig sowohl für das obere, wie untere Zeichen. Die Entwicklung dieser Ungleichungen liefert:

$$(\omega \pm 1)(\overline{\omega} \pm 1) > \omega\overline{\omega}, \quad \omega\overline{\omega} > 1$$

oder unter Gebrauch von ξ und η:

(4) $$1 > 2\xi > -1, \quad \xi^2 + \eta^2 > 1.$$

Hiermit sind wir in der That zu dem in „M." I zu Grunde gelegten Ausgangsbereich der Modulgruppe zurückgeführt, nur dass wir die Randpunkte dieses Bereiches der Kürze halber ausser Acht liessen.

Bei den besonderen Maassverhältnissen der Figur 55 pg. 216 ist das Parallelogramm $C_0 C_2 C_3 C_4$ dasjenige mit den beiden kleinsten Seiten. Dabei wird man $\zeta = 0$ nach C_4 legen, während die Punkte C_0 und C_3 bez. die Werte $\zeta = \omega_2$ und ω_1 tragen.

Die Theorie der Reduction der binären quadratischen Formen in dem hier entwickelten geometrischen Gewande war durch die bekannte von Gauss[*]) herrührende Interpretation der Formen vermöge parallelogrammatischer Punktgitter indiciert. Die wirkliche Angabe der „reducierten" Parallelogramme findet sich in der eben zuletzt besprochenen Art bei Dirichlet in der Abhandlung „*Über die Reduction der positiven quadratischen Formen mit drei unbestimmten ganzen Zahlen*"[**]). Diese Abhandlung ist für uns um so interessanter, als in derselben vom Netz der reducierten Parallelogramme aus auch die hier an die Spitze gestellte Sechseckteilung hergestellt und näher discutiert wird (cf. l. c. pg. 216). Behalten wir die bisher gebrauchte Bezeichnung C_0, C_1, C_2, ... für die Punkte des Gitters bei, so ist Dirichlet's Definition des zu C_0 gehörigen Sechsecks die, *dass dasselbe den Inbegriff aller derjenigen Punkte der Ebene darstellt, welche dem Punkte C_0 näher liegen als einem anderen Punkte des Gitters.* Es ist interessant zu bemerken, dass diese Festsetzung eine vollständige Definition des Normalpolygons der parabolischen Rotationsgruppen darstellt, welche zugleich unmittelbar der Verallgemeinerung auf zahlreiche andere Gruppen fähig erscheint. Doch sei hier nebenher bemerkt, dass sich in gewissen Fällen hyperbolischer Rotationsgruppen die fragliche Definition der Normalpolygone, welche wir kurz als die Dirichlet'sche Definition bezeichnen wollen, als unbrauchbar bez. unzutreffend erweist; wir kommen hierauf später zurück.

---

[*]) Siehe Gauss' Anzeige der Seeber'schen Untersuchungen über ternäre quadratische Formen in den Göttingischen gelehrten Anzeigen vom 9. Juli 1831 (Gauss' Werke Bd. 2 pg. 194).

[**]) Crelle's Journal Bd. 40 pg. 209 (1850).

§ 4. Die parabolischen Rotationsgruppen mit elliptischen Substitutionen.

Sei nunmehr eine parabolische Rotationsgruppe Γ vorgelegt, welche irgend welche Substitutionen:

$$(1) \qquad \zeta' = e^{\vartheta i}\zeta + c,$$

also auch elliptische enthalten mag. Die in Γ enthaltenen parabolischen Substitutionen bilden für sich eine Gruppe Γ_0, welche in Γ ausgezeichnet enthalten ist; denn eine parabolische Substitution geht bei Transformation wieder in eine parabolische über.

Bei Combination zweier Substitutionen (1) multiplicieren sich die Factoren $e^{\vartheta i}$ derselben; alle in Γ vorkommenden Factoren $e^{\vartheta i}$ bilden demnach ein System von Zahlen, die sich durch Multiplication unter einander reproducieren. Da die gesamten elliptischen Substitutionen von Γ von endlicher Periode sind, so sind die Factoren $e^{\vartheta i}$ Einheitswurzeln endlicher Grade. Das fragliche System der Factoren $e^{\vartheta i}$ stellt somit alle n Einheitswurzeln eines gewissen Grades n vor. Setzen wir $e^{\frac{2\pi i}{n}} = \varepsilon$, so sind demnach die gesamten in Γ auftretenden Factoren $e^{\vartheta i}$ durch $1, \varepsilon, \varepsilon^2, \ldots, \varepsilon^{n-1}$ gegeben.

Wir greifen nun irgend eine Substitution mit dem Factor ε aus Γ auf; dieselbe ist eine elliptische Substitution der Periode n. Wählen wir ζ so, dass $\zeta = 0$ in dem im Endlichen gelegenen Fixpunkt dieser Substitution zutrifft, so hat letztere die Gestalt $\zeta' = \varepsilon\zeta$ und erzeugt die endliche Gruppe n^{ter} Ordnung der Substitutionen:

$$(2) \qquad \zeta' = \varepsilon\zeta, \quad \zeta' = \varepsilon^2\zeta, \ldots, \quad \zeta' = \varepsilon^{n-1}\zeta, \quad \zeta' = \zeta.$$

Man zeigt durch eine einfache gruppentheoretische Betrachtung, *dass die Gesamtgruppe Γ durch Combination der cyclischen Gruppe (2) mit der Gruppe Γ_0 entspringt.*

Wir benennen nun die erste unter den Substitutionen (2) durch V; dieselbe bedeutet geometrisch eine Drehung der ζ-Ebene um ihren Nullpunkt durch den Winkel $\frac{2\pi}{n}$. Es ist die Frage, wie wir n wählen dürfen, damit eine vorgelegte parabolische Rotationsgruppe Γ_0 ohne elliptische Substitutionen durch V in sich transformiert wird und sonach durch Combination mit V eine erweiterte Gruppe von der Art der obigen Gruppe Γ liefert.

Um hierüber zu entscheiden, wählen wir für Γ_0 ein System äquivalenter Punkte $C_0, C_1, C_2, \ldots$, indem wir speciell C_0 mit dem Nullpunkt $\zeta = 0$ coincidieren lassen. Auf das zugehörige Netz der Normalpolygone $P_0, P_1, P_2, \ldots$ üben wir die Substitution V aus und gewinnen dadurch das Netz der Normalpolygone für die durch V transformierte Gruppe Γ_0. Aber die transformierte Gruppe soll gleich der ursprünglichen sein, und da C_0 durch V in sich übergeht, so wird P_0 durch V genau in sich selbst transformiert. Andrerseits, so oft P_0 durch eine Drehung V um C_0 in sich übergeführt wird, ebenso oft gestattet Γ_0 durch Combination mit V die Erweiterung auf eine Gruppe Γ obiger Art. Mit Rücksicht auf die Angaben des vorletzten Paragraphen betreffs der Gestalt des Polygons P_0 ergiebt sich demnach unmittelbar: *Jede parabolische Rotationsgruppe Γ_0 (ohne elliptische Substitutionen) gestattet im obigen Sinne die Erweiterung durch eine Substitution V der Periode $n = 2$; die Erweiterung durch eine Substitution V mit $n = 3$ oder $n = 6$ ist stets und nur dann möglich, wenn P_0 ein gleichseitiges Sechseck ist; endlich ist die Erweiterung von Γ_0 durch eine Substitution V mit $n = 4$ immer und nur dann statthaft, wenn P_0 ein Quadrat ist. Andere Werte von n sind unzulässig.*

Dieses Ergebnis kann man natürlich auf dem Wege der Rechnung bestätigen. Benennt man nämlich die Erzeugenden (4) pg. 217 von Γ_0 durch V_1 und V_2 und gebraucht V in der bisherigen Bedeutung, so haben die beiden Substitutionen VV_1V^{-1} und VV_2V^{-1} die Gestalt:

$$\zeta' = \zeta + \varepsilon\omega_1, \quad \zeta' = \zeta + \varepsilon\omega_2.$$

Da nun diese Substitutionen gleichfalls in Γ_0 enthalten sein sollen, so gelten die Gleichungen:

$$\varepsilon\omega_1 = \alpha\omega_1 + \beta\omega_2, \quad \varepsilon\omega_2 = \gamma\omega_1 + \delta\omega_2$$

mit ganzen Zahlen α, β, γ, δ. Die Elimination von ω_1 und ω_2 liefert für ε die quadratische Gleichung:

$$\varepsilon^2 - (\alpha + \delta)\varepsilon + (\alpha\delta - \beta\gamma) = 0$$

mit ganzzahligen Coefficienten. Da nun ε eine primitive n^{te} Einheitswurzel sein soll, so folgt aus bekannten Sätzen der Arithmetik, dass n auf die Werte 2, 3, 4, 6 eingeschränkt ist. Damit sind wir aber auf die bereits erhaltenen Gruppenerweiterungen zurückgeführt.

Die *Discontinuitätsbereiche* der durch elliptische Substitutionen erweiterten Gruppen Γ wird man in jedem Falle aus dem Seckseck der zu Grunde liegenden Γ_0 leicht herstellen. Der stets möglichen Erweiterung durch $\zeta' = -\zeta$ geht eine Hälftung des Sechs-

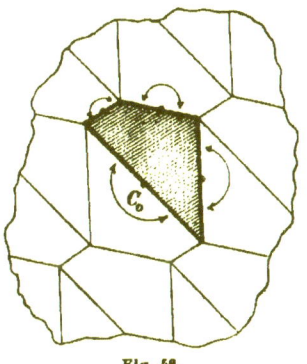

Fig. 58.

ecks vermöge einer der drei durch C_0 laufenden Diagonalen parallel, welche auf das in Figur 58 schraffierte Polygon mit vier zufälligen und vier elliptischen Ecken der Winkel π führt. Die drei Fälle $n = 3, 6$ und 4 führen auf die in Figur 59 schraffierten Bereiche, die bez. ein Drittel, Sechstel und Viertel der bezüglichen Polygone P_0 vorstellen.

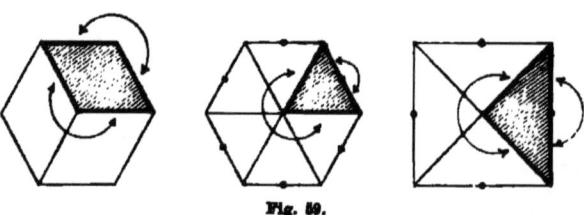

Fig. 59.

Es sei bei dieser Gelegenheit erwähnt, dass auch die aus einer einzelnen parabolischen Substitution $\zeta' = \zeta + c$ entspringende cyclische Gruppe der Erweiterung durch $\zeta' = -\zeta$ fähig ist. Die auf diese Weise entspringende Gruppe aller Substitutionen:

$$(3) \qquad \zeta' = \pm\,\zeta + mc\,, \quad m = -\infty,\,\ldots,\,+\infty$$

kann man offenbar als Grenzfall der pg. 213 erwähnten gewöhnlichen Diedergruppe $(2, 2, l)$ für $l = \infty$ ansehen. Wir bezeichnen die Gruppe (3) in diesem Sinne als *parabolische Diedergruppe*, wogegen die Diedergruppen $(2, 2, l)$ mit endlichen l *elliptisch* heissen sollen. Auf die zur parabolischen Diedergruppe gehörende reguläre Ebenenteilung kommen wir am Schlusse des übernächsten Paragraphen kurz zurück.

Man kann hier endlich noch fragen, wo die besonderen Gruppen Γ mit elliptischen Substitutionen der Perioden 3, 6 und 4 ihre repräsentierenden Punkte ω im Kreisbogendreieck der Figur 57 pg. 220 haben. Die Entwicklungen des vorigen Paragraphen sowie die uns von „M." I her geläufigen Betrachtungen liefern hier ohne weiteres folgende Antwort: *Die bei $n = 3$ und $n = 6$ eintretenden Gruppen gehören zum Mittelpunkt jenes Kreisbogendreiecks, d. h. zum Schnittpunkt seiner drei Symmetrielinien; die Seitenmitten des Dreiecks, d. h. die Fusspunkte jener Symmetrielinien, liefern die zu $n = 4$ gehörenden Gruppen.*

§ 5. Erweiterung der parabolischen Rotationsgruppen durch Substitutionen zweiter Art.

Es ist nun zu untersuchen, welche parabolischen Rotationsgruppen Γ durch Zusatz von Substitutionen zweiter Art $\overline{V}$ auf *Gruppen der zweiten Art $\overline{\Gamma}$* erweitert werden können, in deren einzelner die ursprüngliche Gruppe Γ dann ausgezeichnet vom Index zwei enthalten ist. Hierzu ist im Einzelfall hinreichend und notwendig, dass Γ durch $\overline{V}$ in sich transformiert wird, und dass $\overline{V}^2$ in Γ enthalten ist. Brauchen wir wie

oben die Bezeichnung Γ_0 für die Untergruppe aller parabolischen Substitutionen in Γ, so wird offenbar auch Γ_0 durch $\overline{V}$ in sich transformiert, da eine parabolische Substitution bei jeder Transformation
wieder in eine parabolische übergeht. Hieraus folgt leicht, *dass auch die
Untergruppe Γ_0 durch $\overline{V}$ auf eine $\overline{\Gamma}_0$ erweitert wird.* Es ist nämlich zu
diesem Zwecke nur noch zu fordern, dass $\overline{V}^2$ in Γ_0 enthalten ist. Nun
hat $\overline{V}$ ersichtlich die Gestalt $\zeta' = \alpha\overline{\zeta} + \beta$ (da $\zeta = \infty$ durch $\overline{V}$ in sich
transformiert werden muss); es ist also $\overline{V}^2(\zeta) = \alpha\overline{\alpha}\zeta + \beta'$, wo $\overline{\alpha}$ zu α
conjugiert und also $\alpha\overline{\alpha}$ reell und positiv ist. Da nun letztere Sub-
stitution in Γ enthalten sein soll, so ist $\alpha\overline{\alpha}$ zufolge des vorigen Paragraphen überdies eine Einheitswurzel. Es ist somit notwendig $\alpha\overline{\alpha} = 1$,
d. h. $\overline{V}^2$ ist in Γ_0 enthalten, und also wird, wie wir behaupteten, auch
Γ_0 durch $\overline{V}$ auf eine $\overline{\Gamma}_0$ erweitert. Merken wir ausserdem sogleich
an, dass $\alpha = e^{\vartheta i}$ ist, wo ϑ einen reellen Winkel bedeutet.

Wir behandeln nun zuvörderst die Erweiterung der Gruppe Γ_0.
Da letztere jedenfalls durch $V(\zeta) = \zeta - \beta$ in sich transformiert wird,
so findet das Gleiche bei Transformation durch die Substitution
$\overline{V}_0 = V\overline{V}$, d. i. durch $\zeta' = e^{\vartheta i}\overline{\zeta}$ statt. Diese Substitution ist aber eine
Spiegelung, sogar eine Spiegelung in elementarem Sinne, d. h. eine
solche mit *gerader* Symmetrielinie. Wir merken als Resultat an: *Lässt
sich eine Gruppe Γ_0 überhaupt durch eine Substitution zweiter Art erweitern, so gestattet sie auch die Erweiterung durch eine Spiegelung an
einer Geraden der ζ-Ebene.*

Betreffs dieser letzteren Erweiterungen gilt nun der folgende Satz:
*Eine parabolische Rotationsgruppe Γ_0 ohne elliptische Substitutionen ist
stets und nur dann der Erweiterung durch eine Spiegelung fähig, wenn
sich ein zugehöriges Periodenparallelogramm entweder als Rechteck oder
als Rhombus wählen lässt. Die Anordnung kann man so treffen, dass
die Symmetriegerade Mittellinie des Rechtecks bez. Diagonale des Rhombus
ist.* Für ein rechteckiges Normalpolygon sind diese Angaben ohne
weiteres evident. Ist aber das Normalpolygon der erweiterungsfähigen
Gruppe Γ_0 ein eigentliches Sechseck, so wähle man C_0 auf der Symmetriegeraden und ziehe Figur 55 pg. 216 heran. P_0 ist notwendig
bezüglich der Geraden symmetrisch, und letztere wird entweder eine
Diagonale oder Mittellinie des Sechsecks sein. In beiden Fällen zeigt
die Anschauung der Figur 55 fast unmittelbar, dass das schon oben
betrachtete Dreieck $C_0 C_1 C_2$ ein gleichschenkliges ist. Das Parallelogramm lässt sich demnach in der That in die Gestalt eines Rhombus
setzen.

Es wird den Überblick erleichtern, wenn wir sofort die repräsentierenden Punkte ω des Kreisbogendreiecks der Figur 57 pg. 220 für

die hiermit gekennzeichneten Gruppen Γ_0 angeben. *Es handelt sich um diejenigen Punkte des Dreiecks, welche den 6 am Dreieck beteiligten Symmetrielinien der Modulteilung angehören.* Einmal nämlich liefern die Randpunkte des Dreiecks die Gruppen Γ_0 mit rechteckigem Disconti-nuitätsbereich. Sollen wir aber ein gleichschenkliges Dreieck $C_0 C_1 C_2$ haben, so müssen nach pg. 219 unter den drei absoluten Beträgen $|\omega_1|, |\omega_2|, |\omega_1 - \omega_2|$ zwei einander gleich sein; damit aber erhalten wir die Punkte der drei Symmetrielinien im Innern des Dreiecks Fig. 57, wie man leicht weiter ausführen wird.

Wir kehren nun zur Erweiterung der Gruppe Γ_0 durch die zuerst vorgelegte Substitution $\overline{V}$ zurück. Man kann sich ζ so eingeführt denken, dass die Symmetriegerade der soeben durch $\overline{V}_0$ bezeichneten Spiegelung die reelle ζ-Axe wird. Es ist dann $\overline{V}(\zeta) = \overline{\zeta} + \beta$. Des weiteren haben wir zu unterscheiden, ob zu Γ_0 ein Rhombus oder ein Rechteck P_0 gehört.

1) Ist P_0 ein *Rhombus*, so legen wir denselben so, dass die eine Diagonale auf der reellen Axe liegt und die linke Ecke mit $\zeta = 0$ coincidiert; dies hat keine Schwierigkeit, da Γ_0 durch $\zeta' = \overline{\zeta}$ in sich transformiert wird. Die Perioden ω_1, ω_2 sind dann, wenn wir an ihrer früher verabredeten Einführung festhalten (pg. 219), conjugiert imaginäre Zahlen. Verstehen wir unter $\overline{\beta}$ die zu β conjugierte Zahl, so ist:

(1) $$\overline{V}^2(\zeta) = \zeta + \beta + \overline{\beta};$$

und da wir noch zu fordern haben, dass diese Substitution in Γ_0 ent-halten ist, so haben wir die Gleichung:

(2) $$\beta + \overline{\beta} = m_1 \omega_1 + m_2 \omega_2$$

in Ansatz zu bringen. Linker Hand steht hier eine reelle Zahl; es ist somit rechts $m_1 = m_2$, und also hat $\overline{V}$ die Gestalt:

$$\zeta' = \overline{\zeta} + \tfrac{1}{2} m (\omega_1 + \omega_2) + ib,$$

wo b reell ist. Combinieren wir hiermit die in Γ_0 enthaltene Sub-stitution $\zeta' = \zeta - m\omega_2$, so ergiebt sich:

$$\zeta' = \overline{\zeta} + \tfrac{1}{2} m (\omega_1 - \omega_2) + ib = \overline{\zeta} + ib'$$

mit reellem b'. Diese Substitution stellt aber eine Spiegelung dar; es hat sich auf die Weise ergeben: *Ist P_0 ein Rhombus, so sind in $\overline{\Gamma}_0$ stets Spiegelungen enthalten; wir gelangen also hier bereits zu allen denk-baren Gruppen $\overline{\Gamma}_0$, wenn wir nur durch Spiegelungen erweitern.*

Bei der einzelnen rhombischen Gruppe Γ_0 giebt es nun stets *zwei ver-schiedene Arten der Erweiterung, je nachdem wir die eine oder andere Diagonale als Symmetriegerade der erzeugenden Spiegelung heranziehen.*

Der Charakter der entspringenden regulär-symmetrischen Einteilung der ζ-Ebene ist beide Male derselbe; die beigefügte Figur 60 soll denselben näher erläutern. Das einzelne gleichschenklige Dreieck der Einteilung ist ein Discontinuitätsbereich der Gruppe; dabei ist die Grundlinie als Symmetrielinie sich selbst zugeordnet;

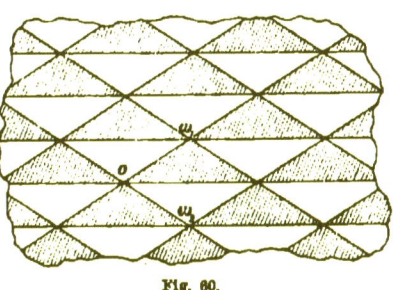

Fig. 60.

die beiden anderen Seiten sind als Seiten zweiter Art nach Maassgabe von Figur 61 auf einander bezogen.

2) Ist zweitens P_0 ein *Rechteck*, so orientieren wir dasselbe so, dass eine Ecke bei $\zeta = 0$ liegt, und dass die Seiten mit den reellen und imaginären ζ-Axen coincidieren; ω_1 wird nun rein imaginär, ω_2 reell. Die Gleichungen (1) und (2) bleiben hier in Kraft; und offenbar finden wir nunmehr $m_1 = 0$, so dass $\overline{V}$ die Gestalt hat:

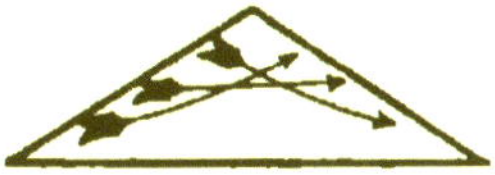

Fig. 61.

$$\zeta' = \overline{\zeta} + \tfrac{1}{2}\, m\,\omega_2 + i\,b.$$

Die Grösse der reellen Zahl b ist hierbei gleichgültig, und wir dürfen sie gleich null setzen. Üben wir nämlich auf ζ nachträglich die Substitution $\zeta' = \zeta - \tfrac{1}{2}\,ib$ aus, so nimmt für die neue Veränderliche ζ die letzte Formel die Gestalt an:

$$(3) \qquad\qquad \zeta' = \overline{\zeta} + \tfrac{1}{2}\, m\,\omega_2,$$

und hierin haben wir also die Substitution $\overline{V}$ vor uns, welche Γ_0 in sich selbst transformiert.

Je nachdem nun in Formel (3) die Zahl m gerade oder ungerade ist, enthält die erweiterte Gruppe die erste oder zweite der beiden folgenden Substitutionen:

$$(4) \qquad\qquad \zeta' = \overline{\zeta}, \quad \zeta' = \overline{\zeta} + \tfrac{1}{2}\,\omega_2\,.$$

Der hiermit zu Tage tretenden Fallunterscheidung entsprechen zwei wesentlich verschiedene Arten der Gruppenerweiterung. Den ersten Fall können wir dahin auffassen, dass es sich um Erweiterung durch

15*

Spiegelung an einer Mittellinie des Rechtecks handelt, und zwar in unserem Falle an der horizontalen Mittellinie. Die zur $\overline{\Gamma}_0$ gehörende Einteilung

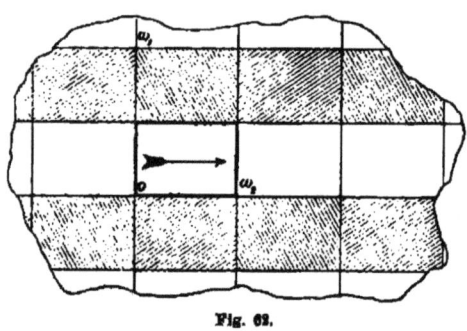

ist durch Figur 62 versinnlicht. Der durch stärkeres Ausziehen der Randcurven hervorgehobene Discontinuitätsbereich von $\overline{\Gamma}_0$ hat zwei Seiten erster Art, die durch $\zeta' = \zeta + \omega_2$ correspondieren, sowie zwei Seiten zweiter Art, nämlich die horizontalen Symmetrielinien. Im zweiten Falle

Fig. 62.

gewinnen wir die in Figur 63 dargestellte Einteilung der ζ-Ebene. Hier sind die beiden Seiten erster Art durch $\zeta' = \zeta + \omega_1$ auf einander bezogen,

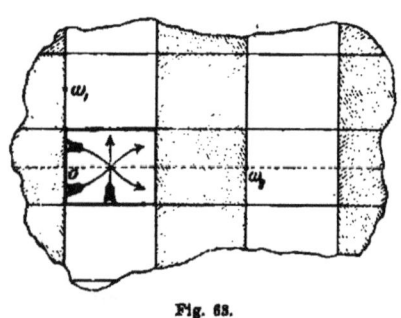

während die beiden Seiten zweiter Art des Discontinuitätsbereiches durch die zweite Substitution (4) correspondieren. Wie in Figur 63 angedeutet ist, stellt letztere Substitution *keine* Spiegelung dar. Merken wir somit als Resultat an: *Für eine parabolische Rotationsgruppe mit rechteckigem Discontinuitätsbereich*

Fig. 63.

giebt es zwei wesentlich verschiedene Erweiterungen auf Gruppen von der zweiten Art, und nur bei der einen dieser beiden Erweiterungen treten Spiegelungen in der Gruppe zweiter Art $\overline{\Gamma}_0$ auf. Übrigens lässt sich jede dieser beiden Erweiterungen offenbar in zwei Weisen ausführen, nämlich je nachdem man die eine oder andere Mittellinie zur Spiegelung heranzieht u. s. w.

§ 6. Fortsetzung: Parabolische Rotationsgruppen zweiter Art mit elliptischen Substitutionen.

Es möge nun Γ eine parabolische Rotationsgruppe sein, welche elliptische Substitutionen, jedoch nur erst solche der Periode *zwei* enthält. Statt alsdann Γ durch Substitutionen zweiter Art zu erweitern, werden wir untersuchen, wie sich die soeben gewonnenen Gruppen $\overline{\Gamma}_0$ durch Zusatz elliptischer Substitutionen der Periode zwei zu Gruppen $\overline{\Gamma}$ erweitern lassen, in denen die $\overline{\Gamma}_0$ Untergruppen des Index zwei sind. Nach den am Anfang des vorigen Paragraphen gegebenen Überlegungen kommen wir auf dem Wege zu demselben Ziele.

Zur Erleichterung des Überblicks über die folgende etwas ausgedehnte Untersuchung machen wir die Hauptabschnitte derselben durch vorgesetzte Nummern kenntlich.

1) Unter den drei wesentlich verschiedenen Gruppen $\overline{\varGamma}_0$ enthielten nur die beiden ersten, durch die Figuren 60 und 62 dargestellten, Spiegelungen, deren Symmetriegerade in diesen Figuren parallel zur reellen Axe gewählt wurden. Die hinzuzusetzende elliptische Substitution V, oder ausführlich:

(1) $$\zeta' = -\zeta + \beta,$$

muss nun das System der Symmetriegeraden in sich transformieren. Wäre dies nämlich nicht der Fall, so würden in $\overline{\varGamma}$ noch neue mit den alten parallele Symmetriegerade und damit noch neue parabolische Substitutionen auftreten und $\varGamma_0$ wäre nicht die Untergruppe aller parabolischen Substitutionen, wie wir doch annahmen. Es ergiebt sich, *dass der im Endlichen gelegene Fixpunkt von V entweder auf einer Symmetriegeraden oder genau in der Mitte zwischen zweien gelegen sein muss.*

Jede unserer beiden Gruppen wird nun durch beliebige Parallelverschiebung der ζ-Ebene im Sinne der Symmetriegeraden in sich transformiert. Wir dürfen also im gleichen Sinne auch den Fixpunkt der Substitution (1) beliebig verschieben. Andererseits folgt aus dem vorigen Paragraphen, dass wir aus einem ersten elliptischen Fixpunkt alle übrigen durch Zusatz von beliebigen Periodenhälften herstellen. Hieraus ergiebt sich nun leicht Folgendes: *Es giebt im Falle eines rhombischen Periodenparallelogramms (Figur 60) nur eine erweiterte Gruppe $\overline{\varGamma}$ mit elliptischen Substitutionen der Periode zwei; beim Rechteck der Figur 62 haben wir indessen bereits zwei solche Gruppen.* Bei der Lage des Periodenrhombus wird nämlich aus einem mitten zwischen zwei Symmetriegeraden gelegenen Fixpunkte durch Vermehrung um $\frac{\omega_1}{2}$ ein auf einer Symmetriegeraden gelegenen Fixpunkt gewonnen; hier kommt es also auf dasselbe hinaus, ob wir die eine oder die andere Lage des Fixpunktes zum Ausgang für die Erweiterung annehmen. Im Falle

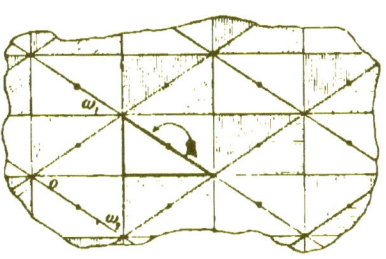

Fig. 64.

der Figur 62 führt indessen die in Rede stehende Fallunterscheidung auf zwei verschiedene Gruppen $\overline{\varGamma}$.

Die erste unter den drei fraglichen Gruppen $\overline{\varGamma}$ liefert die in Figur 64 dargestellte Einteilung der ζ-Ebene, wobei der Deutlichkeit halber die zu Grunde liegende Rhombenteilung gegenüber Figur 60 pg. 227 nach etwas grösserem Maassstab gezeichnet wurde. Der Discontinuitätsbereich der vorliegenden Gruppe hat die Gestalt eines rechtwinkligen Dreiecks, wobei die auf der Mitte der Hypotenuse gelegene elliptische Ecke vom Winkel π nicht mitgezählt ist; diesem Bereich entsprechen als

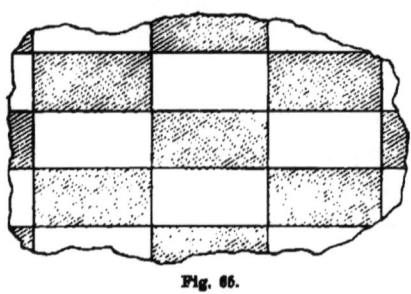

Fig. 65.

Erzeugende zwei Spiegelungen und eine elliptische Substitution. Diejenigen elliptischen Fixpunkte, welche in dieser ihrer Eigenschaft nicht bereits als Schnittpunkte von Symmetriegeraden hervortreten, sind in Figur 64 (sowie in den weiter folgenden Figuren) durch Punkte besonders hervorgehoben.

Nehmen wir in Figur 62 (pg. 228) den Fixpunkt der Substitution (1) auf einer Symmetrielinie, so entspringt die besonders einfache regulärsymmetrische*) Einteilung der Figur 65. Die Gruppe ist aus vier Spiegelungen erzeugbar. Wählt man den Fixpunkt der Substitution (1)

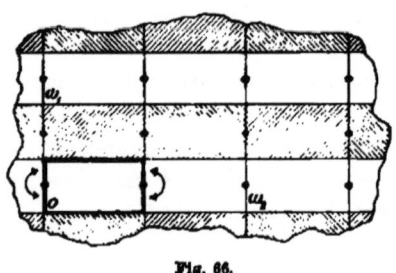

Fig. 66.

zweitens zwischen zwei Symmetriegeraden, so gewinnt man die in Figur 66 angedeutete Einteilung der ζ-Ebene. Wie man sieht, lässt sich die Gruppe nun aus zwei Spiegelungen und zwei elliptischen Substitutionen erzeugen.

2) Einer entsprechenden Discussion haben wir nun weiter die Figur 63 pg. 228 zu unterwerfen.

Wir könnten dabei ganz in der bisherigen Weise verfahren; indessen ist es überzeugender, hier durch Rechnung über die möglichen Erweiterungen von $\overline{\varGamma}_0$ zu entscheiden. Die in $\overline{\varGamma}_0$ enthaltene zweite Substitution (4) pg. 227 heisse $\overline{V}$, während wir für die elliptische Substitution (1) die Benennung V beibehalten. Da nun $\overline{V}V\overline{V}V$, d. h. die Substitution $\zeta' = \zeta - (\beta - \bar{\beta})$ in $\overline{\varGamma}$ und also auch in $\varGamma_0$ enthalten ist, so haben wir $\beta - \bar{\beta} = m\omega_1$ und also hat V die Gestalt:

$$\zeta' = -\zeta + b + \tfrac{1}{2}\, m\omega_1$$

mit willkürlich wählbarer reeller Zahl b. Ist nun m gerade, so können

---

*) Man vergl. über diese Ausdrucksweise oben pg. 187 sowie „M." I pg. 308.

wir V mit $\zeta' = -\zeta - \frac{\omega_2}{2}$ identificieren; dann wird $\overline{V}V$ die Substitution $\zeta' = -\overline{\zeta}$, welche die Spiegelung an der imaginären Axe darstellt. Wie man ohne Mühe weiter ausführt, *gelangen wir hier nur regulär-symmetrischen Rechteckteilung der Figur 65 zurück.* Ist m ungerade, so nehmen wir $m = 1$ und setzen $b = \frac{\omega_2}{2}$, so dass die Substitution V den Fixpunkt $\frac{\omega_1 + \omega_2}{4}$ hat; *hier entspringt dann noch eine wesentlich neue Gruppe Γ mit elliptischen Substitutionen der Periode zwei.* Das Nähere

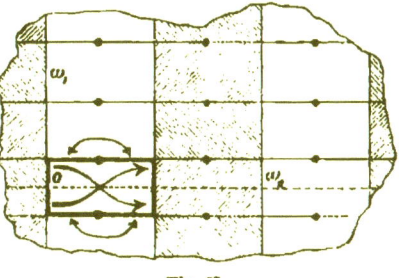

betreffs dieser Gruppe entnehme man aus der zugehörigen regulären Einteilung der ζ-Ebene, die in Figur 67 gegeben ist. Es sind in dieser Γ keine Spiegelungen enthalten; Erzeugende von $\overline{\Gamma}$ sind zwei elliptische Substitutionen und eine parabolische Substitution zweiter Art (cf. „M." I p. 197).

Fig. 67.

3) Wir haben nunmehr noch von der Erweiterung der drei zu den Figuren 59 pg. 224 gehörenden Gruppen durch Substitutionen zweiter Art zu handeln. In den beiden ersten Fällen, wo es sich um elliptische Substitutionen der Perioden $n = 3$ und $n = 6$ handelt, hat die Untergruppe Γ_0 rhombischen Discontinuitätsbereich. Auf Grund der Überlegung vom Anfang des vorigen Paragraphen sowie der Resultate, welche wir über Erweiterung der Gruppen Γ_0 von rhombischem Discontinuitätsbereich bereits erhielten, ergiebt sich, dass in den fraglichen beiden Fällen $n = 3$ und $n = 6$ die erweiterten Gruppen $\overline{\Gamma}$ Spiegelungen enthalten. Demnach handelt es sich zunächst darum, die Gruppen der beiden ersten Figuren 59 durch Spiegelungen zu erweitern.

Es ist nun nicht schwierig, für die regulären Einteilungen der beiden fraglichen Gruppen die gesamten Spiegelungen anzugeben, vermöge deren die einzelne Einteilung in sich übergeht. Wir finden, *dass die erste Gruppe auf zwei erweiterte Gruppen $\overline{\Gamma}$ führt, die zweite nur auf eine.* Zu-

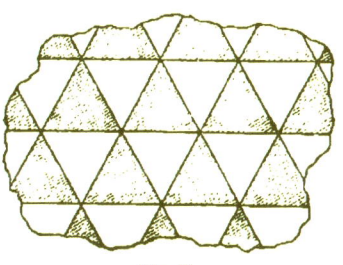

Fig. 68.

nächst treffen wir hier auf die Gruppe des geradlinigen gleichseitigen Dreiecks, der die in Figur 68 angegebene regulär-symmetrische Einteilung zugehört; die Gruppe ist aus drei Spiegelungen erzeugbar. Zu der gleichen Gruppe erster Art gehört aber noch eine zweite Gruppe $\overline{\Gamma}$, deren regulär-symmetrische Einteilung in Figur 69 angegeben ist. Der Discontinuitätsbereich wird hier von einem gleich-

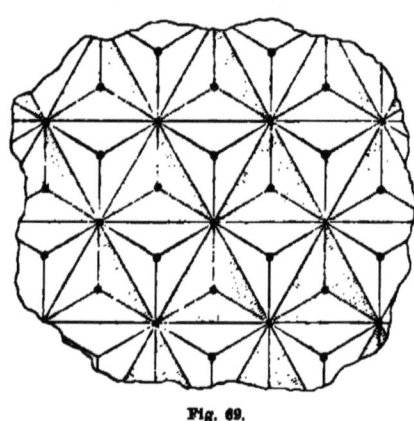

schenkligen Dreieck gebildet, dessen beide Seiten durch eine elliptische Substitution der Periode drei auf einander bezogen sind, während die Basis als Symmetrielinie sich selbst zugeordnet ist. Unter den elliptischen Fixpunkten sind wieder diejenigen, welche nicht schon als Schnittpunkte von Symmetriegeraden (vermöge der Schraffierung) hervortreten, durch Punkte besonders markiert.

Fig. 69.

Um der Figur ein gleichmässiges Aussehen zu verleihen, haben wir übrigens hier und weiterhin davon abgesehen, eines unter den Dreiecken durch Markieren seiner Seiten und Zusatz von Pfeilen als Ausgangsdreieck zu kennzeichnen.

Für die zweite Figur 59 pg. 224 giebt es, wie schon bemerkt, nur *eine* Erweiterung durch Spiegelungen; dieselbe führt zur Gruppe

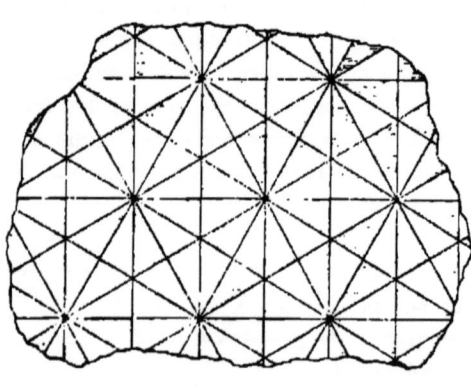

des geradlinigen Dreiecks $\frac{\pi}{2}, \frac{\pi}{3}, \frac{\pi}{6}$, deren Einteilung in Figur 70 gegeben ist.

Um endlich die zur letzten Figur 59 gehörende Gruppe entsprechend zu behandeln, verfahren wir rechnerisch und orientieren die eben genannte Figur so, dass der Mittelpunkt des Umrissquadrats bei $\zeta = 0$, die vier Ecken bei

Fig. 70.

$\zeta = \frac{\pm 1 \pm i}{2}$ liegen. Elliptische Fixpunkte von der Periode vier sind alsdann einmal die Punkte $\zeta = m + ni$ mit ganzen Zahlen m, n, sodann die Punkte $\zeta = \frac{1}{2} + \frac{i}{2} + m + ni$; Fixpunkte von der Periode zwei haben wir in $\zeta = \frac{1}{2} + m + ni$ und $\zeta = \frac{i}{2} + m + ni$.

Die erweiternde Substitution $\overline{V}$ brachten wir nun bereits oben auf die Gestalt $\zeta' = e^{\vartheta i}\bar{\zeta} + \beta$. Da sie den Punkt $\zeta = 0$ in einen elliptischen Fixpunkt von der Periode vier transformieren muss, so ist:

$$\beta = m + ni \quad \text{oder} \quad \beta = \frac{1+i}{2} + m + ni,$$

und $\overline{\varGamma}$ wird demnach auch entweder:

(2) $\qquad \zeta' = e^{\vartheta i}\bar{\zeta} \quad \text{oder} \quad \zeta' = e^{\vartheta i}\bar{\zeta} + \frac{1+i}{2}$

enthalten. Man fordere weiter, dass $\zeta = \frac{1}{2}$ wieder einen elliptischen Fixpunkt ζ' von der Periode zwei liefert; es ergiebt sich, dass $e^{\vartheta i}$ die Gestalt $(m + ni)$ hat. Dies ist aber nur möglich, wenn $e^{\vartheta i} = i^{\nu}$ ist. Da nun $\zeta' = i\zeta$ in $\varGamma$ enthalten ist, so enthält $\varGamma$ den beiden Substitutionen (2) entsprechend entweder:

(3) $\zeta' = \bar{\zeta}$ oder $\zeta' = -i\bar{\zeta} + \dfrac{1+i}{2}$.

Beide Substitutionen sind Spiegelungen und wir erhalten ihnen entsprechend zwei verschiedene Erweiterungen der vorliegenden Gruppe durch Spiegelungen. Im ersten Falle werden wir zur Gruppe des gleichschenkligen rechtwinkligen Dreiecks geführt, dem die

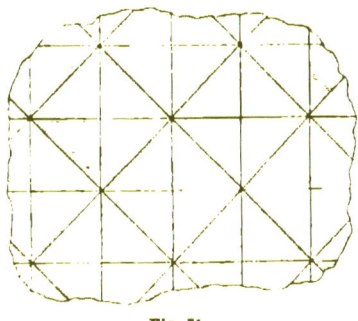

Fig. 71.

Figur 71 gewidmet ist. Erweitern wir durch die zweite Substitution (3), so kommt die zur regulären Einteilung der Figur 72 gehörende Gruppe. Diese Einteilung stellt sich offenbar neben Figur 69. Der Discontinuitäts-bereich ist ein gleichschenkliges rechtwinkliges Dreieck, welches als Erzeugende eine Spiegelung und eine elliptische Substitution der Periode vier liefert. Die elliptischen Fixpunkte, durch welche keine Symmetriegerade hindurchziehen, sind in der Figur wieder besonders markiert. Vergl. übrigens wegen der Figuren 68, 70 und 71 „M."I pg. 107.

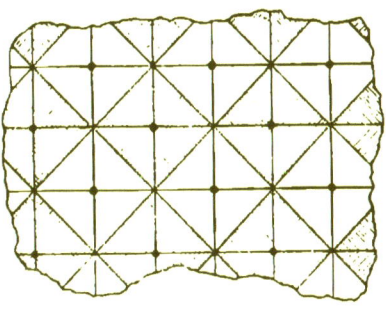

Fig. 72.

4) Wir schliessen mit der Bemerkung, *dass auch die parabolische Diedergruppe auf eine Gruppe zweiter Art erweitert werden kann.* Man setze nämlich die Spiegelung an derjenigen Geraden hinzu, auf welcher

die elliptischen Fixpunkte gelegen sind, und gewinnt die in Figur 73
angedeutete Einteilung, welche wohl ohne weiteres verständlich ist. —

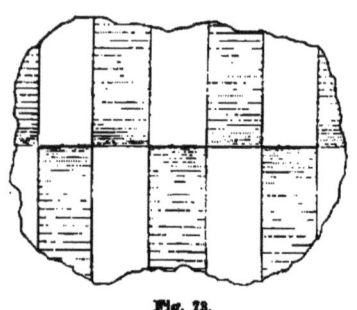

Indem wir noch einmal die Ergebnisse zusammenfassen, *so haben
wir insgesamt 20 verschiedene Typen
von parabolischen Rotationsgruppen
gewonnen*, wobei die cyclischen parabolischen Gruppen und die parabolischen Diedergruppen mitgezählt
sind. Von diesen Typen gehören 7
der ersten und 13 der zweiten Art
an[*]. —

Fig. 73.

Wir haben vorstehend die Auf-
zählung aller parabolischen Rotationsgruppen *zweiter* Art um so lieber
mit voller Ausführlichkeit gebracht, als die hier zur Verwendung gekommenen Methoden der Untersuchung auch bei den elliptischen und
hyperbolischen Rotationsgruppen zugkräftig bleiben. Doch würde es
aus Mangel an neuen Gesichtspunkten ermüdend wirken, wollten wir
in der alsbald zu entwickelnden Theorie der hyperbolischen Rotationsgruppen etwa wieder mit derselben Ausführlichkeit auf die zugehörigen
Gruppen zweiter Art eingehen.

§ 7. Die Nichtrotationsgruppen mit zwei Grenzpunkten.

Es sollen hier sogleich die *Polygongruppen mit zwei Grenzpunkten*,
welche unter II der Tabelle pg. 164 genannt wurden, behandelt werden.
Diese Gruppen sind nämlich nahe verwandt mit den parabolischen

---

[*] Dem im Texte vollständig gelösten Problem, alle eigentlich discontinuierlichen Gruppen von Bewegungen und Umlegungen der parabolischen Ebene in
sich aufzustellen, reiht sich das entsprechende Problem für den parabolischen,
d. h. gewöhnlichen dreidimensionalen Raum an. Hier finden sich die 20 Gruppen
des Textes wieder ein, und zwar als diejenigen particulären Gruppen, bei deren
einzelner eine Ebene (und damit zugleich alle ihr parallelen Ebenen) in sich übergehen. Dies auf den parabolischen Raum bezügliche Problem ist von den Krystallo-
graphen vielfach behandelt worden. Das Endresultat ist, dass es im Raume insgesamt 230 Gruppen giebt, von denen 65 zur ersten Art und 165 zur zweiten
gehören. Vergl. die in russischer Sprache erschienene Schrift von Fedorow
„*Symmetrie der regelmässigen Systeme von Figuren*" (Petersburg, 1890) sowie
Schönflies' Werk „*Krystallsysteme und Krystallstructur*" (Leipzig, 1891). Die
in unserem vorliegenden Buche gewonnenen Resultate über die Gruppen der
elliptischen Ebene, der hyperbolischen Ebene, sowie des hyperbolischen Raumes
würden in demselben Sinne grundlegend sein für eine Behandlung der Krystallo-
graphie in diesen Ebenen bez. im hyperbolischen Raume.

Rotationsgruppen und können ohne Mühe auf Grund der Ergebnisse der vorigen Paragraphen erledigt werden.

Sei Γ eine Gruppe der fraglichen Art, so wählen wir ζ in der Weise, dass in den beiden Grenzpunkten $\zeta = 0$ und $\zeta = \infty$ stattfindet. Die Substitutionen der Gruppe werden nun entweder die beiden Grenzpunkte zu Fixpunkten haben und besitzen alsdann die Gestalt:

$$(1) \qquad \qquad \zeta' = \alpha \zeta,$$

oder sie permutieren die Grenzpunkte und sind dann von der Form:

$$(2) \qquad \qquad \zeta' = \frac{\beta}{\zeta}.$$

Zugleich bemerkt man auf Grund der Principien des Abschnitts I ohne Mühe, *dass jede Gruppe, die nur Substitutionen dieser Gestalten enthält und von infinitesimalen Substitutionen frei ist, eine Polygongruppe mit zwei Grenzpunkten ist.*

Kommen Substitutionen (2) vor, so bilden alle Substitutionen (1) der Gruppe eine Untergruppe Γ_0. Wir behandeln zuerst Gruppen Γ_0 dieser Art, deren sämtliche Substitutionen die Grenzpunkte zu Fixpunkten haben. Die Substitutionen selbst mögen elliptisch, hyperbolisch oder loxodromisch sein.

Zur näheren Untersuchung von Γ_0 bedienen wir uns der durch

$$(3) \qquad \qquad \zeta_0 = \log \zeta$$

vermittelten *logarithmischen Abbildung* der ζ-Ebene auf die Ebene einer neuen Variabelen ζ_0. Es handelt sich hierbei um eine $1 \cdot \infty$-deutige Beziehung, indem sich bekanntlich die ζ-Ebene auf einen Parallelstreifen der ζ_0-Ebene von der Breite 2π überträgt, dessen Ränder zur reellen Axe parallel laufen. Die Einteilung der ζ_0-Ebene in unendlich viele solche Streifen giebt das volle Bild der Beziehung (3); dem einzelnen Werte ζ entsprechen dabei die unendlich vielen Werte $\zeta_0 + 2n\pi i$, wo n alle ganzen Zahlen von $-\infty$ bis $+\infty$ durchläuft. Die Geraden der ζ_0-Ebene correspondieren den *logarithmischen Spiralen* der ζ-Ebene mit dem Windungspunkte $\zeta = 0$. Speciell liefert das Büschel der zur reellen ζ_0-Axe parallelen Geraden in der ζ-Ebene das Geradenbüschel durch $\zeta = 0$; und dem Büschel der zur imaginären ζ_0-Axe parallelen Geraden entspricht das System der concentrischen Kreise um $\zeta = 0$.

Die Substitution (1) wird nun durch die Transformation (3) in die Gestalt übergeführt:

$$(4) \qquad \qquad \zeta_0' = \zeta_0 + \log \alpha.$$

Γ_0 liefert dementsprechend eine transformierte Gruppe Γ_0' aus lauter parabolischen Substitutionen mit dem Fixpunkte $\zeta = \infty$. Aus dem geometrischen Charakter der ausgeführten Transformation geht aber

ohne weiteres hervor, dass eine Gruppe Γ_0 stets eine eigentlich discontinuierliche Gruppe Γ_0' liefert, wobei jedoch die Besonderheit vorliegt, dass Γ_0' die Substitution $\zeta' = \zeta + 2i\pi$ enthält. Aber auch das
Umgekehrte gilt, wie sofort ersichtlich ist. *Wir gewinnen somit die
sämtlichen Gruppen Γ_0 aus Substitutionen* (1) *mit zwei Grenzpunkten,
wenn wir auf alle parabolischen Rotationsgruppen der ζ_0-Ebene, für
deren zugehörige Perioden ω_1, ω_2 sich zwei ganze die Gleichung:*

(5) $$\mu_1 \omega_1 + \mu_2 \omega_2 = 2i\pi$$

befriedigende Zahlen μ_1, μ_2 finden lassen, die zu (3) *inverse Transformation* $\zeta = e^{\zeta_0}$ *ausüben.* Man darf hier offenbar den Quotienten ω, sowie
die ganzen Zahlen μ_1, μ_2 willkürlich wählen, und kann dann immer
noch ω_1, ω_2 so fixieren, dass die Gleichung (5) erfüllt ist.

Als Einteilung der ζ_0-Ebene wählt man am besten gleich diejenige in Parallelogramme und bildet dieselben behufs Gewinnung der

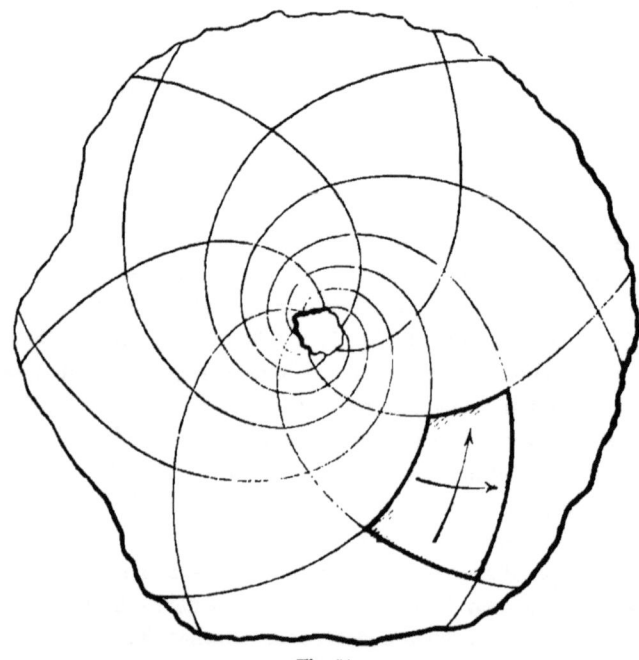

Fig. 74.

zu Γ_0 gehörenden Einteilung der ζ-Ebene auf letztere ab. *Die in der
ζ-Ebene entspringende Einteilung wird alsdann durch logarithmische Spiralen
zweier isogonalen Schaaren gebildet, und der Discontinuitätsbereich von Γ_0
erscheint natürlich wieder als Viereck, dessen Gegenseiten auf einander
bezogen sind* (siehe Figur 74). Speciell können natürlich Gerade durch

den Nullpunkt $\zeta = 0$ oder Kreise um denselben an Stelle eigentlicher Spiralen als Vierecksgrenzen eintreten *).

Wir gedenken hier auch noch der *Erzeugenden* von Γ_0:

$$(6) \qquad V_1(\zeta) = e^{\omega_1}\zeta, \quad V_2(\zeta) = e^{\omega_2}\zeta,$$

welche den Erzeugenden (4) pg. 217 von Γ_0' entsprechen. Es ist nämlich erwähnenswert, *dass V_1 und V_2 zwei Relationen genügen, nämlich erstlich der primären:*

$$(7) \qquad V_1 V_2 V_1^{-1} V_2^{-1} = 1,$$

welche aus dem Cyclus der vier zufälligen Ecken des Vierecks hervorgeht, und andrerseits der secundären Relation:

$$(8) \qquad \cdot \qquad V_1^{\mu_1} \cdot V_2^{\mu_2} = 1.$$

Die erste Relation besagt einfach, dass die beiden Erzeugenden V_1, V_2 vertauschbar sind. Die Relation (8), welche der Formel (5) correspondiert, entspricht dem Umstande, dass das zu Γ_0 gehörige Polygonnetz einen zweifach zusammenhängenden Bereich darstellt; in der That sind ja die beiden Grenzpunkte unserer Gruppe bei $\zeta = 0$ und $\zeta = \infty$ nicht als dem Netze zugehörig anzusehen (cf. pg. 175). —

Die Gruppen, welche neben Substitutionen (1) auch solche vom Typus (2) enthalten, erledigen sich nun leicht. Jede Substitution (2) ist elliptisch von der Periode zwei und transformiert eine Substitution $\zeta' = \alpha\zeta$ in ihre inverse. Daraus ergiebt sich unmittelbar: *Die einzelne Gruppe Γ_0 ist mit einer willkürlich zu wählenden Substitution (2) der Erweiterung fähig, und wir gelangen solcherweise zu den gesamten noch fehlenden Gruppen erster Art mit zwei Grenzpunkten.* Man kann die Anordnung so treffen, dass die Ecken, Seitenmitten und Vierecksmittelpunkte der zu Γ_0 gehörenden Einteilung die elliptischen Fixpunkte liefern. Den Discontinuitätsbereich der umfassenderen Gruppe Γ gewinnt man leicht durch Hälftung des Vierecks der Gruppe Γ_0.

Natürlich können wir die fraglichen Gruppen Γ durch die Transformation (3) aus den parabolischen Rotationsgruppen mit elliptischen Substitutionen der Periode zwei ableiten. Die zu den Figuren 59 pg. 224 gehörenden Gruppen mit elliptischen Substitutionen der Perioden 3, 4 und 6 geben, vermöge (3) transformiert, nicht mehr Gruppen „linearer" Substitutionen.

---

*) Wie man leicht bemerken wird, ist es stets möglich, das Viereck auch durch Kreisbogen oder Gerade an Stelle der logarithmischen Spiralen einzugrenzen. Doch würde dies den Nachteil haben, dass der einzelne begrenzende Kreisbogen bez. die einzelne begrenzende Gerade über das zugehörige Viereck hinaus nicht an der Einteilung der ζ-Ebene participieren würde.

§ 8. Erweiterung der Gruppen mit zwei Grenzpunkten durch Substitutionen zweiter Art.

Soll eine Gruppe des vorigen Paragraphen im üblichen Sinne der Erweiterung vermöge einer Substitution zweiter Art $\overline{V}$ fähig sein, so wird letztere notwendig die Grenzpunkte in sich transformieren und demnach entweder die erste oder zweite der folgenden Gestalten zeigen:

$$(1) \qquad \zeta' = \alpha\bar{\zeta}, \quad \zeta' = \frac{\beta}{\bar{\zeta}} \cdot$$

Über die Möglichkeit solcher Erweiterungen entscheiden wir unmittelbar durch Recursion auf die parabolischen Rotationsgruppen vermöge der schon im vorigen Paragraphen benutzten Transformation $\zeta_0 = \log \zeta$. Die Substitutionen (1) werden dabei transformiert in die neue Gestalt:

$$(2) \qquad \zeta_0' = \bar{\zeta}_0 + \log \alpha, \quad \zeta_0' = -\bar{\zeta}_0 + \log \beta.$$

Hiermit ist für die parabolischen Rotationsgruppen zweiter Art, welche wir heranziehen wollen, eine bestimmte Orientierung der zugehörigen Einteilung in der ζ_0-Ebene bedingt. Beispielsweise werden wir die Figur 60 pg. 227 einmal so gelagert denken, dass die Symmetrielinien der Rhomben parallel zur reellen ζ_0-Axe verlaufen, und erhalten dann bei Übergang zur ζ-Ebene eine erweiterte Gruppe mit Substitutionen von der ersten Gestalt (1). Lagern wir hingegen die Symmetrielinien parallel zur imaginären Axe, so erhalten wir eine Gruppe zweiter Art mit Substitutionen vom zweiten Typus (1). Natürlich kann es auch vorkommen, dass beide Typen (1) in einer erweiterten Gruppe zugleich auftreten; in diesem Falle enthält die zugehörige Gruppe erster Art elliptische Substitutionen (2) pg. 235.

Geht man nun die verschiedenen regulären Einteilungen zweiter Art des vorigen Paragraphen durch, so ergiebt sich das folgende Resultat: *Es giebt insgesamt zwölf wesentlich verschiedene Gruppen zweiter Art mit zwei Grenzpunkten. Die zugehörigen regulären Einteilungen werden durch logarithmische Abbildung der Figuren 60 sowie 62 bis 67 geliefert; die Figuren 64 und 65 liefern je nur eine Gruppe, die übrigen Figuren jedoch im vorstehenden Sinne jedesmal zwei.*

Es wird ausreichend sein, wenn wir dies Ergebnis an einigen Beispielen illustrieren. Belassen wir etwa erstlich in Figur 60 die Symmetrielinien parallel zur reellen Axe und wählen ω_1 und ω_2 so, dass $2\omega_1 - 2\omega_2 = \pi i$ ist, so entsteht die in Figur 75 gegebene Einteilung zweiter Art der ζ-Ebene in Dreiecke. Das einzelne Dreieck ist von drei Seiten zweiter Art eingegrenzt, unter denen sich eine

Symmetrielinie findet; die beiden anderen Seiten sind nach Maassgabe

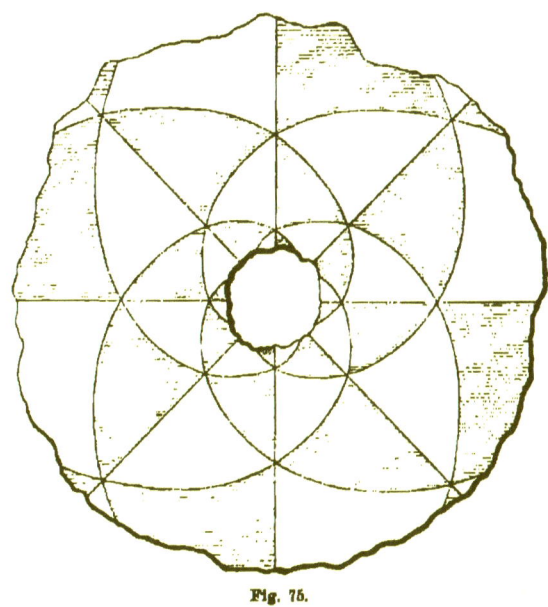

Fig. 75.

von Figur 61 pg. 227 auf einander bezogen. In Figur 76 bemerkt man die Übertragung der Figur 62 pg. 228 auf die ζ-Ebene; es wurde

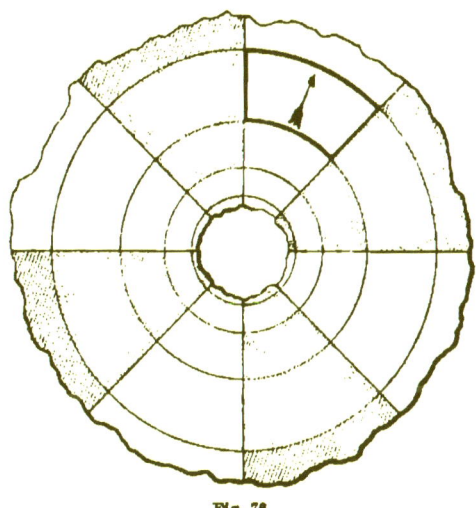

Fig. 76.

hierbei ω_1 mit $\frac{\pi i}{2}$ identificiert. Durch den bei $\zeta = 0$ gelegenen Mittelpunkt der Figur ziehen vier Symmetriegerade hindurch. Der einzelne viereckige Discontinuitätsbereich weist zwei Seiten zweiter Art, nämlich

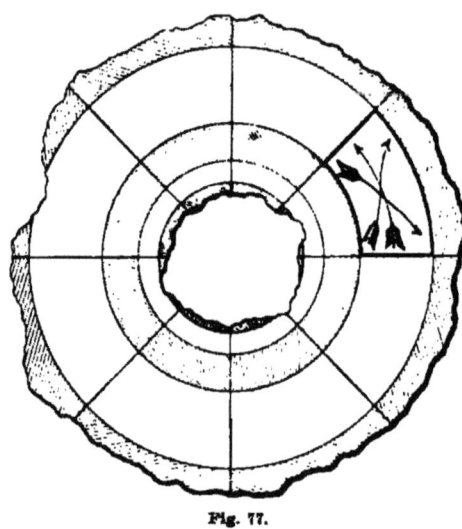

Fig. 77.

Symmetriegerade, auf, sowie zwei Seiten erster Art, die durch eine hyperbolische Substitution auf einander bezogen sind. Die durch Figur 77 definierte Gruppe, welche der Figur 63 pg. 228 correspondiert,

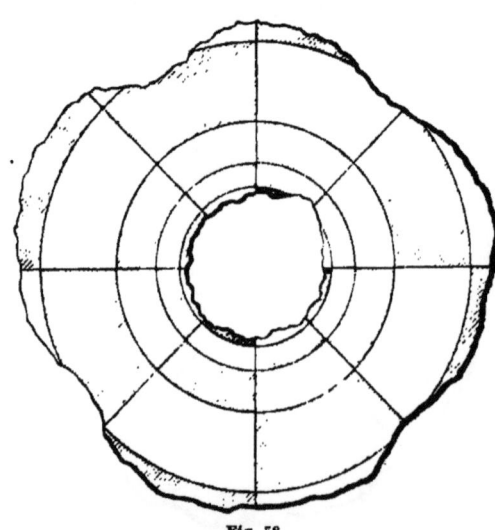

Fig. 78.

zeigt die Besonderheit, dass sie keine Spiegelungen enthält. Zum Schluss erwähnen wir auch noch die in Figur 78 dargestellte Einteilung; die zugehörige Gruppe entspricht der zu Figur 65 pg. 230 gehörenden parabolischen Rotationsgruppe. Diese Gruppe ist insofern besonders einfach, als sie aus Spiegelungen allein erzeugt werden kann*).

§ 9. Neue Erläuterungen betreffend die Einführung der Normalpolygone der hyperbolischen Rotationsgruppen**).

Indem wir nunmehr an die genaue Untersuchung der *hyperbolischen* Rotationsgruppen herantreten, legen wir wie früher die projective Ebene der Betrachtung zu Grunde und ziehen übrigens bis auf weiteres einzig Gruppen *erster* Art heran. Die einzelne solche Gruppe Γ ist *auf der fundamentalen Ellipse der hyperbolischen Ebene selbst entweder eigentlich oder uneigentlich discontinuierlich***). Im letztern Falle bildet die Ellipse die natürliche Grenze des Polygonnetzes; im ersteren Falle hingegen greift nach den Darlegungen von pg. 103 das Netz mit unendlich vielen Ecken in das Ellipsenäussere hinaus. Insbesondere dieser Fall der eigentlichen Discontinuität auf der Ellipse ist es nun, welcher im gegenwärtigen Paragraphen einige neue Erläuterungen nötig macht.

Um hier zunächst an den allgemeinen Charakter des Polygonnetzes bei eigentlicher Discontinuität auf der Ellipse etwas ausführlicher zu erinnern, so hat die einzelne über die Ellipse hinausragende Ecke in ihrer äussersten Spitze einen hyperbolischen Fixpunkt F. Die Tangenten von ihm aus an die Ellipse, welche die Berührungspunkte A und B haben mögen, liefern hiernächst den Rand des Polygonnetzes. Im Innern des Ellipsensegmentes $\overset{\frown}{AB}$, über welches das Netz in das Ellipsenäussere hinaustritt, finden sich keine Grenzpunkte der Gruppe; der Discontinuitätsbereich der Gruppe innerhalb des fraglichen Bogens

---

*) Man könnte auch noch die Polyeder des projectiven Raumes in Betracht ziehen, welche zu den Gruppen des Textes gehören. Dabei ist es zweckmässig, die beiden Grenzpunkte auf der ζ-Kugel diametral zu nehmen, und zwar etwa so, dass der sie verbindende Kugeldurchmesser vertical verläuft. Dann wird z. B. im Falle der Figur 78 das Polyeder durch zwei Horizontalebenen, sowie zwei weitere Ebenen eingegrenzt, welche sich in dem eben genannten Durchmesser schneiden. Dabei tritt ersichtlich ein Stück dieses Durchmessers als eine gänzlich im Kugelinnern gelegene Kante des Polyeders ein; letzterer entspricht die secundäre Relation zwischen den Erzeugenden (cf. pg. 175 ff.).

**) Die Hauptergebnisse der weiter folgenden Entwicklungen dieses und des folgenden Kapitels sind in der Note des Verf. „*Über die Discontinuitätsbereiche der Gruppen reeller linearer Substitutionen einer complexen Variabelen*", Göttinger Nachrichten von 1895, Heft 3, mitgeteilt.

***) Die Zugrundelegung der projectiven Ebene gestattet die gleichzeitige Behandlung beider Fälle; bei Bevorzugung der ζ-Kugel wären die Fälle formal so verschiedenartig, dass eine gemeinsame Behandlung unmöglich sein würde.

$\widehat{AB}$ der Ellipse besteht aus einem kleineren Ellipsensegment, welches
man so zu wählen hat, dass seine beiden Endpunkte durch die zum
Punkt F gehörende hyperbolische Substitution V auf einander bezogen
sind. Man wolle sich der
beigefügten schematischen
Figur 79 zur näheren Ver-
anschaulichung dieser Verhältnisse bedienen.

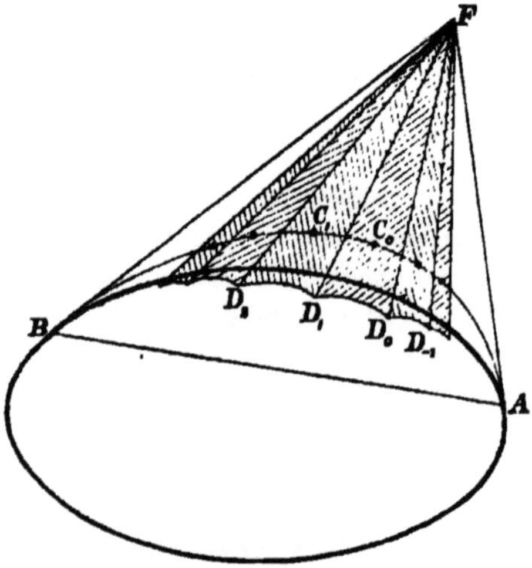

Bei dieser Sachlage wer-
den mit einem Punkte C_0, den
wir im Innern der eben besprochenen, der Ellipse an-
liegenden Ecke annehmen,
bezüglich Γ innerhalb der
gleichen Ecke nur diejenigen
Punkte $C_1, C_{-1}, C_2, C_{-2}, C_3, \ldots$
äquivalent sein, welche aus
C_0 durch wiederholte Ausübung der eben genannten
zu F gehörenden Substitution

Fig. 79.

V und V^{-1} entspringen. Wir werden diese Verhältnisse sogleich in
Benutzung nehmen.

Zur Einführung der Normalpolygone, auf welche wir die weitere
Betrachtung basieren, wird man sich der allgemeinen Ansätze von
pg. 106 ff. bedienen. Das erste Centrum C_0 denken wir zunächst irgendwo
im Ellipseninnern, nur von einem elliptischen Fixpunkte verschieden,
gewählt. Der Fall eigentlicher Discontinuität auf der Ellipse unterscheidet sich dann dadurch vom anderen, dass bei jenem die Polygone
über die Ellipse hinauswachsen (cf. pg. 109). Die zur Bildung der
Polygone $P_0, P_1, \ldots$ dienenden concentrischen Kreise um $C_0, C_1, \ldots$ behalten dabei auch im Ellipsenäusseren durchaus ihre elementare Bedeutung, nach welcher sie einfach die Bahncurven der zu C_0 bez. $C_1, \ldots$
als Fixpunkten gehörenden Substitutionen sind. Die im Innern der
Ellipse auftretenden geradlinigen Polygongrenzen, welche bis an die
Ellipse selbst heranreichen, setzen sich ohne Richtungsänderung über
die Ellipse hinaus fort, bis sie zufällige oder hyperbolische Ecken
erreichen. Der Unterschied gegen die Verhältnisse im Innern der
Ellipse ist dabei rein formal und besteht darin, dass die ausserhalb
gelegenen Kreise um C_0 Radien besitzen, für welche die hyperbolische
Maassbestimmung imaginäre Maasszahlen liefert; das Wesen der realen
geometrischen Verhältnisse wird aber hierdurch nicht berührt.

Hierüber hinaus treffen wir nunmehr die neue Festsetzung, dass wir im Falle eigentlicher Discontinuität auf der Ellipse auch solche Centren C_0 zulassen, welche auf oder ausserhalb der Ellipse, jedoch im Innern der oben betrachteten Ecken des Netzes liegen; wir können sagen, C_0 *solle irgendwo innerhalb der zur Gruppe gehörenden natürlichen Grenze gelegen sein.*

Für ein solches C_0 ausserhalb der Ellipse ist nun der Bildungsprocess der Normalpolygone nicht ohne weiteres nach der früheren Regel ausführbar. Infolge des Charakters der hyperbolischen Maassbestimmung haben alle Punkte der von C_0 an die Ellipse ziehenden Tangenten vom Punkte C_0 die Entfernung null. Ein Kreis mit sehr kleinem Radius stellt, elementar gesprochen, eine von jenem Tangentenpaar nur sehr wenig verschiedene Hyperbel dar. Nun veranschauliche man sich die Lage der Punkte C_0, C_1, ... in Figur 79 und wird sofort bemerken, dass die „Kreise" um C_0, C_1, ... notwendig gleich anfangs collidieren; dieselben erscheinen somit als ungeeignet, zum Ausgangspunkt für die Construction von Normalpolygonen gewählt zu werden*).

Die hiermit gefundene Schwierigkeit lässt sich nun sehr leicht dadurch überwinden, dass wir dem nach der früheren Vorschrift zu vollziehenden Bildungsprocess der Normalpolygone einen besonderen einleitenden Act voraussenden. Wir knüpfen hierbei an die in Figur 79 angedeutete beiderseits unendliche Reihe der äquivalenten Punkte C_0, C_1, C_{-1}, C_2, ... und ziehen von F aus alle diejenigen Geraden, welche halbwegs zwischen je zwei consecutiven Punkten C verlaufen. Man kann diese Geraden auch dadurch eindeutig definieren, dass je zwei consecutive C durch Spiegelung**) an der zwischenliegenden Geraden in einander übergehen sollen. Die construierten Geraden grenzen Discontinuitätsbereiche von Γ innerhalb der Ecke AFB ein***). Wir setzen nun diese Bereiche bis in das Ellipseninnere fort, ohne indes die Polare $\overline{AB}$ von F zu erreichen. Ferner aber wollen wir die fraglichen Bereiche im Innern der Ellipse durch eine Kette von

---

*) Zufolge dieser Darlegungen ist für die im Texte gewählte Lage des Centrums C_0 ausserhalb der Ellipse die Dirichlet'sche Definition des Normalpolygons (cf. pg. 221) unzulänglich; dies ist der Sinn des Vorbehalts, den wir am Schlusse des § 3 (pg. 221) aussprachen.

**) Natürlich ist unter dieser Spiegelung die harmonische Perspectivität gemeint, welche die gedachte Gerade zur Axe und ihren Pol bezüglich der Ellipse zum Centrum hat.

***) Nach demselben Princip kann man offenbar für jedes beliebige innerhalb oder ausserhalb der Ellipse gelegene Centrum C_0 einen Normalbereich irgend einer cyclischen Gruppe construieren; nur darf C_0 nicht auf einer der Tangenten gelegen sein, welche vom Fixpunkt F der cyclischen Gruppe an die Ellipse laufen.

Kreisbogen ..., $\widehat{D_0 D_1}$, $\widehat{D_1 D_2}$, ... abgrenzen, welche die Punkte
..., C_0, C_1, ... zu Centren haben und lauter gleiche Radien (von
imaginärer Maasszahl) besitzen. Man wird diese Maassregel mit Hilfe
der Figur 79 (pg. 242) unmittelbar verstehen*). Der einzelne Punkt D_i
hat offenbar von C_i und C_{i-1} gleiche Entfernung; der Bogen $\widehat{D_i D_{i+1}}$
stellt, elementar gesprochen, ein Segment einer Ellipse dar, welche die
fundamentale Ellipse in den beiden Berührungspunkten der von C_i an
die letztere ziehenden Tangenten berührt u. s. w.

Nunmehr vollziehen wir dieselbe Construction in allen bezüglich
Γ mit der Ecke AFB äquivalenten Ecken und natürlich mit den zu
..., C_0, C_1, ... äquivalenten Ausgangspunkten. Es ist dann aus der
Lage dieser Ecken unmittelbar evident, dass die bis dahin gezeichneten
Bereiche nirgends mit einander collidieren. Andrerseits haben wir mit
den augenblicklich vorliegenden kreisförmigen Grenzen der Bereiche
allenthalben das Ellipseninnere erreicht, und der ferneren Construction
der Normalpolygone auf Grund des überall gleichmässigen Anwachsens
der Kreisflächen steht keine Schwierigkeit im Wege. Sollte das Polygonnetz mehr als eine Classe von Ecken ausserhalb der Ellipse darbieten,
so hindert natürlich nichts, die Polygone aufs neue über die Ellipse
hinaus in die noch unbedeckten Ecken ganz in der bisherigen Weise
(d. h. unter Benutzung der Kreise um C_0, C_1, ...) hineinwachsen
zu lassen.

Es wird übrigens kaum nötig erscheinen, noch auf die unwesentlichen Modificationen der vorstehenden Betrachtung hinzuweisen, welche
eintreten, falls C_0 *auf* der Ellipse selbst angenommen wird. —

Nachdem wir in dieser Weise die Grundlagen unserer Untersuchungen von pg. 106 ff. ein wenig erweiterten, übernehmen wir nunmehr die damaligen Ergebnisse betreffend die Gestaltung der Normalpolygone P_0, P_1, P_2, ... im vollen Umfange. Die Ecken des einzelnen
Polygons P_0 hatten wir dortselbst in zufällige und nicht-zufällige zu
sondern, von denen die letzteren Fixpunkte von Substitutionen der
Gruppe waren. Es werden sehr bald continuierliche Veränderungen
von P_0 zu betrachten sein, welche Bewegungen des Centrums C_0 entsprechen. Hierbei werden die zufälligen Polygonecken selber beweglich
sein, die nicht-zufälligen aber offenbar fest. Es wird in diesem Sinne
erlaubt sein, die Polygonecken auch als *bewegliche* und *feste* zu unterscheiden.

---

*) Die einzelnen Kreisbogen $\widehat{D_0 D_1}$, ... sind übrigens in der Figur mit über-
trieben starker Krümmung gezeichnet, um sie für das Auge besser von einander
zu sondern.

Die frühere Angabe (pg. 111), die Anzahl der beweglichen Ecken, welche im Einzelfall zu einem Cyclus zusammengehören, sei im allgemeinen gleich drei, wurde nur unter dem ausdrücklichen Vorbehalt einer späteren ausführlichen Untersuchung gemacht. Diese Untersuchung soll sogleich in Angriff genommen werden. —

Vorab benutzen wir nur noch die Gelegenheit, ein allgemeines Princip zu formulieren, welches den Begriff der Normalpolygone betrifft, und welches bei der in Aussicht genommenen Untersuchung sowie namentlich bei späteren Gelegenheiten sehr nützlich ist.

Sind irgend zwei Seiten des Normalpolygons P_0 durch die Substitution V auf einander bezogen, so stellen diese Seiten Niveaugerade von V dar, welche sich, nötigenfalls verlängert, im Fixpunkte F von V schneiden. Diese beiden Geraden, für sich genommen, grenzen einen zu C_0 gehörenden Normalbereich der aus V zu erzeugenden cyclischen Gruppe ein. Ist andrerseits V' irgend eine Substitution von Γ, so ragt P_0 offenbar nirgends über den zu C_0 gehörenden Normalbereich von V' hinaus.

Bei dieser Sachlage ist folgender Satz unmittelbar evident: *Das Normalpolygon P_0 der Gruppe Γ mit dem Centrum C_0 ist der gemeinsame Bestandteil aller derjenigen Normalbereiche des Centrums C_0, welche zu den verschiedenen cyclischen Untergruppen von Γ gehören.* Natürlich werden nicht alle in dieser Weise eintretenden cyclischen Bereiche mit ihren Grenzen an der Berandung von P_0 participieren.

Dieses Princip, welches, wie gesagt, später wiederholt angewandt wird, hätte man überhaupt zur Definition der Normalpolygone nichtcyclischer Gruppen Γ an die Spitze stellen können. Doch unterlassen wir, die Entwicklung, welche die Theorie der Normalpolygone alsdann genommen hätte, noch näher zu skizzieren.

§ 10. Untersuchung, die Cyclen zufälliger Ecken der Normalpolygone P_0 betreffend.

Wir stellen nunmehr die Cyclen zufälliger Ecken des Normalpolygons P_0 von Γ zur näheren Discussion und fragen nach der Möglichkeit eines *Cyclus mit mehr als drei zugehörigen Ecken.* Eine besondere einleitende Betrachtung wird uns gestatten, diese Frage in eine der analytischen Untersuchung zugängliche Gestalt zu kleiden.

Möge vorab der zu C_0 gehörende Normalbereich irgend einer *cyclischen* Gruppe vorgelegt sein, den wir kurz als einen „cyclischen Normalbereich" bezeichnen; und es möge E irgend ein Punkt auf der einen diesen Bereich begrenzenden Niveaugeraden sein. Jenseits dieser

Geraden schliesst sich ein äquivalenter Bereich mit dem Centrum C_1 an. Es gilt alsdann der Satz: *C_0 und C_1 liegen auf ein und demselben Kreise mit dem Mittelpunkt E, ein Kreis, der offenbar durch seinen Mittelpunkt E und einen der beiden Punkte C_0, C_1 bereits eindeutig bestimmt ist.* Man bemerke hierbei, dass ja die „Kreise" um E im gewöhnlichen Sinne zu E als Fixpunkt gehörende Bahncurven vorstellen. Der Verlauf der letzteren ist des näheren in den Figuren pg. 34 u. f. geschildert; es war dabei eine dreifache Fallunterscheidung zu treffen, je nachdem das Centrum E des Kreises ausserhalb, innerhalb oder auf der Ellipse gelegen ist. Im ersten Falle ist, wie wir besonders hervorheben, die einzelne Bahncurve als solche durch die beiden auf der Ellipse gelegenen Fixpunkte der zu E gehörigen Substitutionen als begrenzt anzusehen (cf. Figur 3 pg. 34). Nun sind die Kreise um E doch diejenigen Kegelschnitte, welche die absolute Ellipse in den beiden (reellen oder imaginären) Schnittpunkten mit der Polare von E berühren. Daher wird der einzelne Kreis, d. i. der einzelne solche Kegelschnitt, im Falle eines ausserhalb der Ellipse gelegenen Centrums E jedesmal aus *zwei* zu E gehörenden Bahncurven zusammengesetzt sein, in den beiden anderen Fällen aber je nur aus *einer* Bahncurve bestehen. Diese Bemerkungen, welche natürlich nur für die *reellen* Verhältnisse in der projectiven Ebene gelten, wird man sich an den genannten Figuren pg. 34 leicht klar machen.

Bei dieser Sachlage können wir die oben formulierte Behauptung genauer in folgender Weise aussprechen: *Die Centren C_0 und C_1 der benachbarten cyclischen Normalbereiche liegen auf einer und derselben zum Randpunkte E im fraglichen Sinne gehörenden Bahncurve.* In der That ist ja die geradlinige Grenze der beiden fraglichen Bereiche eine Niveaugerade für E (vergl. die Figuren pg. 34). Durch Spiegelung an dieser Geraden geht aber einmal jede einzelne Bahncurve in sich über, sodann werden durch jene Spiegelung die Punkte C_0 und C_1 mit einander permutiert. Damit ist unsere Behauptung evident.

Wir kehren nunmehr zum Netz der Normalpolygone P_0, P_1, ... unserer hyperbolischen Rotationsgruppe zurück. Mit Hilfe des am Schlusse des vorigen Paragraphen aufgestellten Princips ergiebt sich aus den vorstehenden Bemerkungen unmittelbar: Ist E irgend ein Punkt auf der geradlinigen Grenze von P_0 und P_1, so liegen die beiden Centren C_0 und C_1 auf einer und derselben zu E gehörenden Bahncurve. Da hierbei E offenbar auch eine zufällige Ecke bedeuten darf*),

---

*) Für den einzelnen an dieser Ecke E beteiligten cyclischen Normalbereich wird nämlich E ein gewöhnlicher Randpunkt.

so gilt weiter der Satz: *Stossen in einer zufälligen Ecke E des Polygon-netzes die n Normalpolygone P_0, P_1, ..., P_{n-1} zusammen, so liegen die n zugehörigen Centren C_0, C_1, ..., C_{n-1} auf einer und derselben zu E gehörenden Bahncurve*).* Für den Fall, dass die Ellipse die Grenze des Polygonnetzes ausmacht, wäre dieser Satz aus der Natur der Normal-polygone unmittelbar ersichtlich gewesen; die vorstehende ausführlichere Darlegung war mit Rücksicht auf die präcise Erledigung der auf der Ellipse eigentlich discontinuierlichen Gruppen erforderlich. —

Wir können nun das eben gewonnene Resultat in einer geome-trisch noch mehr ausgeprägten Gestalt ausdrücken, welche für den Ansatz der Rechnung bequemer sein wird. Wie bereits oben (pg. 24) tragen wir *die Irrationalität* $s_4 = \sqrt{s_1 s_3 - s_2^2}$ *als vierte Coordinate* auf, indem wir das in der projectiven Ebene zu Grunde liegende Coordinaten-system der s_1, s_2, s_3 durch Zusatz von s_4 zu einem homogenen Coordi-natensystem im Raume ausgestalten. Die Endpunkte der aufgetragenen Coordinaten, welche nur für das Ellipseninnere reell ausfallen, bilden die durch:

$$(1) \qquad\qquad s_1 s_3 - s_2^2 - s_4^2 = 0$$

gegebene Oberfläche, die wir bei zweckmässiger Auswahl der Maass-verhältnisse als *Ellipsoid* (ζ-Kugel) deuten können; dasselbe schneidet die ursprüngliche projective Ebene in der Ellipse $s_1 s_3 - s_2^2 = 0$. Hier-neben construieren wir, indem wir ausserhalb der Ellipse die Ordinaten $\sqrt{s_2^2 - s_1 s_3}$ auftragen, auch noch die durch:

$$(2) \qquad\qquad s_1 s_3 - s_2^2 + s_4^2 = 0$$

gegebene Oberfläche, welche ein *einschaliges Hyperboloid* vorstellt; auch das letztere schneidet die projective Ebene $s_4 = 0$ in der fundamentalen Ellipse $s_1 s_3 - s_2^2 = 0$, und man wird sich ohne Mühe ein Bild von dem Verlauf der beiden fraglichen Flächen gestalten.

Demnächst wollen wir von dem der ursprünglichen projectiven Ebene $s_4 = 0$ gegenüberliegenden Eckpunkte des Coordinatentetraeders aus das Netz der Polygone auf die Oberflächen (1) und (2) pro-jicieren. Der in das Ellipseninnere entfallende Teil des Netzes kommt auf das Ellipsoid zu liegen, die etwa über die Ellipse hinausreichenden Ecken auf das Hyperboloid (2). Indem wir die ursprüngliche pro-jective Ebene horizontal gelegt denken, können wir von einem oberen und einem unteren Halbellipsoid sprechen. Beim Hyperboloid würde

---

*) Man wolle übrigens hier und weiterhin wohl beachten, dass es sich im Texte keineswegs um die Bahncurve einer Substitution der vorliegenden Gruppe Γ handelt.

zwar die gleiche Sprechweise dem projectiven Charakter der Verhältnisse nicht entsprechen; man wolle sich nur veranschaulichen, in
welcher Weise bei den Collineationen des Hyperboloids in sich die
einzelnen Teile dieser Oberfläche durch das Unendliche in einander
übergehen. Indessen können wir von einem oberhalb bez. unterhalb
der projectiven Ebene verlaufenden Teile des Hyperboloids sprechen,
sofern wir uns nur in Bereichen des projectiven Raumes bewegen,
die (im gewöhnlichen Sinne) im Endlichen gelegen sind.

Im Anschluss hieran treffen wir des genaueren die Festsetzung,
dass der im Ellipseninnern verlaufende Teil des Polygonnetzes auf das
obere Halbellipsoid projiciert werden soll. Auch etwaige hyperbolische
Ecken sollen über die Ellipse hinaus auf den *oberen* Teil des Hyperboloids gelagert werden. Eine Ecke, welche in der ursprünglichen
projectiven Ebene das (im gewöhnlichen Sinne) Unendliche durchzieht,
greift dann freilich auf den unteren Teil des Hyperboloids hinüber.
Aus der Gestalt des Polygonnetzes geht hervor, dass dieses Vorkommnis höchstens *einmal* eintreten kann; durch zweckmässige Auswahl der unendlich fernen Geraden in der Ebene $s_4 = 0$ lässt es
sich überhaupt vermeiden.

Wir wollen nunmehr die Operationen V der vorliegenden Gruppe Γ
explicite in die Betrachtung einführen; dieselben sind von der ersten
Art, und wir werden sie mit *reellen* Coefficienten α, β, γ, δ und *unimodular* anschreiben. Der einzelnen Substitution entspricht die Colli-
neation:

$$(3) \quad \begin{cases} s_1' = \alpha^2 s_1 + 2\alpha\beta s_2 + \beta^2 s_3, \\ s_2' = \alpha\gamma s_1 + (\alpha\delta + \beta\gamma) s_2 + \beta\delta s_3, \\ s_3' = \gamma^2 s_1 + 2\gamma\delta s_2 + \delta^2 s_3 \end{cases}$$

der projectiven Ebene (pg. 14), und wir stellen auf Grund von $\alpha\delta - \beta\gamma = 1$
sogleich die Identität fest:

$$(4) \quad s_1' s_3' - s_2'^2 = s_1 s_3 - s_2^2.$$

Die Collineation (3) lässt sich natürlich auf unendlich viele Weisen
zu einer Collineation des projectiven Raumes ausgestalten; *wir setzen
fest, dass diese Ausgestaltung durch Zusatz von:*

$$(5) \quad z_4' = z_4$$

zu (3) *vollzogen werden soll.* Hierdurch wird erreicht, dass unsere
Collineation auch im Raume den Charakter einer Operation *erster* Art
bewahrt, worüber man die Entwicklungen der Einleitung pg. 46 ff.
vergleiche. Zugleich bilden die Substitutionen (3) und (5) zusammengenommen eine Gruppe von Raumcollineationen. *Bei denselben gehen*

nicht nur die beiden Flächen (1) *und* (2) *vermöge* (4) *in sich über, sondern dasselbe gilt infolge der von uns gewählten Projectionsweise auch von dem auf die Flächen übertragenen Polygonnetze.*

Einen ganz besonders einfachen Charakter gewinnen die zu einem einzelnen Punkte E im oben besprochenen Sinne gehörenden Bahncurven auf den Oberflächen (1) und (2). Mit Hilfe der Figuren pg. 34 sowie der vorstehenden Entwicklungen wird man unmittelbar erkennen: *Die fraglichen zu einem Punkte E gehörenden Bahncurven stellen die Schnitte der Oberflächen* (1) *und* (2) *mit demjenigen Ebenenbüschel dar, dessen Axe die Polare des Punktes E bezüglich der fundamentalen Ellipse ist*[*]). Ist diese Polare durch die Gleichung $a_1 z_1 + a_2 z_2 + a_3 z_3 = 0$ gegeben, so handelt es sich hierbei um das Büschel der Ebenen:

$$(6) \qquad a_1 z_1 + a_2 z_2 + a_3 z_3 + a_4 z_4 = 0$$

mit veränderlichem Coefficienten a_4. Dabei liefert die einzelne Ebene (6) auf dem Ellipsoid und Hyperboloid, sofern sie überhaupt schneidet, immer je zwei oder eine Bahncurve, je nachdem E ausserhalb der Ellipse liegt oder nicht. Der einzelne die fundamentale Ellipse in ihren Schnittpunkten mit der eben genannten Polare von E berührende Kegelschnitt:

$$(7) \qquad (a_1 z_1 + a_2 z_2 + a_3 z_3)^2 - \varkappa (z_1 z_3 - z_2^2) = 0$$

liefert demgegenüber zufolge der bezüglichen obigen Bemerkungen auf dem Ellipsoid oder Hyperboloid offenbar jedesmal vier bez. zwei Bahncurven, je nachdem E ausserhalb der Ellipse liegt oder nicht.

Diese Angaben sind auch durch Rechnung leicht zu verfolgen: Liegt der Kegelschnitt (7) z. B. im Innern der Ellipse, so ist $\varkappa > 0$, und wir trugen $\pm \sqrt{z_1 z_3 - z_2^2}$ als Ordinate z_4 auf. Der Kegelschnitt (7) spaltet sich dabei unmittelbar in die beiden Curven, welche durch die Ebenen:

$$(8) \qquad a_1 z_1 + a_2 z_2 + a_3 z_3 \pm \sqrt{\varkappa}\, z_4 = 0$$

auf dem Ellipsoid ausgeschnitten werden; Gleichung (8) subsumiert sich aber unter (6). —

Jetzt gehen wir endlich auf die n Centren $C_0, C_1, \ldots, C_{n-1}$ der Polygone $P_0, P_1, \ldots, P_{n-1}$ mit gemeinsamer zufälliger Ecke E zurück. Die C lagen in der Ebene $z_4 = 0$ auf einer zu E gehörenden Bahncurve, und es gilt nunmehr einzusehen, *dass auch nach der Projection*

---

[*]) Man erinnere sich auch an den in der Einleitung (pg. 50) dargelegten Charakter unserer nicht-loxodromischen Raumcollineationen. Die Verbindungslinie von E mit der $z_4 = 0$ gegenüberliegenden Ecke des Coordinatentetraeders ist bezüglich der Fläche (1) oder (2) die harmonische Polare zu der Polare von E bezüglich der fundamentalen Ellipse. Jene Verbindungslinie bleibt bei der Collineation Punkt für Punkt fest u. s. w.

auf das Ellipsoid bez. Hyperboloid die Punkte C_0, C_1, ..., C_{n-1} *auf
einer und derselben zu E gehörenden Bahncurve liegen.* Man wolle sich
die hierbei in Betracht kommenden Verhältnisse in den verschiedenen
Fällen mit Hilfe der bezüglichen Figuren pg. 34 u. f. klar machen.

Liegen erstlich die Punkte C_0, ..., C_{n-1} im Innern der Ellipse, so
ist unsere Behauptung aus der vorgeschriebenen Projectionsweise des
Polygonnetzes auf das obere Halbellipsoid unmittelbar ersichtlich.

Etwas umständlicher ist der Fall, dass die Punkte C_0, ..., C_{n-1}
dem Ellipsenäusseren angehören. Zur Erleichterung der Ausdrucksweise
machen wir von der nach einer Bemerkung pg. 248 erlaubten Annahme
Gebrauch, dass keine hyperbolische Ecke auf den unteren Teil des
Hyperboloids hinübergreife. Insbesondere liegen dann die Punkte
C_0, C_1, ..., C_{n-1} sämtlich im oberen Teile des Hyperboloids. Wir
projicieren demnächst die in der Ebene $s_4 = 0$ durch die ursprünglichen Punkte C hindurchlaufende Bahncurve auf das Hyperboloid in
diejenige unter den beiden correspondierenden Bahncurven, welche
durch den neuen Punkt C_0 hindurchzieht. Diese Bahncurve kann nun
im weiteren Verlauf sehr wohl auf den unteren Teil des Hyperboloids
hinübergreifen. Es ist somit zu beweisen, dass unsere Bahncurve
überall dort, wo ihr Original in der Ebene $s_4 = 0$ durch einen der
Punkte C_1, ..., C_{n-1} zieht, dem oberen Teile des Hyperboloids angehört.

Um dies im Falle der Figur 3 pg. 34, d. h. für einen ausserhalb
der Ellipse gelegenen Punkt E zu sehen, erinnere man sich, dass E
mit keinem der Punkte C in derselben über die Ellipse hinausreichenden
Ecke des Netzes liegt. Man stelle weiter fest, wo unsere Bahncurve
auf den unteren Teil des Hyperboloids hinüberziehen kann und wird
in der Veranschaulichung dieser Verhältnisse unmittelbar den Beweis
der letzten Behauptung erblicken. Der Fall der Figur 5 pg. 35 ist
nicht wesentlich vom eben besprochenen verschieden. Liegt endlich E
im Innern der Ellipse, so ziehen wir Figur 79 pg. 242 heran und bemerken, dass die zufällige Ecke E daselbst unmöglich im Innern des
Dreiecks ABF gelegen sein kann. Umgekehrt folgt somit, dass im
Falle der Figur 4 pg. 34 keine an dem System der Centren C_0, ..., C_{n-1}
beteiligte hyperbolische Ecke die Polare von E bezüglich der fundamentalen Ellipse überschreiten kann. Macht man sich wieder deutlich,
wo unsere Bahncurve nunmehr möglicherweise auf den unteren Teil
des Hyperboloid hinüberstreift, so ist die am Ende des letzten Absatzes ausgesprochene Behauptung auch für diesen Fall ersichtlich.

Unser obiger Satz, dass C_0, C_1, ..., C_{n-1} auch nach Projection
auf die Oberfläche (1) bez. (2) auf einer und derselben Bahncurve
liegen, ist somit in allen Fällen bewiesen.

Bei dieser Sachlage können wir das gewonnene Ergebnis auch dahin formulieren, *dass die n Punkte C_0, C_1, ..., C_{n-1} der Oberfläche des Ellipsoids bez. Hyperboloids in einer und derselben Ebene gelegen sind.* Hiermit haben wir die Lage der Punkte C in der oben in Aussicht genommenen einfachsten Weise beschrieben.

§ 11. **Einführung gewisser zu den Substitutionentripeln V, V', V'' der zufälligen Ecken gehörenden Curven dritter Ordnung.**

Die bisherigen Vorbereitungen setzen uns in den Stand, die Auflösung unseres eigentlichen Problems, *über das Vorkommen von Cyclen zufälliger Ecken mit mehr als drei Gliedern zu entscheiden,* unmittelbar anzubahnen. Liegt ein solcher Cyclus mit der Ecke E vor, so besitzt derselbe entweder vier oder mehr Glieder. Jedenfalls können wir vier um E herumliegende Polygone P, P', P'', P''' der Centren C, C', C'', C''' aufgreifen, wobei P' und P'' die zu P unmittelbar benachbarten Polygone seien; die Polygone P und P''' haben dann *nur* die Ecke E gemein, ein Umstand, der weiterhin zur Geltung kommt. Die Substitutionen unserer Gruppe Γ, welche P in P', P'' und P''' transformieren, nennen wir bez. V, V', V'', Benennungen, die wir gleich auch für die zugehörigen Raumcollineationen gebrauchen.

Mögen nun die vier Centren C, auf das Ellipsoid bez. Hyperboloid in vorgeschriebener Weise projiciert, vier Punkte der Coordinaten s_i bez. s_i', s_i'', s_i''' liefern; dann haben wir zum Ausdruck zu bringen, dass diese vier Punkte in *einer* Ebene liegen. Dabei kommt die Gestalt (3) und (5) unserer Raumcollineationen zur Geltung, welche insbesondere zeigt, dass $s_4 = s_4' = s_4'' = s_4'''$ ist. Die Bedingung, dass die fraglichen vier Punkte einer Ebene angehören, kleidet sich sonach in die Gestalt:

$$(1) \qquad s_4 \cdot \begin{vmatrix} 1, & s_1, & s_2, & s_3 \\ 1, & s_1', & s_2', & s_3' \\ 1, & s_1'', & s_2'', & s_3'' \\ 1, & s_1''', & s_2''', & s_3''' \end{vmatrix} = 0.$$

Die Bedeutung des ersten links auftretenden Factors ist unmittelbar deutlich: *ist $s_4 = 0$, so liegen C und damit C', C'', C''' auf der Ellipse,* und solche vier Punkte genügen selbstverständlich der Bedingung, auf *einer* zu E gehörenden Bahncurve zu liegen.

Zur Discussion des zweiten Factors auf der linken Seite von (1) verlegen wir die Betrachtung sogleich wieder in die projective Ebene, in welcher s_1, s_2, s_3 die Coordinaten von C sind, s_1', s_2', s_3' diejenigen von C' u. s. w. Dabei sind die s_1', s_2', s_3' lineare Functionen der

s_1, s_2, s_3 vom Typus (3) pg. 248, und dasselbe gilt von s_1'', s_2'', s_3'' und s_1''', s_2''', s_3'''; denn in der Gestalt (3) pg. 248 stellen sich unsere drei Substitutionen V, V', V'' dar. Tragen wir diese linearen Functionen der s_i für s_i', s_i'' s_i''' in

$$(2) \qquad \begin{vmatrix} 1, & s_1, & s_2, & s_3 \\ 1, & s_1', & s_2', & s_3' \\ 1, & s_1'', & z_2'', & z_3'' \\ 1, & z_1''', & z_2''', & s_3''' \end{vmatrix} = 0$$

ein, so wird die linke Seite dieser Gleichung eine *homogene ganze Function dritten Grades* in z_1, s_2, s_3, von der wir sogleich den Nachweis führen wollen, *dass sie bei der für uns vorliegenden Bedeutung von V, V', V'' nicht identisch verschwindet.* Dann aber stellt die Gleichung (2) in s_1, s_3, s_3 eine Curve dritter Ordnung dar, welche offenbar mit V, V', V'' fest gegeben ist, und welche wir in diesem Sinne als *die zum Tripel V, V', V'' gehörende Curve dritter Ordnung* bezeichnen können.

Indem wir beide Factoren von (1) zusammenfassen, ergiebt sich auf unsere Frage, die Cyclen mit mehr als drei zufälligen Ecken betreffend: *Giebt es im Polygonnetze der Gruppe Γ eine zufällige Ecke mit wenigstens vier Polygonen P, P', P'', P''', deren drei letzte aus dem ersten durch V, V', V'' hervorgehen, so liegt das Centrum C von P entweder auf der Ellipse oder auf der Curve dritter Ordnung des Tripels V, V' V''.* Dieses Ergebnis wird für die Fortentwicklung der Theorie der Normalpolygone unserer Gruppen Γ fundamental [*]. —

Dem Beweise, dass die Gleichung (2) in z_1, s_2, s_3 nicht identisch verschwinden kann, senden wir ein paar vorbereitende Betrachtungen voraus.

Erstlich untersuchen wir, ob V'' elliptisch sein kann. Nehmen wir dies an, so kann P jedenfalls nicht an den Fixpunkt von V'' heranreichen; würde dies nämlich der Fall sein, so würde der fragliche Fixpunkt auch auf dem Rande von P''' gelegen sein, dem Umstande entgegen, dass P und P''' *nur* die zufällige Ecke E gemein haben. Nun sei E als Ecke von P''' mit der Ecke E_{-1} von P homolog, und weiter sei zur Ecke E von P die Ecke E_1 von P''' homolog. Die Diagonale (oder Seite) $\overline{E_{-1}E}$ von P geht durch V'' in die dem Polygon P''' angehörende Gerade $\overline{EE_1}$ über. Letztere wird durch noch-

---

[*] Bei den parabolischen Rotationsgruppen geht diesem Theorem kein entsprechender Satz parallel. Ist der Normalbereich einer einzelnen solchen Gruppe ein Rechteck, so liegt für *jede* Auswahl von C ein viergliedriger Cyclus zufälliger Ecken vor. Es ist dies der „elementare Ausnahmefall", von dem pg. 111 die Rede war.

malige Anwendung von V'' in eine durch $\overline{E_1 E_2}$ zu bezeichnende Gerade des Polygons $V''(P''')$ übergehen, auf welche letztere man aufs neue V'' anwende u. s. w. Ist l die Periode von V'', so entspringt auf diese Weise ein gänzlich im Polygonnetze gelegenes, aus l Geraden bestehendes geschlossenes reguläres Vieleck, welches kurz L heisse.

Da mit P auch die $(l-1)$ übrigen an L beteiligten Polygone nicht an den Fixpunkt von V'' heranreichen, während doch andrerseits dieser Fixpunkt als Centrum des Vielecks L in dessen Innern liegt, so wird die Geradenkette L notwendig noch weitere Polygone unserer Gruppe umschliessen. In einem dieser Polygone ziehen wir die mit $\overline{EE_1}$ äquivalente Gerade und machen sie zum Ausgangspunkt für die Construction einer neuen mit L äquivalenten Geradenkette L'. *Letztere liegt notwendig gänzlich innerhalb* L. Ein Glied von L' kann nämlich erstlich ein solches von L niemals im Innern eines Polygones schneiden, da jene Glieder äquivalente Gerade ihrer zugehörigen Polygone sind, von denen im einzelnen Polygone somit stets nur eine liegt. Aber auch in keiner der Ecken E, E_1, E_2, ... kann L' über L hinausziehen; denn z. B. in den neben P und P'' noch an E heranreichenden Polygonen unseres Netzes laufen die mit $\overline{EE_1}$ äquivalenten Geraden gar nicht von E aus.

Die Geradenkette L' wird, da sie mit L äquivalent ist, ihrerseits wieder Polygone des Netzes umschliessen, die an ihr nicht beteiligt sind. Wir können somit zur Construction einer neuen gänzlich innerhalb L' gelegenen Geradenkette L'' vorgehen und in derselben Weise ohne Ende fortfahren. Hieraus aber würde sich mit Notwendigkeit ergeben, dass im Innern von L und also im Innern unseres Polygonnetzes Grenzpunkte desselben gelegen sind. Das widerspricht der Structur unseres Polygonnetzes, und also ist die Annahme, V'' sei elliptisch, nicht haltbar: *Die Substitution V'' ist notwendig nicht-elliptisch.*

Fürs zweite bemerke man, *dass keine zwei unter den Substitutionen V, V', V'' einer und derselben cyclischen Gruppe angehören können.* Wären nämlich V und V', welche P in die benachbarten Polygone P' bez. P'' transformieren, Substitutionen der gleichen cyclischen Gruppe, so wären die von E ausziehenden Seiten von P zugehörige Niveaugerade, und ihr Schnittpunkt E wäre der zugehörige Fixpunkt, entgegen dem Charakter von E. Sollten aber etwa V und V'' in der gleichen cyclischen Gruppe enthalten sein, so wäre, da V eine zu P gehörende Erzeugende ist und das Polygon $V^{-1}(P)$ mit P eine Seite gemein hat, V'' eine von V und V^{-1} verschiedene Potenz von V. Die zu C und $C''' = V''(C)$ gehörenden cyclischen Normalbereiche der aus V entspringenden Gruppe haben somit nur den Fixpunkt von V gemein, und also können nach dem Princip von pg. 245 die Polygone P und P''' nicht den zufälligen Eckpunkt E gemein haben.

Wir behaupten endlich drittens: *Unter den Substitutionen V, V', V'' können keine zwei einen auf der Ellipse gelegenen Fixpunkt gemein haben.* Hätten nämlich etwa V und V' auf der Ellipse einen Fixpunkt gemein, so wären entweder beide Substitutionen hyperbolisch oder eine unter ihnen wäre hyperbolisch, die andere parabolisch. Im ersteren Falle wäre $VV' V^{-1} V'^{-1}$ parabolisch mit dem gleichen Fixpunkt, wie man leicht ausrechnet. Nach der bereits pg. 115 ausgeführten Rechnung enthielte somit unsere Gruppe in beiden Fällen infinitesimale Substitutionen.

Nach diesen Vorbereitungen gehen wir zu unserer eigentlichen Aufgabe, zu zeigen, dass die nach z_1, z_2, z_3 entwickelte Gleichung (2) nicht identisch verschwindet. Wir berechnen etwa den Coefficienten von z_2^3, indem wir $z_1 = z_3 = 0$, $z_2 = 1$ eintragen, und finden für denselben mit Rücksicht auf $\alpha\delta - \beta\gamma = 1$ u. s. w.:

$$(3) \quad \begin{vmatrix} 1, & 0, & 1, & 0 \\ 1, & 2\alpha\beta, & \alpha\delta + \beta\gamma, & 2\gamma\delta \\ 1, & 2\alpha'\beta', & \alpha'\delta' + \beta'\gamma', & 2\gamma'\delta' \\ 1, & 2\alpha''\beta'', & \alpha''\delta'' + \beta''\gamma'', & 2\gamma''\delta'' \end{vmatrix} = -8 \begin{vmatrix} \alpha\beta, & \beta\gamma, & \gamma\delta \\ \alpha'\beta', & \beta'\gamma', & \gamma'\delta' \\ \alpha''\beta'', & \beta''\gamma'', & \gamma''\delta'' \end{vmatrix}.$$

Das Coordinatensystem der z_i denken wir so gewählt, dass $\zeta = \infty$ Fixpunkt der nicht-elliptischen Substitution V'' wird, und dass $\zeta = 0$ weder für V'' noch für $V^{-1}V'$ Fixpunkt wird; dem ist ohne Schwierigkeit zu genügen. Folgen dieser Bestimmungen sind:

$$(4) \quad \alpha'' \gtrless 0, \quad \beta'' \gtrless 0, \quad \gamma'' = 0, \quad \delta\beta' - \delta'\beta \gtrless 0, \quad \gamma \gtrless 0, \quad \gamma' \gtrless 0;$$

es ist nämlich $(\delta\beta' - \delta'\beta)$ der zweite Coefficient von $V^{-1}V'$, und die beiden letzten Ungleichungen (4) gelten, weil $\zeta = \infty$ nicht auch noch Fixpunkt von V oder V' sein kann. Der in (3) entwickelte Coefficient von z_2^3 nimmt nun auf Grund der Bedingung $\gamma'' = 0$ die Gestalt an:

$$8\alpha''\beta''\gamma\gamma' (\beta\delta' - \beta'\delta)$$

und erweist sich damit zufolge (4) als nicht-verschwindend. Es ist damit in der That der Beweis geführt, dass die nach z_1, z_2, z_3 entwickelte Determinante (2) für die bei uns in Betracht kommenden Substitutionentripel nicht identisch verschwindet, und zugleich ist unser obiges Theorem über das Auftreten der Cyclen mit mehr als drei zufälligen Ecken vollständig bewiesen.

§ 12. Weitere Bemerkungen über die Curven dritter Ordnung der Tripel V, V', V''.

Ein paar zusätzliche Bemerkungen zu den gewonnenen Ergebnissen leiten wir durch folgenden Satz ein: *Die zum Tripel V, V', V'' gehörende Curve dritter Ordnung geht durch die sechs Fixpunkte der Substitutionen V, V', V'', VV'^{-1}, $V'V''^{-1}$, $V''V^{-1}$ hindurch**). In der That werden im einzelnen dieser Punkte jedesmal zwei Horizontalreihen der Determinante (2) pg. 252 einander gleich.

Zum Teil geht dies auch aus einer anderen Gleichungsform der Curve dritter Ordnung hervor, die wir aus (2) pg. 252 dadurch ableiten, dass wir die Elemente der ersten Horizontalreihe nach einander von den Elementen der drei übrigen Reihen abziehen. Wir benutzen hierbei die Abkürzungen:

$$(1) \quad \begin{cases} a_s = (\alpha^2 - 1)z_1 + 2\alpha\beta z_2 + \beta^2 z_3, \\ b_s = \alpha\gamma z_1 + 2\beta\gamma z_2 + \beta\delta z_3, \\ c_s = \gamma^2 z_1 + 2\gamma\delta z_2 + (\delta^2 - 1)z_3 \end{cases}$$

und definieren $a'_s, \ldots, a''_s, \ldots$ gerade so für V' und V''. *Die Curve dritter Ordnung des Tripels V, V', V'' erscheint nun durch:*

$$(2) \quad \begin{vmatrix} a_s, & b_s, & c_s \\ a'_s, & b'_s, & c'_s \\ a''_s, & b''_s, & c''_s \end{vmatrix} = 0$$

dargestellt. Hier liefern dann die Elemente der einzelnen Horizontalreihe, für sich gleich null gesetzt, drei Gerade durch einen Punkt; und zwar gehören den drei Horizontalreihen in dieser Weise als Schnittpunkte der bezüglichen Geraden die etwa kurz durch F, F' und F'' zu bezeichnenden Fixpunkte von V, V', V'' zu.

Die Gleichung (2) kann als das Eliminationsresultat der Parameter λ, μ, ν aus den drei Gleichungen:

$$\lambda a_s + \mu b_s + \nu c_s = 0,$$
$$\lambda a'_s + \mu b'_s + \nu c'_s = 0,$$
$$\lambda a''_s + \mu b''_s + \nu c''_s = 0$$

angesehen werden. Durch dieses Formelsystem ist eine projective Erzeugung unserer Curve dritter Ordnung begründet, welche in der syn-

---

*) Handelt es sich um eine hyperbolische Substitution, so ist hier und bei den nächst folgenden Untersuchungen, sofern nichts weiter bemerkt ist, unter Fixpunkt schlechthin der ausserhalb der Ellipse gelegene verstanden.

thetischen Geometrie sehr bekannt ist. In demselben Sinne kann man die Gleichung (2) der Curve dritten Grades auch als Eliminationsresultat der drei Parameter λ, λ', λ'' aus den drei folgenden Gleichungen:

$$\lambda a_s + \lambda' a_s' + \lambda'' a_s'' = 0,$$
$$\lambda b_s + \lambda' b_s' + \lambda'' b_s'' = 0,$$
$$\lambda c_s + \lambda' c_s' + \lambda'' c_s'' = 0$$

ansehen. Im ersten Falle liegt allerdings die Besonderheit vor, dass $a_s = 0$, $b_s = 0$, $c_s = 0$ drei Gerade durch einen Punkt, nämlich den Fixpunkt von V sind, und dass die zweite und dritte Gleichung in derselben Beziehung zu V' und V'' stehen.

Der Umstand, dass unsere Curve von drei Substitutionen V, V', V'' und damit von drei besonderen Collineationen (die nämlich die absolute Ellipse in sich überführen) geliefert wurde, bedingt übrigens keine Besonderheit dieser Curve. Nur die projective Erzeugung, von der wir eben sprachen, ist eine besondere *). *Dagegen enthält die Gleichung der Curve dritter Ordnung genau soviel willkürliche Constante (nämlich neun), wie die allgemeine Gleichung dritten Grades.* Wir wollen hieraus auch noch beiläufig den Schluss ziehen, dass die Curve dritter Ordnung (2) im allgemeinen nicht zerfällt; für specielle Tripel darf dies natürlich sehr wohl der Fall sein.

Ordnen wir die Gleichung (2) nach Potenzen von s_1, s_2, s_3 an, so gewinnt sie die Gestalt:

(3) $f(s_1, s_2, s_3 \mid \alpha, \beta, \ldots, \gamma'', \delta'') = 0$,

in welcher die Coefficienten der links stehenden homogenen Function dritten Grades der s_i rationale ganze Functionen zweiten Grades sowohl von α, β, γ, δ wie α', $\ldots$, wie endlich α'', $\ldots$ sind. Für gelegentliche Anwendungen weisen wir noch auf den *covarianten Charakter* der Gleichung (3) und damit der Curve dritter Ordnung hin. Transformieren wir nämlich V, V', V'' gleichzeitig durch eine beliebige ζ-Substitution mit reellen Coefficienten, so kommt dies darauf hinaus, dass wir die projective Ebene einer entsprechenden Collineation unterwerfen, die die fundamentale Ellipse in sich überführt. Hierbei gehen (im Sinne der projectiven Maassbestimmung gesprochen) „Kreise" wieder in „Kreise" über, und daraus ergiebt sich mit Rücksicht auf die Bedeutung der Curve dritter Ordnung (3) leicht: *Bei der Transformation geht die durch (3) dargestellte Curve direct in die Curve dritter Ordnung des Tripels der transformierten Substitutionen über.*

---

*) Hiervon kann man sich übrigens leicht durch formale Umgestaltung der Gleichung (2) vermöge geeigneter Combinationen der Horizontal- bez. Verticalreihen frei machen.

Ist C ein beliebiger Punkt unserer Curve dritter Ordnung, so liegen die Punkte C, $V(C)$, $V'(C)$, $V''(C)$ auf einem Kreise oder genauer auf einer und derselben Bahncurve. Dasselbe gilt demnach auch von den vier Punkten C, $V^{-1}(C)$, $V^{-1}V'(C)$, $V^{-1}V''(C)$. Wir bemerken auf diese Weise, *dass die einzelne Curve dritter Ordnung immer zugleich zu den vier Substitutionentripeln gehört:*

$$(4) \qquad \begin{cases} V, & V', & V'', \\ V^{-1}, & V^{-1}V', & V^{-1}V'', \\ V'^{-1}V, & V'^{-1}, & V'^{-1}V'', \\ V''^{-1}V, & V''^{-1}V', & V''^{-1}. \end{cases}$$

Auf der anderen Seite ist klar, *dass die vier Punkte C, C', C'', C''' zugleich vier auf einander collinear bezogene Curven dritter Ordnung beschreiben, falls C die Curve* (3) *beschreibt;* es sind dies offenbar die zu den vier Tripeln:

$$(5) \qquad \begin{cases} V, & V', & V'', \\ V^{-1}, & V'V^{-1}, & V''V^{-1}, \\ VV'^{-1}, & V'^{-1}, & V''V'^{-1}, \\ VV''^{-1}, & V'V''^{-1}, & V''^{-1} \end{cases}$$

gehörenden Curven.

Wir gehen endlich nochmals auf die zufällige Polygonecke E selber zurück, welche den Mittelpunkt des durch C, C', C'', C''' zu legenden Kreises darstellt. Während diese Punkte ihre vier Curven dritter Ordnung beschreiben, wird E eine fünfte auf jene zwar nicht collinear aber doch eindeutig bezogene Curve dritter Ordnung beschreiben. E liegt nämlich mit den weiteren zum gleichen Cyclus gehörenden Ecken E', E'', E''' des Ausgangspolygons auf gleichem Kreise um C, wobei E', E'', E''' aus E durch V^{-1}, V'^{-1}, V''^{-1} hervorgehen.

Dies bestätigt sich auch leicht durch Rechnung. Sind y_1, y_2, y_3 die Coordinaten des Kreismittelpunktes E, so berechnet man:

$$(6) \qquad y_1 = 2 \begin{vmatrix} a_2', & b_2' \\ a_2'', & b_2'' \end{vmatrix}, \quad y_2 = \begin{vmatrix} a_2', & c_2' \\ a_2'', & c_2'' \end{vmatrix}, \quad y_3 = 2 \begin{vmatrix} b_2', & c_2' \\ b_2'', & c_2'' \end{vmatrix},$$

wobei wir die zu den Elementen der ersten Horizontalreihe in (2) pg. 255 gehörenden Unterdeterminanten bevorzugten. Gerade so gut könnten wir die zweite oder dritte Reihe benutzen, und also haben wir simultan die drei Gleichungen:

$$(7) \qquad \begin{cases} a_2 y_3 - 2b_2 y_2 + c_2 y_1 = 0, \\ a_2' y_3 - 2b_2' y_2 + c_2' y_1 = 0, \\ a_2'' y_3 - 2b_2'' y_2 + c_2'' y_1 = 0. \end{cases}$$

Diese drei bilinearen Gleichungen stellen die Beziehung der Curve des

Punktes C auf diejenige des Punktes E, sowie implicite diese beiden Curven selbst dar. Ordnen wir nach s_1, s_2, s_3 an und eliminieren diese Grössen, so entspringt eine der Determinante (2) genau analog gebildete Gleichung für y_1, y_2, y_3 und das Tripel V^{-1}, V'^{-1}, V''^{-1}.

Die Curven der Punkte C, C', C'', C''' stehen natürlich der Curve des Punktes E gegenüber durchaus coordiniert. Wählen wir nach einander jene vier Curven zum Ausgangspunkt für den Übergang zur Curve des Punktes E, so gewinnen wir die letztere als zu gewissen vier unterschiedenen Substitutionentripeln gehörig, welche ein System von der Art des Systems (4) abgeben. —

§ 13. Die zu den festen Polygonecken gehörenden Bereiche Q.
Der Reciprocitätssatz der Normalpolygone.

Sind bisher die zufälligen Ecken der Normalpolygone P_0, P_1, ... unserer Gruppe Γ Hauptgegenstand der Untersuchung gewesen, so wollen wir nunmehr *die festen Ecken der Polygone*, welche Fixpunkte von Substitutionen der Gruppe sind, in die Discussion hereinziehen; wir gelangen dabei zu neuen und wichtigen Resultaten.

Zufolge der ursprünglichen Vorschrift (pg. 107) sollte das Polygoncentrum C_0 *nicht* mit einem Fixpunkt zusammenfallen. Sehen wir jetzt zu, welche Ergebnisse entspringen, falls wir von dieser Beschränkung Abstand nehmen.

Es sei erstlich e_0 der Fixpunkt einer cyclischen Untergruppe der Ordnung l aus *elliptischen* Substitutionen. Nehmen wir C_0 nahe bei e_0 an, so wird eine zugehörige Normalteilung entspringen, in welcher der Punkt e_0 von l Polygonen P_0, P_1, ..., P_{l-1} umlagert ist. Die Normalteilung bleibt jedenfalls eine fest bestimmte, wenn wir C_0 auf bestimmter, etwa geradliniger Bahn nach dem Punkte e_0 hinführen. Aber hierbei werden die Kreisflächen, welche zur Bildung der Polygone P_0, P_1, ..., P_{l-1} dienen, mit einander mehr und mehr concentrisch. Man kann daraufhin sofort angeben, was aus dem Complex der l Polygone P_0, P_1, ..., P_{l-1} geworden ist, falls C_0 mit den $(l-1)$ übrigen Centren C_1, ..., C_{l-1} bei e_0 zur Coincidenz gekommen ist: *Jene l Polygone werden, zusammengefasst, offenbar einen Bereich Q_0 darstellen, zu welchem wir direct gelangen, wenn wir auf die Classe aller mit e_0 äquivalenten Punkte e_0, e_1, ... die Bildungsweise der Normalpolygone anwenden.*

Den Bereich Q_0, zu welchem wir auf diese Weise gekommen sind, wollen wir weiterhin kurz als „*den Bereich des elliptischen Fixpunktes e_0*" bezeichnen. Derselbe entspricht genau der Dirichlet'schen Definition der Normalpolygone (pg. 221), wenn wir diese unmittelbar auf e_0 als Centrum beziehen. Indessen enthalten wir uns hier der Benennung

*Normal*bereich Q_0, weil wir diese letztere Bezeichnung nach wie vor nur bei Discontinuitätsbereichen der Gruppe in Anwendung bringen wollen. Jedenfalls teilt der Bereich Q_0 insofern die Eigenschaften eines Normalpolygons, als er *geradlinig begrenzt* ist und *nur concave Winkel* besitzt. Auch wird das Gesamtnetz der zur Classe der Centren e_0, e_1, ... gehörenden Bereiche Q offenbar durch alle Substitutionen der Gruppe in sich übergeführt; dabei gehört des näheren zum einzelnen Bereiche Q_i eine cyclische Gruppe von Substitutionen desselben in sich, und es giebt das Centrum e_i von Q_i den Fixpunkt oder das Rotationscentrum dieser cyclischen Gruppe ab.

Es ist ein Leichtes, vom Netze der Bereiche Q_i wieder rückwärts zu einem Netze von Normalpolygonen der Gruppe Γ überzugehen. Man wolle innerhalb Q_0 vom Centrum e_0 aus *beliebige* l Gerade ziehen, welche die Winkel $\frac{2\pi}{l}$ mit einander bilden, und vollziehe dieselbe Construction in äquivalenter Weise in Q_1, Q_2, ... *Als Centren* C_0, C_1, ..., C_{l-1} *der in* Q_0 *entstandenen Polygone* P_0, P_1, ..., P_{l-1} *sind offenbar die bei* e_0 *coincidierenden Endpunkte der* l *winkelhalbierenden Geraden innerhalb* P_0, P_1, ..., P_{l-1} *anzusehen.* Man halte an dieser Auffassung für einige bald folgende Erörterungen fest.

Die vorstehenden Auseinandersetzungen übertragen sich ohne Schwierigkeit auf etwaige *parabolische* Spitzen e_0, sowie auf die *hyperbolischen* Ecken e_0, welche im Falle eigentlicher Discontinuität auf der Ellipse ausserhalb der letzteren auf dem Rande des Polygonnetzes auftreten. Die stetige Überführung der Centren C_0, C_1, ... in die Punkte e_0, e_1, e_2, ..., einer einzelnen solchen Classe wird man sofort verfolgen. Bei der unmittelbaren Herstellung des „*zu der einzelnen Classe* e_0, e_1, e_2, ... *gehörenden Netzes der Bereiche* Q_0, Q_1, Q_2, ...“ hat man hier natürlich nötig, auf die pg. 243 u. f. entwickelten „Vorbereitungen zum Bildungsprocess der Normalpolygone“ zurückzugreifen.

Ist nämlich erstlich e_0, e_1, ... eine Classe parabolischer Punkte, so können wir nach einem pg. 115 u. f. bewiesenen Satze im Innern der Ellipse ein System äquivalenter Bahncurven für e_0, e_1, ... hinreichend nahe an e_0, e_1, ... ziehen, die nirgends mit einander collidieren. Die von diesen Bahncurven eingegrenzten Flächen nehme man als anfängliches System von „Kreisflächen“, deren Weiterbildung nach bekannter Vorschrift zu den Bereichen Q_0, Q_1, ... unserer parabolischen Punkte e_0, e_1, ... hinführt.

Analoges gilt für eine Classe hyperbolischer Ecken e_0, e_1, ... ausserhalb der Ellipse. Für den einzelnen Punkt e_i zeichne man die beiden Ellipsentangenten, die dann hierselbst den Rand des Polygonnetzes P_0, P_1, ... ausmachen. Fügen wir den beiden Tangenten die Polare von e_i hinzu, so ist ein Dreieck eingegrenzt, welches offenbar mit keinem einzigen seiner äquivalenten Dreiecke der Punkte e_0, e_1, ... collidiert. Diese unendlich vielen Dreiecke können uns nun als anfängliche Kreisflächen gelten, deren weiteres gleichzeitiges Wachstum über die Polaren hinaus auf die zur Classe der hyperbolischen Punkte e_0, e_1, ... gehörenden Bereiche Q_0, Q_1, ... führt.

Auch der Übergang vom einzelnen Netze Q_0, Q_1, ... zu einem zugehörigen Netze von Normalpolygonen P_0, P_1, P_2, ... der Gruppe Γ gestaltet sich jetzt genau so wie im Falle elliptischer Punkte e_0, e_1, ... Q_0 geht durch die Substitutionen einer cyclischen, etwa aus V zu erzeugenden Gruppe des Fixpunktes e_0 in sich über: *Man ziehe innerhalb Q_0 von e_0 aus irgend ein System äquidistanter Geraden, in welchem die einzelne Gerade durch V in die nächstfolgende übergeht, und wiederhole dieselbe Construction in äquivalenter Weise in den übrigen Bereichen Q_1, Q_2, ...; es liegt dann direct ein Netz von Normalpolygonen P_0, P_1, P_2, ... der Gruppe vor.* Der einzelne Bereich, z. B. Q_0, zerfällt natürlich nun in unendlich viele Normalpolygone P_0, P_1, P_2, ... Als Centra C_0, C_1, C_2, ... der letzteren hat man wieder die bei e_0 coincidierenden Endpunkte der winkelhalbierenden Geraden innerhalb P_0, P_1, ... anzusehen. —

Um die wichtige Bedeutung zu erkennen, welche die Bereiche Q für die Theorie der Normalpolygone besitzen, stellen wir den folgenden, auch für sich allein genommen sehr interessanten Satz auf, welchen wir seinem Charakter nach als den „*Reciprocitätssatz der Normalpolygone*" benennen wollen: *Der Punkt C_0 gehört dem zum Punkte C_0' gehörenden Normalpolygone P_0' von Γ stets und nur dann an, wenn umgekehrt C_0' dem Polygon P_0 des Centrums C_0 angehört.* Wir brauchen hierbei die Ausdrucksweise, ein Punkt gehöre einem Polygon an, falls er entweder im Innern oder auf dem Rande des Polygons liegt. Doch muss dabei der Punkt, falls er in einer festen Polygonecke gelegen ist, als Endpunkt einer dem Polygon angehörenden Geraden gelten; denn nur so können wir von einem bestimmten, zum fraglichen Punkte gehörenden Normalpolygon sprechen.

Für diejenigen Gruppen, bei denen die Dirichlet'sche Definition des Normalpolygons uneingeschränkt gilt, ist der Reciprocitätssatz direct in dieser Definition enthalten. Ist nämlich die durch $[C_0', C_0]$ zu bezeichnende Entfernung der Punkte C_0' und C_0 nicht grösser als irgend eine der Entfernungen $[C_0', V_i(C_0)]$, so ist auch $[C_0, C_0']$ nicht grösser als irgend eine Entfernung $[C_0, V_i^{-1}(C_0')]$; denn es ist offenbar $[C_0', V_i(C_0)] = [C_0, V_i^{-1}(C_0')]$.

Für jede beliebige Gruppe Γ ist folgendes Schlussverfahren gültig. Wir beweisen den Reciprocitätssatz zunächst im Falle einer cyclischen

Gruppe; hier aber ist er eine unmittelbare Folge der Gestalt eines cyclischen Normalbereiches, wie wir sie früher festlegten. Die allgemeine Richtigkeit unseres Satzes ergiebt sich dann ohne weiteres aus dem Princip von pg. 245, nach welchem das Normalpolygon P_0 unserer Gruppe Γ mit dem Centrum C_0 der gemeinsame Bestandteil der zu C_0 gehörenden Normalbereiche aller cyclischen Untergruppen von Γ ist.

An den Reciprocitätssatz schliesst sich folgende specielle Regel an: *Der Punkt C_0 liegt stets und nur dann auf dem Rande des zum Punkte $C_0{}'$ gehörenden Normalpolygons $P_0{}'$, falls umgekehrt $C_0{}'$ auf dem Rande des Polygons P_0 mit dem Centrum C_0 gelegen ist.* Doch hat man hierbei eine feste Polygonecke nur dann als Randpunkt anzusehen, falls dieselbe als Endpunkt einer der beiden sich hier anschliessenden Polygonseiten gilt. —

Die vorstehenden Entwicklungen setzen uns in den Stand, die Theorie der Normalpolygone in Ansehung *der festen Polygonecken* wesentlich zu präcisieren. Diese festen Polygonecken stellten die Classen elliptischer oder parabolischer Fixpunkte der Gruppe dar, zu denen eventuell auch noch Classen hyperbolischer Fixpunkte ausserhalb der Ellipse treten. Sind e_0, e_1, e_2, ... die Punkte einer einzelnen solchen Classe, so gaben wir seinerzeit (pg. 113 ff.) an, dass ein Normalpolygon im allgemeinen an einen, für besondere Lagen des Centrums auch wohl an mehrere Punkte der fraglichen Classe heranreiche. Um diese Verhältnisse nunmehr genauer zu bezeichnen, tragen wir die zur Classe e_0, e_1, ... gehörende Einteilung Q_0, Q_1, ... auf und haben alsdann den Satz: *Das Normalpolygon P_0 des Centrums C_0 ragt an diejenigen Fixpunkte der Classe e_0, e_1, ... mit festen Ecken heran, deren zugehörigen Bereichen Q der Punkt C_0 angehört.* Für gewöhnlich handelt es sich hierbei natürlich nur um *einen* Bereich Q; nur wenn C_0 auf einer Seite oder in einer Ecke eines Bereiches Q liegt, kommen deren zwei bez. mehrere in Betracht. Der Beweis unserer Behauptung geht auf Grund des Reciprocitätssatzes unmittelbar aus dem Umstande hervor, dass C_0 mit Q_i ja auch einem diesen Bereich zusammensetzenden Normalpolygone angehört, und dass das Centrum des letzteren eben die zu Q_i gehörende Ecke e_i ist.

§ 14. Der Gattungsbegriff und die verschiedenen Typen von Normalpolygonen der einzelnen Gattung.

Auf dem Fundamente der bisherigen Ergebnisse versuchen wir nunmehr weiter in die Einzelheiten der Theorie der hyperbolischen Rotationsgruppen einzudringen, indem wir für diese Gruppen hier vor allem *eine Classification in Gattungen* an die Spitze stellen. Folgendes ist die hierzu führende Überlegung:

Bei der einzelnen Gruppe Γ ist die Gestalt des Normalpolygons P_0 bis zum gewissen Grade von der Auswahl seines Centrums C_0 abhängig und mit wechselndem Centrum entsprechend veränderlich. Jedenfalls aber ist unabhängig von der Auswahl des Centrums C_0 vor allem die Anzahl n der Cyclen fester Ecken, sowie das Geschlecht p der aus dem einfach zusammenhängenden Polygon P_0 herzustellenden geschlossenen Fläche; denn beide Zahlen sind überhaupt gegenüber erlaubter Abänderung invariant. *Dieserhalb wollen wir nunmehr alle Gruppen, welche in p und n übereinstimmen, zu einer „Gattung" zusammenfassen und bezeichnen das Zahlenpaar (p, n) als „Charakter" der Gattung.* Wir sprechen auch wohl kurz von einer Gruppe oder einem Polygone des Charakters (p, n) oder schlechthin von einer Gruppe (p, n). *Die Betrachtung soll auf die Gattungen mit endlichen p und n eingeschränkt bleiben;* hieraus wird sofort hervorgehen, dass wir stets nur mit *Polygonen endlicher Seitenanzahl* zu thun haben.

Wir greifen nämlich für eine vorgelegte Gruppe Γ des Charakters (p, n) ein beliebiges Normalpolygon P_0 mit dem Centrum C_0 auf. Die Seitenanzahl vom Polygon P_0 bezeichnen wir durch s; setzen wir dann $s = 2q$, so stellt q die Anzahl der von P_0 gelieferten Gruppenerzeugenden dar. Die zufälligen Ecken von P_0 mögen m Cyclen bilden. Da der einzelne solche Cyclus wenigstens drei Ecken enthält und die einzelne der n Classen nicht zufälliger oder fester Ecken wenigstens eine Ecke von P_0 stellt, so ist:

(1) $$2q = s \gtreqless 3m + n.$$

Das Gleichheitszeichen gilt stets und nur, falls die Cyclen zufälliger Ecken von P_0 ausnahmslos dreigliedrig sind und P_0 zugleich nur an je einen Fixpunkt aus den fraglichen n Classen heranragt.

Das Polygon P_0 stellt einen einfach zusammenhängenden Bereich dar und liefert durch Zusammenbiegung auf einander bezogener Seiten eine geschlossene Fläche des Geschlechtes p. Markieren wir uns auf der Fläche die $(m + n)$ von den Polygonecken herrührenden Punkte, so wird sie zu einer Fläche des Zusammenhanges $(2p + m + n)$ ausgestaltet. Durch die q von den Seitenpaaren herrührenden Querschnitte wird sie in eine einfach zusammenhängende Fläche verwandelt; es gilt demnach die Formel:

(2) $$2p + m + n = q + 1.$$

Auf Grund der Relationen (1) *und* (2) *können wir die Seitenanzahl $s = 2q$ und die Cyclenanzahl m im Charakter (p, n) der Gattung wie folgt ausdrücken:*

(3) $$s \leq 12p + 4n - 6, \quad q \leq 6p + 2n - 3, \quad m \leq 4p + n - 2.$$

Hiermit ist der in Aussicht gestellte Endlichkeitsbeweis für die Anzahl s geführt.

Von den Polygonen der Gattung (p, n), welche dieselbe Seitenanzahl s haben, und bei denen die Seiten in der gleichen Folge einander zugeordnet sind, sagen wir, sie gehören dem gleichen *Typus* an; Polygone des gleichen Typus sind im Sinne der analysis situs einander gleich. Gelten in (3) die Gleichheitszeichen, so sprechen wir von einem *gewöhnlichen Typus*, im anderen Falle von einem *besonderen oder Specialtypus;* wir werden diese Benennungen weiterhin gerechtfertigt finden und würden die Specialtypen auch als Übergangstypen benennen können. Die gewöhnlichen Typen können wir auch dahin definieren, dass ihnen diejenigen Polygone angehören, deren Ecken, je nachdem sie zufällig sind oder nicht, durchweg drei- bez. eingliedrige Cyclen bilden. Jede Erhöhung der Gliederanzahl eines oder mehrerer Cyclen bedingt eine Verminderung der Seitenanzahl. Übrigens dürfen wir, wie wir noch sehen werden, die Polygone von Specialtypus als solche von gewöhnlichem Typus ansehen, bei denen zwei oder mehr Seiten unendlich klein geworden sind.

Auf Grund dieser letzteren Bemerkung wird es gestattet sein, hier vorab allein von den gewöhnlichen Typen der Gattung (p, n) zu handeln; es gelten alsdann in (3) überall die Gleichheitszeichen, und wir haben für die niedersten Zahlwerte (p, n) folgende tabellarische Zusammenstellung der zugehörigen Werte s und m:

	n	3,	4,	5,	$\ldots$
$p = 0,$	m	1,	2,	3,	$\ldots$
	s	6,	10,	14,	$\ldots$

	n	1,	2,	3,	$\ldots$
$p = 1,$	m	3,	4,	5,	$\ldots$
	s	10,	14,	18,	$\ldots$

	n	0,	1,	2,	$\ldots$
$p = 2,$	m	6,	7,	8,	$\ldots$
	s	18,	22,	26,	$\ldots$

Hierbei braucht kaum bemerkt zu werden, dass für $p = 0$ der Fall $n = 2$ auf eine cyclische Gruppe, für $p = 1$ der Fall $n = 0$ auf eine parabolische Rotationsgruppe führen würde; beide Fälle gehören somit nicht hierher.

Die Aufstellung aller unterschiedenen Typen der Gattung (p, n) ist nun eine Aufgabe der Combinatorik, die wir indes durch einen weiterhin noch zu erörternden Process sehr kürzen können. Vorab wollen wir den Satz beweisen, *dass jeder combinatorisch mögliche Typus auch wirklich vorkommt.* In der That können wir jedesmal ein allen Anforderungen eines Discontinuitätsbereiches genügendes Polygon construieren, dessen s Seiten den vorgeschriebenen Typus der Zusammenordnung darbieten.

Um dies auszuführen, zeichne man der Einfachheit wegen die absolute Ellipse als Kreis und entwerfe in seinem Innern und mit ihm concentrisch ein reguläres Polygon von $(s + 2n)$ Seiten. Da diese Anzahl stets > 6 ist, so kann man die Dimension des Polygons so wählen, dass seine Winkel (im Sinne der hyperbolischen Maassbestimmung) gleich $\frac{2\pi}{3}$ werden. Indem wir den Rand des Polygons etwa im positiven Umlaufssinn beschreiben, bekommen wir für die Seiten eine Nummerierung, und die einzelne Seite gewinnt einen Anfangs- und einen Endpunkt. Man verlängere nunmehr die erste Seite über ihren Endpunkt und die vierte über ihren Anfangspunkt hinaus, bis sie sich im Punkte e_1 schneiden. Der Punkt e_1 liegt notwendig ausserhalb des Kreises; wäre dies nämlich nicht der Fall, so könnten wir, wie aus der beigefügten Figur 80 hervorgeht, im Kreisinnern zwei Dreiecke von nicht-verschwindendem Inhalt und je einer Winkelsumme $\geq \pi$ nachweisen, was dem Charakter der hyperbolischen Maassbestimmung entgegen ist. Man nehme nunmehr die bisherige zweite und dritte Seite des Polygons fort und lasse auf die erste sogleich die vierte

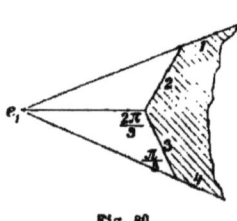

Fig. 80.

Seite in der Ecke e_1 folgen. Es giebt eine hyperbolische Substitution V_1 des Fixpunktes e_1, vermöge deren die erste dieser beiden Seiten ohne Rest und Überschuss in die andere übergeht. Indem man weitere $(n - 1)$ Male dieselbe Manipulation an geeigneten Stellen wiederholt, gewinnt man ein Polygon P_0 mit n nicht-zufälligen ausserhalb des Kreises gelegenen Ecken $e_1, e_2, \ldots, e_n$; die n zugehörigen hyperbolischen Substitutionen $V_1, V_2, \ldots, V_n$ werden wir als Erzeugende in Ansatz bringen. Die noch ungedeckten $(s - 2n)$ einander gleichen Seiten ordnen

wir durch weitere Erzeugende V_{n+1}, V_{n+2}, ..., wie es der Typus vorschreibt, einander zu und haben damit, wie man unmittelbar sieht,
einen Discontinuitätsbereich erhalten, welcher den vorgeschriebenen
Typus besitzt.

Es ist natürlich eine Besonderheit, dass wir soeben die gesamten
nicht-zufälligen Ecken ausserhalb der Ellipse wählten. Doch ist diese
Maassregel wichtig. Wir werden nämlich im nächsten Kapitel zeigen,
dass die gesamten Gruppen der Gattung (p, n) ohne elliptische Substitutionen *ein* Continuum bilden. Nehmen wir diesen Satz vorläufig
als richtig an, so werden wir bald sehen, *dass wir vermöge eines ge-*
wissen im Sinne der analysis situs ausauführenden stetigen Umwandlungs-
processes, und zwar durch Vermittlung der Special- oder Übergangstypen,
von dem einzelnen Typus der Gattung (p, n) alle übrigen gewinnen können.
Diese in § 16 näher zu besprechende Operationsweise führt weit schneller
zur Kenntnis der verschiedenen Typen der einzelnen Gattung (p, n), als
eine directe combinatorische Methode. Einstweilen begnügen wir uns
damit, die niedersten Gattungen betreffend, folgende fertigen Resultate
zusammenzustellen.

Die drei Gattungen $(0, 3)$, $(0, 4)$, $(0, 5)$ besitzen je nur einen
einzigen gewöhnlichen Typus; bei $(0, 6)$ treten deren drei auf. Bei
der Gattung $(0, 3)$ gewinnen wir das in Figur 81 schematisch angedeutete
Sechseck, dem wir schon wiederholt begegneten (siehe z. B. Figur 54
pg. 213). Die Gattung $(1, 1)$ besitzt gleichfalls nur einen gewöhnlichen
Typus, welcher im Zehneck der Figur 82 dargestellt ist; wir werden

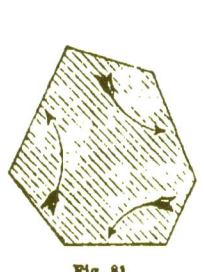

Fig. 81.

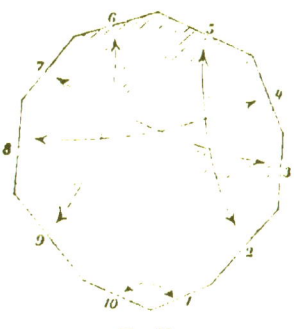

Fig. 82.

mit dieser Gattung im folgenden Kapitel noch ausführlich zu thun
haben. Die Gattung $(1, 2)$ besteht aus fünf gewöhnlichen Typen,
welche wir zu späterem Gebrauch in Figur 83 zusammenstellen und
nummerieren. Der Einfachheit halber haben wir das einzelne Vierzehneck

als einen in 14 gleiche Teile geteilten Kreis gezeichnet; die Figuren
sind ja ohnedies sämtlich nur schematisch oder im Sinne der analysis
situs aufzufassen. Unter diesen fünf Typen vom Charakter (1, 2) sind
vier sich selbst symmetrisch; nur der fünfte Typus ist unsymmetrisch.

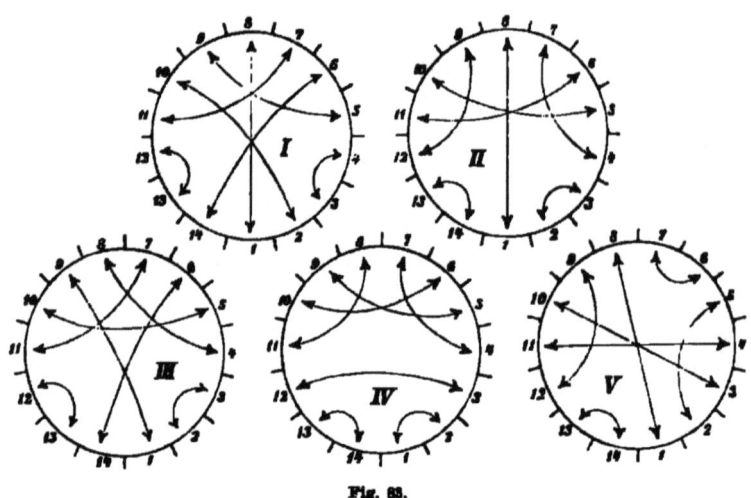

Fig. 83.

Es entspricht indessen den sonstigen hier vertretenen Grundauffassungen,
wenn wir das symmetrische Spiegelbild des fünften Typus *nicht* als
einen besonderen Typus hinstellen. Um endlich auch noch eine
Gattung mit $n = 0$ heranzuziehen, so stellen wir in Figur 84 die
gesamten gewöhnlichen Typen vom Charakter (2, 0) zusammen. Wie
man sieht, liegen hier acht gewöhnliche Typen vor, von denen die
sieben ersten symmetrisch sind. In allen Fällen wird man leicht
die Cyclen zufälliger Ecken auffinden, die nicht zufälligen Ecken
markieren u. s. w.

§ 15. Vom Vorkommen der Specialtypen bei den Normalpolygonen der Gattung (p, n).

Äquivalente Centren liefern äquivalente Normalpolygone, die für
unsere Zwecke durchaus gleichwertig sind und insbesondere dem gleichen
Typus angehören. Man wird somit alle wesentlich verschiedenen Normalpolygone von Γ bereits dadurch gewinnen, dass man das Centrum C_0
nach und nach mit allen Punkten eines etwa anfänglich ausgewählten
Normalpolygons P vom Centrum C identificiert. Hier tritt nun vor
allem die Frage ein, *für welche Lagen von C_0 innerhalb P das zugehörige
Normalpolygon einem Specialtypus angehört.*

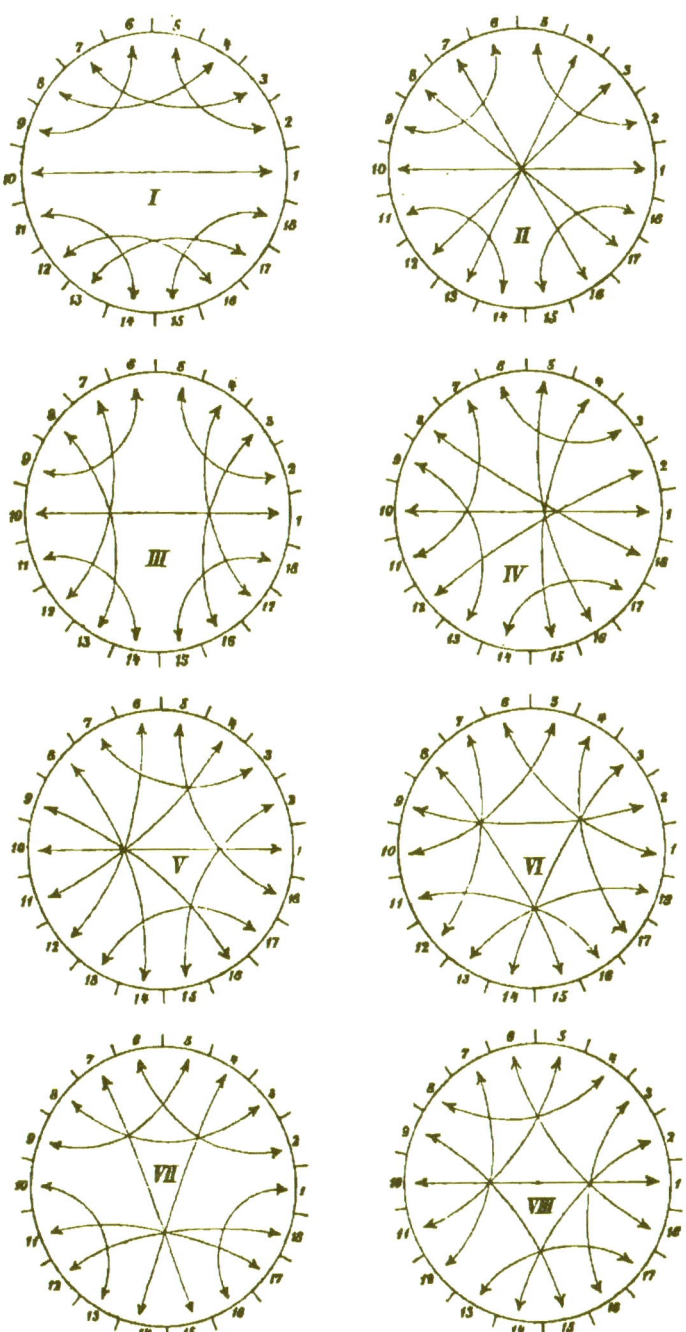

Fig. 84.

Bei der Behandlung dieses Problems machen wir wiederholten Gebrauch von folgendem Grundsatz: *Lagert man über P irgend eine neue zu Γ gehörende Normalteilung P_0, P_1, . . ., so kann nur eine endliche Anzahl von Polygonen der neuen Einteilung an P teilhaben.* Wir sagen dabei, P_k habe am Polygon P Teil, falls beide Polygone wenigstens einen von einer parabolischen oder hyperbolischen Spitze verschiedenen Punkt gemein haben.

Man bemerke nämlich, dass jeder im Innern des Polygonnetzes liegende Bereich, der dem Rande des Netzes nirgends unmittelbar nahe kommt, zufolge der Fundamentaleigenschaft eigentlich discontinuierlicher Gruppen durch eine *endliche* Anzahl von Polygonen des Netzes P_0, P_1, . . . vollständig ausfüllbar ist. An den Rand des Netzes zieht aber nur eine endliche Anzahl von Ecken des Polygons P mit parabolischen oder hyperbolischen Spitzen heran. Die einzelne solche Ecke ist im allgemeinen durch zwei, gelegentlich auch durch mehrere, aber immer endlich viele Polygone des Netzes P_0, P_1, . . . völlig ausgefüllt; letzteres tritt ein, wenn die fragliche parabolische oder hyperbolische Spitze im neuen Netze der Polygone P_0, P_1, . . . mehrgliedrige Cyclen liefert. Der aufgestellte Satz ist hiermit bewiesen.

Als unmittelbare Folge unseres Satzes ergiebt sich weiter: *Trägt man eine der zu den n Classen fester Eckpunkte gehörende Einteilung Q_0, Q_1, Q_2, . . . auf, so kann nur eine endliche Anzahl von Bereichen Q am Polygon P teilhaben;* denn der einzelne solche Bereich stellt ja einen Complex von endlich oder unendlich vielen Normalpolygonen dar.

Das zu einem Centrum C_0 gehörende Polygon P_0 kann nun erstlich dadurch zu einem Specialtypus gehören, dass es *einen oder einige mehrgliedrige Cyclen fester Ecken* aufweist. Die Lage des Centrum C_0 können wir unter diesen Umständen nach pg. 261 unmittelbar charakterisieren. Man hat nur die zur Classe des einzelnen solchen Cyclus gehörende Einteilung Q_0, Q_1, Q_2, . . . aufzutragen, worauf alsdann C_0 auf dem Rande zweier oder mehrerer Bereiche Q liegt. An P haben nur endlich viele Bereiche Q Teil, und der einzelne unter ihnen durchzieht das Polygon P nur mit einer endlichen Anzahl von Seiten. *Tragen wir nach einander alle n Einteilungen Q_0, Q_1, . . . auf und markieren immer diejenigen Seiten, welche in P entfallen, so haben wir in P eine endliche Anzahl geradliniger Strecken gezeichnet, welche den geometrischen Ort aller Centra C_0 mit Specialtypen mehrgliedriger fester Ecken darstellen.*

Ein Specialtypus kann zweitens nur noch dadurch auftreten, dass P_0 wenigstens einen *Cyclus zufälliger Ecken mit mehr als drei Gliedern* aufweist. Die Discussion dieses Gegenstandes erfordert eine kurze vorbereitende Betrachtung.

Wir lassen C_0 das gesamte Polygon P beschreiben und markieren alle zugehörigen Normalpolygone P_0. Dieselben werden einen zusammenhängenden Bereich bedecken, welcher offenbar mit P fest bestimmt ist, und den wir kurz als den Bereich R bezeichnen wollen. Von diesem Bereich lässt sich sofort aussagen, dass er die natürliche Grenze unserer Gruppe (den gemeinsamen Rand ihrer Polygonnetze) nur in einer *endlichen* Anzahl von hyperbolischen oder parabolischen Ecken erreicht; denn wir stellten schon fest, dass P nur an einer begrenzten Anzahl von Bereichen Q des einzelnen der n Netze teilhat.

Sei nun e_i ein einzelner solcher Eckpunkt, und gehöre demselben V_i als Erzeugende der bezüglichen cyclischen Untergruppe zu. Es lässt sich alsdann ein cyclischer Normalbereich von V_i angeben, über den P nicht hinausragt, und auf welchen somit auch C_0 eingeschränkt ist. Hieraus ergiebt sich unmittelbar, dass der Bereich R an den Eckpunkt e_i mit einer Ecke heranreicht, welche sich auf alle Fälle durch *zwei* neben einander gereihte Normalbereiche von V_i vollständig überdecken lässt; und dies wiederum liefert vermöge einer eben (pg. 268) bereits angedeuteten geometrischen Überlegung fast ohne weiteres das Ergebnis, dass sich die in Rede stehende Ecke von R durch eine *endliche* Anzahl an e_i heranziehender Polygone des zu P gehörenden Netzes gänzlich ausfüllen lässt.

Schneiden wir nun für den Augenblick vom Bereich R die nächsten Umgebungen aller an den Netzrand heranreichenden Ecken ab, so ist für den übrig bleibenden mittleren Teil von R aus der Discontinuität von Γ selbstverständlich, dass derselbe durch eine *endliche* Anzahl von Normalpolygonen eines einzelnen Netzes vollständig bedeckt werden kann. Indem wir zusammenfassen, entspringt das Ergebnis, *dass am Bereiche R notwendig nur eine begrenzte Anzahl von Polygonen des zu P gehörenden Netzes teilhaben.*

Wir können dies Resultat noch in einer etwas anderen und für die gleich zu vollziehende Anwendung zweckmässigeren Gestalt aussprechen. Sei P_0 Normalpolygon irgend eines in P gelegenen Centrums C_0 und V eine zu P_0 gehörende Erzeugende. Die beiden durch V correspondierenden Seiten von P_0 liegen als homologe Gerade in zweien unter jenen Polygonen, mit welchen wir soeben R bedeckten; und da die Anzahl dieser Polygone endlich war, so gilt der Satz: *Die zu den innerhalb P gelegenen Centren C_0 gehörenden Normalpolygone P_0 liefern insgesamt nur eine begrenzte Anzahl von erzeugenden Substitutionen.*

Nun habe das Polygon P_0, dessen Centrum C_0 innerhalb P gelegen ist, einen Cyclus von mehr als drei beweglichen Ecken. Sei E ein zugehöriger Eckpunkt, und mögen sich um E herum an P_0 die

Polygone P_1, P_2, nächst P_2 aber P_3 anschliessen. Es möge P_0 in diese drei Polygone durch die Substitutionen V_1, V_2, $V_2 V_3$ übergehen, wo alsdann V_1, V_2, V_3 von P_0 gelieferte Erzeugende sind (cf. pg. 112). Wir werden auf Grund unseres eben gewonnenen Resultates sogleich schliessen, dass Tripel V_1, V_2, $V_2 V_3$ dieser Art, selbst wenn wir C_0 das ganze Polygon P durchlaufen lassen, doch nur in *endlicher* Zahl auftreten. Unsere Untersuchungen von pg. 252 sagen nun aber unmittelbar aus, *dass bei den hier gedachten Verhältnissen das Centrum C_0 entweder auf der Ellipse oder auf der zum Tripel V_1, V_2, $V_2 V_3$ gehörenden Curve dritter Ordnung gelegen sein muss.*

Hiermit aber ergiebt sich, die zufälligen Ecken betreffend, die folgende Antwort auf unsere am Anfang des Paragraphen gestellte Frage nach dem Vorkommen der Specialtypen: *Der geometrische Ort aller in P gelegenen Centra C_0, deren Polygone Specialtypen mit mehr-als-dreigliedrigen Cyclen von beweglichen Ecken darbieten, setzt sich aus Segmenten der Ellipse und endlich vielen Stücken von Curven der dritten Ordnung zusammen.* Natürlich kommen Ellipsensegmente nur bei den auf der Ellipse eigentlich discontinuierlichen Gruppen zur Geltung. In wie weit dann die in P entfallenden Ellipsensegmente, und welche Stücke jener Curven dritter Ordnung am fraglichen geometrischen Ort teilhaben, bleibt hier noch unentschieden; weiter folgende Untersuchungen müssen in dieser Hinsicht näheren Aufschluss erteilen.

Fassen wir unsere Ergebnisse über die festen und die beweglichen Ecken noch einmal in eins zusammen, so hat sich gefunden, *dass der geometrische Ort aller Centra C_0 mit Polygonen von Specialtypen innerhalb des vorab gewählten Polygons P aus endlich vielen Stücken von Geraden, der fundamentalen Ellipse sowie von Curven dritter Ordnung der pg. 252 eingeführten Art zusammengesetzt erscheint.* Den weiteren Ausbau dieses Resultates vollziehen wir im übernächsten Paragraphen. —

§ 16. Von der Veränderung der Normalpolygone bei Monodromie der Centren C_0.

Es sollen nunmehr etwas näher die Veränderungen untersucht werden, welche ein Normalpolygon P_0 bei stetigen Ortsveränderungen seines Centrums C_0 oder kurz gesagt bei Monodromie desselben erfährt. Wir wollen in dieser Hinsicht zunächst einen Satz formulieren, welcher auch schon bei den vorangehenden Überlegungen implicite gelegentlich in Betracht kam: *Das Normalpolygon P_0 der vorgelegten Gruppe Γ ändert sich bei stetigen Lagenänderungen des Centrums C_0 selber stetig.* Man kann diesen Satz entweder aus dem Begriffe des Normalpolygons ablesen oder auch direct beweisen, indem man durch Rechnung den Weg verfolgt, welche eine einzelne bewegliche Ecke E bei Monodromie von C_0 beschreibt.

Um die angedeutete Rechnung für die bewegliche Ecke E durch-zuführen, so mag E von den Polygonen P, P', P'' der Centren C, C', C'' umgeben sein, deren beide letzte aus dem ersten durch V und V' ent-springen mögen. Die Coordinaten von C seien z_i, die von E aber y_i. Hat der „Kreis" durch C, C', C'' die Gleichung (8) pg. 249, so gilt $a_1 = y_3, a_2 = -2y_2, a_3 = y_1$; denn E ist der Mittelpunkt des Kreises, und letzterer wird durch den Pol der l. c. durch $a_1 z_1 + a_2 z_2 + a_3 z_3 = 0$ dargestellten Geraden gebildet. Man setze nun die angegebenen Werte von a_1, a_2, a_3 in die Kreisgleichung ein und bringe zum Ausdruck, dass dieser Gleichung auch die durch V und V' aus z_i entspringenden Coordinaten von C' und C'' genügen, was zwei weitere Gleichungen giebt. Ziehen wir dann die erste Gleichung von der zweiten und dritten ab, so entspringen unter Benutzung der pg. 255 erklärten Ab-kürzungen für V und V' die Gleichungen:

$$(1) \qquad \begin{cases} y_1 c_i - 2y_2 b_i + y_3 a_i = 0, \\ y_1 c'_i - 2y_2 b'_i + y_3 a'_i = 0. \end{cases}$$

Diese ein-ein-deutige quadratische Beziehung regelt die Bewegung von E bei Monodromie von C_0; unsere obige Behauptung ist hiermit evident*).

Wir können nun C_0 auf das im vorigen Paragraphen zu Grunde gelegte Polygon P einschränken. Gewinnen wir dann im Verlaufe der von C_0 zu beschreibenden Bahnen einen Specialtypus für P_0, so tritt Herabminderung der Seitenanzahl s von P_0 ein, d. h. es ziehen sich zwei einander zugeordnete Polygonseiten auf Punkte zusammen, und zugleich liegt C_0 auf einer der Geraden, einem Ellipsensegment oder einem Segment einer Curve dritter Ordnung, aus denen wir innerhalb P den Ort aller Centra mit Specialtypen zusammengesetzt fanden. Nach Überschreiten der Geraden bez. des Curvensegmentes gewinnt P_0 wieder einen gewöhnlichen Typus. Andrerseits kann wegen der *stetigen* Änderung des Polygons P_0 mit C_0 ein Wechsel im Typus auch nur auf diese Weise, d. h. vermöge Durchgang durch einen Special- oder Übergangstypus sich vollziehen. Die Einzelheiten der hierbei ein-tretenden Veränderungen des Polygons P_0 sollen nun besprochen werden.

---

*) Die Fundamentalpunkte der Cremonatransformation (1) sind die Fix-punkte der drei Substitutionen V, V' und $V' V^{-1}$. Diesem Umstande entspricht die schon früher erkannte Thatsache, dass, wenn C_0 in einen dieser Fixpunkte hineinrückt, die bewegliche Ecke E auf einer Seite des zugehörigen Bereiches Q unbestimmt wird.

Sind erstlich die beiden auf einander bezogenen Seiten S_1 und S_2, welche sich auf Punkte zusammenziehen sollen, *benachbart*, so hat C_0 eine in P gezogene *Gerade* zu überschreiten; denn jene Seiten haben ersichtlich einen *festen* Eckpunkt des Polygons gemein. Die Gestalt von P_0 vor diesem Übergang ist in Figur 85 schematisch dargelegt.

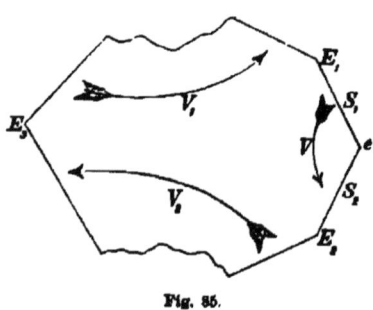

Fig. 85.

Die beiden Seiten S_1 und S_2 haben die feste Ecke e gemein und seien durch V auf einander bezogen. Die beiden anderen Ecken E_1 und E_2 dieser Seiten bilden bewegliche Ecken, welche mit E_0 vermöge V_1 und V_2 einen dreigliedrigen Cyclus liefern. Bei einem Polygon von gewöhnlichem Typus können nämlich niemals zwei feste Ecken benachbart sein, da sonst die zwischenliegende Seite sowohl der rechts wie der links benachbarten Seite zugeordnet wäre.

In dem Augenblick, dass S_1 und S_2 sich zu Punkten zusammengezogen haben und also die Coincidenz von E_1 und E_2 in e stattfindet, hat C_0 die fragliche Gerade erreicht und E_0 ist in den mit e äquivalenten Fixpunkt e' gerückt. Hat C_0 die Gerade überschritten, so ist der Specialtypus wieder in einen gewöhnlichen übergegangen. E_1 und E_2 bleiben in Coincidenz und liefern die neue bewegliche Ecke E_0', während bei der nunmehr gewonnenen festen Ecke e' zwei neue durch eine mit V gleichberechtigte Substitution V' auf einander bezogene Seiten S_1' und S_2' auftreten. Die hier in Betracht kommenden Substitutionen genügen den Relationen:

(2) $$V V_1 V_2 = 1, \quad V' V_2 V_1 = 1.$$

Wir können demnach folgenden Satz formulieren: *Überschreitet C_0 die geradlinige Grenze zweier Bereiche Q, die zu den Ecken e und e' der Substitution V, V' gehören, so tritt dabei im Erzeugendensystem die Modification ein, dass V durch die gleichberechtigte Substitution $V' = V_1^{-1} V V_1$ ersetzt wird. V_1 hat dabei die in Figur 85 angegebene Bedeutung.*

, Sind zweitens die beiden Seiten S_1 und S_2, welche sich beim Wechsel des Typus auf Punkte zusammenziehen, *nicht-benachbart*, so überschreitet C_0 in P ein *Ellipsensegment* oder ein *Segment einer Curve dritter Ordnung*. Die Endpunkte E_1, E_1', E_2, E_2' der beiden Seiten sind beweglich und bilden in der in Figur 86 angegebenen Weise mit E_0 und E_0' dreigliedrige Cyclen. Die Bedeutung der Substitutionen

V, V_1, ... entnehme man aus den Angaben der Figur 86; es bestehen die beiden Relationen:

(3) $$VV_1V_2 = 1 \quad \text{und} \quad VV_1'V_2' = 1.$$

Überschreitet nun C_0 das in Rede stehende Curvenstück, so sind die Seiten S_1 und S_2 verschwunden und damit tritt die Substitution V ausser Wirkung. Dafür dehnen sich die die bisherigen Ecken E_2 und E_2' zu zwei neuen Seiten S_1', S_2', die durch V' auf einander bezogen sein mögen (vergl. den punktierten Pfeil in Figur 86). Merken wir an, *dass der fragliche Übergang für das Erzeugendensystem die Modification im Gefolge hat, dass V durch V' ersetzt erscheint; V^{-1} und V' werden dabei aus den beteiligten Substitutionen, wie folgt, aufgebaut:*

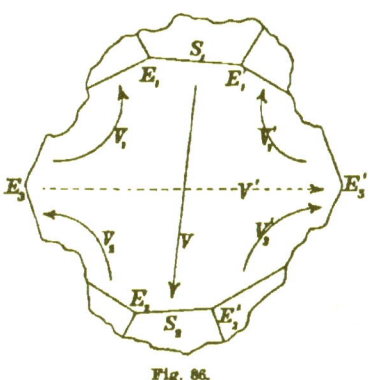

Fig. 86.

(4) $$V^{-1} = V_1V_2 = V_1'V_2', \quad V' = V_1'^{-1}V_1 = V_2'V_2^{-1}.$$

Es ist nun vor allen Dingen zu betonen, *dass jeder Wechsel der gewöhnlichen Typen für die Normalpolygone unserer Gruppe Γ sich auf die erste oder zweite der hiermit bezeichneten Arten des Übergangs, und zwar durch einmalige oder wiederholte Anwendung, vollziehen lässt.* Denn die Specialtypen mit $(s-4)$ oder noch weniger Seiten, bei denen die eben beschriebenen Verhältnisse des Verschwindens eines Seitenpaares an zwei oder mehreren Stellen zugleich stattfinden, treten nur für *endlich* viele Centren C_0 in P auf, welche gemeinsame Punkte der in P gezogenen, wiederholt genannten Geraden oder Curvensegmente sind. Diese Punkte lassen sich also bei Änderung von C_0 stets umgehen.

Übrigens ist hervorzuheben, *dass beim Verschwinden eines Seitenpaars und Ersatz desselben durch ein neues Paar an anderer Stelle sehr oft der bisherige Typus, nur in einer im allgemeinen veränderten Orientierung, sich wieder einstellt.* Dies wird insbesondere beständig bei jenen niedersten Gattungen der Fall sein, welche nur *einen* gewöhnlichen Typus aufweisen.

Man könnte als *benachbart* je zwei solche gewöhnliche Typen benennen, welche in einem Specialtypus von $(s-2)$ Seiten zusammenhängen. Dann hat man z. B. für die fünf Typen der Gattung (1, 2), wie man mit Hilfe von Figur 83 pg. 266 leicht feststellt, das folgende Schema:

$$I \diamond \begin{matrix} III \\ \\ V \end{matrix} II - IV$$

Der Typus IV ist also nur mit II benachbart, I dagegen mit III und V u. s. w. Man überzeuge sich des weiteren, dass z. B. beim Typus IV das Verschwinden des Seitenpaares 1 und 2 wieder zum gleichen Typus IV zurückführt. In dieser Weise bilden alle fünf Typen eine zusammenhängende Kette.

In derselben Art stellen überhaupt bei jeder Gattung (p, n) die verschiedenen ihr angehörenden gewöhnlichen Typen eine zusammenhängende Kette dar. Um dies zu sehen, benutzen wir das bereits oben (pg. 265) erwähnte und im folgenden Kapitel zu beweisende Theorem, dass alle von elliptischen Substitutionen freien Gruppen der Gattung (p, n) *ein* Continuum bilden. Bei continuierlicher Änderung der Gruppe und zugleich stattfindenden stetigen Bewegungen von C_0 wird auch P_0 nur stetige Formänderungen erleiden. Da für die einzelne Gruppe Centren mit Specialtypen einer Seitenanzahl $\leq s - 4$ stets nur vereinzelt auftreten, so hat es, wie wir bereits soeben ausführten, keine Schwierigkeit, diese Lagen mit C_0 beständig zu meiden; und wir können dann doch noch mit C_0 jedes Centrum von gewöhnlichem Typus erreichen. Hieraus ergiebt sich mit Rücksicht auf den pg. 264 bewiesenen Satz, dass jeder im Sinne der analysis situs mögliche gewöhnliche Typus der Gattung (p, n) bei den Gruppen (p, n) ohne elliptische Substitutionen auch wirklich auftritt, das nachfolgende Resultat: *Durch die beiden pg. 272 u. f. besprochenen Arten des Typenwechsels, welche wir nur noch im Sinne der analysis situs zu handhaben brauchen, können aus einem einzelnen gewöhnlichen Typus der Gattung mittelbar alle übrigen hergestellt werden.* In diesem Satze ist die Methode zur Aufstellung aller gewöhnlichen Typen der einzelnen Gattung (p, n) gegeben, welche wir oben (pg. 265) vorläufig erwähnten, und vermöge deren die damals für die Gattungen $(1, 2)$ und $(2, 0)$ mitgeteilten Resultate abgeleitet sind. —

Specialtypen mit $(s - 4)$ Seiten treten noch bei jeder Gruppe auf; sie gehören, wie wir schon andeuteten, zu solchen Centren C_0, welche Ecken der Einteilungen Q vorstellen oder sonst irgend wie zweien unter den in P gezogenen Geraden oder Curvenstücken angehören. *Das Auftreten von Specialtypen mit einer um sechs oder noch mehr Einheiten (gegenüber den gewöhnlichen Typen) verringerten Seitenanzahl hat man dagegen als etwas Particuläres ansehen;* Gruppen, bei denen solche Specialtypen vorkommen, könnte man etwa *singuläre* nennen. Derartige singuläre Gruppen kommen in jeder Gattung vor. So können wir in der Gattung (1, 2) bis auf Sechsecke mit zwei mehrgliedrigen Cyclen fester Ecken und ohne bewegliche Ecken herabgehen. In der Gattung (2, 0) ist die denkbar niederste Seitenanzahl acht; sie wird z. B. erreicht von der durch ein reguläres Achteck mit Winkeln $\frac{\pi}{4}$ und mit einander zugeordneten Gegenseiten definierten Gruppe, wobei sich alle acht Ecken zu einem einzigen Cyclus zusammenschliessen. Diese singuläre Gruppe ist übrigens bekannt; sie ist als ausgezeichnete Untergruppe des Index 48 in der zum Schema (2, 3, 8) gehörenden Dreiecksgruppe enthalten (cf. „M." I. pg. 108) und entspricht derjenigen in der gewöhnlichen Modulgruppe enthaltenen ausgezeichneten Congruenzgruppe achter Stufe, deren Substitutionen modulo 8 einer der Congruenzen:

$$V \equiv \begin{pmatrix} 1, & 0 \\ 0, & 1 \end{pmatrix}, \quad \equiv \begin{pmatrix} 1, & 4 \\ 4, & 1 \end{pmatrix}, \quad \equiv \begin{pmatrix} 5, & 4 \\ 0, & 5 \end{pmatrix}, \quad \equiv \begin{pmatrix} 5, & 0 \\ 4, & 5 \end{pmatrix}$$

genügen (cf. „M." I pg. 652).

Eine eingehende Behandlung der singulären Gruppen, welche dem allgemeinen Charakter unserer gegenwärtigen Untersuchungen nicht entsprechen würde, soll hier nicht gegeben werden. Wir haben diesen Gegenstand nur berührt, um später etwa auftretende singuläre Gruppen sogleich bequem in die allgemeine Theorie einordnen zu können; übrigens steht zu hoffen, dass die weitere Durchbildung der Theorie dieser singulären Gruppen zumal in den niedersten Fällen p für die Theorie der algebraischen Functionen Bedeutung gewinnt.

§ 17. Von den „natürlichen" Discontinuitätsbereichen der hyperbolischen Rotationsgruppen erster Art.

Eine besonders klare Anschauung der in den vorangehenden Paragraphen entwickelten Verhältnisse gewinnen wir hier endlich durch die nachfolgende Betrachtung, welche uns zu einer neuen und interessanten Gestalt der Discontinuitätsbereiche der hyperbolischen Rotationsgruppen erster Art hinführt.

Wir lassen C_0 von irgend einer Anfangslage aus *alle* diejenigen Lagen beschreiben, welche durch solche stetige Wege erreichbar sind, dass P_0 niemals verminderte Seitenanzahl darbietet. C_0 wird dabei einen zusammenhängenden Bereich T beschreiben, dessen gesamte Randpunkte als Centren C_0 Polygone von Specialtypen liefern. Eine erste unmittelbar ersichtliche Eigenschaft von T ist alsdann, *dass T einen zusammenhängenden Bereich darstellt, dessen Punkte als Centren C_0 Polygone P_0 mit einem und demselben Erzeugendensystem liefern.* Bei

Überschreitung der Begrenzung von T wird indes im allgemeinen eine Änderung im Erzeugendensystem stattfinden und zwar von der Art, wie sie im vorigen Paragraphen im Anschluss an die dortigen Formeln (2) und (4) beschrieben wurde.

Vom Bereiche T können wir nun den wichtigen Satz zeigen, *dass im Innern desselben niemals zwei verschiedene einander bezüglich Γ äquivalente Punkte gelegen sind.*

Nehmen wir nämlich an, es gäbe innerhalb T zwei äquivalente Punkte C_0 und C_0', so mag der zweite aus dem ersten durch die Substitution V von Γ hervorgehen. Die beiden zugehörigen Polygone P_0 und P_0', welche den gewöhnlichen Typus zeigen, sind einander congruent. Die Seiten des ersten bezeichnen wir durch $S_1, S_2, \ldots, S_{2q}$; die homologen Seiten von P_0' seien $S_1', S_2', \ldots, S_{2q}'$. Möge S_k durch V_k in die zugeordnete Seite übergehen; die $2q$ zu P_0 gehörenden Erzeugenden:

$$(1) \qquad\qquad V_1, V_2, V_3, \ldots, V_{2q}$$

sind dann natürlich zu Paaren einander invers[*]).

Die Erzeugenden von P_0' gehen nun aus den Substitutionen (1) durch Transformation vermöge V hervor. Da aber P_0' dieselben Erzeugenden wie P_0 liefert, so wird V die Substitutionen (1) abgesehen von der Reihenfolge in sich transformieren. Es giebt somit eine Potenz V^μ mit endlichem, von null verschiedenen μ, welche jede einzelne Substitution (1) in sich überführt. Nun ist aber V_k nur durch eine solche Substitution in sich transformierbar, welche mit V_k einer und derselben cyclischen Gruppe angehört[**]). Da jedoch die Substitutionen (1) nicht alle der gleichen cyclischen Gruppe angehören, so folgt $V^\mu = 1$, und also ist V elliptisch. Für unsere Gruppe ist somit der Charakter $n > 0$.

Wir begründen jetzt eine zweite Beziehung der Seiten von P_0' auf die von P_0, indem wir C_0 innerhalb T stetig in C_0' überführen. Geht hierbei S_1 in S_r' über, so geht S_2 in S_{r+1}', S_3 in S_{r+2}', … über, da zwischendurch keine Seite verschwunden ist. Nun haben P_0 und P_0' als Normalpolygone von gewöhnlichem Typus je eine mit dem Fix-

---

[*]) Eine etwaige elliptische Substitution der Periode zwei wird demnach im System (1) doppelt gezählt.

[**]) Der Fixpunkt von V_k muss nämlich durch die transformierende Substitution in sich übergeführt werden. Hieraus ergiebt sich die Behauptung des Textes unmittelbar, falls der Fixpunkt von V_k innerhalb oder ausserhalb der Ellipse liegt. Bei parabolischen V_k könnte man vermuten, dass die transformierende Substitution auch eine hyperbolische sein dürfte, deren einer auf der Ellipse gelegener Fixpunkt mit dem von V_k coincidiert. Dies ist indessen nicht statthaft.

punkt von V äquivalente Ecke; mögen diese Ecken e und e' heissen. Bei dem eben bewerkstelligten stetigen Übergang von P_0 in P_0' wird dann die erste dieser Ecken e in die zweite e' übergeführt werden. Aber auch bei der Transformation V von P_0 in P_0' muss e in e' übergehen, da e' der einzige mit e äquivalente Punkt auf dem Rande von P_0' ist. Es ist also evident, dass $\nu = 1$ ist, d. h. dass es sich beide Male um die gleiche Art der Seitenzuordnung handelt.

Bei der Überführung von C_0 nach C_0' haben nun die Erzeugenden keine Änderung erfahren; S_1' wird also gleichfalls durch V_1 in die zugeordnete Seite von P_0' übergeführt u. s. w. Dies besagt, dass die Substitutionen (1) nicht nur bis auf die Reihenfolge, sondern einzeln durch V in sich transformiert werden. Es folgt somit, dass $V = 1$ ist, und dass also C_0 und C_0' coincidieren; unsere Behauptung ist damit bewiesen.

Wir construieren nun, indem wir über die Berandung von T hinübergehen, die hier sich anreihenden analogen Bereiche T', T'', ... Dabei bemerke man vor allem, dass zwei äquivalente Anfangslagen von C_0 zu äquivalenten Bereichen T hinführen. *Offenbar entspringt ein ganzes Netz von Bereichen T, welches durch alle Substitutionen der Gruppe in sich transformiert wird, und welches denjenigen Teil der projectiven Ebene bedeckt, der auch von einem beliebigen zur Gruppe gehörenden Netze von Normalpolygonen überspannt ist.* Das so gewonnene Netz bildet für die einheitliche Gesamtauffassung der Theorie der Normalpolygone zweifellos die einfachste Grundlage.

Vor allem bemerke man, *dass die Randcurven der Bereiche T gerade von den gesamten Centren C_0 mit Polygonen von Specialtypen geliefert werden.* Es handelt sich hier einmal um *alle* jene *Geraden*, welche durch Übereinanderlagerung aller n Einteilungen in Bereiche Q geliefert werden; dabei gehört jede Gerade dem Netze der T in derselben Ausdehnung an, wie dem bezüglichen Netze der Bereiche Q. Die noch übrigen Randcurven der T werden von der *fundamentalen Ellipse* sowie von jenen *Curven dritter Ordnung* geliefert, welche wir oben gewissen Tripeln erzeugender Substitutionen zugeordnet fanden. Eben aus dem Netz der Bereiche T geht nun hervor, *welche Curven dritter Ordnung und in welcher Ausdehnung die einzelne Curve dritter Ordnung sowie die Ellipse Centra C_0 für Polygone mit Specialtypen liefert.* Wir werden hierfür sogleich ein besonderes Beispiel betrachten. Übrigens ergiebt sich im Einzelfall aus der Art der bei den Bereichen T auftretenden Ecken auch, ob eine singuläre Gruppe vorliegt oder nicht.

Wir benutzen nun den pg. 270 bewiesenen Satz, dass ein etwa anfänglich ausgewähltes Polygon P nur von endlich vielen Geraden bez. Curvensegmenten der genannten Art durchzogen wird. Da übrigens

der einzelne Bereich T niemals zwei äquivalente Punkte enthält, so
entspringt das wichtige Ergebnis: *Es giebt immer nur eine endliche
Anzahl, etwa* μ, *inäquivalente Bereiche* T; *irgend* μ *solche Bereiche,
welche mit einander zusammenhängen, bilden einen Discontinuitätsbereich
der Gruppe.* Jeden so entspringenden Bereich wollen wir als einen
„*natürlichen Discontinuitätsbereich*" der Gruppe benennen.

An einen ersten Bereich T_0 kann man nur auf eine endliche An-
zahl von Arten ($\mu-1$) weitere inäquivalente Bereiche T_0', T_0'', ..., $T_0^{(\mu-1)}$
hängen. Es ergiebt sich somit, falls man äquivalente Bereiche nicht
als verschieden ansieht, das wichtige Resultat: *Ein natürlicher Discontinuitätsbereich der Gruppe lässt sich nur auf eine endliche Anzahl von
Arten wählen; seine Randcurven sind feste, mit* Γ *eindeutig gegebene Linien.*
Eben in diesen letzten Eigenschaften ist ein wesentlicher Vorzug der
natürlichen vor sonstigen Discontinuitätsbereichen unserer Gruppe erster
Art zu sehen.

Bei zwei äquivalenten Normalpolygonen geht das Erzeugendensystem des einen aus dem des anderen durch Transformation vermöge
einer gewissen Substitution hervor. Solche zwei Erzeugendensysteme
mögen wir für den Augenblick als nicht wesentlich verschieden ansehen[*]). Dann gilt offenbar der Satz: *Die Anzahl der verschiedenen von
den Normalpolygonen der Gruppe* Γ *gelieferten Erzeugendensysteme ist* $\leq \mu$.

Wir fügen hier endlich noch eine Bemerkung über solche Gruppen
an, welche der Erweiterung durch Spiegelungen fähig sind. Liege
eine derartige Gruppe vor, so wird das Netz der Bereiche T derselben
auch durch diese Spiegelungen in sich übergehen, da es gegenüber einer
Transformation der Gruppe den Charakter der Covarianz besitzt (cf. pg. 256).
Es ist aber die Frage, ob die Symmetriegeraden direct unter den Randcurven der Bereiche T enthalten sind oder nicht. Dies ist jedenfalls
nicht stets der Fall; denn man wird z. B. sofort bei den in Fig. 84
pg. 267 gegebenen ersten sieben Typen der Gattung (2, 0) sich selbst
symmetrische Polygone angeben, deren Centrum C_0 somit auf der
Symmetrielinie liegt, ohne dass ein Specialtypus vorliegt. Man ziehe
andrerseits den Fall der Modulgruppe heran (cf. Fig. 27 pg. 110), wo
die Bereiche T direct die Elementardreiecke sind, und wo also das
Netz der T gerade durch die gesamten Symmetrielinien geliefert wird.

Um wenigstens zu entscheiden, wann eine Symmetriegerade G
unter den Randcurven der Bereiche Q auftritt, wähle man C_0 auf G.
Das zugehörige Polygon P_0 muss dann zwei bezüglich G symmetrische
feste Ecken e und e' haben, die zu der gleichen Classe gehören und

---

[*]) Diese Auffassung wird ihren einfachsten Ausdruck bei den invarianten-
theoretischen Untersuchungen des folgenden Kapitels finden.

also durch eine Substitution von Γ correspondieren. Man kann auch sagen: *P_0 muss eine feste nicht auf G gelegene Ecke e haben, welche in der erweiterten Gruppe $\overline{\Gamma}$ Fixpunkt einer cyclischen Gruppe zweiter Art ist.* Unter diesen Umständen ist offenbar e mit der bezüglich G symmetrischen Ecke e' innerhalb Γ äquivalent.

Die Discussion der ·Frage, ob vielleicht Symmetriegerade auch als Bestandteile zerfallender Curven dritter Ordnung unserer Art auftreten können, lassen wir hier bei Seite. —

Es wird nun am Platze sein, die vorangehenden Entwicklungen durch ein einfaches Beispiel zu erläutern. Wir wählen eine besondere der Gattung (0, 4) angehörende Gruppe, auf welche wir im nächsten Abschnitt noch ausführlich zurückkommen. Die Gleichung der absoluten Ellipse setzen wir in die Gestalt $11 z_1{}^2 - z_2{}^2 - z_3{}^2 = 0$ und fragen nach *allen* ganzzahligen unimodularen ternären Substitutionen erster oder zweiter Art, welche die Ellipse in sich transformieren. Dieser Ansatz führt, wie sich in dem nächsten Abschnitte zeigen wird, zu einer hyperbolischen Rotationsgruppe zweiter Art $\overline{\Gamma}$, deren Discontinuitätsbereich ein aus vier Symmetriegeraden gebildetes Viereck ist.

Um die Verhältnisse zuerst in der ζ-Halbebene darzulegen, so setzen wir am zweckmässigsten:

$$(2) \qquad \zeta = \frac{z_2 + i\sqrt{11 z_1{}^2 - z_2{}^2 - z_3{}^2}}{z_1\sqrt{11} - z_3}.$$

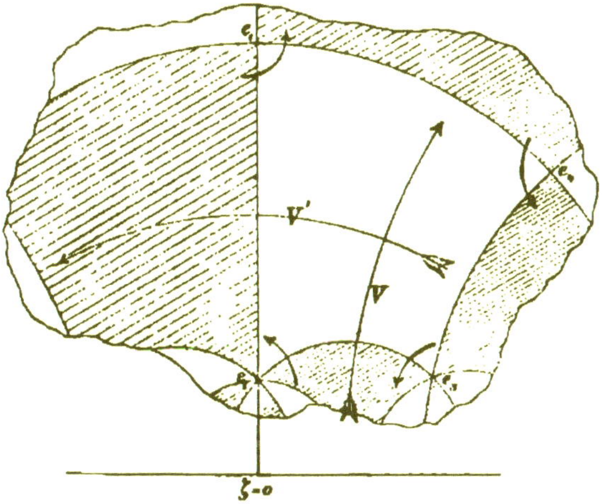

Fig. 87.

Der Discontinuitätsbereich der Gruppe $\overline{\Gamma}$ nimmt alsdann die Gestalt des hierneben in Figur 87 mit den Ecken e_1, e_2, e_3, e_4 versehenen Vierecks an, welches bez. die Winkel $\frac{\pi}{2}$, $\frac{\pi}{4}$, $\frac{\pi}{3}$, $\frac{\pi}{2}$ aufweist. Die Werte von ζ in den vier Ecken sind der Reihe nach:

$$i \cdot \frac{3+\sqrt{11}}{\sqrt{2}}, \quad i, \quad \frac{\sqrt{11}+i\sqrt{3}}{5-\sqrt{11}}, \quad \frac{1+i}{-3+\sqrt{11}}.$$

Die zu den vier Ecken $e_1, \ldots, e_4$ gehörenden Substitutionen sollen $V_1, \ldots, V_4$ heissen und so gewählt sein, dass sie die in Figur 87 angedeuteten Pfeilrichtungen haben; es ist alsdann:

$$(3) \quad \begin{cases} V_1 = \begin{pmatrix} 0, & \dfrac{3+\sqrt{11}}{\sqrt{2}} \\ \dfrac{3-\sqrt{11}}{\sqrt{2}}, & 0 \end{pmatrix}, & V_2 = \begin{pmatrix} \dfrac{1}{\sqrt{2}}, & \dfrac{1}{\sqrt{2}} \\ -\dfrac{1}{\sqrt{2}}, & \dfrac{1}{\sqrt{2}} \end{pmatrix}, \\[4em] V_3 = \begin{pmatrix} \dfrac{1-\sqrt{11}}{2}, & \dfrac{5+\sqrt{11}}{2} \\ \dfrac{-5+\sqrt{11}}{2}, & \dfrac{1+\sqrt{11}}{2} \end{pmatrix}, & V_4 = \begin{pmatrix} 1, & -3-\sqrt{11} \\ -3+\sqrt{11}, & -1 \end{pmatrix}. \end{cases}$$

Ausserdem haben wir noch die beiden in Figur 87 durch V und V' bezeichneten hyperbolischen Substitutionen nötig:

$$(4) \quad V = \begin{pmatrix} -\dfrac{3+\sqrt{11}}{2}, & \dfrac{3+\sqrt{11}}{2} \\ \dfrac{3-\sqrt{11}}{2}, & \dfrac{3-\sqrt{11}}{2} \end{pmatrix}, \quad V' = \begin{pmatrix} -\sqrt{2} & \dfrac{3+\sqrt{11}}{\sqrt{2}} \\ \dfrac{-3+\sqrt{11}}{\sqrt{2}}, & -\sqrt{2} \end{pmatrix}.$$

Dieselben sind offenbar an die Substitutionen (3) durch die folgenden Relationen geknüpft:

$$(5) \qquad V = V_1 V_2 = V_4^{-1} V_3^{-1}, \quad V' = V_2 V_3 = V_1^{-1} V_4^{-1}.$$

In den s_i geschrieben müssen die sechs Operationen $V_1, \ldots, V'$ ganzzahlig ausfallen; in der That werden wir hier zu folgenden Formeln geführt:

$$(6) \quad \begin{cases} V_1 = \begin{vmatrix} 10, & -3, & 0 \\ 33, & -10, & 0 \\ 0, & 0, & -1 \end{vmatrix}, & V_2 = \begin{vmatrix} 1, & 0, & 0 \\ 0, & 0, & 1 \\ 0, & -1, & 0 \end{vmatrix}, \\[3em] V_3 = \begin{vmatrix} 12, & -3, & -2 \\ 22, & -6, & -3 \\ 33, & -8, & -6 \end{vmatrix}, & V_4 = \begin{vmatrix} 21, & -6, & -2 \\ 66, & -19, & -6 \\ 22, & -6, & -3 \end{vmatrix}, \\[3em] V = \begin{vmatrix} 10, & 0, & -3 \\ 33, & 0, & -10 \\ 0, & 1, & 0 \end{vmatrix}, & V' = \begin{vmatrix} 12, & -3, & -2 \\ 33, & -8, & -6 \\ -22, & 6, & 3 \end{vmatrix}. \end{cases}$$

Die Coordinaten s_i der Ecken $e_1, \ldots, e_4$ geben wir in folgender Weise an:

(7) $\quad e_1 = (1, 3, 0), \quad e_2 = (1, 0, 0), \quad e_3 = (5, 11, 11), \quad e_4 = (1, 3, 1)$.

Wir markieren auch noch die zu V und V' gehörenden Fixpunkte e und e' durch:

(8) $\qquad\qquad e = (1, 3, 3), \quad e' = (3, 11, 0)$.

Das in der gleich folgenden Figur 88 durch die Mitte der Ellipse ziehende Axenkreuz liefert ein Cartesisches System, das wir durch:

(9) $\qquad\qquad z_1 : z_2 : z_3 = 1 : (x + y) : x$

zu definieren haben.

Wenn wir nach diesen Vorbereitungen nunmehr zu unseren eigentlichen Fragen übergehen, so ist nach den vorhin über die Symmetrielinien gemachten Bemerkungen zuvörderst deutlich, dass die Übereinanderlagerung der vier hier in Betracht kommenden Einteilungen in Bereiche Q das Vierecknetz der Gruppe liefert. Die zur Geltung kommenden Stücke von Curven dritter Ordnung*) werden wir daraufhin nur noch in einem einzelnen Viereck, etwa dem der Ecken $e_1, \ldots, e_4$, zu zeichnen brauchen; denn in allen übrigen Vierecken wiederholen sich dieselben Verhältnisse in symmetrischer bez. congruenter Weise.

Liegt nun C_0 innerhalb des öfter genannten Vierecks, so ist das vom zugehörigen Normalpolygon P_0 gelieferte System der fünf Erzeugenden (cf. pg. 263) entweder $V_1, \ldots, V_4, V$ oder $V_1, \ldots, V_4, V'$. Der Austausch von V und V' findet statt, falls C_0 auf der zum Tripel V, V_1, V_4^{-1} gehörenden Curve dritter Ordnung liegt. Es ist dies die einzige Curve dritter Ordnung, welche im Viereck der vorliegenden Gruppe zur Geltung kommt. Natürlich gehört dieselbe auch den drei Tripeln an:

$$(V^{-1}, V_2^{-1}, V_3), \quad (V', V_1^{-1}, V_2), \quad (V'^{-1}, V_3^{-1}, V_4).$$

Wie man auf Grund von (5) beweist, bilden diese drei Tripel im Verein mit V, V_1, V_4^{-1} ein System von der Art (4) pg. 257. Wir zeigten in der That bereits dort, dass zu solchen vier Tripeln stets nur eine und dieselbe Curve dritter Ordnung gehört.

Als Gleichung unserer Curve dritter Ordnung finden wir aus (6) vermöge der früher entwickelten Regeln:

(10) $\quad 3z_2^3 - z_3^3 + 33z_1^2z_2 - 66z_1^2z_3 - 20z_1z_2^2 + 13z_1z_3^2 - 4z_2^2z_3$

$$- 3z_2z_3^2 + 33z_1z_2z_3 = 0.$$

---

*) Die Ellipse bleibt hier offenbar ausser Betracht.

Der Verlauf dieser Curve dritter Ordnung ist hierneben in
Figur 88 angedeutet; die beiden Stücke der Curve, welche wirklich
Centren C_0 mit Normalpolygonen von Specialtypen liefern, sind, ebenso

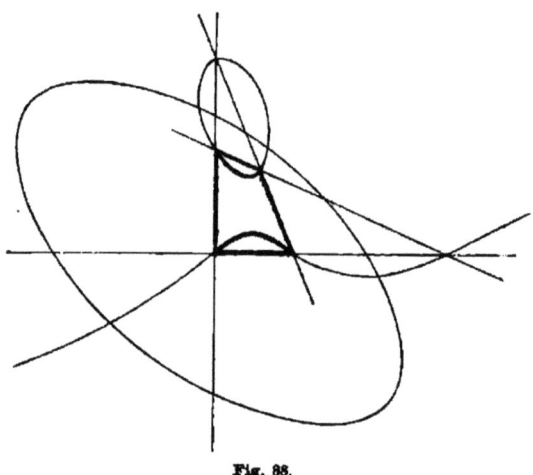

Fig. 88.

wie die das Viereck begrenzenden geradlinigen Kanten (welche dieselbe Bedeutung haben), in der Figur stärker markiert. Dass unsere
Curve dritter Ordnung durch die sechs Punkte e_1, e_2, e_3, e_4, e, e'
hindurchgeht, folgt auch aus der allgemeinen Theorie der Normalpolygone (pg. 255, erster Satz).

Durch Anfügen eines symmetrischen Vierecks an das eben heraus-
gegriffene Ausgangsviereck bilden wir einen Discontinuitätsbereich
unserer Gruppe erster Art Γ. Man sieht, dass derselbe aus *sechs* Bereichen T besteht. Gleichwohl giebt es nur *vier* wesentlich verschiedene
Erzeugendensysteme; denn, wie man leicht bemerkt, liefern im einzelnen Viereck die beiden zweieckigen Bereiche T das gleiche Erzeugendensystem.

Die hiermit dargelegten Verhältnisse kehren natürlich entsprechend
bei allen durch Kreisbogenvierecke zu definierenden Gruppen wieder.
Hat man insbesondere ein reguläres Viereck, so zerfällt die Curve
dritter Ordnung in die beiden Diagonalen und die Polare des Vierecks-
mittelpunktes.

Es wäre nicht uninteressant, auch noch für die weiter folgenden Gattungen (0, 5), (1, 1), ... der hyperbolischen Rotationsgruppen Beispiele heranzuholen. Indessen würde uns dies von anderen wichtigen Untersuchungen zu weit abführen. Wir bringen demnach hier die Theorie der Normalpolygone zum Abschluss. An die hyperbolischen Rotationsgruppen der zweiten Art knüpfen wir hier keine besondere Betrachtungen mehr. Die im ersten Abschnitte über diese Gruppen gegebenen Ansätze im Verein mit der soeben entwickelten Theorie der Gruppen erster Art liefern eine für die späteren Anwendungen ausreichende Basis.

Zweites Kapitel.

Die kanonischen Polygone und die Moduln der hyperbolischen Rotationsgruppen.

Die Theorie der elliptischen und parabolischen Rotationsgruppen konnte im voraufgehenden Kapitel in dem Sinne zum Abschluss gebracht werden, dass wir *alle* hierher gehörenden Gruppen durch ihre Discontinuitätsbereiche ohne Schwierigkeit anzugeben vermochten. Dagegen wurde ein analoger Abschluss für die Theorie der hyperbolischen Rotationsgruppen noch nicht erreicht. Es hatte dies darin seinen Grund, dass wir auf der einen Seite eine *begrenzte* Anzahl elliptischer und parabolischer Rotationsgruppen*) besitzen, während demgegenüber eine unendliche Mannigfaltigkeit verschiedener hyperbolischer Rotationsgruppen existiert. Wir werden die Theorie der hyperbolischen Rotationsgruppen nur erst dann als abgeschlossen ansehen dürfen, wenn wir den vollen *Überblick über deren Mannigfaltigkeit* gewonnen haben und diese Mannigfaltigkeit etwa *mit analytischen Hilfsmitteln zu beherrschen* verstehen.

Diese Aufgabe werden wir nun durch Heranziehung der *kanonischen Polygone* unserer Gruppen lösen können (cf. pg. 182 ff.). Wir beschränken uns dabei natürlich wieder auf Gattungen *endlicher* Charaktere (p, n) und legen auch hier die projective Ebene den geometrischen Überlegungen zu Grunde. Die Theorie der kanonischen Polygone der hyperbolischen Rotationsgruppen gewinnt hier eine Fortbildung, welche von grundlegender Bedeutung für die Weiterentwicklung unserer Untersuchungen ist.

Die analytischen Hilfsmittel, vermöge deren wir die Mannigfaltigkeiten der hyperbolischen Rotationsgruppen definieren werden, gewinnen wir in gewissen „*Moduln*" *der kanonischen Polygone*, welche als solche mittelbar auch zu *Moduln der Gruppen* werden. Die Theorie dieser Moduln ist gleichfalls von grosser Tragweite und wird zumal bei den

---

*) Hierbei gelten Gruppen, die in einander transformierbar sind, natürlich als nicht wesentlich verschieden.

späteren functionentheoretischen Anwendungen unserer Untersuchungen eine wichtige Rolle spielen.

Es sei noch hinzugesetzt, dass wir auch hier bis auf weiteres einzig von Gruppen der *ersten* Art handeln.

Die im vorliegenden Kapitel zur Darstellung kommenden Untersuchungen sind erst in letzter Zeit durch den Verf. ausgeführt; vorläufige Mitteilungen über die Resultate sind in den beiden Noten gegeben: „*Über die Discontinuitätsbereiche der Gruppen reeller linearer Substitutionen einer complexen Variabelen*"*) und „*Über die Theorie der automorphen Modulgruppen*"**).

§ 1. Einleitende Bemerkungen. Die kanonischen Polygone der Gattung $(0, 3)$.

Die Theorie der kanonischen Discontinuitätsbereiche ist oben (pg. 182 ff.) unter Zugrundelegung der ζ-Kugel entwickelt. Es bietet aber keinerlei Schwierigkeit dar, die dortige Darstellung im Falle der hyperbolischen Rotationsgruppen auf die projective Ebene zu beziehen. Es tritt hier sogar die Vereinfachung ein, dass das kanonische Polygon P_0 unter allen Umständen einfach zusammenhängend ist, was auf der ζ-Kugel keineswegs immer der Fall sein würde. Sind unter den n festen Eckpunkten***) von P_0 auch hyperbolische enthalten, so wird P_0 mit einer entsprechenden Anzahl von Ecken über die Ellipse hinausragen. Die gesamten zufälligen Ecken von P_0 werden wir zweckmässiger Weise in das Ellipseninnere legen, was keine Schwierigkeit hat.

Auf der geschlossenen Fläche lassen wir die p Schnitte c, wie auch schon pg. 203 geschah, in die Kreuzungsstellen der bezüglichen Schnitte a, b einmünden. Wir gewinnen so ein Polygon P_0 von $(2n + 6p)$ Seiten, von denen wir seinerzeit nur erst angeben konnten, dass sie stetig gekrümmte Linien sind, die alsdann durch die Erzeugenden der Gruppe auf einander bezogen waren. An dieser Stelle setzt die neue Untersuchung ein; wir werden zeigen können, *dass wir in allen Fällen das mit $(2n + 6p)$ Seiten versehene Polygon P_0 geradlinig und mit ausschliesslich concaven Winkeln wählen können*, und eben dies ist der Satz, welcher zur Grundlage für die Theorie der hyperbolischen Rotationsgruppen wird.

---

*) Göttinger Nachrichten vom 19. Oktober 1895.

**) Göttinger Nachrichten vom 25. April 1896.

***) Die Benennungen der „zufälligen" und „festen" Ecken übertragen wir von den Normalpolygonen in sofort verständlicher Weise auf beliebige andere Polygone unserer Gruppen.

Den angedeuteten Satz werden wir auf inductivem Wege nachweisen und beginnen mit denjenigen Gruppen, welche sich aus zwei Substitutionen erzeugen lassen. P_0 liefert nach pg. 185 zunächst die $(n + 3p)$ erzeugenden Substitutionen:

$$V_1, \; V_2, \; \ldots, \; V_n, \quad V_{a_1}, \; V_{b_1}, \; V_{c_1}, \; \ldots, \quad V_{a_p}, \; V_{b_p}, \; V_{c_p};$$

doch konnten die Substitutionen V_c durch die V_a, V_b ausgedrückt werden. Zwischen den $(n + 2p)$ Substitutionen V_i, V_{a_k}, V_{b_k} bestand alsdann die Relation:

$$\prod_{i=1}^{n} V_i \cdot \prod_{k=1}^{p} V_{a_k}^{-1} \cdot V_{b_k} \cdot V_{a_k} \cdot V_{b_k}^{-1} = 1.$$

Erinnern wir uns nun, dass für $p = 0$ notwendig $n \geq 3$ und für $p = 1$ desgleichen $n > 1$ ist, so ergiebt sich sofort, *dass die Gruppen der beiden Gattungen* (0, 3) *und* (1, 1) *die einzigen hyperbolischen Rotationsgruppen sind, welche sich aus je zwei Substitutionen erzeugen lassen.* —

Liege nun zuvörderst eine Gruppe Γ der Gattung (0, 3) vor, so bilden wir ein zugehöriges Normalpolygon P_0 von gewöhnlichem Typus. Nach pg. 265 ist dasselbe, wie hierneben in Figur 89 ausgeführt ist, ein Sechseck mit drei festen und drei beweglichen Ecken.

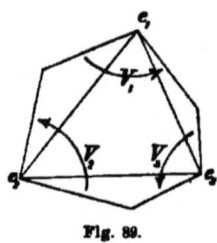

Fig. 89.

Hier ist, wie man sieht, das Normalpolygon P_0 direct auch ein kanonisches Polygon; der Satz über die Möglichkeit der geradlinigen Begrenzung und der Concavität der Winkel ist somit für die Gattung (0, 3) *ohne weiteres evident.*

Die in Figur 89 noch näher definierten Substitutionen V_1, V_2, V_3 sind durch die Relation $V_1 V_2 V_3 = 1$ verknüpft. Indem wir auf Grund derselben etwa V_3 durch V_1 und V_2 ausdrücken, bleiben diese beiden letzteren Substitutionen V_1 und V_2 als Gruppenerzeugende. Die beiden Fixpunkte von V_1 und V_2 sind in der Figur e_1 und e_2 genannt*); es wird alsdann e_i innerhalb, auf oder ausserhalb der Ellipse liegen, je nachdem V_i elliptisch, parabolisch oder hyperbolisch ist. Man bemerke indessen, *dass die dem Polygon P_0 angehörende, in Figur 89 gezogene Verbindungsgerade $\overline{e_1 e_2}$ notwendig ganz oder teilweise innerhalb der Ellipse gelegen ist.* Dies geht aus der bekannten Gestalt des Polygonnetzes unmittelbar hervor. Man vergegenwärtige sich nur, dass, selbst wenn das Netz mit hyperbolischen Ecken über die Ellipse

---

*) Unter Fixpunkt einer Substitution schlechthin meinen wir im hyperbolischen Falle hier wieder den ausserhalb der Ellipse gelegenen Fixpunkt.

hinausragt, innerhalb der einzelnen solchen Ecke, das zugehörige Ellipsen-segment eingeschlossen, weitere Fixpunkte der Gruppe nicht auftreten.

Wir wollen nun ganz allgemein die Substitutionenpaare in drei „*Species*" einteilen; und zwar teilen wir ein Paar V_1, V_2 der ersten, zweiten oder dritten Species zu, je nachdem die Verbindungsgerade der beiden Fixpunkte die Ellipse in zwei Punkten schneidet, dieselbe nicht trifft oder berührt. Dann gilt offenbar der Satz: *Das Erzeugenden-paar* V_1, V_2 *unserer Gruppe* Γ *der Gattung* (0, 3) *stellt ein Paar der ersten Species dar.* Zur Orientierung fügen wir sogleich vorgreifend hinzu: Das Erzeugendenpaar einer Gruppe (1, 1) stellt ein Paar der zweiten Species vor; aus einem Paar der dritten Species aber kann man stets infinitesimale Substitutionen erzeugen[*]), ein solches Paar kann also bei unseren Gruppen überhaupt nicht vorkommen.

Man verstehe nun unter $\overline{V}_3$ die Spiegelung an der Geraden $\overline{e_1 e_2}$; $\overline{V}_3$ hat für das Ellipseninnere direct den Charakter einer Spiegelung, da das Paar V_1, V_2 zur ersten Species gehört. Durch $\overline{V}_3$ werden die Substitutionen V_1 und V_2 je in ihre inversen Substitutionen trans-formiert (cf. „M." I pg. 200 ff.):

(1) $$\overline{V}_3 V_1 \overline{V}_3 = V_1^{-1}, \quad \overline{V}_3 V_2 \overline{V}_3 = V_2^{-1}.$$

Die Gruppe Γ ist somit der Erweiterung durch $\overline{V}_3$ auf eine Gruppe zweiter Art $\overline{\Gamma}$ fähig. Dabei wird $\overline{\Gamma}$ auch die beiden Operationen:

(2) $$\overline{V}_1 = V_2^{-1} \overline{V}_3, \quad \overline{V}_2 = V_1 \overline{V}_3$$

enthalten, welche die Spiegelungen an den Geraden $\overline{e_2 e_3}$ und $\overline{e_1 e_3}$ dar-stellen. Letzteres geht einfach daraus hervor, dass z. B. durch $\overline{V}_2$, wie man leicht zeigt, sowohl V_1 wie $V_3 = V_2^{-1} V_1^{-1}$ in ihre inversen Sub-stitutionen transformiert werden. Auf Grund der Gleichungen:

(3) $$V_1 = \overline{V}_2 \overline{V}_3, \quad V_2 = \overline{V}_3 \overline{V}_1, \quad V_3 = \overline{V}_1 \overline{V}_2$$

können wir $\overline{V}_1$, $\overline{V}_2$, $\overline{V}_3$ als Erzeugende der Gruppe $\overline{\Gamma}$ wählen. Zu-sammenfassend haben wir das Resultat: *Eine Gruppe der Gattung* (0, 3) *ist stets der Erweiterung auf eine Gruppe zweiter Art fähig, und zwar gelangen wir auf diese Weise zu den bekannten regulär-symmetrischen Dreieck-netzen, welche für den Fall, dass keine der Ecken* e_1, e_2, e_3 *ausserhalb der Ellipse liegt, bereits in* „M." *I pg. 102 ff. ausführlich betrachtet wurden.* Diesem von „M." I her bekannten Falle reihen sich hier drei weitere an, je nachdem eine, zwei oder alle drei Ecken ausserhalb der Ellipse

---

[*]) In diesem Falle ist nämlich $V_1^{-1} V_2 V_1 V_2^{-1}$ parabolisch und hat den Fix-punkt mit V_1 und V_2 auf der Ellipse gemeinsam (cf. pg. 115).

gelegen sind. Dass dabei die einzelne Seite des Dreiecks stets in das Ellipseninnere eindringt, bez. dasselbe durchdringt, betonten wir bereits. Bei der Einfachheit der vorliegenden Verhältnisse erscheint es unnötig, die Lage des Dreiecks gegenüber der Ellipse in den vier unterschiedenen Fällen noch näher zu erläutern (vergl. jedoch weiter unten § 11).

Übrigens sei hier noch eine Bemerkung über die Relation $V_1 V_2 V_3 = 1$ angefügt. Wir können die Bedeutung derselben dahin formulieren, *dass ihrzufolge unser Elementardreieck, um seine Ecken e_3, e_2, e_1 nach einander im positiven Sinne durch die doppelten Dreieckswinkel gedreht, seine ursprüngliche Lage wieder annimmt.* Für sphärische (und damit für ebene) Polygone wurde dieser Satz wohl zuerst von Hamilton ausgesprochen *).

§ 2. Die kanonischen Polygone der Gattung (1, 1) in ihrer ersten Gestalt (als geradlinige Vierecke).

Nach pg. 286 haben auch noch die Gruppen der Gattung (1, 1) die Eigenschaft, jeweils aus zwei Substitutionen erzeugt werden zu können. Sei nun eine Gruppe Γ dieser Gattung vorgelegt, so besitzen die zugehörigen Polygonnetze *eine* Classe fester Ecken, für welche wir die Einteilung in Bereiche Q (cf. pg. 258) heranziehen. Wählen wir das Centrum C_0 in irgend einer Ecke dieses Bereichnetzes, so wird das zugehörige Normalpolygon $(s-4)$, d. h.

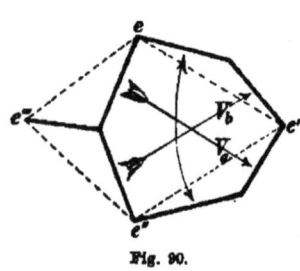

Fig. 90.

sechs Seiten haben. Von den sechs Ecken sind drei zufällig und liefern als solche einen Cyclus, während die übrigen drei einen Cyclus fester Ecken bilden, wie ohne weiteres aus der allgemeinen Theorie (pg. 261 ff.) hervorgeht. Man stellt sofort fest, dass jede Seite des Sechsecks ihrer Gegenseite zugeordnet ist; denn keine andere Art der Zuordnung liefert zwei dreigliedrige Eckencyclen.

Das gewonnene Sechseck, welches als Normalpolygon lauter concave Winkel hat, möge, wie in Figur 90 angedeutet ist, die drei festen

---

*) Man vergl. Hamilton, *Elemente der Quaternionen*, deutsche Übersetzung von Paul Glan (Leipzig, 1882), pg. 547 des ersten Bandes. Siehe auch Thomson und Tait, *Handbuch der theoretischen Physik*, deutsche Übersetzung von Helmholtz und Wertheim (Braunschweig, 1871), erster Teil des ersten Bandes pg. 76. Die fragliche Beziehung zur sphärischen Trigonometrie ist übrigens von Klein wiederholt in Vorlesungen hervorgehoben (siehe z. B. die autographierten Vorlesungen über lineare Differentialgleichungen 2. Ordnung vom Wintersemester 1890, 1891 pg. 20 ff.); im Anschluss hieran vergleiche man endlich die Dissertation von Schilling, *Beiträge zur geometrischen Theorie der Schwarz'schen s-Function*, Mathem. Annalen Bd. 44, pg. 168 (1893).

Ecken e, e', e'' haben. Unter den drei zugehörigen Erzeugenden sind in der Figur V_a und V_b besonders bezeichnet. Man trenne nun vermittelst der Diagonalen $\overline{ee'}$ und $\overline{e'e''}$ vom Sechseck zwei Dreiecke ab und füge sie durch Ausübung von V_b^{-1} bez. V_a^{-1} links wieder an. Wir gewinnen solcherweise als *Discontinuitätsbereich der Gruppe Γ ein geradliniges Viereck der Ecken e, e', e'', e'''*, wie in der Figur 90 näher ausgeführt ist. Das Viereck heisse P_0 und führe zu dem Vierecknetze P_0, P_1, P_2, ...; die Gegenseiten von P_0 sind durch die Erzeugenden V_a, V_b auf einander bezogen, und die vier Ecken bilden einen einzigen Cyclus.

Besonders präcis lässt sich der Übergang vom Netze der Sechsecke zu demjenigen der Vierecke dahin bezeichnen, dass man sagt: *Im ersten Sechseck sind die beiden Diagonalen $\overline{ee'}$ und $\overline{e'e''}$ zu ziehen, und die gleiche Construction ist in allen übrigen Sechsecken zu wiederholen; nimmt man demnächst die gesamten Sechseckseiten fort, so restiert direct das Vierecknetz.* In dieser Weise werden wir auch weiterhin die erlaubten Abänderungen der Polygone meist vollziehen können.

Statt die Erzeugenden V_a, V_b nach der in Figur 90 gegebenen Vorschrift zu wählen, könnte man sie einzeln oder zugleich durch ihre inversen Substitutionen ersetzen, und man könnte auch ihre Reihenfolge umkehren. Man kann dieserhalb das Erzeugendensystem V_a, V_b beim einzelnen Viereck stets in *acht* verschiedenen Weisen in Ansatz bringen. In Figur 90 ist die Anordnung so getroffen, dass die Pfeilrichtung von V_a diejenige von V_b von ihrer linken zur rechten Seite durchsetzt. Halten wir hieran fest, so würden nur noch *vier* Arten, das Erzeugendensystem zu wählen, vorliegen; späterhin, wo wir an Stelle der Vierecke mit (kanonischen) Sechsecken arbeiten, werden wir geradezu Eindeutigkeit erzielen können.

Die Ecken e, e', e'', e''' des Vierecks P_0 seien die Fixpunkte der innerhalb Γ gleichberechtigten Substitutionen V_c, V_c', V_c'', V_c'''. Die Darstellung dieser Substitutionen in V_a, V_b ist:

$$(1) \quad \begin{cases} V_c = V_b V_a^{-1} V_b^{-1} V_a, & V_c' = V_a V_b V_a^{-1} V_b^{-1}, \\ V_c'' = V_b^{-1} V_a V_b V_a^{-1}, & V_c''' = V_a^{-1} V_b^{-1} V_a V_b. \end{cases}$$

Man hat zu unterscheiden, ob die Substitutionen V_c, ... elliptisch, parabolisch oder hyperbolisch sind. Im ersten Falle liegt das Viereck P_0 gänzlich im Innern der Ellipse, im zweiten ist es der Ellipse eingeschrieben, und endlich im dritten Falle ragt es mit vier hyperbolischen Ecken in das Ellipsenäussere hinaus, wobei alsdann jede Seite des Vierecks eine Ellipsensecante vorstellt. Die Analogie zum Periodenparallelogramm der parabolischen Rotationsgruppen wird man sofort erkannt haben; doch besteht der wesentliche Unterschied, dass die Ecken unseres jetzigen Vierecks P_0 nicht-zufällig sind.

Wir können nun hier sofort den Anschluss an die Theorie der *kanonischen* Polygone gewinnen. *In der That stellt ja das einzelne Viereck direct einen kanonischen Bereich unserer Gruppe Γ dar.* Auf der zugehörigen geschlossenen Fläche entspricht dem Viereck P_0 ein solches kanonisches Schnittsystem, bei welchem die Kreuzungsstelle der Rückkehrschnitte a, b der den festen Polygonecken entsprechende Punkt der Fläche ist; wir wollen diesen Punkt kurz als den *singulären* Punkt der geschlossenen Fläche bezeichnen.

Das so erhaltene kanonische Viereck P_0 ist ein particuläres, da es uns von einem Normalpolygon der Gruppe nach obiger Vorschrift geliefert wurde. Indessen ist es nicht schwer, P_0 so zu transformieren, dass jede Besonderheit in dieser Hinsicht abgestreift wird. Über die hierbei in Betracht kommenden Gesichtspunkte, welche weiterhin überhaupt stark in den Vordergrund rücken, senden wir folgende allgemeine Bemerkungen voraus.

Im allgemeinen Falle (p, n) entspricht ein mit $(2n + 6p)$ Seiten ausgestattetes kanonisches Polygon P_0 einem kanonischen Querschnittsystem auf der zugehörigen geschlossenen Fläche. Solcher Querschnittsysteme giebt es immer unendlich viele, und wir haben in dieser Hinsicht zunächst festzusetzen, *dass jede stetig verlaufende Änderung des einzelnen Querschnittsystems, bei welcher keine zwei Querschnitte mit einander collidieren, und bei welcher kein Schnitt zerreisst, als unwesentlich gelten soll.* Die Endpunkte der n Schnitte d (cf. pg. 183) bleiben als die „singulären" Punkte der geschlossenen Fläche bei einer solchen Änderung natürlich fest; im übrigen ist aber das ganze Schnittsystem beweglich. *Es handelt sich hierbei um solche erlaubte Abänderungen des Polygons P_0, bei denen das Erzeugendensystem vollständig erhalten bleibt.* Von den Schnitten c dürfen beliebig viele verschwinden; auch darf der Punkt E (siehe die Figur 40 pg. 183) gelegentlich in einen einzelnen singulären Punkt hineinrücken, worauf einer unter den n Schnitten d in Wegfall kommt.

Ausser diesen als unwesentlich bezeichneten (stetigen) Abänderungen des kanonischen Querschnittsystems giebt es nun, abgesehen vom niedersten Falle der Gattung $(0, 3)$, stets noch *unendlich viele verschiedene wesentliche Abänderungen.* Der Übergang von einem ersten kanonischen Schnittsystem zu einem wesentlich neuen ist in unstetiger Weise zu vollziehen, und ihm entspricht stets eine solche erlaubte Abänderung des ersten kanonischen Polygons P_0 in ein neues gleichfalls kanonisches P_0', bei der das Erzeugendensystem eine Änderung erfährt. In einem solchen Falle wollen wir von einer „Transformation des kanonischen Polygons durch wesentliche Umgestaltung des Schnittsystems" oder kurz von einer „Transformation des kanonischen Polygons" sprechen. Es wird ein Hauptsatz der „Transformationstheorie der kanonischen Polygone" sein, dass in allen Einzelfällen die allgemeinste in diesem Sinne mögliche Transformation aus einer endlichen Anzahl „elementarer Transformationen" durch Wiederholung und Combination derselben hergestellt werden kann. —

Wenn wir uns nunmehr im Falle einer Gruppe Γ der Gattung (1, 1) vorab einzig auf die kanonischen Vierecke P_0 beschränken, so ist die Transformationstheorie dieser Vierecke äusserst leicht durchgeführt. Auf der geschlossenen Fläche handelt es sich darum, den singulären Punkt dauernd als Schnittstelle der Rückkehrschnitte a, b festzuhalten, sodann aber von einem ersten zugehörigen kanonischen Schnittsystem zu einem beliebigen anderen überzugehen. Dies ist nun die Fundamentalaufgabe, welche der Theorie der linearen Transformation der elliptischen Functionen zu Grunde liegt (siehe etwa „M." I pg. 27 ff.). Für die Auffassung der wesentlichen hierbei in Betracht kommenden Verhältnisse ist bekanntlich die zerschnittene Fläche mit einem Viereck, auf welche man dieselbe abzubilden vermag, vollständig gleichwertig; denn es handelt sich hierbei nur um Betrachtungen im Sinne der analysis situs. Indem wir somit an Stelle der geschlossenen Fläche sogleich wieder mit dem Viereck in der projectiven Ebene arbeiten, werden wir die Transformationen desselben nach genau derselben Vorschrift auszuüben haben, welche für das Periodenparallelogramm der elliptischen Functionen gilt; denn auch dieses Parallelogramm ist ein Abbild der zerschnittenen Fläche. Aus den bezüglichen „M." I l. c. entwickelten Sätzen folgt somit unmittelbar: Es giebt für das Netz unserer kanonischen Vierecke P_0, P_1, P_2, ... im wesentlichen nur eine Elementartransformation, deren geometrische Bedeutung sich dahin charakterisieren lässt, dass man in P_0, und entsprechend in P_1, P_2, ..., eine Diagonale zu ziehen hat und ein Paar Gegenseiten auslöscht. Offenbar ist aber diese Operation auf das Viereck P_0 in vier verschiedenen Arten anwendbar und liefert so vier, paarweise inverse, Elementartransformationen, aus denen alle übrigen herstellbar sind. Wir haben hiermit die Elementartransformationen in ihrer für unsere späteren Zwecke einfachsten und übrigens rein geometrischen Weise erklärt. Ihre nähere Untersuchung und vor allem ihre Wirkung auf das Erzeugendensystem von Γ wird uns weiter unten (in § 8) noch ausführlich beschäftigen.

Man überlege nun, dass ein Netz geradliniger Vierecke bei Aus-

führung einer Elementartransformation stets in ein ebensolches übergeht, während man doch andrerseits auf der geschlossenen Fläche
durch Ausübung von Elementartransformationen zu *jedem* Querschnittsystem gelangen kann, dessen Kreuzungsstelle der singuläre Punkt ist.
Es entspringt hieraus das folgende, einem bekannten Satze aus der
Theorie der elliptischen Functionen correspondierende Theorem: *Wie
man auch die geschlossene Fläche vom singulären Punkte aus kanonisch
zerschneiden mag, das Abbild der zerschnittenen Fläche stellt sich in der
projectiven Ebene entweder direct oder nach unwesentlicher Änderung,
welche nur den innern Verlauf der Seiten, aber nicht die Lage der Ecken
betrifft, als geradliniges Viereck unserer Art dar.* Man kann auch sagen,
dass *jeder* viereckige Discontinuitätsbereich unserer Gruppe entweder direct
oder nach unwesentlicher Änderung *geradlinig* begrenzt erscheint. —

Indem wir nun sogleich ein beliebiges geradliniges Viereck P_0
von Γ der Betrachtung zu Grunde legen, behalten wir natürlich die
Bezeichnungen der Ecken e, e', ..., der Erzeugenden V_a, V_b, V_c, V_c', ...
u. s. w. bei; auch über die Lage der Eckpunkte gelten durchaus die
früheren Bemerkungen, d. h. sie liegen zugleich entweder innerhalb
oder auf oder endlich ausserhalb der Ellipse.

Zum Zwecke einiger weiterer Ausführungen über das zu P_0 gehörende Vierecksnetz übe man zuvörderst auf P_0 die aus V_a entspringende cyclische Gruppe aus und erzeuge auf diese Weise die
Viereckskette ..., P_{-2}, P_{-1}, P_0, P_1, P_2, ... Hierbei werden zwei
sich an einander schliessende Viereckswinkel, summiert, beständig
einen *concaven* Winkel liefern. Im Falle einer parabolischen oder hyperbolischen Substitution V_c ist dies aus dem Vierecksnetze unmittelbar
evident; für ein elliptisches V_c hat man nur zu bedenken, dass selbst
die Summe aller vier Winkel des Vierecks höchstens gleich π ist,
nämlich wenn V_c die Periode 2 hat. Unsere Viereckskette hat somit
zwei verschiedene Grenzpunkte, und also ist V_a hyperbolisch. Wenden
wir die gleiche Überlegung auf V_b an, so werden wir zugleich gewahr,
dass die auf der Ellipse gelegenen Fixpunkte von V_a und V_b sich
gegenseitig trennen. Wir haben damit das bereits pg. 287 angegebene
Resultat bestätigt: *Die von einem beliebigen Viereck P_0 der Gruppe Γ
gelieferten Erzeugenden V_a, V_b bilden ein Paar zweiter Species und sind
als solche hyperbolisch.*

Die beiden ausserhalb der Ellipse gelegenen Fixpunkte von V_a
und V_b, an welche übrigens das Vierecksnetz unter allen Umständen
nicht heranreicht*), mögen e_a und e_b heissen; ihre Polaren seien mit

---

*) Würde das Netz an den Fixpunkt von V_a mit einer Ecke heranreichen,

p_a und p_b bezeichnet. Die Spiegelung an der Verbindungsgeraden $\overline{e_a e_b}$ hat für das Ellipseninnere die Bedeutung einer *elliptischen Substitution der Periode zwei*, deren Fixpunkt der Schnittpunkt von p_a und p_b ist. Diese Substitution möge durch V bezeichnet sein.

Die Substitution V transformiert nun sowohl V_a wie V_b in ihre inversen Substitutionen; sie wird somit die Gruppe Γ in sich transformieren: *Es wird aber sogar das Viereck P_0 durch V direct in sich selbst transformiert.* Infolge (1) gehen nämlich bei Transformation durch V die Substitutionen V_c und V_c'' in einander über und ebenso V_c' und V_c'''; vergl. übrigens die beigefügte Figur 91, in welcher die Substitutionen V_c als parabolisch angenommen wurden.

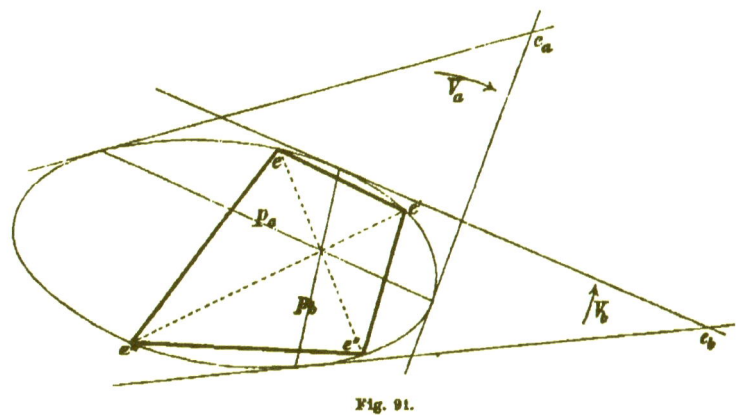

Fig. 91.

Es ergiebt sich weiter vermöge einer leichten Zwischenbetrachtung, dass der Schnittpunkt von p_a und p_b zugleich der Schnittpunkt der Diagonalen des Vierecks ist: *P_0 ist somit ein centriertes Viereck, welches im Fixpunkt von V seinen Mittelpunkt hat.* Die Benennung „Parallelogramm" für P_0 würde dem Charakter der hyperbolischen Maassbestimmung nicht entsprechen.

Der Zusatz der elliptischen Substitution V zur vorliegenden Gruppe Γ würde zu einer umfassenderen Gruppe erster Art führen, in welcher Γ ausgezeichnete Untergruppe des Index zwei ist. Diese umfassendere Gruppe hat den Charakter $(0, 4)$, und unter ihren Erzeugenden sind drei elliptisch von der Periode zwei, während die vierte, einmal wiederholt, die Substitution V_c liefert. Wir kommen weiter unten (in § 13) auf diese Gruppe zurück.

---

so würden innerhalb dieser Ecke entweder die Punkte e und e' oder e'' und e''' liegen. Beides ist bekanntlich unmöglich (cf. pg. 242).

§ 3. Die allgemeine Gestalt der kanonischen Polygone für die Gattung (1, 1).

Für die späteren Anwendungen ist das centrierte Viereck als kanonischer Discontinuitätsbereich einer Gruppe (1, 1) ungeeignet. Wir müssen vielmehr zu einer solchen Zerschneidung der geschlossenen Fläche übergehen, bei welcher der Schnittpunkt der Rückkehrschnitte a und b nicht in der singulären Stelle der Fläche liegt. Es ist dann auch noch ein Schnitt c hinzuzusetzen, welcher diese beiden Punkte mit einander verbindet; und das kanonische Polygon besitzt demnach *sechs* Randcurven und entsprechend *drei* Erzeugende V_a, V_b, V_c.

Zur Einführung dieser neuen Gestalt der kanonischen Polygone legen wir zunächst eines der unendlich vielen geradlinigen Vierecksnetze unserer Gruppe Γ zu Grunde und nennen die Vierecke kurz P_0', P_1', ... Sei alsdann E_0 ein beliebiger Punkt im Innern von P_0', und mögen die entsprechenden Punkte der übrigen Vierecke E_1, E_2, ... heissen. Verbinden wir nunmehr die Punkte E je zweier benachbarten Vierecke geradlinig, so entspringt ein Netz von Geraden, deren je vier vom einzelnen Punkte E auslaufen, und die übrigens nicht mit einander collidieren. *Offenbar haben wir hier mit der Übertragung eines gewissen Paares conjugierter Rückkehrschnitte a, b zu thun, deren Kreuzungsstelle dem Punkte E_0 correspondiert**). Da aber der Schnitt c noch fehlt, so liegen noch keine fertigen kanonischen Polygone vor; vielmehr erscheinen hier immer die endlich bez. unendlich vielen kanonischen Polygone, welche sich an den gleichen Eckpunkt e der Viereckstheilung heranziehen, in eins gefasst.

Ehe wir den Zusatz des Schnittes c vollziehen, vergegenwärtigen wir uns die Veränderung des construierten Geradensystems, falls E_0 das Ausgangsviereck P_0' durchläuft. Es hat hierbei keine Schwierigkeit, E_0 auf den Rand von P_0' rücken zu lassen, nur soll E_0 einstweilen nicht über P_0' hinauswandern. *Lässt man aber E_0 in eine der vier Ecken e, e', e'', e''' von P_0' hineinrücken, so werden wir in jedem Falle zur ursprünglichen Viereckstheilung zurückgeführt.* Dabei zerfallen die zunächst zusammenhängenden kanonischen Polygone mit der gleichen festen Ecke im letzten Augenblick in ebenso viele getrennte Vierecke.

Die letzte Überlegung führt auf einige Angaben über die Winkel unseres Geradennetzes. Wir nennen die um E_0 herumliegenden Winkel den Ecken e, e', ... entsprechend etwa ϑ, ϑ', ϑ'', ϑ'''. Da sie die

---

*) Es ist dies unmittelbar evident, wenn man nur etwa das Viereck P_0' mit seinen vier von E_0 aus gezogenen Geraden umgekehrt zur geschlossenen Fläche zusammenlegen will.

Summe 2π haben, so kann höchstens einer unter ihnen convex sein. *Offenbar wird aber der einzelne Winkel, z. B. ϑ, notwendig convex, wenn E_0 in die Nähe der entsprechenden Ecke, also hier e, rückt.* Man wolle sich nur veranschaulichen, in welche beiden Geraden des Vierecksnetzes die Schenkel des Winkels ϑ übergehen, falls E_0 in e hineinrückt.

Für später wird der Fall *hyperbolischer V_c* besonders wichtig sein. Ziehen wir hier für die Eckpunkte des Vierecksnetzes die Polaren, so werden diese nach bekannten Sätzen im Ellipseninnern nicht collidieren. Sind insbesondere p, p', p'', p''' die Polaren von e, e', e'', e''', so werden durch p, p', p'', p''' von P_0' vier durchaus getrennt liegende Dreiecke abgeschnitten; man merke überdies an, dass keine dieser vier Polaren durch V_a oder V_b, die Erzeugenden von P_0', in sich transformiert werden. Aus der blossen Anschauung dieser Verhältnisse ergiebt sich: *Wählt man E_0 auf der einzelnen Polare, etwa p, oder auch im Innern des durch p von P_0' abgetrennten Dreiecks, so ist der correspondierende Winkel ϑ notwendig convex.*

Bei festliegenden Schnitten a, b können wir nunmehr den Schnitt c nur noch in vier wesentlich verschiedenen Weisen ziehen. Dem entspricht es, dass wir in P_0' den Punkt E_0 mit irgend einer der vier Ecken e, e', e'', e''' etwa wieder geradlinig verbinden können. Wählen wir eine Ecke und ziehen die entsprechenden Verbindungsgeraden in allen übrigen Vierecken, so liegt nach Fortnahme der Vierecksseiten direct ein *Netz kanonischer geradliniger Sechsecke* der Gruppe Γ vor, wobei die vorhin gezogenen Geraden $\overline{E_0 E_1}$, ... und die eben zuletzt nach den festen Ecken e gezogenen Linien die Seiten abgeben.

Haben wir etwa E_0, wie in Figur 92 hierneben geschehen ist, mit e'' verbunden, so wird der Winkel ϑ'' in zwei Winkel zerlegt, so dass nunmehr um E_0 fünf Winkel herumliegen. Dieselben sind gleich den fünf Winkeln unseres kanonischen Sechsecks in dessen beweglichen Ecken. Ist keiner der Winkel ϑ convex, so sind selbstverständlich alle Sechs

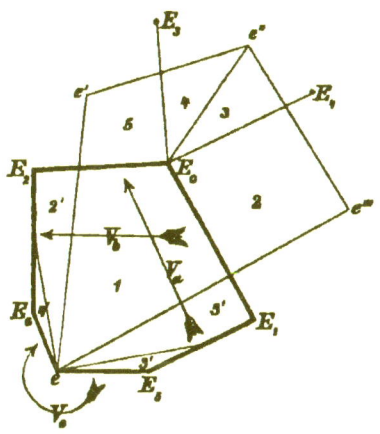

Fig. 92.

eckwinkel concav. Ist ein Winkel ϑ, etwa ϑ'', convex, so vermeidet man convexe Winkel des Sechsecks dadurch, dass man die zugehörige

Ecke e'' mit E_0 verbindet. Ein Blick auf Figur 92 lehrt alsdann, *dass die beiden Teile von ϑ'' stets concav sind;* denn die Verbindungsgeraden $\overline{E_0 E_3}$ und $\overline{E_0 E_4}$ schneiden notwendig die Viereckseite $\overline{e' e''}$ bez. $\overline{e'' e'''}$.

Die erlaubte Abänderung des ursprünglichen Vierecks in das Sechseck kann man mit den Einzelangaben der Figur 92 noch näher verfolgen. Das Viereck zerfällt in die durch Nummern 1 bis 5 unterschiedenen Bereiche, welche übrigens, im Falle E_0 auf den Rand von P_0' tritt, in leicht ersichtlicher Weise degenerieren. Die Umlegung der Bereiche 2, 3, 4, 5 in $2'$, $3'$, $4'$, $5'$ liefert direct das geradlinige Sechseck. Als Ausgangssechseck P_0 wollen wir etwa dasjenige wählen, dessen mit P_0' gemeinsame Ecke der mit E_0 verbundenen Ecke von P_0' gegenüber liegt, und das übrigens E_0 zur Ecke hat. Diese in Figur 92 ersichtlich eingehaltene Maassregel hat zur Folge, *dass das Ausgangssechseck P_0 mit dem Viereck P_0' die Erzeugenden V_a, V_b gemeinsam hat.* —

Als Resultat der Untersuchung fassen wir zusammen: *Den unendlich vielen wesentlich verschiedenen Vierecknetzen unserer Gruppe Γ reihen sich ebenso viele verschiedene Netze geradliniger kanonischer Sechsecke mit concaven Winkeln an. Es steht uns dabei frei, für einen ersten festen Eckpunkt c ein System äquivalenter Niveaugeraden, welche Sechseckseiten werden sollen, nach Willkür herauszugreifen. Insbesondere dürfen wir vorschreiben, dass die hiermit gemeinten von e auslaufenden Sechseckseiten im Falle hyperbolischer V_e ihre Endpunkte entweder auf der Polare von e oder bereits vor Erreichen dieser Polare finden.* Diese letzten Zusätze sind mit Rücksicht auf die späteren Anwendungen notwendig; ihre Verification ergiebt sich unmittelbar aus der Willkür von E_0 und aus den über die Winkel ϑ zumal im Falle hyperbolischer V_e vorausgesandten Bemerkungen.

Wir wenden uns nunmehr zu der wichtigen Frage, inwieweit die der bisherigen Betrachtung zu Grunde liegenden kanonischen Querschnittsysteme der geschlossenen Fläche als die allgemeinen angesehen werden dürfen. Wir knüpfen zu diesem Ende an ein ganz beliebiges System von Querschnitten a, b, c und wollen eine solche unwesentliche Änderung vornehmen, bei welcher die Schnittstelle von a und b über c unter entsprechender Kürzung dieses Schnittes bis zum singulären Punkt hinwandert. Das so erhaltene Schnittsystem liefert entweder direct oder nach einer weiteren unwesentlichen Umgestaltung ein geradliniges Viereck als Abbild (pg. 292). Von hieraus kann man, wenn man will, durch erneute unwesentliche Abänderung zu einem geradlinigen Sechseck unserer Art gelangen. Wir haben somit den Satz gewonnen: *Ein ganz beliebiges kanonisches Schnittsystem der ge-*

schlossenen Fläche liefert entweder ohne weiteres oder nach unwesentlicher Umgestaltung, bei welcher insbesondere die Erzeugenden erhalten bleiben, als Abbild der zerschnittenen Fläche ein geradliniges Sechseck mit concaven Winkeln.

Von hieraus wird man sich nun rückwärts die Vorstellung des allgemeinen kanonischen Sechsecks construieren. Dabei ist vor allem die Bahn maassgeblich, welche der Kreuzungspunkt der Schnitte a, b beschreibt. Offenbar gilt die Vorschrift, dass dieser Kreuzungspunkt stets die singuläre Stelle zu meiden hat, es sei denn, dass zugleich c verschwindet; denn andrenfalls würden wir eine geschlossene Linie c und also einen dritten Rückkehrschnitt gewinnen, welche die Fläche zerstücken würde. Im übrigen aber darf die Kreuzungsstelle von a und b jede beliebige Bahn beschreiben, wobei man nur die Schnitte selbst nötigenfalls dem Kreuzungspunkte ausweichen lassen wird.

In der projectiven Ebene entspricht dieser Abänderung Folgendes: *Von einem ersten etwa geradlinigen Sechseck (cf. Figur 92 pg. 295) gelangt man zum allgemeinsten kanonischen Polygon des gleichen Erzeugendensystems, indem man die zufällige Ecke E_0 auf ganz beliebiger Bahn innerhalb des Polygonnetzes variiert und hierbei nur die eventuell vorliegenden elliptischen Ecken e meidet.* Die Bahnen der übrigen vier beweglichen Ecken sind natürlich mit E_0 geregelt, und die Seiten sind immer entsprechend abzuändern. Man erkennt, *dass man bei diesen Veränderungen die Geradlinigkeit der Seiten des Polygons nicht immer aufrecht erhalten kann.* Man wolle z. B. in Figur 92 pg. 295 den Punkt E_0 in der geraden Verlängerung von $\overline{e''E_0}$ bis zur Geraden $\overline{eE_6}$ fortwandern lassen; im letzten Augenblick muss dieselbe ausweichen und damit gekrümmt erscheinen, wenn nicht Zerfall der Fläche und damit des Polygons eintreten soll.

Im Falle hyperbolischer V_o präcisieren wir die Verhältnisse noch ein wenig weiter und führen zu diesem Zwecke wieder die Polaren p, p', ... der festen Ecken ein. Ein erstes geradliniges Sechseck (Figur 92, pg. 295) wählen wir so, dass seine an die feste Ecke e sich anschliessenden Seiten $\overline{eE_5}$, $\overline{eE_6}$ jedenfalls nicht über die Polare p von e hinausreichen. *Bewegen wir nunmehr E_5 und damit E_6 ganz beliebig innerhalb des durch p vom Polygonnetz abgetrennten Dreiecks, p eingeschlossen, so können wir zwar die Geradlinigkeit der Seiten durchweg aufrecht erhalten, aber wir müssen gelegentlich einen convexen Winkel bei E_5 oder E_6 in Kauf nehmen. Dieser Winkel erreicht indessen niemals den Betrag $\frac{3\pi}{2}$.* Man wird sich dies mit Hilfe der beigefügten Figur 93 leicht deutlich machen; in derselben ist die Anfangslage des Sechsecks

stark ausgezogen, und die neue Lage wird erzielt, indem E_5 und E_6
auf p nach links wandern, während die übrigen beweglichen Ecken
auf ihren Polaren entsprechende Wege beschreiben. Auf der geschlossenen

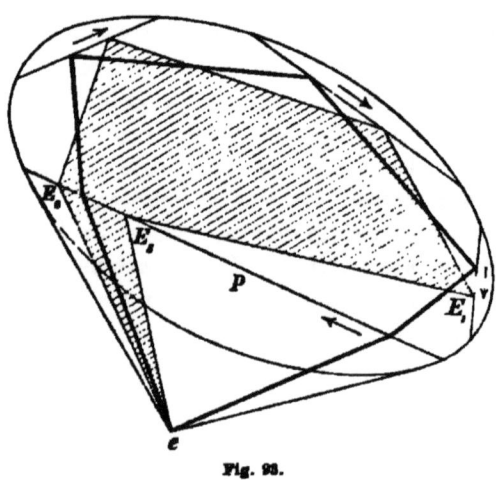

Fläche wird bei dieser
Veränderung der Schnitt
c im positiven Sinne
um den singulären Punkt
gedreht. Übrigens liest
man noch leicht aus
Figur 93 ab, dass auf der
Polare p das Intervall derjenigen Punkte E_5, welche
Sechsecke ohne convexe
Winkel liefern, kleiner
als die Breite eines Dis-
continuitätsbereiches von
V_c ist.

Fig. 93.

Derartige Sechsecke
mit einem der festen
Ecke e nächst benachbarten convexen Winkel können wir auch in der
Folge nicht entbehren. Um ihre Bedeutung aber schon hier an einem
Beispiel aufzuweisen, wollen wir *die „Elementartransformationen" direct
an dem geradlinigen Sechseck P_0 als Umformungen desselben wieder in ein
geradliniges Sechseck* erklären. Wir nehmen etwa sogleich wieder an,
V_c sei hyperbolisch und P_0 so gewählt, dass die Polare p die beiden
von e ausziehenden Seiten von P_0 nicht

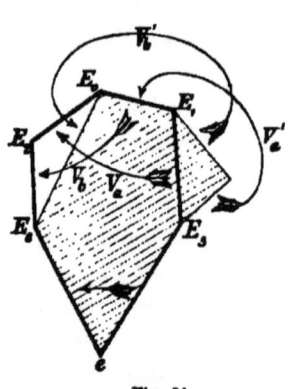

schneidet. Bedienen wir uns nun der Bezeichnungen von Figur 92, so können wir
in folgender Art die Elementartransformationen erklären: *Man hat durch Ziehen einer
der drei Diagonalen $\overline{E_5 E_0}$, $\overline{E_1 E_2}$, $\overline{E_0 E_6}$ ein
Dreieck abzutrennen und je nachdem unter
Ausübung von $V_a^{\pm 1}$ oder $V_b^{\pm 1}$ wieder anzu-
hängen.* Man zählt leicht ab, dass wir auf
diese Weise drei Transformationen und ihre
inversen erhalten; nach pg. 291 wird sich
somit eine unter unseren drei Operationen
durch die beiden anderen ausdrücken lassen.

Fig. 94.

Als Beispiel und zur Vorbereitung
weiterer Entwicklungen soll allein die in Figur 94 angedeutete Transformation des gegebenen Sechsecks P_0 in das durch Schraffierung hervor-

gehobene Sechseck P_0' ein wenig näher betrachtet werden; wir bezeichnen diese Transformation symbolisch etwa durch T. Wählen wir nun das Erzeugendenpaar bei dem transformierten Sechseck $P_0' = T(P_0)$ genau nach derselben Vorschrift, wie beim ursprünglichen, so haben wir als Wirkung von T auf die Erzeugenden (cf. Figur 94):

(1) $$V_a' = V_b^{-1} V_a, \quad V_b' = V_a.$$

In P_0' kann nun offenbar bei E_5 ein convexer Winkel auftreten; doch wird man durch Benutzung von Figur 93 ohne Mühe feststellen, dass ein solcher Winkel die erneute Anwendung von T nie hindern kann.

Um etwas mehr über das Auftreten eines convexen Winkels aus-zusagen, bestimmen wir aus (1) als Wirkung von T^6 auf V_a, V_b:

(2) $$V_a' = V_c^{-1} V_a V_c, \quad V_b' = V_c^{-1} V_b V_c,$$

wobei wir für die Auswahl der Erzeugenden in $T^6(P_0)$ wieder an der bisherigen Vorschrift festhielten. Es entsteht somit $V_c(T^6(P_0))$ aus P_0 direct durch Verschiebung von E_5 bis E_6 und entsprechende Ver-schiebung der übrigen Ecken, woraus sich ergiebt: *Hat P_0 lauter concave Winkel, so hat $T^6(P_0)$ sicher einen convexen Winkel.* Durch Betrachtung der Winkel und ihrer Summen kann man überdies noch leicht feststellen: *Ist $T^{\nu+1}(P_0)$ das erste Sechseck mit einem convexen Winkel, so haben die drei consecutiven Sechsecke $T^\nu(P_0)$, $T^{\nu-1}(P_0)$, $T^{\nu-2}(P_0)$ durchweg concave Winkel.* Dieser Satz kommt später zur Verwendung.

§ 4. Die Doppel-n-ecke der Gattung $(0, n)$ und deren Transformation.

Wir gehen nun zur Behandlung der Gattung $(0, n)$ mit beliebigem n über und mögen unter Γ eine einzelne hierher gehörige Gruppe verstehen. Auch hier knüpfen wir, was durchaus wesentlich ist, an ein Netz von Normalpolygonen etwa eines zur Gattung gehörenden gewöhnlichen Typus an und wollen in einem herauszugreifenden Aus-gangspolygon die nicht-zufälligen Ecken in der Reihenfolge, wie sie bei Durchlaufung des Polygonrandes im positiven Sinne auf einander folgen, durch $e_1, e_2, \ldots, e_n$ bezeichnen. Die einzelne Ecke e_i kann ausserhalb, auf oder innerhalb der Ellipse liegen; im letzten Falle ist der Polygon-winkel bei e_i gleich $\frac{2\pi}{l_i}$, wo l_i die Periode der zugehörigen elliptischen Erzeugenden ist.

Ziehen wir die n Geraden $\overline{e_1 e_2}$, $\overline{e_2 e_3}$, $\ldots$, $\overline{e_n e_1}$, so ist im Innern des Normalpolygons ein geradliniges n-Eck N_0 mit lauter concaven Winkeln eingegrenzt, dessen einzelne Seite selbst in dem Falle durch

das Innere der Ellipse zieht, dass ihre beiden. Endpunkte ausserhalb
liegen; letzteres geht gerade wie bei $n = 3$ ohne weiteres aus der
Gestalt des vom ganzen Polygonnetze bedeckten Bereiches hervor.
Die Construction der Geraden $\overline{e_1 e_2}$, $\overline{e_2 e_3}$, ... wiederhole man nun in
genau derselben Art in allen Polygonen des Netzes und erhält solcher-
weise den unendlich vielen Polygonen entsprechend unendlich viele
n-Ecke N_0, N_1, N_2, ..., die natürlich sämtlich congruent sind, und
die ersichtlich in den Ecken e mit einander zusammenhängen.

Man nehme nunmehr die sämtlichen Seiten des ursprünglichen
Polygonnetzes fort und discutiere den Charakter der zurückgebliebenen
Einteilung. Dieser wird am deutlichsten, wenn wir die zum Ausgangspolygon gehörende geschlossene Fläche F etwa in Gestalt einer Kugel
einführen (cf. pg. 177). Dabei mögen die Ecken e_1, e_2, ..., e_n auf der
Kugel F die Punkte ε_1, ε_2, ..., ε_n liefern. Der Rand von N_0 überträgt
sich auf F in eine geschlossene Curve K, welche aus n stetig ge-
krümmten Stücken $\overline{\varepsilon_1 \varepsilon_2}$, $\overline{\varepsilon_2 \varepsilon_3}$, ... zusammengesetzt erscheint. Durch
K wird die Kugelfläche F in zwei einfach zusammenhängende Bereiche N
und N' zerlegt, von denen der erste dem n-Eck N_0 entspricht.

Gehen wir nun zur projectiven Ebene zurück, so ist evident, *dass
die zwischen den n-Ecken N_0, N_1, N_2, ... offen bleibenden Stücke eine
zweite dem Bereich N' entsprechende Reihe von unter sich wieder äquivalenten geradlinigen n-Ecken N_0', N_1', N_2', ... mit concaven Winkeln
darstellen.* Es besteht zwischen diesen beiden Reihen von n-Ecken
offenbar das Verhältnis der Gegenseitigkeit; wir nennen sie in diesem
Sinne einander *conjugiert.*

Irgend zwei benachbarte n-Ecke zusammengenommen liefern ein
volles Abbild von F und stellen somit *einen Discontinuitätsbereich von
Γ in Gestalt eines Doppel-n-ecks* dar. Wir wählen zu diesem Ende
etwa die n-Ecke N_0 und N_0', welche die Seite $\overline{e_1 e_2}$ gemein haben
mögen. Für $n = 3$ kommen wir hiermit auf die oben (pg. 287) gewonnenen Dreiecknetze und Doppeldreiecke zurück, wobei wir in den
Seiten derselben lauter Symmetriegerade der Gruppe erkannten. Letzteres
kann auch bei höherem n vorliegen; aber es ist hier in keiner Weise
das Allgemeine, wie aus der Fortsetzung unserer Untersuchung noch
deutlich hervorgehen wird*). Jedenfalls aber dürfen wir die Gerade $\overline{e_1 e_2}$
im Sinne der analysis situs als Symmetrielinie des Doppel-n-ecks bezeichnen.

---

*) Mit Rücksicht auf die späteren functionentheoretischen Entwicklungen
läuft diese Bemerkung einfach darauf hinaus, dass sich auf der Kugel F zwar
stets durch drei Punkte ε_1, ε_2, ε_3, aber nicht immer durch vier oder noch mehr
Punkte ε_1, ε_2, ... ein Kreis legen lässt.

Es mögen dabei die Ecken e_3, e_4, ... des n-Ecks N_0 den Ecken e_3', e_4', ... des conjugierten n-Ecks entsprechen, wie in Figur 95 angedeutet ist. Je zwei einander symmetrische Seiten sind dann auf einander bezogen, und die Summe je zweier entsprechenden Winkel ist nie convex und liefert im elliptischen Falle $\frac{2\pi}{l_i}$. Die so erhaltenen Doppel-n-ecke werden für die weitere Behandlung der Gattung $(0, n)$ die Grundlage bilden. —

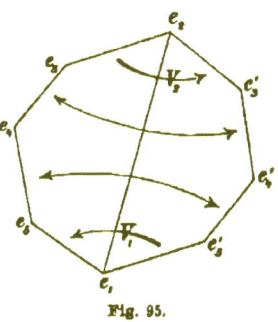

Fig. 95.

Wir schliessen hier sogleich die *Transformationstheorie* des Doppel-n-ecks an und haben hierbei zuvörderst die auf der Kugeloberfläche F in Betracht kommenden Verhältnisse klarzustellen. Eine Veränderung der Curve K, welche nur in einer Deformation der einzelnen Stücke $\overbrace{\varepsilon_1 \varepsilon_2}$, $\overbrace{\varepsilon_2 \varepsilon_3}$, ... bei festliegendem Anfangs- und Endpunkt des einzelnen Stückes besteht, und welche ohne jede Collision der Curve K mit sich selbst von statten geht, haben wir als unwesentlich anzusehen. Ihr würde eine erlaubte Abänderung des Doppel-n-ecks entsprechen, bei welcher sämtliche Ecken sowie alle Erzeugenden intact bleiben, aber die Geradlinigkeit der Begrenzung aufhört. Demgegenüber sei nunmehr eine wesentliche Abänderung von K definiert, bei welcher die Reihenfolge zweier benachbarten Punkte ε, etwa ε_2 und ε_3, umgekehrt wird. Wir können dies erstlich in der durch Figur 96 angedeuteten Weise ausführen; die ursprüngliche Curve K ist hier punktiert gezeichnet, die neue stark ausgezogen. Doch hätten

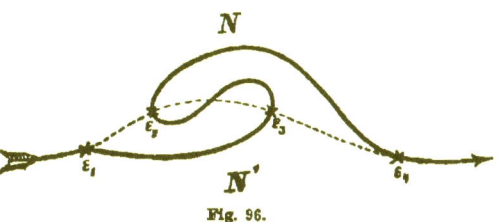

Fig. 96.

wir offenbar von ε_1 aus zur Umgehung von ε_2 auch in N hinein ausbiegen können. *Die hiermit definierte Abänderung, welche wir also für das einzelne Paar benachbarter Punkte immer in zwei Weisen ausführen können, ist nun die einzige bei der Gattung $(0, n)$ auftretende Elementartransformation* (cf. pg. 291).

Um dies einzusehen, müssen wir uns von der Mannigfaltigkeit aller Curven K ein deutliches Bild machen, wobei wir nunmehr unter K irgend eine sich selbst weder schneidende noch berührende geschlossene Curve verstehen, welche die n Punkte ε in irgend einer Folge durchzieht.

Für $n = 3$ giebt es im wesentlichen nur *eine* Curve K, und die Ausübung der Elementartransformation führt somit im wesentlichen wieder zu der gleichen Curve zurück. Man wolle nur bemerken, dass sich jede Curve $\widehat{\varepsilon_1 \varepsilon_2}$ auch ohne Überschreiten von ε_3 stetig in jede andere Curve zwischen ε_1 und ε_2 deformieren lässt; denn nach Herausnahme des Punktes ε_3 aus der Oberfläche F stellt dieselbe einen *einfach* zusammenhängenden Bereich dar. Hat man $\widehat{\varepsilon_1 \varepsilon_2}$ in die gewünschte neue Lage gebracht, so kann man gerade so mit $\widehat{\varepsilon_2 \varepsilon_3}$ und sodann mit $\widehat{\varepsilon_3 \varepsilon_1}$ verfahren; denn es handelt sich auch hier wieder beide Male um stetige Deformation einer Verbindungslinie zweier Punkte auf einem *einfach* zusammenhängenden Bereich. Die vorhin ausdrücklich als un-

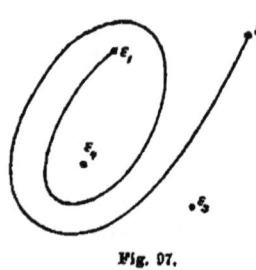

wesentlich bezeichnete Abänderung jeder Curve K in jede andere ist daraufhin hier stets leicht ausführbar.

Dagegen stellt bereits bei $n = 4$ die Kugeloberfläche nach Herausnahme der Punkte ε_3 und ε_4 einen *zweifach* zusammenhängenden Bereich mit *einem* Periodenwege dar. Hier haben wir also ∞^1 wesentlich verschiedene Curven $\widehat{\varepsilon_1 \varepsilon_2}$. Damit ist der Satz gewonnen:

Fig. 97.

Für $n > 4$ giebt es stets unendlich viele wesentlich verschiedene Curven K, während bei $n = 3$ nur eine einzige vorliegt. Man sehe die hierneben in Figur 97 gegebene Skizze, in welcher die zunächst etwa geradlinig gedachte Verbindung von ε_1 und ε_2 durch zweimalige Einfügung des elementaren Periodenweges abgeändert ist.

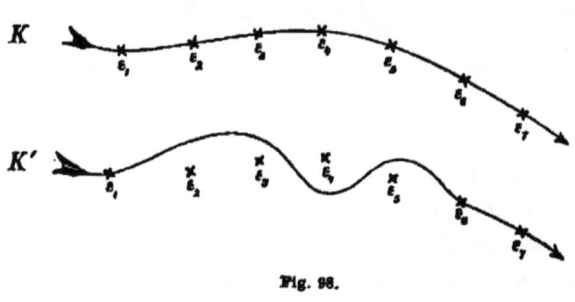

Mögen nun im allgemeinen Falle n irgend zwei Curven K und K' vorliegen, so wollen wir den Übergang von der einen zur andern durch eine Kette von Elementartransformationen

Fig. 98.

thatsächlich bewerkstelligen. Möge K den in Figur 98 dargestellten Verlauf darbieten, den wir nur des leichteren Überblicks halber, aber nicht aus principiellen Gründen so einfach annahmen. Auf K' möge der Punkt ε_{ν_1} auf ε_1 folgen, wobei die Curve $\widehat{\varepsilon_1 \varepsilon_{\nu_1}}$ einen fest vorgeschriebenen Verlauf nimmt; in der Figur ist $\nu_1 = 6$ gewählt.

Wir knüpfen nun an K an und nehmen zunächst die durch Figur 99 näher dargelegte unwesentliche Änderung dieser Curve vor. Das Wesen dieser Änderung besteht darin, dass wir in stetiger Weise mit dem Stück $\overparen{\varepsilon_1 \varepsilon_2}$ eine Ausbuchtung vornehmen, und zwar nach Maassgabe des Verlaufs der neuen

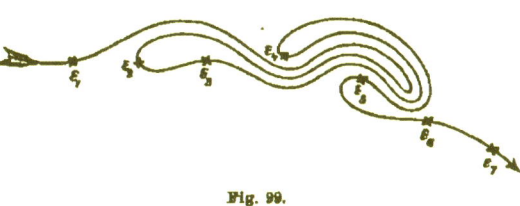

Fig. 99.

Curve $\overparen{\varepsilon_1 \varepsilon_{\gamma_1}}$, bis wir mit der Spitze der Ausbuchtung in die Nähe von ε_{γ_1} gelangt sind. Es erscheint hier das erste Stück der veränderten Curve $\overparen{\varepsilon_1 \varepsilon_2}$ auf $\overparen{\varepsilon_1 \varepsilon_{\gamma_1}}$ abgewickelt, nur dass ein letztes an ε_{γ_1} gelegenes Segment von $\overparen{\varepsilon_1 \varepsilon_{\gamma_1}}$ noch frei bleibt. Bei diesem Process müssen einige weitere Stücke $\overparen{\varepsilon_2 \varepsilon_3}$, $\overparen{\varepsilon_3 \varepsilon_4}$, ... von K in der durch Figur 99 angedeuteten Art ausweichen, damit K nicht mit sich selbst in Collision kommt.

Nunmehr nehmen wir eine wesentliche Abänderung vor. Zwischen der Spitze der Ausbuchtung von $\overparen{\varepsilon_1 \varepsilon_2}$ und ε_{γ_1} verlaufen mehrere weitere Stücke $\overparen{\varepsilon_1 \varepsilon_\mu}$. Wir schieben das ε_{γ_1} durchziehende Stück von K, sowie die eben genannten zwischenliegenden Stücke sämtlich über ε_{γ_1} hinweg und lassen, um $\overparen{\varepsilon_1 \varepsilon_{\gamma_1}}$ vollständig zu gewinnen, die Spitze der Ausbuchtung in ε_{γ_1} einmünden. Dieser Process ist durch Übergang von Figur 99 zu 100 versinnlicht. Man mache sich an diesen Figuren deutlich, dass die soeben ausgeführte Operation eine Reihe von Elementartransformationen darstellt. Wenn wir nämlich in Figur 99 die Curve $\overparen{\varepsilon_4 \varepsilon_5}$ bis an ε_6 heranziehen, nachdem wir vorher $\overparen{\varepsilon_5 \varepsilon_7}$

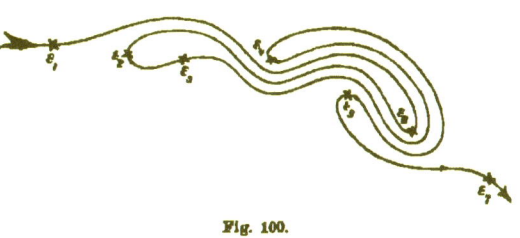

Fig. 100.

von ε_6 zurückzogen, so bedeutet dies eine Elementartransformation, welche die Reihenfolge von ε_5 und ε_6 ändert. Entsprechend wird die nächste Elementartransformation die Reihenfolge von ε_4 und ε_6 umkehren. Der letzte Schritt zur Gewinnung der Figur 100 ändert die Folge ε_2, ε_3, ε_6 in ε_6, ε_2, ε_3; man wird ihn ohne Mühe als Combination zweier Elementartransformationen darstellen, indem man erstlich ε_3 und ε_6, sodann ε_2 und ε_6 jedesmal in einer bestimmten unter den beiden möglichen Weisen in der Reihenfolge austauscht.

Nunmehr verfahren wir vollständig analog mit $\overset{\frown}{\varepsilon_{r_1}\varepsilon_2}$, indem wir diese Curve an dem zweiten Stück $\overset{\frown}{\varepsilon_{r_1}\varepsilon_{r_2}}$ von K' abwickeln. Eine Collision mit dem schon gewonnenen Stück $\overset{\frown}{\varepsilon_1\varepsilon_{r_1}}$ kann nicht stattfinden, da K' selbst niemals mit sich in Collision ist. Die endgültige Herstellung von $\overset{\frown}{\varepsilon_{r_1}\varepsilon_{r_2}}$ erfordert eine zweite Reihe von Elementartransformationen. In derselben Art fahren wir fort, bis wir den n^{ten} Punkt ε_{r_n-1} auf K' erreicht haben. Es restiert dann zunächst eine irgend wie verlaufende Verbindungslinie von ε_{r_n-1} und ε_1. Aber die Kugel F ist durch die $(n-1)$ ersten Stücke $\overset{\frown}{\varepsilon_1\varepsilon_{r_1}}$, $\overset{\frown}{\varepsilon_{r_1}\varepsilon_{r_2}}$, ... in einen einfach zusammenhängenden Bereich ausgestaltet. Man kann somit jede Verbindungslinie $\overset{\frown}{\varepsilon_{r_n-1}\varepsilon_1}$ durch unwesentliche Abänderung stetig in jede andere überführen; und also können wir durch unwesentliche Abänderung nunmehr K' vollständig erreichen. Wir haben das Resultat: *Jede Transformation der Curve K lässt sich durch wiederholte Ausübung von Elementartransformationen obiger Art herstellen.* —

Indem wir nunmehr die Behandlung der Transformation in die projective Ebene verlegen, nehmen die Verhältnisse einen überraschend hohen Grad von Einfachheit an. Wir orientieren uns zunächst am Netze der n-Ecke N_0, N_0', N_1, N_1', ... über die Bedeutung der Elementartransformation, indem wir etwa die durch Figur 96 pg. 301 dargestellte Transformation ausüben.

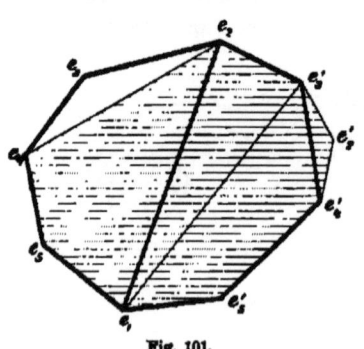

Fig. 101.

Man hat nichts weiter zu thun, als im Doppel-n-eck die beiden Geraden $\overline{e_1e_3'}$, $\overline{e_2e_4}$ zu ziehen und dafür $\overline{e_1e_3}$, $\overline{e_2e_4}$ auszulöschen (wie Figur 101 zeigt), sowie die gleiche Construction in allen übrigen Doppel-n-ecken des Netzes auszuführen. *Das neue n-Eck der Ecken e_1, e_3', e_3, e_4, e_5, ..., e_n, sowie auch das conjugierte, ist wiederum geradlinig und besitzt nur concave Winkel; und beide n-Ecke bilden ein neues Doppel-n-eck, welches mit dem anfänglichen in allen wesentlichen Eigenschaften übereinstimmt.* Übrigens würde die andere Elementartransformation, welche auf K gleichfalls die Reihenfolge von ε_2 und ε_3 umkehrt, im Doppel-n-eck dadurch zu vollziehen sein, dass man die Geraden $\overline{e_1e_3}$, $\overline{e_2e_4'}$ zieht etc.

Für $n=3$ bewirkt die Elementartransformation den Austausch der beiden Reihen conjugierter Dreiecke ohne Änderung des ganzen

Netzes. Dagegen hat für $n > 3$ eine Elementartransformation stets eine wesentliche Veränderung des n-Ecknetzes zur Folge. Dies gestaltet sich natürlich ganz analog den Verhältnissen auf der Kugel F', die wir bereits besprachen. Auf das neue n-Ecknetz können wir offenbar ebensowohl und mit dem gleichen Erfolge eine zweite Elementartransformation ausüben und in gleicher Weise fortfahren. Wir gelangen auf dem Wege zu folgendem höchst wichtigen Theoreme: *Wie wir auch die Curve K auf der Kugel F auswählen mögen, immer werden nach einer nötigenfalls vorausgesandten unwesentlichen Änderung von K die beiden durch K abgetrennten Stücke N und N' von F sich auf zwei conjugierte geradlinige n-Ecke N_0 und N_0' mit concaven Winkeln in die projective Ebene übertragen.* Bei der ausserordentlichen Mannigfaltigkeit und Compliciertheit der Curven K wird man auf Grund dieses Theorems ermessen, dass der Übergang von der Kugel zur projectiven Ebene in sehr bemerkenswerter Weise eine Klärung und Vereinfachung der Verhältnisse bewirkt.

Zum Schlusse heben wir nochmals hervor, dass für $n \geq 4$ stets unendlich viele verschiedene n-Ecknetze existieren, und dass jedes hierbei eintretende Doppel-n-eck als Discontinuitätsbereich der Gruppe fungieren kann.

§ 5. Herstellung der kanonischen Polygone der Gattung $(0, n)$ aus den Doppel-n-ecken.

Der Übergang zu den kanonischen Polygonen der Gattung $(0, n)$ ist nun leicht vollzogen. Wir greifen ein beliebiges Doppel-n-eck N_0, N_0' der Gruppe Γ auf, wählen im Innern von N_0' einen Punkt E und ziehen die n geraden Linien $\overline{Ee_1}$, $\overline{Ee_2}$, $\overline{Ee_3'}$, ..., $\overline{Ee_n}$ nach den Ecken von N_0', wie solches hierneben in Figur 102 ausgeführt ist. Die gleiche Construction wiederholen wir in allen n-Ecken N_1' N_2', ... und nehmen sodann die Seiten des gesamten n-Ecknetzes fort. *Es restiert ein Netz kanonischer Polygone P_0, P_1, ... der Gruppe, deren einzelnes von $2n$ Geraden eingegrenzt ist und lauter concave*[*]) *Winkel enthält.* Sei P_0 das in Figur 102 um N_0 gelagerte, stark

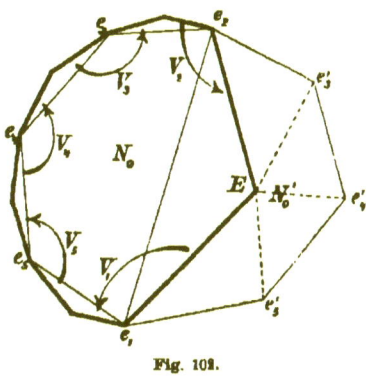

Fig. 102.

---

[*]) Doch tritt natürlich in einer elliptischen Ecke der Winkel π auf, falls die zugehörige erzeugende Substitution die Periode 2 hat. Die gleiche Bemerkung soll weiterhin nicht bei jeder Gelegenheit wiederholt werden.

umrandete Polygon, dessen Herstellung aus dem Doppel-n-eck in der Figur leicht zu verfolgen ist; man vollzieht in der That den Übergang in der Weise, dass man die Dreiecke, in welche N_0' durch die Geraden $\overline{Ee_1}$, $\overline{Ee_2}$, ... zerschnitten ist, in richtiger Folge an den Seiten des n-Ecks N_0 anlagert. Die zu P_0 gehörenden Erzeugenden von Γ nennen wir, wie in der Figur näher angegeben ist, V_1, V_2, ..., V_n; der Cyclus der n zufälligen Ecken E liefert dann die Relation:

(1) $$V_1 \cdot V_2 \cdot V_3 \cdots V_n = 1.$$

Es existiert nun zum Polygonnetz P_0, P_1, ... immer ein *conjugiertes Netz* P_0', P_1', ... Wählen wir nämlich den Punkt E' in N_0 und ziehen die n Geraden $\overline{E'e_1}$, $\overline{E'e_2}$, ..., $\overline{E'e_n}$, so entspringt nach Wiederholung der gleichen Construction in N_1, N_2, ... und Fortnahme aller n-Eckseiten ein neues Netz P_0', P_1', ..., welches zum ersten Netze in der That im Verhältnisse der Gegenseitigkeit steht. Auch die einzelnen Polygone, wie P_0 und P_0', mögen einander conjugiert heissen; P_0' sei etwa dasjenige Polygon, welches N_0' umschliesst. Natürlich teilen in Ansehung der Gestalt die neuen Polygone P_0', P_1', ... die schon hervorgehobenen einfachen Eigenschaften von P_0, P_1, ...

Die n Geraden $\overline{Ee_1}$, $\overline{Ee_2}$, $\overline{Ee_3}'$, ... übertragen sich auf der Kugel F in n Curven $\widehat{E\varepsilon_1}$, $\widehat{E\varepsilon_2}$, ... von dem in N' gelegenen Bildpunkte E von E nach ε_1, ε_2, ..., ε_n. Diese n Curven stellen ein kanonisches Schnittsystem auf der geschlossenen Fläche F dar, das wir kurz etwa durch Σ bezeichnen wollen. Hier gelten nun ganz ähnliche Bemerkungen, wie oben (pg. 297) bei Behandlung der Gattung (1, 1). Als unwesentlich hat jede stetige Umwandlung von Σ zu gelten, bei welcher die n Schnitte nicht unter einander collidieren; der gemeinsame Ursprung E der Schnitte wird dabei auf F eine beliebige, nur die Punkte ε_1, ε_2, ..., ε_n meidende Bahn beschreiben, während natürlich die Endpunkte der Schnitte bei ε_1, ε_2, ..., ε_n festliegen [*]). Zum conjugierten Polygon P_0' gehört übrigens in ganz entsprechender Weise ein *zu Σ conjugiertes Schnittsystem Σ'*, und man merke vor allem den Satz an, *dass unter drei zusammengehörigen Gebilden Σ, Σ', K jedes die beiden anderen im wesentlichen eindeutig bestimmt.*

Das Schlussergebnis des vorigen Paragraphen und die soeben ausgeführte Construction von P_0 führt nun auf folgendes wichtige Theorem, welches sich dem für die Gattung (1, 1) pg. 297 formulierten Satze

---

[*]) Auch von der Bedingung, dass E in keinen Punkt ε_i hineinrücken soll, könnten wir absehen; nur würde man die betreffende Linie $\widehat{E\varepsilon_i}$ hierbei auf einen Punkt zusammenziehen müssen.

unmittelbar anschliesst: *Jedes beliebige kanonische Querschnittsystem der geschlossenen Fläche F liefert entweder direct oder nach unwesentlicher Umgestaltung, bei welcher insbesondere die Erzeugenden erhalten bleiben, als Abbild der zerschnittenen Fläche in der projectiven Ebene ein gerad-liniges und mit lauter concaven Winkeln ausgestattetes Polygon von $2n$ Seiten.* Dabei sei nochmals daran erinnert, dass für $n \geq 4$ stets un-endlich viele wesentlich verschiedene Querschnittsysteme existieren; man wolle überdies für später anmerken, *dass die Reihenfolge der n Classen fester Eckpunkte auf dem Rande des Polygons in ganz beliebiger Weise vorgeschrieben werden darf.*

Zum Zwecke der *Transformation* der kanonischen Polygone, welche die Vermittlung zwischen den unendlich vielen verschiedenen Polygonen unserer Gruppe liefert, wird man immer auf die zugehörigen n-Eck-netze zurückgehen und nach der Vorschrift des vorigen Paragraphen verfahren. Wir wollen hier nur noch aufweisen, wie sich die Er-zeugenden V_1, V_2, V_3, ..., V_n bei Ausübung einer Elementartrans-formation verhalten. Man stellt dies mit Hilfe der Figuren 101 und 102 ohne weiteres fest. *Die beiden Elementartransformationen, welche die Reihenfolge der Ecken e_i und e_{i+1} umkehren, ersetzen die Erzeugenden V_i und V_{i+1} durch:*

$$(2) \qquad V_i V_{i+1} V_i^{-1}, \quad V_i \text{ bez. durch } V_{i+1}, \quad V_{i+1}^{-1} V_i V_{i+1}.$$

Die Relation zwischen den transformierten Erzeugenden, z. B.

$$V_1 \cdot V_2 \cdots V_{i-1}(V_i V_{i+1} V_i^{-1}) \cdot V_i \cdot V_{i+2} \cdot V_{i+3} \cdots V_n = 1,$$

ist in jedem Falle eine identische Folge der Relation (1). Übrigens erkennt man leicht, dass die beiden in (2) angegebenen Elementar-transformationen einander invers sind. Denken wir demnach die eine mit der anderen gegeben, so haben wir im Einzelfalle insgesamt n Elementartransformationen.

Mit Rücksicht auf die späteren Anwendungen sind hier einige weitere Bemerkungen anzuschliessen. Zuvörderst sei betont, *dass irgend zwei aus den von P_0 gelieferten Erzeugenden V_1, V_2, ..., V_n ein Paar der ersten Species darstellen.* In der That zieht ja jede Diagonale des n-Ecks N_0 durch das Ellipseninnere hindurch, wie wir aus der Ge-stalt des ganzen Polygonnetzes wissen.

Kommen unter V_1, V_2, ..., V_n hyperbolische Substitutionen vor, so wollen wir die Auswahl des zum Polygon P_0 führenden Punktes E beschränken. Wir zeichnen, gerade wie auch früher bei der Gattung (1, 1), für alle ausserhalb der Ellipse gelegenen und also hyperbolischen Ecken e_i bez. e_i' des n-Ecks N_0' (cf. Figur 102) die Polaren p_i bez. p_i'

bezüglich der Ellipse. Diese Polaren schneiden sich in N_0' nicht; die einzelne schneidet jedoch von N_0' ein Dreieck ab; und es bleibt inmitten ein Polygon, dessen Seitenanzahl die Zahl n um soviel Einheiten übertrifft, als hyperbolische Ecken vorliegen. Innerhalb dieses Polygons (das offenbar gänzlich im Ellipseninnern liegt) oder auch auf einer der das Polygon begrenzenden Polaren wählen wir den Punkt E, womit die früheren Maassnahmen und Resultate in keiner Weise beeinträchtigt werden. Es ergiebt sich so: *Ein kanonisches Polygon P_0 von Γ lässt sich unter Einhaltung aller bislang über seine Gestalt geschehenen Festsetzungen stets so fixieren, dass von der einzelnen hyperbolischen Ecke e_i aus die sich hiernächst anschliessenden zufälligen Ecken erst nach Überschreiten der zugehörigen Polare p_i bez. auf der letzteren erreicht werden.* Die sämtlichen zufälligen Ecken von P_0 liegen dann offenbar im Innern der Ellipse.

Übrigens ist es leicht, von einem ersten, etwa geradlinig gewählten und mit concaven Winkeln ausgestatteten Polygon P_0 zu dem allgemeinsten kanonischen Polygon des gleichen Erzeugendensystems überzugehen. Man wird auf der geschlossenen Fläche F das zu P_0 gehörende Querschnittsystem Σ einer ganz beliebigen stetigen und unwesentlichen Umformung unterziehen, wobei namentlich die vom Punkte E beschriebene Bahn maassgeblich ist. Diese Bahn hat nur der Bedingung zu genügen, die n Punkte ε zu umgehen, sofern nicht zugleich die Curve $\widehat{E\varepsilon}$ sich auf einen Punkt zusammenzieht. In der projectiven Ebene hat man die Veränderung von P_0 vor allem dadurch zu regeln, dass man eine erste zufällige Ecke E innerhalb des Netzes auf beliebiger nur die etwa vorliegenden elliptischen Punkte e meidender*) Bahn bewegt; die übrigen zufälligen Ecken beschreiben dann von selbst entsprechende Bahnen, und natürlich erfahren die Seiten Abänderungen, welche den Veränderungen der Schnitte auf der geschlossenen Fläche entsprechen.

Bei diesen Veränderungen werden wir die Forderung der Geradlinigkeit aller Seiten nicht beständig aufrecht erhalten können. Es ist aber sehr wichtig, dass, falls etwa V_i hyperbolisch ist, der folgende den Verhältnissen bei der Gattung (1, 1) durchaus entsprechende Satz besteht: *Bewegen wir den ursprünglich im n-Eck N_0' gelegenen Punkt E auf der Polare p_i der hyperbolischen Ecke e_i beliebig weit, jedoch inner-*

---

*) Ausgenommen sind offenbar die etwaigen elliptischen Ecken des ursprünglichen Polygons P_0; in eine solche Ecke mündet die Bahn des Punktes E ein, falls der Punkt E auf der geschlossenen Fläche in den correspondierenden Punkt ε unter Zusammenziehung der $\widehat{E\varepsilon}$ auf null hineinrückt.

halb der Ellipse nach rechts oder links, so können wir das zugehörige kanonische 2n-Eck gleichwohl beständig geradlinig erhalten; nur tritt der Ecke e_i nächst benachbart ein convexer Winkel auf, sobald E über $N_0{}'$ nach rechts oder links hinauswandert. Um dies einzusehen, fasse man die gesamten n-Ecke mit der Spitze e_i zu einem grösseren Bereiche M zusammen; das ganze n-Ecknetz lässt sich aus unendlich vielen solchen Bereichen M zusammensetzen. Die Polare p_i, welche wir rechts und links nur bis zur Ellipse ziehen, liegt gänzlich in dem zu e_i gehörigen Bereiche M. Vor allem aber bemerke man, dass M gegen den übrigen Teil des Bereichnetzes durch eine aus unendlich vielen Gliedern bestehende gebrochene Linie abgegrenzt ist, welche sich beiderseits gegen die Endpunkte von p_i hinzieht, und welche für M *ausnahmslos concave* Winkel liefert. Nun nehme man hinzu, dass innerhalb M die mit E äquivalenten Punkte äquidistant auf p_i liegen. Es ist alsdann eine unmittelbare Folge der Anschauung, dass bei beliebiger Bewegung von E auf p_i die von E aus nach den festen Ecken von N_0 zu ziehenden Geraden weder mit einander noch mit den entsprechenden Geraden von den äquivalenten Punkten aus collidieren. Unser obiger Satz erscheint ohne weiteres als Ergebnis dieser Darlegungen. —

Wir schliessen die Betrachtung der Gattung $(0, n)$ mit der Behandlung der Aufgabe, aus den zum Polygon P_0 gehörenden Erzeugenden $V_1, V_2, \ldots, V_n$ die zum conjugierten Polygon $P_0{}'$ gehörenden $V_1{}', V_2{}', \ldots, V_n{}'$ zu bestimmen. Wir halten hierbei an der durch Figur 102 pg. 305 getroffenen Festsetzung fest. Um also aus dem dortigen Polygon P_0 das conjugierte $P_0{}'$ zu gewinnen, wählen wir E' in N_0 und ziehen zufolge der früheren Vorschrift von E' n Gerade nach $e_1, e_2, \ldots, e_n$. Hierdurch erscheint P_0 in n Vierecke zerlegt, die wir so nummerieren wollen, dass dasjenige mit der Diagonale $\overline{e_1 e_2}$ das erste ist, das mit $\overline{e_2 e_3}$ das zweite u. s. w. Wir denken nun P_0 längs der n Geraden $\overline{E' e_i}$ zerschnitten, jedoch so, dass die n Vierecke noch in den $(n-1)$ Punkten $e_2, e_3, \ldots, e_n$ zusammenhängen, welche gewissermaassen $(n-1)$ Gelenke der Viereckskette vorstellen.

Den Übergang zu $P_0{}'$ bewerkstelligen wir nun folgendermaassen: Während das erste Viereck am Orte bleibt, drehen wir die $(n-1)$ übrigen Vierecke zugleich um das Gelenk e_2 durch Ausübung von V_2. Die Ecke e_3 kommt dabei bereits in ihre richtige Lage $e_3{}'$, während $e_4, e_5, \ldots, e_n$ in die Lagen $e_4{}^{(2)}, e_5{}^{(2)}, \ldots, e_n{}^{(2)}$ gelangen mögen. Die zugehörigen Substitutionen sind offenbar:

$$V_3{}^{(2)} = V_2 V_3 V_2{}^{-1}, \quad V_4{}^{(2)} = V_2 V_4 V_2{}^{-1}, \ldots, \quad V_n{}^{(2)} = V_2 V_n V_2{}^{-1}.$$

Für die ersten drei zu $P_0{}'$ gehörenden Substitutionen haben wir

$V_1' = V_1$, $V_2' = V_2$, $V_3' = V_3^{(2)}$. Demnächst aber haben wir den
Process in der Weise fortzusetzen, dass wir das System des dritten
bis n^{ten} Vierecks aus der neuen Lage um das Gelenk e_3' durch Ausübung von $V_3^{(2)}$ drehen. Nunmehr gelangt $e_4^{(2)}$ in seine Endlage e_4',
während $e_5^{(2)}, \ldots, e_n^{(2)}$ vorerst an die Stellen $e_5^{(3)}, \ldots, e_n^{(3)}$ rücken. Die
zugehörigen Substitutionen sind:

$$V_4^{(3)} = V_3^{(2)} V_4^{(2)} V_3^{(2)-1}, \quad V_5^{(3)} = V_3^{(2)} V_5^{(2)} V_3^{(2)-1}, \quad \ldots, \quad V_n^{(3)} = V_3^{(2)} V_n^{(2)} V_3^{(3)-1}.$$

In derselben Weise fahren wir fort und gewinnen als Ergebnis, *dass
die vom conjugierten Polygon P_0' gelieferten Erzeugenden die folgenden sind:*

(3) $\quad V_1' = V_1, \quad V_2' = V_2, \quad V_3' = V_3^{(2)}, \quad V_4' = V_4^{(3)}, \quad \ldots, \quad V_n' = V_n^{(n-1)}.$

Zwischen diesen Substitutionen besteht die Relation:

(4) $$V_n' \cdot V_{n-1}' \cdots V_3' \cdot V_2' \cdot V_1' = 1.$$

Dieselbe ist eine identische Folge der Relation (1), eine Thatsache, die
späterhin zur Geltung gelangt. Man wolle nämlich die Relation (4)
in die Gestalt umschreiben:

$$V_n^{(n-1)} \cdot V_{n-1}^{(n-2)} \cdots V_4^{(3)} V_3^{(2)} \cdot V_2 \cdot V_1 = 1.$$

Hier hat man alsdann die oberen Indices zu reduciren, indem man
zuvörderst $V_n^{(n-1)}$ durch $V_{n-1}^{(n-2)} \cdot V_n^{(n-2)} \cdot V_{n-1}^{(n-2)-1}$ ersetzt. Sodann reduciere man alle oberen Indices $(n-2)$ und fahre so fort; man kommt
schliesslich auf die Relation (1) zurück, womit die aufgestellte Behauptung bestätigt ist.

§ 6. Die kanonischen Polygone im Falle einer beliebigen Gattung (p, n).

Die Vorbereitungen der vorangehenden Paragraphen setzen uns
in den Stand, nunmehr für den Fall einer beliebigen Gattung (p, n)
die geometrische Theorie der kanonischen Polygone und ihrer Transformation bis zu dem gleichen Grade wie in den bisherigen Specialfällen zu entwickeln. Zum Unterschiede gegen die bisher behandelten
Fälle knüpfen wir hier im allgemeinen Falle nicht erst an ein Normalpolygon an, sondern legen auf der geschlossenen Fläche gleich ein beliebiges kanonisches Schnittsystem zu Grunde, welches als Abbild der
zerschnittenen Fläche in der projectiven Ebene das Polygon P_0 liefern
mag; auf letzteres wenden wir sogleich die gesamten Festsetzungen
und Bezeichnungen von § 1 pg. 285 an. Es ist unser Hauptproblem,
zu entscheiden, ob wir vielleicht auch jetzt durch unwesentliche Ab-

änderung des Schnittsystems P_0 zu einem geradlinigen Polygon mit concaven Winkeln ausgestalten können oder nicht. Bei dieser Untersuchung haben wir ausgedehnten Gebrauch vom „Princip der Gruppencomposition" (cf. pg. 190) zu machen; um dieses Princip jedoch einzuführen, ist es nötig, eine kurze Vorentwicklung vorauszusenden.

Die bereits erledigten Fälle (1, 1) und (0, n) mögen hier als ausgeschlossen gelten. Es ist dann sicher $p > 0$, und wir wollen eine unter den p Substitutionen V_{c_i} herausgreifen, die wir kurz V_c nennen, und über die wir hier einige Sätze entwickeln wollen. Wir nehmen zu diesem Ende die beiden durch V_c auf einander bezogenen Seiten von P_0 fort und zerfällen hierdurch den Rand des Polygons P_0 in zwei Teile, die wir R_1 und R_2 nennen wollen; R_1 möge sich aus den vier Seiten zusammensetzen, welche durch die zu V_c gehörenden Substitutionen V_a, V_b correspondieren, R_2 wird dann die Kette der übrigen $(2n + 6p - 6)$ Randcurven von P_0 vorstellen.

Wir stellen demnächst den Satz fest: *In den beiden zu R_1 und R_2 gehörenden Systemen von Gruppenerzeugenden lässt sich jedesmal eine Substitution angeben, welche keine Potenz von V_c ist*)*. Wären nämlich erstlich (R_1 betreffend) V_a und V_b zugleich Potenzen von V_c, so wäre zufolge:

$$V_c = V_b\, V_a^{-1}\, V_b^{-1}\, V_a$$

notwendig $V_c = 1$ und damit P_0 mehrfach zusammenhängend, was doch nicht zutrifft. Ist auf der andern Seite $p > 1$, so liefert R_2 wenigstens noch ein Paar V_a', V_b', auf welches wir die gleiche Überlegung mit demselben Erfolge anwenden können. Haben wir aber $p = 1$, so ist $n > 1$, und wir können das Paar V_1, V_2 heranziehen. Diese Substitutionen können nicht zugleich Potenzen von V_c sein; denn es müssten in diesem Falle die beiden Fixpunkte von V_1 und V_2 coincidieren, entgegen der Thatsache, dass sich P_0 an diese Fixpunkte mit zwei verschiedenen Ecken heranzieht**). Man kann bei dieser Sachlage auch sagen, *dass sich längs R_1 und R_2 wenigstens je ein mit P_0 benachbartes Polygon aufweisen lässt, welches aus P_0 nicht durch eine Potenz von V_c entsteht.* —

Nunmehr verbinde man irgend zwei durch V_c correspondierende Randpunkte von P_0, die nicht gerade Eckpunkte sind, durch eine

---

*) Dies geht bereits aus unseren früheren Untersuchungen über die Relationen zwischen den Erzeugenden (cf. pg. 185 ff.) hervor; doch ist der im Texte zum Beweise eingeschlagene Gedankengang noch überzeugender.

**) Würden die beiden fraglichen Eckpunkte coincidieren, so müsste notwendig $V_1(P_0)$ mit P_0 in Collision geraten.

innerhalb P_0 verlaufende Linie und übe auf letztere alle Substitutionen der zu V_c gehörenden cyclischen Untergruppe aus. Es entspringt so eine die Polygone ... $V_c^{-1}(P_0)$, P_0, $V_c(P_0)$, ... durchlaufende Curve, die wir C nennen wollen, und über deren Verlauf wir leicht nähere Angaben machen können.

Die Gestalt von C ist vor allem durch die Natur der Substitution V_c bedingt.

Nehmen wir in dieser Hinsicht erstlich an, V_c sei elliptisch oder parabolisch, so wird C eine geschlossene Curve sein (falls wir für parabolisches V_c noch den Fixpunkt von V_c zufügen). Nur diesen letzteren Punkt hat C mit dem Rande des Polygonnetzes gemein, im übrigen aber verläuft unsere geschlossene Curve C gänzlich im Innern des Netzes. Es ist nun leicht, diese Annahme einer nicht-hyperbolischen Substitution V_c als unmöglich zu erkennen. Man bilde nämlich die gesamten mit C äquivalenten Curven C, C', C'', ... und beweise zuvörderst vermöge der pg. 253 bei ähnlicher Gelegenheit herangezogenen Überlegung, dass keine zwei Curven C einen im Innern des Polygonnetzes gelegenen Punkt gemein haben können. Nach unserer soeben vorausgesandten Überlegung umschliesst aber C notwendig wenigstens eine weitere Curve $C' = V(C)$; in der That findet sich ja sowohl längs R_1 als R_2 neben P_0 wenigstens ein von C nicht durchzogenes Polygon, welches somit zur Construction von C' hinführt. Wäre nun V_c elliptisch, so bemerke man, dass C' notwendiger Weise die Curve $C'' = V^2(C)$, diese die Curve $C''' = V^3(C)$ u. s. w. umschliessen müsste, und dass somit im Innern von C wenigstens ein Grenzpunkt auftreten würde, was doch unmöglich ist. Im parabolischen Falle würde von den entsprechend gebildeten Curven C, $V(C)$, $V^2(C)$, ... gleichfalls jede die folgende umschliessen, und sie müssten notwendig alle den parabolischen Punkt gemein haben, welch' letzterer somit Fixpunkt von V sein würde. Da nun aber ersichtlich keine endliche Potenz von V der aus V_c zu erzeugenden cyclischen Gruppe angehört, so wäre V hyperbolisch und würde mit V_c ein Paar dritter Species bilden, was wieder unmöglich ist (pg. 287).

Diese Überlegung hat ergeben, *dass V_c notwendig hyperbolisch ist*, und wir können hinzusetzen, *dass es sich hier um eine hyperbolische Substitution handelt, an deren ausserhalb der Ellipse gelegenen Fixpunkt e_c das Polygonnetz nicht heranragt.* Nennen wir nämlich die beiden auf der Ellipse und zugleich auf dem Rande des Polygonnetzes gelegenen Fixpunkte von V_c etwa e_c' und e_c'', so stellt C eine das Polygonnetz durchsetzende Verbindungslinie von e_c' und e_c'' dar. Würde sich nun das Polygonnetz an e_c heranziehen, so wäre das eine der beiden durch

$e_c{}'$ und $e_c{}''$ abgetrennten Ellipsensegmente gänzlich frei von Grenzpunkten. Dies steht aber im Widerspruch mit der Thatsache, dass sich zu beiden Seiten von C weitere Curven C', C'', ... finden, welche letztere doch gleichfalls in hyperbolischen Fixpunkten auf der Ellipse endigen müssten. —

Um nun das Princip der Gruppencomposition in Anwendung bringen zu können, behalten wir alle bisherigen Bezeichnungen bei und verstehen unter V_c insbesondere die Substitution V_{c_1}. Die beiden Ellipsensegmente, welche durch $e_c{}'$ und $e_c{}''$ abgetrennt werden, mögen S_1 und S_2 heissen, und es liege etwa S_1 mit dem Randstück R_1 von P_0, S_2 mit R_2 auf derselben Seite von C.

Man denke von P_0 nun vorerst einzig die beiden durch V_c auf einander bezogenen Seiten gezeichnet. Dieselben stellen ein Bruchstück vom Rande eines zu V_c gehörenden cyclischen Discontinuitätsbereiches dar. Um einen vollständigen Bereich für V_c zu gewinnen, verlängere man die beiden fraglichen Seiten gerad- oder krummlinig zunächst in der Richtung auf S_1 und über S_1 hinaus bis e_c, und zwar natürlich so, dass die beiden Verlängerungen auch durch V_c correspondieren; in gleicher Weise verlängere man die beiden Seiten in der Richtung auf S_2 und über S_2 hinaus, bis man e_c von der entgegengesetzten Seite her erreicht[*]). Unser cyclischer Discontinuitätsbereich wird hierbei die (im gewöhnlichen Sinne) unendlich ferne Gerade überschreiten.

Nach dieser einleitenden Construction kehren wir zum Polygon P_0 zurück und zeichnen den Rand desselben bis auf das Stück R_1; statt dessen aber hänge man hier den über S_1 hinaus bis e_c hinziehenden Teil des soeben construierten cyclischen Bereiches an. *Der so gewonnene Bereich genügt offenbar allen Anforderungen eines Discontinuitätsbereiches und stellt ein kanonisches Polygon einer Gruppe vom Charakter $(p-1, n+1)$ dar.* Diese Gruppe, welche eine Untergruppe unserer Gesamtgruppe (p, n) ist, besitzt zu Erzeugenden:

$$V_1, V_2, \ldots, V_n, V_{n+1} = V_{c_1}^{-1}, \quad V_{a_2}, V_{b_2}, \ldots, V_{a_p}, V_{b_p};$$

ihr Polygonnetz zieht sich an $e_c = e_{n+1}$ heran, und das Ellipsensegment S_1 weist, abgesehen von seinen Endpunkten $e_c{}'$, $e_c{}''$, keinen Grenzpunkt der neuen Gruppe auf.

---

[*]) Findet man diese Operationsweise (wegen der möglichen Collisionen der zu ziehenden Linien unter einander) nicht hinreichend klar, so wird es jedenfalls nicht schwer halten, P_0 als Bruchstück eines cyclischen zu V_c gehörenden Discontinuitätsbereiches aufzufassen. Dieses Bruchstück kann man aber zweifellos nach Fortnahme von R_1 und R_2 zu einem vollständigen cyclischen Discontinuitätsbereich unserer Art auswachsen lassen.

Um die Einführung der Gruppe $(p-1, n+1)$ noch in einer etwas anderen Weise zu beschreiben, gehen wir nochmals auf die gesamten bezüglich Γ äquivalenten Curven C, C', ..., zurück, behalten von P_0 nur denjenigen durch C abgeschnittenen Teil bei, welcher zu R_2 gehört, und fassen diesen Polygonteil mit allen denjenigen entsprechend gebildeten Polygonteilen zu einem Complex zusammen, welche von P_0 aus ohne Überschreiten einer Curve C, C', ... erreichbar sind. *Alle zu den ausgewählten Polygonteilen gehörenden Substitutionen werden den fraglichen Complex offenbar in sich überführen und bilden in diesem Sinne für sich eine Untergruppe der Gesamtgruppe Γ, welche eben unsere Gruppe $(p-1, n+1)$ ist.* Der in Rede stehende Complex wird zum Polygonnetz der Untergruppe ausgestaltet, indem man längs jeder am Rande des Complexes beteiligten Curve C alle einzelnen durch diese Curve abgeschnittenen Polygonteile in der oben geschilderten Weise durch Anfügung cyclischer Bereiche ergänzt.

Nun wolle man zweitens den Rand von P_0 bis auf R_2 zeichnen und füge statt dessen den über S_2 hinausziehenden Teil unseres obigen cyclischen Discontinuitätsbereiches an. *Es entspringt so offenbar ein kanonisches Polygon einer neuen in Γ enthaltenen Untergruppe, und zwar von der Gattung* $(1, 1)$. Ihre Erzeugenden sind:

$$V_a, \quad V_b, \quad V_c;$$

ihr Polygonnetz zieht sich gleichfalls an e_c heran, *aber von der entgegengesetzten Seite, wie dasjenige der Gruppe* $(p-1, n+1)$; und nun ist das Segment S_2 von Grenzpunkten frei, natürlich wieder von den Endpunkten e_c' und e_c'' abgesehen.

Die ursprüngliche Gruppe Γ entsteht nun offenbar umgekehrt durch Composition der beiden Gruppen $(p-1, n+1)$ und $(1, 1)$, *wobei der Discontinuitätsbereich der componierten Gruppe direct der gemeinsame Bestandteil der Discontinuitätsbereiche der beiden componierenden Gruppen ist.*

Jetzt hindert offenbar nichts, die soeben beschriebene Manipulation aufs neue auf die Gruppe $(p-1, n+1)$ und V_{c_2} auszuüben, welche dann entsprechend durch Composition aus einer Gruppe $(p-2, n+2)$ und einer Gruppe $(1, 1)$ entstanden erscheint. Fahren wir in der gleichen Weise fort, so folgt: *Die ursprüngliche Gruppe Γ kann durch Composition aus einer Gruppe $(0, n+p)$ der Erzeugenden:*

$$(1) \quad V_1, V_2, \ldots, V_n, V_{n+1} = V_{c_1}^{-1}, \quad V_{n+2} = V_{c_2}^{-1}, \ldots, V_{n+p} = V_{c_p}^{-1}$$

und p Gruppen $(1, 1)$ der Erzeugenden V_{a_k}, V_{b_k} hergestellt werden. Für die

$(n + p)$ Substitutionen (1) gilt dann, wie es sein muss, die Relation:

(2) $$V_1 \cdot V_2 \cdots V_n \cdot V_{n+1} \cdots V_{n+p} = 1.$$

Die $(p + 1)$ componierenden Gruppen nennen wir $\Gamma_0, \Gamma_1, \Gamma_2, \ldots, \Gamma_p$, wobei $\Gamma_1, \ldots, \Gamma_p$ den Substitutionen $V_{c_1}, \ldots, V_{c_p}$ entsprechen und Γ_0 die Gruppe $(0, n + p)$ ist.

Es wurde nun bereits oben (pg. 307) der Satz aufgestellt, dass wir das zunächst vorliegende kanonische Polygon von Γ_0 durch unwesentliche Abänderung in ein geradliniges und mit concaven Winkeln ausgestattetes $(2n + 2p)$-Eck umwandeln können. Dabei sind die Seiten Niveau-gerade der Erzeugenden, und wir können das Polygon der Γ_0 ins-besondere so gestalten, dass die von der einzelnen festen Ecke aus-ziehenden Seiten im Falle einer hyperbolischen Erzeugenden erst auf der zugehörigen Polare oder jenseits derselben die sich anschliessenden zufälligen Ecken erreichen (cf. pg. 308).

Nun ist die Sachlage die, dass wir an dem eben vollzogenen stetigen Umformungsprocess sogleich die Polygone der Gruppen Γ_i teilnehmen lassen können.

Um dies zu sehen, bezeichnen wir für die einzelne Gruppe Γ_i die Polare des zugehörigen hyperbolischen Punktes e_{c_i} durch p_i und nennen die beiden durch p_i abgeschnittenen Ellipsensegmente gerade wie vorhin $S_1^{(i)}$ und $S_2^{(i)}$. Dann ist, wenn wir uns der Kürze halber der Bezeich-nungen der Figur 93 pg. 298 bedienen, der von $S_2^{(i)}$ und p_i ein-gegrenzte Ellipsenabschnitt derjenige, in welchem wir die Ecken $E_5^{(i)}$ und $E_6^{(i)}$ willkürlich bewegen können, ohne die Möglichkeit geradliniger Grenzen für das Polygon der Gruppe Γ_i einzubüssen (cf. pg. 297)[*].

Der eben gemeinte Ellipsenabschnitt zwischen $S_2^{(i)}$ und p_i ist nun derjenige, in welchem das Polygon der Γ_0 bis auf die eine über p_i hinaus-ziehende Ecke mit der Spitze e_{c_i} gelegen ist. Indem wir somit das Polygon der Γ_i an der Umwandlung sogleich teilnehmen lassen, ist es möglich, dieses Polygon geradlinig auszugestalten; aber wir müssen damit rechnen, dass an einer der Stellen $E_5^{(i)}$, $E_6^{(i)}$ ein convexer Winkel eintritt. Wollen wir nämlich, dass das Polygon der Γ_0 ohne convexe Winkel bleibt, so haben wir es nicht in der Hand, die Punkte $E_5^{(i)}$ und $E_6^{(i)}$ auf p_i oder in Richtung von p_i beliebig weit nach der einen oder anderen Seite zu verschieben (cf. pg. 298 und 308 u. f.). Doch wollen wir

---

[*] Zu dem durch p_i und $S_1^{(i)}$ eingegrenzten Abschnitt gehören schliesslich nur die drei inneren Ecken des zu V_{a_i}, V_{b_i} gehörenden Seitenquadrupels. Sollten jedoch anfangs auch noch die Endpunkte $E_5^{(i)}$, $E_6^{(i)}$ dieses Quadrupels oder noch weitere zufälligen Ecken im fraglichen Ellipsenabschnitt liegen, so wird man diese Ecken bis auf p_i oder über p_i hinaus verschieben, was keine Schwierigkeit hat.

gleich hier hervorheben, dass zufolge der Figur 93 pg. 298 der Überschuss eines etwaigen convexen Winkels über π niemals den Betrag
$\frac{\pi}{2}$ erreichen kann.

Indem wir die Polygone aller p Gruppen Γ_i zugleich mit demjenigen
von P_0 an der stetigen Umgestaltung teilnehmen lassen, haben wir
vor allem erreicht, dass es sich hier nur um eine unwesentliche Umgestaltung desjenigen kanonischen Schnittsystems handelt, welches wir
auf der geschlossenen Fläche der Gruppe Γ anfänglich völlig willkürlich
aufgriffen. Unsere vorangegangene Überlegung hat somit das wichtige
Theorem ergeben: *Ein willkürlich gewähltes kanonisches Schnittsystem auf der
zu Γ gehörenden geschlossenen Fläche liefert entweder direct oder nach unwesentlicher Umgestaltung als Abbild der zerschnittenen Fläche ein geradliniges Polygon mit $(2n + 6p)$ Seiten, unter dessen Winkeln sich höchstens p convexe finden können; die letzteren sind aber jedenfalls kleiner
als $\frac{3\pi}{2}$ und können nur an jenen $2p$ Stellen vorkommen, welche die Endpunkte der den Schnitten a_i, b_i entsprechenden Seitenquadrupel sind.* Die
durchgeführte Construction dieses Polygons P_0 liefert zugleich ein sehr
anschauliches Bild desselben; man wolle sich z. B. klar machen, dass
schon wegen der Lage und Grösse etwaiger convexer Winkel eine Collision
der Seiten von P_0 unter einander ausgeschlossen bleibt, u. s. w.

§ 7. Fortsetzung: Fortschaffung der bei den geradlinigen kanonischen Polygonen der Gattung (p, n) etwa auftretenden convexen Winkel.

Das mögliche Auftreten convexer Winkel wird man jedenfalls
als eine Unvollkommenheit unseres bisherigen Resultates gegenüber
den Schlussergebnissen bei den Gattungen $(1, 1)$ und $(0, n)$ ansehen.
Es giebt zwei Wege, diese Unvollkommenheit zu überwinden.

Erstlich kann man *durch wesentliche Umgestaltung des Schnittsystems*,
d. i. *durch Transformation des Polygons* P_0 die convexen Winkel fort-
schaffen. Diese Transformation wird sich einfach auf die einzelne Γ_i
beziehen. Wir können nämlich zufolge pg. 299 für die einzelne Γ_i mit
convexem Winkel die daselbst mit T bezeichnete Transformation einmal
oder wiederholt anwenden, um den convexen Winkel zu entfernen;
T^{-1} gilt dabei nötigenfalls auch als Wiederholung von T. Um dies
in besonders einfacher Weise näher auszuführen, knüpfen wir an den
l. c. hervorgehobenen Satz an, dass immer wenigstens gewisse drei auf
einander folgende Potenzen $T^{\nu-2}$, $T^{\nu-1}$, T^ν ein kanonisches Sechseck
mit convexem Winkel in ein solches mit lauter concaven Winkeln
verwandeln. Man kann demnach auch bereits durch einmalige oder
wiederholte Ausübung von T^3 den convexen Winkel entfernen.

Hierbei nun liefert zufolge der Darstellung von T durch V_a, V_b (cf. pg. 299) die Transformation T^3:

$$(1) \quad V_a' = V_a^{-1} V_b V_a^{-1} V_b^{-1} V_a = V_a^{-1} V_c, \quad V_b' = V_a^{-1} V_b^{-1} V_a = V_b^{-1} V_c,$$

wenn die Auswahl der Erzeugenden V_a', V_b' im transformierten Sechseck dieselbe ist, wie die von V_a, V_b im ursprünglichen*). Demzufolge ist die geometrische Bedeutung von T^3 eine höchst einfache: T^3 stellt den Fortgang von dem in Figur 103 stark umrandeten Sechseck zum schraffierten Sechseck dar. In der That hat dieses Sechseck zufolge Figur 103 die in (1) gegebenen Erzeugenden V_a', V_b' und lässt sich demnach durch unwesentliche Abänderung in unser geradliniges Sechseck $T^3(P_0)$ verwandeln.

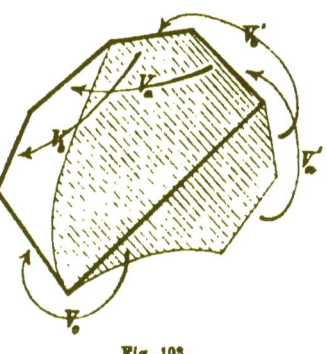

Fig. 103.

Noch einfacher wird die in Figur 103 vollzogene Transformation auf der zu Γ gehörenden geschlossenen Fläche. Sie besteht einfach in einer Verlegung des bezüglichen Schnittes c_i in eine neue Lage c_i', wie sie in Figur 104 durch Fortgang von der links zur rechts dargestellten Anordnung gegeben ist. Das so gewonnene Schnittsystem ist natürlich erst noch einer gewissen unwesentlichen Abänderung zu unterziehen, ehe es unser geradliniges Polygon $T^3(P_0)$ liefert. Ist der convexe Winkel noch nicht verschwunden, so hat man die gleiche Manipulation zu wiederholen. Es entspringt der Satz: *Sollte das zunächst aufgegriffene kanonische Schnittsystem in oben bezeichneter Weise auf ein geradliniges Polygon mit*

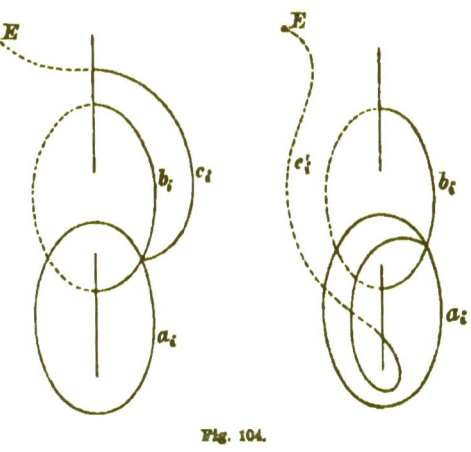

Fig. 104.

einem oder mehreren convexen Winkeln führen, so kann man stets durch Verlegung einzig der bezüglichen Schnitte c zu einem Schnittsystem gelangen,

---

*) In der That sind ja nur bei Einhaltung dieser Vorschrift die Formeln (1) eindeutig bestimmt (siehe auch pg. 289).

welches nach der erforderlichen unwesentlichen Abänderung auf ein gerad-
liniges Polygon mit ausschliesslich concaven Winkeln führt. —

Für die Untersuchungen der beiden folgenden Paragraphen ist
nun die zweite in Aussicht genommene Art der Fortschaffung etwaiger
convexer Winkel *ohne Transformation*, d. i. *allein durch unwesentliche
Abänderung* des Polygons besonders nützlich.

Wir knüpfen an das geradlinige Polygon P_0, wie es durch unseren
pg. 316 formulierten Hauptsatz geliefert wird, und fassen die beiden
durch V_{c_i} auf einander bezogenen Seiten ins Auge. Auf diesen beiden
Seiten können wir ohne Einbusse der Geradlinigkeit die beiden Ansatz-
punkte des zu V_{a_i}, V_{b_i} gehörenden Seitenquadrupels zugleich bis zu den
beiden anderen zufälligen Endpunkten der Seiten von V_{c_i} hinschieben
(cf. pg. 297), wodurch diese beiden Seiten offenbar gänzlich in Wegfall kommen.

Führen wir die gleiche Operation für alle p Substitutionen V_{c_i}
aus, so ist P_0 ein geradliniges Polygon von $(2n + 4p)$ Seiten geworden,
und wir haben neben den n festen Ecken nur noch einen einzigen
Cyclus von $(n + 4p)$ zufälligen Ecken, welchem direct die Relation
(9) pg. 187 zugehört. Dass hierbei Collisionen des Polygons mit sich
selbst infolge etwaiger convexer Winkel gänzlich ausgeschlossen sind,
sieht man wohl am einfachsten, wenn man sich die Lage der con-
vexen Winkel veranschaulicht und sich erinnert, dass dieselben stets $< \frac{3\pi}{2}$
sind. Natürlich sind auch auf der geschlossenen Fläche sämtliche
Schnitte c auf null zusammengezogen, so dass die Kreuzungspunkte
sämtlicher conjugierten Schnitte a_i, b_i bei E coincidieren.

Da alle zufälligen Ecken hier zu *einem* Cyclus gehören, so kann
unser neues Polygon P_0 nur noch an *einer einzigen* beweglichen Ecke
einen convexen Winkel besitzen. Nehmen wir an, dass ein solcher
vorkomme, und nennen den Scheitelpunkt E. Wie wir zeigen wollen,
giebt es eine solche, die geradlinige Begrenztheit von P_0 nicht störende,
Bewegung von E, bei welcher der bisher convexe Winkel *stetig* in
in einen concaven übergeht. Aus der Stetigkeit dieses Übergangs ergiebt sich aber, dass die demnächst sich einstellenden Polygone P_0
lauter concave Winkel haben; denn es kann nicht sofort an anderer
Stelle ein convexer Winkel auftreten, da doch bisher die Summe aller
übrigen Winkel concav war. Übrigens bemerke man, dass durch die
Bewegung von E die Umgestaltung von P_0 bereits eindeutig reguliert ist.

Um nun unsere Behauptung zu beweisen, verstehen wir unter
Γ_i' die bez. eine der beiden am Punkte E beteiligten Gruppen aus der
Reihe Γ_1, Γ_2, ..., Γ_p und nennen p_i die zu V_{c_i} gehörende Polare.

Sollte E noch nicht auf p_i gelegen sein, so lassen wir E auf einer Niveaulinie von V_{c_i} nach p_i wandern, was die Geradlinigkeit der Seiten von P_0 nicht gefährdet. Ist bei dieser Veränderung der Polygonwinkel bei E nicht dauernd convex geblieben, so sind wir am Ziele. Andernfalls verschieben wir nunmehr E auf p_i in der von P_0 nicht besetzten Richtung (cf. Figur 93 pg. 298). Hierbei hört das zu Grunde liegende Polygon der Gruppe Γ_0 nicht auf, geradlinig zu sein und von Niveaugeraden der zugehörenden Erzeugenden eingegrenzt zu werden (cf. pg. 308 u. f.). Zugleich haben die Punktepaare, in denen die Seitenquadrupel der Gruppen Γ_i eingehängt werden, insgesamt und beständig solche Lagen, dass je die vier Seiten des einzelnen Quadrupels geradlinig gezogen werden können. Aber es kann bei der Bewegung von E, wie wir sie einleiteten, der Winkel des Scheitelpunktes E offenbar nicht dauernd convex bleiben; denn die mit E benachbarten Ecken von P_0 beschreiben entweder zwei mit p_i äquivalente Geraden, welche zu verschiedenen Seiten von p_i liegen und p_i erst ausserhalb der Ellipse schneiden, oder der eine dieser beiden Punkte ist ein fester Eckpunkt, dessen Lage gegen p_i wir von pg. 308 her kennen, und der andere beschreibt auf der entgegengesetzten Seite von p_i (innerhalb des Polygonnetzes gedacht) eine Gerade der eben genannten Art.

Unsere hiermit beendete Überlegung hat zu folgendem Fundamentaltheorem geführt: *Wie wir auch auf der geschlossenen Fläche ein kanonisches Querschnittsystem auswählen mögen, dasselbe liefert entweder direct oder nach einer unwesentlichen Umgestaltung, bei welcher man insbesondere sämtliche Schnitte c verschwinden lasse, als Abbild der zerschnittenen Fläche ein geradliniges Polygon von $(2n + 4p)$ Seiten und von lauter concaven Winkeln.* In diesem Theoreme sind die früheren für die Gattung $(0, n)$ und $(1, 1)$ ausgesprochenen Sätze als specielle Fälle enthalten. —

Hat man einmal ein geradliniges $(2n + 4p)$-Eck mit concaven Winkeln für Γ gewonnen, so fragt sich nun natürlich, inwieweit ohne Einbusse dieser Eigenschaften von P_0 eine einzelne bewegliche Ecke E, durch welche wir etwa wieder die Veränderung eindeutig regulieren, frei beweglich ist. Wir wollen hierbei die Coincidenz von E mit festen Eckpunkten des Polygonnetzes verbieten, wenn wir solchen Punkten auch beliebig nahe kommen dürfen. Es ist alsdann das Verschwinden einer der $(2n + 4p)$ Seiten von P_0 beständig ausgeschlossen; und man überblickt sofort, dass man stets brauchbare Gestalten von P_0 behält, wenn man nur Sorge trägt, dass niemals ein convexer Winkel auftritt.

Der Bereich, welchen wir für E suchen, wird nun lauter solche Randpunkte haben, für welche entweder bei E oder bei irgend einer

anderen Ecke E' ein gestreckter Winkel eintritt. Man hat dabei drei
Fälle zu unterscheiden. Erstlich seien mit dem gedachten Punkte E'
zwei feste Ecken benachbart; dieselben liegen dann mit E' auf einer
Geraden. Unter diesen Umständen aber liegt auch E, als mit E'
äquivalent, mit gewissen zwei festen Ecken eines an E beteiligten
Polygones auf einer Geraden, welche letztere dann mit einem Segmente
an der Berandung unseres für den Punkt E gesuchten Bereiches teilhat.
Zweitens kann E' mit einer festen und einer beweglichen Ecke benachbart sein; dann liegt E' auf einer gewissen mit den Erzeugenden von
P_0 fest gegebenen Curve zweiten Grades, und Gleiches gilt somit auch
von E. Sind endlich mit E' zwei bewegliche Punkte benachbart, so liegt
E auf einer in derselben Weise fest gegebenen Curve dritter Ordnung.

Es entspringt der Satz: *Soll P_0 die Geradlinigkeit der Seiten und
die Concavität der Winkel nicht einbüssen, so ist E auf einen durch die
Erzeugenden von P_0 fest bestimmten Bereich beschränkt, welcher durch
Stücke von Geraden, Kegelschnitten oder Curven dritter Ordnung eingegrenzt ist.* Besonders einfach gestaltet sich der Fall $(0, n)$; in Figur 102
pg. 305 ist der eben gemeinte Bereich für E direct durch das n-Eck N_0'
gegeben.

§ 8. Transformationstheorie der kanonischen Polygone einer beliebigen Gattung (p, n).

Sind P_0 und P_0' zwei wesentlich verschiedene Polygone einer und
derselben Gruppe Γ der Gattung (p, n), so nannten wir den Übergang von P_0 zu P_0' eine „Transformation" von P_0; wir gaben auch
bereits pg. 291 den Satz an, *dass jede Transformation dieser Art aus
einer endlichen Anzahl von Elementartransformationen erzeugt werden kann.*
Wir müssen hier vor allen Dingen den Charakter dieser Elementartransformationen näher aufweisen. Dabei machen wir einen etwas aus-
gedehnteren Gebrauch als bisher von den zum einzelnen Polygon P_0
gehörenden Erzeugenden, und wir wollen in dieser Hinsicht folgendes
Princip voranstellen: *Ein kanonisches Polygon P_0 von Γ ist durch Angabe und Reihenfolge seiner Erzeugenden bis auf unwesentliche Abänderung
fest bestimmt.* Dieser Satz ist für die Gattungen $(0, n)$ und $(1, 1)$ aus
den obigen Entwicklungen direct klar; von hieraus folgt er für jede
beliebige Gattung (p, n) auf Grund des Princips der Composition.

Betreffs der Substitutionenpaare V_{a_i}, V_{b_i} machen wir noch darauf
aufmerksam, dass die Vieldeutigkeit in der Auswahl, von welcher
pg. 289 die Rede war, hier nicht besteht. Es ist nämlich jetzt immer
fest bestimmt, was V_{c_i} bedeutet; und gegenüber V_{c_i} werden wir V_{a_i}, V_{b_i}
stets nach Vorschrift der Figur 92 pg. 295 orientieren.

Die Transformation der kanonischen Schnittsysteme spielt eine wichtige Rolle in der Theorie der linearen Transformation der Abel'schen Functionen. Die Hauptsätze dieser Entwicklungen, insoweit sie sich auf die Elementartransformationen des einzelnen kanonischen Schnittsystems beziehen, werden wir hier als bekannt ansehen[*]. Übrigens müssen wir gleich anfangs betonen, dass die Transformationstheorie der kanonischen Polygone nach zwei Richtungen hin complicierter ist, als die Theorie der linearen Transformation der Abel'schen Functionen.

Erstlich trägt ja unsere geschlossene Fläche F *die n singulären Punkte* $\varepsilon_1, \varepsilon_2, \ldots, \varepsilon_n$, und das Querschnittsystem ist dementsprechend mit den n Schnitten d_i auszugestalten. Der einzelne Rückkehrschnitt a_k, b_k ist somit hier nicht in demselben Grade frei beweglich, wie auf einer von singulären Punkten freien Fläche. Hinwegschiebungen von Rückkehrschnitten über singuläre Punkte ε_i führen demnach auf wesentliche Umgestaltungen des Polygons, und auf diese beziehen sich die weiterhin zu definierenden Elementartransformationen *dritter* Art.

Auf der anderen Seite spielen *die p Schnitte c_k* hier eine durchaus wesentliche Rolle, was in der Theorie der Abel'schen Functionen nicht der Fall ist. Der Grund dieses Unterschiedes liegt aber in folgendem Sachverhältnis: Die geschlossenen Wege auf der Fläche F liefern in der Theorie der Abel'schen Functionen die Integralsubstitutionen[**] während sie hier bei uns die ζ-Substitutionen ergeben: *Die Integralsubstitutionen haben die Eigenschaft, dass je zwei unter ihnen mit einander vertauschbar sind, von den ζ-Substitutionen gilt dies aber nicht*[***]. Aus der Gestalt (1) pg. 289 einer Substitution V_o ergiebt sich demnach unmittelbar, dass ihr die *identische* Integralsubstitution correspondiert. Für die letzteren Substitutionen sind also nur die Abänderungen der $2p$ Rückkehrschnitte a_k, b_k wesentlich; und wir entnehmen den vorhin genannten Abhandlungen, in welcher Weise die allgemeinste derartige Transformation aus elementaren aufgebaut werden kann: es sind *zwei* Arten von Elementartransformationen, welche hierbei zur

---

[*] Man vergl., was die hier in Betracht kommenden geometrischen Verhältnisse angeht, die Abhandlung von Thomae *„Beitrag zur Theorie der Abel'schen Functionen"*, Crelle's Journal Bd. 75 pg. 224 ff. (1873) oder auch, für den hyperelliptischen Fall, C. Jordan *„Traité des substitutions et des équations algébriques"* (Paris, 1870) pg. 354 ff. sowie Burkhardt *„Grundzüge einer allgemeinen Systematik der hyperelliptischen Functionen erster Ordnung"*, Mathem. Annalen Bd. 35 pg. 209 ff. (1889).

[**] Wir beziehen diese Substitutionen auf die p Integrale erster Gattung der Fläche.

[***] Dieser Unterschied wurde wohl zum ersten Mal von Klein in den Mathem. Annalen Bd. 21 pg. 185 (1882) hervorgehoben.

Geltung kommen (die *erste* und *vierte* Art der nachfolgenden Darstellung). Darüber hinaus müssen wir hier, um mit einer eindeutig bestimmten Transformation des kanonischen Polygons zu thun zu haben, jedem neuen System von Schnitten a_k, b_k immer ein bestimmtes zugehöriges System von Schnitten c, d hinzufügen; und es kommt hier *eine* neue Art von Elementartransformationen hinzu, welche uns gestatten, unter Hinzunahme gewisser besonderer Transformationen erster Art bei festen a_k, b_k von einem ersten System zugehöriger $(n + p)$ Schnitte c, d zu jedem anderen brauchbaren zu gelangen (Elementartransformationen *zweiter* Art).

Durch Combination der Elementartransformationen aller vier Arten aber werden wir von irgend einem zunächst vorgelegten kanonischen Polygon unserer Gruppe Γ zu jedem anderen solchen Polygon hingelangen können.

Wir besprechen nun die vier Arten unserer Elementartransformationen im einzelnen:

Eine *Elementartransformation erster* Art soll sich *auf wesentliche Abänderung eines einzelnen Schnittpaars* a, b allein und also auf Umwandlung eines einzelnen Erzeugendenpaares V_a, V_b bei Festhaltung aller übrigen Erzeugenden beziehen. Entsprechend verstehen wir unter einer (elementaren oder nicht-elementaren) Transformation erster Art überhaupt eine solche, bei welcher sich nur V_a und V_b ändern. Hierbei handelt es sich im Grunde um die Transformationen eines kanonischen Sechsecks $(1, 1)$; denn das zu V_a, V_b gehörende Seitenquadrupel im Verein mit den beiden zu V_c gehörenden Seiten liefert nach pg. 314 ein Polygon vom Charakter $(1, 1)$.

Wir stellen daraufhin zunächst fest, um welche Veränderungen des kanonischen Querschnittsystems auf der geschlossenen Fläche es sich bei unseren Transformationen erster Art handelt. Fassen wir erstlich die Schnitte a, b rein geometrisch und ohne Zusatz von c, so ist aus der Theorie der elliptischen Functionen bekannt und oben (pg. 291 ff.) benutzt, dass man alle Umänderungen aus *zweien* (und ihren inversen) herstellen kann. Es handelt sich darum, wie wir nur kurz zu erinnern brauchen, aus beiden Schnitten durch Combination einen neuen herzustellen und diesem einen der bisherigen hinzuzugesellen.

Liegt nun irgend ein auf diesem Wege zu gewinnendes neues Schnittsystem vor, so ist zweitens zu entscheiden, welchen unter diesen beiden Schnitten wir a' und welchen b' nennen wollen, und in welcher Richtung wir uns die Schnitte durchlaufen denken. Hier hat man, wie schon pg. 289 festgestellt ist, die Auswahl zwischen acht Möglichkeiten. Doch reducierten wir diese Anzahl l. c. bereits auf *vier* durch die Festsetzung, *dass die Pfeilrichtung von b' diejenige von a' von ihrer rechten zur linken Seite überschreitet.* An dieser Festsetzung müssen wir festhalten, wenn wir, was geschehen soll, die Substitutionen V_a, V_b, V_c beständig in der durch Figur 92 pg. 295 niedergelegten Art gegen einander orientieren wollen: *Dann aber werden wir unter den vier möglichen Auswahlen der Schnitte a', b' und ihrer Richtungen einfach dadurch entscheiden, dass wir die Richtung der Einmündung des Schnittes c' am Kreuzungspunkt von a' und b' angeben.*

Man wird nun längst bemerkt haben, dass unsere Betrachtungen in allerengster Beziehung zur elliptischen Modulgruppe stehen, und zwar des genaueren zur Gruppe aller unimodularen homogenen Substitutionen:

$$(1) \qquad \omega_1' = \alpha\omega_1 + \beta\omega_2, \quad \omega_2' = \gamma\omega_1 + \delta\omega_2.$$

Dieser Beziehung geben wir dadurch ein festes Fundament, dass wir den beiden ursprünglichen Substitutionen V_b, V_a die Transformationen des Integrals erster Gattung:

$$(2) \qquad (V_b) \quad u' = u + \omega_1, \quad (V_a) \quad u' = u + \omega_2$$

entsprechen lassen; mit dieser Zuordnung bleiben wir der gewohnten Forderung eines in der positiven Halbebene gelegenen Periodenquotienten $\omega = \omega_1 : \omega_2$ getreu (cf. Figur 91 pg. 293). Die vier möglichen Auswahlen für a' und b', von denen eben wiederholt die Rede war, correspondieren nun einfach durch die Modulsubstitutionen $\begin{pmatrix} \pm 1, & 0 \\ 0, & \pm 1 \end{pmatrix}$, $\begin{pmatrix} 0, & \mp 1 \\ \pm 1, & 0 \end{pmatrix}$ mit einander. Vor allem merken wir an: *Die unendlich vielen mit der Einmündungsrichtung von c' versehenen Schnitte a', b' entsprechen den gesamten Modulsubstitutionen (1) wechselweise gerade eindeutig.*

Es ist nunmehr besonders wichtig, dass sich der Schnitt c' noch in einfach unendlich vielen Weisen vervollständigen lässt; denn es steht der durch V_c dargestellte Periodenweg noch offen, den man im einen oder anderen Sinne beliebig oft einhängen mag[*]). Hierdurch wird zwar V_c selber in keiner Weise geändert, welches mit den übrigen Gruppenerzeugenden bei allen hier in Frage stehenden Transformationen invariant bleibt; *aber wir erhalten der einzelnen Substitution (1) entsprechend immer ∞^1 Substitutionenpaare, welche aus einem unter ihnen in der Gestalt:*

---

[*]) Nehmen wir vom kanonischen Schnittsystem den einzelnen Schnitt c fort, so restiert eine mit zwei Randcurven versehene Fläche, die zweifach zusammenhängend ist, und auf der es also einen Periodenweg giebt. Eine Ausnahme liegt nur für die Gattung (1, 1) vor, auf welche wir im Texte gleich zurückkommen.

(3) $V_c^{-\nu} V_a' V_c^{+\nu}$, $V_c^{-\nu} V_b' V_c^{+\nu}$, $\nu = -\infty, \ldots, +\infty$

hervorgehen.

Übrigens bemerke man, *dass im niedersten Falle, der Gattung* (1, 1), *die Transformationen* (3) *unwesentlich sind.* Sie kommen auf Transformationen des *Gesamtpolygons* und damit seines Erzeugendensystems durch die Substitution V_c^ν der zu Grunde liegenden Gruppe hinaus; das Querschnittsystem bleibt hierbei dasselbe, dem Umstand entsprechend, dass im Falle (1, 1) von keinem eigentlichen Periodenwege V_c die Rede ist. *In allen höheren Fällen liegen hingegen in* (3) *unendlich viele wesentlich verschiedene Transformationen vor, so dass die Gesamtheit der auf das einzelne Paar* V_a, V_b *bezogenen Transformationen nur erst 1-∞-deutig dem System der Substitutionen* (1) *zugeordnet erscheint.*

Es ist nun das Interessante, dass trotz der grösseren Anzahl der Transformationen erster Art unseres kanonischen Polygones die Gesamtheit dieser Transformationen doch aus *zwei* elementaren hergestellt werden kann, welche wir in der schon pg. 298 erklärten Weise definieren. Die einzelne dieser Elementartransformationen besteht darin, *dass wir an dem zu* V_a, V_b *gehörenden Seitenquadrupel ein Dreieck geradlinig abspalten und unter Ausübung einer der Substitutionen* $V_a^{\pm 1}$, $V_b^{\pm 1}$ *wieder anhängen.*

Die so bezeichnete Vorschrift führt zunächst auf *drei* gleichartige Elementartransformationen (und ihre inversen), die wir T_1, T_2, T_3 nennen wollen und durch die Figuren 105 bis 107 erklären. Die

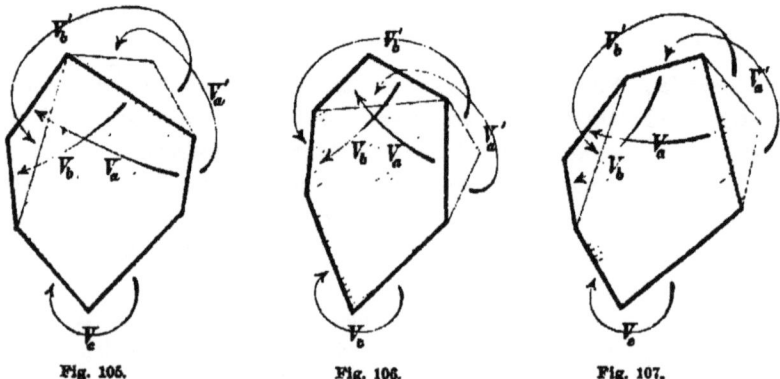

Fig. 105.   Fig. 106.   Fig. 107.

Wirkung dieser drei Transformationen auf die Erzeugenden V_a, V_b ist die folgende:

(4) $$\begin{cases} (T_1) & V_a' = V_b^{-1} V_a, & V_b' = V_b, \\ (T_2) & V_a' = V_a, & V_b' = V_b V_a, \\ (T_3) & V_a' = V_b^{-1} V_a, & V_b' = V_a; \end{cases}$$

und wir können übrigens diese Formeln nach dem am Anfang des Paragraphen aufgestellten Princip garadezu als Definition der Transformationen T_1, T_2, T_3 ansehen. Hier gilt offenbar $T_3 = T_2 \cdot T_1$, *so dass wir T_1 und T_2 endgültig als Elementartransformationen auswählen können.* Sie entsprechen den Modulsubstitutionen $\begin{pmatrix} 1, & 0 \\ -1, & 1 \end{pmatrix}$, $\begin{pmatrix} 1, & 1 \\ 0, & 1 \end{pmatrix}$. Insbesondere wollen wir uns aus ihnen noch die Transformation:

$$(5) \qquad (T_1 \cdot T_2 \cdot T_1) \qquad V_a' = V_a^{-1} V_b^{-1} V_a = V_b^{-1} V_c, \quad V_b' = V_a$$

herstellen, welche der Modulsubstitution $\begin{pmatrix} 0, & 1 \\ -1, & 0 \end{pmatrix}$ entspricht. Dass die Substitution $V_c = V_b V_a^{-1} V_b^{-1} V_a$ durch die Elementartransformationen T_1, T_2 und somit durch alle Transformationen erster Art in sich übergeführt wird, kann man nun auch an (4) direct beweisen.

Unsere Behauptung, dass wir aus T_1, T_2 *alle* Transformationen erster Art herstellen können, geht nun einfach aus dem Umstande hervor, dass einmal die Transformationen T_2 und $T_1 \cdot T_2 \cdot T_1$ den in „M." I immerfort benutzten Erzeugenden der Modulgruppe correspondieren, während andrerseits $(T_1 \cdot T_2 \cdot T_1)^4$ oder, was auf dasselbe hinausläuft, $(T_2 \cdot T_1)^6$ die Elementaroperation für die cyclische Reihe der Transformationen (3) liefert. Die Thatsache aber, dass T_1, T_2 weit mehr Transformationen erzeugen als die Modulsubstitutionen, die ihnen entsprechen, entspringt einfach aus dem Umstande, dass $(T_1 T_2 T_1)^4$ resp. $(T_2 T_1)^6$ im Falle der Modulsubstitutionen direct der Identität gleich ist. Übrigens sind wir zur Betrachtung von $(T_2 T_1)^6$ schon oben (in (2) pg. 299) bei Discussion der Gattung (1, 1) geführt worden.

Nehmen wir endlich noch hinzu, dass unser kanonisches Polygon P_0 insgesamt p Paare V_a, V_b darbietet, so ergeben sich für dasselbe im ganzen $2p$, d. h. vor allen Dingen eine *endliche* Anzahl von Elementartransformationen erster Art. —

Weit einfacher gestaltet sich die Besprechung derjenigen *Transformationen des kanonischen Polygons*, welche wir zu *einer zweiten Art* zusammenfassen. Wir denken hierbei auf der geschlossenen Fläche das System der p Paare von Rückkehrschnitten a, b fest ausgewählt und den Punkt E fixiert. Wir halten ferner daran fest, dass die p Schnitte c, und dann natürlich auch die n Schnitte d, bei Umkreisung des Punktes E consecutiv sind. Aber auch dann ist das Schnittsystem $c_1, \ldots, c_p, d_1, \ldots, d_n$, abgesehen von einigen niedersten Gattungen, auf die wir sogleich zurückkommen, immer noch auf unendlich viele Weisen wählbar, wie dies im Specialfalle $p = 0$ oben (pg. 301 ff.) bereits ausführlich gezeigt wurde.

Der Übergang von einem sich hier einstellenden kanonischen Schnittsystem zu einem anderen unter ihnen soll nunmehr allgemein als Transformation *zweiter* Art benannt werden. Für diese Transformationen zweiter Art bleibt die pg. 301 ff. entworfene Transformationstheorie der Gattung $(0, n)$ vollständig in Kraft. Dabei bereitet es gar keine Schwierigkeit, dass wir auf der geschlossenen Fläche an Stelle der singulären Punkte zum Teil geschlossene Curven setzen müssen, wie sie durch die Ufer der einzelnen Schnittpaare a, b geliefert werden. Man kann mit diesen geschlossenen Curven gerade so gut arbeiten oder auch dieselben, wenn man will, durch einzelne Punkte ersetzen; es geht dies aus der Figur 53 pg. 204 unmittelbar hervor*). Die Betrachtungen von pg. 301 ff. liefern daraufhin unmittelbar als Resultat: *Die allgemeinste Transformation zweiter Art unseres kanonischen Polygons lässt sich aus $(n + p - 2)$ mit einander durchaus gleichartigen Elementartransformationen erzeugen, bei deren einzelner entweder zwei benachbarte Schnitte c oder zwei ebensolche Schnitte d umgeordnet erscheinen.*

In der That zeigt der Gebrauch der l. c. durch K bezeichneten Curve auf der geschlossenen Fläche, dass bei der für uns gültigen Vorschrift, die Schnitte c und d nicht unter einander zu vermengen, die Elementartransformation entweder nur auf zwei benachbarte Schnitte c oder auf zwei Schnitte d auszuüben ist. Nun ist nach pg. 301 die Umordnung zweier Schnitte immer in zwei Arten ausführbar, die jedoch einander invers sind, und von denen wir somit nur eine heranzuziehen brauchen; wir erhalten also für die Schnitte c im ganzen $(n - 1)$, für die Schnitte d aber $(p - 1)$ Elementartransformationen.

Wegen der directen Ausführung dieser Elementartransformationen am Polygon können wir uns auf die Darlegungen von pg. 304 u. f. berufen. Auch ist die Darstellung unserer Transformationen durch die Erzeugenden wenigstens für V_1, V_2, ..., V_n bereits pg. 309 gegeben. Für die eine der beiden Umordnungen der Schnitte c_i und c_{i+1} gilt entsprechend:

$$(6) \quad \begin{cases} V'_{c_i} = V_{c_i}^{-1} V_{c_{i+1}} V_{c_i}, & V'_{c_{i+1}} = V_{c_i}, \\ V'_{a_i} = V_{c_i}^{-1} V_{a_{i+1}} V_{c_i}, & V'_{a_{i+1}} = V_{a_i}, \\ V'_{b_i} = V_{c_i}^{-1} V_{b_{i+1}} V_{c_i}, & V'_{b_{i+1}} = V_{b_i}. \end{cases}$$

---

*) Die Einmündungsstelle des einzelnen Schnittes c im Kreuzungspunkt von a und b, sowie auch die Einfügung des zu V_0 gehörenden geschlossenen Weges im einen oder anderen Sinne gilt hier als gleichgültig; ein Wechsel in dieser Hinsicht kommt in der That auf eine Transformation erster Art hinaus und ist dort bereits ausführlich in Betracht gezogen.

Endlich ist es ein Leichtes, die oben schon erwähnten niedersten Gattungen zu charakterisieren, für welche bei bereits fixierten p Schnittpaaren a_k, b_k die Schnitte c und d nur in endlich vielen Weisen gewählt werden können. Es sind dies die sieben Gattungen:

$$(0, 3), \quad (1, 1), \quad (1, 2), \quad (2, 0), \quad (2, 1), \quad (2, 2), \quad (3, 0).$$

In zwei Fällen, nämlich bei $(1, 1)$ und $(2, 0)$ können wir die Schnitte c, d im wesentlichen nur in *einer* Art wählen; hier giebt es überhaupt keine Transformation zweiter Art. Bei den Gattungen $(0, 3)$, $(1, 2)$, $(2, 1)$, $(3, 0)$ giebt es jedesmal *zwei* Möglichkeiten für c, d, dem Umstande entsprechend, dass jeweils die eine hier eintretende Elementartransformation einmal wiederholt die ursprüngliche Anordnung wieder ergiebt und in diesem Sinne von der Periode zwei ist. Schliesslich haben wir bei $(2, 2)$ *vier* verschiedene Systeme c, d; die beiden Elementartransformationen, welche hier vorliegen, liefern durch Combination eine Gruppe vom Typus der Vierergruppe. —

§ 9. Fortsetzung: Die Elementartransformationen dritter und vierter Art. Schlussergebnis.

Es bleiben nun noch die Elementartransformationen der dritten und vierten Art zu besprechen übrig, welche sich wieder auf Veränderungen der Rückkehrschnitte a_k, b_k beziehen. Hierbei gilt natürlich durchweg $p > 0$.

Eine *Elementartransformation dritter Art* sollte der Hinwegschiebung eines einzelnen Rückkehrschnittes über einen singulären Punkt s_i entsprechen. Die Untersuchung der correspondierenden Abänderung des Polygons P_0 können wir durch Ausübung gewisser Transformationen zweiter und erster Art, die als bekannt gelten, erheblich vereinfachen. Erstlich können wir nötigenfalls durch eine Transformation zweiter Art erreichen, dass der singuläre Punkt, über welchen der Rückkehrschnitt hinweggeschoben werden soll, der letzte in der Reihe, nämlich s_n, ist. Zweitens können wir den Rückkehrschnitt, welcher über s_n hinweggeschoben werden soll, zum Schnitte a_1 unseres Systems machen; denn die Transformationen zweiter Art gestatten die p Schnittpaare (a_k, b_k) unter einander zu vertauschen, und eine Änderung der Einmündung von c_1 (d. i. eine Transformation erster Art) vollzieht nötigenfalls eine Permutation von a_1 und b_1.

Für die nähere Untersuchung der hier in Rede stehenden Abänderung des Polygons P_0 ist wieder die Figur 53 pg. 204 besonders geeignet, wobei man sich nur vergegenwärtigen wolle, dass jeweils die beiden Ufer des einzelnen Schnittes c oder d am Polygon P_0 getrennt liegende Randcurven sind. Die für uns vorgeschriebene Verschiebung von a_1 bewirkt nun zunächst eine solche erlaubte Abänderung von P_0, bei welcher Randstücke von P_0 von der einen zu a_1 gehörenden Randcurve unter Ausübung von $V_{a_1}^{+1}$ oder $V_{a_1}^{-1}$ fortgesetzt an die zugeordnete Stelle hinübergeschafft werden. Wir können annehmen, dass der Sinn der Verschiebung von a_1 ein solcher ist, dass hierbei V_{a_1} zur Geltung kommt. Wäre dies nicht der Fall, so würde man vorab den Schnitt c_1 (durch Transformation erster Art) so zu verlegen haben, dass er an der entgegengesetzten Ecke der zu a_1, b_1 gehörenden viereckigen Lücke in Figur 53 einmündet. Wir haben also durch diese Vorbereitungen erreicht, dass wir *nur eine einzige Elementartransformation dritter Art* den bisherigen Transformationen hinzugesellen müssen.

Um nun die Wirkung unserer Elementartransformation auf das Polygon P_0 sowie die Erzeugenden näher zu untersuchen, führen wir den eingeleiteten Abänderungsprocess von P_0 weiter fort, indem wir zugleich auf der Fläche F den Schnitt a_i über ε_n hinwegschieben. In diesem Augenblicke hört nun, wie man sich in Figur 53 (pg. 204) deutlich mache, die ε_n correspondierende Ecke e_n auf, dem Polygon P_0 anzugehören; und P_0 gewinnt anstatt e_n den neuen festen Eckpunkt $e_n' = V_{a_1}(e_n)$. Infolge dessen wird bei unserer Transformation an Stelle von V_n jedenfalls:

$$(1) \qquad\qquad V_n' = V_{a_1} V_n V_{a_1}^{-1}$$

treten; doch müssen wir die zugehörige Umgestaltung des Schnittsystems erst noch näher erläutern.

Diese Umgestaltung kann folgendermaassen beschrieben werden: Jedenfalls ist der Schnitt d_n unbrauchbar geworden. Derselbe würde bei der augenblicklichen Lage in Figur 53 in zwei Stücke zerteilt erscheinen, deren erstes vom Ursprung E zu einem Punkte auf der einen Randcurve von V_{a_1} führt, während der Rest von dem correspondierenden Randpunkt nach e_n' zieht. Den ersten Teil des Schnittes d müssen wir auslöschen; denn er schneidet von P_0 ein Stück ab. Diese Änderung läuft beim Polygon P_0 darauf hinaus, dass wir das abgeschnittene Stück durch Ausübung von V_n wieder anhängen. Andrerseits werden wir den Rest des Schnittes d_n durch einen neuen Schnitt d_n' ersetzen, der wieder von E ausläuft und unter Umgehung der zu a_1, b_1 gehörenden Lücke e_n' erreicht; durch diesen Schnitt d_n' wird vom Polygon P_0 wieder ein Stück abgespalten. Die Fortnahme des Restes von d_n bedeutet dann, dass wir das eben vermöge d_n' abgetrennte Stück durch Ausübung von $V_n'^{-1}$ wieder anhängen. Hiermit ist der Abänderungsprocess zu Ende geführt.

Für die so gewonnene neue kanonische Zerschneidung haben wir erstlich die Formel (1), andrerseits, was die V_a, V_b angeht, die Formeln:

$$V_{a_1}' = V_n'^{-1} V_{a_1} V_n', \quad V_{b_1}' = V_{b_1} V_n'.$$

Indem wir nun noch die Gleichung (1) benutzen und übrigens zusammenfassen, haben wir als Resultat gewonnen: *Die hier in Betracht gezogene elementare Transformation dritter Art ändert allein die Erzeugenden* V_n, V_{a_1}, V_{b_1} *und zwar in der folgenden Weise:*

$$(2) \quad \begin{cases} V_n' = V_{a_1} V_n V_{a_1}^{-1}, \quad V_{a_1}' = V_{a_1} V_n^{-1} V_{a_1} V_n V_{a_1}^{-1}, \\ V_{b_1}' = V_{b_1} V_{a_1} V_n V_{a_1}^{-1}. \end{cases}$$

Eine Bestätigung dieses Ergebnisses wolle man aus der leicht verificierbaren Identität:

$$(3) \quad V_n' V_a'^{-1} V_{b_1}' V_{a_1}' V_{b_1}'^{-1} = $$
$$= V_n V_{a_1}^{-1} V_{b_1} V_{a_1} V_{b_1}^{-1}$$

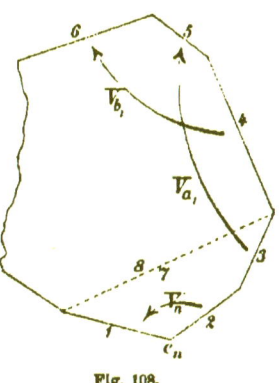

Fig. 108.

entnehmen. Diese Gleichung muss aber deshalb bestehen, weil doch die Relation (9) pg. 187 auch für das transformierte Polygon gültig ist.

Es ist nun möglich, die in (2) niedergelegte Transformation am geradlinigen Polygon P_0 durch fast ebenso einfache Construction auszuführen, wie dies im Falle der Elementartransformationen erster und zweiter Art gelang. Dies ist in den schematisch zu verstehenden Figuren 108 ff. ausgeführt. Im ursprünglichen Polygon, wie es Figur 108 giebt, ist der Anfangspunkt der Seite 1 mit dem Endpunkt der Seite 3 durch eine geradlinige Diagonale verbunden, und das solcherweise abgetrennte Viereck ist durch Ausübung von V_{a_1} verlegt, wobei die Seiten 3 und 5 zur Deckung kommen. Das so entspringende Polygon ist in Figur 109 dargestellt, die zugefügten Ziffern an den Seiten werden den Überblick erleichtern. Nunmehr ist der Anfangspunkt der Seite 8 mit dem Endpunkt der Seite 1 durch eine Diagonale zu verbinden, die man, wenn etwa ein störender convexer Winkel aufgetreten sein sollte, auch gekrümmt zeichnen mag. Das hierdurch abgespaltene

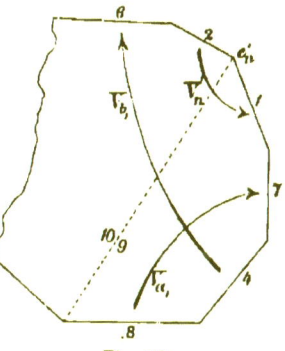

Fig. 109.

Fünfeck ist durch Ausübung von $V_n'^{-1}$ zu transformieren und liefert in Figur 110 das endgültige neue Polygon, dessen Erzeugende in der That die in (2) dargestellten sind. Eben

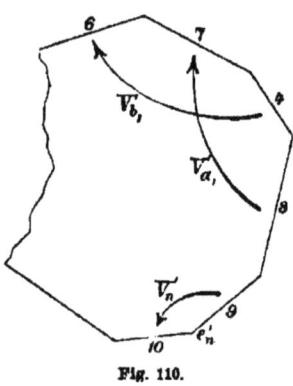

Fig. 110.

aus diesem letzten Umstande folgt mit Rücksicht auf das am Anfang des vorigen Paragraphen (pg. 320) aufgestellte Princip, dass die hier vollzogene Transformation von P_0 in der That unsere Elementartransformation dritter Art ist. Man wird aber auch sehr leicht in der durch Figur 108 ff. beschriebenen Manipulation die wesentlichen Schritte der oben am Polygon der Figur 53 pg. 204 ausgeführten Transformation wiedererkennen. Sollten übrigens am transformierten Polygon (Figur 110) gekrümmte Seiten oder convexe Winkel auftreten, so können wir dieselben nach dem Fundamentaltheorem von pg. 319 stets durch unwesentliche Abänderung entfernen. —

Indem wir nunmehr die Elementartransformation der ersten drei Arten als erledigt und stets ausführbar ansehen dürfen, haben wir den Rückkehrschnitten a_k, b_k freie Beweglichkeit auf der geschlossenen Fläche verschafft. Dann aber zeigen uns die pg. 321 citierten Grundlagen der linearen Transformation der Abel'schen Functionen, dass

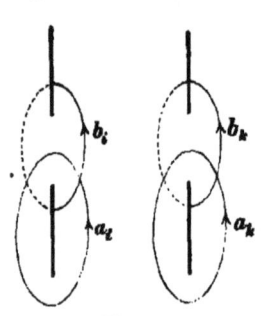

Fig. 111.

nur noch solche Elementartransformationen hinzukommen müssen, welche auf eine gleich zu beschreibende Art aus zwei Paaren a_i, b_i und a_k, b_k zwei neue Querschnittpaare zu bilden gestatten. Wir werden so zu unseren Elementartransformationen der vierten Art geführt, welche wir unter directem Anschluss an die genannten Originaldarstellungen vorläufig wie folgt definieren: *Die beiden Schnitte a_i und a_k, beide in der Pfeilrichtung genommen,* *geben vereint den neuen Schnitt a_i', dem der bisherige Schnitt b_i als conjugierter b_i' hinzugesellt wird; der neue Schnitt a_k' ist genau mit a_k identisch, während b_k' aus dem bisherigen Schnitte b_k und dem entgegengesetzt der Pfeilrichtung durchlaufenen Schnitte b_i zusammengesetzt erscheint.* Das Wesen dieser Transformation ist durch Fortgang von Figur 111 zu Figur 112 vollständig gegeben; wir haben in diesen Figuren von einer in der Functionentheorie gebräuchlichen Darstellungsweise der Querschnittsysteme Gebrauch gemacht. Die beiden Quer-

schnittpaare erscheinen bei der vorliegenden Transformation nicht gleichberechtigt, so dass wir insgesamt $p(p-1)$ solche Transformationen
gewinnen; ihre inversen Operationen haben
wir natürlich als mit ihnen gegeben anzusehen.

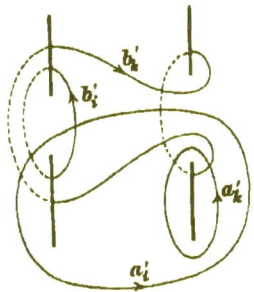

Aus Zweckmässigkeitsgründen wollen wir
jetzt an Stelle der eben definierten Transformationen vierter Art durch Combination
derselben mit Transformationen der beiden
ersten Arten gewisse andere Transformationen
setzen.

Erstlich bemerke man, dass durch die
Schnitte c eine bestimmte Reihenfolge für die
p Paare a, b festgelegt wird. Doch kann man

Fig. 113.

durch Transformation zweiter Art stets erreichen, dass irgend zwei gewünschte Paare benachbart werden. Es wird demnach erlaubt sein,
*am fertigen Polygon die Elementartransformation vierter Art stets nur an
benachbarten Paaren V_a, V_b auszuüben.* Für das einzelne Polygon giebt es
dann immer nur $(2p-2)$ Elementartransformationen dieser Art. Auch
diese Anzahl könnten wir nach dem bei den Transformationen dritter
Art benutzten Princip noch weiter reducieren, indem wir uns offenbar
auf die Transformation der beiden ersten Paare allein beschränken
könnten. Doch behalten wir lieber alle $(2p-2)$ Elementartransformationen bei, da sie gleichberechtigte Operationen sind.

Statt dessen können wir eine andere Vereinfachung durch Heranziehung von Transformationen erster Art erzielen. Wir wollen dabei
unsere Betrachtungen etwa auf die Paare a_1, b_1 und a_2, b_2 beziehen; doch
sollen dieselben im Sinne der gerade getroffenen Verabredung zwei
beliebige benachbarte Schnittpaare repräsentieren.

Indem wir die beiden ausgewählten Querschnittpaare symbolisch
durch (a_1, b_1) (a_2, b_2) bezeichnen, wird die in Figur 112 vollzogene
Transformation als Übergang zu $(a_1 + a_2, b_1)$ $(a_2, b_2 - b_1)$ dargestellt sein. Wir wollen nun vorab vermöge Transformation erster
Art von (a_1, b_1) (a_2, b_2) zu $(b_1, -a_1)$ (a_2, b_2) fortgehen, um sodann
durch die obige Transformation vierter Art zu $(b_1 + a_2, -a_1)(a_2, b_2 + a_1)$
zu gelangen. Endlich kommen wir von hieraus durch erneute Transformationen erster Art zu $(-b_1 - a_2, a_1)(-b_2 - a_1, a_2)$ und mögen
hiermit die definitiven neuen Schnitte a_1', b_1', a_2', b_2' gewonnen haben.
Die solcherweise festgelegte *Elementartransformation vierter Art* wird
durch Fortgang von Figur 113 zu Figur 114 direct dargestellt.

Die Wirkung der eben erklärten Transformation auf die Erzeu-
genden V_{a_1}, V_{b_1}, V_{a_2}, V_{b_2} wird durchaus mit dadurch bedingt sein, in

welcher Weise wir die neuen Schnitte durch zwei zugehörige Schnitte c_1', c_2' den übrigen anfügen. Jedenfalls aber steht schon jetzt fest, *dass die neuen Substitutionen V_{a_1}', V_{b_1}', V_{a_2}', V_{b_2}' innerhalb der Gruppe Γ der Reihe nach mit:*

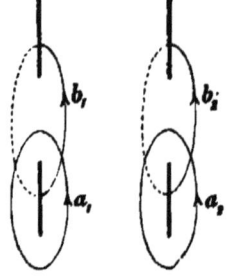

$$(4) \qquad V_{b_1}, \quad V_{b_2}^{-1} V_{a_1}^{-1}, \quad V_{b_2}, \quad V_{b_1}^{-1} V_{a_2}^{-1}$$

gleichberechtigt sein werden. Man wird dies aus Figur 114 sofort ablesen, wenn man bedenkt, dass allgemein die Durchlaufung des Schnittes a_i (bez. b_i) in der Pfeilrichtung auf die Ausübung der Operation V_{b_i} (bez. V_{a_i}) hinauskommt.

Fig. 113.

Der Vorzug, welchen die gewählte Elementartransformation vierter Art vor der in Figur 112 dargestellten besitzt, besteht nun darin, dass dieselbe am Polygon P_0 einen besonders einfachen geometrischen Charakter gewinnt. Dabei haben wir gar nicht erst nötig, die Transformation auf der geschlossenen Fläche durch Anfügung von Schnitten c definitiv auszugestalten, sondern wir können die Betrachtung sogleich in die projective Ebene verlegen und also am Polygon selbst vornehmen.

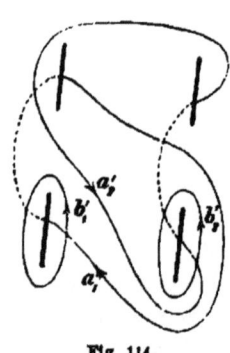

Diese Wendung unserer Überlegung beruht auf einer gewissen Identität, welche wir zunächst aufstellen wollen. *Verstehen wir unter V_{a_1}', V_{b_1}', V_{a_2}', V_{b_2}' vorab direct die vier Substitutionen (4), so gilt folgende Relation identisch:*

Fig. 114.

$$(5) \qquad V_{a_1}'^{-1} V_{b_1}' V_{a_1}' V_{b_1}'^{-1} \cdot V_{a_2}'^{-1} V_{b_2}' V_{a_2}' V_{b_2}'^{-1} =$$
$$(V_{b_2} V_{b_1})^{-1} \cdot (V_{a_1}^{-1} V_{b_1} V_{a_1} V_{b_1}^{-1} \cdot V_{a_2}^{-1} V_{b_2} V_{a_2} V_{b_2}^{-1}) \cdot (V_{b_2} V_{b_1}).$$

Nun steht rechts in der mittleren Klammer genau der zu V_{a_1}, V_{b_1}, V_{a_2}, V_{b_2} gehörende Bestandteil der Relation (9) pg. 187, und die linke Seite ist genau so in den Substitutionen V_{a_1}', ... gebaut. Transformieren wir demnach, der Relation (5) entsprechend, die Substitutionen (4) zugleich durch $V_{b_2} V_{b_1}$ und nennen die so entspringenden Substitutionen gleich selbst wieder V_{a_1}', ..., V_{b_2}':

$$(6) \qquad \begin{cases} V_{a_1}' = V_{b_2} V_{b_1} V_{b_2}^{-1}, & V_{b_1}' = V_{b_2} V_{b_1} V_{b_2}^{-1} V_{a_1}^{-1} V_{b_1}^{-1} V_{b_2}^{-1}, \\ V_{a_2}' = V_{b_2} V_{b_1} V_{b_2} V_{b_1}^{-1} V_{b_2}^{-1}, & V_{b_2}' = V_{b_2} V_{a_1}^{-1} V_{b_1}^{-1} V_{b_2}^{-1}, \end{cases}$$

so werden die hierdurch erklärten Operationen direct der Identität:

$$(7) \qquad V_{a_1}'^{-1} V_{b_1}' V_{a_1}' V_{b_1}'^{-1} \cdot V_{a_2}'^{-1} V_{b_2}' V_{a_2}' V_{b_2}'^{-1} =$$
$$V_{a_1}^{-1} V_{b_1} V_{a_1} V_{b_1}^{-1} \cdot V_{a_2}^{-1} V_{b_2} V_{a_2} V_{b_2}^{-1}$$

genügen und sich demnach ohne weiteres in die Relation (9) pg. 187 einfügen.

Um nun auf dieser Grundlage den schon erwähnten einfachen geometrischen Charakter unserer Transformation aufzuweisen, betrachten wir zunächst den niedersten hier überhaupt zur Geltung kommenden Fall der Gattung (2, 0). Hier können wir sogar von der eben noch vollzogenen Transformation der Substitutionen (4) durch $V_{b_2} V_{b_1}$ absehen; denn die mittlere Klammer auf der rechten Seite von (5) ist nun gleich 1, und damit ergiebt sich die wiederholt genannte Relation (9) pg. 187 für:

$$(8) \quad V_{a_1}' = V_{b_1}, \quad V_{b_1}' = V_{b_1}^{-1} V_{a_1}^{-1}, \quad V_{a_2}' = V_{b_1}, \quad V_{b_2}' = V_{b_1}^{-1} V_{a_2}^{-1}$$

direct aus (5). P_0 wähle man nach pg. 319 als geradliniges Achteck mit concaven Winkeln und bezeichne die Ecken mit $E_1, \ldots, E_8$. *Die in (8) zur Darstellung gelangende Elementartransformation vierter Art ist alsdann geometrisch durch Fortgang von dem in Figur 115 stark ausgezogenen Achteck P_0 zu dem schraffierten Achteck P_0' zu vollziehen. Man kann sagen: Es sind die Diagonalen $\overline{E_4 E_6}$ und $\overline{E_3 E_8}$ zu ziehen und die Seiten $\overline{E_2 E_3}$ und $\overline{E_6 E_7}$ auszulöschen, während in allen übrigen Achtecken des Netzes die gleiche Manipulation zu wiederholen ist.* Dass diese Transformation sich in der That in der Gestalt (8) darstellt, geht unmittelbar aus der Figur hervor.

Im allgemeinen Falle (p, n) ist wegen der nun nicht zu vermeidenden Transformation der

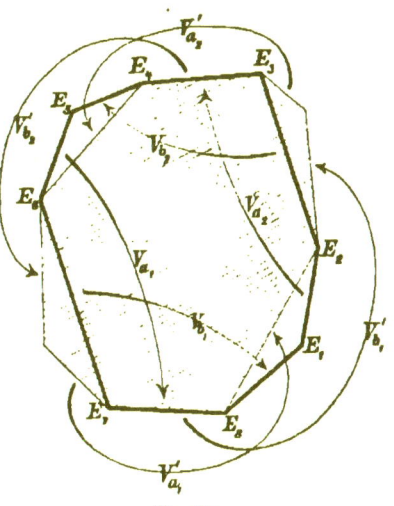

Fig. 115.

Substitutionen (4) vermöge $V_{b_2} V_{b_1}$ der Sachverhalt ein wenig verwickelter. Eine geringe Erleichterung der Ausdrucksweise schafft es allerdings, wenn wir nicht die Substitutionen (4) durch $V_{b_2} V_{b_1}$, sondern alle übrigen Erzeugenden durch $(V_{b_2} V_{b_1})^{-1}$ transformieren, was ja im wesentlichen auf dasselbe hinauskommt.

Das ursprüngliche Polygon P_0 nehmen wir wieder als geradliniges $(2n + 4p)$-Eck mit lauter concaven Winkeln an. *Die hier in Rede*

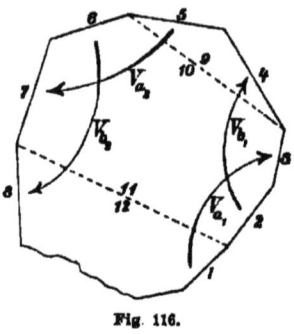

Fig. 116.

stehende Elementartransformation vierter Art führen wir dann durch diejenigen beiden Schritte thatsächlich aus, welche schematisch durch Übergang von Figur 116 zu Figur 118 dargestellt sind. Wir werden somit zunächst im Polygon P_0 der Figur 116 die zwei punktierten Diagonalen ziehen, lassen den mittleren Bereich an seiner Stelle und transformieren die beiden abgeschnittenen Stücke bez. durch $V_{b_1}^{-1}$ und $V_{b_2}^{-1}$; die hinzugefügten Nummern der Seiten werden den so gewonnenen Übergang zu Figur 117 veranschaulichen. Im vermittelnden Polygon der Figur 117 wolle man sodann die wieder punktiert angedeutete

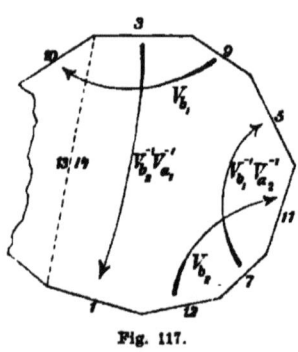

Fig. 117.

Linie ziehen (die eventuell, beim Auftreten störender convexer Winkel, krummlinig gewählt werden darf) und hat sodann den links abgetrennten Teil durch $V_{b_1}^{-1}$ zu transformieren, um P_0' in Figur 118 zu gewinnen. Dass dies die obige Elementartransformation vierter Art ist, geht aus den Figuren direct hervor. Übrigens kann man auch hier natürlich wieder nach pg. 319 etwaige convexe Winkel oder gekrümmte Seiten bei P_0' durch unwesentliche Abänderung entfernen. —

Fassen wir alle somit gewonnenen Ergebnisse zusammen, so hat sich das nachfolgende Fundamentaltheorem ergeben: *Die gesamten*

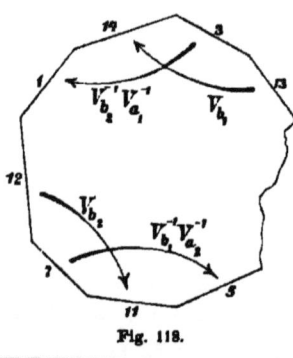

Fig. 118.

Transformationen, welche von einem beliebigen ersten kanonischen Polygon P_0 der Gruppe Γ zu allen übrigen kanonischen Polygonen der gleichen Gruppe Γ hinführen, lassen sich bei $p > 0^*$) aus $(n + 5p - 3)$ Elementartransformationen zusammensetzen, und zwar sind unter diesen Elementartransformationen $2p$ von der ersten, $(n + p - 2)$ von der zweiten, eine von der dritten und $(2p - 2)$ von der vierten Art. Dabei ist die zuletzt angegebene Anzahl der Elementartransformationen vierter Art,

---

*) Für die Gattung $(0, n)$ stellten wir bereits oben (pg. 301 ff.) die Anzahl der Elementartransformationen fest.

wie wir wiederholen, noch einer weiteren Reduction fähig. Überhaupt würde man die Zahl der erzeugenden Transformationen noch wesentlich vermindern können, wenn man nicht gerade an Elementartransformationen festhalten will. Wir verfolgen dies nicht weiter, sondern begnügen uns mit dem ausgesprochenen Satze. Derselbe wird späterhin zur Grundlage wichtiger neuer gruppentheoretischer Entwicklungen werden.

§ 10. Die Invarianten der Substitutionenpaare V_1, V_2.

Die bislang gewonnenen Resultate sind zwar grundlegend für die Behandlung des Problems, die Gesamtmannigfaltigkeit aller hyperbolischen Rotationsgruppen endlicher Charaktere (p, n) zu überblicken. Indessen müssen wir uns, um in dieser Beziehung völlig zum Ziele zu gelangen, noch mit anderen, und zwar analytischen, Hilfsmitteln versehen. Wir gehen hierbei von der Erwägung aus, dass die bei den vorausgehenden Untersuchungen als wesentlich betrachteten Eigenschaften eines Polygons P_0 offenbar *invariant gegenüber einer beliebigen Collineation erster oder zweiter Art* sind, *welche die Ellipse in sich überführt*, gleichgültig ob diese Collineation der gerade vorliegenden Gruppe angehört oder nicht. Dieserhalb werden wir, wenn es sich nunmehr darum handeln soll, gewisse „*Moduln*" *der kanonischen Polygone* einzuführen, diese Moduln derart auswählen, dass sie den Charakter der Invarianz im gekennzeichneten Sinne besitzen.

Die Befriedigung dieser Forderung bahnen wir nun dadurch an, dass wir hier vor allem die *Invarianten der Substitutionenpaare* V_1, V_2 einführen. Es handelt sich hier natürlich einzig um Substitutionen *reeller* Coefficienten, die wir ein für allemal *unimodular* fixiert denken wollen. Die Ausdrucksform der einzelnen Substitution ist dann bis auf einen simultanen Zeichenwechsel der vier Coefficienten fest bestimmt; erst später werden wir dieselbe endgültig festlegen.

Transformieren wir V_1 und V_2 zugleich durch eine beliebige Substitution erster oder zweiter Art (mit reellen Coefficienten), so mögen wir V_1' und V_2' gewinnen. Die beiden Paare V_1, V_2 und V_1', V_2' nennen wir dann einander *äquivalent* und wollen alle in diesem Sinne äquivalenten Paare in eine „*Classe*" von Substitutionenpaaren vereinen.

Wir nehmen nunmehr die Einteilung der Substitutionenpaare V_1, V_2 in drei *Species* wieder auf, welche bereits oben (pg. 287) eingeführt wurde. Die Verbindungsgerade der beiden Fixpunkte von V_1 und V_2*)

---

*) Im Falle einer hyperbolischen Substitution ist hier wieder ausschliesslich der ausserhalb der Ellipse gelegene Fixpunkt gemeint.

nennen wir etwa die *Axe des Paares* V_1, V_2. Es sei dann wiederholt, *dass* V_1, V_2 *zur ersten, zweiten oder dritten Species gehört, je nachdem die Axe die fundamentale Ellipse schneidet, nicht erreicht oder berührt.* Äquivalente Paare gehören natürlich immer derselben Species an. Wir wollen von diesem Umstande Gebrauch machen, wenn es sich darum handeln soll, aus den einzelnen Classen „*reducierte*" Paare zur Repräsentation der ganzen Classe herauszugreifen.

Liegt eine Classe der *ersten* Species vor, so wollen wir ein Paar V_1, V_2 derselben reduciert nennen, *wenn seine Axe mit der imaginären* ζ-*Axe coincidiert.* Ein reduciertes Paar erster Species hat somit die Gestalt:

$$(1) \qquad V_1 = \begin{pmatrix} \alpha_1, & \beta_1 \\ \gamma_1, & \alpha_1 \end{pmatrix}, \quad V_2 = \begin{pmatrix} \alpha_2, & \beta_2 \\ \gamma_2, & \alpha_2 \end{pmatrix}.$$

Das Paar bleibt reduciert, wenn wir nachträglich durch eine beliebige Substitution transformieren, welche die imaginäre ζ-Axe in sich überführt. Es giebt *vier continuierliche Scharen* solcher Substitutionen; die erste Schar wird von allen Substitutionen $\zeta' = \varkappa\zeta$ mit positivem Parameter $\varkappa$ gebildet, die drei übrigen Scharen entspringen von hieraus durch Combination mit:

$$(2) \qquad \zeta' = -\bar{\zeta}, \quad \zeta' = -\frac{1}{\zeta}, \quad \zeta' = \frac{1}{\bar{\zeta}}.$$

Ein Paar der *zweiten* Species soll reduciert heissen, *wenn der Pol der zugehörigen Axe mit* $\zeta = i$ *coincidiert.* Die Ausdrucksform eines reducierten Paares zweiter Species ist somit:

$$(3) \qquad V_1 = \begin{pmatrix} \alpha_1, & \beta_1 \\ \beta_1, & \delta_1 \end{pmatrix}, \quad V_2 = \begin{pmatrix} \alpha_2, & \beta_2 \\ \beta_2, & \delta_2 \end{pmatrix},$$

wie man leicht feststellt. Das Paar bleibt reduciert, wenn wir nachträglich durch irgend eine Substitution erster oder zweiter Art, welche $\zeta = i$ zum Fixpunkt hat, transformieren. Solcher Substitutionen giebt es *zwei continuierliche Scharen;* es handelt sich einmal um die Schar aller Drehungen um $\zeta = i$, welche wir sodann noch mit $\zeta' = -\bar{\zeta}$ combinieren können.

Die Paare *dritter* Species kommen für uns nur beiläufig in Betracht, da solche Paare in eigentlich discontinuierlichen Gruppen niemals vorkommen können (cf. pg. 287). Wir begnügen uns mit der Festsetzung, dass ein solches Paar reduciert heissen soll, *falls der Punkt* $\zeta = \infty$ *auf der Ellipse der Berührungspunkt der zugehörigen Axe ist.* Die reducierten Paare haben daraufhin die Gestalt:

$$(4) \qquad V_1 = \begin{pmatrix} \alpha_1, & \beta_1 \\ 0, & \delta_1 \end{pmatrix}, \quad V_2 = \begin{pmatrix} \alpha_2, & \beta_2 \\ 0, & \delta_2 \end{pmatrix}. \ -$$

Als *Invariante* der einzelnen Substitution könnten wir im nicht-parabolischen Falle den Factor k benutzen, welcher in der bekannten kanonischen Gestalt (cf. „M." I pg. 164):

$$(5) \qquad \frac{\zeta' - \zeta_1}{\zeta' - \zeta_2} = k \cdot \frac{\zeta - \zeta_1}{\zeta - \zeta_2}, \quad k = \left(\frac{\alpha + \delta - \sqrt{(\alpha + \delta)^2 - 4}}{2} \right)^2$$

der Substitution auftritt. Wir würden dann mit einem aus Formel (5) unmittelbar zu definierenden Doppelverhältnis arbeiten. Indessen stellt sich k, wie man sieht, durch $(\alpha + \delta)$ dar, und zufolge „M." I pg. 262 besitzt bereits dieser Ausdruck die Invarianteneigenschaft[*]). Wir benutzen dieserhalb direct die Summe $(\alpha + \delta)$ als Invariante der einzelnen Substitution V, und zwar auch im parabolischen Falle; zur Abkürzung setzen wir $j = \alpha + \delta$. Die Invariante j ist bei gegebener Substitution einstweilen nur bis auf das Vorzeichen bestimmt; übrigens sind offenbar die elliptischen, hyperbolischen und parabolischen Substitutionen bez. durch die Bedingungen unterschieden:

$$|j| < 2, \quad |j| > 2, \quad |j| = 2.$$

Indem wir zu den Substitutionenpaaren V_1, V_2 vorgehen, wenden wir uns sogleich zu den drei Species. Hiermit ist, wie doch noch ausdrücklich gesagt sein soll, die Voraussetzung gemacht, *dass V_1, V_2 nicht einer und derselben cyclischen Gruppe angehören, und dass keine dieser beiden Substitutionen die Identität sei.* Auch wird bei der Mehrzahl der sogleich aufzustellenden Sätze die dritte Species ausgeschlossen bleiben müssen, was für die späteren Anwendungen ohne Folge bleibt.

Das Paar V_1, V_2 hat nun nicht nur die zugehörigen Invarianten j_1 und j_2, sondern darüber hinaus kann die Invariante j jeder aus V_1, V_2 zu erzeugenden Substitution als Invariante des Paares V_1, V_2 gelten. Möge vor allem die Invariante $j_{1,2}$ oder kurz j_{12}[**]) von $V_1 \cdot V_2$ den Invarianten j_1 und j_2 angereiht werden, wo wir dann explicite:

$$(6) \quad j_1 = \alpha_1 + \delta_1, \quad j_2 = \alpha_2 + \delta_2, \quad j_{12} = \alpha_1 \alpha_2 + \delta_1 \delta_2 + \beta_1 \gamma_2 + \beta_2 \gamma_1$$

haben. Die Invarianten j_1, j_2, j_{12} sind *von einander unabhängig*; denn wir können durch alleinige Transformationen von V_2 bei festbleibenden j_1, j_2 beliebig viele verschiedene zugehörige j_{12} gewinnen, wie man durch directe Rechnung leicht zeigt und in den weiter folgenden Entwicklungen unmittelbar bestätigt sehen wird. Aber weiter gilt der

---

[*]) Es ist dies l. c. freilich nur erst für die Transformation durch Substitutionen erster Art gezeigt. Indessen bewirkt die Transformation durch $\zeta' = - \bar{\zeta}$ nur Zeichenwechsel von β und γ, so dass die Invarianz von $(\alpha + \delta)$ allgemein besteht.

[**]) So oft es keine Zweideutigkeit hervorruft, lassen wir das Komma zwischen den unteren Indices in $j_{1,2}$ fort.

Satz, dass, sofern nicht die dritte Species vorliegt, die Classe des Paares V_1, V_2 durch Angabe der drei Invarianten j_1, j_2, j_{12} bereits eindeutig bestimmt ist. Wir werden in diesem Sinne j_1, j_2, j_{12} als „die Invarianten der Classe oder des Paares V_1, V_2" bezeichnen dürfen.

Dem Beweise dieses Theorems senden wir einige Vorentwicklungen voraus. Wir constatieren zunächst, dass zwei einander inverse Substitutionen, V und V^{-1}, stets dieselben Invarianten j haben, und dass andrerseits $j_{21} = j_{12}$ ist, wenn wir unter j_{21} die Invariante von $V_2 \cdot V_1$ verstehen. Der Beweis ergiebt sich unmittelbar aus den Formeln (6). Weiter aber wollen wir die Invarianten der Substitutionen $V_1 V_2^{-1}$ und $V_1^{-1} V_2 V_1 V_2^{-1}$ bilden, die wir consequenter Weise durch $j_{1,-2}$ und $j_{-1,2,1,-2}$ bezeichnen. Diese beiden Invarianten lassen sich in den drei Invarianten j_1, j_2, j_{12} des Paares V_1, V_2 darstellen; es gelten nämlich die Formeln:

$$(7) \quad j_{1,-2} = j_1 j_2 - j_{12}, \quad j_{-1,2,1,-2} = j_1^2 + j_2^2 + j_{12}^2 - j_1 j_2 j_{12} - 2.$$

Wir beweisen diese beiden Relationen leicht durch Rechnung. Speciell bei der zweiten stellen wir zuvörderst fest:

$$(8) \quad j_{-1,2,1,-2} = (\alpha_1 - \delta_1)(\alpha_2 - \delta_2)(\beta_1\gamma_2 + \beta_2\gamma_1) + \beta_1^2\gamma_2^2 + \beta_2^2\gamma_1^2$$
$$+ 2\alpha_1\delta_1\alpha_2\delta_2 - (\alpha_1^2 + \delta_1^2)\beta_2\gamma_2 - (\alpha_2^2 + \delta_2^2)\beta_1\gamma_1.$$

Zu eben diesem Ausdruck gelangt man nun in der That auch, wenn man auf der rechten Seite von (7) die einzelnen Glieder auf Grund von (6) durch die Coefficienten von V_1 und V_2 darstellt.

Um die Bedeutung der Invariante $j_{-1,2,1,-2}$ aufzuweisen, bilden wir die Gleichung (8) im besonderen für ein reduciertes Paar erster Species und gewinnen nach kurzer Zwischenrechnung:

$$(9) \quad j_{-1,2,1,-2} = 2 + (\beta_1\gamma_2 + \beta_2\gamma_1)^2.$$

Entsprechend kommt für ein reduciertes Paar der zweiten Species:

$$(10) \quad j_{-1,2,1,-2} = 2 - \beta_2^2(\alpha_1 - \delta_1)^2.$$

Wir haben im letzten Falle sogleich $\beta_1 = 0$ angenommen; dies ist durch eine hier ja noch erlaubte Drehung um $\zeta = i$ stets zu erreichen *). Da für ein reduciertes Paar dritter Species die rechte Seite von (8) offenbar gleich 2 wird, so gilt der Satz: Das Substitutionenpaar V_1, V_2 gehört der ersten, zweiten oder dritten Species an, je nachdem die Invariante:

$$(11) \quad j_{-1,2,1,-2} = j_1^2 + j_2^2 + j_{12}^2 - j_1 j_2 j_{12} - 2 > 2 \text{ oder } < 2 \text{ oder } = 2$$

ist.

---

*) Man erinnere sich, dass die Substitutionen eines Paares zweiter Species stets hyperbolisch sind; die Fixpunkte von V_1 sind dementsprechend im Texte nach $\zeta = 0$ und $\zeta = \infty$ gelegt.

Es folgt hieraus, dass die drei Zahlen j_1, j_2, j_{12}, obschon sie nicht durch eine Gleichung verknüpft sind, dennoch in ihrer Veränderlichkeit sich gegenseitig einschränken. Ist nämlich wenigstens einer unter den absoluten Werten $|j_1|$, $|j_2|$ kleiner als 2, so handelt es sich um ein Paar erster Species, und also gilt dann die erste Ungleichung (11). Man bemerke aber weiter, dass das Substitutionenpaar $V_1 V_2$, V_2^{-1} die Invarianten j_{12}, j_2, j_1 besitzt. Ist also $|j_{12}| < 2$, so stellt $V_1 V_2$, V_2^{-1} seinerseits ein Paar erster Species dar. Bei der Symmetrie der Invariante $j_{-1, 2, 1, -2}$ in j_1, j_2, j_{12} gilt somit der Satz: *Ist wenigstens einer der drei absoluten Beträge* $|j_1|$, $|j_2|$, j_{12} *kleiner als 2, so gilt die Ungleichung*:

$$(12) \qquad j_1^2 + j_2 + j_{12}^2 - j_1 j_2 j_{12} - 2 > 2.$$

Als Ergänzung dieses Satzes wird man leicht noch den folgenden beweisen: *Ist wenigstens eine der Zahlen* $|j_1|$, $|j_2|$, j_{12} *gleich 2, so gilt notwendig*:

$$(13) \qquad j_1^2 + j_2^2 + j_{12}^2 - j_1 j_2 j_{12} - 2 \geqq 2.$$

Hierdurch kommen unendlich viele Wertsysteme für die j_1, j_2, j_{12} zum Ausschluss, so dass die drei Invarianten sich in der That in ihrer Veränderlichkeit gegenseitig einschränken.

Wir sehen nun weiter von den Paaren der dritten Species ganz ab und präcisieren das oben bereits angedeutete Theorem über die Bestimmtheit der Classe durch ihre Invarianten j_1, j_2, j_{12} in der folgenden Weise: *Jedes Tripel reeller Zahlen* j_1, j_2, j_{12}, *für welches die Ungleichung*:

$$(14) \qquad j_1^2 + j_2^2 + j_{12}^2 - j_1 j_2 j_{12} - 2 \gtreqless 2$$

mit der Bedingung besteht, dass das obere Zeichen das zutreffende ist, sofern wenigstens eine der Zahlen $|j_1|$, $|j_2|$, $|j_{12}| \leqq 2$ *ist, definiert eindeutig eine zugehörige Classe von Substitutionenpaaren der ersten bez. zweiten Species.* Der Beweis entspringt aus dem Umstande, dass wir aus den gegebenen Zahlen j_1, j_2, j_{12} stets ein zugehöriges reduciertes Paar V_1, V_2 zu berechnen vermögen, dass sich aber die gesamten hierbei im Einzelfalle eintretenden Paare als äquivalent ergeben.

Gilt nämlich zunächst in (14) das obere Zeichen, so werden wir aus j_1, j_2, j_{12} ein reduciertes Paar der Gestalt (1) berechnen. Hier gilt dann direct $\alpha_1 = \frac{1}{2} j_1$, $\alpha_2 = \frac{1}{2} j_2$. Es werden aber in V_1 nicht β_1 und γ_1 zugleich null sein können, da sonst $V_1 = 1$ und $j_{-1, 2, 1, -2} = 2$ wäre. Durch Transformation vermöge $\zeta' = \dfrac{-1}{\zeta}$, die noch statthaft ist, geht aber dieses V_1 in $\begin{pmatrix} \alpha_1, & -\gamma_1 \\ -\beta_1, & \alpha_1 \end{pmatrix}$ über; und also dürfen wir annehmen, dass der dritte Coefficient von V_1 von null verschieden ist. Letzterer kann sodann durch die noch zulässige Transformation vermöge $\zeta' = \varkappa\zeta$ bez. $\zeta' = -\varkappa\bar\zeta$ stets gleich 1 gemacht werden, so dass sich eindeutig $\gamma_1 = 1$, $\beta_1 = \frac{1}{4}j_1^2 - 1$ bestimmt. Für V_2 gilt:

$$(15)\qquad \beta_2 + \gamma_2\beta_1 = j_{12} - \frac{1}{2}j_1 j_2, \quad \alpha_2^2 - \beta_2\gamma_2 = 1,$$

wo man für β_1 und α_2 die schon berechneten Werte eintragen wolle. Ist V_1 parabolisch und also $\beta_1 = 0$, so ist V_2 eindeutig bestimmt. Andrenfalls sind β_2 und $\gamma_2\beta_1$ die Wurzeln der Gleichung:

$$x^2 - (j_{12} - \tfrac{1}{2}j_1 j_2)x + \tfrac{1}{16}(j_1^2 - 4)(j_2^2 - 4) = 0,$$

deren Discriminante gleich $(j_{-1,2,1,-2} - 2)$ und also positiv ist. Es ergeben sich solcherweise zwei Paare reeller Substitutionen V_1, V_2, die jedoch nur in V_2 differieren. Beide Paare sind aber äquivalent; denn sie gehen in einander durch Drehung von der Periode zwei um den Fixpunkt von V_1 über, eine Drehung, welche elliptisch ist oder eine Spiegelung vorstellt, je nachdem V_1 elliptisch oder hyperbolisch ist. Für die Paare erster Species ist hiermit das obige Theorem bewiesen.

Zur Vorbereitung späterer Untersuchungen merken wir noch den folgenden, aus der eben gegebenen Entwicklung unmittelbar hervorgehenden Satz an: *Die Coefficienten des berechneten, zu den Invarianten j_1, j_2, j_{12} gehörigen reducierten Paares erster Species sind in diesen Invarianten entweder direct oder nach Adjunction von $\sqrt{j_{-1,2,1,-2} - 2}$ rational, je nachdem unter den Substitutionen V_1, V_2 wenigstens eine parabolische ist oder nicht.*

Gilt nun in (14) das untere Zeichen, so ist notwendig $|j_1| > 2$, $|j_2| > 2$, $|j_{12}| > 2$. Im reducierten Paare (3), welches wir nunmehr zu berechnen haben, dürfen wir sogleich $\beta_1 = 0$ annehmen, worauf sich

$$(16)\qquad 2\alpha_1 = j_1 \pm \sqrt{j_1^2 - 4}, \quad 2\delta_1 = j_1 \mp \sqrt{j_1^2 - 4}$$

ergiebt. Bei Transformation durch $\zeta = \dfrac{-1}{\zeta}$ permutieren sich α_1 und δ_1; wir dürfen demnach in (16) die oberen Zeichen als die gültigen annehmen und haben damit V_1 als reelle Substitution eindeutig bestimmt. Die Coefficienten α_2 und δ_2 berechnen sich nunmehr eindeutig aus:

$$\alpha_2 + \delta_2 = j_2, \quad \alpha_1\alpha_2 + \delta_1\delta_2 = j_{12},$$

während sich für β_2 daraufhin die Gleichung ergiebt:

$$(j_1{}^2 - 4)\,\beta_2{}^2 = 2 - j_{-1,\,2,\,1,\,-2}.$$

Die beiden hieraus entspringenden Werte β_2 differieren nur im Vorzeichen, so dass sich die beiden zugehörigen Substitutionenpaare durch
Transformation vermöge $\zeta' = -\bar{\zeta}$ als äquivalent erweisen. Also gilt
der zu beweisende Satz auch hier[*]).

Es könnte auffallen, dass bei der eben vollzogenen Rechnung die
Ungleichungen $|j_2| > 2$ und $|j_{12}| > 2$ nicht explicite gefordert werden.
Indessen sind dieselben durch die beiden Ungleichungen $|j_1| > 2$,
$j_{-1,2,1,-2} < 2$ immer bereits mitgegeben. Man sieht dies am leich-
testen durch Vermittlung von V_1 und V_2 selber. Eine Substitution
mit $\beta = \gamma$ ist stets hyperbolisch; denn die Coordinaten des Fixpunktes
sind allgemein 2β, $\delta - \alpha$, -2γ, so dass im fraglichen Falle der
Fixpunkt auf der Geraden $z_1 + z_3 = 0$, d. h. ausserhalb der Ellipse
liegt. Man hat somit $|j_2| > 2$, und ähnlich lässt sich $|j_{12}| > 2$
zeigen. —

Die hier besprochenen Invarianten linearer Substitutionen sind
wiederholt von Poincaré in Benutzung gezogen worden. Erstlich gelten
den linearen homogenen Substitutionen von n Variabelen die allgemeinen
Ansätze, welche Poincaré zu Beginn seiner Arbeit „*Sur les groupes des
équations linéaires*"[**]) entwickelt; speciell die binären Substitutionen und
Substitutionenpaare behandelt Poincaré im Verlaufe der Arbeit „*Les
fonctions fuchsiennes et l'arithmétique*"[***]). Jedoch findet sich an letzterer
Stelle keine consequente Theorie der Substitutionenpaare, wie sie vorstehend entwickelt ist. An Poincaré knüpft mit weiteren Ausführungen
und Anwendungen H. Vogt in seiner Pariser Dissertation „*Sur les
invariants fondamentaux des équations différentielles linéaires du second
ordre*"[†]); doch enthält diese letztere Arbeit einige irrtümliche Angaben und bleibt in den gruppentheoretischen Anwendungen ohne
abschliessende Resultate.

§ 11. Einführung der Moduln j_1, j_2, j_3 für die kanonischen Polygone der Gattung $(0, 3)$.

Die parabolischen Rotationsgruppen oder Gruppen der doppeltperiodischen Functionen bilden bekanntlich ein ganzes Continuum von

---

[*]) Nebenher sei bemerkt, dass für die Paare dritter Species das Theorem
des Textes nicht mehr gilt.

[**]) Acta mathematica, Bd. 4 pg. 201 (1883).

[***]) Liouville's Journal, Serie 4 Bd. 3 pg. 405 (1887).

[†]) Annales de l'École Normale, Serie 3 Bd. 6, Supplement (1889).

Gruppen. Letzteres konnten wir durch die einzelne complexe Variabele ω in dem Sinne beherrschen, dass wir durch Angabe eines einzelnen Wertes ω mit positivem imaginären Bestandteil eine einzelne „Classe" parabolischer Rotationsgruppen eindeutig zu definieren vermögen. In Übertragung einer bekannten Sprechweise wollen wir ω als den „Modul" der parabolischen Rotationsgruppen benennen.

Zu einem analogen Sachverhalt werden wir nun stets gelangen, wenn wir mit einem Continuum von Gruppen zu thun haben. So stellt sich dem Modul ω bei der einzelnen Gattung hyperbolischer Rotationsgruppen ein *System von Moduln* gegenüber, welche uns in derselben Weise gestatten sollen, die Mannigfaltigkeit der Gruppen dieser Gattung zu überblicken und das einzelne Individuum aus dieser Mannigfaltigkeit durch particuläre Zahlwerte dieser Moduln eindeutig zu definieren.

Die so postulierten Moduln werden uns nun unmittelbar von den *Invarianten j_1, j_2, ... der erzeugenden Substitutionen* geliefert werden*). Hiermit genügen wir zugleich der Forderung der Invarianz; in der That werden wir ja Gruppen oder Polygone, die durch Substitutionen erster oder zweiter Art in einander transformierbar sind, als *äquivalent in eine Classe* vereinen und in Ansehung der für uns vorliegenden Fragen nicht als wesentlich verschieden betrachten.

Methode und Charakter der hiermit eingeleiteten *Theorie der Moduln der hyperbolischen Rotationsgruppen* wollen wir nun zunächst am niedersten

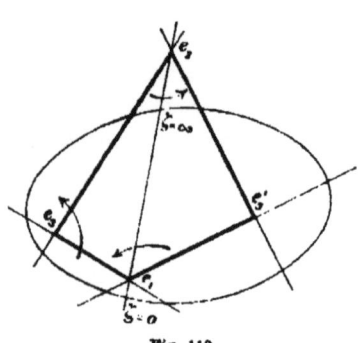

Fig. 119.

Falle, nämlich demjenigen der Gattung $(0, 3)$ erläutern. Wir setzen uns zuvörderst mit den bezüglichen oben (pg. 286 ff.) gewonnenen Ergebnissen in Contact.

Für eine Gruppe Γ der Gattung $(0, 3)$ möge in Figur 119 ein Doppeldreieck gezeichnet sein, dessen drei Ecken e_1, e_2, e_3 die Erzeugenden V_1, V_2, V_3 liefern. Wählen wir diese Substitutionen, wie in Figur 119 angegeben, so besteht die Relation:

$$(1) \qquad V_1 V_2 V_3 = 1 \quad \text{oder} \quad V_3^{-1} = V_1 V_2.$$

---

*) Wir vermeiden hier mit Absicht die vom Falle der parabolischen Rotationsgruppen her nahegelegte Bezeichnung ω_1, ω_2, ... für die Moduln, um für die ω_1, ω_2, ... die typische Bedeutung als Integralperioden zu reservieren.

Wir fixieren etwa ζ in der Art, dass die Seite $\overline{e_1 e_2}$ mit der imaginären ζ-Axe coincidiert; $V_1 V_2$ würden dann ein reduciertes Paar *erster* Species vorstellen. V_1, V_2, V_3 lassen sich in der pg. 287 angegebenen Art in den Spiegelungen:

$$(2) \qquad \overline{V_1} = \overline{V_2} V_3, \quad V_2 = V_1 \overline{V_3}, \quad \overline{V_3}$$

an den drei Seiten des in Figur 119 links gelegenen Elementardreiecks darstellen.

Zu Moduln des Doppeldreiecks und damit der Gruppe $\varGamma$ wählen wir nun die Invarianten j_1, j_2, j_{12} des Paares V_1, V_2, wobei zufolge (1) die Invariante j_{12} vielleicht vom Vorzeichen abgesehen (worüber sogleich nähere Untersuchung anzustellen ist) der Invariante j_3 von V_3 gleich ist. Da V_1, V_2 ein Paar der ersten Species vorstellen, so gilt $j_{-1, 2, 1, -3} > 2$ oder explicite:

$$(3) \qquad j_1{}^2 + j_2{}^2 + j_{12}{}^2 - j_1 j_2 j_{12} - 2 > 2;$$

weitere Bedingungen werden vom vorigen Paragraphen nicht geliefert. Es tritt nun die principielle Frage auf: *Ergeben sich über* (3) *hinaus durch die Natur der kanonischen Discontinuitätsbereiche der Gattung* (0, 3) *noch weitere einschränkende Bedingungen für die Moduln* j_1, j_2, j_{12}, *und eventuell welches sind diese Bedingungen?*[*])

In dieser Hinsicht haben wir zunächst unmittelbar den folgenden Satz zu formulieren: *Diejenigen unter den Moduln* j_1, j_2, $j_3 = \pm j_{12}$, *welche zu elliptischen Substitutionen gehören und also absolute Beträge* $|j_k| < 2$ *haben, genügen den Gleichungen:*

$$(4) \qquad |j_k| = 2 \cos \frac{\pi}{l_k},$$

wo l_k *die Periode der zugehörigen elliptischen Substitution* V_k *ist.* Dies folgt unmittelbar aus der bekannten Natur elliptischer Polygonecken. Die absoluten Werte der Invarianten sind in der That nichts anderes als die doppelt genommenen Cosinus der halben Drehungswinkel der betreffenden Substitutionen, ein Satz, der natürlich auch für die auf und ausserhalb der Ellipse gelegenen Ecken gilt.

Hiermit sind aber noch nicht die sämtlichen Bedingungen für die Moduln aufgestellt, und wir werden, um in dieser Hinsicht Vollständigkeit zu erzielen, erst noch einige vorbereitende Untersuchungen durchführen müssen.

---

[*]) Dieses Problem (jedoch in minder entwickelter Form) spielt auch schon in Poincaré's Arbeit „*Théorie des groupes fuchsiens*" (Acta mathematica Bd. 1, 1882) eine Rolle; siehe z. B. daselbst pg. 50 unten.

Erstlich ist es notwendig, gleich hier am Anfang über die Vorzeichen der Coefficienten von V_1, V_2, V_3 eindeutige Festsetzungen zu treffen. Wenn man will, kann man diesen Schritt als den Übergang zur homogenen Schreibweise der Substitutionen V auffassen. In dieser Hinsicht bestimmen wir, *dass, falls j_i nicht verschwindet, stets $j_i > 0$ sein soll, und haben dadurch die Vorzeichen der Coefficienten von V_i, sofern diese Substitution nicht elliptisch von der Periode 2 ist, eindeutig festgelegt.*

Liegt aber eine Substitution von der Periode 2 vor, so ist eine etwas ausführlichere Betrachtung notwendig. Die einzelne elliptische Substitution V, welche als Erzeugende bei einer unserer Gruppen fungiert, haben wir stets so fixiert, dass sie eine Drehung im *positiven* Sinne um den bezüglichen Fixpunkt e vorstellt. Es kommen dann für uns nur solche Drehungen zur Geltung, deren Drehungswinkel $\vartheta \leq \pi$ sind. Nachdem wir soeben festsetzten, dass bei $\vartheta < \pi$ die Invariante j von V *positiv* sein soll, wollen wir den Fall $\vartheta = \pi$, d. h. den einer Substitution der Periode 2, als *Grenzfall dieser Festsetzung* fassen. Es zeigt sich in der That, dass diese Bestimmung die Vorzeichen der Coefficienten im vorliegenden Fall eindeutig festlegt. Wählen wir ζ nämlich so, dass im Punkte e $\zeta = i$ wird, so haben wir für $\vartheta < \pi$ die Substitution

$$V = \begin{pmatrix} \alpha, & \beta \\ -\beta, & \alpha \end{pmatrix} \text{ mit positiven } \alpha \text{ und } \beta; \text{ denn es ist } j = 2\alpha > 0, \text{ und } \zeta = 0$$

wird durch V in einen positiven Wert $\frac{\beta}{\alpha}$ transformiert. Wird nunmehr

$\vartheta = \pi$, so wird $\alpha = 0$ und $\beta = 1$, d. h. wir erhalten $\begin{pmatrix} 0, & 1 \\ -1, & 0 \end{pmatrix}$ und

nicht etwa $\begin{pmatrix} 0, & -1 \\ 1, & 0 \end{pmatrix}$ als elliptische Substitution der Periode 2; und

also ist in der That Eindeutigkeit erzielt.

Die getroffene Festsetzung ist ihrer Natur nach invariant bei Transformation durch eine Substitution erster Art; doch bewahrt sie, wie wir nebenher bemerken, diesen Charakter nicht, falls wir durch eine Substitution zweiter Art transformieren, weil nämlich bei einer solchen Transformation die Pfeilrichtung der Substitution in die entgegengesetzte verwandelt wird. Transformieren wir aber $\begin{pmatrix} 0, & 1 \\ -1, & 0 \end{pmatrix}$ durch

die reelle unimodulare Substitution erster Art $\begin{pmatrix} a, & b \\ c, & d \end{pmatrix}$, so folgt:

$$\begin{pmatrix} d, & -b \\ -c, & a \end{pmatrix} \begin{pmatrix} 0, & 1 \\ -1, & 0 \end{pmatrix} \begin{pmatrix} a, & b \\ c, & d \end{pmatrix} = \begin{pmatrix} ab + cd, & b^2 + d^2 \\ -a^2 - c^2, & -ab - cd \end{pmatrix}.$$

Hier ist beständig $\beta > 0$, $\gamma < 0$, was neben $j = 0$ bereits durch $\beta > \gamma$ eindeutig festgelegt ist. Indem wir zusammenfassen, haben wir folgendes Resultat: *Die Vorzeichen der Coefficienten in den Substitutionen V_i können wir durch die Festsetzungen $j_i > 0$ bez. im Falle einer elliptischen Substitution der Periode 2 (d. i. für $j_i = 0$) durch $\beta_i > \gamma_i$ eindeutig fixieren.* Es ist dies eine äusserst wichtige und weiterhin oft zur Verwendung kommende Bestimmung. —

Des weiteren haben wir eine rein geometrische Betrachtung anzustellen. Wir teilen zunächst alle für uns in Betracht kommenden Dreiecke der Ecken e_1, e_2, e_3 in vier Kategorien, je nachdem keine, eine, zwei oder alle drei Ecken ausserhalb der Ellipse liegen; in Figur 120 sind diese vier Kategorien durch Nummern unterschieden.

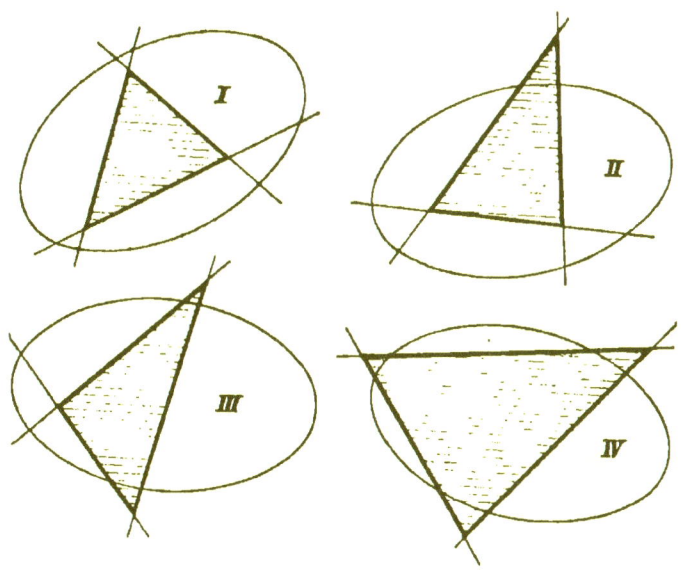

Fig. 120

Wir sehen alsdann für den Augenblick von der Forderung ab, dass die im Ellipseninnern gelegenen Winkel aliquote Teile von π sein sollen, halten jedoch daran fest, dass keiner dieser Winkel grösser als ein rechter sein darf. Es gilt dann, einzusehen, *dass die sämtlichen so charakterisierten Dreiecke ein Continuum darstellen, in welchem die Dreiecke mit einem oder zwei rechten Winkeln die Grenzfälle abgeben**).

In der That ist unmittelbar ersichtlich, dass alle Dreiecke mit drei *auf* der Ellipse gelegenen Ecken ein Continuum darstellen. Irgend

---

*) Weitere Grenzfälle werden von denjenigen Dreiecken geliefert, bei denen eine oder mehrere Seiten Tangenten der fundamentalen Ellipse sind. Doch sind diese Dreiecke bereits unbrauchbar und kommen im Texte nicht in Betracht.

eines unserer Dreiecke lässt sich aber stets continuierlich in ein Dreieck der eben gemeinten Art umwandeln, wobei im Verlaufe der Umwandlung die sämtlichen Winkel dauernd *spitz* sind. Zu diesem Ende werden wir im Falle der ersten Kategorie etwa e_2 zunächst an seiner Stelle lassen, die Punkte e_1 und e_3 aber auf den Verlängerungen der Seiten $\overline{e_2 e_1}$ und $\overline{e_2 e_3}$ nach unten bis zur Ellipse verschieben. Hierbei ist nur darauf zu achten, dass die durch e_1 und e_3 hindurchlaufende

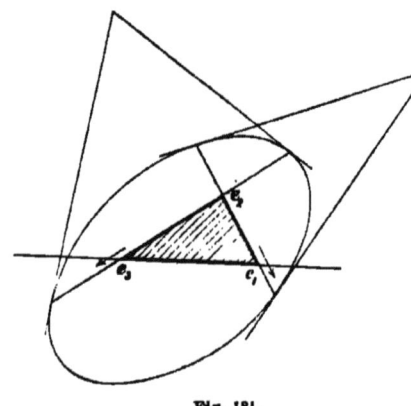

Gerade während des Processes weder über den Pol von $\overline{e_2 e_1}$ noch den von $\overline{e_2 e_3}$ hinübergeschoben wird (cf. Figur 121). In den übrigen Fällen regelt sich der Process zum Teil noch einfacher.

Liegt ein Dreieck mit einem rechten Winkel vor, so wolle man das Dreieck gleich anfangs so umwandeln, dass derselbe $< \frac{\pi}{2}$ wird; denn wir haben schon betont, dass im Verlaufe der

Fig. 121.

Umwandlung kein Winkel $= \frac{\pi}{2}$

oder gar $> \frac{\pi}{2}$ werden soll. Haben wir gar ein *Dreieck mit zwei rechten Winkeln*, so ist dies im doppelten Sinne ein Grenzfall. Die dritte Ecke liegt dann offenbar ausserhalb der Ellipse und stellt den Pol der gegen-

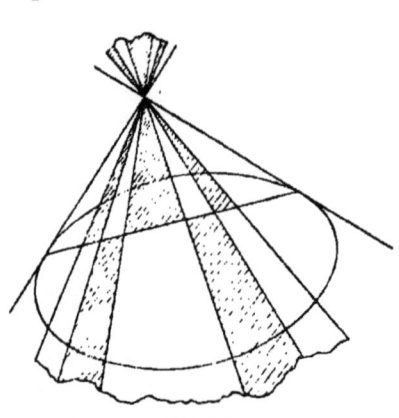

überliegenden Seite dar. Die zugehörige Gruppe wird elementar und ist nach Analogie mit früheren Bezeichnungsweisen als *hyperbolische Diedergruppe* zu benennen (cf. Figur 122). —

Die eben gegebenen Darlegungen liefern uns die Grundlage für gewisse *Continuitätsbetrachtungen*, wie wir sie hier und entsprechend in der Folge oft wiederholt anzustellen haben. Wir machen gleich hier von Betrachtungen dieser Art bei Entscheidung der Frage Ge-

Fig. 122.

brauch, ob in der Gleichung $j_2 = \pm j_{12}$ das obere oder untere Zeichen gültig ist. Damit diese Frage einen Sinn hat, werden wir natürlich $j_2 > 0$ voraussetzen.

Zur Beantwortung der aufgeworfenen Frage wandeln wir das vorgelegte Dreieck innerhalb des oben beschriebenen Continuums in ein solches Dreieck um, dessen Ecken auf der Ellipse gelegen sind. Die Erzeugenden V_1, V_2, V_3 werden hierbei stetige Änderungen erfahren, und keine der Invarianten j_i geht durch 0 hindurch, da während des Processes keine rechten Winkel auftreten. Besteht zu Anfang eine der Gleichungen $j_1 = 0$, $j_2 = 0$ oder gar beide, so werden zufolge der vorausgesandten Bemerkungen und Festsetzungen die Invarianten j_1, j_2 mit Beginn des Continuitätsprocesses zu positiven Werten übergehen*). Da am Ende des Processes V_1, V_2, V_3 parabolisch geworden sind und die Invarianten dauernd positiv sind, so sind die Endwerte:

$$ j_1 = 2, \quad j_2 = 2, \quad j_3 = \pm j_{12} = 2. $$

Die Ungleichung (3) pg. 343 liefert daraufhin:

$$ 12 \mp 8 - 2 > 2, $$

und also kann nur das untere Zeichen gelten. Hieraus schliessen wir nun gleich allgemein: *Die Simultaninvariante j_{12} des Paares V_1, V_2 genügt der Bedingung $j_{12} = - j_3$, und entsprechend gelten die Gleichungen:*

(5) $$ j_{12} = - j_3, \quad j_{23} = - j_1, \quad j_{31} = - j_2, $$

so dass die Invarianten j_{12}, j_{23}, j_{31} zufolge unserer Festsetzungen niemals positiv sind. In der That ist ja während des Umwandlungsprocesses die Invariante j_{12} nicht durch 0 hindurchgegangen und hat sich stetig geändert; sie muss somit schon anfangs negativ gewesen sein.

Nachdem dies festgestellt ist, nehmen wir die Aufstellung aller für die Moduln j_1, j_2, j_{12} gültigen Bedingungen näher in Angriff.

§ 12. System der charakteristischen Bedingungen für die Moduln der Gattung (0, 3). Mannigfaltigkeit aller Gruppen (0, 3).

Unsere Festsetzungen über die Vorzeichen der Coefficienten in V_1, V_2 hatten, wie wir eben sahen, die Ungleichung $j_{12} \leqq 0$ im Gefolge. Die Ergebnisse des vorigen Paragraphen können wir demnach dahin zusammenfassen, dass für die Moduln j_1, j_2, $j_{12} = - j_3$ unseres

_____

*) Übrigens ist es sehr leicht, den Fall $j_i = 0$ auf Grund von $\beta_i > \gamma_i$ unter Gebrauch der für ein reducirtes Paar erster Species in (1) pg. 336 aufgestellten Gestalt von V_1, V_2 einer directen Behandlung zu unterziehen. Ist etwa V_1 von der Periode 2, so lege man den Fixpunkt direct nach $\zeta = i$ und lasse sich $\overline{e_1 e_2}$ in der Richtung auf $\zeta = \infty$ anschliessen. Dann ist $V_1 = \begin{pmatrix} 0, & 1 \\ -1, & 0 \end{pmatrix}$, $V_2 = \begin{pmatrix} \alpha, & \beta \\ \gamma, & \alpha \end{pmatrix}$ mit $\alpha \geqq 0$, $\beta > 0$ und $\beta > |\gamma|$, woraus man die zu beweisende Ungleichung $j_{12} = - \beta + \gamma < 0$ unmittelbar abliest.

Polygones P_0 bez. unserer Gruppe Γ der Gattung (0, 3) folgende notwendige Bedingungen bestehen: *Es muss erstlich:*

(1)
$$j_1^2 + j_2^2 + j_{12}^2 - j_1 j_2 j_{12} - 2 > 2$$

gelten; sodann bestehen teils auf Grund von Festsetzungen teils als Folgen solcher die Ungleichungen:

(2)
$$j_1 \geqq 0, \quad j_2 \geqq 0, \quad j_{12} \leqq 0,$$

wobei jedoch das Gleichheitszeichen zugleich höchstens an zwei Stellen gelten darf (hyperbolische Diedergruppe); endlich erfüllen diejenigen Moduln $j_1, j_2, j_3 = -j_{12}$, welche < 2 sind, die Gleichungen:

(3)
$$j_i = 2 \cos \frac{\pi}{l_i},$$

unter l_i jedesmal eine ganze Zahl > 1 verstanden.

Die aufgestellten Bedingungen sind nun nicht nur notwendig, sondern auch hinreichend; in der That gilt, wie wir jetzt nachweisen wollen, der Satz: *Jedes Tripel reeller Zahlen j_1, j_2, j_{12}, die den Bedingungen (1), (2) und (3) genügen, kommt als System von Moduln bei einer und nur einer Classe von Gruppen bez. Polygonen der Gattung (0, 3) wirklich vor; die Classe ist demnach durch jenes Zahlentripel als eindeutig definiert anzusehen.* Wir wollen den Sinn dieses Satzes dadurch abgekürzt bezeichnen, dass wir die Bedingungen (1), (2) und (3) als die „*charakteristischen Bedingungen für die Moduln der Gattung* (0, 3)" benennen. Auch bei den höheren Gattungen wollen wir die gleiche Bezeichnungsweise in demselben Sinne verwenden.

Der aufgestellte Satz ist dadurch zu beweisen, dass wir dem einzelnen unserer Zahlentripel j_1, j_2, j_{12} stets ein und im wesentlichen auch nur ein als Discontinuitätsbereich brauchbares Elementardreieck zugewiesen finden.

Wir bemerken zunächst, dass nach pg. 339 zu j_1, j_2, j_{12} nur *eine* Classe von Paaren erster Species gehört, und wir wählen aus der Classe das particuläre Paar V_1, V_2 mit den Fixpunkten e_1, e_2.

Zwei Punkte besitzen nun in der projectiven Ebene an sich zwei gerade Verbindungsstrecken, von denen die eine die Verlängerung der anderen ist. Es ist demnach die Frage, welche unter diesen beiden geradlinigen Strecken zur Dreiecksseite $\overline{e_1 e_2}$ zu wählen ist.

In dieser Hinsicht bemerken wir zunächst, dass $\overline{e_1 e_2}$ das gänzlich im Ellipseninnern verlaufende Stück sein muss, falls V_1 und V_2 nicht hyperbolisch sind. Haben wir zwei nicht-elliptische Substitutionen V_1, V_2, so muss $\overline{e_1 e_2}$ durch die Ellipse hindurchziehen. Ist endlich die eine Substitution elliptisch, die andere hyperbolisch, so muss $\overline{e_1 e_2}$

diejenige Strecke sein, welche von der Polare des hyperbolischen Punktes geschnitten wird. Sollte der elliptische Punkt auf jener Polare liegen, so können wir $\overline{e_1 e_2}$ nach Willkür mit der einen oder anderen der beiden fraglichen Strecken identificieren und erhalten übrigens eine hyperbolische Diedergruppe. Man wolle sich alle diese Angaben etwa an den vier Dreieckstypen der Figur 120 pg. 345 deutlich machen.

Sollen nun V_1, V_2 als Gruppenerzeugende unserer Art brauchbar sein, so müssen die zugehörigen Drehungsrichtungen in der durch Figur 123 angegebenen Art orientiert sein (cf. Figur 119)*). Hierbei ist zu bemerken, dass zwar bei einer hyperbolischen oder parabolischen Sub-stitution der Drehungssinn von vorn-herein geometrisch eindeutig bestimmt ist, nicht aber bei einer elliptischen Substitution. Wir erreichen dies hier, wie ausdrücklich hervorgehoben sein soll, nur durch die besondere Fest-setzung, dass der zugehörige Drehungs-winkel $\leq \pi$ ist.

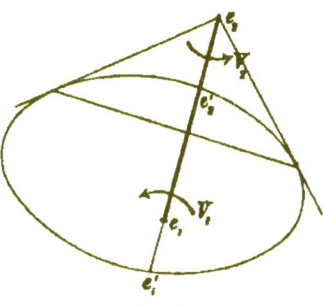

Fig. 123.

Bei einer unter den Substitutionen V_1, V_2 dürfen wir nun die Pfeilrichtung willkürlich wählen; denn wir können nötigenfalls V_1, V_2 zugleich noch durch die Spiegelung an der Geraden $\overline{e_1 e_2}$ transformieren. Ausserdem aber können wir offenbar bei einer elliptischen Substitution der Periode 2 ohne sonstige Änderung die Pfeilrichtung umkehren. Ist demnach wenigstens eine der Substitutionen V_1, V_2 von der Periode 2, so können wir für die zweite und sodann auch noch für die erste die Pfeilrichtung nach Vorschrift von Figur 123 wählen. Ist aber keine der Substitutionen V_1, V_2 von der Periode 2, so können wir etwa bei V_1 die gewünschte Pfeilrichtung annehmen. Es ist aber dann durch-aus die Frage, ob die Pfeilrichtung von V_2 die richtige ist oder nicht.

Die Beantwortung dieser Frage stützt sich auf folgenden Satz: *Die Substitutionen V_1, V_2 drehen um ihre Fixpunkte e_1, e_2 beide in dem gleichen oder im entgegengesetzten Sinne, je nachdem:*

$$(4) \qquad j_1 j_2 - 2 j_{12} > 0 \quad oder \quad < 0$$

zutrifft. Den Beweis dieser Behauptung führen wir wieder auf Grund einer Continuitätsbetrachtung und schicken zu diesem Zwecke folgende Bemerkung voraus.

---

*) Figur 123 ist so angeordnet, dass die Strecke $\overline{e_1 e_2}$ nicht durch das Un-endliche hindurchzieht; dies ist stets erreichbar.

Die Coordinaten von e_i in der projectiven Ebene sind durch $(2\beta_i, \delta_i - \alpha_i, -2\gamma_i)$ gegeben. Die Bedingung, dass e_1 auf der Polare von e_2 und damit e_2 auf derjenigen von e_1 gelegen ist, findet sich damit vermöge einer leichten Zwischenrechnung zu:

(5) $2\beta_1\gamma_2 + (\delta_1 - \alpha_1)(\delta_2 - \alpha_2) + 2\beta_2\gamma_1 = 0.$

Man überzeuge sich nun, dass die linke Seite dieser Gleichung gerade die in (4) auftretende Invariante $(2j_{12} - j_1 j_2)$ ist:

(6) $2\beta_1\gamma_2 + (\delta_1 - \alpha_1)(\delta_2 - \alpha_2) + 2\beta_2\gamma_1 = 2j_{12} - j_1 j_2.$

Bei jeder continuierlichen Veränderung von V_1, V_2, bei welcher e_1 niemals die Polare von p passiert, wird demnach dauernd entweder die erste oder zweite Ungleichung (4) bestehen.

Nun lassen wir V_1, V_2 stetig in parabolische Substitutionen übergehen, wobei e_1 und e_2 auf die Ellipse rücken. Dies lässt sich stets in der Art ausführen, dass $(2j_{12} - j_1 j_2)$ dauernd von null verschieden ist; auch meide man mit V_1, V_2 elliptische Substitutionen der Periode 2, so dass j_1 und j_2 stets > 0 sind. Im Falle der Figur 123 wird man etwa zuerst e_2 bis e_2' verschieben und sodann e_1 nach e_1' rücken lassen. Man wähle dabei ζ so, dass in den neuen Punkten e_1 und e_2 bez. die Werte $\zeta = 0$ und $\zeta = \infty$ zutreffen. Die Substitutionen haben dann die Form angenommen:

(7) $V_1 = \begin{pmatrix} 1, & 0 \\ \gamma_1, & 1 \end{pmatrix}, \quad V_2 = \begin{pmatrix} 1, & \beta_2 \\ 0, & 1 \end{pmatrix},$

und hier ist $\gamma_1 < 0$ zufolge unserer Festsetzung, dass bei V_1 der positive Drehungssinn vorliegen sollte, während andrerseits bei V_2 der positive oder negative Drehungssinn vorliegt, je nachdem $\beta_2 > 0$ bez. < 0 ist. Nun folgt aus (6):

$$j_1 j_2 - 2j_{12} = -2\beta_2\gamma_1,$$

und also ist unsere durch (4) charakterisierte Regel für die Substitutionen (7) thatsächlich richtig. Sie gilt dann aber zufolge unserer Überlegung auch allgemein*).

Jetzt haben wir nur noch zu bemerken, dass für das oben gemeinte Paar V_1, V_2 die Invarianten j_1 und $j_2 > 0$ sind, und dass zufolge (2) pg. 348 immer $j_{12} \leq 0$ ist. Es gilt somit stets die erste unter den Ungleichungen (4), d. h. die zum vorgelegten Tripel

---

*) Ersetzt man eine der beiden Substitutionen V_1, V_2 durch ihre inverse (wobei sich deren Pfeilrichtung umkehrt), so wird $(j_1 j_2 - 2j_{12})$ das Vorzeichen wechseln; in der That zeigt Formel (6), dass der Zahlwert von $(j_1 j_2 - 2j_{12})$ genau in den entgegengesetzten übergeht.

j_1, j_2, j_{12} gehörenden Substitutionen haben die in Figur 123 angedeuteten Pfeilrichtungen.

Zur Fortsetzung der Construction des zum vorgelegten Tripel
j_1, j_2, j_{12} gehörenden Elementardreiecks bemerken wir, dass die Winkel
bei e_1 und e_2 durch j_1 und j_2 unmittelbar gegeben sind. Um sie zu
construieren, führen wir die zu V_1 und V_2 gehörenden cyclischen
Gruppen ein und erweitern jede derselben durch Zusatz der Spiegelung
$\overline{V_3}$ an $\overline{e_1 e_2}$, welche ja jede der Substitutionen V_1, V_2 in ihre inverse
transformiert. Die Symmetriegeraden der in diesen Gruppen enthaltenen
Spiegelungen bilden zwei Strahlenbüschel durch e_1 und e_2; und dabei
werden, sofern wir an den Festsetzungen von Figur 123 festhalten,
auf $\overline{e_1 e_2}$ zur Linken die beiden Symmetriegeraden von:

$$(8) \qquad V_1 = \overline{V_3}\,\overline{V_2}, \qquad \overline{V_2} = V_1 \overline{V_3}$$

unmittelbar folgen. Liegt nämlich e_i auf oder ausserhalb der Ellipse
(und ist damit V_i nicht-elliptisch), so ist dies selbstverständlich. Ist
V_i aber elliptisch, so berufen wir uns darauf, dass der Drehungswinkel $\leq \pi$ und also der halbe Drehungswinkel, d. i. der Winkel
zwischen den Symmetriegeraden von $\overline{V_3}$ und $V_i \overline{V_3}$ notwendig $\leq \frac{\pi}{2}$ ist.
Da aber stets der doppelte Cosinus dieses Winkels, nötigenfalls vom
Vorzeichen abgesehen, durch die Invariante gegeben ist, so folgt für
unsere Substitution V_i aus (3) pg. 348 als Grösse des fraglichen spitzen
Winkels $\frac{\pi}{l_i}$. Im Innern dieses Winkels kann demnach auf Grund bekannter Sätze keine weitere Symmetriegerade liegen.

Man veranschauliche sich nun die Lage der beiden zu $\overline{V_1}$, $\overline{V_2}$
gehörenden Symmetriegeraden; liegt z. B. e_i auf oder ausserhalb der
Ellipse, so wird die durch e_i hindurch-
ziehende unter diesen beiden Geraden
die Ellipse nur auf der linken Seite von
$\overline{e_1 e_2}$ schneiden. In jedem Falle wollen
wir den Schnittpunkt e_3 unserer beiden
Geraden markieren und damit das Drei-
eck der Ecken e_1, e_2, e_3 einführen, dessen
bei e_3 gelegener Winkel nunmehr der
näheren Discussion zu unterwerfen ist.

Zwei zunächst nicht ausgeschlossene
Gestalten von Dreiecken bieten sich hier
dar, welche für unsere weiteren Zwecke
unbrauchbar sein würden. Es könnte

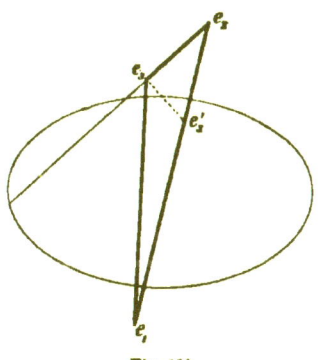

Fig. 124.

einmal sein, dass eine der Dreiecksseiten in der durch Figur 124 angezeigten Art ihren Endpunkt e_3 bereits vor Eindringen in die Ellipse

erreichte. Es könnte zweitens e_3 zwar im Ellipseninnern gelegen sein, jedoch der hierselbst vorliegende Dreieckswinkel den Betrag $\frac{\pi}{2}$ übersteigen.

Aber wir überzeugen uns leicht, dass keine dieser Möglichkeiten eintreten kann. Läge nämlich einer dieser Fälle vor, so wollen wir e_3 auf der in Figur 124 punktiert gezeichneten Linie nach irgend einem Punkte e_3' von $\overline{e_1 e_2}$ verschieben. Hierbei hat keine der Invarianten j_1, j_2, j_{12} einen Zeichenwechsel erfahren, da kein Dreieckswinkel den Betrag $\frac{\pi}{2}$ passiert hat; man wolle nur bemerken, dass doch j_{12} die Invariante der Substitution $\overline{V_1}\,\overline{V_2} = V_2^{-1} V_1^{-1}$ mit dem Fixpunkt e_3 ist. Nun ist anfangs und also auch am Schluss $j_{12} < 0$. Dies aber widerstreitet dem Umstande, dass schliesslich V_1 und V_2 übereinstimmend gleich $\begin{pmatrix} 1, & 0 \\ 0, & 1 \end{pmatrix}$ werden, was $j_{12} = 2$ ergiebt.

Die abnormen Gestalten der Dreiecke können somit nie eintreten. Vielmehr wird, wenn e_3 im Innern der Ellipse liegt, der Dreieckswinkel daselbst $\leq \frac{\pi}{2}$ sein und berechnet sich daraufhin aus (3) pg. 348 zu $\frac{\pi}{l_3}$. Liegt e_3 ausserhalb der Ellipse, so werden die Seiten $\overline{e_3 e_1}$ und $\overline{e_3 e_2}$ in das Innere der Ellipse eindringen bez. dasselbe durchdringen. Wir erkennen im Dreieck somit unmittelbar einen Discontinuitätsbereich zweiter Art, und also ist unser Theorem vom Anfang des Paragraphen bewiesen. —

Wir können dem gewonnenen Ergebnis auch dahin Ausdruck verleihen, dass wir sagen, *unser Dreieck sei durch seine Winkel bez. durch die Cosinus derselben bereits eindeutig bestimmt.* Es ist dies eine Eigenschaft, welche die hier vorliegenden Dreiecke mit den gewöhnlichen sphärischen Dreiecken teilen. Wir schliessen hieran die historische Bemerkung, dass unsere obige Invariante:

$$(9) \qquad 4 - j_1^2 - j_2^2 - j_{12}^2 + j_1 j_2 j_{12} = 4 \begin{vmatrix} 1, & \frac{1}{2} j_1, & \frac{1}{2} j_{12} \\ \frac{1}{2} j_1, & 1, & \frac{1}{2} j_2 \\ \frac{1}{2} j_{12}, & \frac{1}{2} j_2, & 1 \end{vmatrix},$$

ganz entsprechend in den Cosinus der Winkel eines sphärischen Dreiecks gebildet, in Entwicklungen der sphärischen Trigonometrie und Stereometrie seit lange eine ausgedehnte Rolle spielt[*]). Die Quadratwurzel aus der in (9) auftretenden Determinante nennt v. Staudt

---

[*]) Siehe z. B. Lexell in den *Acta Petropolitana* von 1782, I, pg. 71 ff.

den *Sinus der dreiseitigen Ecke* (welche zum sphärischen Dreieck gehört)*). Ein solcher „Eckensinus" findet z. B. bei der Bestimmung
des Tetraedervolumens eine elegante Anwendung. —

Wir überblicken hier nun auch ohne weiteres die Gesamtmannigfaltigkeit aller Gruppen der Gattung (0, 3):

Ist keiner der drei Moduln j_1, j_2, j_{12} absolut grösser als 2, so gelten
drei Gleichungen (3) mit ganzen Zahlen $l \geq 2$, die Möglichkeit $l = \infty$
eingeschlossen. *Mit Angabe der Zahlen* l_1, l_2, l_3 *ist offenbar die Classe
eindeutig bestimmt;* wir wollen dem Gattungscharakter (0, 3) die drei
ganzen Zahlen l anfügen und nennen alsdann (0, 3; l_1, l_2, l_3) die
„*Signatur der Classe*".

Ist eine unter den drei Substitutionen V_1, V_2, V_3, etwa die letzte,
hyperbolisch, so sind mit Angabe der beiden Zahlen l_1, l_2 die Moduln
j_1, j_2 eindeutig bestimmt, während j_{12} unterhalb der durch $j_{12} < - 2$
angegebenen Grenze continuierlich variabel bleibt. Es entspringen
∞^1 Classen, die offenbar ein Continuum bilden. Man kann sich dies
natürlich auch mit Hilfe der Discontinuitätsbereiche, d. i. in unserem
Falle mit Hilfe der Dreiecke e_1, e_2, e_3 deutlich machen, welche sich
selbstverständlich mit den Invarianten *stetig* ändern. Das so gewonnene
Continuum der ∞^1 Gruppenclassen fassen wir nun zu einer „*Familie*"
von Gruppen oder Classen zusammen und nennen (0, 3; l_1, l_2) die
„*Signatur der Familie*". Wir merken noch an, dass die Reihenfolge
der Zahlen l hier, sowie auch im obigen Falle einer Classe der
Signatur (0, 3; l_1, l_2, l_3), offenbar gleichgültig ist; bei Transformation
vermöge einer Substitution zweiter Art wird ja in der That die
Reihenfolge der Ecken des einzelnen Elementardreiecks umgekehrt.

Man wird endlich diese Betrachtungen leicht auf die Fälle ausdehnen, dass zwei oder alle drei Substitutionen V_1, V_2, V_3 hyperbolisch
sind, und gewinnt solcherart unendlich viele Familien der Signaturen
(0, 3; l_1) sowie eine Familie der Signatur (0, 3).

Wir fassen alle unterschiedenen Fälle zusammen, indem wir sagen:
*Ist ν die Anzahl der in oder auf der Ellipse gelegenen Ecken e_1, e_2, e_3 bei den
Dreiecken der einzelnen Familie, so stellt die Familie ein $(3 - \nu) \cdot fach
unendliches Continuum von Gruppenclassen vor.* Dieser Satz soll immer
die Bedeutung haben, dass wir ein einzelnes kanonisches Polygon der
Familie continuierlich in jedes andere Polygon der Familie überführen
können, ohne dass wir Zwischengestalten von Polygonen durchschreiten
müssten, welche der Familie nicht angehören.

---

*) Cf. Crelle's Journal, Bd. 24 pg. 252.

§ 13. Die Moduln und deren charakteristische Bedingungen für die kanonischen Polygone der Gattung (1, 1). Mannigfaltigkeit der Gruppen (1, 1).

Bei der Behandlung der Gattung (1, 1) legen wir den kanonischen Discontinuitätsbereich einer zugehörigen Gruppe Γ in seiner einfachsten Gestalt als Viereck P_0 zu Grunde und erinnern zunächst an die hierbei vorliegenden Verhältnisse (cf. pg. 288 ff.), welche wir hier zugleich in interessanter Weise fortzubilden haben.

Wir haben drei Typen von Vierecken P_0 zu unterscheiden, je nachdem die Ecken innerhalb, auf oder ausserhalb der Ellipse liegen;

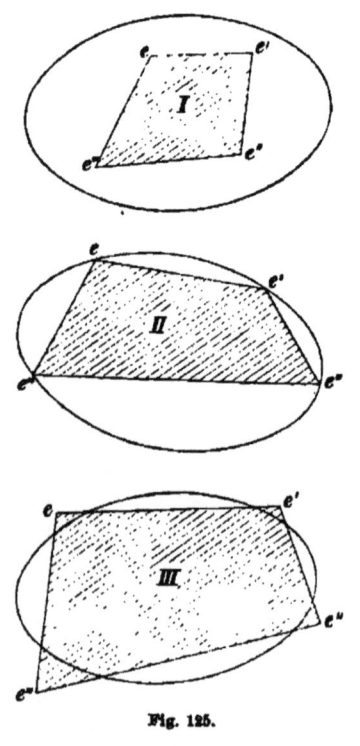

Fig. 125.

in Figur 125 sind diese drei Typen durch die Nummern I, II, III unterschieden. Die Gegenseiten des Vierecks sind durch die Substitutionen V_a und V_b auf einander bezogen, welche die Erzeugenden von Γ sind und ein Paar *zweiter* Species vorstellen. Die Ecken e, e', e'', e''' des Vierecks sind die Fixpunkte der vier gleichberechtigten Substitutionen V_c, V_c', V_c'', V_c''', von denen sich zufolge pg. 289 die erste wie folgt in V_a, V_b ausdrückt:

$$(1) \qquad V_c = V_b V_a^{-1} V_b^{-1} V_a.$$

V_c ist elliptisch, parabolisch oder hyperbolisch, je nachdem das Viereck P_0 zum ersten, zweiten oder dritten Typus gehört. Im ersten Falle ist die Winkelsumme des Vierecks ein von 2π selbst verschiedener aliquoter Teil von 2π. Übrigens kann man auch den Typus II als Grenzfall des Typus I oder auch III ansehen, eine Auffassung, von der weiter unten gelegentlich Gebrauch gemacht wird.

Es mögen nun die Invarianten des Paares zweiter Species V_a, V_b durch j_a, j_b, j_{ab} bezeichnet und als *Moduln des Polygons P_0* herangezogen werden. Gewisse erste Angaben über diese Moduln lassen sich sofort machen. Zunächst ist nach pg. 338 die Invariante j_c von V_c direct durch:

$$(2) \qquad j_c = j_a{}^2 + j_b{}^2 + j_{ab}{}^2 - j_a j_b j_{ab} - 2$$

gegeben; und da wir hier mit einem Paar zweiter Species zu thun haben, so gilt die Ungleichung:

$$(3) \qquad j_a^2 + j_b^2 + j_{ab}^2 - j_a j_b j_{ab} - 2 < 2.$$

Die absoluten Werte von j_a, j_b, j_{ab} sind > 2 (cf. pg. 292). Setzen wir $j_a > 2$, $j_b > 2$, so sind die Vorzeichen der Coefficienten in V_a, V_b fest bestimmt. Aus (3) ergiebt sich nun leicht $j_{ab} > 2$, so dass wir zusammenfassend die Ungleichungen:

$$(4) \qquad j_a > 2, \quad j_b > 2, \quad j_{ab} > 2$$

constatieren. Für j_c folgen aus (2) und (3) beim zweiten und dritten Typus (Figur 125) die Bedingungen $j_c = -2$, $j_c < -2$. Beim ersten Typus ist jedenfalls $|j_c| < 2$, und hier entspringt die Frage, ob j_c negativen oder positiven Wert hat. —

Um diese sowie einige weiter auftretende Fragen in einfachster Weise zu beantworten, gehen wir nunmehr auf die schon pg. 293 erwähnte Erweiterung der Gruppe Γ durch Zusatz der l. c. durch V bezeichneten elliptischen Substitution der Periode zwei ausführlich ein. Wir nennen die erweiterte Gruppe Γ' und wollen die hier eintretenden Verhältnisse zunächst in Allgemeinheit darlegen.

In Figur 126 haben wir als Beispiel ein Viereck P_0 des ersten Typus herangezogen; doch gelten unsere Überlegungen uneingeschränkt auch in den beiden anderen Fällen. Das Centrum e_0 des Vierecks ist der Pol der Geraden $\overline{e_a e_b}$ und liefert den Fixpunkt für die Substitution V_0 der Periode 2, welche P in sich transformiert und die Erweiterung von Γ auf Γ' leistet. Die Schnittpunkte der Polaren p_a, p_b mit den Viereckseiten nennen wir, wie in Figur 126, e_1 bis e_4; sie stellen offenbar die Fixpunkte der in Γ' enthaltenen Substitutionen:

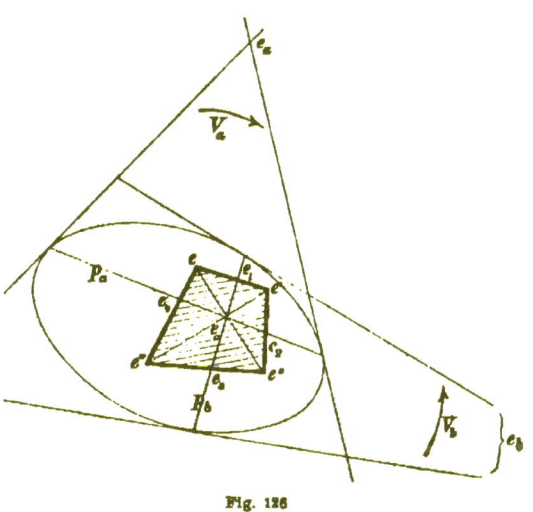

Fig. 126

$$(5) \qquad V_1 = V_b V_0, \quad V_2 = V_a V_0, \quad V_3 = V_0 V_b, \quad V_4 = V_0 V_a$$

dar. Da V_a und V_b durch V_0 in ihre inversen Substitutionen transformiert werden, *so sind die Substitutionen* $V_1, \ldots, V_4$ *elliptisch von der Periode zwei;* da ferner:

$$V_1(e) = V_b V_0(e) = V_b(e'') = e' \text{ u. s. w.}$$

ist, *so stellen die Fixpunkte* e_i *die Seitenmitten des Vierecks dar, gerade wie sich in* e_0 *die Diagonalen halbieren.*

Man kann V_0, V_1, V_2 als Erzeugende von Γ' ansehen, da sich aus (5) sofort $V_2 V_0 = V_a$ und $V_1 V_0 = V_b$ ergiebt. Die Substitution V_e stellt sich nun als Quadrat der in Γ' enthaltenen Substitution $V_1 V_a$ dar; denn es ist:

$$(V_1 V_a)^2 = (V_b V_0 V_a)^2 = (V_b V_a^{-1} V_0)^2 = V_b V_a^{-1} V_b^{-1} V_a.$$

Der Punkt e ist somit Fixpunkt von $V_1 V_a$, und entsprechend findet man e' als Fixpunkt von $V_1 V_a^{-1}$. Hieraus wollen wir noch ein wichtiges Ergebnis über die Gestalt unseres Vierecks P_0 ableiten. Man bemerke nämlich, dass V_1 und V_a durch die Spiegelung an der Geraden $\overline{e_1 e_a}$ in V_1 und V_a^{-1} transformiert werden. Hierbei geht $V_1 V_a$ in $V_1 V_a^{-1}$ und also e in e', e' aber in e über: *Die Seite* $\overline{ee'}$ *unseres Vierecks steht senkrecht auf* $\overline{e_1 e_a}$ *und desgleichen* $\overline{e'e''}$ *auf* $\overline{e_2 e_b}$, $\overline{e''e'''}$ *auf* $\overline{e_2 e_a}$ *und endlich* $\overline{e'''e}$ *auf* $\overline{e_4 e_b}$. Als Discontinuitätsbereich von Γ' werden wir übrigens etwa das Dreieck $ee'e''$ wählen; es entspricht dem Erzeugendensystem V_0, V_1, V_2. Im Falle des Typus I ist die Winkelsumme des Dreiecks ein aliquoter Teil von π. —

Die vorstehenden Darlegungen führen uns zu zwei höchst einfachen Arten, die einzelne Gruppe der Gattung (1, 1) zu definieren. Wir knüpfen erstlich zur Definition einer Gruppe (1, 1) an ein *beliebiges Dreieck*, welches wir nur der einen Bedingung unterwerfen, *dass die Ecken* e, e', e'' *zugleich entweder innerhalb oder auf oder endlich ausserhalb der Ellipse liegen, und dass im letzteren Falle die Dreiecksseiten Ellipsensecanten sein sollen.* Wir fragen, ob es stets möglich ist, dieses Dreieck zu einem Discontinuitätsbereich einer Gruppe Γ' vom Charakter (0, 4) obiger Art auszugestalten.

Liegen die Ecken des Dreiecks innerhalb oder ausserhalb der Ellipse, d. h. hat das Dreieck (nach Analogie von Figur 125) den ersten oder dritten Typus, so ist die aufgeworfene Frage leicht beantwortet. Man construiere die *Seitenmitten* e_0, e_1, e_2 [*]), welche im Innern der Ellipse gelegen sind und die Fixpunkte der Substitutionen

---

der Periode zwei V_0, V_1, V_2 sein mögen. Stellen wir nun noch die Forderung, dass beim ersten Typus die *Winkelsumme des Dreiecks ein aliquoter Teil von π sein soll, so stellt das Dreieck direct den Disconti-nuitätsbereich P_0' der aus V_0, V_1, V_2 zu erzeugenden Gruppe Γ' dar.* Fügen wir dem Dreieck P_0' etwa das kurz durch $V_0(P_0^\bullet)$ zu bezeich-nende benachbarte Dreieck an, so haben wir ohne weiteres ein Viereck obiger Art, welches den Discontinuitätsbereich der aus $V_a = V_2 V_0$ und $V_b = V_1 V_0$ zu erzeugenden Gruppe (1, 1) liefert.

Bei einem Dreieck vom zweiten Typus werden die Mittelpunkte e_0, e_1, e_2 zunächst unbestimmt. Wir dürfen sie gleichwohl nicht sämtlich willkürlich wählen, weil wir sonst unter Befolgung der eben be-schriebenen Construction in der Regel zu einem Viereck mit vier *hyperbolischen* Ecken *auf* der Ellipse gelangen würden. Die Möglich-keit solcher Vierecke geht aus Figur 93 pg. 298 unmittelbar hervor; verschiebt man hier die Ecken E_a und E_b noch weiter nach links, bis sie im Endpunkt der Polare p coincidieren, so liegt ein Viereck vor, welches nur scheinbar dem zweiten Typus angehört, in der That aber noch gar keinen Discontinuitätsbereich vorstellt (cf. pg. 143).

Es gilt nun der folgende Satz: *Bei einem Dreieck vom zweiten Typus darf man auf zwei Seiten beliebige Punkte e_0, e_1 zu „Mittelpunkten" aussuchen; der dritte „Mittelpunkt" e_2 ist alsdann auf Grund einer einfachen Construction zu be-stimmen.* Die Eigen-art dieser Construc-tion ist in den oben vorausgesandten Entwicklungen be-reits vorgeschrieben und ist übrigens hier-neben in Figur 127 dargestellt: der Punkt e_2 ist durch die Verbindungs-

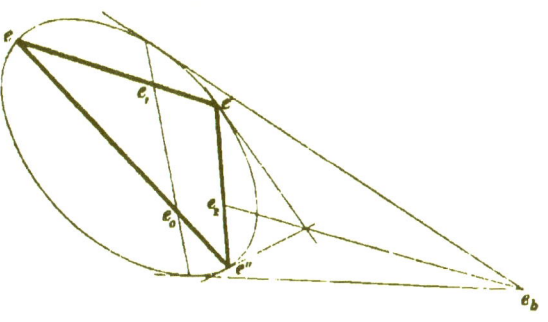

Fig. 127.

gerade der Pole von $\overline{e_0 e_1}$ und $\overline{e' e''}$ auszuschneiden.

Um zu beweisen, dass wir nunmehr wirklich *parabolische* Ecken haben, müssen wir etwa zunächst die zur Ecke e' gehörende Sub-stitution $V_1 V_0 V_2$ als parabolisch darthun. Für die beiden anderen Ecken ergiebt sich dasselbe dann unmittelbar aus dem Umstande, dass die zugehörigen Substitutionen $V_0 V_2 V_1$ und $V_2 V_1 V_0$ durch Trans-formation aus $V_1 V_0 V_2$ hervorgehen. Um nun $V_1 V_0 V_2$ zu untersuchen, nennen wir die Spiegelungen an $\overline{e' e''}$ und $\overline{e_2 e_b}$ bez. $\overline{V_2}$ und $\overline{V_b}$. Da der

Punkt e'' durch $V_b = V_1 V_0$ in e' transformirt wird, so ist $V_b \overline{V_b}$ die Spiegelung an $\overline{e' e_b}$. Hieraus folgt, dass $V_b \overline{V_b} \cdot V_2$ als Product zweier Spiegelungen, deren Symmetriegeraden sich in e' schneiden, eine parabolische Substitution mit dem Fixpunkt e' ist. Da aber $\overline{V_b} \overline{V_2} = V_2$ ist, so haben wir in $V_b \overline{V_b} \cdot V_2$ direct die Substitution $V_1 V_0 V_2$, die wir als parabolisch nachweisen wollten. —

Bei der zweiten Art, eine Gruppe (1, 1) zu definiren, knüpfen wir an *ein ganz beliebiges Tripel von Punkten im Innern der Ellipse* an, die *nicht auf einer Geraden* liegen. Wir behaupten, *dass wir jene drei Punkte, sofern beim ersten Typus die Winkelbedingung erfüllt ist, stets und nur auf eine Weise als Punkte e_0, e_1, e_2 einer Gruppe Γ' unserer Art ansehen können.* Auch hier ist der Gang der Entwicklung als Umkehrung der obigen Darstellung bereits vorgezeichnet.

Wir benennen die zu e_0, e_1, e_2 (den drei gegebenen Punkten) als Fixpunkten gehörenden Substitutionen der Periode zwei durch V_0, V_1, V_2 und definiren wieder V_a und V_b durch $V_a = V_2 V_0$, $V_b = V_1 V_0$. Die Substitutionen V_a, V_b sind hyperbolisch; ihre Fixpunkte e_a und e_b sind die Pole von $\overline{e_0 e_2}$ bez. $\overline{e_0 e_1}$. Wir definiren demnächst die drei Substitutionen V, V', V'' durch:

$$(6) \qquad V = V_1 V_2 V_0, \quad V' = V_2 V_0 V_1, \quad V'' = V_0 V_1 V_2$$

und nennen die Fixpunkte derselben e, e', e''[*]). Die Substitutionen (6) gehen durch Transformationen vermöge V_1, V_2, V_0 in einander über:

$$V = V_1 V' V_1^{-1}, \quad V' = V_2 V'' V_2^{-1}, \quad V'' = V_0 V V_0^{-1},$$

und hieraus ergiebt sich für die Fixpunkte e, e', e'':

$$e = V_1(e'), \quad e' = V_2(e''), \quad e'' = V_0(e),$$

woraus wir das Resultat ablesen, *dass e_1 auf der Geraden $\overline{e e'}$, e_2 auf $\overline{e' e''}$ und e_0 auf $\overline{e'' e}$ gelegen sind, und zwar jedesmal als Mittelpunkte dieser Geraden.*

Weiter bemerke man, dass sich die Substitutionen V und V'^{-1} in die Gestalten $V_1 V_a$ und $V_1 V_a^{-1}$ setzen lassen und demnach durch die Spiegelung an $\overline{e_a e_1}$ permutirt werden. Dasselbe wird somit von den zugehörigen Fixpunkten e und e' gelten, d. h. $\overline{e e'}$ *und $\overline{e_1 e_a}$ schneiden sich unter rechtem Winkel.* Hiermit haben wir die schon oben (pg. 356) besprochenen Verhältnisse wieder gewonnen und können vermöge einfacher Construction vom Punkttripel e_0, e_1, e_2 aus das Dreieck e, e', e''

---

[*]) Es sei daran erinnert, dass im Falle einer hyperbolischen Substitution stets der ausserhalb der Ellipse gelegene Fixpunkt gemeint ist.

gewinnen. In Figur 128 ist wenigstens die durch e_1 hindurchlaufende Dreiecksseite hergestellt. Haben wir hier ein Dreieck vom zweiten oder dritten Typus oder ein solches Dreieck vom ersten Typus, dessen Winkelsumme ein aliquoter Teil von π ist, so liefert unser gewähltes Punkttripel eine Gruppe Γ' vom Charakter $(0, 4)$ und damit eine Gruppe $(1, 1)$. —

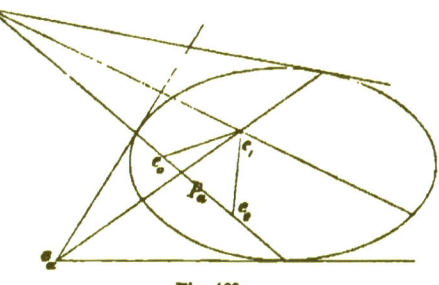

Fig. 128.

Die gewonnenen Anschauungen setzen uns in den Stand, alle bei den *Moduln der Gattung* $(1, 1)$ auftretenden Fragen ohne Mühe zu beantworten. Wir behalten die Typeneinteilung der Dreiecke $e e' e''$ bei und können die Invarianten j_a, j^b, j_{ab} des zugehörigen Paares V_a, V_b auch als *Moduln des Dreiecks* $e e' e''$ ansehen. *Wir haben dann mit einem Dreieck des ersten, zweiten oder dritten Typus zu thun, je nachdem* $j_c > -2$ *oder* $= -2$ *oder endlich* < -2 *ist.*

Wir constatieren, um unsere geometrischen Überlegungen zum Abschluss zu bringen, des weiteren etwa sogleich den folgenden Satz: *Alle Dreiecke vom ersten Typus mit fest gegebener Winkelsumme σ bilden ein Continuum.* Im Falle $\sigma = 0$, d. h. bei den Dreiecken vom zweiten Typus, bleibt dieser Satz offenbar bestehen[*]). Der Beweis unserer Behauptung geht aus den Grundeigenschaften des hyperbolischen Maassbestimmung fast ohne weiteres hervor. Ein erstes Dreieck vom ersten Typus mit der Winkelsumme $\sigma < \pi$ lässt sich ohne Änderung von σ, und ohne dass ein Eckpunkt auf die Ellipse rückt, stetig in ein Dreieck der Winkel $\frac{\sigma}{3}$ verwandeln; letzteres aber ist (wie überhaupt jedes unserer Dreiecke) aus seinen Winkeln im wesentlichen fest bestimmt.

Noch unmittelbarer sind folgende gleich zu benutzende Sätze ersichtlich: Alle Dreiecke vom dritten Typus bilden ein Continuum. Alle Dreiecke vom ersten Typus mit $\sigma < \frac{\pi}{2}$ bilden ein Continuum, desgleichen alle diejenigen mit $\sigma > \frac{\pi}{2}$; dem ersten dieser beiden Continua gesellen wir zum Zwecke einer gleich folgenden Anwendung die Dreiecke mit

---

[*]) Derselbe gilt übrigens auch für die Dreiecke vom dritten Typus, ein Umstand, von dem bei Gelegenheit Gebrauch gemacht wird. Der Beweis lässt sich gerade so wie im Texte für den ersten Typus führen.

$\sigma = 0$, d. i. die Dreiecke des zweiten Typus zu, zum zweiten Continuum gehören insbesondere die unendlich kleinen Dreiecke.

Die Herstellung der Substitutionen V_a, V_b und daraufhin die Berechnung der Moduln eines Dreiecks ist der Natur der Sache nach noch nicht an irgend welche die Winkelsumme σ betreffende Bedingung geknüpft. Auf Grund dieses Umstandes können wir den folgenden Satz zeigen: *Je nachdem die Winkelsumme σ eines Dreiecks des ersten Typus $< \frac{\pi}{2}$ oder $> \frac{\pi}{2}$ ist, hat die Invariante j_c einen Wert < 0 bes. > 0 und umgekehrt.* Ist nämlich ein Dreieck des ersten Typus mit $\sigma < \frac{\pi}{2}$ vorgelegt, so gehen wir im Continuum aller Dreiecke dieses Typus mit $\sigma < \frac{\pi}{2}$ zu einem Dreiecke mit $\sigma = 0$. Hierbei hat sich j_c stetig' und ohne zu verschwinden geändert und hat schliesslich den Wert -2 angenommen; es war also anfangs $j_c < 0$. Haben wir ein Dreieck mit $\sigma > \frac{\pi}{2}$, so gehen wir zum unendlich kleinen Dreieck. Die Zahlen j_a, j_b, j_{ab} nähern sich hierbei übereinstimmend der Grenze 2 an, und also ist auch lim. $j_c = 2$; j_c war demnach anfangs positiv, da Durchgang durch null nicht eingetreten ist. Hiermit ist die oben (pg. 355) aufgeworfene Frage nach dem Vorzeichen von j_c beantwortet.

Die vorstehenden Ergebnisse führen nun zu folgendem Theorem: *Bei den Moduln j_a, j_b, j_{ab} der Gattung (1, 1) bestehen an charakteristischen Bedingungen entweder die Ungleichung:*

$$(7) \qquad\qquad j_a{}^2 + j_b{}^2 + j_{ab}{}^2 - j_a j_b j_{ab} < 0$$

(zweiter und dritter Typus, ersterer im Falle des Gleichheitszeichens) oder aber mit einer ganzen Zahl $l \geq 2$ die Gleichung:

$$(8) \qquad\qquad j_a{}^2 + j_b{}^2 + j_{ab}{}^2 - j_a j_b j_{ab} = 2\left(1 - \cos\frac{\pi}{l}\right)$$

(erster Typus); in beiden Fällen treten die für ein Substitutionenpaar zweiter Species allgemein charakteristischen Ungleichungen:

$$(9) \qquad\qquad j_a > 2, \quad j_b > 2, \quad j_{ab} > 2$$

noch hinzu. Wir erkannten nämlich einmal diese Bedingungen als notwendig. Sind sie aber erfüllt, so definieren nach pg. 339 die Moduln j_a, j_b, j_{ab} eindeutig eine Classe von Paaren zweiter Species, aus denen wir V_a, V_b particulär aufgreifen. Damit sind e_0, e_1, e_2 wie früher bestimmt und führen zur Construction eines Vierecks, welches man nötigenfalls unter Recursion auf (8) als Discontinuitätsbereich erkennt. Die Bedingungen (7), (8) und (9) sind somit auch hinreichend.

Auch die *Mannigfaltigkeit aller Gruppen* (1, 1) ist nun sofort zu überblicken. Alle Gruppenclassen mit $j_c < -2$, die somit zum dritten

Typus gehören, fassen wir in eine Familie der Signatur $(1, 1)$ zusammen. Alle Classen mit $j_c \geqq -2$ und gleichem Wert l sollen die Familie von der Signatur $(1, 1; l)$ liefern, wobei wir allen ganzen Zahlen $l = 2, 3, \ldots, \infty$ entsprechend unendlich viele Familien gewinnen. Im ersten Falle bleiben die Moduln j_a, j_b, j_{ab} unter Einhaltung der Ungleichungen (7) und (9) als endliche reelle Variabele willkürlich; im letzteren Falle sind sie an Stelle von (7) durch die eine Gleichung (8) an einander gebunden. Unsere obigen Angaben über die Mannigfaltigkeit der Dreiecke $ee'e''$ liefern daraufhin unmittelbar den folgenden Satz: *Entsprechend allen ganzen Zahlen $l \geqq 2$, die Zahl $l = \infty$ eingeschlossen, haben wir unendlich viele Familien der Signatur $(1, 1; l)$, deren einzelne ein zweifach unendliches Continuum von Classen darstellt; hinzu kommt noch die eine Familie der Signatur $(1, 1)$ mit einem dreifach unendlichen Continuum von Gruppenclassen.*

Hiermit ist die Besprechung des Falles $(1, 1)$ bis zu demselben Ziele gefördert, wie oben (pg. 353) diejenige der Gattung $(0, 3)$.

§ 14. Einführung der Moduln der Gattung $(0, n)$. Compositionsbetrachtungen und Vorzeichenbestimmungen.

Bei der näheren Untersuchung der Moduln der Gattung $(0, n)$ dürfen wir $n > 3$ annehmen, obwohl sich der oben schon behandelte Specialfall $(0, 3)$ den Schlussresultaten, welche wir für die Gattung $(0, n)$ gewinnen werden, leicht einordnen lässt. Für eine vorgelegte Gruppe Γ vom Charakter $(0, n)$ wählen wir nach pg. 307 ein geradliniges kanonisches P_0 mit concaven Winkeln aus. Dasselbe liefere die Erzeugenden $V_1, V_2, \ldots, V_n$, denen bez. die Eckpunkte $e_1, e_2, \ldots, e_n$ zugehören. Die n zu einem Cyclus gehörenden zufälligen Ecken mögen $E_1, E_2, \ldots, E_n$ genannt werden und dürfen als im Innern der Ellipse gelegen angenommen werden; E_1 liege zwischen e_1 und e_2, E_2 zwischen e_2 und e_3 u. s. w. Die Pfeilrichtungen der Substitutionen $V_1, \ldots, V_n$ wählen wir nach Brauch im positiven Sinne, wie dies alles in Figur 129 zum Ausdruck kommt. Es besteht die Relation:

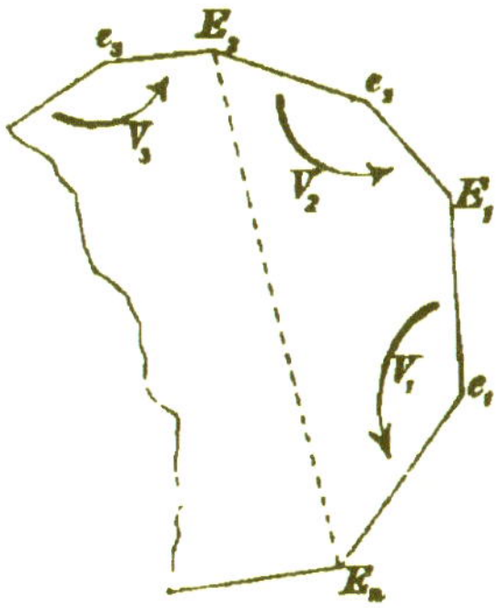

Fig. 129.

$$(1) \qquad V_1 \cdot V_2 \cdot V_3 \cdots V_n = 1.$$

Es gilt zunächst, einige Sätze über Herstellung unserer Gruppe Γ durch Composition abzuleiten, und wir bilden zu diesem Ende die

Substitution $V_{12} = V_1 V_2$. Wir können zeigen, *dass diese Substitution* $V_{12} = V_1 V_2$ *hyperbolisch ist, und dass das Polygonnetz von Γ an den Fixpunkt e_{12} von V_{12} nicht heranreicht.*

Die pg. 312 bei ähnlicher Gelegenheit verwendeten Beweisgründe bleiben auch hier zugkräftig. Durch V_{12} wird der Eckpunkt E_2 von P_0 in E_n transformiert. Man ziehe die Diagonale $\overline{E_2 E_n}$ und übe auf dieselbe alle Substitutionen der aus V_{12} zu erzeugenden cyclischen Gruppe aus. Es entspringt eine Kette K unendlich vieler mit $\overline{E_2 E_n}$ äquivalenter Geradenstücke, und diese Kette wäre im Falle einer nicht-hyperbolischen Substitution V_{12} entweder direct oder nach Zusatz des Fixpunktes e_{12} eine geschlossene. Bildet man nun alle bezüglich Γ mit K äquivalenten Ketten, so zeigt sich wieder, dass keine zwei Ketten K, K' einen Punkt gemein haben können. Im Innern eines Polygons P ist dies nämlich deshalb nicht möglich, weil in P nur *eine* mit $\overline{E_2 E_n}$ äquivalente Diagonale liegt. Die einzelne Ecke E ist aber stets nur *zwei* Diagonalen gemeinsamer Endpunkt, und diese beiden Diagonalen gehören zu derselben Kette K; denn E ist nur für eines der an E beteiligten Polygone mit der Ecke E_2 von P_0 homolog und nur für ein weiteres Polygon mit der Ecke E_n von P_0. Die Unmöglichkeit einer geschlossenen Kette K ergiebt sich nun wieder wie pg. 312 aus dem Umstande, dass sonst im Innern des Polygonnetzes Grenzpunkte liegen, bez. im parabolischen Falle die Gruppe Γ ein Substitutionenpaar dritter Species enthalten müsste[*]).

Infolge dieses Resultates hat die Kette K zwei Endpunkte e_{12}', e_{12}'' auf dem Rande des Polygonnetzes, welche zugleich die auf der Ellipse gelegenen Fixpunkte der hyperbolischen Substitution V_{12} sind. Zufolge der Voraussetzung $n > 3$ werden sich auf jedem der beiden durch e_{12}', e_{12}'' abgetrennten Ellipsensegmente Grenzpunkte der Gruppe finden (cf. Figur 129). V_{12} ist also, wie behauptet, eine solche hyperbolische Substitution, an deren Fixpunkt e_{12} das Polygonnetz nicht heranreicht (siehe auch pg. 314 oben). —

Der Fixpunkt e_{12} ist der Schnittpunkt der zu e_{12}' und e_{12}'' gehörenden Ellipsentangenten; man veranschauliche sich daraufhin die Lage dieser Tangenten und des Punktes e_{12} gegenüber P_0 und der Kette K. Nehmen wir nunmehr vom Rande des Polygons P_0 die vier Seiten $\overline{E_2 e_2}$, $\overline{e_2 E_1}$, $\overline{E_1 e_1}$, $\overline{e_1 E_n}$ fort und ersetzen sie durch die beiden Geraden $\overline{E_2 e_{12}}$ und

---

[*]) Der Deduction des Textes liegt analog wie pg. 311 wieder die Thatsache zu Grunde, dass weder V_1 noch V_2 Potenzen von V_{12} sind, und dass für $n > 3$ auch unter $V_3, V_4, \ldots, V_n$ Substitutionen vorkommen, welche keine Potenzen von V_{12} sind.

$\overline{e_{12}E_n}$, so liegt direct ein geradliniges kanonisches Polygon $P_0^{(n-1)}$ derjenigen Gruppe $(0, n-1)$ vor, welche $V_{12}, V_3, V_4, \ldots, V_n$ zu Erzeugenden hat. Dabei besteht zwischen den letzteren zufolge (1), wie es sein muss, die Relation:

$$(2) \qquad V_{12} \cdot V_3 \cdot V_4 \cdots V_n = 1.$$

Übrigens mache man sich die Einführung der Gruppe $(0, n-1)$ und ihres Polygonnetzes unter Zuhilfenahme der Ketten $K, K', \ldots$ auch nach dem pg. 314 ausführlich geschilderten Gedankengang klar.

Auf der anderen Seite behalte man vom Rande des Polygons P_0 allein die vier zu V_1, V_2 gehörenden Seiten bei und ersetze die $(2n-4)$ übrigen durch diejenigen beiden Geraden $\overline{E_2 e_{12}}$ und $\overline{E_n e_{12}}$, welche die Verlängerungen der eben zuvor benutzten Verbindungsgeraden von E_2, e_{12} und E_n, e_{12} über E_2 und E_n hinaus darstellen. Offenbar liegt dann das Polygon $P_0^{(3)}$ der aus V_1, V_2, V_{12}^{-1} zu erzeugenden Gruppe der Gattung $(0, 3)$ vor. Dabei hat $P_0^{(3)}$ mit $P_0^{(n-1)}$ die beiden zufälligen Ecken E_2, E_n gemein und zieht sich an die feste Ecke e_{12} von entgegengesetzter Seite als $P_0^{(n-2)}$ heran (siehe auch hier wieder pg. 314).

Der Rückgang zur ursprünglichen Gesamtgruppe Γ geschieht durch den Process der Composition; wir gewinnen das Ergebnis: *Die Gruppe Γ der Gattung $(0, n)$ lässt sich durch Composition aus zwei Gruppen der Gattungen $(0, n-1)$ und $(0, 3)$ mit einer gemeinsamen hyperbolischen Erzeugenden herstellen; die Polygone der componierenden Gruppen sind so wählbar, dass ihr gemeinsamer Bestandteil direct das Polygon P_0 von Γ ist.* —

Wir müssen auch noch die Substitution $V_{12} = V_1 V_2$ bilden und nachweisen, dass dieselbe hyperbolisch ist. Um dies in einfachster Weise auszuführen, wenden wir den eben betrachteten Decompositionsprocess der Gruppe wiederholt an und können solcherart zu einer Gruppe $(0, 4)$ mit den Erzeugenden $V_1, V_2, V_3, V_4' = V_4 \cdot V_5 \cdots V_n$ gelangen. Im kanonischen Achteck dieser Gruppe $(0, 4)$ können wir die gegenüberliegenden Winkel der zufälligen Ecken als gleich annehmen; in Figur 130 sind sie in diesem Sinne übereinstimmend durch Θ_1 bez. Θ_2 bezeichnet. Um dies zu erreichen, hat man nur nötig, bei

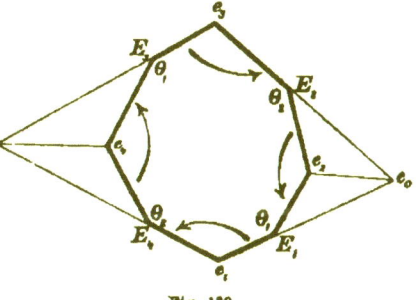

Fig. 130.

dem nach pg. 305 u. f. zu vollziehenden Übergange vom Doppelviereck zum Achteck den l. c. mit E bezeichneten Punkt als Schnittpunkt der Vierecksdiagonalen zu wählen.

Man verlängere nun $\overline{e_1 E_1}$ und $\overline{e_2 E_2}$ über E_1 bez. E_2 hinaus bis zur Ellipse. Ein Schnittpunkt dieser beiden Verlängerungen innerhalb oder auf der Ellipse kann dabei nicht aufgetreten sein. Läge nämlich ein solcher in e_0 vor (cf. Figur 130), so würde die Winkelsumme der beiden Dreiecke $e_0 E_1 e_2$ und $e_0 E_2 e_3$ (wegen $\Theta_1 + \Theta_2 = \pi$) offenbar $\geq 2\pi$ sein, was nicht möglich ist. Die Verlängerung der Seiten $\overline{e_1 E_4}$ und $\overline{e_3 E_3}$ über E_4 und E_3 hinaus giebt zu ähnlichen Betrachtungen Anlass. Nehmen wir demnach die durch V_3 und V_4 auf einander bezogenen Achteckseiten fort, so restiert wenigstens für das Ellipseninnere ein Discontinuitätsbereich der aus V_1 und V_2 zu erzeugenden Gruppe (0, 3). Die Gestalt dieses Bereiches zeigt (vermöge der beiden ihn berandenden Ellipsensegmente) unmittelbar, dass $V_1 V_2$ hyperbolisch ist. Merken wir somit zusammenfassend den Satz an: *Die aus den Gruppenerzeugenden* $V_1 V_2, \ldots, V_n$ *von Γ herzustellenden Substitutionen* $V_1 V_2, V_2 V_3, \ldots, V_n V_1$ *sind ebenso wie die n weiteren Substitutionen* $V_1 V_3, V_2 V_4, \ldots, V_n V_2$ *für* $n > 3$ *durchweg hyperbolisch.* —

Wir führen nunmehr die Invarianten $j_1, j_2, \ldots, j_n$ der Substitutionen $V_1, V_2, \ldots, V_n$ als ein erstes System von Moduln des Polygons P_0 ein und halten an der früheren Vorzeichenbestimmung $j_i > 0$ bez. $\beta_i > \gamma_i$ für $j_i = 0$ fest. Die elliptischen Substitutionen der Periode 2 sind hierbei als Grenzfälle der elliptischen Substitutionen mit einem im positiven Sinne genommenen Drehungswinkel $\vartheta < \pi$ und positiver Invariante aufgefasst (cf. pg. 344).

Demnächst setzen wir die n simultanen Invarianten $j_{12}, j_{23}, \ldots, j_{n1}$ der Paare V_1, V_2 etc. hinzu. Ihrem absoluten Werte nach sind diese $j_{i, i+1}$ grösser als 2, da $V_1 V_2, V_2 V_3, \ldots$ hyperbolisch sind. Das Vorzeichen bestimmt sich aus dem Umstande, dass V_i und V_{i+1}, wie wir sahen, eine Gruppe (0, 3) erzeugen; hiernach folgt aus pg. 348, dass stets $j_{i, i+1} < -2$ ist.

Endlich gesellen wir den bisherigen Moduln auch noch die Invarianten $j_{13}, j_{24}, \ldots, j_{n2}$ der Paare V_1, V_3 etc. als Moduln des kanonischen Polygons P_0 hinzu. Auch die absoluten Beträge dieser Moduln sind, wie wir wissen, sämtlich > 2. Des genaueren finden wir wieder $j_{i, i+2} < -2$, da V_i und V_{i+2} Erzeugende einer Gruppe (0, 3) sind, wie wir vorhin bei den an Figur 130 angeschlossenen Betrachtungen sahen. Wir fassen die gewonnenen Ergebnisse in folgender Weise zusammen: *Die 3n Moduln* $j_i, j_{i, i+1}, j_{i, i+2}$ *genügen bei den getroffenen Festsetzungen den 3n Bedingungen:*

(3) $$j_i \gtreqless 0, \quad j_{i,\,i+1} < -2, \quad j_{i,\,i+2} < -2,$$

mit dem Zusatz, dass für $j_i = 0$ die Ungleichung $\beta_i > \gamma_i$ gilt. Die Vorzeichen der Coefficienten von $V_1, V_2, \ldots, V_n$ sind hierdurch *eindeutig* fixiert. Übrigens bemerke man, dass die Ungleichungen:

(4) $$j_i^2 + j_{i+1}^2 + j_{i,\,i+1}^2 - j_i j_{i+1} j_{i,\,i+1} > 4,$$

welche ausdrücken, dass V_i, V_{i+1} ein Paar erster Species darstellen, auf Grund von (3) stets ohne weiteres erfüllt sind.

§ 15. Adjunction der Invarianten j_{123}, j_{234}, …. Relationen für die Moduln der Gattung $(0, n)$.

Durch Angabe von j_1, j_2, j_{12} ist die Classe des Paares V_1, V_2 eindeutig bestimmt. Denken wir V_1, V_2 wie bisher bestimmt und setzen j_3, j_{13}, j_{23} hinzu, so würde V_3 aus:

(1) $$\begin{cases} j_3 = \alpha_3 + \delta_3, \\ j_{13} = \alpha_1\alpha_3 + \delta_1\delta_3 + \beta_1\gamma_3 + \gamma_1\beta_3, \\ j_{23} = \alpha_2\alpha_3 + \delta_2\delta_3 + \beta_2\gamma_3 + \gamma_2\beta_3 \end{cases}$$

und $\alpha_3\delta_3 - \beta_3\gamma_3 = 1$ nur erst zweideutig bestimmt sein. Die zweite Substitution V_3', zu welcher wir hier geführt werden, lässt sich auch leicht angeben. Transformieren wir nämlich V_1, V_2, V_3 gleichzeitig durch die Spiegelung an $\overline{e_1 e_2}$, so gewinnen wir das Tripel $V_1^{-1}, V_2^{-1}, V_3''$. Hierbei bleiben die Invarianten (1) den Werten nach unverändert, und dies gilt auch noch, falls wir die drei eben gewonnenen Substitutionen durch ihre inversen ersetzen, womit wir V_1, V_2, $V_3' = V_3''^{-1}$ gewinnen. *Hier ist denn V_3' die Substitution, welche mit V_3 durch Angabe von V_1, V_2 sowie j_3, j_{13}, j_{23} bestimmt ist.* Aus der angegebenen Überlegung geht zugleich hervor: *Die Substitutionen V_3 und V_3' sind stets und nur dann mit einander identisch, wenn die drei Punkte e_1, e_2, e_3 auf einer Geraden liegen.*

Zur *eindeutigen* Bestimmung von V_3 benutzen wir jetzt die Invariante j_{123} von $V_1 \cdot V_2 \cdot V_3$:

(2) $$j_{123} = (\alpha_1\alpha_2 + \beta_1\gamma_2)\alpha_3 + (\delta_1\delta_2 + \gamma_1\beta_2)\delta_3 + (\alpha_1\beta_2 + \beta_1\delta_2)\gamma_3 \\ + (\gamma_1\alpha_2 + \delta_1\gamma_2)\beta_3.$$

Aus den vier linearen Gleichungen (1) und (2) lassen sich in der That die Coefficienten von V_3 eindeutig berechnen. Man findet nämlich nach leichter Zwischenrechnung als Determinante des fraglichen Gleichungssystems:

$$j_1^2 + j_2^2 + j_{12}^2 - j_1 j_2 j_{12} - 4;$$

das Verschwinden dieser Determinante ist ausgeschlossen.

Ist j'_{123} die Invariante von $V_1 V_2 V_3'$, so sind j_{123} und j'_{123} die Wurzeln einer quadratischen Gleichung, deren Coefficienten in $j_1, j_2, j_3, j_{12}, j_{13}, j_{23}$ rational sind. Um diese Gleichung aufzustellen, fixieren wir V_1, V_2 als reducirtes Paar erster Species und haben dann:

$$(3) \quad V_1 = \begin{pmatrix} \alpha_1 & \beta_1 \\ \gamma_1 & \alpha_1 \end{pmatrix}, \quad V_2 = \begin{pmatrix} \alpha_2 & \beta_2 \\ \gamma_2 & \alpha_2 \end{pmatrix}, \quad V_3 = \begin{pmatrix} \alpha_3 & \beta_3 \\ \gamma_3 & \delta_3 \end{pmatrix}, \quad V_3' = \begin{pmatrix} \delta_3 & \beta_3 \\ \gamma_3 & \alpha_3 \end{pmatrix};$$

denn die Gerade $\overline{e_1 e_2}$ coincidirt hier mit der imaginären Axe. Man drücke nun die Coefficienten von V_1 und V_2 in j_1, j_2, j_{12} aus, berechne etwa auf Grund von (1) und $\alpha_3 \delta_3 - \beta_3 \gamma_3 = 1$ die Substitutionen V_3, V_3', sowie endlich durch Eintragen der berechneten Coefficienten in (2) die Werte j_{123} und j'_{123}. Mit Unterdrückung der Einzelheiten der Zwischenrechnung geben wir sogleich als Resultat an:

$$(4) \quad j_{123} + j'_{123} = j_1 j_{23} + j_2 j_{31} + j_3 j_{12} - j_1 j_2 j_3,$$

$$(5) \quad j_{123} \cdot j'_{123} = j_1^2 + j_2^2 + j_3^2 + j_{12}^2 + j_{13}^2 + j_{23}^2 + j_{12} j_{13} j_{23} - j_1 j_2 j_{12}$$
$$- j_1 j_3 j_{13} - j_2 j_3 j_{23} - 4.$$

Im Anschluss an diese Formeln werden wir als *Discriminante* D_{123} *des Substitutionentripels* V_1, V_2, V_3 den nachfolgenden Ausdruck definieren:

$$(6) \quad D_{123} = (j_{123} + j'_{123})^2 - 4 j_{123} \cdot j'_{123}$$

oder explicite:

$$(7) \quad D_{123} = (j_1 j_{23} + j_2 j_{31} + j_3 j_{12} - j_1 j_2 j_3)^2 - 4 (j_1^2 + j_2^2 + j_3^2 +$$
$$+ j_{23}^2 + j_{31}^2 + j_{12}^2 + j_{12} j_{13} j_{23} - j_1 j_2 j_{12} - j_1 j_3 j_{13} - j_2 j_3 j_{23} - 4).$$

Die Discriminante bleibt gegenüber einer Permutation der Indices 1, 2, 3 ungeändert. Übrigens aber gilt der Satz: *Die Discriminante D_{123} eines Tripels V_1, V_2, V_3 ist diejenige Invariante, deren Verschwinden charakteristisch dafür ist, dass die Fixpunkte e_1, e_2, e_3 auf einer Geraden liegen.*

Dies kann man auch noch auf anderem Wege bestätigen, wobei wir nicht einmal die besonderen Substitutionen (3) brauchen. Der Fixpunkt e irgend einer Substitution V hat die Coordinaten $(2\beta, \delta - \alpha, -2\gamma)$. Sollen die Fixpunkte dieser Substitutionen V_1, V_2, V_3 auf einer Geraden liegen, so muss demnach:

$$(8) \quad \begin{vmatrix} \alpha_1 - \delta_1, & \beta_1, & \gamma_1 \\ \alpha_2 - \delta_2, & \beta_2, & \gamma_2 \\ \alpha_3 - \delta_3, & \beta_3, & \gamma_3 \end{vmatrix} = 0$$

sein. Das Quadrat der linken Seite dieser Gleichung ist, wie eine leichte Zwischenrechnung zeigt, direct gleich D_{123}.

Für j_{123} und j'_{123} gewinnen wir nun die Werte:

$$(9) \qquad 2j_{123}, \; 2j'_{123} = j_1 j_{23} + j_2 j_{31} + j_3 j_{12} - j_1 j_2 j_3 \pm \sqrt{D_{123}},$$

und es gilt hier zu entscheiden, ob für die zu unserem Polygon P_0 gehörende Invariante j_{123} das obere oder untere Vorzeichen auf der rechten Seite von (9) gilt. Wir wenden zu diesem Ende auf V_1, V_2, V_3 einen continuierlichen Änderungsprocess an, wobei diese Substitutionen natürlich nicht dauernd Erzeugende einer eigentlich discontinuierlichen Gruppe zu sein brauchen. Die Definition der Invarianten $j_1, \ldots, j_{123}$ behält für jedes Tripel V_1, V_2, V_3 ihre volle Bedeutung. Bei der Änderung tragen wir nur Sorge, dass keiner der drei Drehungswinkel ϑ_1, ϑ_2, ϑ_3 unserer Substitutionen im Innern der Ellipse über π hinaus wächst, sowie dass die Punkte e_1, e_2, e_3 nie auf einer Geraden gelegen sind. Es werden alsdann die Invarianten j_1, j_2, j_3 während der Veränderung dauernd $\geqq 0$ und D_{123} beständig von null verschieden sein. Da sich die Invarianten, j_{123} eingeschlossen, nur stetig ändern, so wird am Schlusse des Processes in der Formel (9) für $2j_{123}$ rechter Hand noch dasselbe Zeichen gelten wie anfangs.

Bei der gegenseitigen Orientierung von V_1, V_2 V_3 (cf. Figur 129, pg. 361) ist es nun möglich, e_1, e_2, e_3 continuierlich nach $\zeta = 0$ bez. ∞, -1 zu führen, während V_1, V_2, V_3 schliesslich die parabolischen Substitutionen:

$$V_1 = \begin{pmatrix} 1, & 0 \\ -1, & 1 \end{pmatrix}, \quad V_2 = \begin{pmatrix} 1, & 1 \\ 0, & 1 \end{pmatrix}, \quad V_3 = \begin{pmatrix} 2, & 1 \\ -1, & 0 \end{pmatrix}$$

darstellen. Durch Combination derselben findet man $j_{123} = 0$, während andrerseits $j_1 = j_2 = j_3 = 2$ und $j_{12} = j_{23} = j_{31} = 1$ ist. Die Ausrechnung der Formel (9) liefert $2j_{123} = -1 \pm 1$, und also gilt das *obere* Zeichen.

Die geometrische Bedeutung dieses Ergebnisses ist aber die folgende. Beschreiben wir den Umfang des zum Polygon P_0 gehörenden n-Ecks N_0 im positiven Sinne (so dass die Ecken e_1, e_2, $\ldots$ in dieser Anordnung folgen), so weicht beim Passieren einer Ecke die folgende Seite zur *Linken* aus. Diesem Umstande entspricht das obere Zeichen in der Formel (9) für $2j_{123}$. Würden wir e_3 durch den Fixpunkt e_3' von V_3' ersetzen, so würde die Gerade $\overline{e_1 e_3'}$ von der Richtung $\overline{e_1 e_3}$ nach rechts hin abweichen. Merken wir somit als Resultat an: *Die Invariante j_{123} ist in j_1, j_2, j_3, j_{12}, j_{13}, j_{23} eindeutig durch die Formel:*

$$(10) \qquad 2j_{123} = j_1 j_{23} + j_2 j_{31} + j_3 j_{12} - j_1 j_2 j_3 + \sqrt{D_{123}}^{\;*})$$

---

*) Wir merken an, dass im Falle (0, 3) aus (5) pag. 347 sich:

mit positiver Quadratwurzel gegeben, und es kommt hierdurch zum Aus-
druck, dass bei Umlaufung des Polygons N_0 jede folgende Seite gegen die
Richtung der voraufgehenden nach links ausweicht*). —*

    Die vorstehenden Ansätze gestatten uns nunmehr, die Classe des
Polygons P_0 eindeutig durch Moduln zu definieren. Durch Angabe von
j_1, j_2, j_{12} war die Classe von V_1, V_2 eindeutig bestimmt; die Substitutionscoefficienten enthielten zwar noch die Irrationalität $\sqrt{j_{-1,\,2,\,1;\,-2}-2}$ **),
doch konnte das Vorzeichen dieser Wurzel willkürlich gewählt werden
(cf. pg. 338 ff.). Nach Hinzusetzung von j_3, j_{13}, j_{23} und Adjunction von
j_{123} ist V_3 eindeutig und rational, nämlich ohne Zusatz neuer Irrationalitäten, bekannt. Aus V_2, V_3 und j_4, j_{24}, j_{34} ist V_4 unter Adjunction von j_{234}, das nach Analogie von (10) zu berechnen ist, gleichfalls rational bekannt; und dies ist bis zu V_{n-1} in derselben Weise
fortzusetzen, während V_n alsdann bereits aus:

(11) $$V_1 \cdot V_2 \cdot V_3 \cdots V_n = 1$$

eindeutig und zwar rational bekannt ist. Zugleich ist von den eben
zur Verwendung gekommenen Invarianten keine überflüssig. Es ergiebt
sich solcherweise: *Die Classe des Polygons P_0 kann durch die $(3n-6)$*
„Moduln":

(12) $$j_1, \ldots, j_{n-1}, j_{12}, \ldots, j_{n-2,\,n-1}, j_{13}, \ldots, j_{n-3,\,n-1}$$

unter Adjunction der nach Analogie von (10) zu berechnenden $(n-3)$
Irrationalitäten:

(13) $$j_{123}, j_{234}, \ldots, j_{n-3,\,n-2,\,n-1}$$

eindeutig definiert werden; eine Verringerung der Anzahl dieser Moduln
ist nicht statthaft.

    Wir genügen nun der Symmetrie, indem wir auch noch die neun
Invarianten:

(14) $$j_n, j_{n-1,\,n}, j_{n,\,1}, j_{n-2,\,n}, j_{n-1,\,1}, j_{n,\,2}, j_{n-2,\,n-1,\,n}, j_{n-1,\,n,\,1}, j_{n,\,1,\,2}$$

dem System der bisherigen Moduln von P_0 hinzufügen. *Jeder dieser*
neun Moduln ist auf Grund von (11) in den $(4n-9)$ Moduln (12)

$$D_{123} = (j_1{}^2 + j_2{}^2 + j_{12}{}^2 - j_1 j_2 j_{12} - 4)^2$$

ergiebt, woraus zugleich $j_{123} = -2$ folgt.

  *) Stellen wir $\sqrt{D_{123}}$ als linke Seite der Gleichung (8) dar, so gewinnt $\sqrt{D_{123}}$
die Bedeutung des Inhalts vom Dreieck $e_1 e_2 e_3$. Die Vorzeichenbestimmung des
Textes kommt damit auf einen wohlbekannten Satz der analytischen Geometrie
hinaus.

  **) Diese Quadratwurzel kann natürlich für besondere Werte der Invarianten
j_1, j_2, j_{12} rational ausziehbar sein; dies tritt z. B. ein, falls eine der Invarianten
j_1, j_2 gleich 2 ist (cf. pg. 340).

und (13) *rational darstellbar;* denn die zunächst vielleicht auftretende Irrationalität $\sqrt{j_{-1,\,2,\,1,\,-2}-2}$ kann in den endgültigen Formeln für die Moduln (14) nicht mehr als solche enthalten sein, da ein Zeichenwechsel jener Wurzel nach pg. 340 u. f. auf eine Transformation hinausläuft und dieserhalb die Moduln von P_0 nicht verändern kann. Wir wollen die neun so entspringenden Relationen zwischen den $4n$ Moduln j_i, $j_{i,\,i+1}$, $j_{i,\,i+2}$, $j_{i,\,i+1,\,i+2}$ in der Gestalt:

$$(15) \qquad G_k(j_i,\, j_{i,\,i+1},\, j_{i,\,i+2},\, j_{i,\,i+1,\,i+2}) = 0, \qquad k = 1,\, 2,\, \ldots,\, 9$$

citieren und merken vor allem an, *dass diese Gleichungen zugleich die Relation* (11) *ersetzen.* Wir brauchen zu diesem Ende sogar nur diejenigen vier unter den Gleichungen (15) heranzuziehen, welche j_n, $j_{n,\,n-1}$, $j_{n,\,n-2}$, $j_{n-2,\,n-1,\,n}$ liefern; denn diese vier Gleichungen stellten gerade die aus (11) zu entnehmenden Ausdrücke für die Coefficienten α_n, β_n, γ_n, δ_n in den Coefficienten der voraufgehenden Substitutionen dar, insofern durch die vier Moduln j_n, $j_{n,\,n-1}$, $j_{n,\,n-2}$, $j_{n-2,\,n-1,\,n}$ im Verein mit V_{n-1} und V_{n-2} die Coefficienten α_n, β_n, γ_n, δ_n bereits eindeutig bestimmt sind. —

Die $4n$ wiederholt genannten Moduln sind nur mittelbar als Attribute der Gruppe Γ aufzufassen. Sie gehören direct vielmehr nur erst zum Polygon P_0 (oder dessen Classe) und erscheinen bei Auswahl eines anderen Polygons derselben Gruppe Γ gewissen Veränderungen unterworfen, die wir späterhin in Allgemeinheit untersuchen. Vorab wollen wir wenigstens feststellen, welches die *Moduln des mit P_0 conjugierten Polygons P_0'* sind, wobei die Entwicklungen von pg. 309 u. f. Geltung gewinnen.

Zeichnen wir die Moduln des conjugierten Polygons durch obere Indices aus, so wird zunächst $j_i' = j_i$ sein, da die Substitutionen V_i' und V_i durch Transformation aus einander hervorgehen. Des weiteren können wir $j_{i,\,i+1}'$ als Invariante von $V_{i+1}'V_i'$ ansehen und leiten aus den Rechnungen von pg. 310:

$$V_{i+1}'V_i' = V_{i+1}^{(i)}V_i^{(i-1)} = V_i^{(i-1)}V_{i+1}^{(i-1)}V_i^{(i-1)} \cdot V_i^{(i-1)} = V_i^{(i-1)}V_{i+1}^{(i-1)}$$

ab. Die beiden Substitutionen $V_i^{(i-1)}$ und $V_{i+1}^{(i-1)}$ mit gleichen oberen Indices entstehen nun aus V_i und V_{i+1} durch Transformation vermöge einer und derselben Substitution. Es ergiebt sich somit $j_{i,\,i+1}' = j_{i,\,i+1}$. Für die Invarianten j_{123}, ... ist die Reihenfolge der unteren Indices nicht mehr gleichgültig*); und wir müssen an Stelle von $j_{i,\,i+1,\,i+2}$

---

*) Bei einer geraden Permutation der unteren Indices bleibt j_{123} unverändert, bei einer ungeraden Permutation geht sie in die pg. 367 mit j_{123}' bezeichnete Invariante über.

beim conjugierten Polygon $j_{i+2,\,i+1,\,i}$ einführen, dem Umstande entsprechend, dass bei Umlaufung des conjugierten n-Ecks N_0' im positiven Sinne die Reihenfolge e_n', e_{n-1}', $\ldots$, e_2', e_1' der Ecken vorliegt. Nun ist:

$$(16)\quad V_{i+2}'\,V_{i+1}'\,V_i' = V_{i+2}^{(i+1)}\,V_{i+1}^{(i)}\,V_i^{(i-1)} = \left(V_{i+1}^{(i)}\,V_{i+2}^{(i)}\,\overset{(i)}{V_{i+1}^{-1}}\right)\cdot V_{i+1}^{(i)}\,V_i^{(i-1)}$$
$$= V_{i+1}^{(i)}\,V_{i+2}^{(i)}\,V_i^{(i-1)} = V_i^{(i-1)}\,V_{i+1}^{(i-1)}\,V_{i+2}^{(i-1)}.$$

Da aber $V_i^{(i-1)}$, $V_{i+1}^{(i-1)}$, $V_{i+2}^{(i-1)}$ gleiche obere Indices haben, so geht die in (16) zuletzt erhaltene Substitution durch Transformation in $V_i\,V_{i+1}\,V_{i+2}$ über; es ist somit $j_{i+2,\,i+1,\,i} = j_{i,\,i+1,\,i+2}$.

Anders gestalten sich die Dinge bei den noch fehlenden Moduln $j_{i,\,i+2}$. Wir greifen hier auf die wie bisher zu beweisende Gleichung zurück:

$$V_{i+2}'\,V_i' = V_{i+2}^{(i+1)}\,V_i^{(i-1)} = V_i^{(i-1)}\,V_{i+1}^{(i-1)}\,V_{i+2}^{(i-1)}\,\overset{(i-1)}{V_{i+1}^{-1}};$$

auf Grund derselben stellen wir leicht den Ausdruck von $j_{i,\,i+2}'$ in den bisherigen Moduln fest. Wir fassen die Ergebnisse sogleich in folgender Weise zusammen: *Dem Übergange vom ursprünglichen Polygone P_0 zum conjugierten P_0' entspricht die folgende rationale Transformation der Moduln:*

$$(17)\quad \begin{cases} j_i' = j_i, \quad j_{i,\,i+1}' = j_{i,\,i+1}, \quad j_{i+2,\,i+1,\,i}' = j_{i,\,i+1,\,i+2}, \\[4pt] j_{i,\,i+2}' = -\,j_{i,\,i+2} + j_i\,j_{i+2} - j_{i,\,i+1}j_{i+1,\,i+2} + j_{i+1}\,j_{i,\,i+1,\,i+2}. \end{cases}$$

Diese Transformation ist ersichtlich *von der Periode zwei*, und darin spricht sich die Gegenseitigkeit des Verhältnisses der beiden conjugierten Polygone P_0 und P_0' aus.

§ 16. Aufstellung weiterer für die Moduln der Gattung $(0, n)$ gültiger Bedingungen.

Die charakteristischen Bedingungen für die Moduln der Gattung $(0, n)$ sind bisher noch nicht vollzählig aufgestellt; es fehlen noch drei Arten von Bedingungen, von denen die erste Art implicite bereits in den voraufgehenden Entwicklungen zur Geltung kam.

1) Zunächst ergiebt sich aus Formel (9) pg. 367 mit Rücksicht auf die Realität der Coefficienten von V_1, V_2, $\ldots$, V_n, dass *die n Discriminanten $D_{i,\,i+1,\,i+2}$*[*]) *durchgehends positiv sein müssen.* Nehmen wir der einfachen Schreibweise halber das Tripel V_1, V_2, V_3 als Repräsentanten eines beliebigen unserer Tripel, so ist die aufgestellte Bedingung explicite durch:

---

[*]) Untere Indices $i + 1$ bez. $i + 2$, welche n übertreffen, wird man natürlich stets mod. n zu reducieren haben.

(1) $$(j_1 j_{23} + j_2 j_{31} + j_3 j_{12} - j_1 j_2 j_3)^2 >$$
$$4(j_1{}^2 + j_2{}^2 + j_3{}^2 + j_{12}{}^2 + j_{13}{}^2 + j_{23}{}^2 + j_{12} j_{13} j_{23} - j_1 j_2 j_{12} - j_1 j_3 j_{13} - j_2 j_3 j_{23} - 4)$$

gegeben.

Um die Bedeutung dieser Ungleichung aufzuweisen, bemerken wir, dass durch die Invarianten j_1, j_2, j_{12}, für welche wir hier natürlich überall an den Bedingungen (3) pg. 365 festhalten, ein Paar erster Species V_1, V_2 bis auf Transformation festgelegt ist. Wir berechnen aus j_1, j_2, j_{12} ein particuläres Paar V_1, V_2 und fügen sodann j_3 und j_{23} hinzu. Durch j_2, j_3, j_{23} ist aufs neue eine Classe von Paaren V_2, V_3 festgelegt, wobei wir unter V_2 die eben bereits ausgewählte Substitution verstehen können. V_3 ist dann nur erst insoweit bestimmt, dass wir diese Substitution noch durch eine beliebige Substitution transformieren dürfen, welche V_2 in sich überführt. Aus den ∞^1 so eintretenden Substitutionen V_3 werden zwei oder eine ausgesondert, indem wir j_{13} bez. j_{13} und j_{123} hinzusetzen. *Hierbei wird alsdann j_{13} über die Bedingung $j_{13} < -2$ hinaus noch an (1) gebunden sein, eine Ungleichung, deren Bestehen durch (3) pg. 365 in der That noch nicht gewährleistet ist.* Um letzteres in einfachster Weise zu zeigen, setzen wir etwa $j_1 = 0$, $j_2 = 2$, $j_3 = 0$, womit wir die Ungleichungen (3) pg. 365 einhalten, und finden dann durch leichte Entwicklung von (1):

$$- j_{13} > \frac{j_{12}}{j_{23}} + \frac{j_{23}}{j_{12}},$$

eine Bedingung, welche in der That *nur* im Falle $j_{12} = j_{23}$ durch (3) pg. 365 bereits erfüllt ist. —

2) Ein weiteres System von n charakteristischen Ungleichungen führen wir vermöge der folgenden geometrischen Überlegung ein. Indem wir V_1, V_2, V_3 als Repräsentanten eines beliebigen unserer n Tripel ansehen, wollen wir den z. B. schon pg. 245 benutzten Umstand betonen, dass das Polygon P_0 gänzlich innerhalb eines zu V_2 gehörenden cyclischen Discontinuitätsbereiches gelegen ist. Dabei ist es hinreichend, wenn wir diese Eigenschaft, im Innern eines Discontinuitätsbereichs von V_2 zu liegen, nicht für das Gesamtpolygon, sondern nur für die beiden auf e_2 nächstfolgenden festen Ecken e_1 und e_3 weiter verfolgen. Der Ausdruck dieser Bedingung in den Invarianten des Tripels ist die hier gesuchte Ungleichung.

Die Berechnung der fraglichen Ungleichung ist ein wenig umständlich, wenn auch in keiner Weise principiell schwierig. Man wird die Substitutionen V_1, V_2, V_3 in der früher geschilderten Weise aus den Invarianten berechnen, wobei V_1, V_2 als reduciertes Paar in der Geraden $\overline{e_1 e_2}$ die imaginäre Axe liefert. Letztere drehe man nun durch

Ausübung von V_2^{-1} um den Punkt e_2 (cf. Figur 129 pg. 361) und verlange, dass sie dabei über e_3 weggeschoben wird. Auf die Einzelheiten der Rechnung werden wir hier nicht eingehen, sondern sogleich als Resultat angeben: *Es besteht für die Moduln von P_0 die Ungleichung:*

(2) $j_2 (j_{13} + j_{12} j_{23}) > j_1 j_{23} + j_3 j_{12} + j_{123} (j_2^2 - 2),$

und entsprechende $(n-1)$ weitere Ungleichungen bestehen für die übrigen Tripel *).

Hier tritt natürlich aufs neue die Frage ein, ob die Bedingung (2) nicht vielleicht unter Voraussetzung von (3) pg. 365 und (1) pg. 371 schon von selbst erfüllt ist. Um dies zu prüfen, setzen wir etwa $j_1 = j_2 = j_3 = 2$, d. h. wir denken V_1, V_2, V_3 als parabolische Substitutionen gewählt. Es folgt:

$$D_{123} = 4 (2 - j_{12}) (j_{12} j_{23} - 2 j_{12} - 2 j_{23} + 4),$$

so dass unter Obacht auf (3) pg. 365 jedenfalls $D_{123} > 0$ ist. Tragen wir für j_{123} seinen Wert (9) pg. 367 in (2) ein, so geht diese Ungleichung nach kurzer Entwicklung in:

$$- j_{12} < j_{12} j_{23} - 2 j_{12} - 2 j_{23} + 2$$

über. Hiermit ist, wie man sieht, in der That eine wesentlich neue Bedingung für j_{12} angegeben. —

3) Endlich bleibt noch eine von den bisherigen wesentlich verschiedene Bedingung für die Moduln des Polygons P_0 zu erörtern übrig. Es war ein Princip der hier gewählten Behandlung des Polygons P_0 bez. des n-Ecks N_0, dass wir die Kette der Seiten des letzteren schrittweise untersuchten, indem wir immer nur drei consecutive Substitutionen aus der Reihe V_1, V_2, ..., V_n unmittelbar mit einander in Beziehung setzten. Es hat dies zur Folge, dass die bisherigen Betrachtungen der Mehrzahl nach ihre Gültigkeit auch für solche n-Ecke bewahren, deren Randcurvenketten, wie beim Fünfeck der Figur 131, zwei oder mehrere Windungen darbieten. Wollen wir in eine solche Geradenkette ein Polygon einspannen, so muss dasselbe,

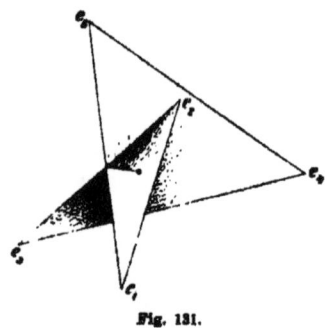

Fig. 131.

wie Figur 131 andeutet, mit einem *inneren Verzweigungspunkte* ausgestattet werden.

---

*) Im Falle (0, 3) nimmt die Ungleichung (2) vermöge (5) pg. 347 sowie auf Grund der Fussnote pg. 367 die bekannte Gestalt an:

$$j_1^2 + j_2^2 + j_{12}^2 - j_1 j_2 j_{12} - 4 > 0.$$

Wir gehen nun noch einen Schritt weiter und setzen wie oben (pg. 305) aus zwei conjugierten n-Ecken N_0 und N_0' dieser Art ein Doppel-n-eck zusammen. Für $n \geq 5$ hat es keine Schwierigkeit, Doppel-n-ecke zu bilden, für welche die Windungsanzahlen w und w' der Berandungen von N_0 und N_0' einzeln oder zugleich > 1 sind. Solche Doppel-n-ecke sind aber keine Discontinuitätsbereiche; vielmehr gilt der Satz: *Für die bei der Gruppengattung $(0, n)$ auftretenden Doppel-n-ecke sind die Windungsanzahlen w, w' der beiden Elementar-n-ecke selbstverständlich beide gleich 1.*

Die hiermit aufgestellte Bedingung kann noch in etwas anderer Weise geometrisch ausgedrückt werden. Denken wir ein Doppel-n-eck mit $w = 1$ und $w' > 1$ vorgelegt, dessen auf einander bezogene Seiten natürlich gleich sein müssen. Verwandeln wir dann das Doppel-n-eck in ein kanonisches Polygon nach Vorschrift von pg. 305 und wählen hierbei den Punkt E im Verzweigungspunkte von N_0', so entspringt ein kanonisches Polygon P_0, welches zwar keinen Verzweigungspunkt im Innern aufweist, bei welchem indessen die Winkelsumme für den Cyclus zufälliger Ecken gleich $2 w' \pi$ und also $> 2 \pi$ ist. Umgekehrt führt ein Polygon P_0, in welchem die Winkelsumme ein von 2π verschiedenes Multiplum von 2π ist, auf ein Doppel-n-eck mit Verzweigungspunkt. *Die Bedingung $w' = 1$ bringt somit zugleich zum Ausdruck, dass die Summe der Winkel im Cyclus zufälliger Ecken des kanonischen Polygons P_0 gleich 2π ist.*

Die vorstehenden Darlegungen schliessen sich den voraufgehenden Entwicklungen über die Invarianten $j_i, j_{i, i+1}, \ldots$ dadurch unmittelbar an, *dass wir die Windungsanzahlen w und w' als Functionen der Invarianten $j_i, \ldots$ deuten.* Diese Auffassung wird durch die folgende kinematische Überlegung begründet, welche letztere ihrerseits auf eine Verallgemeinerung des oben (pg. 288) für $n = 3$ erwähnten Hamilton'schen Satzes hinauskommt.

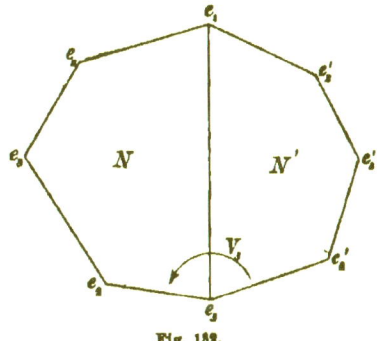

Fig. 132.

Indem wir die bekannten an die Winkel fester Ecken zu stellenden Forderungen zunächst ganz bei Seite lassen, legen wir ein Doppel-n-eck N, N' vor, dessen Seiten jedoch wie bei den Doppel-n-ecken der Gattung $(0, n)$ im Innern der Ellipse verlaufen oder Ellipsensecanten sind. Es soll erstlich $w = w' = 1$ sein und natürlich müssen einander zugeordnete Seiten stets gleich sein; in Figur 132 ist $n = 5$ zur Erläuterung gewählt. Wir drehen nun N' um e_n in der Pfeilrichtung, bis $\overline{e_n e'_{n-1}}$ auf der ihr gleichen Seite $\overline{e_n e_{n-1}}$ liegt, und stellen diese Drehung durch V_n dar. Sodann üben wir auf N' eine analoge Drehung V_{n-1} um e_{n-1} aus und fahren so fort, bis N' durch Ausübung der Drehung V_1 um e_1 seine Anfangslage wieder gewinnt. Diese Rückkehr zur Anfangslage (welche dem Sinne des erwähnten Hamilton'schen Satzes entspricht) drückt sich analytisch durch die Relation aus:

$$(3) \qquad V_1 \cdot V_2 \cdot V_3 \cdots V_n = 1.$$

Man lasse nun irgend einen Punkt der Ellipse, welchen wir mit N' starr verbunden denken, an den Drehungen von N' teilnehmen. Dieser Punkt wird bei Rückkehr von N' in seine Anfangslage die Ellipse im positiven Umlaufssinne eine gewisse Anzahl von Malen vollständig durchlaufen haben. Wir wollen diese Anzahl A nennen und nach der nötigen Verallgemeinerung der Vorstellungen näher bestimmen.

In der That können wir den gleichen Ansatz ohne weiteres auf solche Doppel-n-ecke ausdehnen, welche im übrigen durchaus mit den bisherigen übereinstimmen, nur dass die Windungsanzahlen w, w' beliebige Werte > 1 haben sollen. Auch nun wird für die auszuübenden Bewegungen die Relation (3) gelten und der mit N' starr verbundene Ellipsenpunkt wird die Ellipse eine gewisse Anzahl A von Malen vollständig beschrieben haben.

Zur Bestimmung von A bemerke man, dass diese Anzahl bei stetiger Verkleinerung des Doppel-n-ecks, bei welcher natürlich die Windungsanzahlen intact bleiben und die auf einander bezogenen Seiten beständig einander gleich sein müssen, selber unverändert bleibt. Wir werden A somit am unendlich kleinen Doppel-n-eck mit den Windungszahlen w, w' oder, was auf dasselbe hinauskommt, am Doppel-n-eck *der parabolischen Ebene* von den Windungszahlen w, w' ablesen dürfen. Dabei wird A die Anzahl der vollen Umdrehungen bedeuten, welche die parabolische Ebene um ihren unendlich fernen Punkt ausführt, sofern wir das n-Eck N' und mit ihm die parabolische Ebene der oben beschriebenen Manipulation unterwerfen. Sind die einzelnen Drehungswinkel ϑ_n, ϑ_{n-1}, ..., ϑ_1, so ist demnach direct:

$$(4) \qquad 2\pi A = \vartheta_1 + \vartheta_2 + \ldots + \vartheta_n.$$

Es bedingt nun eine Vereinfachung der Überlegung, wenn wir N' um den Punkt e_i nicht im positiven Sinne um den Winkel ϑ_i, sondern im negativen Sinne um $(2\pi - \vartheta_i)$ drehen. Dreht sich dabei die mit N' fest verbunden parabolische Ebene um ihren unendlich fernen Punkt im ganzen A' Male, so ist:

$$(5) \qquad 2\pi A' = \sum_{i=1}^{n} (2\pi - \vartheta_i) \quad \text{und} \quad A = n - A'.$$

Die Ausführung der hiermit beschriebenen Bewegung kommt aber darauf hinaus, *dass wir N' auf dem festliegenden n-Eck N abrollen lassen.* Um diese letztere Vorstellung noch lebhafter zu gestalten, können wir die Ecken von N und N' abrunden, indem wir nur Sorge tragen, dass die Perimeter von N und N' dauernd gleich sind. Unter Obacht hierauf können wir offenbar sogar noch weiter gehen und N und N' stetig in w-fach bez. w'-fach gewundene Kreise umwandeln; dabei müssen dann die Radien r und r' wegen des gleichen Gesamtumfangs in der Beziehung $wr = w'r'$ stehen.

Lassen wir nun den so gewonnenen Kreis N' auf N abrollen, so können wir während dieses Processes die Drehung von N' um seinen Mittelpunkt leicht controlieren. Möge der Radius von N nach dem augenblicklichen Berührungspunkte des Kreises N' den Winkel t von der Anfangslage aus beschrieben haben, während sich N' bis dahin um seinen Mittelpunkt durch den Winkel t' gedreht habe; dann zeigt eine elementare Betrachtung:

$$r t = r'(t' - t) \quad \text{und also} \quad t' = t\left(1 + \frac{w'}{w}\right).$$

Für $t = 2w\pi$ ist die Abrollung vollendet; es ist somit der zugehörige Wert $t' = 2\pi A'$ gegeben durch:

$$t' = 2\pi A' = 2\pi(w + w') \quad \text{und also} \quad A' = w + w'.$$

Die Rückkehr zur Anzahl A vermöge (5) ergiebt den Satz: *Führt man das n-Eck N' durch Ausübung der Drehungen V_n, V_{n-1}, ..., V_2, V_1 in seine Anfangslage zurück, so ist hierbei die mit N' starr verbundene Ellipse $A = n - w_1 - w_2$ Male im positiven Umlaufssinne vollständig in sich verschoben.*

Übrigens ist für ein n-Eck die Windungsanzahl w nicht grösser als die grösste ganze Zahl $E\left(\frac{n-1}{2}\right)$, welche $\leq \frac{n-1}{2}$ ist. Die Anzahl A der Umdrehungen der Ellipse genügt somit der Bedingung:

$$(6) \qquad n - 2 > A > n - 2 E\left(\frac{n-1}{2}\right).$$

Bei den Discontinuitätsbereichen der Gattung (0, n) kommt natürlich nur die grösste Anzahl $A = n - 2$ vor.

Auf der anderen Seite bemerke man, *dass wir die Anzahl A und damit auch die Summe* ($w_1 + w_2$) *für unsere Discontinuitätsbereiche aus den Invarianten* j_i, $j_{i,\,i+1}$, ... *berechnen können.* Es ist dabei für die augenblickliche Ausdrucksweise zweckmässig, in der ζ-Ebene den Hauptkreis als Einheitskreis zu wählen, wobei das Ellipseninnere in das Innere des Hauptkreises übergehe; man richte es so ein, dass die sonst auf $\zeta = 0$, ± 1, ∞ bezogenen Ellipsenpunkte nun die Punkte $\zeta = -i$, ± 1, $+i$ des Hauptkreises liefern. Die Substitutionen V_1, V_2, ..., V_n denken wir uns zunächst nach pg. 368 in den Invarianten j_i, $j_{i,\,i+1}$, ... dargestellt und werden von hieraus die Transformation auf den neuen Hauptkreis vollziehen.

Nun wähle man als den starr mit N' verbundenen Punkt der Ellipse bez. des Hauptkreises $\zeta = -i$, welcher nach pg. 342 der eine Schnittpunkt der Geraden $\overline{e_1 e_2}$ mit der Ellipse ist. Übt man dann V_n aus, so drückt sich der von dem in Rede stehenden Punkte beschriebene Bogen des Hauptkreises zwischen $\zeta = -i$ und $\zeta = V_n(-i)$ offenbar durch die Invarianten allein aus, und zwar als ein bestimmter zwischen 0 und 2π belegener Bogen, dessen Sinus und Cosinus eindeutig von den Invarianten abhängen. Dasselbe gilt von den weiter sich anschliessenden Bogen zwischen $\zeta = V_n(-i)$ und $\zeta = V_{n-1}V_n(-i)$ u. s. w. Es handelt sich dabei für gewöhnlich um Bewegungen des Punktes auf dem Hauptkreise im positiven Sinne. Rückläufig wird der Punkt nur bei einer solchen hyperbolischen Substitution V, bei welcher er in der projectiven Ebene mit der bezüglichen hyperbolischen Ecke auf der gleichen Seite der zugehörigen Polare gelegen ist[*]); übrigens folgert man aus der Figur des Doppel-n-ecks leicht, dass der Punkt höchstens einmal rückläufig werden kann, wobei alsdann der auf dem Hauptkreise beschriebene Bogen negativ in Rechnung zu bringen ist. *Die Summe aller berechneten Bogen, durch* 2π *dividiert, liefert die Anzahl A*, welche solcherweise als eine allerdings transcendente, aber eindeutig definierte Function der Invarianten $A(j_i, j_{i,\,i+1}, j_{i,\,i+2})$ erscheint. *Wir haben es alsdann als die letzte hier zu nennende Eigenschaft unserer Discontinuitätsbereiche zu bezeichnen, dass für ihre Moduln die Gleichung:*

(7) $$A(j_i, j_{i,\,i+1}, j_{i,\,i+2}) = n - 2$$

gültig ist.

Man muss aber diese Gleichung nicht dahin auffassen, dass sie über die Gleichungen (10) pg. 367 und (15) pg. 369 hinaus eine Be-

---

[*]) Man wird diese im projectiven Sinne zwar nicht genaue, aber im Interesse der Kürze gewählte Ausdrucksweise nach den früheren Darlegungen über die Gestalt und Lage der Polygone in der projectiven Ebene nicht missdeuten.

schränkung in der Zahl der vorliegenden variabelen Parameter zu bedeuten hätte. Sondern wir werden den entwickelten Darlegungen gemäss bei gegebenem n im ganzen $\left[2\,E\!\left(\dfrac{n-1}{2}\right)-1\right]$ Mannigfaltigkeiten von der gleichen Dimensionenanzahl $(3\,n-6)$ als Lösungen der citierten Gleichungen (10) pg. 367 und (15) pg. 369 zu erwarten haben, welche den verschiedenen Werten $A = n-2,\ n-3,\ \ldots$ entsprechend durchaus von einander getrennt sind. Von diesen Mannigfaltigkeiten ist dann nur die erste durch (7) als für die Gattung $(0,\,n)$ in Betracht kommend bezeichnet.

§ 17. Systematische Zusammenstellung und Vollständigkeitsbeweis der charakteristischen Bedingungen für die Moduln der Gattung $(0, n)$.

Indem wir die Ergebnisse der voraufgehenden Paragraphen zusammenfassen, gelangen wir zum *vollen System der charakteristischen Bedingungen für die Moduln der Polygone der Gattung* $(0, n)$. Diese Ausdrucksweise ist wie bisher in dem Sinne zu verstehen, *dass jedes System von Moduln, welches den fraglichen Bedingungen genügt, eine und nur eine Classe von Polygonen P_0 und damit Gruppen Γ der Gattung $(0, n)$ definiert.*

Die fraglichen Bedingungen sind die folgenden:

I. *Die $3n$ Moduln $j_i,\ j_{i,\,i+1},\ j_{i,\,i+2}$ sind reelle, den Bedingungen:*

$$(1) \qquad j_i \geqq 0,\quad j_{i,\,i+1} < -2,\quad j_{i,\,i+2} < -2$$

genügende Zahlen, und es gilt, im Falle $j_i < 2$, ausserdem:

$$(2) \qquad j_i = 2\,\cos\frac{\pi}{l_i}$$

mit ganzen Zahlen $l_i \geqq 2$.

II. *Die nach (7) pg. 366 zu berechnenden Zahlen $D_{i,\,i+1,\,i+2}$ müssen den n Ungleichungen genügen:*

$$(3) \qquad D_{i,\,i+1,\,i+2} > 0.$$

III. *Mit Hilfe der positiv genommenen Wurzeln $\sqrt{D}$ berechnen wir die n weiteren Moduln:*

$$(4) \quad 2\,j_{i,\,i+1,\,i+2} = j_i j_{i+1,\,i+2} + j_{i+1} j_{i,\,i+2} + j_{i+2} j_{i,\,i+1} - j_i j_{i+1} j_{i+2} + \\ + \sqrt{D_{i,\,i+1,\,i+2}}$$

und haben zu fordern, dass die neun algebraischen Gleichungen bestehen:

$$(5) \qquad G_k(j_i,\ j_{i,\,i+1},\ j_{i,\,i+2},\ j_{i,\,i+1,\,i+2}) = 0,$$

welche pg. 368 u. f. näher betrachtet wurden.

IV. *Es gelten die n Ungleichungen:*

$$(6) \qquad j_i\left(j_{i-1,\,i+1} + j_{i-1,\,i}\,j_{i,\,i+1}\right) > j_{i-1}\,j_{i,\,i+1} + j_{i+1}\,j_{i-1,\,i} + $$
$$+ j_{i-1,\,i,\,i+1}\,(j_i^2 - 2).$$

V. *Endlich besteht die Gleichung:*

$$(7) \qquad A\left(j_i,\ j_{i,\,i+1},\ j_{i,\,i+2}\right) = n - 2.\,^*)$$

Die aufgestellten Bedingungen sind zufolge der bisherigen Untersuchungen notwendig und von einander unabhängig**); aber auch ihr Vollständigkeitsbeweis ist im bisherigen schon vorgezeichnet. Wir werden diesen Beweis in der Art führen, dass wir für ein beliebiges in Übereinstimmung mit I bis V ausgesuchtes System von Moduln ein und von Transformation abgesehen auch nur ein kanonisches Polygon P_0 als zugehörig nachweisen.

Wir bestimmen erstlich ein particuläres Paar V_1, V_2 aus j_1, j_2, j_{12}, ziehen die Verbindungsgerade $\overline{e_1 e_2}$ der beiden Fixpunkte und wählen die Pfeilrichtungen in Übereinstimmung mit Figur 123 pg. 349. Ein Zweifel, welche Verbindungsgerade $\overline{e_1 e_2}$ unter den beiden Möglichkeiten zu wählen ist (hyperbolische Diedergruppe, cf. pg. 346), kann zufolge $j_{12} < 0$ nicht eintreten; diese Bemerkung gilt auch für die sogleich zu vollziehende Construction der Seiten $\overline{e_2 e_3}$, ...

Die Substitutionen V_3, V_4, ..., V_n sind nun aus V_1, V_2 und den Invarianten eindeutig und zufolge (3) reell bestimmt, und man findet successive die Pfeilrichtungen je zweier consecutiven Paare auf Grund der Ungleichungen (1) mit Figur 123 pg. 349 in Übereinstimmung (cf. die Entwicklungen für die Gattung (0, 3) pg. 349 ff.).

Man markiere die Fixpunkte e_3, ..., e_n von V_3, ..., V_n und ziehe nach der Vorschrift von pg. 348 die Verbindungsgeraden $\overline{e_3 e_3}$, $\overline{e_3 e_4}$, ..., $\overline{e_n e_1}$. Nach den ausführlichen Darlegungen von pg. 367 ist es die Wirkung

---

*) Die Gattung (0, 3) subsumiert sich den fünf Bedingungssystemen des Textes, wie man durch Vergleich mit pg. 348 feststellen wolle, nicht ohne weiteres; an Stelle der zweiten und dritten Ungleichung (1) gilt nämlich im Falle (0, 3) die Bedingung $j_{i,\,i+1} \leqq 0$. Im Falle (0, 4) ist aus einem nahe liegenden Grunde das gleichzeitige Verschwinden der vier Invarianten j_i unzulässig. Dies kommt im Texte dadurch zum Ausdruck, dass für $j_1 = j_2 = j_3 = j_4 = 0$ auch $j_{123} = 0$ wäre und also zufolge (4) entgegen der Ungleichung (3) die Gleichung $D_{123} = 0$ bestände.

**) Doch wolle man bemerken, dass nach pg. 368 drei unter den Gleichungen (5) zur Darstellung von $j_{n-2,\,n-1,\,n}$, $j_{n-1,\,n,\,1}$, $j_{n,\,1,\,2}$ dienen, und dass für diese Invarianten auch bereits drei unter den Gleichungen (4) gelten. Auch übrigens soll die Bemerkung des Textes nur so verstanden werden, dass keines unter den sechs „Systemen" charakteristischer Bedingungen (1) bis (6) entbehrlich ist. Die Frage, ob jede *einzelne* Bedingung von den übrigen unabhängig ist, lassen wir unerörtert.

des positiven Zeichens der Wurzeln in (4), dass in der Kette der Geraden $\overline{e_1 e_2}$, $\overline{e_2 e_3}$, ..., $\overline{e_n e_1}$ jede folgende von der Richtung der voraufgehenden nach links abweicht. Wir gewinnen so ein geschlossenes n-Eck N mit concaven Winkeln, dessen Windungsanzahl w einstweilen unentschieden bleibt.

Nach pg. 369 gilt infolge der Gleichungen (5) für die n Substitutionen $V_1, V_2, \ldots, V_n$ die Relation:

$$(8) \qquad\qquad V_1 \cdot V_2 \cdot V_3 \cdots V_n = 1.$$

Bestimmen wir jetzt nach der Vorschrift von pg. 309 u. f. das conjugierte System $V_1', V_2', \ldots, V_n'$, so ist:

$$(9) \qquad\qquad V_n' \cdot V_{n-1}' \cdot V_{n-2}' \cdots V_1' = 1$$

eine identische Folge von (8). Wir wenden demnächst auf die Kette der Seiten von N den pg. 309 ausführlich geschilderten Process der Umlegung zur conjugierten Kette $\overline{e_1 e_2}$, $\overline{e_2 e_3'}$, $\overline{e_3' e_4'}$, ... an. Dabei ist:

$$e_3' = V_2(e_3), \quad e_4' = V_2 V_3(e_4), \ldots,$$

und der Endpunkt e_1 der letzten Seite $\overline{e_n e_1}$ rückt nach $e_1' = V_2 V_3 \cdots V_n(e_1)$ $= V_1^{-1}(e_1)$ und erreicht also als Fixpunkt von V_1 seine Anfangslage wieder. Wir gewinnen damit ein geschlossenes und mit N conjugiertes Polygon N'.

Nun kommen die Ungleichungen (6) zur Geltung, denen zufolge e_{i-1} mit e_{i+1} in einem Normalbereich von V_i liegen. Die Folge ist, dass in der Seitenkette von N' bei Durchlaufung von e_1 nach e_2, e_3', ... jede folgende Seite gegen die voraufgehende nach rechts ausweicht. Es liegt somit ein Doppel-n-eck N, N' von oben betrachteter Art vor.

Endlich haben wir noch hervorzuheben, dass zufolge (7) die Windungsanzahlen w und w' unserer beiden n-Ecke N und N' beide gleich 1 sind.

Man verwandele nun das Doppel-n-eck nach pg. 305 in ein Polygon P_0, dessen Seiten durch $V_1, V_2, \ldots, V_n$ auf einander bezogen sind. Dieses Polygon wird offenbar keinen Windungspunkt darbieten, und die Winkelsumme der zufälligen Ecken von P_0 ist gleich 2π. Liegt e_i im Ellipseninneren, so hat P_0 hierselbst zufolge (2) den Winkel $\frac{2\pi}{l_i}$. Dem Bedenken, ob nicht vielleicht der Polygonwinkel $\left(\pi - \frac{2\pi}{l_i}\right)$ vorliegen möchte, begegnet man einfach durch die Bemerkung, dass V_i und V_{i+1} zufolge der Bedingungen (1) und (2) nach pg. 348 ein brauchbares Polygon $(0, 3)$ liefern. Der Winkel des letzteren bei e_i ist aber gleich dem Winkel unseres Polygons P_0, welcher demnach wirklich gleich $\frac{2\pi}{l_i}$ ist.

Hiermit haben wir am gewonnenen Polygon alle Eigenschaften eines Discontinuitätsbereiches der Gattung $(0, n)$ nachgewiesen, *und also bestätigt sich die Vollständigkeit der Bedingungen I bis V.* —

Es wird am Platze sein, die voraufgehenden Entwicklungen durch Betrachtung einiger besonderer Gruppen zu illustrieren; diesem Zwecke mögen die beiden folgenden Beispiele dienen.

1) Wir ziehen etwa zunächst die bereits pg. 279 benutzte Gruppe $(0, 4)$ heran und halten an dem in Figur 87 pg. 279 mit den Ecken e_1, e_2, e_3, e_4 versehenen Elementarviereck fest. Die Erzeugenden $V_1, \ldots, V_4$ sind dann:

$$V_1 = \left\{ \begin{array}{cc} 0, & \dfrac{3+\sqrt{11}}{\sqrt{2}} \\[2ex] \dfrac{3-\sqrt{11}}{\sqrt{2}}, & 0 \end{array} \right\}, \qquad V_2 = \left\{ \begin{array}{cc} \dfrac{1}{\sqrt{2}}, & \dfrac{1}{\sqrt{2}} \\[2ex] -\dfrac{1}{\sqrt{2}}, & \dfrac{1}{\sqrt{2}} \end{array} \right\},$$

$$V_3 = \left\{ \begin{array}{cc} \dfrac{1-\sqrt{11}}{2}, & \dfrac{5+\sqrt{11}}{2} \\[2ex] -\dfrac{5+\sqrt{11}}{2}, & \dfrac{1+\sqrt{11}}{2} \end{array} \right\}, \qquad V_4 = \left\{ \begin{array}{cc} -1, & 3+\sqrt{11} \\[2ex] 3-\sqrt{11}, & 1 \end{array} \right\},$$

wobei die Vorzeichen der Coefficienten nach der Vorschrift von pg. 345 fixiert sind. Für die Invarianten berechnet man von hieraus die Werte:

$$j_1 = 0, \quad j_2 = \sqrt{2}, \quad j_3 = 1, \quad j_4 = 0,$$
$$j_{12} = j_{34} = -\sqrt{11}, \quad j_{23} = j_{41} = -2\sqrt{2},$$
$$j_{13} = j_{24} = -\sqrt{22},$$

womit die Bedingungen (1) und (2) in diesem Falle bestätigt sind. Weiter ergiebt sich für die Discriminanten:

$$D_{123} = 3^2 \cdot 11, \quad D_{234} = 2^3 \cdot 11, \quad D_{341} = 2^5, \quad D_{412} = 2^3 \cdot 3^2,$$

so dass die Ungleichungen (3) erfüllt sind. Auch ergeben die Gleichungen (4) die richtigen Werte $j_{123} = j_4$, $j_{234} = j_1$, $\ldots$, wie man leicht feststellt. Die Gleichungen (5) übergehen wir, da wir dieselben weiterhin für den Fall $n = 4$ noch allgemein zu discutieren haben. Dagegen überzeuge man sich, dass die Ungleichungen (6) erfüllt sind. Die Gleichung (7) endlich controlieren wir in der Art, dass wir den Punkt $\zeta = 0$ fest mit dem conjugierten Viereck verbunden denken und sodann die Bewegungen V_4, V_3, V_2, V_1 ausüben. Da es sich hier um lauter elliptische Substitutionen handelt, so wird der fragliche Punkt des Hauptkreises, d. i. hier der reellen ζ-Axe, nie rückläufig. Bei Ausführung der Bewegungen rückt nun der anfangs bei $\zeta = 0$ gelegene Punkt nach einander nach $3 + \sqrt{11}$, 1, ∞, 0 und beschreibt somit, wie es sein muss, die reelle ζ-Axe zweimal vollständig. —

2) Als zweites Beispiel betrachten wir eine Gruppe der Gattung (0, 5). Setzen wir die Gleichung der fundamentalen Ellipse in die Gestalt:

$$(10) \qquad 7z_1{}^2 - 5z_2{}^2 - z_3{}^2 = 0$$

und bilden die gesamten ternären unimodularen Substitutionen erster Art der Ellipse (10) in sich, so gewinnen wir nach der Umsetzung in ζ-Substitutionen die in Aussicht genommene Gruppe. Dieselbe gehört der Gattung (0, 5) an; denn der Discontinuitätsbereich ist, wie wir im nächsten Abschnitt noch ausführlich sehen, bei zweckmässiger

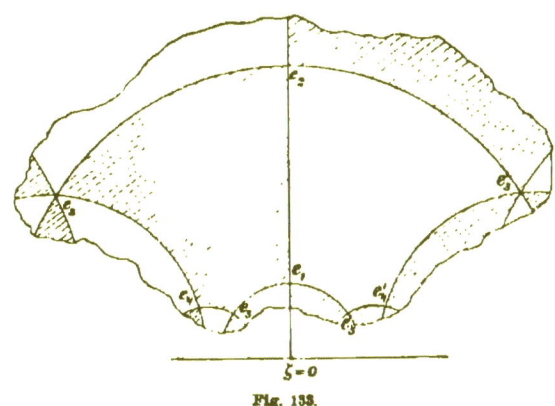

Fig. 133.

Auswahl von ζ durch das Doppelfünfeck der Figur 133 gegeben. Die Ecken $e_1, e_2, \ldots, e_5$ des links gelegenen Elementarfünfecks liegen bez. bei:

$$\zeta = i, \quad \frac{i\sqrt{2}}{3 - \sqrt{7}}, \quad \frac{-\sqrt{7} + i\sqrt{3}}{\sqrt{5}(3 - \sqrt{7})}, \quad \frac{-\sqrt{5} + i}{-1 + \sqrt{7}}, \quad \frac{-\sqrt{5} + i\sqrt{2}}{\sqrt{7}}.$$

Es handelt sich hier um zwei mit einander symmetrische Elementarfünfecke, so dass die Gruppe durch Spiegelung an der imaginären Axe erweiterungsfähig ist; es ist dies durch die Schraffierung in der Figur angedeutet. Die Winkel des Elementarfünfecks in den Ecken $e_1, e_2, \ldots, e_5$ sind bez. $\frac{\pi}{2}, \frac{\pi}{2}, \frac{\pi}{3}, \frac{\pi}{2}, \frac{\pi}{2}$; und also sind unter den fünf Erzeugenden vier von der Periode zwei und eine von der Periode drei. Die Erzeugenden sind unter richtiger Fixierung der Vorzeichen ihrer Coefficienten:

$$V_1 = \begin{Bmatrix} 0, & 1 \\ -1, & 0 \end{Bmatrix}, \quad V_2 = \begin{Bmatrix} 0, & \dfrac{3+\sqrt{7}}{\sqrt{2}} \\ -\dfrac{3+\sqrt{7}}{\sqrt{2}}, & 0 \end{Bmatrix}, \quad V_3 = \begin{Bmatrix} \dfrac{1+\sqrt{7}}{2}, & \dfrac{3+\sqrt{7}}{2}\sqrt{5} \\ -\dfrac{3+\sqrt{7}}{2}\sqrt{5}, & \dfrac{1-\sqrt{7}}{2} \end{Bmatrix},$$

$$V_4 = \begin{Bmatrix} \sqrt{5}, & 1+\sqrt{7} \\ 1-\sqrt{7}, & -\sqrt{5} \end{Bmatrix}, \quad V_5 = \begin{Bmatrix} \dfrac{\sqrt{5}}{\sqrt{2}}, & \dfrac{\sqrt{7}}{\sqrt{2}} \\ -\dfrac{\sqrt{7}}{\sqrt{2}}, & -\dfrac{\sqrt{5}}{\sqrt{2}} \end{Bmatrix}.$$

Auf dieser Grundlage ist es nun leicht, die Invarianten zu berechnen und an ihnen die charakteristischen Bedingungen I bis V zu bestätigen. Man findet:

$$j_1 = 0, \quad j_2 = 0, \quad j_3 = 1, \quad j_4 = 0, \quad j_5 = 0,$$

$$j_{12} = -3\sqrt{2}, \quad j_{23} = -\sqrt{10}, \quad j_{34} = -\sqrt{35}, \quad j_{45} = -2\sqrt{2}, \quad j_{51} = -\sqrt{14},$$

$$j_{13} = -3\sqrt{5}, \quad j_{24} = -2\sqrt{14}, \quad j_{35} = -\sqrt{70}, \quad j_{41} = -2\sqrt{7}, \quad j_{52} = -3\sqrt{7}$$

in Übereinstimmung mit den Bedingungen I. Weiter findet sich für die Discriminanten nach (7) pg. 366:

$$D_{123} = 2 \cdot 7^2, \quad D_{234} = 2^2 \cdot 5 \cdot 7, \quad D_{345} = 2^7, \quad D_{451} = 2^3 \cdot 5, \quad D_{512} = 2^2 \cdot 5 \cdot 7,$$

womit sich die Bedingungen II bestätigen. Die Gleichungen (4) liefern nun:

$$j_{123} = 2\sqrt{2}, \quad j_{234} = \sqrt{14}, \quad j_{345} = 3\sqrt{2}, \quad j_{451} = \sqrt{10}, \quad j_{512} = \sqrt{35}.$$

Diese Werte stimmen nach Zeichenwechsel mit den Werten $j_{45}, j_{51}, j_{12}, j_{23}, j_{34}$ überein; in der That ist ja $V_1 V_2 V_3 = V_5^{-1} V_4^{-1}, \ldots$ Indem wir die Gleichungen (5) wegen ihrer Compliciertheit auch hier übergehen, bestätigen wir leicht die Ungleichungen (6). Zur Controle der Gleichung (7) endlich denke man den Punkt $\zeta = 0$ fest mit dem conjugierten Fünfeck verbunden und übe auf dasselbe nach einander die Bewegungen $V_5, V_4, \ldots, V_1$ aus. Der anfangs bei $\zeta = 0$ gelegene Punkt rückt nach einander an die Stellen:

$$0, \quad -\frac{\sqrt{7}}{\sqrt{5}}, \quad -\frac{\sqrt{5}}{-2+\sqrt{7}}, \quad 0, \quad \infty, \quad 0;$$

da er niemals rückläufig wird, so beschreibt er, wie man leicht feststellt, die reelle Axe in Übereinstimmung mit (7) drei Male. —

§ 18. Die in der Gattung $(0, n)$ enthaltenen Familien von Gruppen-classen. Continuitätsbetrachtung und Existenzbeweis.

Die im vorigen Paragraphen für die Moduln der Gattung vom Charakter $(0, n)$ aufgestellten charakteristischen Bedingungen zeigen uns, in welchem Bereich wir diese Moduln als willkürlich variabel anzusehen haben, um die gesamten der Gattung angehörenden Classen von Gruppen zu gewinnen. Es ist indessen wünschenswert, den Gesamtumfang der Gattung $(0, n)$ in einer mehr anschaulichen Weise darzulegen; hierzu dienen die folgenden auf geometrischen Vorstellungen basierenden Betrachtungen.

Wie früher, so definieren wir auch hier zunächst den Begriff einer *Familie* von Polygonen oder Gruppen $(0, n)$. Liegen ν unter den n festen Ecken e von P_0 auf oder innerhalb der Ellipse, so nennen wir diese ν Ecken *in ganz beliebiger Reihenfolge* $e_{i_1}, e_{i_2}, \ldots, e_{i_\nu}$. Mögen ihnen im Sinne von (2) pg. 377 die ν ganzen Zahlen $l_1, l_2, \ldots, l_\nu$ zugehören, welche einzeln ≥ 2 sind, die Möglichkeit $l_i = \infty$ eingeschlossen. Alle Polygone (oder Gruppen) mit dem gleichen ν und denselben Zahlen $l_1, l_2, \ldots, l_\nu$ fassen wir zu einer *Familie* zusammen und bezeichnen $(0, n; l_1, l_2, \ldots, l_\nu)$ als die *Signatur* der Familie. Es ist dabei die Reihenfolge der Zahlen $l_1, l_2, \ldots, l_\nu$ bez. der zugehörigen Ecken auf dem Rande von P_0, wie schon hervorgehoben, ganz gleichgültig (cf. die Entwicklungen über die Elementartransformationen zweiter Art pg. 301 ff. sowie pg. 325 ff.). Für $\nu = 0$ ordnet sich die Gesamtheit aller Gruppen $(0, n)$ ohne elliptische und parabolische Substitutionen als eine einzige Familie der Signatur $(0, n)$ ein.

Es gilt nun wieder der Satz, *dass die Polygone der einzelnen Familie ein Continuum bilden*. Man würde dies durch Discussion der Bedingungen (1) u. s. w. pg. 377 zeigen können; indessen ist es einfacher, unter Gebrauch des Schlusses der vollständigen Induction, wie schon in Aussicht genommen, ein directes geometrisches Beweisverfahren zu wählen.

Es ist oben (pg. 353) gezeigt worden, dass die einzelne Familie der Gattung $(0, 3)$ ein Continuum darstellt. Wir nehmen nun an, der zu beweisende Satz gelte für die Familien der Gattung $(0, n-1)$, und können dann zeigen, dass er auch noch bei $(0, n)$ erhalten bleibt. Die allgemeine Gültigkeit wird damit bewiesen sein.

Mögen nun zwei Gruppen Γ und Γ' der Gattung $(0, n)$ vorliegen, welche derselben Familie angehören. Wir können dann, wenn überhaupt $\nu > 0$ ist, nötigenfalls unter Anwendung einer Transformation (cf. pg. 301 ff.) zwei zugehörige Polygone P_0 und P_0' bilden, in denen die ν Zahlen $l_1, l_2, \ldots, l_\nu$ in dieser Reihenfolge zu den ν ersten Ecken

$e_1, e_2, \ldots, e_\nu$ bez. $e_1', e_2', \ldots, e_\nu'$ gehören. Bei $\nu = 0$ indessen wählen wir P_0 und P_0' nach Belieben. Die zu P_0 und P_0' gehörenden Erzeugenden der Gruppe seien $V_1, V_2, \ldots, V_n$ und $V_1', V_2', \ldots, V_n'$; für die ν ersten stimmen die Invarianten überein: $j_1' = j_1, \ldots, j_\nu' = j_\nu$.

Nach pg. 363 kann man Γ durch Composition aus einer Gruppe Γ_{n-1} von der Gattung $(0, n-1)$ und den Erzeugenden $V_{12} = V_1 V_2, V_3 \ldots, V_n$ mit einer Gruppe Γ_3 von der Gattung $(0, 3)$ und den Erzeugenden V_1, V_2, V_{12}^{-1} herstellen. Möge Γ' in derselben Weise durch Composition aus Γ_{n-1}' und Γ_3' entspringen. Die Substitutionen V_{12}, V_{12}' sind dann beide hyperbolisch (cf. pg. 362), ihre Invarianten brauchen zunächst nicht übereinzustimmen.

Zufolge der letzten Bemerkungen gehören die Gruppen Γ_{n-1} und Γ_{n-1}' der gleichen Familie an. Der Voraussetzung nach können wir somit Γ_{n-1} in Γ_{n-1}' continuierlich überführen, ohne dabei aus der Familie herauszutreten. V_{12} geht dabei continuierlich in V_{12}' über und bleibt während der Abänderung beständig hyperbolisch.

Andererseits gehören auch Γ_3 und Γ_3' derselben Familie an, so dass wir auch Γ_3 continuierlich in Γ_3' überführen können, ohne die Familie zu verlassen. Da aber bei $(0, 3)$ die Invariante j_{12} unterhalb -2 beliebig variabel ist (cf. pg. 348), so können wir die Überführung von Γ_3 in Γ_3' derart ausführen, dass V_{12} dabei genau die bereits soeben bei Überführung von Γ_{n-1} in Γ_{n-1}' vollzogene Abänderung erfährt. Beide Processe können daraufhin zugleich ausgeführt werden; und es kommt dies offenbar darauf hinaus, dass wir die ursprünglich vorgelegte Gruppe Γ der Gattung $(0, n)$ innerhalb ihrer Familie continuierlich in Γ' überführen. Die Behauptung, dass allgemein die Gruppen der einzelnen Familie ein Continuum bilden, ist damit bewiesen.

Es tritt ferner die Frage auf, *ob für jede denkbare Signatur* $(0, n; l_1, l_2, \ldots, l_\nu)$ *mit ganzen Zahlen $l \geq 2$ auch wirklich Gruppen existieren.* Dass dies in der That der Fall ist, kann man wiederum durch das Schlussverfahren der vollständigen Induction erhärten. Wir nehmen an, dass bei der Gattung $(0, n-1)$ Gruppen jeder Signatur vorkommen, und können dann dasselbe für die Gattung $(0, n)$ beweisen. Denn ist $(0, n; l_1, l_2, \ldots, l_\nu)$ vorgelegt, so greifen wir eine Gruppe der Signatur $(0, n-1; l_3, l_4, \ldots, l_\nu)$ auf[*]), die wir Γ_{n-1} nennen, und die $V_{12}, V_3, V_4, \ldots, V_n$ zu erzeugenden Substitutionen hat. Componieren wir Γ_{n-1} mit einer nach pg. 348 zu gewinnenden Gruppe Γ_3 von der Signatur $(0, 3; l_1, l_2)$ und den Erzeugenden V_1, V_2, V_{12}^{-1}, so entspringt offenbar eine componierte Gruppe der gewünschten Signatur.

---

[*]) Für $\nu < 3$ tritt an Stelle dessen die Signatur $(0, n-1)$

Haben wir für die vorgelegte Signatur eine einzige Gruppe gewonnen, so lehren nun die Bedingungen (1) bis (7) pg. 377, in welcher Weise wir die zugehörigen Moduln als variabel ansehen müssen, um die ganze Familie zu gewinnen. Bereits pg. 368 u. f. wurde erörtert, dass die Gleichungen (4) und (5) pg. 377 die $3n$ Invarianten $j_i, j_{i,\,i+1}, j_{i,\,i+2}$ auf $(3n - 6)$ unabhängige einschränken. Die ν Gleichungen (2) pg. 377 ergeben eine weitere Reduction auf $(3n - 6 - \nu)$ unabhängig veränderliche Moduln. Ungleichungen können den Grad dieser Veränderlichkeit nicht mehr herabdrücken, und auch durch die Gleichungen (7) pg. 378 kann dieses nicht eintreten, wie aus der pg. 376 u. f. besprochenen Bedeutung dieser Gleichung hervorgeht.

Unter Zusammenfassung der zuletzt gewonnenen Ergebnisse haben wir demnach folgenden Satz: *Die Gattung vom Charakter* $(0, n)$ *zerfällt in unendlich viele Familien der Signatur* $(0, n; l_1, l_2, \ldots, l_\nu)$, *wo* $0 \leq \nu \leq n$ *ist und die* $l_1, l_2, \ldots$ *irgend welche ganze Zahlen* > 1, *den Wert* ∞ *eingeschlossen, vorstellen. Jede einzelne Familie stellt ein* $(3n - \nu - 6)$*-fach unendliches Continuum von Gruppenclassen dar.*

§ 19. Die charakteristischen Bedingungen der Moduln und die Mannigfaltigkeit aller Gruppen der Gattung (p, n).

Zur Untersuchung der kanonischen Polygone der Gattung (p, n) hatten wir die einzelne hierher gehörige Gruppe aus einer Gruppe vom Charakter $(0, n + p)$ und p Gruppen $(1, 1)$ durch Composition hergestellt. Für die Theorie der Moduln der Gattung (p, n) ist der Gebrauch eines anderen, aber mit dem bisherigen sehr nahe verwandten Compositionsverfahrens vorteilhafter. Um dasselbe zu beschreiben, gehen wir für einen Augenblick auf die Gattung $(1, 1)$ zurück.

Eine Gruppe der Gattung $(1, 1)$ möge V_a, V_b, V_c zu Erzeugenden haben, wobei V_c hyperbolisch sein soll; für die zugehörigen Moduln halten wir an allen Festsetzungen und Ergebnissen von pg. 354 ff. fest, d. h. es gilt vor allem:

(1) $$j_a > 2, \quad j_b > 2, \quad j_{ab} > 2, \quad j_c < -2.$$

Führen wir nun die auch schon pg. 186 gebrauchte Substitution V_a' ein, so ist:

(2) $$V_a' = V_b V_a^{-1} V_b^{-1}, \quad V_c = V_a' V_a.$$

Die drei Invarianten $j_a, j_{a'}, j_c$ [*]) des Substitutionenpaares V_a', V_a genügen neben den Bedingungen (1) der Ungleichung:

---

[*]) Da V_a' aus V_a^{-1} durch Transformation hervorgeht, so stimmen die Invarianten von V_a und V_a' überein.

$$j_a{}^2 + j_a{}^2 + j_c{}^2 - j_a j_a j_c - 2 > 2,$$

welche man sofort als eine Folge von (1) erkennt. Nach pg. 348 sind somit V_a', V_a, V_c^{-1} die Erzeugenden einer Gruppe (0, 3).

Auch geometrisch ist die Entstehung dieser Gruppe (0, 3) sehr leicht darzulegen; Figur 134 soll diesem Zwecke dienen. Es ist hier erstlich das zu V_a, V_b

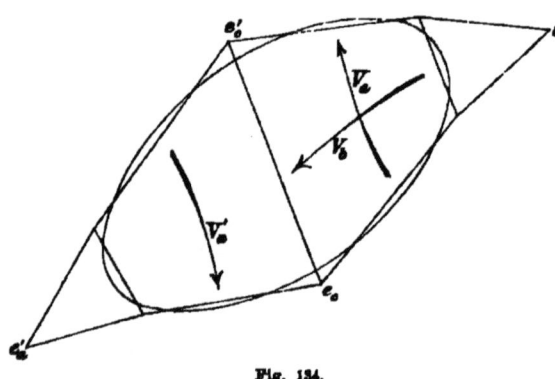

gehörende Viereck der Gruppe (1, 1) gezeichnet und links daneben das durch V_b aus ihm hervorgehende Viereck angefügt; letzteres liefert V_a', V_b als Gruppenerzeugende. Von hieraus gewinnt man den Discontinuitätsbereich der Gruppe (0, 3) einfach

Fig. 134.

dadurch, dass man über den durch V_b^2 auf einander bezogenen freien Seiten des Doppelvierecks jeweils geradlinige Dreiecke mit den Spitzen e_a, e_a' zeichnet und dem bisherigen Bereiche anfügt. In Figur 134 ist dies näher ausgeführt.

Sei nunmehr eine beliebige Gruppe Γ der Gattung (p, n) vorgelegt, deren Erzeugende

(3) $$V_1, \ldots, V_n, \quad V_{a_1}, V_{b_1}, V_{c_1}, \ldots, V_{a_p}, V_{b_p}, V_{c_p}$$

sind. Wir schalten nun die V_{b_k} einstweilen aus und ersetzen die V_{c_k} nach (2) durch die p Substitutionen V_{a_k}'. Es besteht alsdann zufolge pg. 186 die Relation:

(4) $$V_1 \cdot V_2 \cdots V_n \cdot V_{a_1}^{-1} \cdot V_{a_1}'^{-1} \cdots V_{a_p}^{-1} \cdot V_{a_p}'^{-1} = 1,$$

und *die an ihr beteiligten Substitutionen V_i, $V_{a_k}^{-1}$, $V_{a_k}'^{-1}$ sind die Erzeugenden einer Gruppe der Gattung* $(0, n + 2p)$. Zufolge der vorausgesandten Darlegungen können wir diese Gruppe $(0, n + 2p)$ herstellen, indem wir die Gruppe $(0, n + p)$ der Erzeugenden:

$$V_1, \ldots, V_n, V_{c_1}^{-1}, \ldots, V_{c_p}^{-1}$$

mit den p soeben gewonnenen Gruppen (0, 3) von den Erzeugenden V_{a_k}', V_{a_k}, $V_{c_k}^{-1}$ componieren. Die Gruppe $(0, n + 2p)$ wird somit der

Gesamtgruppe (p, n) näher kommen, d. h. eine umfassendere Untergruppe der letzteren sein, als die Gruppe $(0, n + p)$.

Um die Classe der Gruppe Γ eindeutig durch Moduln festzulegen, führen wir nun vor allem nach den Vorschriften der vorangehenden Paragraphen *das Modulsystem der eben gemeinten Gruppe* $(0, n + 2p)$ ein. Da jedesmal die beiden Substitutionen V_{a_k}, V'_{a_k} gleiche Invarianten haben, so sind unter den Moduln der Gruppe $(0, n + 2p)$ im ganzen:

$$(5) \qquad 3(n + 2p) - \nu - 6 - p = 3n - \nu + 5p - 6$$

natürlich unter Einhaltung der charakteristischen Ungleichungen unabhängig variabel. Man merke an, dass zu dem in Rede stehenden Modulsystem auch die Invarianten j_c als Simultaninvarianten von V_a, V'_a gehören.

Setzen wir nunmehr die p Substitutionen V_{b_k} hinzu, so treten damit zugleich die $2p$ Invarianten j_{b_k}, j_{a_k,b_k} auf, wobei die p Gleichungen bestehen werden:

$$(6) \qquad j_a{}^2 + j_b{}^2 + j_{ab}{}^2 - j_a j_b j_{ab} - j_c - 2 = 0.$$

Wir werden hier etwa die p Invarianten j_{b_k} als unabhängige Moduln den bisherigen hinzufügen, *so dass die Gesamtzahl unabhängiger Moduln sich auf:*

$$(7) \qquad 3n - \nu + 6p - 6$$

beläuft. Die Invariante j_{ab} ist nun Wurzel der quadratischen Gleichung (6), und da j_{ab} reell ist, so gilt:

$$(8) \qquad j_b{}^2(j_a{}^2 - 4) \geq 4(j_a{}^2 - j_c - 2).$$

Dem gewählten Entwicklungsgange gemäss werden wir diese Ungleichung als *eine Bedingung für* j_b auffassen, deren Erfüllung durch die ohnedies zu fordernde Bedingung $j_b > 2$ offenbar noch nicht gewährleistet ist.

Indem wir die Wurzel j_{ab} von (6) adjungieren, ist V_b *eindeutig* bestimmt. Es ist nämlich mit j_{ab} auch die Invariante:

$$(9) \qquad j'_{ab} = j_{a,-b} = j_a j_b - j_{ab} \quad \text{von} \quad V'_a V_b = V_b V_a^{-1}$$

eindeutig bestimmt, die übrigens, wie man leicht bemerkt, die zweite Wurzel der Gleichung (6) ist. Es ist ferner die Invariante $j_{b,-c}$ bekannt, nämlich $= j_b$, da

$$V_c^{-1} V_b = V_a^{-1} V_a'{}^{-1} V_b = V_a^{-1} V_b V_a$$

zutrifft. Schreibt man nun die Invarianten j_b, j_{ab}, j'_{ab}, $j_{b,-c}$ in den Coefficienten von V_b sowie in denjenigen der übrigen beteiligten Substitutionen V_a, V'_a, V_c an, so liegt analog wie in (1) und (2) pg. 365 ein

System von vier linearen Gleichungen für V_b vor, aus dem wir V_b berechnen können. Das Verschwinden der Determinante ist nämlich stets ausgeschlossen; denn dies würde, wie man durch Ausrechnung (cf. (8) pg. 366) leicht feststellt, die Folge haben, dass die Fixpunkte e_a, e'_a und e_c von V_a, V'_a, V_c entgegen der Eigenart des zugehörigen Discontinuitätsbereiches $(0, 3)$ auf einer Geraden liegen.

Es ist weiter die Frage, ob man allgemein angeben kann, welche der beiden Wurzeln der Gleichung (6) die Invariante j_{ab} ist. Dies lässt sich *nicht* angeben. Gerade so gut, wie V_b, kann man nämlich die der zweiten Wurzel j'_{ab} entsprechende Substitution V'_b zur Ausgestaltung der aus V_a, V'_a, V_c zu erzeugenden Gruppe $(0, 3)$ auf eine Gruppe $(1, 1)$ benutzen. Um dies einzusehen, bemerke man vorab, dass V_b aus j_b und ihrer Eigenschaft, V_a in V'_a zu transformieren, notwendigerweise erst zweideutig bestimmt ist. Die allgemeinste Substitution (erster Art), welche V_a in V'_a transformiert, entsteht aus einer speciellen solchen Substitution durch Combination mit einer beliebigen Substitution der zu e_a gehörenden cyclischen continuierlichen hyperbolischen Gruppe. Diese letztere Substitution ist nun in *zwei* Weisen immer so wählbar, dass die combinierte Substitution die gegebene Invariante j_b erhält, wie man leicht durch Rechnung verfolgt. Da beide Substitutionen V_b, V'_b auf V_c führen, so gehören eben ihnen die beiden Invarianten j_{ab} und j'_{ab} zu. Nun ist $j_a > 2$, $j_b > 2$, $j_c < -2$, und es folgt aus:

$$(10) \qquad (j_a - j_b)^2 + j_{ab}^2 + (2 - j_{ab})j_a j_b = j_c + 2,$$

dass jede der beiden Wurzeln $j_{ab} > 2$ ist. Damit aber ergiebt sich auf Grund von pg. 360, dass sowohl V_a, V_b, V_c als auch V_a, V'_b, V_c die Erzeugenden einer Gruppe $(1, 1)$ darstellen. Es ist also in der That V'_b gerade so brauchbar wie V_b zur Ausgestaltung der zu V_a, V'_c gehörenden Gruppe $(0, 3)$.

Unter Zusammenfassung der bisherigen Ergebnisse stellen wir nun folgenden Satz auf: *Um die Moduln und charakteristischen Bedingungen der Gruppe Γ vom Charakter (p, n) zu gewinnen, bilden wir zunächst die Moduln und charakteristischen Bedingungen für die bei Fortlassung von $V_{b_1}, \ldots, V_{b_p}$ entspringende Gruppe $(0, n + 2p)$. Darüber hinaus kommen noch die p Moduln j_b hinzu und mit ihnen die p neuen Bedingungen (8), worauf nun endlich noch die p Moduln j_{ab} zu adjungieren sind.* Der Beweis dieses Theorems ist bereits in den voraufgehenden Darlegungen enthalten. Die Gruppe $(0, n + 2p)$ bez. ihr Polygon dürfen wir nach den Entwicklungen der vorangegangenen Paragraphen bereits gebildet denken. Die Hinzufügung von j_b liefert dann jedesmal zwei Möglichkeiten der Composition mit einer Gruppe (1, 1), unter denen wir die eine durch Adjunction von j_{ab} herausgreifen. —

Um die *Mannigfaltigkeit* aller Gruppenclassen der Gattung (p, n) zu überblicken, ist es zweckmässiger, an der früheren Art der Composition festzuhalten, bei welcher wir die einzelne Gruppe aus einer Gruppe $(0, n + p)$ und p Gruppen (1, 1) herstellten. Die Gruppe $(0, n + p)$ hatte die Erzeugenden $V_1, \ldots, V_n, V_{c_1}^{-1}, \ldots, V_{c_p}^{-1}$, die einzelne Gruppe (1, 1) aber V_{a_k}, V_{b_k}.

Analog wie bisher nennen wir $(p, n; l_1, l_2, \ldots, l_r)$ die *Signatur* der Gruppe Γ, welche im Einzelfall vorliegt, und fassen alle Gruppen der gleichen Signatur in eine *Familie* zusammen. Dann gilt wieder der Satz, dass die Gruppenclassen der einzelnen Familie ein Continuum darstellen. Es geht dies unmittelbar daraus hervor, dass die Gruppen der Signatur $(0, n + p; l_1, l_2, \ldots, l_r)$ ein Continuum bilden, und dass dasselbe von allen denjenigen Gruppen (1, 1) gilt, welche durch Vermittlung von V_{c_2} mit der einzelnen Gruppe $(0, n + p)$ compositionsfähig sind*).

Die Dimensionenanzahl des Continuums aller Gruppenclassen der Signatur $(p, n; l_1, l_2, \ldots, l_r)$ könnten wir leicht durch Fortsetzung der zuletzt gegebenen Überlegung bestimmen. Doch müssen wir hierbei natürlich auf die schon unter (7) angegebene Anzahl unabhängiger Moduln geführt werden. Wir haben somit folgendes abschliessende Theorem: *Die gesamte Gattung (p, n) zerfällt, allen möglichen Combinationen von ν ganzen Zahlen $l > 1$ mit $0 < \nu \leq n$ entsprechend, in unendlich viele Familien der Signaturen $(p, n; l_1, l_2, \ldots, l_r)$: die einzelne Familie stellt ein einziges $(3n - \nu + 6p - 6)$-fach unendliches Continuum von Gruppenclassen vor.* Wie früher, so ist natürlich auch hier die Reihenfolge der Zahlen $l_1, l_2, \ldots, l_r$ ganz gleichgültig. —

§ 20. Von den Transformationen der Modulsysteme und den Modulgruppen der einzelnen Gattungen (p, n).

Es bleibt jetzt nur noch ein einziger Gegenstand von principieller Bedeutung für die Theorie der hyperbolischen Rotationsgruppen zu erörtern. Bei der einzelnen Gruppe Γ der Gattung (p, n) ist durch ein zugehöriges Modulsystem das Polygon P_0 bis auf Transformation eindeutig bestimmt. Nun aber gehören zu einer und derselben Gruppe Γ,

---

*) Hierbei ist der Satz benutzt, dass alle Gruppen (1, 1) mit gleichem $j_0 < -2$ ein Continuum bilden. Dieser Satz ist zwar pg. 359 nicht ausführlich entwickelt, kann aber mit den damaligen Untersuchungsmitteln leicht bewiesen werden (cf. die Fussnote pg. 359).

abgesehen vom Falle der Gattung (0, 3), unendlich viele wesentlich verschiedene kanonische Polygone, und wir konnten jedes solche kanonische Polygon P_0' unserer Gruppe aus einem ersten P_0 durch Transformation herstellen, wobei die allgemeinste Transformation dieser Art aus einer *endlichen* Anzahl von *Elementartransformationen*, nämlich durch Wiederholung und Combination der letzteren zu gewinnen war (cf. pg. 320 ff.). Diesen unendlich vielen Polygonen entspricht es dann, *dass wir für die einzelne Gruppe das System der Moduln, sobald nicht der Fall* (0, 3) *vorliegt, stets auf unendlich viele Arten auswählen können.*

Es fragt sich nun, welches der Zusammenhang zwischen diesen unendlich vielen Modulsystemen der gleichen Gruppe ist. Es seien die beiden vorgelegten Polygone P_0 und P_0', und es mögen zu P_0 die Erzeugenden $V_1, \ldots, V_n, V_{a_1}, V_{b_1}, V_{c_1}, \ldots, V_{c_p}$, zu P_0' aber entsprechend $V_1', \ldots, V_n', V_{a_1}', \ldots, V_{c_p}'$ gehören; die Moduln von P_0 endlich seien $j_1, j_2, \ldots$, die von P_0' aber $j_1', j_2', \ldots$.

Aus den Moduln von P_0 können wir mit Hilfe der einzigen Quadratwurzel $\sqrt{j_{-1, 2, 1, -2} - 2}$ [*] die Erzeugenden $V_1, \ldots, V_{c_p}$ rational berechnen. Die Erzeugenden $V_1', \ldots, V_{c_p}'$ von P_0' lassen sich als Combinationen der $V_1, \ldots, V_{c_p}$ darstellen; denn jene sind in Γ enthalten. Die Invarianten $j_1', \ldots$ ihrerseits sind in den Coefficienten von $V_1', \ldots$ rational; sie sind demgemäss auch in den Cofficienten von $V_1, \ldots$, d. h. in den Invarianten $j_1, \ldots$ und $\sqrt{j_{-1, 2, 1, -2} - 2}$ rational. Indessen können die $j_1', \ldots$ als „Invarianten" von der zuletzt genannten Quadratwurzel als solcher nicht abhängen; denn sie werden bei Zeichenwechsel derselben ungeändert bleiben (cf. pg. 369). Wir schliessen somit, dass die $j_1', \ldots$ bereits in den Invarianten $j_1, \ldots$ allein rational sind; und da offenbar der umgekehrte Satz gerade so bewiesen werden kann, so gilt das Resultat: *Irgend zwei Modulsysteme, welche von zwei kanonischen Polygonen derselben Gruppe Γ geliefert werden, hängen birational mit einander zusammen, d. h. die Moduln jedes Systemes sind rationale und rational umkehrbare Functionen der Moduln des anderen Systems.*

Diese *birationalen Modultransformationen* entsprechen nun den Transformationen der kanonischen Querschnittsysteme, die wir auf den geschlossenen Flächen und an den Polygonen P_0 früher (pg. 320 ff.) mit Ausführlichkeit untersucht haben. Hier ist denn auch der Ort,

---

[*] Ist $n = 0$, so soll an Stelle von V_1, V_2 nach dem pg. 386 entwickelten Ansatze das Substitutionenpaar $V_{a_1}^{-1}$ und $V_{a_1}'^{-1} - V_{b_1} V_{a_1} V_{b_1}^{-1}$ treten; bei $n = 1$ aber ist das Paar V_1, V_2 durch V_1, $V_{a_1}^{-1}$ zu ersetzen.

wo wir die *Gruppeneigenschaft* aller bei der einzelnen Gruppe Γ eintretenden Transformationen und also aller zugehörigen birationalen
Modultransformationen explicite einführen. In der That bedeutet ja die
einzelne Transformation geometrisch eine *feste* Vorschrift, nach welcher
wir aus einem *beliebig* auf der geschlossenen Fläche aufgegriffenen
kanonischen Schnittsystem ein gewisses neues herstellen. Üben wir
auf letzteres eine zweite unserer Transformationen aus, so stellt der
directe Übergang vom ersten zum dritten System doch selbst wieder
eine Transformation dar.

Aber es ergiebt sich noch mehr. Indem die einzelne Transformation unabhängig von dem besonderen Querschnittsystem und damit
zugleich unabhängig von den speciell vorliegenden Werten der Invarianten ihre Bedeutung behält, wird sie ohne weiteres in der gleichen
Gestalt für jede andere Gruppe Γ der Gattung (p, n) ihre Gültigkeit
bewahren. *Die hier gewonnene Gruppe der Transformationen erscheint
also, sei es dass man sie geometrisch auffasst oder durch die birationalen
Modultransformationen ausdrückt, als ein Attribut der ganzen Gattung
(p, n), und wir wollen sie in diesem Sinne als die „Modulgruppe der
Gattung (p, n)" bezeichnen.* Abgesehen von der niedersten Gattung
$(0, 3)$ besteht für jede andere eine solche Modulgruppe unendlich hoher
Ordnung; und wir gewinnen für die einzelne der Gattung angehörende
Γ die gesamten ihr eigenen Modulsysteme, indem wir auf eines unter
den letzteren alle Transformationen der Modulgruppe ausüben.

Diese Modulgruppen der Gattungen (p, n) entsprechen offenbar
genau der in der Theorie der doppeltperiodischen Functionen auf-
tretenden Gruppe der linearen Substitutionen $\omega' = \dfrac{\alpha \omega + \beta}{\gamma \omega + \delta}$ (wo die
$\alpha, \beta, \gamma, \delta$ rationale ganze Zahlen von der Determinante 1 sind). Wollen
wir die Analogie vollständig wahren, so müssten wir die letztere
Gruppe als die *„Modulgruppe der parabolischen Rotationsgruppen"* bezeichnen. Die besondere Einfachheit dieser „elliptischen Modulgruppe"
ist in dem Umstande begründet, dass es sich bei derselben nur um
einen Modul ω und in Übereinstimmung damit um *lineare* Transformationen handelt. Beides hört bei unseren „automorphen Modulgruppen"
auf. Gleichwohl bestehen viele verwandte Eigenschaften, die wir nunmehr kurz zur Sprache bringen wollen.

Zum Zwecke einer geometrischen Sprechweise könnte man die
Moduln der Gattung (p, n) als Punktcoordinaten eines mehrdimen-
sionalen Raumes deuten. Unter Berücksichtigung der zwischen den
Moduln bestehenden Gleichungen kommen wir dabei auf *einen*
$(3n + 6p - 6)$-*dimensionalen Raum* $R_{3n + 6p - 6}$ *höheren Grades*. Die

charakteristischen Ungleichungen, sowie die für die einzelnen Familien
noch weiter hinzutretenden Gleichungen grenzen dann diejenigen Teile
dieses Raumes ein, deren Punkte brauchbare Modulsysteme liefern*).
Der Rand dieses Raumteils, welcher gegenüber der Gruppe invariant
sein muss, stellt *die natürliche Grenze der Modulgruppe* dar.

Vor allem gilt der wichtige Satz, *dass die Modulgruppe der Gattung*
(*p, n*) *jedenfalls in allen denjenigen Teilen des Raumes* $R_{3n} + 6p - 6$, *die*
brauchbare Modulsysteme liefern, eigentlich discontinuierlich ist. Gäbe es
nämlich infinitesimale Transformationen in der Modulgruppe, so könnten
wir für eine einzelne Gruppe Γ der Gattung (*p, n*) unbegrenzt viele
Polygone $P_0, P_0', P_0'' \ldots$ angeben, die, ohne genau dieselben Moduln
zu besitzen, doch sämtlich nahehin mit einander congruent**) wären.
Zwei beliebige solche Polygone können in der hyperbolischen Ebene
irgendwie gegen einander liegen. Aber es lässt sich zeigen, dass sich
unter diesen Polygonen stets auch zwei finden, welche nahehin coincidieren. Die zu diesen Polygonen gehörenden Erzeugenden von Γ wären
aber nur unendlich wenig von einander unterschieden und würden somit
auf infinitesimale Substitutionen in Γ führen, was doch nicht möglich ist.

Um nun zu zeigen, dass unter den unendlich vielen Polygonen
$P_0, P_0', \ldots$ zwei fast coincidierende gefunden werden können, tragen
wir alle zugehörigen Polygonnetze über einander und nehmen erstlich
$n > 0$ an. Sei e_1 die erste feste Ecke von P_0, so zieht in jedem der
Netze an e_1 ein Polygoncyclus heran. Man markiere die unendlich
vielen nach e_1 ziehenden Polygonseiten in P_0, welche wenigstens eine
Häufungsstelle zeigen werden. Somit können wir zwei Polygone P_0', P_0''
finden, deren nach e_1 ziehende Ecken fast coincidieren, und die also
als gestaltlich unendlich wenig von einander verschiedene Discontinuitätsbereiche von Γ in ihrem Gesamtverlauf fast zusammenfallen.

Ist $n = 0$, so kommt P_0 der Ellipse nirgends nahe. Man verstehe nun unter E irgend eine bewegliche Ecke von P_0 und markiere
in den unendlich vielen über einander geschichteten Polygonnetzen alle
in P_0 entfallende mit E homologe Ecken. Dieselben müssen notwendig eine Häufungsstelle aufweisen, und unter den unendlich vielen
an dieser Stelle beteiligten Polygonen können wir offenbar wieder
zwei P_0', P_0'' auswählen, deren von E' und E'' ausziehende Seiten
nahehin zusammenfallen. Diese Polygone werden dann in ihrem Ge-

---

*) Gemäss der zweiten Note pg. 378 werden wir aber nicht behaupten
wollen, dass hierbei jede einzelne Ungleichung unabhängig von den übrigen zur
Geltung kommt.

**) Als congruent sollen hier nur diejenigen Polygone bezeichnet werden,
welche durch Transformationen *erster* Art zur Deckung gebracht werden können.

samtverlauf fast zusammenfallen. Beidemal kommen wir zu der nicht
zulässigen Folgerung, dass Γ infinitesimale Substitutionen enthält.
Die eigentliche Discontinuität der automorphen Modulgruppen ist damit bewiesen.

Über die *Erzeugung der Modulgruppe* der Gattung (p, n) können
wir unmittelbar auf Grund des bezüglichen Theorems von pg. 334
Angaben machen. Die Erzeugenden der Modulgruppe werden uns direct
von den damaligen Elementartransformationen geliefert. Es entspringt
damit der Satz: *Die Modulgruppe der Gattung (p, n) lässt sich für
$p = 0$ aus n und für $p > 0$ aus $(n + 5p - 3)$ ihrer Transformationen
erzeugen, und zwar zerfallen diese Erzeugenden in vier Arten zu $2p$,
$(n + p - 2)$, einer und $(2p - 2)$ Transformationen.*

Die Frage nach dem *Discontinuitätsbereich* der Modulgruppe der
Gattung (p, n) behandeln wir wenigstens insoweit, dass wir eine Basis
aufweisen, auf welcher eine Theorie der „reducierten" kanonischen
Polygone entwickelt werden kann. Die früheren analogen Entwicklungen, die parabolischen Rotationsgruppen betreffend (pg. 218 u. f.),
müssen dabei vorbildlich sein. Wir werden hier somit aufs neue die
im vorangehenden Kapitel entwickelte Theorie der Normalpolygone
heranziehen. Übrigens können wir (wie auch l. c.) den Begriff der
reducierten Polygone auf dem bezeichneten Wege nur erst insoweit
definieren, dass der einzelnen Gruppe Γ eine *endliche* Anzahl reducierter
Polygone, aber im allgemeinen nicht ein einzelnes zugehört.

Im Falle der Gattung $(0, n)$ nennen wir ein kanonisches Polygon P_0
reduciert, *falls die festen Ecken $e_1, e_2, \ldots, e_n$ desselben zugleich als feste
Ecken für ein zugehöriges Normalpolygon fungieren.* Da wir für die
einzelne Gruppe Γ nur eine begrenzte Anzahl wesentlich verschiedener
normaler Polygone besitzen [*], so gewinnen wir (durch den pg. 299 u. f.
geschilderten Übergang) auch nur eine endliche Anzahl reducierter
kanonischer Polygone.

Zu demselben Ergebnis gelangen wir bei der Gattung $(1, 1)$. Hier
nennen wir im Anschluss an pg. 288 ein einzelnes Polygon reduciert,
*falls seine Erzeugenden V_a, V_b unter den drei Erzeugenden eines zugehörigen
Normalsechsecks enthalten sind.* Letzteres lässt sich, wie man leicht
übersehen wird, im ganzen auf drei verschiedene Arten durch Ab-
spaltung zweier Dreiecke in ein kanonisches Sechseck überführen.
Die Verhältnisse gestalten sich denen bei den parabolischen Rotations-

---

[*] Dies ergab sich innerhalb der Theorie der natürlichen Discontinuitätsbereiche (pg. 275 ff.) aus dem Umstande, dass der einzelne natürliche Discontinuitätsbereich aus einer *endlichen* Anzahl von l. c. mit T bezeichneten Bereichen
zusammengesetzt erscheint.

gruppen (pg. 218 ff.) ganz analog (man sehe das Nähere in der pg. 398 citierten Note des Verf. über automorphe Modulgruppen).

Im allgemeinen Falle (p, n) ist die Sachlage deshalb umständlicher, weil wir die verschiedenen Typen der Normalpolygone allgemein nicht überblicken können. Gleichwohl ist es im Princip nicht schwierig, in jedem Einzelfalle eines Typus (p, n) einen bestimmten Übergang zu einem kanonischen Polygon festzusetzen, welch' letzteres alsdann reduciert heissen würde. Die *Endlichkeit der Anzahl reducierter Polygone* ist dann stets eine Folge des Umstandes, dass für die einzelne Gruppe Γ nur eine begrenzte Zahl wesentlich verschiedener Normalpolygone existiert.

§ 21. Specialbetrachtung der Modultransformationen für die beiden Gattungen $(0, 4)$ und $(1, 1)$.

Die allgemeinen Ansätze des vorigen Paragraphen über die Modulgruppen (p, n) sollen hier letzten Endes noch durch zwei Beispiele näher erläutert werden.

1) Bei der Gattung $(0, 4)$, die wir zunächst heranziehen, reducieren sich die zwölf Moduln j_i, $j_{i, i+1}$, $j_{i, i+2}$ vermöge der Identitäten:

$$j_{34} = j_{12}, \quad j_{41} = j_{23}, \quad j_{31} = j_{13}, \quad j_{42} = j_{24}$$

auf die folgenden acht:

(1) $$\qquad\qquad j_1,\ j_2,\ j_3,\ j_4,\ j_{12},\ j_{13},\ j_{23},\ j_{24}.$$

Zwischen ihnen bestehen aber noch zwei algebraische Relationen, da für $n = 4$ im ganzen nur $3n - 6 = 6$ Moduln unabhängig variabel sind. Diese Relationen sind auf Grund der allgemeinen Ansätze von pg. 367 u. f. zu berechnen; die Rechnung liefert:

(2) $$j_{12}^2 + j_{23}^2 - j_{13}j_{24} - (j_1j_2 + j_3j_4)j_{12} - (j_1j_4 + j_2j_3)j_{23}$$
$$+ (j_1j_2j_3j_4 + j_1^2 + j_2^2 + j_3^2 + j_4^2 - 4) = 0,$$

(3) $$j_{12}j_{23} + j_{13} + j_{24} - (j_1j_3 + j_2j_4) = 0.$$

Für die geometrische Sprechweise würde somit hier zunächst ein *sechs-dimensionaler Raum achten Grades* zu Grunde zu legen sein, der einem linearen Raum von acht Dimensionen eingelagert ist.

Die Modulgruppe der Gattung $(0, 4)$ lässt sich nun aus *vier* Transformationen erzeugen, die wir $T_1, \ldots, T_4$ nennen. T_1 stelle den Übergang von V_1, V_2, V_3, V_4 zu:

(4) $$\qquad V_1' = V_2, \quad V_2' = V_2^{-1}V_1V_2, \quad V_3' = V_3, \quad V_4' = V_4$$

dar; T_2, T_3, T_4 gehen hieraus durch cyclische Permutation der unteren

Indices hervor. Die so festgelegte rationale Modultransformation T_1 hat die Gestalt:

$$(5) \qquad (T_1) \begin{cases} j_1' = j_2, & j_2' = j_1, & j_{23}' = j_{24}, & j_{13}' = j_{23}, \\ j_{24}' = j_1 j_4 + j_2 j_3 - j_{23} - j_{13} j_{24}, \end{cases}$$

und von hieraus gewinnt man natürlich die Transformationen T_2, T_3, T_4 durch die eben genannten Permutationen der unteren Indices. Übrigens sind in (5) nur diejenigen Moduln aufgeführt, welche eine Veränderung erleiden; es ist also $j_3' = j_3$, ... Dass das System der Relationen (2) und (3) gegenüber der Transformation (5) invariant ist, zeigt man leicht durch directe Rechnung.

An sich ist selbstverständlich, dass die Invarianten j_1, j_2, j_3, j_4 gegenüber den Modultransformationen nur Permutationen erfahren; denn die Winkel in den festen Ecken der kanonischen Polygone bleiben bei Transformation unverändert. Aber es giebt dieser Umstand zu einer interessanten Folgerung Anlass. Wir schliessen nämlich, dass es in der Modulgruppe $(0, 4)$ eine ausgezeichnete Untergruppe des Index 24 giebt, bei deren Transformation die j_i einzeln invariant sind. Für die nähere Betrachtung dieser Untergruppe können wir die j_i als Parameter ansehen, während wir j_{12}, j_{13}, j_{23}, j_{24} als Coordinaten eines R_4 deuten. Dann sind durch (2) und (3) insgesamt ∞^4 *Oberflächen vierten Grades* dargestellt, die im R_4 gelegen sind, und die durch die Transformationen der fraglichen Untergruppe einzeln in sich übergeführt werden. Für $j_i \leqq 2$ correspondiert die einzelne solche Oberfläche jeweils einer Gruppenfamilie.

Für particuläre Werte der Invarianten j_i kann sich der Index der eben gebildeten Untergruppe noch erniedrigen. Wir betrachten beispielsweise sogleich den extremen Fall, dass sämtliche Invarianten j_i einander gleich sind; dann sind die j_i gegenüber der Gesamtgruppe invariant. Wir wollen uns in diesem Falle der Bezeichnung bedienen:

$$(6) \qquad j_i = j, \quad j_{12} = x, \quad j_{23} = y, \quad j_{13} = s, \quad j_{24} = t,$$

womit die Relationen (2) und (3) übergehen in

$$(7) \qquad \begin{cases} x^2 + y^2 - st - 2j^2(x+y) + (j^4 + 4j^2 - 4) = 0, \\ xy + s + t - 2j^2 = 0; \end{cases}$$

dieselben stellen *eine einfach unendliche Reihe von Flächen vierter Ordnung* im R_4 dar. Von den vier Erzeugenden T_i werden $T_3 = T_1$ und $T_4 = T_2$; T_2 aber geht aus T_1 hervor, indem man letztere Operation vermöge:

$$(8) \qquad x' = y, \quad y' = x, \quad s' = t, \quad t' = s$$

transformiert. Da unsere Flächenschar durch diese Transformation der Periode 2 in sich übergeführt wird, so können wir, falls die Operation (8) der Modulgruppe noch nicht angehören sollte, letztere Gruppe durch (8) erweitern. *Die so entspringende Gruppe hat alsdann die beiden Erzeugenden:*

$$(9) \qquad (T) \quad x' = x, \quad y' = t', \quad s' = y, \quad t' = -xt - y + 2j^2,$$

$$(10) \qquad\qquad (T') \quad x' = y, \quad y' = x, \quad s' = t, \quad t' = s.$$

Eine nähere Untersuchung der zugehörigen regulären Einteilungen der Oberflächen (7) soll hier nicht ausgeführt werden; wir fügen nur noch nebenbei hinzu, dass sich die hier vorliegende Gruppe bei eingehenderer Betrachtung als mit der elliptischen Modulgruppe isomorph erweist; in der That zeigt man mit Rücksicht auf die Relationen (7) leicht die Gleichungen $T'^2 = 1$, $(TT')^3 = 1$, während T aperiodisch ist. —

Im Anschluss an die vorstehenden Untersuchungen zur Gattung (0, 4) wollen wir hier noch die Frage behandeln, in welcher Art sich *der Fall einer durch Spiegelungen erweiterungsfähigen Gruppe* (0, 4) vermöge der Moduln charakterisieren lässt. Wir fügen dies hier um so lieber hinzu, als wir übrigens niemals Gelegenheit nahmen, die Modultheorie der hyperbolischen Rotationsgruppen für den besonderen Fall der symmetrischen Gruppen zu specialisieren.

Liegt für eine Gruppe Γ eine Symmetrielinie vor, so können wir ein zugehöriges Doppelviereck so wählen, dass es durch jene Symmetrielinie direct symmetrisch gehälftet wird. Die beiden zugehörigen und mit einander conjugierten kanonischen Achtecke heissen P_0 und P_0', ihre Invarianten seien $j_1, j_2, \ldots$ und $j_1', j_2', \ldots$ Nach pg. 370 ist der Übergang vom einen Polygon zum conjugierten durch:

$$j_{13}' = j_1 j_3 + j_2 j_4 - j_{12} j_{23} - j_{13},$$
$$j_{24}' = j_1 j_3 + j_2 j_4 - j_{12} j_{23} - j_{24},$$

d. h. also zufolge (3) durch:

$$(11) \qquad\qquad j_{13}' = j_{24}, \quad j_{24}' = j_{13}$$

dargestellt, wobei wieder nur die Moduln aufgeführt wurden, welche eine Veränderung erfahren.

Nun sind im gedachten Falle die Polygone P_0, P_0' direct symmetrisch, und sie haben somit dieselben Moduln. Die Gleichung (11) liefert daraufhin den Satz: *Im Falle einer durch Spiegelungen erweiterungsfähigen Gruppe* (0, 4) *lässt sich das Modulsystem stets so wählen, dass* $j_{13} = j_{24}$ *ist, und umgekehrt liefert diese Relation stets eine erweiterungsfähige Gruppe.* Übrigens wird man leicht beweisen, dass es sich hierbei um eine particuläre Auswahl eines Modulsystems handelt; in der That bleibt die Relation $j_{13} = j_{24}$ bei Ausübung der Modultransformation T_1 nicht bestehen. Setzen wir in (7) $s = t$, so kommen als Gegenbilder aller regulär-symmetrischen und gleichwinkligen Polygonteilungen $(0, 4)$ die Punkte einer im gewöhnlichen Raume R_3 gelegenen Curve 4ter Ordnung. —

2) Ganz besonders einfach gestalten sich die Verhältnisse bei der Gattung $(1, 1)$, welche wir hier zum Schlusse noch betrachten wollen. Die Modulgruppe dieser Gattung lässt sich aus den beiden pg. 324 unter (4) charakterisierten Elementartransformationen T_1 und T_2 erzeugen; wir können aber nach den damaligen Erörterungen zu diesem Ende auch die beiden Operationen $T_2 = T$ und $T_1 T_2 T_1 = T'$ benutzen, welche letztere unter (5) pg. 325 angegeben ist. Die Gestalt dieser Operationen als Modultransformationen stellt man ohne Mühe zu:

$$(12) \quad \begin{cases} (T) & j_a' = j_a, \quad j_b' = j_{ab}, \quad j_{ab}' = j_a j_{ab} - j_b, \\ (T') & j_a' = j_b, \quad j_b' = j_a, \quad j_{ab}' = j_a j_b - j_{ab} \end{cases}$$

fest. Es gilt $T'^2 = 1$, und die beiden Operationen (12) entsprechen den elliptischen Modulsubstitutionen:

$$(T) \quad \omega' = \omega + 1, \qquad (T') \quad \omega' = -\frac{1}{\omega};$$

die aus den Transformationen (12) *zu erzeugende Modulgruppe der Gattung* $(1, 1)$ *erscheint damit isomorph auf die nicht-homogene elliptische Modulgruppe bezogen*[*]. Fügen wir noch die etwa durch S zu bezeichnende Transformation $V_a' = V_a$, $V_b' = V_b^{-1}$ hinzu, welche als Modultransformation die Gestalt hat:

$$(S) \quad j_a' = j_a, \quad j_b' = j_b, \quad j_{ab}' = j_a j_b - j_{ab},$$

so entspringt eine Gruppe, *welche mit der durch Spiegelungen erweiterten elliptischen Modulgruppe isomorph ist*. In der That correspondiert der Operation S die Spiegelung $\omega' = -\bar{\omega}$ an der imaginären ω-Axe.

Zum Zwecke der geometrischen Sprechweise deuten wir j_a, j_b, j_{ab} als gewöhnliche Punktcoordinaten und setzen in diesem Sinne:

$$(13) \qquad j_a = x, \quad j_b = y, \quad j_{ab} = s.$$

Die für die Gattung $(1, 1)$ fundamentale Gleichung (2) pg. 354:

$$(14) \qquad x^2 + y^2 + s^2 - xys - (j_e + 2) = 0$$

deuten wir nun geometrisch als eine *Schar von Flächen dritter Ordnung*, deren einzelne durch die birationalen Modultransformationen in sich

---

*) Erinnern wir daran, dass jede Gruppe $(1, 1)$ in einer Gruppe $(0, 4)$ als Untergruppe des Index zwei enthalten ist, so kann es nicht überraschen, dass die Modulgruppe der Gattung $(0, 4)$ sich gleichfalls als mit der elliptischen Modulgruppe homomorph erwies.

übergeführt wird. Als die Erzeugenden der durch S erweiterten Modulgruppe $(1, 1)$ werden wir dann etwa die drei „Spiegelungen":

(15) $S, \quad S' = ST, \quad S'' = T'S$

wählen dürfen, welche genau den in „M." I pg. 232 durch A, B, C bezeichneten Operationen parallel gehen. In x, y, s geschrieben sind die Ausdrücke der drei fraglichen erzeugenden Transformationen die folgenden:

(16) $\begin{cases} (S) & x' = x, \quad y' = y, \quad s' = xy - s, \\ (S') & x' = x, \quad y' = s, \quad s' = y \\ (S'') & x' = y, \quad y' = x, \quad s' = s. \end{cases}$

Dem Charakter einer symmetrischen Umformung entsprechend bleiben bei der einzelnen dieser drei Operationen jedesmal die sämtlichen Punkte einer Fläche fest; es sind dies die drei Flächen:

$$xy - 2s = 0, \quad y - s = 0, \quad x - y = 0.$$

Es ist interessant, die zur Modulgruppe $(1, 1)$ auf der einzelnen Fläche (14) gehörende reguläre Einteilung auf Grund des pg. 393 entwickelten allgemeinen Ansatzes, d. i. unter Benutzung der Theorie der Normalpolygone, näher zu untersuchen und insbesondere ihrer Beziehung zur bekannten Modulteilung der ω-Halbebene weiter nachzugehen; doch würde uns diese Untersuchung zu weit von den nächsten Zielen der vorliegenden Darstellung ablenken*).

Wir bringen hiermit die Theorie der hyperbolischen Rotationsgruppen zum Abschluss. Die Theorie der Modulgruppen der verschiedenen Gattungen (p, n) konnte hier nur in ihren Elementen festgelegt werden. Erst an einer sehr viel späteren Stelle werden wir im functionentheoretischen Gedankenzusammenhang auf diese Gegenstände zurückkommen.

-----

*) Man vergl. übrigens wegen einiger weiteren Ausführungen die Note des Verf. „Über die Theorie der automorphen Modulgruppen" Göttinger Nachrichten 1896, Heft 2.

Drittes Kapitel.

Betrachtung der Kreisbogenvierecke ohne Hauptkreis und Bemerkungen über sonstige Nichtrotationsgruppen.

Die Theorie der Nichtrotationsgruppen soll hier nicht mehr in derselben Allgemeinheit behandelt werden, wie diejenige der Hauptkreisgruppen im vorangehenden Kapitel; eine entsprechend abschliessende Behandlung der Nichtrotationsgruppen würde vermutlich zahlreiche Schwierigkeiten finden. Vielmehr mag es genügen, wenn die allgemeinen Ansätze, welche die Nichtrotationsgruppen betreffend in Abschnitt I entwickelt wurden, hier an einigen speciellen Beispielen näher ausgeführt werden. In diesem Sinne sollen hier vor allem die regulär-symmetrischen Netze aus Kreisbogenvierecken näher betrachtet werden, wobei die Frage nach der Natur der Grenzgebilde besonderes Interesse gewinnt. In letzterer Hinsicht handelt es sich aber nicht um bestimmte Theoreme und deren Beweise, sondern um nur mehr vorläufige Fixierung der hier eintretenden Verhältnisse, die über unsere sonstige geometrische Gewöhnung hinausliegen. Ausser den Gruppen der Kreisbogenvierecke werden wir am Ende des Kapitels noch einige wenige Bemerkungen, allgemeinere Nichtrotationsgruppen betreffend, anfügen.

§ 1. Geometrische Ableitung der sieben Typen der Kreisbogenvierecke.

In der ζ-Ebene oder auf der ζ-Kugel sei ein Kreisbogenviereck $\overline{P}$ gezeichnet, welches als Discontinuitätsbereich zweiter Art eine eigentlich discontinuierliche Gruppe $\overline{\Gamma}$ definieren möge. Die Seiten dieses Vierecks werden von den Kreisen K_1, K_2, K_3, K_4 geliefert, und die zu den letzteren gehörenden Spiegelungen $\overline{V}_1$, $\overline{V}_2$, $\overline{V}_3$, $\overline{V}_4$ seien die Erzeugenden von $\overline{\Gamma}$. Die Winkel des Vierecks müssen sämtlich aliquote Teile von π sein, die wir $\frac{\pi}{l_{12}}$, $\frac{\pi}{l_{23}}$, $\frac{\pi}{l_{34}}$, $\frac{\pi}{l_{41}}$ nennen; doch ist, wie wir sehen werden, die eigentliche Discontinuität von $\overline{\Gamma}$ hiermit noch nicht in allen Fällen gewährleistet. Übrigens mögen die Kreise $K_1, \ldots$ auf der ζ-Kugel durch die Ebenen $E_1, \ldots$ ausgeschnitten werden; den Schnittpunkt der Ebenen E_2, E_3, E_4 nennen wir alsdann Q_1 und definieren die Punkte Q_2, Q_3, Q_4 entsprechend.

Der Aufzählung aller unterschiedenen Typen von Kreisbogenvierecken $\overline{P}$ unserer Art senden wir zwei vorbereitende Betrachtungen voraus.

1) Irgend drei von den vier Spiegelungen $\overline{V}_i$ erzeugen eine Rotationsgruppe zweiter Art, und zwar entspringe $\overline{\Gamma}_1$ aus $\overline{V}_2, \overline{V}_3, \overline{V}_4$ u. s. w. Das Rotationscentrum von $\overline{\Gamma}_i$ ist alsdann der Punkt Q_i. Je nachdem Q_i ausserhalb, auf oder innerhalb der ζ-Kugel liegt, haben wir eine hyperbolische, parabolische oder elliptische Rotationsgruppe. Im ersteren Falle haben wir noch zu unterscheiden, ob $\overline{\Gamma}_i$ auf dem zugehörigen Hauptkreise eigentlich discontinuierlich ist oder nicht. Im ersteren Falle ist der Discontinuitätsbereich von $\overline{\Gamma}_i$ ein durch den Hauptkreis H sym-

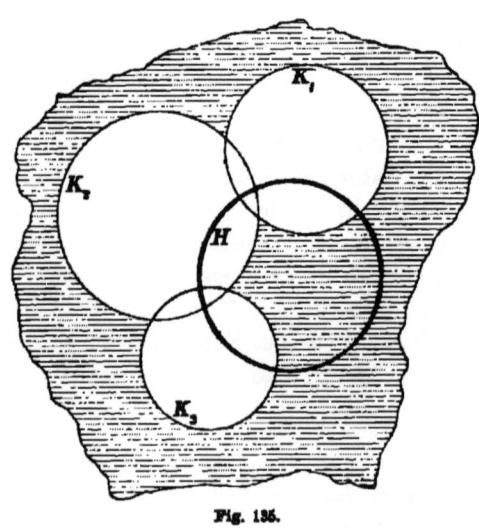

Fig. 135.

metrisch gehälftetes Viereck, wie es der schraffierte Bereich in Figur 135 darstellt; im andern Falle besteht der Discontinuitätsbereich von $\overline{\Gamma}_i$ aus zwei bezüglich des Hauptkreises symmetrischen Dreiecken. Liegen die Verhältnisse der Figur 135 vor, so sprechen wir von einer Gruppe $\overline{\Gamma}_i$ der ersten Kategorie. Dem reihen sich weitere drei Kategorien an, denen „Dreiecksgruppen" entsprechen*), und zwar möge die zweite, dritte oder vierte Kategorie vorliegen, je nachdem die Winkelsumme des Kreisbogendreiecks $< \pi$, $= \pi$ oder $> \pi$ ist.

Diese Verhältnisse haben wir zu benutzen, wenn es sich darum handelt, eine sachgemässe Classification der Kreisbogenvierecke $\overline{P}$ vorzunehmen. Dabei sei im voraus bemerkt, dass wir zwei Vierecksnetze bereits oben in Figur 65 pg. 230 und Figur 78 pg. 240 kennen lernten; die zugehörigen Gruppen waren parabolische Rotationsgruppen bez.

---

*) Cf. „M." I pg. 102 ff.

Gruppen mit zwei Grenzpunkten. Beide Fälle gelten im folgenden als elementar und werden demnach ausgeschlossen.

2) Zum Zwecke weiterer Vorbereitung der in Aussicht genommenen Classification nehmen wir für den Augenblick an, dass zwei nicht benachbarte Kreise, etwa K_1 und K_3, einander (ausserhalb $\bar{P}$) berühren oder in zwei Punkten schneiden.

Im ersteren Falle können wir K_1 und K_3 in der ζ-Ebene als parallele Gerade zeichnen. Die Kreise K_2 und K_4 werden dann, sofern sie eigentliche Kreise sind, dem Viereck $\bar{P}$ ihre convexe Seite zukehren; in eine Gerade aber kann wegen Ausschluss der Figur 65 pg. 230 höchstens einer der beiden Kreise K_2, K_4 ausarten. Es folgt, dass K_2 und K_4 keinen Punkt gemein haben können.

Zu dem gleichen Ergebnis gelangen wir auch, falls K_1 und K_3 sich in zwei Punkten schneiden. Man wähle diese beiden Punkte auf der ζ-Kugel diametral, so dass K_1 und K_3 grösste Kugelkreise werden. Setzen wir die von K_2 und K_4 gelieferten Viereckseiten hinzu, so erscheint das an $\bar{P}$ beteiligte von K_1 und K_3 ausgeschnittene Kugelzweieck in $\bar{P}$ und zwei durch D_2 und D_4 zu bezeichnende Dreiecke zerlegt. Aus den für die Winkel von $\bar{P}$ gültigen Bedingungen ergiebt sich dann, dass der zur Ebene E_2 senkrechte Kugeldurchmesser den einen Endpunkt auf dem Rande oder im Innern von D_2 findet, und dass entsprechend der zu E_4 senkrechte Durchmesser einen D_4 angehörenden Endpunkt hat. Die Veranschaulichung dieser Verhältnisse lehrt unmittelbar, dass die Schnittlinie von E_2 und E_4 gänzlich ausserhalb der Kugel liegt.

Indem wir beide Fälle zusammenfassen, ergiebt sich: Unter den beiden Paaren nicht-benachbarter Kreise K_1, K_3 und K_2, K_4 können höchstens die Kreise des einen Paares, etwa K_1, K_3, einander schneiden oder berühren.

Es folgt weiter: *Die vier in unserer Vierecksgruppe enthaltenen Dreiecksgruppen* $\bar{\Gamma}_1$, $\bar{\Gamma}_2$, $\bar{\Gamma}_3$, $\bar{\Gamma}_4$ *sind entweder sämtlich Gruppen der ersten Kategorie oder dieser Kategorie gehören zwei nicht-benachbarte Gruppen, etwa* $\bar{\Gamma}_1$ *und* $\bar{\Gamma}_3$, *an, während* $\bar{\Gamma}_2$ *und* $\bar{\Gamma}_4$ *zur zweiten, dritten oder vierten Kategorie gehören.* —

Hieraus ergiebt sich nun unmittelbar eine *Einteilung aller Kreisbogenvierecke in sieben Typen.* Wir werden dem eben gewonnenen Satze gemäss annehmen, dass $\bar{\Gamma}_1$ und $\bar{\Gamma}_3$ allemal Gruppen der ersten Kategorie sind. Gehören alsdann dieser Kategorie auch $\bar{\Gamma}_2$ und $\bar{\Gamma}_4$ an, so soll das Viereck $\bar{P}$ und seine Gruppe $\bar{\Gamma}$ dem ersten Typus angehören; wir können diesen Typus von Vierecken $\bar{P}$ symbolisch in sofort verständlicher Art durch [1, 1] charakterisieren. Unter directem Gebrauche der Kreise K_i können wir auch sagen, dass allemal K_2 und K_4 getrennt verlaufen sollen, dass aber weiter beim ersten Typus K_1 und K_3 gleichfalls keinen Punkt gemein haben. Schneiden oder berühren sich K_1 und K_3, so kann weder $\overline{\Gamma}_2$ noch $\overline{\Gamma}_4$ der ersten Kategorie angehören. Der zweite, dritte u. s. w. Typus der Vierecke $\overline{P}$ bekommen diesem Umstande entsprechend die Symbole [2, 2] bez. [2, 3], [2, 4], [3, 3], [3, 4], [4, 4]. Diesen sieben Typen sind die Figuren 136 bis 142 gewidmet. Man veranschauliche sich in diesen Figuren jeweils die Gestaltung des Vierecks P; auf die Bedeutung sonstiger in den Figuren schraffierter Bereiche kommen wir unten zurück.

Irgend ein Viereck $\overline{P}$ aus der Reihe der sechs letzten Typen kann man als *durch Composition zweier Kreisbogendreiecke mit einem gleichen Winkel entstanden* denken. Man wird sich dies mit Hilfe der gleich mitzuteilenden Figuren leicht klar machen. So haben wir z. B. in Figur 137 ein Viereck $\overline{P}$ des zweiten Typus. Nach Fortnahme von K_2 liefert das Viereck $\overline{P}$ zusammen mit dem Dreieck D_2 das Ausgangsdreieck von $\overline{\Gamma}_2$, und entsprechend gewinnen wir durch Fortnahme von K_4 das Ausgangsdreieck von $\overline{\Gamma}_4$. Beide Dreiecke haben den gleichen Winkel $\frac{\pi}{l_{12}}$; übrigens aber gilt dem zweiten Typus von $\overline{P}$ entsprechend:

$$\frac{1}{l_{12}} + \frac{1}{l_{24}} + \frac{1}{l_{41}} < 1, \quad \frac{1}{l_{12}} + \frac{1}{l_{23}} + \frac{1}{l_{31}} < 1.$$

Sehen wir irgend zwei Dreiecke, welche dieselben Winkel in derselben Folge haben, als nicht verschieden an, so können wir nun auch umgekehrt sagen: *Irgend zwei Dreiecke mit einem gleichen Winkel lassen sich auf ∞^1 Weisen zu einem Viereck $\overline{P}$ eines der sechs letzten Typen componieren, und wir finden so ein einfach unendliches Continuum wesentlich verschiedener Vierecke mit gleichen und gleichliegenden Winkeln.* Die Mannigfaltigkeit rührt daher, dass wir z. B. im Falle der Figur 137 bei festliegendem K_2 den Kreis K_4 durch die zu K_1 und K_3 als Bahncurven gehörende cyclische hyperbolische Gruppe so lange verschieben dürfen, als er nicht mit K_2 collidiert. Im Gegensatze hierzu zählt man leicht ∞^2 *Vierecke des ersten Typus mit gleichen und gleichliegenden Winkeln* ab, und es handelt sich dabei wieder um ein *Continuum von Vierecken*. Die Winkel können als aliquote Teile von π beliebig vorgeschrieben werden; doch dürfen sie nicht zugleich $= \frac{\pi}{2}$ sein. —

Es ist nun für die genauere Untersuchung unserer Vierecksgruppen $\overline{\Gamma}$ vor allen Dingen nötig, dass wir uns die Lagenverhältnisse der Ebenen E_1, E_2, E_3, E_4 und damit die zu den Gruppen gehörenden Discontinuitätspolyeder im projectiven Raume deutlich machen. Dabei be-

schränken wir uns auf das Kugelinnere, werden also die zu con-
struierenden Polyeder neben den Ebenen E noch durch ein oder mehrere
Stücke der Kugelober-
fläche begrenzen. Gehört
P zum ersten Typus, so
ist das entsprechende
Polyeder Π ein *Hexaeder*,
welches im Kugelinnern
durch die vier Ebenen E
prismatisch begrenzt ist,
auf der Kugelfläche aber
zwei getrennt liegende
Vierecke $\overline{P}$ und $\overline{P}'$ zu
Randflächen hat; letztere
liefern die in Figur 136
dargestellte Projection
auf die ζ-Ebene. Der
Fall, dass K_1 und K_3 einander berühren, lässt sich
als Grenzfall des ersten
Typus auffassen. Das

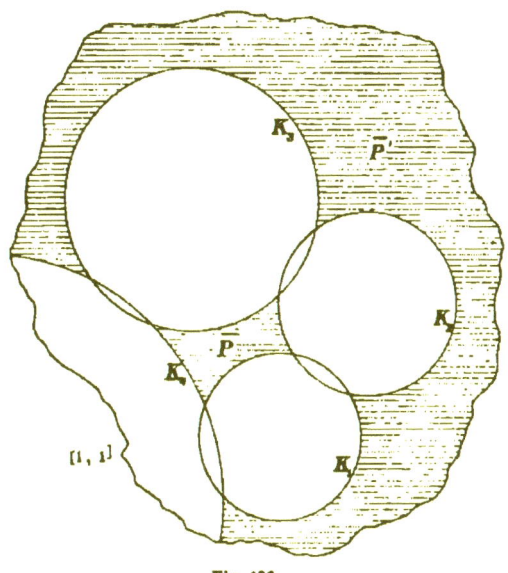

Fig. 136.

Viereck $\overline{P}'$ zerfällt in zwei nur in einer Spitze zusammenhängende Dreiecke', und man könnte demnach Π als *Heptaeder*
bezeichnen. $\overline{P}$ gehört nun im allgemeinen zum
zweiten Typus; doch liegt der dritte Typus vor,
wenn eine der beiden Gruppen $\overline{\Gamma}_2$, $\overline{\Gamma}_4$ die parabolische
Diedergruppe ist (cf. pg. 224).

Schneiden sich K_1 und K_3, so wählen wir wie
oben E_1 und E_3 als Diametralebenen der Kugel.
Die Punkte Q_2 und Q_4 liegen auf der Schnitt-
geraden beider Ebenen, und zwar ausserhalb der
Kugel, falls der zweite Typus vorliegt. Π stellt nun
ein *Heptaeder* vor, welches neben den Ebenen E
durch ein Viereck P und zwei Dreiecke der Kugeloberfläche begrenzt ist. Die Projection dieser drei
Bereiche auf die ζ-Ebene ist in Figur 137 gegeben. Man wird nun auch leicht die Verhältnisse verfolgen, falls einer der beiden Punkte Q_2, Q_4
auf bez. in die Kugel hineinrückt. Beim dritten
und vierten Typus (Figuren 138 und 139) haben

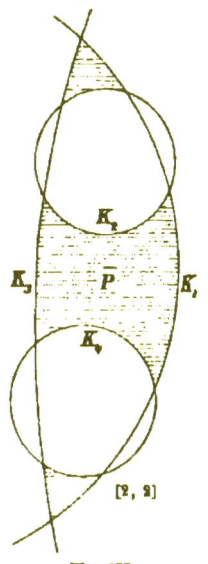

Fig. 137.

wir *Hexaeder* Π, wobei der Unterschied vorliegt, dass das zu Figur 138

26*

gehörende Hexaeder eine (in der Figur markierte) parabolische Spitze Q_4 hat. Die drei letzten Typen (cf. Figuren 140 bis 142) liefern *Pen-*

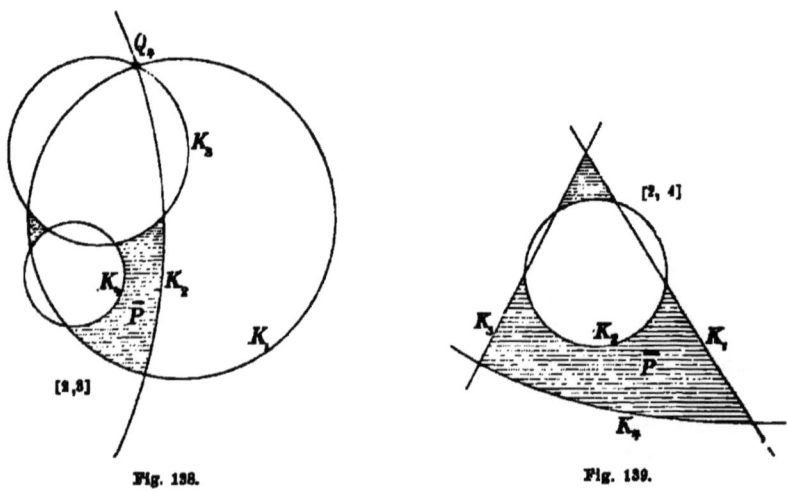

Fig. 138.　　　　　　　　　　　　　Fig. 139.

taeder Π mit zwei bez. einem und gar keinem parabolischen Punkte auf der ζ-Kugel. —

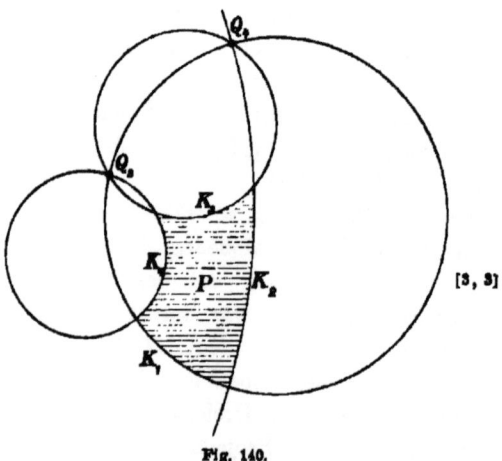

Fig. 140.

　　Auf die so gewonnenen Polyeder Π lassen sich nun unmittelbar die allgemeinen Ansätze von pg. 157 ff. in Anwendung bringen, welche letztere man ja ohne Mühe auf die Polyeder zweiter Art übertragen wird. Vor allem folgt: *Das Polyeder Π ist stets und nur dann Dis-continuitätsbereich, wenn die sämtlichen Kantenwinkel aliquote Teile von* *x sind.* Über die für die Viereckswinkel oben schon ausgesprochene Bedingung hinaus stellt sich also nur noch für die sechs letzten Typen die Bedingung ein, dass l_{13} eine ganze Zahl > 2 sein muss.

Über die *regulären Kugelteilungen*, welche unter der eben zuletzt formulierten Bedingung aus den vorliegenden Figuren entspringen, er-

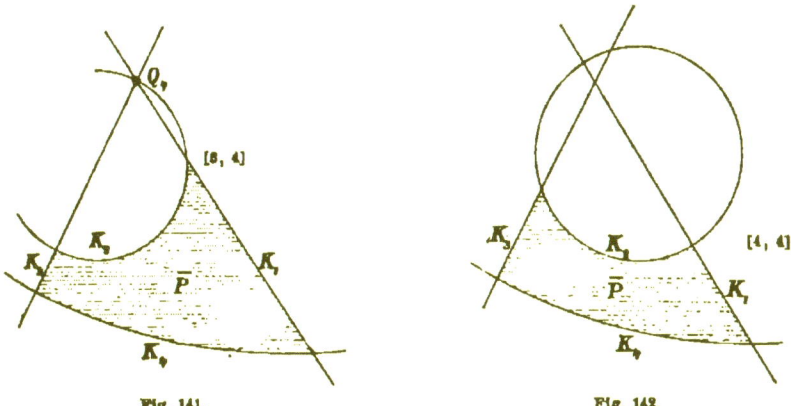

Fig. 141.   Fig. 142.

geben die allgemeinen Theoreme von pg. 126 ff. das Folgende. Beim ersten Typus haben wir *zwei Vierecknetze*, welche durch *eine Grenzcurve* getrennt sind. $\overline{\Gamma}$ gehört nach der Tabelle pg. 165 in die Abteilung IV, b; sie ist jedoch eine Hauptkreisgruppe vom Charakter $(0, 4)$, falls alle vier Ebenen E durch einen Punkt ziehen. Beim zweiten Typus ist die Kugel von *einem Vierecknetze* und *zwei Classen von je unendlich vielen Dreiecknetzen* bedeckt; wir haben also *eine nicht-analytische Grenzcurve* und *unendlich viele Grenzkreise* (Abteilung IV, c, 1, β der Tabelle pg. 165). Ähnlich liegen die Verhältnisse beim dritten und vierten Typus. Bei den drei letzten Typen trägt die Kugel jedesmal nur *ein Vierecknetz*, und die Grenzmannigfaltigkeit liefert ein *System discreter Punkte* (Abteilung IV, a, 1 der Tabelle pg. 165).

Man wolle übrigens diese Angaben hier nur als vorläufige ansehen; wir werden uns mit den betreffenden regulären Kugelteilungen und namentlich den zugehörigen Grenzgebilden noch ausführlicher zu beschäftigen haben.

§ 2. Festlegung der sieben Typen der Kreisbogenvierecke durch ihre Invarianten.

Die rein gestaltlichen Überlegungen des vorigen Paragraphen finden ihr analytisches Fundament in einer Invariantentheorie der Kreisbogenvierecke, welche nach den Gesichtspunkten unserer obigen

Invariantentheorie der Hauptkreisgruppen durchzuführen ist und zum Specialfall (0, 4) der letzteren Theorie in einer nahen und sogleich noch näher darzulegenden Beziehung steht.

Nach „M." I pg. 198 haben wir für die einzelne der vier erzeugenden Spiegelungen die nachfolgende Gestalt:

$$(1) \qquad \zeta' = \overline{V_i}(\zeta) = \frac{\alpha_i \overline{\zeta} + \beta_i}{\gamma_i \overline{\zeta} - \overline{\alpha_i}}, \quad \alpha_i \overline{\alpha_i} + \beta_i \gamma_i = 1.$$

Hierbei ist $\overline{\zeta}$ der zu ζ conjugierte Wert, und ebenso ist $\overline{\alpha_i}$ zu α_i conjugiert, während β_i und γ_i reell sind. Die einzelne Spiegelung besitzt keine Invariante; wohl aber haben zwei Spiegelungen V_i, V_k eine Invariante, die wir σ_{ik} nennen und als halbe Summe des ersten und vierten Coefficienten der Substitution erster Art $\overline{V_i}\,\overline{V_k}$ definieren:

$$(2) \qquad 2\,\sigma_{ik} = \alpha_i \overline{\alpha_k} + \overline{\alpha_i} \alpha_k + \beta_i \gamma_k + \gamma_i \beta_k.$$

Die Invariante σ_{ik} ist *reell* und bedeutet (eventuell nach Wechsel des Vorzeichens) den *Cosinus des Neigungswinkels der beiden Ebenen E_i, E_k* im Sinne der hyperbolischen Maassbestimmung[*]).

Die vier Invarianten σ_{12}, σ_{23}, σ_{34}, σ_{41} sind absolut ≤ 1; und es ist, sofern wir an den Festsetzungen des vorigen Paragraphen festhalten, σ_{24} absolut > 1, während sich über σ_{13} allgemein nichts sagen lässt. Um aber die sechs Invarianten σ_{ik} des Vierecks P auch dem Vorzeichen nach zu fixieren, führen wir die vier elliptischen oder parabolischen Substitutionen:

$$(3) \qquad V_1 = \overline{V_1}\,\overline{V_2}, \quad V_2 = \overline{V_2}\,\overline{V_3}, \quad V_3 = \overline{V_3}\,\overline{V_4}, \quad V_4 = \overline{V_4}\,\overline{V_1}$$

ein und benennen die ihnen entsprechenden Ecken und Winkel von P durch e_i bez. ϑ_i. Schneiden sich K_1 und K_3, so verstehen wir überdies unter ϑ_{13} den Winkel desjenigen von K_1 und K_3 gebildeten Kreisbogenzweiecks, dem P angehört. Zufolge der im vorigen Paragraphen gewählten Reihenfolge der Kreise K auf dem Rande von P bedeutet V_i eine Drehung um e_i im positiven Sinne durch den Winkel ϑ_i.

Ein simultaner Zeichenwechsel der Coefficienten in allen vier Spiegelungen ändert die sechs Invarianten σ_{ik} nicht. Fixieren wir daraufhin die Coefficienten von $\overline{V_4}$ nach Willkür! Weiter fordern wir, dass die Invarianten j_1, j_2, j_3 der drei ersten Substitutionen (3) nicht-negativ sind und im Falle des Verschwindens bei stetiger Verkleinerung des betreffenden Winkels ϑ_i und entsprechender stetiger Abänderung

---

[*]) Die im Texte folgenden Entwicklungen über die sechs Invarianten σ_{ik} bedeuten demnach „Untersuchungen über die sechs Kantenwinkel eines ebenflächigen Tetraeders im hyperbolischen Raume".

von V_i positiv werden sollen (cf. pg. 344). Hiermit sind auch $\bar{\bar{V}}_1$, V_2, $\overline{V}_3$ sowie die drei rückständigen Invarianten σ_{13}, σ_{14}, σ_{24} hinsichtlich ihrer Vorzeichen festgelegt.

Um diese Vorzeichenbestimmung explicite durchzuführen, stellen wir eine Continuitätsbetrachtung an, bei welcher wir die Forderung, die Winkel seien aliquote Teile von π, fallen lassen, aber dauernd an den Ungleichungen $\vartheta_i \leqq \frac{\pi}{2}$ bez. auch $\vartheta_{15} \leqq \frac{\pi}{2}$ festhalten. Aus den geometrischen Vorstellungen des vorigen Paragraphen im projectiven Raume wird man leicht den Satz entnehmen, dass alle diesen Bedingungen entsprechenden Vierecke ein Continuum bilden, in welchem Vierecke, unter deren vier Winkeln ϑ_1, ϑ_2, ϑ_3, ϑ_4 bez. unter deren fünf Winkeln ϑ_1, ϑ_2, ϑ_3, ϑ_4, ϑ_{15} ein oder mehrere rechte vorkommen, die Grenzfälle abgeben. Letztere Angabe hat die Folge, dass zwei Vierecke ohne rechte Winkel stets in einander überführbar sind, ohne dass ein Viereck mit rechtem Winkel passiert wird, dass aber andrerseits ein Viereck mit einem oder mehreren rechten Winkeln durch unendlich kleine Abänderung in ein durchaus spitzwinkliges überführbar ist.

Im Innern der eben gemeinten Mannigfaltigkeit treten nun niemals Zeichenwechsel der Invarianten σ_{ik} auf. Wir bringen demnach deren Vorzeichen in Erfahrung, indem wir irgend ein particuläres Viereck heranziehen. Diesem Zwecke diene ein Hauptkreisviereck der Winkel 0, welches bei zweckmässiger Lagerung die Spiegelungen liefert:

$$\zeta' = -\bar{\zeta}, \quad \zeta' = \frac{-\bar{\zeta}}{-\bar{\zeta}+1}, \quad \zeta' = \frac{3\bar{\zeta}-8}{\bar{\zeta}-3}, \quad \zeta' = -\bar{\zeta}+8.$$

Man rechnet leicht aus, dass die vier Invarianten $\sigma_{i,i+1}$ hier übereinstimmend $= 1$ werden, während $\sigma_{13} = \sigma_{24} = -3$ ist. Es ergiebt sich sonach das Theorem: *Die sechs Invarianten σ_{ik} des Kreisbogenvierecks sind vermöge unserer Festsetzungen reelle, den Bedingungen:*

$$(4) \qquad 0 \leqq \sigma_{12} \leqq 1, \quad 0 \leqq \sigma_{23} \leqq 1, \quad 0 \leqq \sigma_{34} \leqq 1, \quad 0 \leqq \sigma_{41} \leqq 1,$$
$$\sigma_{13} < 0, \quad \sigma_{24} < -1$$

genügende Zahlen.

Wir fassen jetzt alle durch eine beliebige Substitution erster oder zweiter Art in einander transformierbaren Vierecke in eine *Classe* zusammen. Es gilt dann der wichtige Satz: *Die Classe des einzelnen Vierecks $\overline{P}$ ist durch Angabe der sechs Invarianten σ_{ik} bereits eindeutig bestimmt.*

In der That haben wir in Γ_1 eine hyperbolische Rotationsgruppe, deren Moduln (im Sinne von pg. 347 ff.) $2\sigma_{23}$, $2\sigma_{34}$, $2\sigma_{24}$ sind. Nach pg. 348 ist die Gruppe $\overline{\Gamma}$ durch diese Moduln bis auf Transformation bestimmt, und wir wählen sie in particulärer Weise aus, womit $\overline{V_2}$, $\overline{V_3}$, $\overline{V_4}$ alsdann ebenfalls bestimmt sind. Möge die getroffene Auswahl eine solche sein, dass der Hauptkreis von $\overline{\Gamma_1}$ die reelle Axe wird; es sind dann die Coefficienten α_2, α_3, α_4 reell. Den ersten Coefficienten von $\overline{V_1}$ schreiben wir unter Trennung des reellen vom imaginären Bestandteil $\alpha_1 = \alpha_1' + i\alpha_1''$. Zur Bestimmung von $\overline{V_1}$ haben wir dann die vier Gleichungen:

$$(5) \quad \begin{cases} 2\sigma_{12} = 2\alpha_1'\alpha_2 + \beta_1\gamma_2 + \gamma_1\beta_2, \\ 2\sigma_{13} = 2\alpha_1'\alpha_3 + \beta_1\gamma_3 + \gamma_1\beta_3, \\ 2\sigma_{14} = 2\alpha_1'\alpha_4 + \beta_1\gamma_4 + \gamma_1\beta_4, \\ \alpha_1\overline{\alpha_1} + \beta_1\gamma_1 = 1. \end{cases}$$

Die Determinante der ersten drei Gleichungen hat einen von null verschiedenen Wert; denn es ist:

$$(6) \quad \begin{vmatrix} \alpha_2, & \beta_2, & \gamma_2 \\ \alpha_3, & \beta_3, & \gamma_3 \\ \alpha_4, & \beta_4, & \gamma_4 \end{vmatrix} \cdot \begin{vmatrix} 2\alpha_2, & 2\alpha_3, & 2\alpha_4 \\ \gamma_2, & \gamma_3, & \gamma_4 \\ \beta_2, & \beta_3, & \beta_4 \end{vmatrix} = 8 \cdot \begin{vmatrix} 1, & \sigma_{23}, & \sigma_{24} \\ \sigma_{23}, & 1, & \sigma_{34} \\ \sigma_{24}, & \sigma_{34}, & 1 \end{vmatrix},$$

und von der letzten Determinante werden wir alsbald sehen, dass sie nicht verschwindet. Es sind somit durch die ersten drei Gleichungen (5) die Zahlen α_1', β_1, γ_1 fest bestimmt, worauf die vierte Gleichung (5) $\alpha_1''^2$ liefert. Die beiden so gewonnenen conjugiert complexen Operationen $\overline{V_1}$ liefern zwei bezüglich des Hauptkreises von $\overline{\Gamma_1}$ symmetrische Vierecke, die somit derselben Classe angehören. Unsere obige Behauptung über die eindeutige Bestimmtheit der Classe von $\overline{P}$ durch die sechs Invarianten σ_{ik} ist damit bewiesen.

Wir müssen jetzt einige weiterhin zur Verwendung kommende Verbindungen der σ_{ik} kennen lernen.

1) Setzen wir für beliebige Lage von $\overline{P}$ explicite $\alpha_k = \alpha_k' + i\alpha_k''$, so wird die Gleichung des Kreises K_i in der ζ-Ebene:

$$(7) \quad \gamma_i(\xi^2 + \eta^2) - 2\alpha_i'\xi - 2\alpha_i''\eta - \beta_i = 0,$$

und von hieraus ergiebt sich als Gleichung der Ebene E_i (cf. pg. 46):

$$(8) \quad 2\alpha_i's_1 + 2\alpha_i''s_2 - (\beta_i + \gamma_i)s_3 + (\beta_i - \gamma_i)s_4 = 0.$$

Wir können diese Gleichung benutzen, um die Bedingung anzugeben, unter welcher $\overline{P}$ ein *Hauptkreisviereck* ist; für diesen Fall muss die Determinante:

$$\text{(9)} \qquad \begin{vmatrix} \alpha_1, & \overline{\alpha_1}, & \beta_1, & \gamma_1 \\ \alpha_2, & \overline{\alpha_2}, & \beta_2, & \gamma_2 \\ \alpha_3, & \overline{\alpha_3}, & \beta_3, & \gamma_3 \\ \alpha_4, & \overline{\alpha_4}, & \beta_4, & \gamma_4 \end{vmatrix}$$

verschwinden. Das Quadrat dieser Determinante drückt sich in den sechs Invarianten σ_{ik} rational aus; wir bezeichnen dieses Quadrat nach Fortheben des Factors 16 kurz durch $-\sigma$ und haben alsdann nach dem Multiplicationsgesetz der Determinanten:

$$\text{(10)} \qquad \sigma = - \begin{vmatrix} 1, & \sigma_{12}, & \sigma_{13}, & \sigma_{14} \\ \sigma_{12}, & 1, & \sigma_{23}, & \sigma_{24} \\ \sigma_{13}, & \sigma_{23}, & 1, & \sigma_{34} \\ \sigma_{14}, & \sigma_{24}, & \sigma_{34}, & 1 \end{vmatrix}.$$

Da die Determinante (9) rein imaginären Wert hat, so ist σ nichtnegativ: *Die Invarianten σ_{ik} erfüllen somit die Bedingung $\sigma \geqq 0$*, und zwar ist das Zutreffen des Gleichheitszeichens für den Hauptkreisfall charakteristisch. Wir könnten in diesem Sinne σ als die *Hauptkreisinvariante* bezeichnen.

2) Die Unterdeterminanten dritten Grades der Determinante (10) nach den Elementen der Diagonalreihe mögen $-\sigma_1$ bez. $-\sigma_2, -\sigma_3, -\sigma_4$ heissen. Man hat also explicite z. B.:

$$\text{(11)} \qquad \sigma_4 = - \begin{vmatrix} 1, & \sigma_{12}, & \sigma_{13} \\ \sigma_{12}, & 1, & \sigma_{23} \\ \sigma_{13}, & \sigma_{23}, & 1 \end{vmatrix} = \sigma_{12}{}^2 + \sigma_{13}{}^2 + \sigma_{23}{}^2 - 2\sigma_{12}\sigma_{13}\sigma_{23} - 1.$$

Die Invariante σ_i gehört der Gruppe $\overline{\Gamma}_i$ zu, und zwar gilt der Satz: *Die Gruppe $\overline{\Gamma}_i$ ist eine hyperbolische, parabolische oder elliptische Rotationsgruppe, je nachdem $\sigma_i > 0$, $= 0$ oder < 0 ist.* Um dies etwa für $\overline{\Gamma}_4$ zu zeigen, berechne man die Coordinaten s_i des Punktes Q_4 durch Auflösung der drei Gleichungen (8) für $i = 1, 2, 3$. Bei richtiger Wahl des Proportionalitätsfactors hat man alsdann für die linke Seite der Gleichung der absoluten Kugel direct:

$$s_1{}^2 + s_2{}^2 + s_3{}^2 - s_4{}^2 = \sigma_{12}{}^2 + \sigma_{23}{}^2 + \sigma_{13}{}^2 - 2\sigma_{12}\sigma_{13}\sigma_{23} - 1 \text{ *)},$$

womit der ausgesprochene Satz bewiesen ist. —

---

*) Die Zwischenrechnung kann man erheblich kürzen, indem man K_1 etwa als imaginäre ζ-Axe wählt und zur reellen ζ-Axe einen zu K_1 und K_2 orthogonalen Kreis bestimmt.

Auf Grund dieser Ergebnisse ist es nun leicht, *die sieben Typen der Vierecke $\overline{P}$ durch ihre Invarianten zu charakterisieren*. Behalten wir die Festsetzungen des vorigen Paragraphen bei, so treten zu den schon genannten Bedingungen (4) noch die beiden $\sigma_1 > 0$, $\sigma_3 > 0$ für alle sieben Typen hinzu; im übrigen aber gilt folgende Tabelle:

$$\begin{aligned}
&\text{I.} && \sigma_2 > 0, && \sigma_4 > 0, && \sigma_{13} < -1. \\
&\text{II.} && \sigma_2 > 0, && \sigma_4 > 0, && \sigma_{13} \geqq -1, \\
&\text{III.} && \sigma_2 > 0, && \sigma_4 = 0, && \sigma_{13} \geqq -1, \\
&\text{IV.} && \sigma_2 > 0, && \sigma_4 < 0, && \sigma_{13} > -1, \\
&\text{V.} && \sigma_2 = 0, && \sigma_4 = 0, && \sigma_{13} > -1, \\
&\text{VI.} && \sigma_2 = 0, && \sigma_4 < 0, && \sigma_{13} > -1, \\
&\text{VII.} && \sigma_2 < 0, && \sigma_4 < 0, && \sigma_{13} > -1. \; -
\end{aligned}$$

Um die Beziehung der vorstehenden Entwicklungen zur Invariantentheorie der Hauptkreisgruppen der Gattung (0, 4) darzulegen, bedienen wir uns der schon in (3) eingeführten Substitutionen V_i und definieren die Invarianten j_1, j_{12}, ... derselben genau nach Vorschrift von pg. 337. Die sechs Invarianten j_i und $j_{i,\,i+1}$ fallen reell aus; denn man hat:

$$(12) \quad \begin{cases} j_1 = 2\,\sigma_{12}, \quad j_2 = 2\,\sigma_{23}, \quad j_3 = 2\,\sigma_{34}, \quad j_4 = 2\,\sigma_{41}, \\ j_{12} = j_{34} = 2\,\sigma_{13}, \quad j_{23} = j_{41} = 2\,\sigma_{24}. \end{cases}$$

Weiter sind j_{13} und j_{24} die Invarianten von $\overline{V}_1\overline{V}_2\overline{V}_3 V_4$ und $\overline{V}_2\overline{V}_3\overline{V}_4 V_1$, und da diese Substitutionen in einander transformierbar sind, so ist $j_{13} = j_{24}$; diese pg. 396 für die Symmetrie der Hauptkreisgruppen gefundene Bedingung bleibt somit auch bei den Nichtrotationsgruppen bestehen. Übrigens findet man:

$$(13) \quad j_{13} = j_{24} = 2\,(\sigma_{12}\sigma_{34} + \sigma_{14}\sigma_{23} - \sigma_{13}\sigma_{24} - i\sqrt{\sigma}\,);$$

diese Invarianten haben demnach, sofern der Hauptkreisfall $\sigma = 0$ nicht vorliegt, stets complexen Zahlwert. Für $\sigma = 0$ liefert die Relation (13) vermöge (12):

$$(14) \quad j_{13} + j_{24} = j_1 j_3 + j_2 j_4 - j_{12} j_{23},$$

womit wir eine früher auf anderem Wege gewonnene Formel wiedererhalten (cf. (3) pg. 394).

Die Invarianten σ_1, σ_2, ... führen uns gleichfalls auf bekannte Formeln zurück; es wird z. B.:

$$(15) \quad 4\,\sigma_4 = j_1^2 + j_2^2 + j_{12}^2 - j_1 j_2 j_{12} - 4.$$

Nach pg. 352 liefert also $\sqrt{-\sigma_i}$ den v. Staudt'schen Eckensinus für die im Polyeder der $\overline{\Gamma}$ am Punkte Q_i auftretende dreiseitige Ecke *).

Wir schreiben endlich auch noch die Bedingung $\sigma \geqq 0$ auf die $j_1, j_2, \ldots$ um und erhalten:

$$(16) \qquad \begin{vmatrix} 2, & j_1, & j_{13}, & j_4 \\ j_1, & 2, & j_2, & j_{23} \\ j_{13}, & j_2 & 2, & j_8 \\ j_4, & j_{23}, & j_8, & 2 \end{vmatrix} \geqq 0.$$

Im Hauptkreisfalle, d. h. bei Gültigkeit des Gleichheitszeichens, entspringt hiermit eine Gleichung vierten Grades für die Invarianten. Es ist dies dieselbe Gleichung, welche wir bereits oben, pg. 394 unter (2), kennen lernten; man wolle bei der Umrechnung nur $j_{13} = j_{24}$, sowie die Relation (14) berücksichtigen.

§ 3. Vorbereitungen zur Untersuchung der Grenzcurve beim Viereck des ersten Typus mit vier Winkeln null.

Wie wir bereits pg. 403 feststellten, hat eine Gruppe $\overline{\Gamma}$ des *ersten* Typus als Discontinuitätsbereich (für die ganze ζ-Kugel) zwei Vierecke $\overline{P}$ und $\overline{P}'$; wir stellten dieselben in Figur 136 pg. 403 dar und können sie einander conjugiert nennen. Die Ausübung der erzeugenden Spiegelungen reiht nun an jedes der beiden Vierecke weitere Vierecke an, und nach der allgemeinen Theorie (cf. pg. 126 ff.) erscheint die Kugelfläche schliesslich von zwei einfach zusammenhängenden Vierecknetzen N und N' bis auf die Grenzpunkte der Gruppe vollständig bedeckt.

Die beiden so gewonnenen Netze sind durch eine *Grenzcurve G* von einander getrennt; denn es ergab sich (cf. pg. 127), dass nirgends ein Bereich von *endlicher* Flächenausdehnung zwischen N und N' vorkommen konnte, der überall dicht von Grenzpunkten bedeckt wäre. Im Hauptkreisfalle ($\sigma = 0$) stellt die Grenzcurve G einfach den Hauptkreis selbst dar. Dieser Fall gilt hier als elementar, d. h. wir setzen weiterhin, sobald nichts anderes bemerkt ist, $\sigma > 0$ voraus. Nach den Angaben von pg. 133 u. f. ist alsdann G eine sehr complicierte, und zwar nichtanalytische Curve. Es ist der Zweck der nachfolgenden Betrachtungen, wenigstens einigermaassen die Eigenart der Grenzcurve G näher darzu-

---

*) Ausser den schon pg. 352 u. f. genannten Arbeiten vergl. man hierzu etwa Study, *Über Distanzrelationen*, Schlömilch's Zeitschrift Bd. 27 (1882), wo auch noch weitere Litteraturnachweise zu finden sind.

legen. Dabei sei es erlaubt, der Anschaulichkeit wegen die Betrachtung sogleich auf einen Specialfall einzuschränken: wir wählen *das Kreisbogenviereck von erstem Typus mit vier Winkeln null*. Für die sechs Invarianten desselben gelten die Angaben:

$$(1) \qquad \sigma_{12} = \sigma_{23} = \sigma_{34} = \sigma_{41} = 1, \quad \sigma_{13} < -1, \quad \sigma_{24} < -1.$$

Einige vorbereitende Untersuchungen sind hier zunächst voraus zu schicken.

Erstlich berechnen wir mit Rücksicht auf (1) aus (10) pg. 409 die Hauptkreisinvariante σ; es ergiebt sich:

$$(2) \qquad \sigma = (1 - \sigma_{13})(1 - \sigma_{24})(3 - \sigma_{13} - \sigma_{24} - \sigma_{13}\sigma_{24}).$$

Die Invarianten σ_{13}, σ_{24} müssen somit der Bedingung:

$$(3) \qquad (1 + \sigma_{13})(1 + \sigma_{24}) \leqq 4$$

genügen.

Demnächst verabreden wir zwei besonders einfache Lagen des

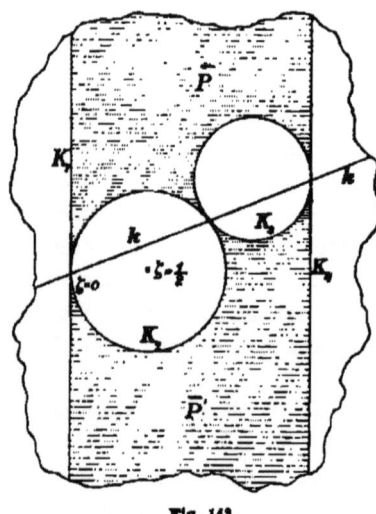

Fig. 143.

Viereckpaars $\overline{P}$ und $\overline{P}'$ in der ζ-Ebene, die wir als *erste* und *zweite Normallage* weiterhin unterscheiden wollen.

Bei der ersten Normallage soll der Kreis K_1 auf der imaginären ζ-Axe liegen, während K_2 der Kreis mit dem Radius $\frac{1}{2}$ um $\zeta = \frac{1}{2}$ ist; K_4 möge als gerade Linie gewählt werden, die dann zu K_1 parallel läuft, so dass eine Ecke des Vierecks nach $\zeta = \infty$ rückt. Die Anordnung wird des näheren durch Figur 143 dargelegt; den Mittelpunkt von K_3 nehmen wir als in der positiven Halbebene gelegen an. Die vier erzeugenden Spiegelungen nehmen daraufhin die Gestalt an:

$$(4) \quad \begin{cases} \overline{V}_1(\zeta) = -\bar{\zeta}, \quad \overline{V}_2(\zeta) = \dfrac{\bar{\zeta}}{2\bar{\zeta} - 1}, \\[2ex] \overline{V}_3(\zeta) = \dfrac{\left(\sigma_{13} - \dfrac{i\sqrt{\sigma}}{1 - \sigma_{24}}\right)\bar{\zeta} + (1 - \sigma_{13})}{2\dfrac{\sigma_{13} - 1}{1 - \sigma_{24}}\bar{\zeta} - \left(\sigma_{13} + \dfrac{i\sqrt{\sigma}}{1 - \sigma_{24}}\right)}, \\[3ex] \overline{V}_4(\zeta) = -\bar{\zeta} + 1 - \sigma_{24}, \end{cases}$$

wobei $\sqrt{\sigma}$ positiv zu nehmen ist; letzteres entspricht unserer Festsetzung über die Lage des Mittelpunktes von K_2.

Der Berührungspunkt der Kreise K_2 und K_4 liegt bei:

(5) $$\zeta = \frac{1 - \sigma_{24}}{2} + i\,\frac{\sqrt{\sigma}}{2} \cdot \frac{1}{1 - \sigma_{13}}.$$

Die Verbindungslinie k dieses Punktes und des Nullpunktes $\zeta = 0$ schneidet offenbar alle vier Kreise K_i unter gleichem Winkel. Eben dieserhalb muss die Gerade k durch den Berührungspunkt von K_2 und K_3 hindurchziehen, während sie als Gerade auch durch $\zeta = \infty$, d. h. durch den Berührungspunkt von K_1 und K_4 läuft. Unter den beiden Winkeln zwischen k und dem einzelnen Kreise K_i möge ϑ derjenige sein, welcher $\frac{\pi}{2}$ nicht übersteigt; dann ergiebt sich aus (5):

$$\operatorname{tg}\vartheta = \frac{(1 - \sigma_{13})(1 - \sigma_{24})}{\sqrt{\sigma}}.$$

Überträgt man diese Ergebnisse sogleich auf eine beliebige Lage des Kreisbogenvierecks $\bar{P}$, so folgt: *Die vier parabolischen Eckpunkte des Kreisbogenvierecks der Winkel null liegen stets auf einem Kreise k, welcher gegen die vier Seiten des Vierecks unter dem gleichen Winkel:*

(6) $$\vartheta = \operatorname{arctg}\frac{(1 - \sigma_{13})(1 - \sigma_{24})}{\sqrt{\sigma}}$$

geneigt ist. Der Hauptkreisfall $\sigma = 0$ liefert natürlich $\vartheta = \frac{\pi}{2}$. Das Doppelverhältnis der vier Ecken von $\bar{P}$ ist somit reell, und man findet als einen der sechs Werte dieses Doppelverhältnisses $\frac{1 - \sigma_{13}}{1 - \sigma_{24}}$.

Zur Definition der *zweiten Normallage* des Viereckpaars $P, \bar{P}$ legen wir die Fixpunkte der hyperbolischen Substitution $V_1\,V_3$ nach $\zeta = 0$ und $\zeta = \infty$. K_1 und K_3 werden dann concentrische Kreise um $\zeta = 0$, und zwar möge der Radius von K_1 gleich 1, der von K_3 grösser als 1 sein. Der Mittelpunkt von K_2 liege auf der positiven reellen

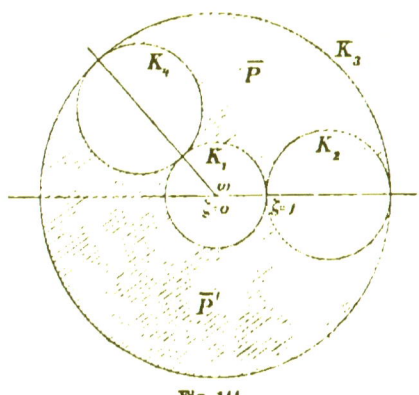

Fig. 144.

Axe, wie hierneben in Figur 144 näher ausgeführt ist; den Mittelpunkt von K_4 aber nehmen wir, wie ebenda ersichtlich, wieder in der positiven Halbebene an.

Die Gestalten der Spiegelungen $\overline{V}_1$ und $\overline{V}_3$ werden nun sehr einfach:

$$(7) \qquad \overline{V}_1(\zeta) = \frac{1}{\zeta}, \qquad \overline{V}_3(\zeta) = \frac{\sigma_{13} - \sqrt{\sigma_{13}{}^2 - 1}}{(\sigma_{13} + \sqrt{\sigma_{13}{}^2 - 1}) \cdot \zeta},$$

während $\overline{V}_2$ complicierter ausfällt; wir begnügen uns damit, die Werte der Coefficienten α_2, β_2, γ_2 anzugeben:

$$(8) \quad \begin{cases} \alpha_2 = -\sqrt{\dfrac{-\sigma_{13} + 1}{-\sigma_{13} - 1}}, \\[3mm] \beta_2 = \sqrt{2}\,\dfrac{\sqrt{-\sigma_{13} + \sqrt{\sigma_{13}{}^2 - 1}}}{\sqrt{-1 - \sigma_{13}}}, \quad \gamma_2 = -\sqrt{2}\,\dfrac{\sqrt{-\sigma_{13} - \sqrt{\sigma_{13}{}^2 - 1}}}{\sqrt{-1 - \sigma_{13}}}; \end{cases}$$

die hier auftretenden Quadratwurzeln sind sämtlich reell und sollen positiv genommen werden. Der Kreis K_4 ist bei der zweiten Normallage mit K_2 congruent und geht aus letzterem vermöge einer Drehung um $\zeta = 0$ durch einen Winkel ω hervor; wir setzen abkürzend $e^{\omega i} = \varepsilon$. Die Substitution $\overline{V}_4$ lässt sich demgemäss zunächst in der Gestalt ansetzen:

$$(9) \qquad \overline{V}_4(\zeta) = \frac{\alpha_2{}^2 \varepsilon \overline{\zeta} + \beta_2}{\gamma_2 \overline{\zeta} - \alpha_2 \varepsilon}.$$

Um daraufhin ε und damit ω durch die Invarianten darzustellen, knüpfe man an:

$$\sigma_{24} = \alpha_2{}^2 \frac{\varepsilon + \overline{\varepsilon}}{2} + \beta_2 \gamma_2$$

und trage für α_2, β_2, γ_2 die in (8) gegebenen Werte ein. Es ergiebt sich auf die Weise:

$$(10) \qquad \cos \omega = \frac{\sigma_{13}\sigma_{24} + \sigma_{24} - 2}{\sigma_{13} - 1}.$$

Soll der Hauptkreisfall vorliegen, so ist $\omega = \pi$ und also

$$\sigma_{13}\sigma_{24} + \sigma_{13} + \sigma_{24} - 3 = 0,$$

was auf Grund von (2) unmittelbar auf $\sigma = 0$ zurückführt. *Bei der zweiten Normallage geht K_4 aus K_2 vermöge einer Drehung um den Punkt $\zeta = 0$ durch den Winkel:*

$$(11) \qquad \omega = \arccos\left(\frac{\sigma_{13}\sigma_{24} + \sigma_{24} - 2}{\sigma_{13} - 1}\right)$$

hervor. Hätte man zur Einführung der zweiten Normallage K_2 und K_4 concentrisch gewählt, so wäre an Stelle von ω der Winkel:

$$(12) \qquad \omega' = \arccos\left(\frac{\sigma_{13}\sigma_{24} + \sigma_{13} - 2}{\sigma_{24} - 1}\right)$$

getreten. Man merke noch an, *dass für $\sigma > 0$ keiner der Winkel ω, ω' gleich π ist.*

§ 4. Verschiedene approximative Constructionen der Grenzcurve beim Viereck der Winkel null.

Das Viereckpaar $\bar{P}$, $\bar{P}'$ lässt in der ζ-Ebene (oder auf der ζ-Kugel) das Innere der vier Kreise $K_1, \ldots, K_4$ ungedeckt. Da $\bar{P}$ zum ersten Typus gehört, so ist der einzelne dieser vier Kreise stets nur mit den beiden benachbarten in Berührung; man kann sagen, dass die vier Kreisscheiben eine *einfach geschlossene Kette* bilden. Entwerfen wir nun vermöge des Princips der Spiegelung an jedem der vier Kreise K_i ein weiteres Viereckpaar, so bleiben demnächst *zwölf* Kreise offen, welche wiederum eine einfach geschlossene Kette bilden. Wir kommen hier auf den vom ersten Abschnitt her sehr bekannten Process der Herstellung der Vierecknetze nach dem Symmetrieprincip. Wenn wir dabei jedesmal an allen offenen Kreisen zugleich je ein weiteres Viereckpaar entwerfen, so haben wir nach dem n^{ten} Schritte eine *einfach geschlossene Kette von $4 \cdot 3^n$ noch offenen Kreisscheiben.*

Gehen wir nun zur Grenze für $n = \infty$ über, so werden die Radien der eben gemeinten beim einzelnen Schritte noch offen bleibenden Kreise ausnahmslos gegen null convergieren, wie aus der Eigenschaft dieser Kreise als Symmetriekreise der Vierecknetze folgt. Die Summe der Quadrate der Radien der $4 \cdot 3^n$ Kreise und also der Gesamtinhalt der Kreise convergiert für $n = \infty$ gleichfalls gegen null[*]), und die Kreisscheibenkette geht für $\lim n = \infty$ in die *Grenzcurve G* über. Nehmen wir n so gross, dass keiner der $4 \cdot 3^n$ Durchmesser die beliebig klein zu wählende Zahl $\delta > 0$ übertrifft, so haben wir in der Kette der $4 \cdot 3^n$ Kreise *ein erstes angenähertes Bild* der Grenzcurve G. —

Es ist nun interessant, im Anschluss an die Vorbereitungen des vorigen Paragraphen noch andere Arten der Approximierung an die Grenzcurve G zu verfolgen, welche nähere Angaben über den Verlauf von G zu machen gestatten.

Wir knüpfen zunächst an die erste Normallage der Viereckpaars (Figur 143 pg. 412) an und fassen die Gerade k durch die vier Eckpunkte e_1, e_2, e_3, e_4 als erste Annäherung an die Grenzcurve G auf; das innerhalb des Kreises K_i gelegene Stück von k heisse k_i, so dass z. B. k_3 die Verbindungsgerade der seinerzeit mit e_2 und e_3 bezeichneten Ecken ist. Man führe nun den Spiegelungsprocess in der Art aus, dass man zunächst innerhalb K_4 (d. i. rechts von der Geraden K_4) alle unendlich vielen Viereckpaare anschliesst, welche aus dem ersten Paare durch die zur parabolischen Ecke e_4 (in der Figur zu $\zeta = \infty$) gehörende cyclische Gruppe

---

*) Hierbei machen wir stillschweigend die Annahme, dass $\zeta = \infty$ nicht zu den Grenzpunkten der Gruppe gehört.

zweiter Art entspringen. Wir haben so nach rechts hin eine unendliche Reihe abwechselnd symmetrischer und congruenter Parallelstreifen aneinandergefügt, welche eine Kette unendlich vieler ungedeckter
Kreise K_2', K_2', K_2'', K_2'', ... darbietet. Die in ihnen enthaltenen geraden Segmente k_3', k_3', k_3'', k_3'', ... bilden eine Zickzacklinie, deren
einzelne Glieder abwechselnd rechts und links den Winkel:

$$(1) \qquad 2\vartheta = 2 \arctg \frac{(1 - \sigma_{13})(1 - \sigma_{24})}{\sqrt{\sigma}}$$

mit einander bilden, welcher für $\sigma > 0$ sicher $< \pi$ ist. Zur weiteren
Annäherung an G ersetzen wir k_4 durch die hiermit gewonnene gebrochene Linie.

Gehen wir nun sogleich zu einer beliebigen Lage eines offenen
Kreises K_i' und benutzen die Conformität der Kreisverwandtschaften!
An K_i' lagert ein Viereckpaar mit den Ecken e_1', e_2', e_3', e_4'. Letztere
liegen auf einem Kreise k', dessen in K_i' entfallendes Segment k_i'
heisse. Ersetzen wir die Kreisscheibe K_i' durch das Kreissegment k_i',
so tritt an Stelle der obigen Approximation durch eine Kette von
Kreisscheiben eine solche durch *eine einfach geschlossene Kette von
Kreissegmenten k_i.* Nun verbindet k_i' die Ecken e_{i-1}' und e_i' des an
K_i' lagernden Viereckpaars. Man übe auf letzteres unter einseitiger
Bevorzugung von e_i' die zu diesem Punkte gehörende parabolische
Gruppe zweiter Art aus. Dabei erscheint K_i' von ∞^1 weiteren Viereckpaaren erfüllt; doch bleibt eine Kette von Kreisen K_{i-1}'', K_{i-2}'', K_{i-3}''', ...
offen. *Vor allem erscheint das bisherige Kreissegment k_i' durch eine Kette
unendlich vieler Segmente mit dem Grenzpunkt e_i ersetzt, wobei die einzelnen Glieder der Kette abwechselnd auf der einen und anderen Seite
den Winkel 2ϑ mit einander einschliessen.*

Für $\sigma = 0$ erhalten wir in den Kreissegmenten k immer nur
wieder Stücke des Hauptkreises; der Winkel 2ϑ ist nun gleich π.
Dahingegen werden für $\sigma > 0$ und also $2\vartheta < \pi$ die Verhältnisse bei
Fortsetzung des Spiegelungsprocesses in der angedeuteten Weise weit
complicierter. Jedes einzelne Kreissegment k ist stets aufs neue durch
eine unendliche Kette weiterer Segmente mit je einem parabolischen
Grenzpunkt zu ersetzen, wobei zwischen den einzelnen Gliedern stets
wieder die Winkel 2ϑ auftreten. Indem wir diesen Ersatz der Segmente k überall bis ins unendliche fortführen, kommen wir mit der
Segmentenkette der Grenzcurve G näher und näher. Wir können
dieses Ergebnis vielleicht dahin aussprechen, *dass die Grenzcurve G
($\sigma > 0$ vorausgesetzt) in jedem noch so kleinen Intervall unendlich viele
Richtungsänderungen um endliche Beträge erfährt.* —

Bei der eben besprochenen Approximierung waren die parabolischen Punkte bevorzugt; sie waren die Scheitelpunkte der Winkel 2ϑ. Entsprechend führt die zweite Normallage von P, P' (cf. Figur 144 pg. 413) zu einer Annäherung an die Grenzcurve G, bei welcher gewisse hyperbolische Punkte eine ausgezeichnete Rolle spielen.

Wir knüpfen zunächst an irgend eine endliche Kette offener Kreise $K_i^{(\nu)}$ und ziehen in jedem dieser Kreise dasjenige Kreissegment $\varkappa_i^{(\nu)}$, welches die beiden auf $K_i^{(\nu)}$ gelegenen parabolischen Punkte verbindet und gegen $K_i^{(\nu)}$ orthogonal verläuft. Als Annäherung an G erscheint so eine aus lauter Kreissegmenten bestehende gekrümmte Curve, welche zunächst an keiner Stelle eingeknickt ist.

Nunmehr üben wir auf das an $K_i^{(\nu)}$ gelegene Viereckpaar die zum Kreispaar $K_i^{(\nu)}$, $K_{i+1}^{(\nu)}$ gehörende hyperbolische Gruppe zweiter Art aus. $K_i^{(\nu)}$ erscheint von ∞^1 Viereckpaaren erfüllt, welche noch zwei Ketten von unendlich vielen offenen Kreisen darbieten; beide Ketten hängen in einem gemeinsamen hyperbolischen Grenzpunkt $e^{(\lambda)}$ zusammen. Das Segment $\varkappa_i^{(\nu)}$ erscheint durch unendlich viele Segmente ersetzt, die sich zu zwei stetig gekrümmten Stücken zusammenfügen; *diese beiden Stücke stossen in ihrem gemeinsamen hyperbolischen Grenzpunkte $e^{(\lambda)}$ unter dem (für $\sigma > 0$) von π verschiedenen Winkel ω bez. ω' (cf. (11) und (12) pg. 414) zusammen, je nachdem i ungerade oder gerade ist.* Man wird dies mit Hilfe der Figur 144 pg. 413 leicht verfolgen; beispielsweise wähle man für $K_i^{(\nu)}$ den Kreis K_1, wo alsdann der Punkt $e^{(\lambda)}$ nach $\zeta = 0$ zu liegen kommt.

Jetzt ersetze man jedes der unendlich vielen an Stelle von $\varkappa_i^{(\nu)}$ getretenen Kreissegmente wiederum nach derselben Vorschrift durch je unendlich viele Segmente. *Nun erscheinen an Stelle von $\varkappa_i^{(\nu)}$ zwei Ketten von je unendlich vielen Kreisbogen, welche in hyperbolischen Punkten immer unter den Winkeln ω' bez. ω zusammenstossen; die convexen Seiten der Winkel liegen nun alle auf der gleichen Seite der Bogenkette, und zwar ist sie entgegengesetzt zur convexen Seite des bei $e^{(\lambda)}$ gelegenen Winkels ω bez. ω'.* Man wolle sich diese Angaben an Figur 144 pg. 413 im einzelnen deutlich machen. Jetzt sind es hyperbolische Punkte, in welchen die angenäherte Grenzcurve Einknickungen erfährt, während in den parabolischen Punkten keine unstetige Richtungsänderung eintritt. Bei Fortführung des Processes gewinnt man wieder die Anschauung, dass die Grenzcurve in jedem noch so kleinen Intervalle unendlich oft die Richtung unstetig ändert. —

Um endlich noch eine directe, aber natürlich sehr unvollkommene Anschauung der Grenzcurve G zu geben, ist umstehend in Figur 145 ein besonderes Viereicknetz unserer Art gezeichnet und innerhalb der noch offen gelassenen Kreise der ungefähre Verlauf der Grenzcurve

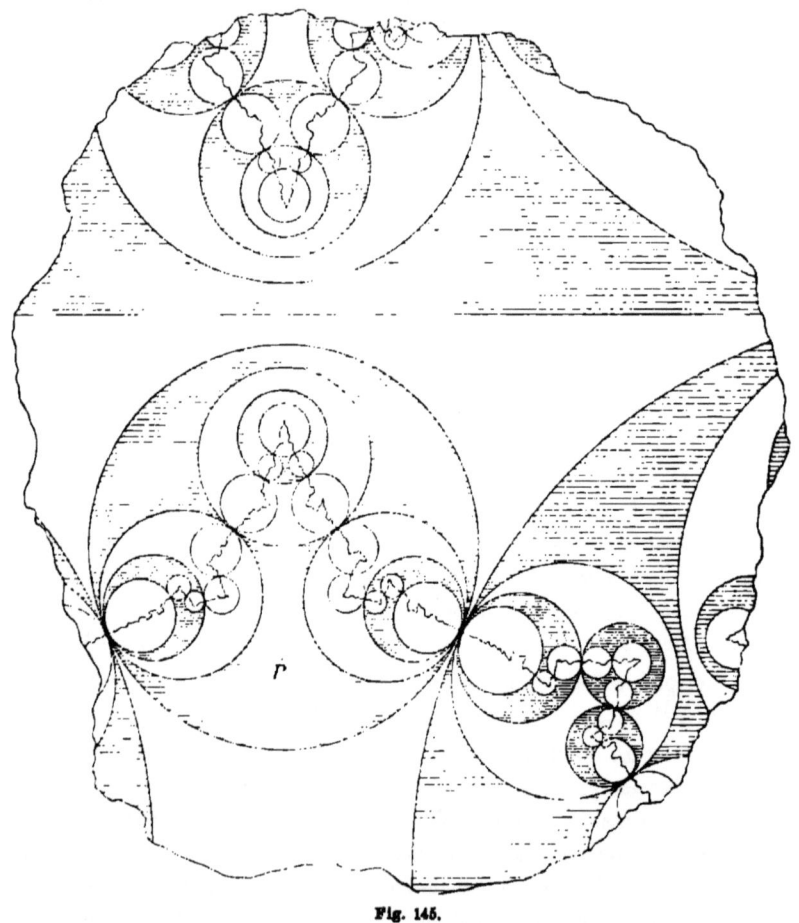

Fig. 145.

angedeutet. Dass das Ausgangsviereck hier eine Symmetriegerade besitzt, ist, wie man leicht bemerken wird, keine Besonderheit. An Figur 145 werden wir übrigens im folgenden Paragraphen noch wiederholt anknüpfen.

§ 5. Die vier Punktarten auf der Grenzcurve G. Verlauf der Grenzcurve gegen parabolische Punkte.

Einige weitergehende Angaben über die Gestalt der Grenzcurve G können wir auf Grund einer mehr begrifflichen Überlegung machen.

Zu einer derartigen Überlegung müssen wir hier unsere Zuflucht nehmen; denn in der That gelingt es der directen geometrischen „Anschauung" nicht mehr, die bei der Grenzcurve vorliegenden Verhältnisse zu erfassen.

Wir beginnen zunächst damit, eine symbolische Darstellungsweise aller Punkte der Grenzcurve einzuführen.

Ein *nicht-parabolischer* Grenzpunkt liegt, wie weit wir auch den Spiegelungsprocess fortführen mögen, stets innerhalb eines bestimmten unter den frei bleibenden Kreisen. Um vom Ausgangsviereck aus immer näher an den fraglichen Grenzpunkt heranzukommen, wird man somit eine eindeutig bestimmte, unendliche Reihe von Vierecken:

$$1, \quad \overline{V_{i_1}}, \quad \overline{V_{i_1}}\,\overline{V_{i_2}}, \quad \overline{V_{i_1}}\,\overline{V_{i_2}}\,\overline{V_{i_3}}, \quad \overline{V_{i_1}}\,\overline{V_{i_2}}\,\overline{V_{i_3}}\,\overline{V_{i_4}}, \;\ldots$$

durchlaufen, wobei die $i_1, i_2 \ldots$ stets Zahlen aus der Reihe 1, 2, 3, 4 sind, und wobei keine zwei auf einander folgende Zahlen $i_\nu, i_{\nu+1}$ einander gleich sind. *Wir werden den fraglichen Grenzpunkt symbolisch durch*:

(1) $$[i_1, \; i_2, \; i_3, \; i_4, \; \ldots]$$

darstellen können, und jede Reihe dieser Art liefert auch einen bestimmten Grenzpunkt.

Auf die *parabolischen* Grenzpunkte überträgt sich dieser Ansatz mit Leichtigkeit. Der Unterschied ist nur der, *dass wir bei einem para-bolischen Grenzpunkte immer zwei Arten der Annäherung haben.* So lässt sich z. B. die Ecke e_1 des Ausgangsdreiecks sowohl durch $[1, 2, 1, 2, \ldots]$ als durch $[2, 1, 2, 1, \ldots]$ darstellen.

Übrigens heben wir noch hervor, *dass zwei verschiedene Grenzpunkte auch verschiedene darstellende Zahlenketten* (1) *haben.* Ist nämlich ε der Abstand beider Grenzpunkte von einander, so können wir im Spiegelungsprocess soweit gehen, dass die Durchmesser sämtlicher noch offenen Kreise $< \varepsilon$ sind. Sicher werden von da an beide Punkte in verschiedenen Kreisen liegen und demnach verschiedene Ketten (1) liefern. Was die parabolischen Punkte angeht, so wird man diese Überlegung leicht ergänzen.

Wir knüpfen an die Darstellung (1) folgende Einteilung aller Grenzpunkte: *Ist die Reihe* (1) *entweder gleich anfangs oder nach einer endlichen Anzahl von Anfangsgliedern dauernd periodisch, so heisse der zugehörige Grenzpunkt selbst ein periodischer; im entgegengesetzten Falle nennen wir ihn aperiodisch.* Die periodischen Grenzpunkte sind identisch mit den Fixpunkten der Substitutionen von $\overline{\varGamma}$; *dementsprechend teilen wir die periodischen Grenzpunkte in die drei weiteren Arten der*

27 *

parabolischen, hyperbolischen und loxodromischen Grenzpunkte ein. Insbesondere giebt es *sechs* Classen von periodischen Grenzpunkten mit *zweigliedrigen* Perioden. Hierher gehören einmal die vier Classen der parabolischen Punkte mit den Perioden:

$$[\ldots, i, i+1, i, i+1, \ldots] \quad \text{oder} \quad [\ldots, i+1. i, i+1, i, \ldots],$$

sodann die beiden einfachsten Classen hyperbolischer Punkte; letzteren gehören die folgenden Perioden zu:

$$[\ldots 1, 3, 1, 3, 1, 3, \ldots], \quad [\ldots 2, 4, 2, 4, 2, 4, \ldots]. -$$

Um eine erste interessante Anwendung dieser Festsetzungen zu entwickeln, stellen wir neben unser zu $\overline{\Gamma}$ gehörendes Viereck $\overline{P}$ mit $\sigma > 0$ ein Hauptkreisviereck $\overline{P}'$ der Winkel null, welches wir etwa in der ersten Normallage (Figur 143, pg. 412) fixieren. Dabei mögen des näheren die vier Ecken bei $\zeta = 0$, 1, 2, ∞ liegen, so dass die Kreise K_2', K_3' von $\overline{P}'$ beide den Durchmesser 1 haben. Die zu $\overline{P}'$ gehörenden vier Spiegelungen $\overline{V_i'}$ erzeugen alsdann eine bekannte Untergruppe der gewöhnlichen Modulgruppe, und der Grenzkreis G' unserer neuen Gruppe $\overline{\Gamma}'$ ist die reelle ζ-Axe.

Nunmehr ordnen wir die $\overline{V_1'}, \ldots, \overline{V_4'}$ den vier erzeugenden Spiegelungen $\overline{V_1}, \ldots, \overline{V_4}$ von Γ zu und begründen damit eine isomorphe Beziehung der Nichtrotationsgruppe $\overline{\Gamma}$ auf die Hauptkreisgruppe $\overline{\Gamma}'$. Aus der Herstellung der Grenzcurven vermöge der Ketten von Kreisscheiben ist dann sofort evident, *dass hiermit eine wechselweise eindeutige und stetige Beziehung der nicht-analytischen Grenzcurve G auf die Gerade G' gegeben ist.* Auf einander bezogene Punkte von G und G' haben gleiche darstellende Ketten (1), und es werden z. B. die parabolischen Punkte auf G den rationalen Punkten auf G' entsprechen u. s. w. Gebrauchen wir die reelle Variabele t zur Coordinatenbestimmung auf G', so stellen sich von hieraus die Coordinaten ξ, η der Punkte von G als *überall eindeutige und stetige*[*] *Functionen* $\xi = \varphi(t)$, $\eta = \psi(t)$ *der unbeschränkten reellen Variabelen t* dar; doch sind diese Functionen *nirgends analytisch.* —

Es ist nun weiter möglich, über den *Verlauf der Grenzcurve G in der Nähe periodischer Grenzpunkte* eine Reihe von Angaben zu machen; es gründet sich diese Entwicklung auf den Umstand, dass die Grenzcurve durch alle Substitutionen der zum fraglichen periodischen Punkte gehörenden cyclischen Untergruppe in sich selbst transformiert wird.

---

[*] Der einfachen Ausdrucksweise halber nehmen wir hier wieder an, dass $\zeta = \infty$ nicht auf der Grenzcurve G gelegen ist.

Übrigens senden wir hier sogleich die Bemerkung voraus, dass wir weiterhin mehrfach Gelegenheit haben werden, auf die Begriffsbestimmungen der *Cantor'schen Mannigfaltigkeitslehre* Bezug zu nehmen*). Um in dieser Hinsicht an einige Fundamentalbegriffe zu erinnern, so versteht Cantor unter der *Ableitung* einer vorgelegten unendlichen Punktmenge die Gesamtheit der Häufungsstellen der gegebenen Punkte. Es steht nichts im Wege, den Process der Ableitung wiederholt zu vollziehen und so zu *Ableitungen höherer Ordnung* vorzugehen. Gelangt man zu einer Ableitung *endlicher* Ordnung, die nur aus endlich vielen Punkten besteht, so heisst die ursprüngliche Punktmenge von der *ersten Gattung;* andrenfalls teilen wir die Punktmenge der *zweiten* Gattung zu. Eine Punktmenge heisst *perfect* oder *imperfect*, je nachdem sie ihre erste Ableitung enthält oder nicht. Von einer Punktmenge sagt man, sie bedecke eine Linie *überall dicht*, falls kein endliches Segment der Linie frei von Punkten der Mannigfaltigkeit ist u. s. w.

Um diese Begriffe sogleich an den Grenzgebilden unserer Polygonnetze auf der ζ-Kugel etwas näher zu erläutern, so stellt jedes solche Grenzgebilde *eine perfecte Punktmenge zweiter Gattung* dar. Einmal nämlich werden die Häufungsstellen der Grenzpunkte niemals in das Innere der Polygonnetze hineingezogen werden können und also selber dem Grenzgebilde angehören. Andrerseits kommen isoliert liegende Grenzpunkte nicht vor; vielmehr ist jeder Grenzpunkt selber Häufungsstelle unendlich vieler weiterer Grenzpunkte, so dass die vorliegende Punktmenge mit allen ihren Ableitungen sich als identisch erweist.

Gehen wir im speciellen zu unserem soeben ausführlich betrachteten Vierecknetze des ersten Typus zurück, so wird hier die Grenzcurve überall dicht von Grenzpunkten besetzt sein. Aber wir können noch weiter gehen: *so werden z. B. bereits die parabolischen Grenzpunkte allein die Grenzcurve G überall dicht bedecken.* Gleichwohl stellen begrifflich die gesamten parabolischen Grenzpunkte noch keineswegs die ganze Grenzcurve G dar; vielmehr ist dem System der parabolischen Punkte erst die zugehörige erste Ableitung zuzufügen, um das gesamte Grenzgebilde zu gewinnen. Die gleichen Bemerkungen gelten übrigens für jede Classe äquivalenter Grenzpunkte. —

Nach diesem Excurs gehen wir auf die Specialbetrachtung der *parabolischen* Grenzpunkte ein. Wir knüpfen an die erste Normallage

---

*) Unter den zahlreichen Veröffentlichungen Cantor's über den fraglichen Gegenstand vergl. man namentlich die Abhandlung „*Über unendliche lineare Punktmannigfaltigkeiten*", Mathem. Annalen Bd. 15 pg. 1 (1879).

des Viereckpaars $\bar{P}$, $\bar{P}'$ an und ziehen den bei $\zeta = \infty$ gelegenen parabolischen Punkt heran, den wir als solchen $e^{(p)}$ nennen. Die vier pg. 400 eingeführten Gruppen $\bar{\Gamma}_i$ sind Hauptkreisgruppen (0, 3) der ersten Kategorie; die vier zugehörigen Hauptkreise sind hierneben in

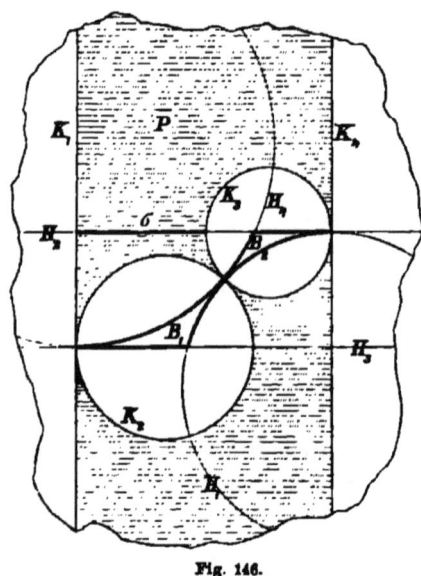

Figur 146 als Kreise H_i gezeichnet. Die Kreise H_2 und H_3 laufen als horizontale Gerade durch $e^{(p)}$ hindurch.

Wir behaupten nun zunächst: *Die Grenzcurve G ist auf das durch H_2 und H_3 eingeschlossene Flächenband eingegrenzt, d. h. sie greift weder über H_2 noch unter H_3 hinaus.* Man kann nämlich die gesamten parabolischen Grenzpunkte offenbar dadurch gewinnen, dass man die vier Ecken von $\bar{P}$ an den vier Kreisen $K_1, .., K_4$ spiegelt und mit den so zu gewinnenden Punkten immer wieder aufs neue Spiegelungen an *denselben* vier

Fig. 146.

Kreisen vornimmt. Dabei handelt es sich stets um Spiegelungen in das *Innere* des einzelnen Kreises K_i. Ein Punkt auf dem Rande oder im Innern des Ebenenbandes zwischen H_2 und H_3 wird bei einer solchen Spiegelung stets wieder in einen Punkt eben dieses Bereiches transformiert. Da nun die vier Ecken von $\bar{P}$ dem Bande angehören, so sind die gesamten parabolischen Punkte und demnach überhaupt alle Grenzpunkte auf dem fraglichen Ebenenbande gelegen.

Wenden wir die gleiche Betrachtung auf die beiden Hauptkreise H_1 und H_4 an, so zeigt sich weiter: *In ihrem Verlauf zwischen den Kreisen K_1 und K_4 ist die Grenzcurve G durchaus auf die beiden durch die Hauptkreise H eingeschlossenen dreieckigen Bereiche B_1 und B_2 der Figur 146 beschränkt*[*]. Dabei gelten die Randpunkte von B_1 und B_2 diesen Bereichen als zugehörig.

Mit dem einzelnen Hauptkreise H_i hat G unendlich viele Punkte gemein. In dieser Hinsicht gilt der Satz: *Die auf H_i gelegenen Grenz-*

---

[*] In Figur 146 sind die dreieckigen Bereiche B_1 und B_2 durch stärkeres Ausziehen der Seiten hervorgehoben.

punkte von $\bar{\Gamma}$ sind auch bereits Grenzpunkte von $\bar{\Gamma}_i$ und stellen geradezu die gesamten Grenzpunkte von $\bar{\Gamma}_i$ dar. Es ist nämlich z. B. $\bar{\Gamma}_2$ auf H_2 eigentlich discontinuierlich und besitzt das in $\bar{P}$ entfallende Segment σ (cf. Figur 146) zum Discontinuitätsbereich. Läge nun auf H_2 wenigstens ein Grenzpunkt von $\bar{\Gamma}$, der nicht schon der Gruppe $\bar{\Gamma}_2$ angehört, so liesse sich ein mit ihm äquivalenter Punkt auf σ nachweisen, was unmöglich ist. Als Zusatz folgt: *Die auf H_i gelegenen periodischen Grenzpunkte sind durchweg nicht-loxodromisch.*

Über den Charakter der Grenzmannigfaltigkeit der einzelnen Hauptkreisgruppe $\bar{\Gamma}_i$ auf H_i lassen sich noch einige weitere Angaben machen. Knüpft man hier wieder an das System der parabolischen Punkte an, so liefert der Zusatz der ersten Ableitung dieses Punktsystems die gesamten Grenzpunkte auf H_i. Ist $e^{(p)}$ irgend ein parabolischer Punkt auf H_i, so kann man durch wiederholte Ausübung der zugehörigen parabolischen Substitution das Segment σ in jede gewünschte Nähe von $e^{(p)}$ transformieren. Aus diesen Erwägungen ergiebt sich, *dass sich in jedem endlichen Intervall auf H_i endlich ausgedehnte Strecken nachweisen lassen, welche frei von Grenzpunkten sind.* Da aber irgend zwei verschiedene Grenzpunkte eine endliche Entfernung haben, so sind sie auch durch Strecken getrennt, die von Grenzpunkten gänzlich frei sind: *Das System der Grenzpunkte auf H_i ist, obschon es eine perfecte Punktmenge zweiter Gattung vorstellt, als ein durchaus discretes Punktsystem anzusehen, insofern dasselbe keine endliche Strecke von H_i überall dicht bedeckt.* Eine rein anschauliche Vorstellung dieses Punktsystems erscheint nicht mehr möglich.

Indem wir zur Grenzcurve G selbst wieder zurückkehren, bemerken wir zunächst, *dass dieselbe an den einzelnen Kreis H_i in den unendlich vielen Punkten des eben beschriebenen discreten Punktsystems heranstreift.* Übrigens gelten die vorstehenden, für die vier Hauptkreise H_i gemachten Angaben ohne weiteres für alle bezüglich Γ mit ihnen äquivalenten Kreise.

Um auf Grund der bisherigen Resultate über den Verlauf der Grenzcurve G gegen einen parabolischen Punkt $e^{(p)}$ noch einige abschliessende Angaben zu machen, nehmen wir der einfachen Ausdrucksweise halber an, dass $e^{(p)}$ nicht bei $\zeta = \infty$ liege. Wir bezeichnen mit H und H' die beiden durch den Punkt $e^{(p)}$ hindurchlaufenden Hauptkreise, welche sich in $e^{(p)}$ berühren. Die Grenzcurve G zwängt sich dann, wie wir sahen, zwischen den beiden Kreisen hindurch. Wir drücken dies mit Poincaré[*] dahin aus, *dass die Grenzcurve G*

---

[*] In den Acta mathematica Bd. 3 pg. 79 (1883).

in einem ihrer parabolischen Punkte zwar eine Tangente, aber keinen Krümmungskreis besitze).

Der Sinn dieser Angabe ist leicht darzulegen. Eine Verbindungsgerade von $e^{(p)}$ und einem auf G unendlich nahe neben $e^{(p)}$ gelegenen Punkte ist offenbar gemeinsame Tangente von H und H' in $e^{(p)}$ und als solche bestimmt. Ein Kreis durch $e^{(p)}$ und zwei unendlich nahe bei $e^{(p)}$ gelegene Punkte von G ist aber jeder zwischen H und H' verlaufende Kreis, welcher H und H' in $e^{(p)}$ berührt. Man greife nämlich irgend einen unter diesen Kreisen auf, fixiere irgend zwei von $e^{(p)}$ endlich entfernte Schnittstellen mit G und übe auf die letzteren immer wieder die zu $e^{(p)}$ gehörende parabolische Substitution aus. Beide Schnittpunkte werden auf diese Weise schliesslich in unmittelbare Nähe von $e^{(p)}$ transformiert, während der Kreis als zugehörige Bahncurve in sich übergeht; derselbe hat somit den Charakter eines Krümmungskreises.

Übrigens veranschauliche man sich die vorstehenden Angaben über den Verlauf der Grenzcurve gegen parabolische Punkte am Beispiel der Figur 145 pg. 418.

§ 6. Fortsetzung: Verlauf der Grenzcurve gegen hyperbolische und loxodromische Stellen.

Die hyperbolischen Punkte der Grenzcurve gehören zu Paaren zusammen, und wir verstehen unter $e_1^{(\lambda)}$ und $e_2^{(\lambda)}$ ein einzelnes solches Paar. Man hat alsdann zu unterscheiden, ob es Bahncurven der zugehörigen hyperbolischen Substitution V giebt, welche längs ihres *ganzen* Verlaufs nur in einem der beiden Vierecknetze N, N' liegen oder nicht. *Im letzteren Falle giebt es von $e_1^{(\lambda)}$ (und $e_2^{(\lambda)}$) aus nach allen Richtungen hin in jeder Nähe von $e_1^{(\lambda)}$ (bez. $e_2^{(\lambda)}$) weitere Punkte der Grenzcurve**)*. Solche Punkte können wir nämlich aus entfernt gelegenen Punkten der Grenzcurve durch wiederholte Ausübung der fraglichen hyperbolischen Substitution erzeugen.

Kommen hingegen hyperbolische Bahncurven vor, welche, abgesehen von ihren Anfangs- und Endpunkten, gänzlich im Innern des einen der beiden Netze N, N' liegen, so wolle man in jedem der

---

*) Man könnte diese Aussage auch in die analytische Gestalt kleiden, dass die durch die Grenzcurve resp. durch die zugehörigen Gleichungen $\xi = \varphi(t)$, $\eta = \psi(t)$ definierte Function η von ξ im parabolischen Punkte zwar eine erste, aber keine zweite Ableitung besitzt.

**) Die Ableitung der eben bereits erwähnten durch die Grenzcurve definierten Function $\eta = f(\xi)$ wird für diesen Fall im hyperbolischen Punkte total unbestimmt.

beiden Netze diejenigen beiden Bahncurven markieren, welche die Grenzcurve gerade streifen, ohne in das andere Netz hinüber zu treten. Wir gewinnen so vier Kreisbogenzweiecke mit den Ecken $e_1^{(\lambda)}$, $e_2^{(\lambda)}$, von denen zwei von Grenzpunkten gänzlich frei sind. In der That ist die Grenzcurve auf die beiden anderen Zweiecke eingeschränkt, und wir wollen die Winkel dieser Zweiecke als *die charakteristischen Winkel der hyperbolischen Punkte* $e_1^{(\lambda)}$ *und* $e_2^{(\lambda)}$ benennen. Die Bedeutung dieser Winkel spricht sich im folgenden Satze aus: *Vom hyperbolischen Punkte* $e_1^{(\lambda)}$ *oder* $e_2^{(\lambda)}$ *aus treffen wir innerhalb des einzelnen der beiden charakteristischen Winkel nach allen Richtungen hin in jeder Nähe des hyperbolischen Punktes weitere Punkte der Grenzcurve*).* Die Grenzcurve erscheint somit vom hyperbolischen Punkte aus gesehen beiderseits unter endlichen Winkeln.

Wir verfolgen diese Verhältnisse für eine derjenigen beiden Classen hyperbolischer Punkte näher, welche den zweigliedrigen Perioden $[i_1,\ i_2,\ \dots]$ zugehören. Zu diesem Zwecke knüpfen wir an die zweite

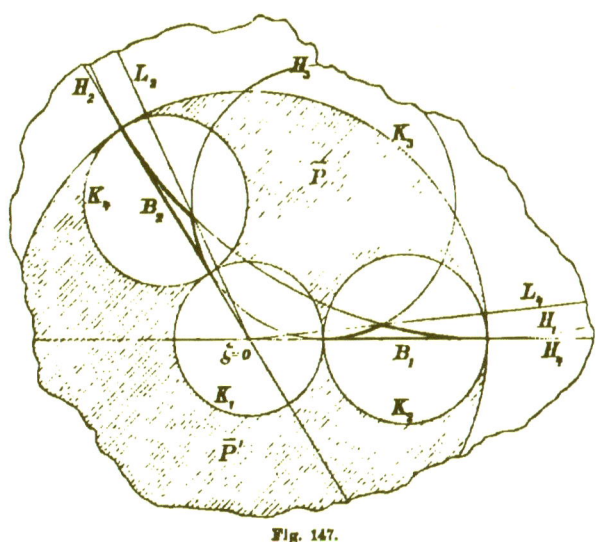

Fig. 147.

Normallage der Ausgangsvierecke P, P' an (cf. pg. 413) und verstehen unter $e_1^{(\lambda)}$, $e_2^{(\lambda)}$ die bei $\zeta = 0$ bez. ∞ gelegenen hyperbolischen Punkte. In Figur 147 sind wieder die vier Hauptkreise H_i gezogen, welche

---

*) Man vergl. hier namentlich die allgemeinen Ansätze, welche Dini in seinem Werke *„Grundlagen für die Theorie der Functionen einer reellen Veränderlichen"* (deutsch bearbeitet von Lüroth und Schepp) pg. 260 ff. über die

innerhalb K_2 und K_4 die beiden durch B_1 und B_2 bezeichneten und
durch stärkeres Ausziehen der Seiten hervorgehobenen dreieckigen
Bereiche eingrenzen; unter ihnen ist B_1 direct mit dem pg. 422 so
benannten Bereich identisch.

Innerhalb K_2 und K_4 ist nun die Grenzcurve auf die Bereiche B_1
und B_2 eingeschränkt. Dabei wollen wir sogleich hervorheben, dass
die drei Ecken jedes dieser Bereiche Punkte der Grenzcurve G sind;
denn zwei unter diesen Ecken sind parabolisch, in der dritten aber
erkennt man aus Figur 147 den Fixpunkt der hyperbolischen Substitution $\overline{V}_2\overline{V}_4$. ·

Übt man nun auf die Dreiecke B_1 und B_2 die Spiegelungen $\overline{V}_2$
und $\overline{V}_4$ immer wieder aus, so entspringen zwei Ketten solcher drei-
eckiger Bereiche mit gemeinsamen Grenzpunkten bei $e_1^{(\lambda)}$ und $e_2^{(\lambda)}$, d. h.
bei $\zeta = 0$ und $\zeta = \infty$. Die Grundlinien dieser Dreiecke, d. h. die
Verbindungsgeraden der parabolischen Ecken, liegen ersichtlich alle auf
den Geraden H_2 und H_4. Die gegenüberliegenden hyperbolischen
Spitzen liegen bei der einen Kette sämtlich auf der geraden Linie L_2
der Figur 147, bei der anderen Kette auf L_4. Es ist demnach ersichtlich, *dass der eine charakteristische Winkel von $e_1^{(\lambda)}$ durch H_2 und
L_2, der andere durch H_4 und L_4 eingegrenzt wird.* Aus den besonderen
Symmetrieverhältnissen der vorliegenden Figur geht hervor, dass beide
charakteristische Winkel von $e_1^{(\lambda)}$ einander gleich sind; dies ist aber
als particulär anzusehen, wie man durch Heranziehung complicierterer
Beispiele von Polygonnetzen leicht ersehen wird. Aus den Formeln
von pg. 414 lässt sich übrigens der Fixpunkt von $\overline{V}_2\overline{V}_4$ und damit
die Grösse der charakteristischen Winkel für $e_1^{(\lambda)}$ ohne Mühe bestimmen;
man findet diese Winkel ausgedrückt durch:

$$(1) \quad \operatorname{arctg} \frac{\sqrt{1 - \sigma_{24}}\sqrt{-1 - \sigma_{13}}\sqrt{\sigma}}{\sqrt{1 - \sigma_{13}} \cdot [2\sqrt{1 - \sigma_{24}}(\sigma_{13}\sigma_{24} - 1) + \sqrt{-1 - \sigma_{24}}(2\sigma_{13}\sigma_{24} - \sigma_{13} - 1)]},$$

wo die sämtlichen hier auftretenden Quadratwurzeln positiv zu nehmen
sind. Für $\sigma = 0$ erhalten wir, wie es sein muss, den Betrag null.

Man veranschauliche sich die vorstehenden Angaben über den
Verlauf der Grenzcurve G gegen hyperbolische Punkte auch noch an
Figur 145 pg. 418. —

---

derivierten Functionen entwickelt. Dini unterscheidet daselbst für die einzelne
Stelle ξ, η immer vier Derivierte von $f(\xi)$, eine „rechte obere Derivierte“, eine
„linke obere Derivierte“ etc.; im Falle des Textes werden dieselben durch die
Schenkel der beiden charakteristischen Winkel geliefert. Die charakteristischen
Winkel geben ein Maass für die Grösse der „rechts- bez. linksseitigen derivatori-
schen Schwankung“ von $f(\xi)$ an der betrachteten Stelle.

Noch complicierter ist die Gestalt der Grenzcurve in der nächsten Nähe eines *loxodromischen* Grenzpunktes. Sei V die Erzeugende einer loxodromischen Untergruppe, deren beide Fixpunkte $e_1^{(l)}$ und $e_2^{(l)}$ sind. Da diese beiden Punkte in endlicher Entfernung von einander liegen, so können wir einen Symmetriekreis K unseres Vierecksnetzes angeben, welcher $e_1^{(l)}$ von $e_2^{(l)}$ trennt. Möge die Ausübung von V auf K den Kreis K' liefern: dann werden K und K' einen überall endlich breiten Kreisring R eingrenzen, der einen Discontinuitätsbereich von V liefert. In der That wird ja auch K' die beiden Punkte $e_1^{(l)}$, $e_2^{(l)}$ von einander trennen; und wir haben somit nur noch zu zeigen, dass K und K' einander weder schneiden noch berühren. Ersteres ist ausgeschlossen, weil $\overline{\varGamma}$ keine elliptische Substitutionen enthält. Ein Berührungspunkt von K und K' würde parabolisch sein. Nun trägt K, sowie auch K', zwei parabolische Punkte verschiedener Classen; diejenigen von K seien $e_1^{(p)}$, $e_2^{(p)}$, worauf wir die parabolischen Punkte von K' durch $V(e_1^{(p)})$ und $V(e_2^{(p)})$ zu bezeichnen haben. Berühren sich nun K und K', so ist doch die Identität von $e_1^{(p)}$ mit $V(e_2^{(p)})$ oder von $e_2^{(p)}$ mit $V(e_1^{(p)})$ unmöglich, da jedesmal die beiden Punkte inäquivalent sind. Somit müsste entweder $e_1^{(p)}$ mit $V(e_1^{(p)})$ oder $e_2^{(p)}$ mit $V(e_2^{(p)})$ coincidieren. Doch auch dies ist unmöglich, da sich in beiden Fällen V als parabolisch erweisen würde. Unsere obige Behauptung über den Kreisring R ist damit bewiesen.

Durch die beiden loxodromischen Punkte $e_1^{(l)}$ und $e_2^{(l)}$ wird nun die Grenzcurve in zwei Stücke geteilt, deren einzelnes jeden der Kreise K und K' nur *einmal* schneidet, nämlich in den eben wiederholt genannten parabolischen Punkten. Wir gewinnen somit zwei bestimmte Abschnitte s_1 und s_2 der Grenzcurve G, welche innerhalb des Bereiches R liegen. Der Anfangspunkt jedes Abschnittes s_i ist mit dem Endpunkt des gleichen Abschnittes bezüglich V äquivalent und liegt also mit ihm auf einer und derselben doppelspiraligen Bahncurve von V.

Zur gesamten Grenzcurve G gelangen wir zurück, indem wir auf die beiden Abschnitte s_1 und s_2 alle Substitutionen der vorliegenden cyclischen Gruppe ausüben. Vergegenwärtigt man sich nun den Verlauf der Bahncurven von V, so kommt man zu folgender Auffassung: *Die Grenzcurve G windet sich um jeden einzelnen ihrer loxodromischen Punkte unendlich oft herum und kehrt alsdann nach Passieren des fraglichen Punktes zwischen den bisherigen Windungen, ohne sich selbst zu überkreuzen, zurück.* —

In der nächsten Umgebung *aperiodischer* Punkte gelingt es durch die bisherigen Methoden nicht mehr, irgend welche nähere Vorstellungen über den Verlauf der Grenzcurve zu gewinnen. Auch erscheint es aus-

geschlossen, die bisher entwickelten Ergebnisse zu einer exacten geometrischen Vorstellung über den Verlauf der fertigen Grenzcurve zu
vereinen. In der That wolle man ermessen, dass die periodischen
Grenzpunkte jeder einzelnen Classe die Curve G überall dicht bedecken.
*Die soeben geschilderten Vorkommnisse in der nächsten Umgebung para-
bolischer, hyperbolischer oder loxodromischer Punkte werden sich demnach
in jedem endlichen Intervall der Grenzcurve unendlich oft wiederholen.*

Man wird es mit Recht als besonders interessant ansehen, dass
wir durch den elementaren Spiegelungsprocess bei unendlicher Fortsetzung desselben von der einfachen Gestalt eines Kreisbogenvierecks
aus zu einer Curve geführt wurden, deren unmittelbare geometrische
Auffassung die Kraft unserer Raumanschauung übersteigt, und die
sich der Theorie der in der überkommenen Geometrie durch *ana-
lytische* Gleichungen $\xi = \varphi(t)$, $\eta = \psi(t)$ oder $f(\xi, \eta) = 0$ oder endlich
$\eta = f(\xi)$ darstellbaren Curven durchaus, d. h. in ihrem ganzen Verlaufe entzieht. —

§ 7. Beschreibung der Vierecknetze des zweiten bis sechsten Typus.

Nach der ausführlichen Untersuchung der Grenzcurve bei den Kreisbogenvierecken des ersten Typus wollen wir uns bei den übrigen Typen
kürzer fassen und uns mehr nur auf eine beschreibende Behandlung
der entspringenden Netze beschränken. Wir erreichen dadurch jedenfalls dieses, dass uns die unendliche Mannigfaltigkeit und zugleich die
eigenartige Compliciertheit der bei den Polygonnetzen auftretenden
Verhältnisse, welche über unsere gewöhnlichen geometrischen Constructionen weit hinausliegen, fühlbar wird.

Wir beginnen mit der Besprechung eines Vierecks vom *zweiten*
Typus, das man aber auch, wenn man will, als Grenzfall eines Vierecks des ersten Typus ansehen kann. Man lasse nämlich etwa in
Figur 145 pag. 418 das mit $\overline{P}$ conjugierte Viereck $\overline{P}'$ dadurch in zwei
Dreiecke degenerieren, dass man zwei Gegenseiten von $\overline{P}'$ bis zur Berührung einander annähert. Dieser Übergang ist in Figur 148 thatsächlich vollzogen. Das bisher mit $\overline{P}$ conjugierte Viereck ist nun in
die beiden der Figur durch $\overline{P}'$ und $\overline{P}''$ bezeichneten Dreiecke der
Winkel null zerfallen, welche im Verein mit $\overline{P}$ den Discontinuitätsbereich von $\overline{\Gamma}$ liefern.

Bei diesem Übergange ist die eine der beiden Classen hyperbolischer Punkte mit zweigliedrigen Perioden zu einer Classe parabolischer
Punkte geworden, so dass wir jetzt insgesamt fünf Classen derartiger
Punkte haben. Die in Figur 145 als Spitzen der Grenzcurve deutlich
hervortretenden hyperbolischen Punkte, welche zu der in Rede stehen-

den Classe gehören, kommen zu Paaren zu Coincidenz in den neuen parabolischen Punkten; *und vor allem zerfällt bei diesem Übergang das eine der beiden bisherigen Vierecknetze in unendlich viele je von einem Grenzkreise umrandete Dreiecknetze, welche innerhalb der Gesamtgruppe zwei Classen bilden.* Die Grenzkreise sind in der Figur 148 stärker markiert, und man bemerke, dass sich jeweils im Innern eines Grenzkreises ein schon von der Modulgruppe her bekanntes Dreiecknetz findet.

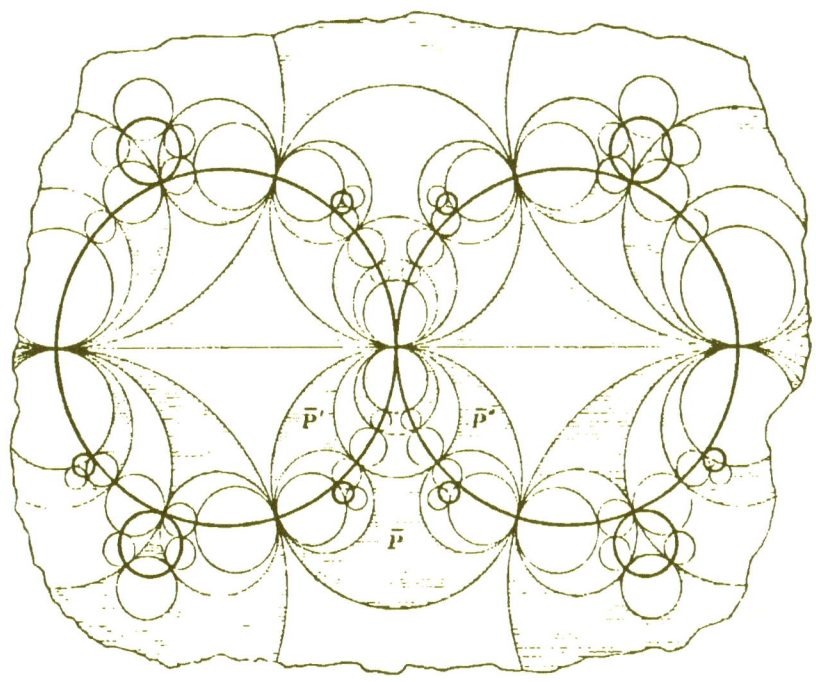

Fig. 148.

Der einzelne dieser Grenzkreise trägt *drei* Classen parabolischer Punkte, wobei die Punkte der einzelnen Classe den Kreis bereits überall dicht bedecken. *Eine unter diesen Classen ist dadurch ausgezeichnet, dass in ihren sämtlichen Punkten der fragliche Kreis von lauter Grenzkreisen der anderen Classe berührt wird.* Überschreiten wir jedoch den Grenzkreis in einem parabolischen Punkte der beiden anderen Classen, so gelangen wir in das zu $\bar{P}$ gehörende Vierecknetz hinein. Man wird dies alles in Figur 148 bestätigt finden.

Das Vierecknetz, welches sich bei der in Figur 148 gewählten Anordnung durch das Unendliche hindurchzieht, drängt sich an jeden parabolischen Berührungspunkt zweier Grenzkreise mit Spitzen heran.

Denken wir für einen Augenblick diese parabolischen Punkte dem Netze zugehörig, so würde dasselbe *unendlich hohen Zusammenhang* gewinnen. Übrigens bemerken wir noch, dass die Punkte der sämtlichen Grenzkreise noch kein perfectes Punktsystem bilden: *erst der Zusatz der Häufungsstellen aller Grenzkreise liefert das vollständige Grenzgebilde des Vierecknetzes.* So liegen z. B. die sämtlichen loxodromischen Punkte, sowie die hyperbolischen Punkte zahlreicher Classen *nicht* auf Grenzkreisen; hierher gehören, wie man leicht erkennt, z. B. schon die noch übrig gebliebenen hyperbolischen Punkte mit zweigliedrigen Perioden*). —

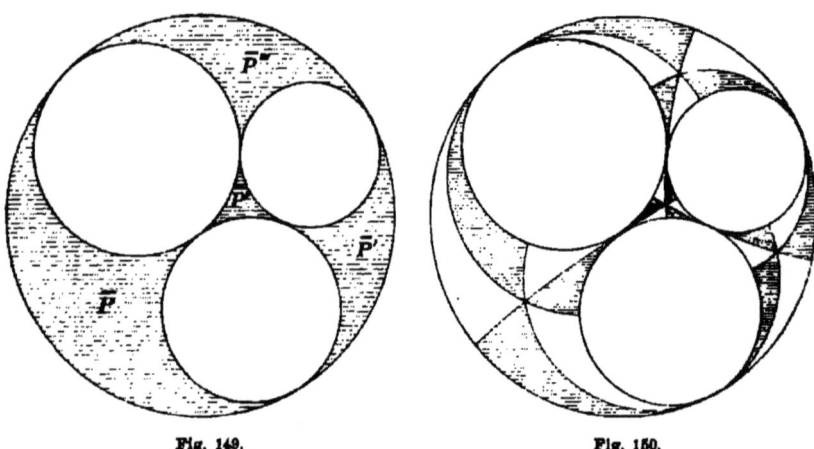

Fig. 149.   Fig. 150.

Ehe wir zu weiteren Vierecken vom zweiten Typus übergehen, sei es gestattet, hier aufs neue auf einen interessanten Grenzfall der Figur 148 hinzuweisen. In der That lassen wir nun auch noch das bisher intact gebliebene Viereck $\overline{P}$ in zwei Dreiecke der Winkel null zerfallen, so dass nunmehr die in Figur 149 angedeuteten vier mit ihren Spitzen zusammenhängenden Dreiecke $\overline{P}$, $\overline{P}'$, .. den Discontinuitätsbereich bilden. Im projectiven Raume hat diese Gruppe als

---

*) Es ist sehr interessant, die Grenzpunkte des in Figur 148 vorliegenden Netzes nach der pg. 420 besprochenen Methode auf die Punkte einer Geraden zu beziehen. Es liegt dabei eine stetige Beziehung vor, und zwar entspricht einem Punkte der Geraden stets *ein* Grenzpunkt, und auch umgekehrt ist die Beziehung eine *eindeutige* bis auf die parabolischen Punkte der fünften Classe; denn jedem solchen Punkte entsprechen ersichtlich *zwei* Punkte der Geraden. Die Gerade erscheint stetig abgebildet auf einer Curve, welche überall dicht von Spitzen besetzt ist. Der einzelne Grenzkreis der Figur 148 liefert auf der Geraden ein System discreter Punkte ohne Inhalt. Auf die Bedeutung dieser letzteren Ausdrucksweise kommen wir unten zurück.

Discontinuitätsbereich *ein Tetraeder, dessen sechs Kanten Tangenten der absoluten Kugel sind*[*]). Durch Ziehen je der drei Höhen in $\bar{P}, \bar{P'}, ..$ gestalten wir diese vier Dreiecke in der durch Figur 150 angegebenen Art aus. Vollziehen wir nun von hier aus den Spiegelungsprocess, so entspringt bei geeigneter Lagerung in der ζ-Ebene die merkwürdige regulär-symmetrische Einteilung der Figur 151 (folg. Seite), in der die gewöhnliche Modulteilung unendlich oft in immer anderer Lage wiederkehrt. Nun ist auch das in Figur 148 noch bestehen gebliebene Viereck-netz in unendlich viele Dreiecknetze zerfallen, und wir haben insgesamt vier Classen solcher Netze. Es liegt hier eine unter IV, c, 2, α der Tabelle pg. 165 zu rubricierende *Gruppe mit unendlich vielen Grenzkreisen* vor. Natürlich werden auch hier die Punkte der gesamten Grenzkreise noch keine perfecte Mannigfaltigkeit bilden.

Die in Figur 148 hervorgetretenen Verhältnisse finden wir nun bei den Vierecken des *zweiten* Typus beständig wieder: stets haben wir *neben einem Vierecknetze zwei Classen von je unendlich vielen Dreiecknetzen*. Ein wesentlicher Unterschied gegen Figur 148 liegt nur dann vor, wenn keine Berührung der Dreiecknetze (in parabolischen Punkten) stattfindet. Je zwei Grenzkreise verlaufen nun durchaus isoliert von einander, obschon natürlich jeder Grenzkreis ausserhalb allenthalben dicht von anderen Grenzkreisen umlagert ist[**]). Das Vierecknetz hat nun thatsächlich *unendlich hohen Zusammenhang*, und zwar in der Weise, dass *eine secundäre Relation* für die Erzeugenden eintritt. Halten wir an den Bestimmungen von § 1, pg. 401 fest, so lautet diese Relation $(\bar{V_1}\,\bar{V_3})^{l_{13}} = 1$; denn wir haben damals den Winkel zwischen den Kreisen K_1, K_3, wenn anders sie sich schneiden, durch $\frac{2\pi}{l_{13}}$ bezeichnet, wobei l_{13} eine ganze Zahl ≥ 2 bedeutet. Die beiden innerhalb zweier Dreiecknetze gelegenen elliptischen Fixpunkte von $\bar{V_1}\bar{V_3}$ würden im Sinne von pg. 176 (oben) als „ideale" Ecken der Viereckteilung zu bezeichnen sein. —

Auch die beim *dritten* und *fünften* Typus eintretenden Verhältnisse sind von den eben gewonnenen Ergebnissen aus leicht verständlich. Die Sachlage ist, *dass die Dreiecknetze der einen bez. beider Classen sich auf Punkte zusammengezogen haben, welche letztere alsdann Centren parabolischer Rotationsuntergruppen sind und in diesem Sinne als elliptisch-*

---

[*]) An diesen Ansatz knüpft Dyck seine Bemerkungen über die Gruppe des Textes; siehe dessen Note „*Über die durch Gruppen linearer Transformationen gegebenen regulären Gebietseinteilungen des Raumes*", Berichte der Kgl. Sächs. Gesellsch. der Wiss. von 1883 pg. 61 ff.

[**]) Siehe die bezüglichen allgemeinen Erörterungen pg. 135.

parabolische Grenspunkte bezeichnet werden können. Übrigens brauchen wir kaum zu betonen, dass es sich beim Übergang zu den neuen

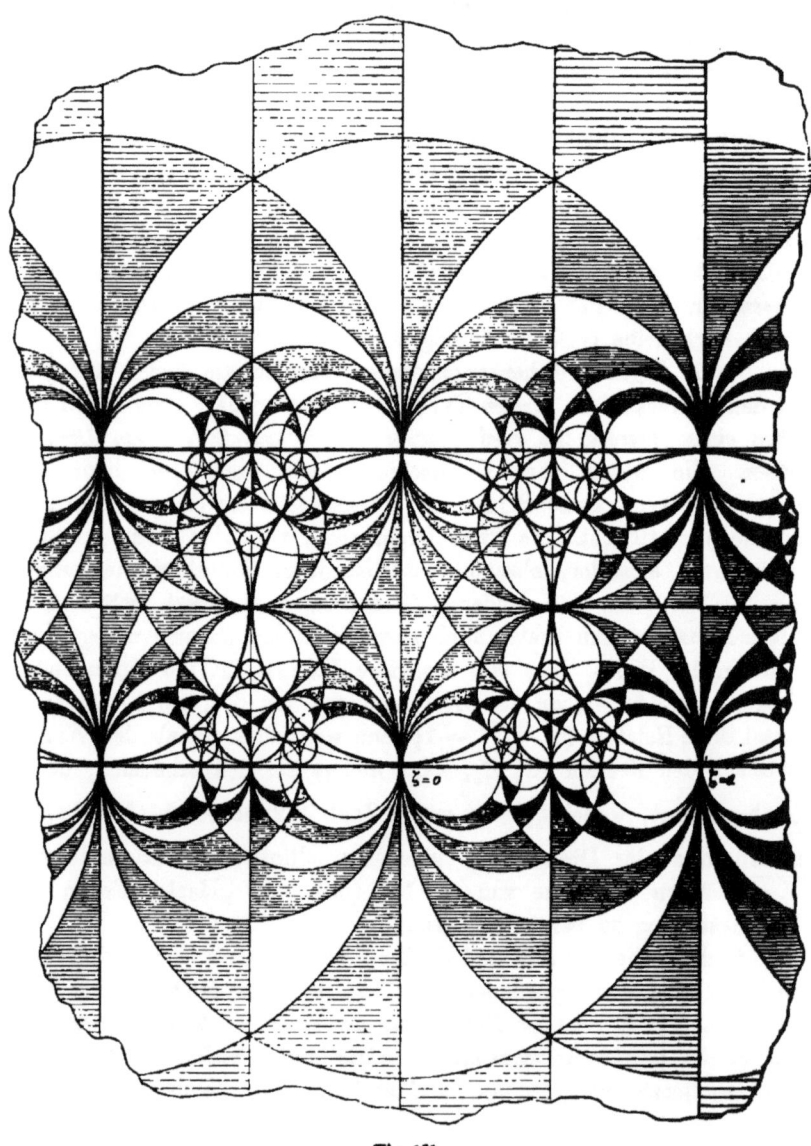

Fig. 151.

Typen keineswegs um einen Continuitätsprocess handelt; die Invarianten σ_{ik} sind ja (bis auf σ_{24}) als Cosinus gewisser aliquoter Teile von π nicht continuierlich variabel.

Zur näheren Erläuterung diene ein dem fünften Typus angehörendes Viereck der Winkel $\frac{\pi}{2}$, $\frac{\pi}{3}$, $\frac{\pi}{2}$, $\frac{\pi}{3}$, welches zu der in Figur 152 dargestellten regulären Einteilung führt. Man kann diese Gruppe nach den allgemeinen Betrachtungen von pg. 190 ff. als durch Composition zweier parabolischen Rotationsgruppen des Schemas (2, 3, 6) entstanden denken. Hier, wie stets beim fünften Typus, ist das Viereck $\bar{P}$ *allein* Discontinuitätsbereich der Gruppe, *und dem entsprechend erscheint die ganze ζ-Ebene bis auf die Grenzpunkte von einem einzigen Vierecknetze bedeckt.*

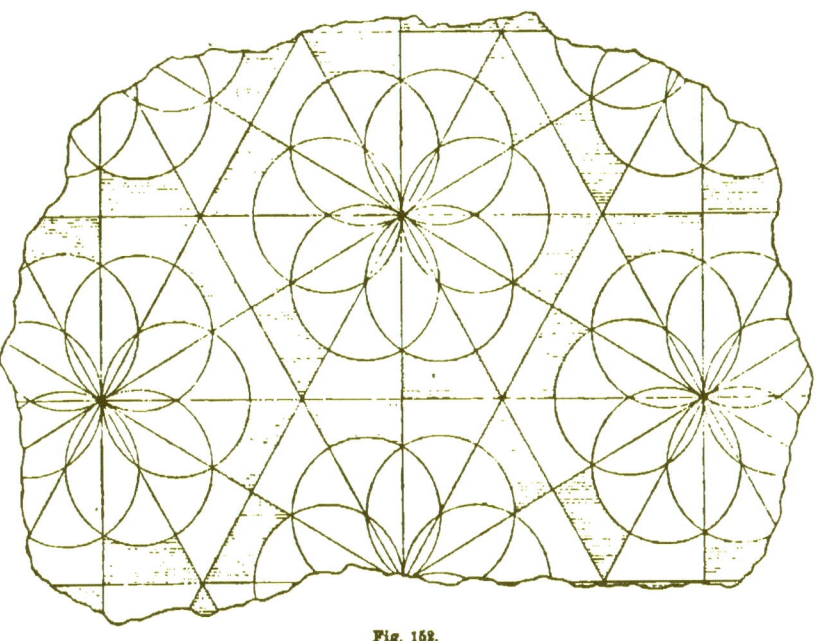

Fig. 152.

Die Entstehung des Netzes der Figur 152 hat man sich auf Grund des eben angedeuteten Compositionsverfahrens in folgender Art vorzustellen. Greift man ein Viereck der Figur 152 als $\bar{P}$ auf, so ist der eine Schnittpunkt von K_1 und K_3 bei $\zeta = \infty$ gelegen und liefert einen ersten elliptisch-parabolischen Grenzpunkt. Man übe die zugehörige parabolische Rotationsgruppe auf $\bar{P}$ aus und gewinnt das in Figur 152 wirklich ausgeführte Netz, das man natürlich über den äusseren Rand der Figur fortgesetzt zu denken hat. Hier erkennt man die in Figur 70 pg. 232 dargestellte Einteilung in Dreiecke der Winkel $\frac{\pi}{2}$, $\frac{\pi}{3}$, $\frac{\pi}{6}$ wieder, nur dass unendlich viele sich gegen $\zeta = \infty$ häufende reguläre Kreis-

bogensechsecke mit lauter Winkeln $\frac{4\pi}{3}$ offen gelassen sind. Der zweite
Schnittpunkt von K_1 und K_2 ist der Mittelpunkt eines unter diesen
offenen Sechsecken und stellt gleichfalls einen elliptisch-parabolischen
Grenzpunkt vor. Üben wir die ihm zugehörige parabolische Rotationsuntergruppe auf $\overline{P}$ aus, so erscheint nunmehr das Innere des eben
gemeinten Sechsecks von einem Vierecknetz bedeckt, welches aber
wiederum unendlich viele gegen das Rotationscentrum sich häufende
Sechsecke offen lässt. In dem hiermit eingeleiteten Reproductionsprocess der Vierecke wird man sofort ein Beispiel der pg. 192 u. f. allgemein gegebenen Betrachtung erkennen. Bei jedem neuen Schritte wächst
die Anzahl der offenen Sechsecke um unendlich; die Inhalte der Sechsecke sinken dabei schliesslich unter jede angebbare Zahl herab. Irgend
zwei vorgelegte Grenzpunkte, die als verschieden endliche Entfernung
von einander haben, entfallen demnach bei hinreichend fortgesetztem
Process in verschiedene offene Sechsecke und lassen sich also von
einander trennen durch einen Kreisring endlicher Breite, dem überall
kein Grenzpunkt angehört. Wir können dies Ergebnis dahin ausdrücken, *dass beim fünften Typus die Grenzpunkte ein System durchaus
discret liegender Punkte darstellen.* Dies steht nicht im Widerspruch mit
der Thatsache, dass jeder Grenzpunkt eine Häufungsstelle unendlich
vieler weiteren Grenzpunkte darstellt[*]). Übrigens kehrt die gleiche
Structur des Grenzgebildes stets wieder, falls die ganze ζ-Kugel nur
ein einziges Polygonnetz trägt. —

Wiederum anders gestalten sich die Verhältnisse, falls eine der
beiden componierenden Dreiecksgruppen eine *elliptische* Rotationsgruppe
ist, wie dies beim *vierten*, *sechsten* und *siebenten* Typus der Fall ist.
Wir senden voraus (was man sofort überblicken wird), dass beim
vierten Typus neben dem Vierecknetze eine Classe unendlich vieler
Dreiecknetze auftritt, während beim sechsten und siebenten Typus die
ζ-Ebene nur das Vierecknetz allein trägt; übrigens haben wir beim
sechsten Typus eine Classe elliptisch-parabolischer Grenzpunkte, während
beim siebenten Typus allein die hyperbolischen und loxodromischen
Grenzpunkte übrig geblieben sind.

Der interessanteste Fall ist hier der eines die ganze ζ-Kugel
bedeckenden Viereckenetzes *ohne* elliptisch-parabolische Grenzpunkte,
d. h. der Fall des siebenten Typus. Zur Erläuterung diene ein Viereck
dieses Typus, welches wieder die Winkel $\frac{\pi}{2}$, $\frac{\pi}{3}$, $\frac{\pi}{2}$, $\frac{\pi}{3}$ aufweist; aus

---

[*]) Siehe die pg. 64 gegebene Erörterung über die Begriffe „continuierlich"
und „discontinuierlich".

ihm entspringt die in Figur 153 dargebotene regulär-symmetrische
Ebenenteilung. Man kann diese Gruppe durch Composition zweier
Tetraedergruppen hergestellt denken und dementsprechend die Ent-
stehung der Figur 153 auffassen; wir gelangen hier zu ähnlichen, aber
weit einfacheren Vorstellungen, wie oben im Anschluss an Figur 152.
Das Sachverhältnis ist einfach das folgende:

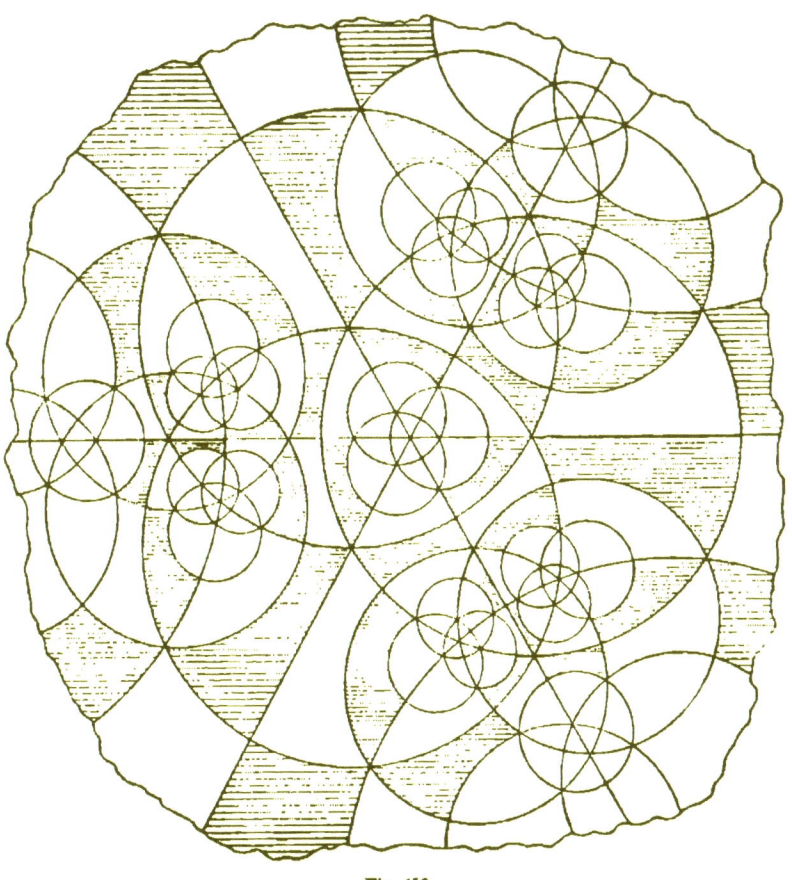

Fig. 153.

Üben wir auf das Ausgangsviereck $\overline{P}$ zunächst nur die Substitutionen der einen Tetraedergruppe aus, so entspringt ein Netz von
24 Vierecken mit vier offen bleibenden Lücken, welche Kreisbogendreiecke mit lauter Winkeln $\frac{4\pi}{3}$ vorstellen. Bei Ausübung der anderen
Tetraedergruppe auf $\overline{P}$ wird das eine der offenen Dreiecke von weiteren
18 Vierecken durchsetzt, welche nunmehr noch drei Lücken lassen.

Füllen wir die sämtlichen zunächst aufgetretenen vier offenen Dreiecke nach dieser Vorschrift mit je 18 Vierecken aus, so bleiben nun insgesamt 12 Dreiecke offen. Die weitere Fortsetzung des Processes ist ohne weiteres ersichtlich; auch erscheint es kaum noch nötig, auf die charakteristischen Unterschiede dieses Vierecknetzes gegen das in Figur 152 besonders hinzuweisen. —

§ 8. Weitere Beispiele von Nichtrotationsgruppen erster und zweiter Art.

Von einer systematischen Verallgemeinerung der vorstehenden die Kreisbogenvierecke betreffenden Untersuchung wird hier von vornherein abgesehen. Es genüge, wenn wir aus dem äusserst mannigfaltigen sich hier darbietenden Stoffe einige wenige leicht zugängliche Beispiele aufgreifen, und zwar zumal solche, welche entweder historisch interessant sind oder bei späteren Untersuchungen besondere Bedeutung gewinnen.

Erstlich legen wir einen Discontinuitätsbereich zweiter Art $\bar{P}$ vor, welcher *von n getrennt verlaufenden Vollkreisen begrenzt* ist und sonach einen n-fach zusammenhängenden Bereich vorstellt. Die n Kreise mögen $K_1, K_2, \ldots, K_n$ heissen; die zu ihnen als Symmetriekreisen gehörenden n Spiegelungen $\bar{V}_1, \bar{V}_2, \ldots, \bar{V}_n$ seien die Erzeugenden der zugehörigen Gruppe $\bar{\Gamma}$.

Die Herstellung des zugehörigen Bereichnetzes nach dem Princip der Symmetrie ist hier eine besonders durchsichtige. Wir entwerfen, wie in Figur 154 für $n = 4$ ausgeführt ist, an den n offenen Kreisen je ein Spiegelbild von $\bar{P}$. Wir haben dann $(n + 1)$ zusammenhängende Discontinuitätsbereiche, und es bleiben noch $n(n - 1)$ Kreise offen. An letzteren spiegeln wir aufs neue und setzen den Process fernerhin unbegrenzt in gleicher Weise fort.

Wie man sieht, gehört zur Gruppe *ein einziges die ganze ζ-Kugel (bis auf die Grenzpunkte) bedeckendes Bereichnetz*; des näheren gehört unsere Gruppe in die Abteilung IV, a, 2 der Tabelle pg. 165. Das zugehörige Grenzgebilde besteht aus einem *System discreter Punkte* von einer Structur, wie wir sie bereits eben bei den Vierecken des fünften und siebenten Typus kennen lernten. Übrigens hindert nichts, z. B. die zu 154 gehörende Gruppe mit $n = 4$ wieder isomorph auf die bereits pg. 420 zu analogem Zwecke verwendete Untergruppe der Modulgruppe zu beziehen, welche ein Kreisbogenviereck mit lauter Winkeln null und den Ecken $\zeta = 0, 1, 2, \infty$ zum Discontinuitätsbereich hat. Verfolgen wir die Zuordnung der beiden in Rede stehenden Gruppen gerade wie pg. 420 wieder für die Grenzpunkte, so entspringt offenbar eine eindeutige Beziehung des zu Figur 154 gehörenden Systems der Grenzpunkte auf eine Gerade. Auch die Umkehrung der Beziehung ist eindeutig, abgesehen von den parabolischen und also rationalen Punkten der Geraden; jedem solchen Punkte entsprechen immer zwei hyperbolische Punkte in der Ebene der Figur 154*).

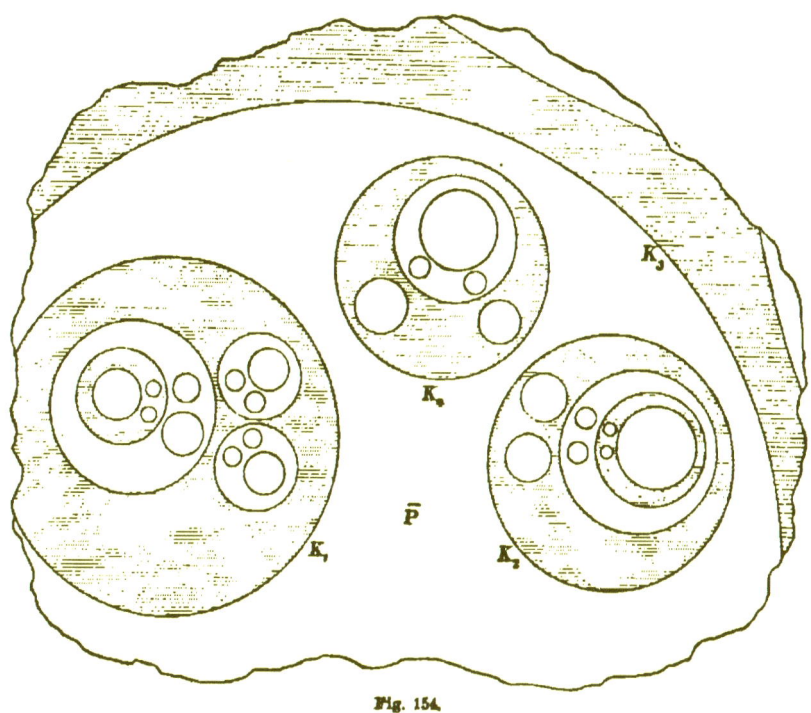

Fig. 154.

Es ist besonders leicht, die Gesamtmannigfaltigkeit der fraglichen Gruppen bei gegebenem n festzustellen, wobei natürlich in einander

---

*) Haben im speciellen die Kreise K_i einen gemeinsamen Orthogonalkreis, so liegen sämtliche Grenzpunkte auf letzterem und bilden auf demselben ein Punktsystem „ohne Inhalt". In der That liegen ja die Grenzpunkte auf dem Hauptkreise in den beim Spiegelungsprocess immer noch offen bleibenden Lücken, und die Summe dieser offenen Strecken hat, wie wir hier ohne Beweis angeben, bei unbegrenzter Fortsetzung des Spiegelungsprocesses die Grenze null. Es entspringt hiermit das merkwürdige Ergebnis, dass die gesamten Punkte einer Geraden wechselweise eindeutig, resp. die rationalen Punkte 1—2-deutig, bezogen erscheinen auf die Punkte eines Systems ohne Inhalt, welches auf dem Hauptkreise liegt. Dabei ist überdies noch die Reihenfolge der Punkte auf dem Kreise dieselbe, wie die der entsprechenden Punkte auf der Geraden.

transformierbare Gruppen als nicht verschieden gelten. Wir lagern $\overline{P}$ in der ζ-Ebene etwa so, dass K_1 und K_2 concentrisch mit dem Mittelpunkt $\zeta = 0$ werden, und dass K_1 den Radius 1 bekommt. Der Radius von K_2 ist dann eine erste wesentliche Constante. Wir drehen nun, falls $n > 2$ ist, um $\zeta = 0$ so, dass der Mittelpunkt von K_3 etwa auf die positive reelle ζ-Axe falle. K_3 ist dann durch zwei weitere Constante bestimmt, alle übrigen Kreise durch je drei; diese Constanten sind durchweg reell. Es ergiebt sich so: *Für* $n = 2$ *haben wir ein einfach, für* $n > 2$ *ein* $(3n - 6)$-*fach unendliches Continuum von Gruppen der fraglichen Art.*

Das soeben besprochene Bereichnetz ist nun in der geschichtlichen Entwicklung der automorphen Functionen besonders wichtig gewesen. In dieser Hinsicht sind vor allem die Notizen aus Riemann's Nachlass zu nennen, welche in den gesammelten Werken (pg. 413 der ersten 1876 erschienenen Aufl.) unter dem Titel *„Gleichgewicht der Elektricität auf Cylindern mit kreisförmigem Querschnitt und parallelen Axen*)* aufgenommen sind. Hier wird nicht nur in klar entwickelter Weise das Princip der Symmetrie zur Herstellung des ganzen Netzes vom Ausgangsbereich aus in Anwendung gebracht, sondern vor allen Dingen sind auch die daran anknüpfenden functionentheoretischen Entwicklungen von grundlegender Bedeutung; wir kommen darauf später zurück. Demselben Gegenstande ist die ebenfalls 1876 erschienene Breslauer Dissertation Schottky's gewidmet, welche in späterer Umarbeitung unter dem Titel *„Über conforme Abbildung mehrfach zusammenhängender ebener Flächen"* in Crelle's Journal Bd. 83 (1877) abgedruckt wurde**). Auf weitere bezügliche Arbeiten von Schottky und Weber brauchen wir hier noch nicht einzugehen. Wir kommen auf dieselben bei unseren functionentheoretischen Untersuchungen zurück; auch findet sich daselbst der geeignete Ort für eine tiefer gehende Untersuchung der Figur 154. —

Als Grenzfälle der eben betrachteten Gruppen können wir diejenigen ansehen, bei denen die Kreise $K_1, \ldots, K_n$ in irgend welcher Anordnung einander bis zur Berührung nahe gekommen sind. Der elementarste Fall ist hier der, *dass die Kreise* $K_1, \ldots, K_n$ *eine einfach geschlossene Kette bilden*, in welcher der einzelne Kreis stets nur mit dem nächst voraufgehenden und dem nächst folgenden in Contact ist. Nun zerfällt der bisherige n-fach zusammenhängende Bereich $\overline{P}$ in

---

*) Diese bereits pg. 104 erwähnte Abhandlung ist übrigens nach Formeln und Andeutungen, die sich in Riemann's Nachlass vorfanden, vom Herausgeber seiner Werke (H. Weber) ausgearbeitet worden.

**) Vergl. hierzu die Angaben Schottky's in den Mathem. Ann. Bd. 20 pg. 293 (1882); siehe übrigens die Fussnote pg. 104.

zwei einfach zusammenhängende Kreisbogen-n-ecke $\bar{P}$, $\bar{P}'$, welche den Discontinuitätsbereich der Gruppe liefern. Für $n = 4$ gewinnen wir die Vierecke vom ersten Typus und den Winkeln null wieder. Auch im allgemeinen Falle n haben wir *zwei Polygonnetze N, N'* und *eine Grenzcurve G*, welche entweder ein Kreis oder eine nicht-analytische Curve ist. Die Gestalten der Grenzcurven G im letzteren Falle sind höchst mannigfaltig. Wir können sogar eine beliebige geschlossene Curve ohne mehrfache Punkte hinzeichnen und dieselbe dann mit einer Kette von Kreisscheiben in der Weise überdecken, dass ein Polygonpaar $\bar{P}$, $\bar{P}'$ unserer Art entspringt. Die ihm zugehörige Grenzcurve

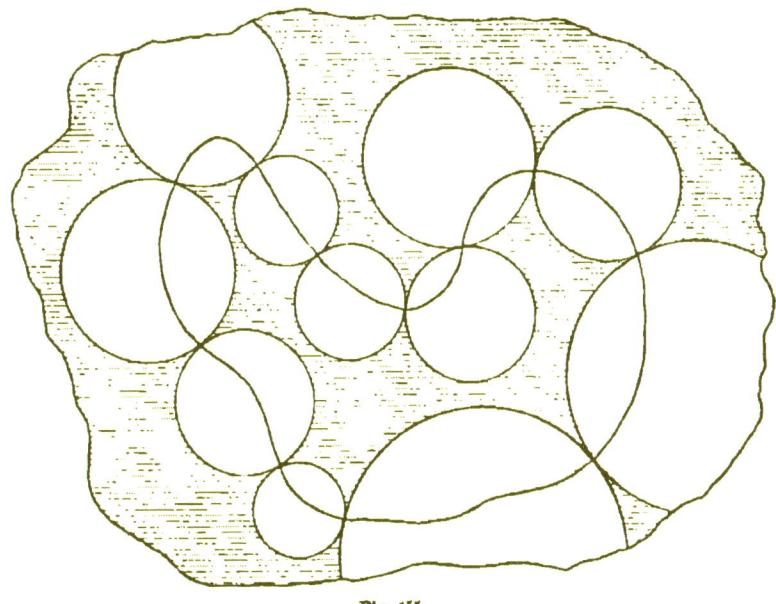

Fig. 155.

G wird dann näherungsweise dem Verlauf der vorgezeichneten Curve folgen. Man wird sich dies an Figur 155 leicht deutlich machen.

Auch wenn die n Kreise *mehrfach geschlossene Ketten* bilden, lassen sich die entspringenden Polygonnetze noch leicht übersehen. Die Schwierigkeit ist nur, dass bei wachsendem n alsbald die Anzahl der verschiedenartigen Möglichkeiten eine sehr grosse wird. An Stelle allgemeiner Betrachtungen bringen wir noch ein Beispiel: In Figur 156 ist $n = 5$ gewählt, und die fünf Kreise K berühren einander in der Art, dass der Gruppendiscontinuitätsbereich aus einem Fünfeck $\bar{P}$, einem Viereck $\bar{P}'$ und einem Dreieck $\bar{P}''$ besteht. *Die reguläre Einteilung der ζ-Kugel weist hier neben dem einen Fünfecknetz eine Classe unendlich* *vieler Vierecknetze mit nicht-analytischen Grenscurven und eine Classe von Dreiecknetsen mit Grenskreisen auf.* Die Gruppe gehört in die Abteilung IV, c, 1, α pag. 165. —

Man kann die zuletzt betrachteten Polygonnetze auch vom *Princip der Composition der Gruppen* aus leicht verständlich machen; und zwar liegt dabei immer der einfache Fall vor, dass sich die Ränder der

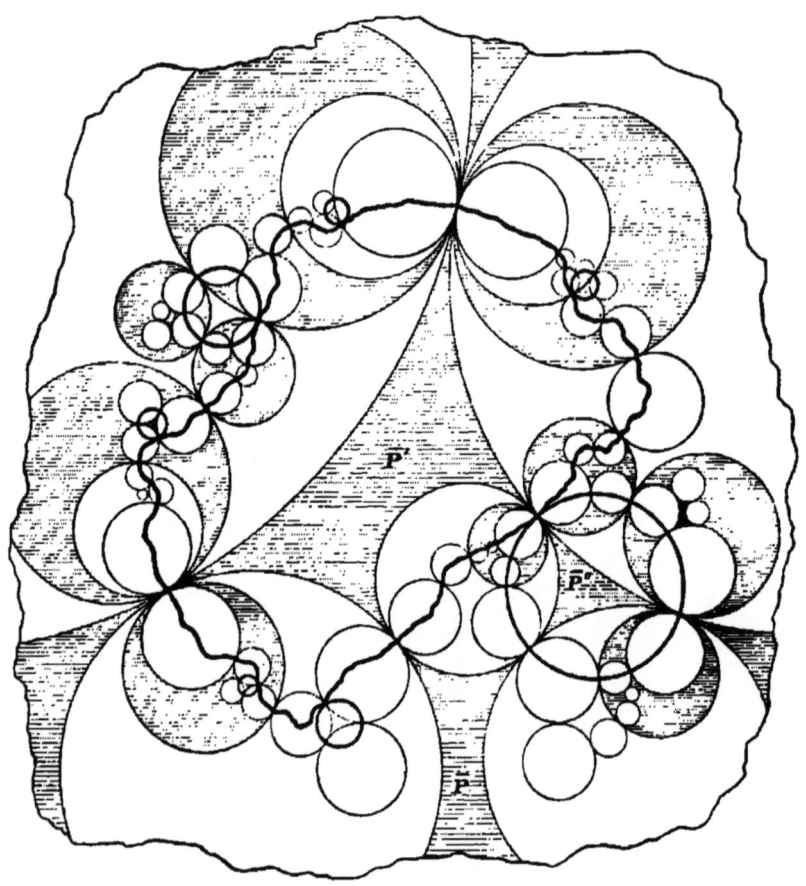

Fig. 156.

beiden componierenden Polygone nicht treffen oder doch nicht schneiden. So handelt es sich in Figur 154 um Composition von π Spiegelungen, deren Symmetriekreise getrennt von einander verlaufen.

Wie schon pg. 190 ff. ausgeführt wurde, liefert das Princip der Composition überhaupt ein sehr fruchtbares Mittel, compliciertere Gruppen aus einfacheren herzustellen. So ist in Figur 157 ein Kreisbogendreieck mit einem einzelnen Symmetriekreise componiert; hier handelt es sich also um Composition einer Dreiecksgruppe mit einer Spiegelung oder also mit einer endlichen Gruppe der Ordnung zwei. Entsprechend führt Figur 158 auf die Composition einer Vierecksgruppe mit einer Dreiecksgruppe.   Beide Male liegt der einfache Fall vor, *dass der Rand jedes der beiden componierenden Polygone gänzlich innerhalb des anderen Polygons gelegen ist.* Für diesen Fall ist die Entstehung des Polygonnetzes der componierten Gruppe bereits oben (pg. 192) mit Ausführlichkeit betrachtet. So werden wir im Falle der Figur 157 das Dreiecknetz erstlich fertig bilden und sodann aus jedem Dreieck einen Kreis herausnehmen. An jedem Kreise spiegeln wir sodann das ganze Dreiecknetz; dabei tritt im Innern jedes Kreises ein neues Dreiecknetz auf, nur dass wieder aus jedem Dreieck ein Kreis herausgenommen ist u. s. w. —

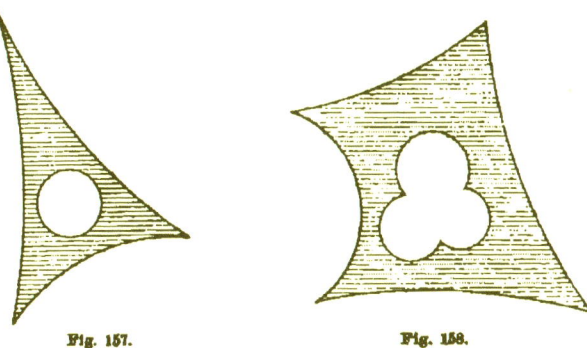

Fig. 157.   Fig. 158.

Wir verfolgen endlich auch noch den Process der Composition bei Gruppen *erster* Art, um zwei wichtige Gruppen kennen zu lernen.

Erstlich nämlich wollen wir die *Composition von n cyclischen loxodromischen Gruppen**) vollziehen, wobei wieder betreffs der Lage der *n* componierenden Bereiche die bisherigen einfachen Voraussetzungen gelten sollen. *Die Ausgangsbereiche P der hier gemeinten Gruppen sind jeweils von 2n isoliert verlaufenden Vollkreisen begrenzt, die paarweise auf einander durch die n loxodromischen Erzeugenden V_1, V_2, . . ., V_n bezogen sind.* In Figur 159 haben wir einen zum Falle $n = 3$ gehörenden Ausgangsbereich. Die Erzeugung des zur Gruppe gehörenden Bereichnetzes vollzieht sich hier sehr übersichtlich; bei Ausübung der einzelnen Substitution V_i lagert sich innerhalb des einen zugehörigen Kreises

---

*) Etwaige hyperbolische Gruppen denken wir hierbei als Specialfälle den loxodromischen Gruppen subsumiert.

jedesmal ein neuer, mit dem gegebenen Bereiche äquivalenter Bereich
an u. s. w.

Die besondere Einfachheit der vorliegenden Gruppen besteht darin,
dass wir die Gesamtmannigfaltigkeit derselben wieder leicht überblicken
können. Dass wir hier mit einem *Continuum* zu thun haben, ist ohne
weiteres ersichtlich. Um die Mannigfaltigkeit des letzteren zu bestimmen,
bemerken wir, dass die einzelne loxodromische Erzeugende *drei* wesentliche complexe Constante enthält. Alle n Erzeugenden liefern somit
$3n$ complexe Constante. Doch müssen wir noch drei Einheiten in
Abzug bringen, da wir ja in einander transformierbare Gruppen nicht
als verschieden ansehen werden und eine beliebige Transformation, die

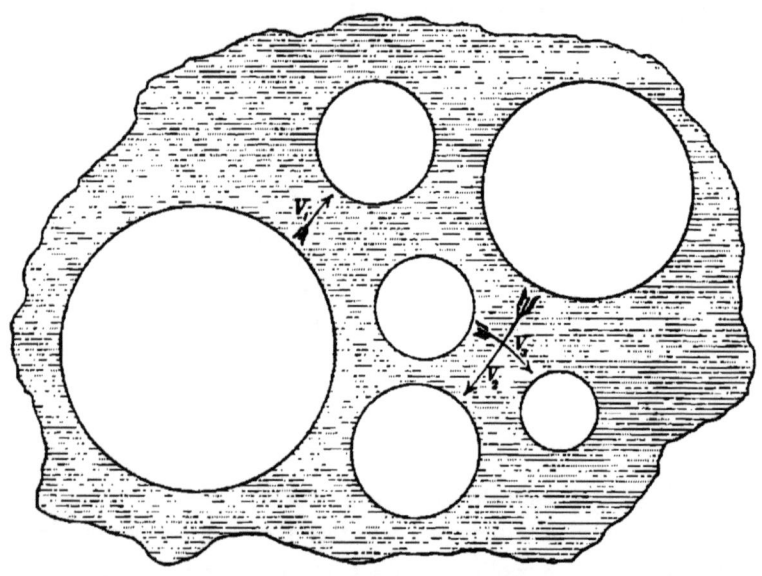

Fig. 159.

doch selbst durch eine lineare Substitution gegeben ist, drei Constante
enthält. Eine Ergänzung erfordert diese Überlegung nur für $n = 1$,
insofern hier die Gruppe eine continuierliche Schar von Transformationen in sich zulässt. Bei dem elementaren Charakter der vorliegenden Verhältnisse wird es erlaubt sein, sogleich das folgende Resultat
anzugeben: *Die in Rede stehenden Gruppen bilden für $n = 1$ ein einfach,
für $n > 1$ ein $(3n - 3)$-fach unendliches Continuum; doch gilt bei dieser
Angabe im Gegensatz zu den sonst von uns gemachten Abzählungen als
einfach unendlich der Wertbereich einer „complexen" Variabelen.* Die
$(3n - 3)$ Constanten wird man zweckmässig als *Invarianten der Erzeugenden* fixieren. Diese Invarianten sind dann, wenn es gilt, das ganze

Continuum der Gruppen zu beschreiben, *als complexe Grössen beliebig variabel*; doch gelten gewisse Ungleichungen, auf welche wir hier indessen nicht eingehen.

Die im Anschluss an Figur 154 pg. 437 betrachteten Gruppen zweiter Art enthalten Untergruppen erster Art, welche hierher gehören. Das Besondere ist, dass wir bei diesen Untergruppen mit *symmetrischen* Bereichen P und lauter *hyperbolischen* Erzeugenden zu thun haben.

Auch die Gruppen der eben besprochenen Gattung haben in der geschichtlichen Entwicklung der Theorie der automorphen Functionen eine wichtige Rolle gespielt. Man vergleiche in dieser Hinsicht vor allem die Note Klein's *„Über eindeutige Functionen mit linearen Transformationen in sich"* [*]), sowie Schottky's Abhandlung *„Über eine Function, welche bei einer bestimmten linearen Transformation ihres Argumentes unverändert bleibt"* [**]). Auf die functionentheoretische Bedeutung unserer Gruppen können wir hier natürlich nicht eingehen. —

Letzten Endes wollen wir den Ansatz der Gruppencomposition auf *eine beliebige Anzahl irgendwie gewählter Hauptkreisgruppen* anwenden. Die Anzahl der componierenden Gruppen heisse ν, die Charaktere derselben seien $(p_1, n_1), (p_2, n_2), \ldots, (p_\nu, n_\nu)$. Nur aus Rücksichten der Einfachheit nehmen wir an, dass die n ersten Erzeugenden V_1, $V_2, \ldots, V_n$ der einzelnen Gruppe ausnahmslos *nicht-hyperbolisch* seien. Die einzelne Gruppe gehört dann einem $(2n + 6p - 6)$-fach unendlichen Continuum an, welches eine Gruppenfamilie darstellt; die Winkel in den n Polygonecken $e_1, e_2, \ldots, e_n$ sind dabei als gegeben zu betrachten (cf. pg. 389). Die ν kanonischen Discontinuitätsbereiche der componierenden Gruppen stellen auf der ζ-Kugel einfach zusammenhängende Kreisbogenpolygone dar.

Zum Zwecke der Composition werden wir wieder von der einfachen Annahme ausgehen, dass der Rand jedes einzelnen der ν Polygone innerhalb jedes der $(\nu - 1)$ übrigen Polygone gelegen ist; und zwar sollen sich dabei an keiner Stelle irgend zwei unter den ν Rändern unendlich nahe kommen. Das Polygon der componierten Gruppe stellt dann als gemeinsamer Bestandteil der ν Polygone der einzelnen Gruppen zunächst einen ν-fach zusammenhängenden Bereich dar. Die Herstellung des zur componierten Gruppe gehörenden Netzes geschieht

---

[*]) Mathemat. Annalen Bd. 19 pg. 565 (1882); siehe auch die pg. 104 u. f. gegebenen Nachweise. Speciell in dem pg. 105 genannten Briefe Klein's an Poincaré hat ersterer auf die zu Fig. 155 gehörenden Gruppen aufmerksam gemacht, während im Anschluss daran letzterer die Gruppen der Figur 159 zur Sprache brachte.

[**]) Crelle's Journal Bd. 101 pg. 227 (1887).

durchaus nach den allgemeinen Regeln von pg. 192; wir merken an, *dass wir zu Netzen von unendlich hohem Zusammenhang geführt werden, und dass das einzelne Netz unendlich viele Grenzkreise darbietet.* Gruppen solcher Art gehören in die Abteilung IV, c, 2, β pg. 165.

Die Zahlen n und p für das Polygon P der componierten Gruppe sind gegeben durch:

$$(1) \qquad n = \sum_{i=1}^{\nu} n_i, \qquad p = \sum_{i=1}^{\nu} p_i.$$

Die erste dieser beiden Formeln ist unmittelbar evident; denn die gesamten elliptischen oder parabolischen Ecken von P werden von den Ecken der componierenden Polygone P_1, P_2, ..., P_ν geliefert. Andererseits wolle man auf der zu P gehörenden geschlossenen Fläche die ν zunächst vorliegenden kanonischen Querschnittsysteme dadurch stetig in ein einziges umwandeln, dass man die Ausgangspunkte der Schnitte c und d unter stetiger Deformation der letzteren in eine Stelle vereint. Die correspondierende Verwandlung des Bereiches P führt diesen in einen einfach zusammenhängenden über. Damit ist auch die zweite Formel (1) bewiesen.

Der Vorzug der eben besprochenen Gruppenbildung besteht nun wieder darin, dass wir im Einzelfalle, *d. h. bei gegebenen ν Signaturen:*

$$(2) \qquad (p_i, n_i; \ l_1^{(i)}, l_2^{(i)}, ..., l_{n_i}^{(i)}),$$

die Gesamtmannigfaltigkeit aller durch den bezeichneten Compositions-process zu gewinnenden Gruppen leicht überblicken können: Die einzelne der componierenden Gruppen hat $(2 n_i + 6 p_i - 6)$ reelle Moduln, welche innerhalb gewisser Grenzen willkürlich sind. Eines unter den ν Polygonen, etwa P_1, lagern wir particulär. Jedes der $(\nu - 1)$ übrigen Polygone ist alsdann noch so lange beliebig verschiebbar, als keine Collision der Ränder eintritt. Eine beliebige ζ-Substitution aber hat sechs reelle Parameter. Indem wir als unmittelbar evident ansehen, *dass die gesamten bei gegebenen Signaturen (2) durch Composition entspringenden Gruppen ein Continuum bilden, gewinnen wir als Dimensionenanzahl dieses Continuum:*

$$(3) \qquad \sum_{i=1}^{\nu} (2 n_i + 6 p_i - 6) + 6 (\nu - 1) = 2n + 6p - 6.$$

Diese Anzahl drückt sich im Charakter (p, n) somit wieder in derselben Art aus, wie bei einer einzelnen Hauptkreisgruppe, deren n erste Erzeugende V_1, V_2, ..., V_n durchgängig nicht-hyperbolisch sind. Übrigens machen wir noch darauf aufmerksam, dass bei der zuletzt vollzogenen

Abzählung als eindimensional wieder der Wertbereich einer *reellen* Variabelen bezeichnet ist. —

Die eben behandelte allgemeine Composition der hyperbolischen Rotationsgruppen ist zuerst von Klein im Verlauf der Abhandlung „*Neue Beiträge zur Riemann'schen Functionentheorie*" *) dargelegt. Der Standpunkt ist daselbst noch etwas allgemeiner, insofern zur Composition auch noch beliebige cyclische nicht-loxodromische Gruppen, sowie elliptische und parabolische Rotationsgruppen herangezogen werden; doch gehen wir hierauf nicht ein.

Indem wir hiermit die Theorie der Nichtrotationsgruppen zum Abschluss bringen, müssen wir diese Theorie ersichtlich in einer noch sehr unentwickelten Gestalt zurücklassen. Wollte man hier dieselbe Durchbildung anstreben, wie sie in den beiden voraufgehenden Kapiteln die Theorie der Rotationsgruppen gefunden hat, so würden noch ganz andere Hilfsmittel heranzuholen sein. Wir müssten dann eine systematische Theorie der Normalpolyeder im projectiven Raume durchführen, eine Lehre von den mehrfach zusammenhängenden Räumen ausbilden, welche bei Zusammenbiegung der auf einander bezogenen Polyederflächen entspringen und dergl. mehr. Bei dieser Sachlage kommen die vorstehenden Entwicklungen über Nichtrotationsgruppen mehr nur darauf hinaus, dass wir einzelne, besonders zugängliche Beispiele zur Illustrierung der allgemeinen Ansätze des ersten Abschnitts beibrachten. Auch die Betrachtung dieser Beispiele hätten wir vielfach noch sehr viel weiter ausführen können; doch behalten wir uns derartige Untersuchungen, welche zumeist functionentheoretischen Zwecken dienen, bis später vor.

------

*) Mathemat. Annalen Bd. 21 pg. 200 ff. (1882).

Über arithmetische Definitionsweisen eigentlich discontinuierlicher Gruppen aus ζ-Substitutionen.

Erstes Kapitel.

Die Rotationsuntergruppen innerhalb der Picard'schen Gruppe und die zugehörigen binären quadratischen Formen.

Zur vollständigen Erkenntnis irgend einer unserer Gruppen Γ gehört es, dass man die einzelnen Substitutionen derselben durch Angabe ihrer Coefficienten direct zu charakterisieren vermag. Für die gewöhnliche Modulgruppe ist dies durch die Angabe geleistet, dass es sich bei derselben um alle ganzzahligen Substitutionen der Determinante 1 handelt. Aus dem Bildungsgesetz der Substitutionscoefficienten müsste man zugleich den Grund ersehen können, warum je zwei Substitutionen der Gruppe Γ bei Combination wieder eine Substitution aus Γ ergeben. *Die Gesetze, nach denen die Substitutionen von Γ gebildet sind, müssen eben solche sein, dass sie, für zwei Substitutionen V und V' vorausgesetzt, von selbst stets auch für die Substitution $V'' = V \cdot V'$ gültig sind.* Bei der Modulgruppe ist dies aus dem Multiplicationsgesetz der Determinanten unmittelbar klar.

Mit der Erforschung unserer Gruppen Γ in dem hiermit gekennzeichneten Sinne ist man zur Zeit noch stark im Rückstande. Man kann ja freilich, falls eine einzelne Gruppe Γ durch ihre erzeugenden Substitutionen gegeben ist, durch Combination der letzteren beliebig viele weitere Substitutionen der Gruppe berechnen. Aber man kennt kein allgemeines Princip, um von hier aus auf inductivem Wege in den Besitz des allgemeinen Bildungsgesetzes der Substitutionen von Γ zu gelangen.

Überdies würde es nach den Ergebnissen des vorigen Abschnitts wenigstens im Gebiete der Hauptkreisgruppen angezeigt sein, nicht die einzelne Gruppe, sondern immer zugleich *die sämmtlichen Gruppen der einzelnen Familie* auf ihr *analytisches* Bildungsgesetz zu untersuchen. Es würde damit eine Gruppe Γ vorliegen, deren Substitutionscoefficienten α, β, γ, δ *rationale Functionen der zugehörigen Moduln* sind. Es läge aber die Aufgabe vor, die Gesetze näher zu erforschen, nach welchen diese unendlich vielen Quadrupel rationaler Functionen im Einzelfalle gebildet sind. Indessen sind in dieser Richtung noch keinerlei nähere Untersuchungen angestellt.

Die Entwicklungen, welche wir in der Folge zu bringen haben, beziehen sich denn auch überall nicht auf Gruppencontinua, sondern stets nur auf einzelne Gruppen. Dem entspricht es, dass wir an Stelle analytischer vielmehr rein *„arithmetische"* Bildungsgesetze für die Substitutionscoefficienten aufstellen werden. *In der That ist es denn auch die „Arithmetik", und zwar die Theorie gewisser ganzzahliger quadratischer Formen gewesen, welche den Impuls zur Entdeckung des arithmetischen Bildungsgesetzes wenigstens einiger Gruppen abgab.*

Freilich gehören diese Gruppen, wie sich zeigen wird, entweder zu den *Hauptkreisgruppen, die auf dem Hauptkreise uneigentlich discontinuierlich sind,* oder aber zu den *eigentlichen Polyedergruppen.* Hauptkreisgruppen, die auch auf dem Hauptkreise eigentlich discontinuierlich sind, sowie Polygongruppen ohne Hauptkreis erwiesen sich einstweilen als unzugänglich. Aber auch innerhalb des so beschränkten Gebietes darf man, wie wir schon andeuteten, immer nur einzelne Beispiele arithmetisch erklärter Gruppen erwarten.

Welches die für unsere Zwecke verwertbaren quadratischen Formen sind, wird bei den Entwicklungen der beiden folgenden Kapitel im einzelnen dargelegt werden. Wir beginnen mit denjenigen Formen, deren Theorie sich auf die oben (pg. 76 ff.) betrachtete Picard'sche Gruppe gründen lässt; es sind dies die auch bereits oben (pg. 91 ff.) genannten *Dirichlet'schen* und *Hermite'schen* Formen. Dieselben haben freilich für unsere eigentlichen gruppentheoretisch-arithmetischen Entwicklungen nicht eine gleich grosse Bedeutung, wie die im nächsten Kapitel zur Sprache kommenden ternären Formen. Indessen nimmt die Behandlung der Dirichlet'schen und Hermite'schen Formen auf Grundlage der Picard'schen Gruppe auch schon für sich selbst einiges Interesse in Anspruch. Wir gelangen hier zu Entwicklungen, welche Schritt für Schritt der in „M." I pg. 243 ff. entwickelten Theorie der ganzzahligen binären quadratischen Formen parallel laufen. Diesen letzteren Gegenstand betreffend müssen wir hier zunächst einiges recapitulieren und ergänzen.

§ 1. Die Gauss'schen Formen und die Modulgruppe.

Die ganzzahligen binären quadratischen Formen schreiben wir (unter Festhaltung an der in „M." I benutzten Bezeichnungsweise):

$$(1) \qquad ax^2 + 2bxy + cy^2$$

und gebrauchen als Abkürzung für die einzelne solche Form das Symbol (a, b, c). Die Coefficienten a, b, c sind rationale ganze Zahlen, und $D = b^2 - ac$ ist die Determinante der Form (a, b, c). Es sei erlaubt, die Formen (1) kurz als „*Gauss'sche Formen*" zu bezeichnen; denn wenn auch namentlich durch Lagrange über dieselben sehr wertvolle Grundsätze aufgedeckt wurden, so ist doch erst in der sectio quinta von Gauss' „Disquisitiones arithmeticae" eine vollständige Theorie der fraglichen Formen enthalten.

Die Grundlagen dieser Theorie gestatten nun eine besonders kurze und durchsichtige Darstellung, wenn man sich der geometrischen Hilfsmittel bedient, welche die Modulgruppe und die ihr zugehörige Einteilung der ζ-Halbebene in Kreisbogendreiecke an die Hand giebt. Diese geometrische Behandlung der Gauss'schen Formen ist in „M." I pg. 243 ff. gegeben; und es finden sich einige, nicht unwichtige Ergänzungen, die ambigen Formen sowie die sich selbst inversen indefiniten Formen betreffend, in „M." II pg. 161 ff.

Um an die Hauptgesichtspunkte dieses Gegenstandes kurz zu erinnern, so bekam vor allem die einzelne Form (1) eine *geometrische Deutung*.

Bei den *definiten* Formen, d. i. bei denjenigen mit $D < 0$, darf man sich auf die sogen. „positiven" Formen beschränken, bei denen a und c positive Zahlen sind. Eine positive Form wird aber durch denjenigen der positiven ζ-Halbebene angehörenden Punkt ζ geometrisch gedeutet, welchen man durch Auflösung der quadratischen Gleichung:

$$(2) \qquad a\zeta^2 + 2b\zeta + c = 0$$

gewinnt. Man zeigt sofort, dass durch Angabe des repräsentierenden Punktes und des Zahlwertes D die positive Form (a, b, c) eindeutig bestimmt ist.

Bei einer *indefiniten* Form, d. i. bei einer solchen mit $D > 0$, lässt man noch die Beschränkung eintreten, dass D von einem Quadrate verschieden ist. Zur geometrischen Deutung der indefiniten Form markiert man auf der reellen ζ-Axe die beiden Punkte, welche den nun reell und verschieden ausfallenden Wurzeln der Gleichung (2) entsprechen. Man repräsentiert die Form alsdann durch denjenigen zur reellen ζ-Axe orthogonalen Halbkreis der positiven Halbebene, welcher die beiden eben markierten Stellen zu Fusspunkten hat. Der Kreis war dabei noch mit einer gewissen Pfeilrichtung zu versehen, damit die beiden einander inversen Formen (a, b, c) und $(-a, -b, -c)$ von einander getrennt werden konnten. Der so ausgestaltete Kreis liefert im Verein mit dem Zahlwerte D die Form eindeutig.

Es war nun die Theorie der *Äquivalenz* und der *Reduction* der Gauss'schen Formen, welche auf Grund der Dreiecksteilung der ζ-Halbebene vermöge der geometrischen Deutung der Formen eine übersichtliche Gestalt annahm. Für äquivalente Formen sind die beiden repräsentierenden Punkte bez. Halbkreise bezüglich der Modulgruppe „erster" Art äquivalent; eine Form heisst reduciert, falls ihr repräsentierender Punkt dem Ausgangsraum (d. i. dem in „M." I beständig bevorzugten Discontinuitätsbereich) der genannten Gruppe angehört, resp. ihr repräsentierender Halbkreis diesen Bereich durchschneidet. Daraus ergaben sich als Reductionsbedingungen für die definiten positive Formen:

$$(3) \qquad -a < 2b \leqq a, \qquad a \leqq c$$

mit dem Zusatz, dass für $a = c$ des genaueren:

$$(4) \qquad b \geqq 0$$

gelten soll; für die reducierten indefiniten Formen tritt hierneben die Bedingung, dass:

$$(5) \qquad a(a \pm b + c) < 0$$

entweder für eines oder für beide Zeichen gelten soll. Doch ist zu bemerken, dass diese letztere Ungleichung von der Gauss'schen Reductionsbedingung für indefinite Formen abweicht; wir kommen hierauf gegen Ende des Kapitels zurück.

Aus den Reductionsbedingungen folgte übrigens durch eine arithmetische Betrachtung die *Endlichkeit der Reduciertenanzahl* und damit die *Endlichkeit der Classenanzahl* bei gegebener Determinante D.

Für die Ziele unserer gegenwärtigen Darstellung ist die Theorie der indefiniten Formen wichtiger als die der definiten. Auf dem repräsentierenden Halbkreise einer indefiniten Form schneiden die Doppeldreiecke der Modulteilung eine unendlich-vielgliedrige Kette von Segmenten ab. Wir erhalten dann jedesmal eine mit der vorgelegten Form äquivalente redacierte Form, wenn wir irgend eines dieser Segmente in den Ausgangsraum verlegen und die entsprechende Transformation auf die Form ausüben. Wegen der Endlichkeit der Reduciertenanzahl erhielten wir aber auf diesem Wege nur *endlich* viele

Segmente im Ausgangsraum (cf. „M." I pg. 257 ff.); und hieraus ergab sich die Thatsache, *dass eine indefinite Gauss'sche Form stets durch unendlich viele Substitutionen in sich transformiert werden kann.* Es bilden diese Substitutionen eine *cyclische hyperbolische Gruppe*, welche den repräsentierenden Halbkreis der Form zur Bahncurve hat.

Diese Gruppe konnte in zwei particulären Fällen innerhalb der Modulgruppe erweitert werden, nämlich einmal auf eine hyperbolische Diedergruppe erster Art (cf. pg. 346), falls (a, b, c) mit ihrer inversen Form $(-a, -b, -c)$ äquivalent ist, zweitens auf eine cyclische Gruppe zweiter Art, falls (a, b, c) ambig ist (cf. „M." II pg. 161).

Die Kette der Segmente des Ausgangsraumes, in welche wir den repräsentierenden Halbkreis einer indefiniten Form auseinanderlegten, lieferte die zugehörige *„Periode der reducierten Formen".* Diese letzteren Formen erscheinen dabei in eine geschlossene Kette angeordnet; und in dieser Kette vollzog sich der Übergang von einer Form zu einer benachbarten, der sogenannte *„Process der continuierlichen Reduction",* jeweils durch Ausübung einer der beiden Substitutionen $\begin{pmatrix} 1, & 1 \\ 0, & 1 \end{pmatrix}$ oder $\begin{pmatrix} 0, & 1 \\ -1, & 0 \end{pmatrix}$, d. i. eine jener beiden Substitutionen, welche bei unserem Discontinuitätsbereich die Erzeugenden der Modulgruppe liefern.

Hiermit sind die Hauptgesichtspunkte angegeben, nach welcher die geometrische Behandlung der Gauss'schen Formen in „M." I durchgeführt wurde. Auf die „projective Gestalt" dieser Theorie, welche man erhält, wenn man die ζ-Halbebene durch das Ellipseninnere der hyperbolischen Ebene ersetzt, kommen wir unten nochmals zurück. Die hierbei sich ergebende Auffassung schliesst sich der überlieferten Theorie der Gauss'schen Formen in mancher Hinsicht noch unmittelbarer an.

§ 2. Einführung der Dirichlet'schen und Hermite'schen quadratischen Formen.

Eine nach Dirichlet benannte binäre quadratische Form hat dieselbe Gestalt wie eine Gauss'sche Form:

(1) $$a x^2 + 2 b x y + c y^2;$$

aber es sollen hier die Coefficienten a, b, c *ganze complexe Zahlen* von der Gestalt $(m + ni)$ mit rationalen ganzen Zahlen m, n sein, und entsprechend mögen x und y unbestimmte ganze complexe Zahlen dieser Art sein.

Es sind dies diejenigen Formen, deren Theorie Dirichlet in

seiner grossen Abhandlung „*Recherches sur les formes quadratiques à coëfficients et à indéterminées complexes*"[*]) entworfen hat. Dabei nahm er, wie schon oben (pg. 92) hervorgehoben wurde, die „Disquisitiones arithmeticae" zum Vorbild und baute die Theorie der Formen (1) rein arithmetisch auf.

Die Coefficienten a, b, c der Dirichlet'schen Form gehören dem Gebiete derjenigen ganzen complexen Zahlen an, welche von Gauss für die Zwecke der Theorie der biquadratischen Reste eingeführt sind[**]). Es bleiben in diesem Gebiete die Rechnungsregeln der gewöhnlichen oder rationalen Zahlentheorie ohne Einschränkung erhalten, worüber man den ersten Teil der eben genannten Abhandlung Dirichlet's oder auch das elfte Supplement in „Dirichlet-Dedekind, *Vorlesungen über Zahlentheorie*"[***]) vergleichen wolle. Nach der Sprechweise Dedekind's bilden alle ganzen complexen Zahlen ($m + ni$) im Verein mit allen Quotienten solcher Zahlen einen „*Zahlkörper*" oder kurz „*Körper*" *zweiten Grades;* wir wollen diese Zahlkörper weiterhin symbolisch durch $\Omega^{(2)}$ oder Ω bezeichnen.

Als Abkürzung für die Dirichlet'sche Form (1) benutzen wir die Bezeichnung (a, b, c); die Determinante der Form (a, b, c) ist $D = b^2 - ac$.

Man transformiere nunmehr die Dirichlet'sche Form vermöge der Substitution:

$$(2) \qquad x = \alpha x' + \beta y', \qquad y = \gamma x' + \delta y',$$

wo α, β, γ, δ irgend vier ganze Zahlen aus Ω mit einer nicht-verschwindenden Determinante sind. Als Resultat entspringt wieder eine Dirichlet'sche Form (a', b', c'), deren Coefficienten:

$$(3) \qquad \begin{cases} a' = \alpha^2 a + 2\alpha\gamma b + \gamma^2 c, \\ b' = \alpha\beta a + (\alpha\delta + \beta\gamma)b + \gamma\delta c, \\ c' = \beta^2 a + 2\beta\delta b + \delta^2 c \end{cases}$$

sind, und deren Determinante D' sich berechnet als:

$$(4) \qquad D' = (\alpha\delta - \beta\gamma)^2 D.$$

Die so zu gewinnende transformierte Form (a', b', c') heisst „*unter der Form (a, b, c) enthalten*".

Soll von den beiden Formen (a, b, c) und (a', b', c') jede unter

---

[*]) Crelle's Journal Bd. 24 pg. 291 (1842) oder „Gesammelte Werke" Bd. 1, pg. 535 ff.

[**]) „*Theoria residuorum biquadratorum, commentatio secunda*", Abhandl. der Göttinger Gesell. d. Wiss. Bd. 7 (1832) oder „Werke", Bd. 2 pg. 93.

[***]) Vierte Aufl. (Braunschweig, 1894) pg. 484 ff.

der anderen enthalten sein, so muss jede der beiden Zahlen D und D' in der anderen aufgehen. Es ist also $(\alpha\delta - \beta\gamma)$ eine solche ganze Zahl aus Ω, deren reciproker Wert gleichfalls eine ganze Zahl dieses Zahlkörpers ist. Demgemäss muss $(\alpha\delta - \beta\gamma)$ entweder gleich ± 1 oder $\pm i$ sein*). *Man nennt die beiden Formen* (a, b, c) *und* (a', b', c') *nun eigentlich oder uneigentlich äquivalent, wenn die Determinante* $(\alpha\delta - \beta\gamma)$ *gleich* $+1$ *bes.* -1 *ist**).* Aus der Gleichung (4) ergiebt sich dann, dass äquivalente Formen stets gleiche Determinante haben; dagegen tritt bei Transformation durch eine Substitution der Determinante $\pm i$ Zeichenwechsel von D ein. Übrigens wollen wir verabreden, dass unter Äquivalenz schlechthin weiterhin stets die „eigentliche" Äquivalenz gemeint sein soll.

Die Substitutionen, welche die Äquivalenz der Dirichlet'schen Formen vermitteln, führen nun, falls wir die nicht-homogene Schreibweise anwenden, unmittelbar zu der oben (pg. 76 ff.) ausführlich untersuchten *Picard'schen Gruppe* hin. Zu eben dieser Gruppe aber gelangen wir auch bei den Hermite'schen Formen, auf welche wir jetzt zunächst zurückkommen.

Unter unwesentlicher Abweichung von der ursprünglichen Hermite'schen Bezeichnung***) hatten wir schon oben (p. 92) die sogen. *Hermite'schen Formen* in der Gestalt angesetzt:

$$(5) \qquad a x\bar{x} + b x\bar{y} + \bar{b}\bar{x}y + c y\bar{y}.$$

Hier sollen bei der einzelnen Form a und c reelle ganze Zahlen, b und $\bar{b}$ aber conjugiert complexe ganze Zahlen aus Ω sein; entsprechend sollen x und $\bar{x}$, sowie y und $\bar{y}$ conjugiert complexe, jedoch nicht näher bestimmte ganze Zahlen aus Ω darstellen. Eine Hermite'sche Form ist somit sich selbst conjugiert.

Die ganze Zahl b schreiben wir explicite $b = b_1 + i b_2$ und benutzen das Schema (a, b_1, b_2, c) der vier rationalen ganzen Zahlen a, b_1, b_2, c als Abkürzung für die Form (5).

Die Determinante der Form (5) ist:

$$(6) \qquad D = b\bar{b} - ac = b_1{}^2 + b_2{}^2 - ac.$$

Wie man sieht, ist die Determinante einer Hermite'schen Form stets reell, im Gegensatz zu derjenigen einer Dirichlet'schen Form, welche irgend eine complexe ganze Zahl des Zahlkörpers Ω ist. Diese

---

*) Cf. Dirichlet-Dedekind „*Vorlesungen über Zahlentheorie*", pg. 437.

**) Siehe Dirichlet's Werke Bd. 1 pg. 567.

***) Vergl. wegen dieser Bezeichnung die pg. 92 genannte Originalabhandlung Hermite's in Crelle's Journal Bd. 47, pg. 343 ff.

Sachlage giebt Anlass, (analog wie bei den Gauss'schen Formen) zwischen *definiten* und *indefiniten Hermite'schen Formen* zu unterscheiden, je nachdem die Determinante D negativ oder positiv ist. Die Bedeutung dieser Fallunterscheidung erörtern wir weiter unten.

Man transformiere nun die Form (a, b_1, b_2, c) vermöge der Simultansubstitution:

$$(7) \qquad \begin{aligned} x &= \alpha x' + \beta y', \quad y = \gamma x' + \delta y', \\ \bar{x} &= \bar{\alpha} \bar{x}' + \bar{\beta} \bar{y}', \quad \bar{y} = \bar{\gamma} \bar{x}' + \bar{\delta} \bar{y}', \end{aligned}$$

wo $\alpha, \beta, \gamma, \delta$ ganze Zahlen nicht-verschwindender Determinante aus Ω seien und $\bar{\alpha}$ zu α, $\bar{\beta}$ zu β, ... conjugiert ist. Das Ergebnis ist wieder eine Hermite'sche Form (a', b_1', b_2', c') mit den Coefficienten:

$$(8) \qquad \begin{cases} a' = a\alpha\bar{\alpha} + b\alpha\bar{\gamma} + \bar{b}\gamma\bar{\alpha} + c\gamma\bar{\gamma}, \\ b' = a\alpha\bar{\beta} + b\alpha\bar{\delta} + \bar{b}\gamma\bar{\beta} + c\gamma\bar{\delta}, \\ \bar{b}' = a\beta\bar{\alpha} + b\beta\bar{\gamma} + \bar{b}\delta\bar{\alpha} + c\delta\bar{\gamma}, \\ c' = a\beta\bar{\beta} + b\beta\bar{\delta} + \bar{b}\delta\bar{\beta} + c\delta\bar{\delta} \end{cases}$$

und der nachfolgenden Determinante:

$$(9) \qquad D' = (\alpha\delta - \beta\gamma)(\bar{\alpha}\bar{\delta} - \bar{\beta}\bar{\gamma}) D.$$

Die so gewonnene transformierte Form (a', b_1', b_2', c') heisst „*unter der Form (a, b_1, b_2, c) enthalten*". Hier haben D und D' stets dasselbe Vorzeichen, so dass eine definite (indefinite) Form stets wieder nur unter einer definiten (indefiniten) enthalten sein kann.

Soll von den beiden Formen (a, b_1, b_2, c) und (a', b_1', b_2', c') jede unter der anderen enthalten sein, so ist hierzu hinreichend und notwendig, dass $\alpha\delta - \beta\gamma$ entweder gleich ± 1 oder $\pm i$ ist. Dabei liegt insofern ein Unterschied gegenüber den Dirichlet'schen Formen vor, als sowohl für $\alpha\delta - \beta\gamma = \pm 1$ wie $\alpha\delta - \beta\gamma = \pm i$ zufolge (9) die Determinante $D' = D$ ist. *Doch spricht man auch hier von eigentlicher bez. uneigentlicher Äquivalenz nur dann, wenn $\alpha\delta - \beta\gamma = 1$ bez. $= -1$ ist. Ist $\alpha\delta - \beta\gamma = \pm i$, so mögen die Formen „äquivalent im erweiterten Sinne"* heissen[*]).

Wie man sieht, sind wir auch hier wieder zur Picard'schen Gruppe zurückgeführt. Von der letzteren Gruppe werden wir demnach bei Behandlung der Grundprobleme der Theorien der Dirichlet'schen und Hermite'schen Formen einen entsprechenden Gebrauch machen, wie von der Modulgruppe bei den Gauss'schen Formen. Die zu behan-

---

[*]) Hermite unterscheidet a. a. O. pg. 350 drei Ordnungen der uneigentlichen Äquivalenz, den Fällen $\alpha\delta - \beta\gamma = -1, +i, -i$ entsprechend.

delnden Probleme aber sind die folgenden: *Sind zwei Formen gleicher Determinante gegeben, so soll entschieden werden, ob sie äquivalent sind oder nicht; und es sollen im ersteren Falle alle Substitutionen angegeben werden, welche die eine Form in die andere transformieren.* Es wird möglich sein, bei der Behandlung dieser Aufgaben einen Entwicklungsgang einzuschlagen, welcher an der Untersuchung der Gauss'schen Formen auf Grund der Modulgruppe sein Modell findet*).

§ 3. Geometrische Interpretation der Dirichlet'schen und Hermite'schen Formen.

Die Möglichkeit, die Picard'sche Gruppe und die ihr zugehörige Polyederteilung für die Theorie der wiederholt genannten Formen zu verwerten, beruht auf einer geometrischen Deutung dieser Formen, welche sich der Deutung der Gauss'schen Formen in der ζ-Halbebene (cf. p. 448) direct anschliesst. Wir bilden den Quotienten $x:y$ der beiden unbestimmten Grössen x, y, bezeichnen denselben durch ζ und ziehen die ζ-Ebene bez. den positiven ζ-Halbraum (pg. 53) heran.

Liegt nun erstlich eine Hermite'sche Form (a, b_1, b_2, c) vor, so findet man durch Nullsetzen derselben unter Benutzung von ζ die Gleichung:

$$a\zeta\bar{\zeta} + b\zeta + \bar{b}\bar{\zeta} + c = 0$$

oder (wenn wir wie früher $\zeta = \xi + i\eta$ setzen):

(1) $$a(\xi^2 + \eta^2) + 2b_1\xi - 2b_2\eta + c = 0.$$

Ist insbesondere (a, b_1, b_2, c) eine *definite Hermite'sche Form*, d. i. eine solche mit $D < 0$, so stellt die Gleichung (1) einen „imaginären Kreis" der ζ-Ebene dar. Da die Form (a, b_1, b_2, c) aus der linken Seite von (1) durch Multiplication mit der niemals negativen Zahl $y\bar{y}$ hervorgeht, so folgt, dass eine definite Form (a, b_1, b_2, c) für irgend welche Zahlen x, y aus Ω entweder *nur* positive oder *nur* negative reelle Zahlen darzustellen vermag. Man scheidet dieserhalb die fraglichen Formen in „positive" und „negative" Formen und bemerkt übrigens sofort, dass für eine positive (negative) Form die Coefficienten a und $c > 0$ (bez. < 0) sind. Natürlich können positive Formen stets nur wieder mit positiven, negative aber mit negativen äquivalent sein, was man aus (8) pg. 453 leicht bestätigt.

Wir können uns offenbar auf die Betrachtung der *positiven* Formen

---

*) Siehe übrigens wegen der historischen Entwicklung der Theorie der Dirichlet'schen und Hermite'schen Formen die pg. 92 u. f. gegebenen Nachweise.

beschränken, für welche nun eine reelle geometrische Deutung im
ζ-Halbraume zu gewinnen ist. Zu diesem Zwecke bilden wir im
ζ-Raume das Büschel aller „Kugeln durch den imaginären Kreis (1)".
Ist b_3 ein reeller Parameter, so stellt sich dieses Büschel dar durch:

$$(2) \qquad \left(\xi + \frac{b_1}{a}\right)^2 + \left(\eta - \frac{b_2}{a}\right)^2 + \left(\vartheta - \frac{b_3}{a}\right)^2 = \frac{D + b_3{}^2}{a^2},$$

wo ξ, η, ϑ die bereits oben (pg. 54) gebrauchten Coordinaten des
ζ-Raumes sind. Das Büschel (2) enthält nun zwei reelle Grenzpunkte,
d. h. Kugeln mit unendlich kleinem Radius; es sind die Punkte der
Coordinaten:

$$(3) \qquad \xi = -\frac{b_1}{a}, \quad \eta = \frac{b_2}{a}, \quad \vartheta = \pm \frac{\sqrt{-D}}{a}.$$

*Derjenige von diesen beiden Punkten, welcher dem positiven Halbraume
angehört, möge zur geometrischen Deutung der indefiniten Form (a, b_1, b_2, c)
benutzt werden.*

Um demnächst gleich die *Dirichlet'schen Formen* zu erledigen, so
entspricht der Form (a, b, c) die Gleichung:

$$(4) \qquad a\zeta^2 + 2b\zeta + c = 0,$$

deren Wurzeln die folgenden sind:

$$(5) \qquad \zeta_1 = \frac{-b + \sqrt{D}}{a}, \quad \zeta_2 = \frac{-b - \sqrt{D}}{a}.$$

Die Quadratwurzel aus der Discriminante soll hier so erklärt sein,
dass $\sqrt{D}$ entweder einen *positiven* reellen Bestandteil haben soll oder
dass, falls jener verschwindet, der imaginäre Bestandteil das *positive*
Vorzeichen trage. Daraufhin heisse ζ_1 *die erste*, ζ_2 *die zweite Wurzel*
der Gleichung (4). *Wir interpretieren alsdann die Dirichlet'sche Form
durch denjenigen, dem ζ-Halbraume angehörenden Halbkreis, welcher in
den Punkten ζ_1 und ζ_2 auf der ζ-Ebene senkrecht steht und mit einem
von ζ_1 nach ζ_2 weisenden Pfeile versehen ist.*

Im Falle einer *indefiniten Hermite'schen Form* stellt die Gleichung
(1) einen reellen Kreis der ζ-Ebene dar. Der Benennung „indefinit"
entsprechend hat die Form für die Werte ζ auf der einen Seite dieses
Kreises positive, auf der anderen Seite negative Zahlwerte; und wir
unterscheiden in diesem Sinne an der Peripherie des Kreises ein „positives" und ein „negatives" Ufer. Man durchlaufe die Peripherie in
solcher Richtung, dass das positive Ufer zur Linken gelegen ist, und
statte den Kreis mit einem diesen Umlaufssinn anzeigenden Pfeile aus.
Endlich errichten wir im ζ-Halbraume eine Halbkugel, welche im
fraglichen Kreise auf der ζ-Ebene orthogonal aufsteht. *Diese Halb-*

kugel, deren der ζ-Ebene angehörender Rand (1) *in der angedeuteten Art mit einem Pfeile versehen ist, sei das geometrische Bild der indefiniten Form* (a, b₁, b₂, c). —

In allen drei Fällen gilt nun der Satz, *dass die einzelne Form durch Angabe der Determinante D und des repräsentierenden geometrischen Gebildes eindeutig definiert ist.* Das repräsentierende Gebilde liefert nämlich erstlich die Quotienten der Coefficienten *a, b, c.* Der Zusatz von *D* gestattet die Bestimmung der Coefficienten bis auf einen gemeinsamen Zeichenwechsel, d. h. wir gewinnen in jedem Falle zwei einander „inverse" Formen (a, b, c), (— a, — b, — c) resp. (a, b₁, b₂, c), (— a, — b₁, — b₂, — c). Endlich ist bei einer definiten Hermite'schen Form das Vorzeichen so zu wählen, dass die Form positiv ist; in den beiden anderen Fällen aber entscheidet die Pfeilrichtung des repräsentierenden Gebildes über das Vorzeichen.

Weiter gilt das folgende wichtige Theorem: *Geht man von irgend einer vorgelegten Form durch Ausübung einer unimodularen Substitution zu einer äquivalenten Form über, so wird durch die correspondierende unimodulare ζ-Substitution das repräsentierende Gebilde (Punkt, Halbkreis, Halbkugel) der ersten Form in dasjenige der zweiten transformiert.* Dieser Satz ist ein unmittelbares Ergebnis der bei der geometrischen Deutung der Formen befolgten Methode, welche der einzelnen Form ihr geometrisches Gegenbild in einer gegenüber den ζ-Substitutionen invarianten Weise zuwies. Man wolle sich nur noch überzeugen, dass bei einem Halbkreise bez. einer Halbkugel die Transformation durch eine unimodulare ζ-Substitution die zutreffende Pfeilrichtung des transformierten Gebildes liefert. Dies ergiebt sich aus dem Umstande, dass wir bei Fixierung der Pfeilrichtungen nach einer Methode verfuhren, welche gegenüber den unimodularen ζ-Substitutionen *erster* Art (Bewegungen des ζ-Halbraumes resp. der ζ-Ebene) invariant ist. Man bestätigt aber z. B. bei den Dirichlet'schen Formen unter Benutzung von (3) pg. 451 auch leicht durch directe Rechnung, dass die „erste" Wurzel ζ₁ von (a, b, c) durch Ausübung einer unimodularen ζ-Substitution unserer Art in $\dfrac{-b' + \sqrt{D}}{a'}$, d. i. in die erste Wurzel der transformierten Form übergeht.

§ 4. Behandlung des Äquivalenzproblems bei den definiten Hermite'schen Formen.

Die bei der (eigentlichen) Äquivalenz der Hermite'schen und Dirichlet'schen Formen eintretende „unimodulare Picard'sche Gruppe" ist pg. 86 u. f. als Gruppe Γ_2 näher untersucht. Es ergab sich als

„Ausgangsraum" dieser Gruppe ein Doppelpentaeder des ζ-Halbraumes, welches durch die Bedingungen definiert war:

$$(1) \qquad -\tfrac{1}{2} \leqq \xi < \tfrac{1}{2}, \quad 0 \leqq \eta \leqq \tfrac{1}{2}, \quad \zeta^2 + \eta^2 + \vartheta^2 \geqq 1,$$

mit dem Zusatz, dass in den beiden letzten Formeln die Gleichheitszeichen nur dann gelten dürfen, wenn $\xi \leqq 0$ ist.

Auf dieses Doppelpentaeder gründen wir nun die Behandlung des Äquivalenzproblems unserer Formen.

● Liege erstlich eine *positive* Hermite'sche Form vor, so ist folgende Erklärung an die Spitze zu stellen: *Die positive Hermite'sche Form* (a, b_1, b_2, c) *soll „reduciert" heissen, wenn ihr repräsentierender Punkt im Ausgangsraum der unimodularen Picard'schen Gruppe liegt.* Indem man die Coordinaten (3) pg. 455 des repräsentierenden Punktes in (1) einträgt, folgt: *Die positive Form* (a, b_1, b_2, c) *ist stets und nur dann eine reducierte Form, wenn die Bedingungen:*

$$(2) \qquad -a \leqq -2b_1 < a, \quad 0 \leqq 2b_2 \leqq a, \quad a \leqq c$$

mit dem Zusatz gelten, dass in der zweiten und dritten Formel Gleichheitszeichen nur dann gelten dürfen, falls $b_1 \geqq 0$ *ist.*

Aus dem Begriff des Discontinuitätsbereiches ergiebt sich: *Jede positive Hermite'sche Form ist mit einer und nur einer reducierten Form äquivalent.* Um also über die Äquivalenz zweier vorgelegten Formen zu entscheiden, gehe man beiderseits (etwa unter Gebrauch der Pentaederteilung) zu den reducierten Formen. Letztere müssen identisch sein, wenn jene Formen äquivalent sein sollen.

Die Frage nach den gesamten Substitutionen, welche im Einzelfalle die Äquivalenz vermitteln, führt man in bekannter Weise auf die Aufgabe zurück, alle Substitutionen zu ermitteln, welche eine vorgelegte Form in sich selbst transformieren. Wir beantworten diese Frage etwa für die reducierten Formen in folgender Art: *Eine reducierte Form* (a, b_1, b_2, c) *wird abgesehen von der identischen Substitution durch keine unserer* ζ-Substitutionen *in sich transformiert, falls ihr repräsentierender Punkt nicht gerade auf einer Kante des Elementarpentaeders gelegen ist. Hingegen hat man zwei bez. drei, eine cyclische Gruppe bildende Transformationen der Form in sich, falls der repräsen- Punkt einer Kante, jedoch keiner Ecke des Elementarpentaeders angehört; und endlich liegen vier, sechs oder zwölf, eine Vierer- bez. Dieder- oder Tetraedergruppe bildende Transformationen in sich vor, falls der repräsen- tierende Punkt eine Ecke des Elementarpentaeders ist.* Alle diese Angaben folgen unmittelbar aus der Beschaffenheit der zur Picard'schen Gruppe gehörenden Pentaederteilung des ζ-Halbraumes.

Um hiernach z. B. für die durch:

$$\xi = -\frac{1}{2}, \quad \eta = \frac{1}{2}, \quad \vartheta > \frac{1}{\sqrt{2}}$$

gegebene Kante des Elementarpentaeders alle zugehörigen reducierten Formen zu charakterisieren, haben wir zu setzen:

$$\frac{b_1}{a} = \frac{1}{2}, \quad \frac{b_2}{a} = \frac{1}{2}, \quad \frac{\sqrt{-D}}{a} > \frac{1}{\sqrt{2}}.$$

Die sämtlichen diesem Ansatze entsprechenden positiven Formen können wir in der Gestalt:

$$2mx\bar{x} + m(1+i)x\bar{y} + m(1-i)\bar{x}y + (2m+n)y\bar{y}$$

zusammenfassen, wo m und n irgend zwei rationale ganze positive Zahlen sind. — Natürlich gehören zu jeder Kante des Elementarpentaeders *unendlich viele* Formclassen; dem gegenüber liefert die einzelne Pentaederecke stets nur *eine* Classe, sofern wir uns auf „primitive" Formen beschränken, d. h. auf solche, bei denen a, b_1, b_2, c keinen gemeinsamen Factor ausser 1 haben. Der untere Eckpunkt der eben discutierten Kante liefert z. B. die zur reducierten Form:

$$2x\bar{x} + (1+i)x\bar{y} + (1-i)\bar{x}y + 2y\bar{y}$$

gehörende Classe der Determinante $D = -2$.

Bei gegebenem Werte der Determinante D ist die *Endlichkeit der Reduciertenanzahl* und damit die *Endlichkeit der Classenanzahl positiver Hermite'scher Formen* eine einfache Folge der vollständigen Reductionsbedingungen (2). Man leitet nämlich aus diesen Bedingungen leicht die Ungleichung:

$$a \leq \sqrt{-2D}$$

ab, so dass a und damit auch b_1 und b_2 bei gegebenem D auf eine endliche Anzahl von Werten beschränkt sind. Mit a, b, D ist aber c eindeutig bestimmt. Der Aufzählung aller reducierten Formen im Einzelfalle D steht hiernach keine Schwierigkeit entgegen. So findet man z. B. für $D = -5$ *drei* Classen mit den reducierten Formen:

$$(1, 0, 0, 5), \quad (2, 0, 1, 3), \quad (2, 1, 0, 3).$$

Der repräsentierende Punkt der letzten Form geht aus dem der vorletzten durch die Substitution $\zeta' = i\zeta$ hervor; beide Formen sind also nach der pg. 453 verabredeten Sprechweise im erweiterten Sinne äquivalent.

§ 5. Reductionstheorie der Dirichlet'schen Formen.

Ist die Determinante D einer Dirichlet'schen Form (a, b, c) inner- halb des Zahlenkörpers Ω ein reines Quadrat, so sind die zu (a, b, c) gehörenden Wurzeln ζ_1, ζ_2 (cf. pg. 455) gleichfalls Zahlen aus Ω und liefern demnach zwei Punkte der ζ-Ebene, welche Spitzen von je ∞^2 Pentaedern der Halbraumteilung sind. Der repräsentierende Halbkreis der Form (a, b, c) durchzieht unter diesen Umständen nur *endlich* viele Pentaeder. Die Behandlung dieser Formen auf Grund der Pi- card'schen Gruppe, welche keine Schwierigkeit darbietet, hat für uns kein Interesse, da sich hier Beziehungen zu den Untergruppen der Picard'schen Gruppe nicht einstellen. Wir schliessen demnach die Formen quadratischer Determinanten weiterhin aus[*]).

Die Äquivalenztheorie gründet sich wieder auf den Begriff der reducierten Formen: *Die Dirichlet'sche Form* (a, b, c) *soll „reduciert" heissen, falls ihr repräsentierender Halbkreis ein Segment von nicht-ver- schwindender Bogenlänge mit dem durch* (1) *pg. 457 charakterisierten Ausgangsraum der Picard'schen Gruppe gemein hat.*

Da $D = 0$ als Quadrat ausgeschlossen ist, so dringt der reprä- sentierende Halbkreis jeder Form (a, b, c) in den ζ-Halbraum ein. Es folgt hieraus sofort, *dass jede Dirichlet'sche Form* (a, b, c) *mit einer reducierten Form äquivalent ist.* Doch müssen wir, um zur voll- ständigen Lösung des Äquivalenzproblems zu gelangen, die Theorie der reducierten Formen erst noch weiter entwickeln.

Es ist nun sehr merkwürdig, dass der Ansatz der Reductions- bedingungen in arithmetischer Gestalt auf ziemlich unübersichtliche Formeln führt, die wir demnach hier nicht vollständig aufstellen werden.

Dirichlet behandelt die Reductionstheorie in § 16 seiner wieder- holt genannten Arbeit und giebt folgende Reductionsbedingungen an:

$$(1) \qquad |b|\sqrt{2} \leq |a| \leq |c|,$$

unter $|a|$, .. die absoluten Beträge von a, .. verstanden. Diese den Reductionsbedingungen der definiten Gauss'schen Formen (cf. (3) pg. 449) nachgebildeten Ungleichungen bringen aber nicht die soeben

---

[*]) Die Gauss'schen Formen subsumieren sich offenbar den Dirichlet'schen. Durch die Festsetzungen des Textes werden dann nicht nur (wie in § 1) die in- definiten Gauss'schen Formen mit quadratischem D ausgeschlossen, sondern auch (was gegenüber § 1 neu ist) diejenigen definiten Gauss'schen Formen, für welche $- D$ eine positive Quadratzahl ist.

in geometrischer Gestalt angegebene Reductionsbedingung zum Ausdruck. Man überlege z. B., dass der Mittelpunkt des repräsentierenden
Halbkreises der Form (a, b, c) zufolge (5) pg. 455 bei $\zeta = -\dfrac{b}{a}$ gelegen ist. Dieser Mittelpunkt würde nach (1) vom Nullpunkte höchstens
die Entfernung $\dfrac{1}{\sqrt{2}}$ haben, was von den in unserem Sinne reducierten
Formen keineswegs gilt.

Übrigens bleibt die auf die Bedingungen (1) gegründete Theorie
Dirichlet's an dieser Stelle erheblich gegenüber der Behandlung der
Gauss'schen Formen in den „Disquisitiones arithmeticae" zurück. Die
Lehre von den „*Perioden reducierter indefiniter Formen*", welche Gauss
l. c. Art. 186 entwickelt, lässt sich, wie aus der von uns bevorzugten
Reductionsbedingung hervorgehen wird, sofort entsprechend für die
Dirichlet'schen Formen ausbilden. Es scheint, dass Dirichlet diese
Möglichkeit nicht bemerkt hat.

Auch in der pg. 93 genannten Abhandlung Bianchi's, an welche
sich die vorliegende Darstellung im wesentlichen anschliesst, ist von
der Aufstellung der „vollständigen" Reductionsbedingungen in arithmetischer Gestalt abgesehen.

Um die *Endlichkeit der Reduciertenanzahl bei gegebenem D* einzusehen, braucht man übrigens nicht die vollständigen arithmetischen
Reductionsbedingungen zu kennen. Es genügen hierzu bereits die
beiden für eine reducierte Form (a, b, c) zwar notwendigen, aber noch
nicht hinreichenden Bedingungen:

$$(2) \qquad |a| < \sqrt{2\,|\,D\,|}, \qquad |b| < \dfrac{|a|}{\sqrt{2}} + \sqrt{|\,D\,|}.$$

Die Richtigkeit derselben geht aus dem Umstande hervor, dass der
repräsentierende Halbkreis von (a, b, c) den Mittelpunkt $\zeta = -\dfrac{b}{a}$
und den Radius $\dfrac{\sqrt{|\,D\,|}}{|\,a\,|}$ hat. Die der ζ-Ebene nächst gelegene Ecke
des Doppelpentaeders (1) pg. 457 hat die Coordinate $\vartheta = \dfrac{1}{\sqrt{2}}$; die
erste Bedingung (2) bringt demnach zum Ausdruck, dass der Radius
$\dfrac{\sqrt{|\,D\,|}}{|\,a\,|}$ bei einer reducierten Form grösser als dieses ϑ sein muss. Der
Grundriss des Doppelpentaeders (1) pg. 457 in der ζ-Ebene liegt
innerhalb eines Kreises mit dem Radius $\dfrac{1}{\sqrt{2}}$ um $\zeta = 0$. Der Mittelpunkt des repräsentierenden Halbkreises einer reducierten Form darf

demnach die Entfernung $\frac{1}{\sqrt{2}} + \frac{\sqrt{|D|}}{|a|}$ nicht erreichen, da dieser Halb-
kreis sonst mit dem Doppelpentaeder keinen Punkt gemein haben
könnte. Aus dieser Forderung wird man sofort die zweite Ungleichung
(2) ablesen. Man bemerke übrigens, dass wegen des Ausschlusses rein
quadratischer D die Zahl a stets einen von 0 verschiedenen Wert hat.

Da der Zahlkörper Ω nur eine beschränkte Anzahl ganzer Zahlen
liefert, deren absolute Beträge eine feste endliche Grenze nicht überschreiten, so ist zufolge (2) bei gegebenem D zunächst a, sodann
weiter b und damit auch c auf eine endliche Anzahl von Werten
eingeschränkt: *Bei gegebener Determinante D giebt es nur eine endliche
Anzahl reducierter Formen und damit nur eine endliche Zahl von
Formclassen.*

Die nächste Entwicklung schliesst sich nun genau der in „M." I
pg. 250 ff. entworfenen Stephen Smith'schen Theorie der indefiniten
Gauss'schen Formen an. Da die Endpunkte ζ_1, ζ_2 des repräsentierenden Halbkreises einer Dirichlet'schen Form (a, b, c) von nicht-quadratischer Determinante keine parabolische Punkte sind, so durchläuft
dieser Halbkreis sowohl gegen ζ_1 wie ζ_2 hin unendlich viele Doppelpentaeder und erscheint dergestalt in eine Kette unendlich vieler Segmente zerschnitten. Die Transformation irgend eines dieser Segmente
in den Ausgangsraum liefert eine Substitution, welche (a, b, c) in eine
reducierte Form überführt.

Verlegen wir nun alle Segmente in den Ausgangsraum, so können
wir an ihrer ursprünglichen Reihenfolge auch hier festhalten. Verfolgen wir nämlich das einzelne Segment als Halbkreis einer reducierten
Form vom Ausgangsraume aus in ein benachbartes Doppelpentaeder,
so wird das im letzteren gelegene Segment dieses Kreises durch eine
bestimmte der fünf von pg. 87 her bekannten Substitutionen:

$$(3) \quad S = \begin{pmatrix} i, & 0 \\ 0, & -i \end{pmatrix}, \quad T^{\pm 1} = \begin{pmatrix} 1, & \mp 1 \\ 0, & 1 \end{pmatrix}, \quad U = \begin{pmatrix} 0, & -1 \\ 1, & 0 \end{pmatrix}, \quad V = \begin{pmatrix} i, & 1 \\ 0, & -i \end{pmatrix}$$

in den Ausgangsraum zurückgeworfen und liefert hier das nächstfolgende Glied in der Kette der den Ausgangsraum durchsetzenden
Segmente. Für die Formen bedeutet dies, dass die zur Verwendung
kommende Substitution (3) die zum ersten Segment gehörende reducierte Form in eine „*benachbarte*" gleichfalls reducierte Form transformiert. Durch den so gewonnenen Algorithmus erhält man offenbar
die *gesamten* mit der vorgelegten Form äquivalenten reducierten Formen
und findet für die letzteren zugleich eine *fest bestimmte Reihenfolge.*

Wir bezeichnen diesen Algorithmus als den „*Process der continuierlichen Reduction*".

Die vorstehende Betrachtung erfordert übrigens eine Ergänzung, falls der repräsentierende Halbkreis durch Kanten oder Ecken der Doppelpentaeder unserer Einteilung des ζ-Halbraumes hindurchläuft. In diesem Falle werden unter den Segmenten des Ausgangsraumes solche vorkommen, welche in Kanten bez. Ecken dieses Bereiches endigen, und deren zugehörige Halbkreise demnächst in Doppelpenta-eder übertreten, die mit dem Ausgangsraume nur in Kanten bez. Eck-punkten zusammenhängen. Um die Kette der reducierten Formen über eine solche Stelle fortzusetzen, hat man alsdann offenbar keine der Substitutionen (3) anzuwenden; vielmehr ist jetzt eine unter gewissen zwölf weiteren Substitutionen auszuüben, welche man von den acht Kanten und den vier nicht-parabolischen Ecken des Ausgangsraumes aus leicht definieren wird.

Das erhaltene Resultat verbinden wir nun mit der schon fest-gestellten Endlichkeit der Anzahl aller reducierten Formen gegebener Determinante D. Es ergiebt sich genau wie bei den indefiniten Gauss'schen Formen in „M." I pg. 260, dass sich in der Kette der reducierten Formen nach einer endlichen Anzahl von Gliedern die gleichen Formen in der gleichen Reihenfolge wiederholen: *Zu jeder Classe Hermite'scher Formen von nicht-quadratischer Determinante D gehört eine „endlich-gliedrige" sogenannte „Periode reducierter Formen"; und man kann von einer einzelnen Form der Periode aus vermöge des Processes der continuierlichen Reduction die gesamte Periode erzeugen.*

Es wird jetzt kaum noch nötig sein, zu sagen, wie wir daraufhin über die Äquivalenz zweier vorgelegten Formen (a, b, c) und (a', b', c') entscheiden werden. Man muss die zu beiden Formen gehörenden Perioden der reducierten Formen herstellen. Diese Formenperioden müssen identisch sein, falls Äquivalenz von (a, b, c) und (a', b', c') vorliegen soll.

Als Beispiel betrachten wir erstlich die Determinante $D = 1 + i$, welche eine Primzahl des Zahlkörpers Ω darstellt. Hier ist $|a| < \sqrt{2\sqrt{2}}$, so dass für a nur die acht Werte ± 1, $\pm i$, $\pm(1 + i)$, $\pm(1 - i)$ zulässig sind, wenn anders wir mit einer reducierten Form zu thun haben wollen. Ist nun $a = \pm 1$ oder $\pm i$, so liefert die zweite Re-ductionsbedingung (2) pg. 460, dass b die neun Werte 0, ± 1, $\pm i$, $\pm(1 + i)$, $\pm(1 - i)$ haben kann. Für $a = \pm(1 + i)$ sind auch noch die Werte $b = \pm 2$ und $\pm 2i$ zulässig; doch muss wegen $b^2 - ac = 1 + i$ jetzt b durch $(1 + i)$ teilbar sein, so dass die Werte

$b = \pm 1$, $\pm i$ auszuschliessen sind. Insgesamt gewinnt man so ein System von 72 einander paarweise inversen Formen.

Von diesen 72 Formen erweisen sich aber nur *acht* als reduciert, welche letztere eine *einzige* sich selbst inverse Formenperiode aufbauen. Die acht Formen der Periode sind in der richtigen Anordnung die folgenden:

$$(1, 0, -1-i), \quad (1, 1, -i), \quad (-i, -1, 1), \quad (i, 0, -1+i),$$
$$(-i, 0, 1-i), \quad (i, 1, -1), \quad (-1, -1, i), \quad (-1, 0, 1+i).$$

Die hier der Reihe nach auszuübenden Substitutionen sind T^{-1}, U, V, S, V, U, T.

Wie man sieht, besteht die Formenperiode hier aus zwei symmetrischen Hälften, nur dass je zwei einander symmetrische Glieder der Periode nicht identische, sondern inverse Formen liefern. Man erkennt sofort, dass dies stets und nur dann eintritt, wenn der repräsentierende Halbkreis eine und damit unendlich viele Kanten der Pentaederteilung, welche zu elliptischen Substitutionen der Periode 2 gehören, senkrecht trifft; wir kommen hierauf im nächsten Paragraphen zurück.

Durch Benutzung dieses Umstandes kann man übrigens bei niederen Werten D die Aufstellung der Formenperioden vielfach stark kürzen. Wählen wir z. B. $D = 2 + i$, so liefert die erste Bedingung (2) pg. 460 die Ungleichung $|a| < \sqrt{2\sqrt{5}}$, so dass nur die Werte ± 1, $\pm i$, $\pm(1+i)$, $\pm(1-i)$, ± 2, $\pm 2i$ für a zugänglich sind. Nun liegt der Mittelpunkt des einzelnen repräsentierenden Halbkreises bei $\zeta = -\frac{b}{a}$; und da die soeben angegebenen Werte von a sämtlich Teiler von 2 sind, so handelt es sich um lauter Punkte, in denen geradlinige Kanten der Pentaederteilung auf der ζ-Ebene senkrecht aufstehen (cf. Fig. 19 pg. 81). Der einzelne Halbkreis schneidet demnach die zugehörige Kante senkrecht.

Man kann nun weiter den fraglichen repräsentierenden Halbkreis durch Ausübung einer Substitution $\zeta' = \pm \zeta + m + ni$ so verlegen, dass die von ihm senkrecht geschnittene geradlinige Kante der Pentaederteilung eine der sechs dem Ausgangsraum angehörenden Kanten dieser Art wird. Da der Coefficient a hierbei höchstens einen Zeichenwechsel erfährt, so bleibt die Form leicht ersichtlich reduciert. Man ist solcherweise auf eine der zwölf folgenden Formen gekommen:

$$\pm(1, 0, -2-i), \quad \pm(i, 0, -1+2i), \quad \pm(1+i, 1, -1),$$
$$\pm(1-i, -i, -1+2i), \quad \pm(1-i, 1, -i), \quad \pm(1+i, i, -2+i),$$

wie man durch Discussion der fraglichen sechs Kanten des Ausgangsraumes leicht feststellt.

Die Form $(1 + i,\ 1,\ -1)$ geht durch die Substitution $\begin{pmatrix} i, & i \\ 0, & -i \end{pmatrix}$
in die Form $-(1 + i,\ i,\ -2 + i)$ über, und man erkennt ent-
sprechend die Äquivalenz der vierten und fünften Form des eben angegebenen Systems. Da hier aber jede Form mit ihrer inversen äquivalent ist, so braucht man nur noch auf die vier Formen:

$$(1,\ 0,\ -2 - i),\ (i,\ 0,\ -1 + 2i),\ (1 + i,\ 1,\ -1),\ (1 - i,\ 1,\ -i)$$

einzeln den „Algorithmus der continuierlichen Reduction" auszuüben.

Die Durchführung der Rechnung liefert *zwei* „im erweiterten Sinne
äquivalente" (cf. pg. 453) je *sechsgliedrige* Formenperioden. Es wird
genügen, eine unter diesen Perioden namhaft zu machen:

$$(1,\ 0,\ -2 - i),\quad (1,\ 1,\ -1 - i),\quad (-1 - i,\ -1,\ 1),$$
$$(1 + i,\ 1,\ -1),\quad (-1,\ -1,\ 1 + i),\quad (-1,\ 0,\ 2 + i).$$

Die hier zur Verwendung kommenden Substitutionen sind

$$T^{-1},\ U,\ \begin{pmatrix} i, & 1 + i \\ 0, & -i \end{pmatrix},\ U,\ T;$$

an dritter Stelle haben wir also ein Beispiel derjenigen zwölf dem
System (3) nicht angehörenden Substitutionen, welche bei der continuierlichen Reduction nach pg. 462 (oben) vorkommenden Falls noch zu
verwenden sind.

§ 6. Die Transformationen der Dirichlet'schen Formen in sich.

Auch das zweite Problem der Äquivalenztheorie, welches darauf
hinausläuft, alle Substitutionen anzugeben, die eine vorgelegte Dirichlet'sche Form $(a,\ b,\ c)$ in sich transformieren, ist auf Grund des Processes der „continuierlichen Reduction" unmittelbar lösbar.

Eine Substitution der unimodularen Picard'schen Gruppe, welche
$(a,\ b,\ c)$ in sich überführt, wird den repräsentierenden Halbkreis unter
Beibehaltung der Pfeilrichtung in sich transformieren. Indem wir den
particulären Fall, dass der Halbkreis eine elliptische Axe ist, hinaus-
schieben, kann es sich nur um loxodromische oder hyperbolische Substitutionen handeln, welche die Fusspunkte ζ_1, ζ_2 des Halbkreises zu
Fixpunkten haben.

Nun aber besteht der Halbkreis aus einer Segmentenkette, welche
wir aus unendlich vielen äquivalenten endlich-gliedrigen Perioden auf-
bauten. Unter Vorbehalt besonderer Betrachtung der elliptischen Axen
haben wir somit folgendes Ergebnis: *Eine Dirichlet'sche Form $(a,\ b,\ c)$*

nicht-quadratischer Determinante D lässt sich stets und nur durch die Substitutionen einer cyclischen loxodromischen oder hyperbolischen Untergruppe in sich transformieren, welche den Halbkreis der Form zur Bahncurve hat.

Dieser Satz ist aber auch sofort umkehrbar: *Zu jeder cyclischen loxodromischen oder hyperbolischen Untergruppe gehört eine Dirichlet'sche Form nicht-quadratischer Determinante.* Mit der Behandlung der Dirichlet'schen Formen ist also die Theorie der fraglichen cyclischen Untergruppen zugleich miterledigt.

Der Process der continuierlichen Reduction liefert nunmehr auch das Mittel, die erzeugende Substitution der zur Form (a, b, c) gehörenden cyclischen Untergruppe zu berechnen. *Man hat zu diesem Ende offenbar nur diejenigen Substitutionen zu combinieren, welche bei der Aufstellung der einzelnen Glieder der Formenperiode zur Anwendung kommen.* So wird z. B. die im vorigen Paragraphen betrachtete reducierte Form $(1, 0, -1-i)$ der Determinante $(1+i)$ durch die Substitution:

$$(1) \qquad T^{-1}UVSVUTS = \begin{pmatrix} 1-2i, & 2-2i \\ -2i, & 1-2i \end{pmatrix},$$

als Erzeugende der bezüglichen cyclischen Gruppe in sich transformiert; und in demselben Sinne gehört zur Form $(1, 0, -2-i)$ die Substitution:

$$(2) \qquad T^{-1}U \cdot \begin{pmatrix} i, & 1+i \\ 0, & -i \end{pmatrix} \cdot UTS = \begin{pmatrix} 2-i, & 3-i \\ 1-i, & 2-i \end{pmatrix}.$$

Man bemerke nur, dass oben die letzte Substitution S, welche jedesmal den Übergang zum ersten Gliede der folgenden Periode bewerkstelligt, nicht angegeben wurde.

Übrigens lassen sich die Substitutionen, welche eine Dirichlet'sche Form (a, b, c) in sich überführen, auch auf arithmetischem Wege im wesentlichen gerade so herstellen, wie dies für die Gauss'schen Formen in „M" I pg. 252 ff. geschah. Die Substitutionen sind dann in der Gestalt anzusetzen:

$$\begin{pmatrix} \dfrac{t-bu}{\sigma}, & -\dfrac{cu}{\sigma} \\[2ex] \dfrac{au}{\sigma}, & \dfrac{t+bu}{\sigma} \end{pmatrix}.$$

Dabei bedeutet σ den „Teiler" der Form (a, b, c), d. h. den grössten gemeinsamen Teiler von $a, 2b, c$, welcher z. B. bei „primitiven" Formen entweder 1 oder $1+i$ oder endlich 2 ist. Für t und u aber sind alle Lösungen der verallgemeinerten „Pell'schen Gleichung":

(3) $$t^2 - Du^2 = \sigma^2$$

in ganzen complexen Zahlen des Körpers Ω einzutragen. Aus der vorstehenden Theorie folgt unmittelbar, *dass die Pell'sche Gleichung* (3) *bei nicht-quadratischem D stets lösbar ist durch* ∞^1 *Paare ganzer complexer Zahlen t, u, und dass sich alle diese Lösungen aus der „kleinsten" unter ihnen nach dem von den Gauss'schen Formen her bekannten Algorithmus berechnen lassen.* So findet man z. B. aus (1) und (2)

für $D = 1 + i$ $t = 1 - 2i$, $u = 2i$

für $D = 2 + i$ $t = 2 - i$, $u = 1 - i$

jeweils also „kleinste" Lösungen. Wir werden von der so bewiesenen Lösbarkeit der Pell'schen Gleichung (3) im nächsten Kapitel eine wichtige Anwendung zu machen haben[*]. —

Es sind nunmehr diejenigen Formen zu untersuchen, bei denen der repräsentierende Halbkreis *eine elliptische Kante* der Pentaederteilung ist. Unter den acht dem Doppelpentaeder (1) pg. 457 zuzurechnenden Kanten stehen aber sechs in parabolischen Punkten auf der ζ-Ebene und kommen somit für uns nicht in Betracht. Die beiden rückständigen Kanten haben dagegen die Fusspunkte:

$$\zeta_1, \zeta_2 = \frac{-1 \pm i\sqrt{3}}{2} \quad \text{und} \quad \zeta_1, \zeta_2 = \frac{\pm\sqrt{3} + i}{2}.$$

Hier werden wir also, falls wir uns auf primitive Formen beschränken, auf die beiden zu $D = -3$ bez. $D = +3$ gehörenden Formen (2, 1, 2) und (2, $-i$, -2) geführt. *Diese Formen (und natürlich die mit ihnen äquivalenten) sind die einzigen Dirichlet'schen Formen nichtquadratischer Determinante, welche ausser durch die Substitutionen je der oben schon als zugehörig gewonnenen cyclischen Gruppen noch durch elliptische Substitutionen in sich transformiert werden.* Dabei handelt es sich im Einzelfalle um eine cyclische elliptische G_3 der Ordnung *drei*. Mit der cyclischen Gruppe G_∞, welche man im vorliegenden Falle leicht als *hyperbolisch* erkennt, vereinigt sich diese G_3 zu einer *Nichtrotationsgruppe mit zwei Grenzpunkten,* wenn wir die pg. 234 gebrauchte Bezeichnung beibehalten; letztere Gruppe liefert dann sämtliche Substitutionen der vorliegenden Form in sich. —

Endlich sind noch einige besondere Formgattungen von Interesse zu nennen.

Erstlich betrachten wir den Fall, *dass der repräsentierende Halbkreis von (a, b, c) eine zur Periode zwei gehörende elliptische Kante der*

---

[*] Vergl. übrigens die Entwicklungen bei Dirichlet, l. c. § 13 und 14.

Pentaederteilung senkrecht schneidet. Das einzelne Pentaeder hat sechs
derartige Kanten; es sind dies diejenigen Kanten, welche in parabolischen Punkten endigen. Durch Ausübung der zugehörigen elliptischen Substitution wird der repräsentierende Halbkreis unter Umlegung seiner Pfeilrichtung in sich übergeführt. Man erkennt daraufhin sofort, dass es sich hier um *alle diejenigen Formclassen* handelt,
welche sich selbst invers sind. Der repräsentierende Halbkreis trägt
hier unendlich viele äquidistante elliptische Fixpunkte, unter denen je
zwei auf einander folgende eine „Periodenhälfte" einschliessen. Die
gesamten Substitutionen der Picard'schen Gruppe, welche vorliegende
Form (a, b, c) in sich oder in $(- a, - b, - c)$ transformieren, bilden
eine Gruppe, die man als „*hyperbolische*" oder „*loxodromische Diedergruppe*" zu benennen hat (cf. pg. 346). Bei allen nicht-quadratischen
Determinanten D kommen Formclassen dieser Art vor; z. B. gehören
hierher stets die von $(1, 0, - D)$ gelieferten „Hauptclassen". Man
vergl. übrigens die Beispiele des vorigen Paragraphen.

Zweitens müssen wir noch des Falles gedenken, *dass der repräsentierende Halbkreis von (a, b, c) entweder in einer Symmetriehalbkugel
der Pentaederteilung gelegen ist oder aber eine und damit gleich unendlich
viele solche Halbkugeln orthogonal trifft.* Hier werden wir zum Begriff
der *ambigen* Form geführt und gewinnen somit *zwei verschiedene Gattungen von ambigen Formen* (a, b, c). Die zur einzelnen ambigen Form
gehörige cyclische Gruppe ist *hyperbolisch* und ist innerhalb der Picard-
schen Gruppe zweiter Art selber *durch Spiegelungen erweiterungsfähig.*
Für die erste Gattung ambiger Dirichlet'scher Formen liefern die indefiniten Gauss'schen Formen Beispiele, für die zweite Gattung aber
die definiten.

§ 7. Reductionstheorie der indefiniten Hermite'schen Formen.

Eine *indefinite* Hermite'sche Form (a, b_1, b_2, c) deuteten wir oben
(pg. 455 u. f.) durch die mit einem geeigneten Pfeile versehene auf der
ζ-Ebene orthogonal aufstehende Halbkugel:

$$(1) \qquad a(\xi^2 + \eta^2 + \vartheta^2) + 2 b_1 \xi - 2 b_2 \eta + c = 0.$$

Bei der Begriffsbestimmung der „reducierten" Formen verfahren
wir hier analog wie oben: *Die indefinite Hermite'sche Form (a, b_1, b_2, c)
heisst „reduciert", falls ihre repräsentierende Halbkugel ein endlich ausgedehntes Flächenstück mit dem Ausgangsraum der unimodularen Picard-
schen Gruppe gemein hat.* Die repräsentierende Halbkugel ist somit
entweder eine derjenigen Seitenflächen des Doppelpentaeders (1) pg. 457,

welche letzterem zuzurechnen ist, oder sie durchschneidet dieses Doppelpentaeder in einem Oberflächenstück von nicht-verschwindendem Inhalt.
Da es sich wegen $D > 0$ in (1) um eine Kugel mit nicht-verschwindendem Radius handelt, so folgert man unmittelbar: *Jede indefinite
Form* (a, b_1, b_2, c) *ist in eine mit ihr äquivalente reducierte Form
transformierbar.*

Bei der weiteren Ausführung der Reductionstheorie ist es vielfach
zweckmässig, diejenigen reducierten Formen für sich zu behandeln,
deren repräsentierende Halbkugeln Seitenflächen des Ausgangsraums
sind. Es giebt nur *zwei* inäquivalente Halbkugeln (Halbebenen) dieser
Art; und wir können als solche die Halbebene $\eta = 0$ und die Halbkugel des Radius 1 um $\zeta = 0$ wählen. Die beiden zugehörigen „primitiven" Formen sind $(0, 0, 1, 0)$ und $(1, 0, 0, -1)$; und selbstverständlich gehören hierher auch alle „imprimitiven" Formen, welche aus
jenen beiden durch Zusatz von Factoren hervorgehen. Die Determinante
der primitiven Formen ist beide Male $D = 1$.

Abgesehen von den eben gemeinten Fällen liegt nun bei der repräsentierenden Halbkugel einer reducierten Form (a, b_1, b_2, c) stets
eine eigentliche Durchdringung des Ausgangsraumes vor. Um aber
daraufhin die Reductionsbedingungen *arithmetisch* zu formulieren, hat
man zu unterscheiden, ob der erste Coefficient a verschwindet oder nicht.
Ist $a = 0$, so stellt (1) eine Ebene dar. Damit diese den Ausgangsraum durchdringt, müssen sich unter den vier nicht-parabolischen
Ecken dieses Bereiches zwei angeben lassen, welche zu verschiedenen
Seiten der Ebene (1) und nicht auf derselben gelegen sind. Ziehen
wir die Coordinaten jener Ecken heran, so folgt: *Eine indefinite Form*
(a, b_1, b_2, c) *mit* $a = 0$ *ist stets und nur dann reduciert, wenn unter
den vier ganzen Zahlen:*

$$(2) \qquad b_1 + c, \quad -b_1 + c, \quad b_1 - b_2 + c, \quad -b_1 - b_2 + c$$

wenigstens eine < 0 *und zugleich wenigstens eine* > 0 *ist.*

Ist aber $a \gtrless 0$, so hat man in (1) eine eigentliche Halbkugel.
Soll dieselbe den Ausgangsraum durchdringen, so muss von den vier
eben schon benutzten Ecken des Ausgangsraumes wenigstens eine im
Innern der Halbkugel liegen. Mithin ergiebt sich: *Eine indefinite
Hermite'sche Form* (a, b_1, b_2, c) *mit* $a \gtrless 0$ *ist stets und nur dann re-
duciert, wenn von den vier ganzen Zahlen:*

$$(3) \qquad a^2 \pm ab_1 + ac, \qquad a^2 \pm ab_1 - ab_2 + ac$$

wenigstens eine < 0 *ist.*

Die arithmetische Formulierung der Reductionsbedingungen spielt hier wieder dieselbe Rolle, wie bei den vorhin betrachteten Formen. Wir können vermöge dieser Bedingungen den Satz zeigen, *dass bei gegebener Determinante D die Anzahl reducierter indefiniter Formen und demnach auch die Classenanzahl eine beschränkte ist.*

Ist nämlich $a = 0$, so haben wir wegen $D = b_1^2 + b_2^2$ bei gegebenem D eine beschränkte Anzahl von Zahlenpaaren b_1, b_2. Beim einzelnen Paare b_1, b_2 ist alsdann c in endliche Grenzen eingeschlossen, da unter den Ausdrücken (2) jedenfalls einer > 0 und einer < 0 sein muss.

Ist hingegen $a \gtrless 0$ und eine der beiden ersten Zahlen (3) negativ, so ersetze man ac durch $(b_1^2 + b_2^2 - D)$ und hat wenigstens für eines der beiden fraglichen Zeichen:

$$a^2 \pm ab_1 + b_1^2 + b_2^2 < D.$$

Diese Ungleichung setzt man leicht in die Gestalt um:

$$(2a \pm b_1)^2 + 3b_1^2 + 4b_2^2 < 4D$$

und erkennt hieraus, dass bei gegebenem D die ganzen Zahlen a, b_1, b_2 nur auf endlich viele Weisen gewählt werden können. Mit D, a, b_1, b_2 ist aber c eindeutig bestimmt. Ist schliesslich eine der beiden letzten Zahlen (3) negativ, so gilt eine der Ungleichungen:

$$(2a - b_2 \pm b_1)^2 + (b_1 \pm b_2)^2 + 2b_1^2 + 2b_2^2 < 4D.$$

Die Discussion derselben führt wieder zum gewünschten Ergebnis, so dass der Satz von der Endlichkeit der Reduciertenanzahl bei gegebenem D für jeden Fall bewiesen ist. —

Auf Grund der vorstehenden Ergebnisse können wir nun auch für die indefiniten Hermite'schen Formen einen *„Algorithmus der continuierlichen Reduction"* entwickeln.

Bleiben auch hier der bequemeren Sprechweise halber die zu den Seitenflächen des Ausgangsraumes gehörenden Formen zunächst ausgeschlossen, so wird die repräsentierende Halbkugel einer einzelnen indefiniten Form (a, b_1, b_2, c) unendlich viele Doppelpentaeder der Halbraumteilung durchsetzen. Die Oberfläche der Halbkugel erscheint dabei ihrerseits von einem *Netze unendlich vieler Kreisbogenpolygone mit drei, vier oder fünf Seiten* bedeckt, wobei sich diese Kreisbogenpolygone gegen jeden Punkt des in der ζ-Ebene gelegenen Randes der Halbkugel in unendlicher Zahl zusammendrängen.

Jedes dieser Kreisbogenpolygone liefert vermöge seiner Rückverlegung in den Ausgangsraum eine Substitution, welche die vorgelegte Form in eine mit ihr äquivalente reducierte Form transformiert; und wir gelangen auf diese Weise zugleich zu allen reducierten Formen der vorliegenden Classe. Aber wir erkennen hier vor allem einen „*netzartigen Zusammenhang*" aller dieser reducierten Formen; denn ein solcher ist durch die Art der Auflagerung der Kreisbogenpolygone auf der repräsentierenden Halbkugel der Form (a, b_1, b_2, c) unmittelbar gegeben.

Der Process der *continuierlichen Reduction* wird nun darin bestehen, dass wir den so erkannten Zusammenhang der reducierten Formen resp. ihrer im Ausgangsraume gelegenen Kugelsegmente wirklich herstellen. Man wird offenbar das einzelne solche Kugeloberflächenstück in die drei bez. vier oder fünf benachbarten Doppelpentaeder fortsetzen und die hier anzutreffenden Kugelsegmente in den Ausgangsraum zurückverlegen. Auf diese Weise gewinnt man mit jener ersten reducierten Form als „benachbart" gewisse drei bez. vier oder fünf weitere reducierte Formen und kann durch Fortführung dieser Operation zu jeder reducierten Form der Classe gelangen.

Die bei diesem Process zu verwendenden Substitutionen sind im allgemeinen wieder nur die fünf unter (3) pg. 461 namhaft gemachten Erzeugenden S, $T^{\pm 1}$, U, V der unimodularen Picard'schen Gruppe. Nur falls die Halbkugel einer einzelnen reducierten Form durch eine der acht Kanten des Ausgangsraumes hindurchläuft, wird zur Berechnung der betreffenden benachbarten Form eine der nachfolgenden acht Substitutionen auszuüben sein:

$$(4)\begin{cases} ST^{\pm 1} = \begin{pmatrix} i, & \mp i \\ 0, & -i \end{pmatrix}, & VT^{\pm 1} = \begin{pmatrix} i, & 1 \mp i \\ 0, & -i \end{pmatrix}, & SU = \begin{pmatrix} 0, & i \\ i, & 0 \end{pmatrix}, \\ T^{\pm 1} U T^{\pm 1} = \begin{pmatrix} 1, & 0 \\ \mp 1, & 1 \end{pmatrix}, & VUV = \begin{pmatrix} i, & 0 \\ 1, & -i \end{pmatrix}. \end{cases}$$

Es sind dies acht unter den zwölf bereits bei den Dirichlet'schen Formen (pg. 462) an entsprechender Stelle erwähnte Substitutionen.

Die so gewonnenen Anschauungen combinieren wir nun mit dem Satze von der Endlichkeit der Reduciertenanzahl bei gegebenem D. Es entspringt unmittelbar der wichtige Satz: *Der Process der continuierlichen Reduction führt von einer ersten reducierten Form stets nur zu „endlich vielen" weiteren reducierten Formen der gleichen Classe. Es ergiebt sich so für jede Classe indefiniter Hermite'scher Formen ein bestimmtes, vollständig geschlossenes „Netz reducierter Formen", welches offenbar das Analogon der „Periode reducierter Dirichlet'scher Formen" vorstellt.*

Man erkennt nun ohne Mühe, *dass die erhaltenen Ergebnisse auch bei denjenigen Formen in Kraft bleiben, die zu den Seitenflächen des Ausgangsraumes gehören.* Es entspringt auch hier ohne weiteres eine Einteilung der einzelnen Halbkugel in Kreisbogendreiecke bez. -vierecke, welche die gleiche Bedeutung für die continuierliche Reduction der jetzt gemeinten Formen besitzen, wie wir sie soeben allgemein kennen lernten. Man hat dabei nur jedesmal von den genauen Vorschriften Gebrauch zu machen, welche über die Zugehörigkeit der Seitenflächen zum einzelnen Doppelpentaeder entscheiden. —

Die Frage nach der Äquivalenz zweier indefiniten Hermite'schen Formen gleicher Determinante erledigt sich nun in bekannter Weise. Man muss von den beiden gegebenen Formen etwa unter Vermittlung der Halbraumteilung zu je einer reducierten Form übergehen und von hier aus durch den Process der continuierlichen Reduction die ganzen Netze reducierter Formen herstellen. Die gegebenen Formen sind stets und nur dann äquivalent, wenn diese Netze identisch sind.

§ 8. Die reproducierenden Gruppen der indefiniten Hermite'schen Formen.

Es gilt nun zweitens, alle diejenigen Substitutionen anzugeben, welche eine vorgelegte indefinite Hermite'sche Form (a, b_1, b_2, c) in sich transformieren. Hierbei handelt es sich um die Gruppe aller derjenigen Substitutionen der unimodularen Picard'schen Gruppe, welche die repräsentierende Halbkugel der Form (a, b_1, b_2, c) samt ihrer Pfeilrichtung in sich überführen. Diese Untergruppe, welche in der Folge häufig genannt werden wird, bezeichnen wir abkürzend als die *„reproducierende Gruppe"* der *Hermite'schen Form* (a, b_1, b_2, c). Wir erkennen in ihr *eine eigentlich discontinuierliche Hauptkreisgruppe, welche sich auf die repräsentierende Halbkugel der Form* (a, b_1, b_2, c) *bezieht, und welche den Grundkreis dieser Halbkugel zum Hauptkreise hat.* Hiermit haben wir einen ersten unter den in der Einleitung (pg. 447) gedachten Ansätzen zur „arithmetischen" Definition von Hauptkreisgruppen gewonnen.

Die genauere Theorie der reproducierenden Gruppen der indefiniten Formen (a, b_1, b_2, c) wird durch die Entwicklungen des vorigen Paragraphen begründet.

Auf der repräsentierenden Halbkugel wurde durch die Pentaederteilung des Halbraums ein Netz von Polygonen ausgeschnitten, welche uns oben die reducierten Formen der Classe lieferten. Aber die Anzahl dieser letzteren Formen ist endlich, sagen wir etwa gleich ν. Es folgt sofort: *Der Discontinuitätsbereich P_0 der reproducierenden Gruppe lässt sich als Complex von ν Kreisbogenpolygonen der eben gemeinten Art darstellen.* Wir wollen die letzteren als die *„Teilpolygone"* des Bereiches P_0 benennen. Die Randcurven der Teilpolygone und damit des Bereiches P_0 sind *Kreisbogen*, welche gegen den Hauptkreis *senkrecht* gerichtet sind. Natürlich stellt P_0, wie alle Discontinuitätsbereiche von Hauptkreisgruppen, einen *einfach* zusammenhängenden Bereich dar*).

Aus der Endlichkeit der Anzahl ν der Teilpolygone folgt, dass P_0 nur endlich viele Seiten hat. Da ferner die Teilpolygone sich gegen jeden Punkt des Hauptkreises in unendlicher Zahl zusammendrängen, so wird dasselbe von den Discontinuitätsbereichen P_0, P_1, P_2, ... gelten. Es folgt somit der Satz: *Die reproducierende Gruppe einer indefiniten Hermite'schen Form ist eine Hauptkreisgruppe von „endlichem" Charakter (p, n), welche auf dem Hauptkreise selber „uneigentlich" discontinuierlich ist.*

Äquivalente Formen (a, b_1, b_2, c) und $(a', b_1', b_2'\, c')$ liefern reproducierende Gruppen der gleichen „Classe", welche als in einander transformierbar für den Standpunkt der Invariantentheorie (pg. 335 ff.) als nicht verschieden gelten. Wir werden demnach z. B. nur reducierte Formen auf ihre reproducierenden Gruppen zu untersuchen brauchen. Die Gruppen der übrigen Formen sind von hier aus einfach durch Transformation zu gewinnen.

Letztere Bemerkung ist für die Aufstellung eines *Systems von erzeugenden Substitutionen* der einzelnen reproducierenden Gruppe wichtig. Auch hier ist der Aufbau des Polygons P_0 aus seinen ν Teilpolygonen fundamental. Der *Process der continuierlichen Reduction* liefert die Substitutionen, welche den Fortgang vom einzelnen Teilpolygon zu den benachbarten vermitteln. *Indem wir diese Substitutionen nach Vorschrift der Reihenfolge der Teilpolygone combinieren, gelangen wir zu den Erzeugenden der reproducierenden Gruppe.* —

Die Äquivalenztheorie der Hermite'schen Formen positiver Determinante ist hiermit in den Hauptpunkten zu Ende geführt. Indes möge hier noch eine Reihe weiterer Ausführungen von Interesse angefügt werden.

Erstlich bemerken wir, dass wir das Polygonnetz der reproducierenden Gruppe statt auf der repräsentierenden Halbkugel der Form *auch in der ζ-Ebene*, und zwar ausserhalb oder innerhalb des Grundkreises jener Halbkugel lagern können. Es handelt sich dabei um eine Projection der Halbkugel auf die ζ-Ebene durch Halbkreise, welche sowohl auf der Halbkugel wie der ζ-Ebene senkrecht verlaufen. Der

---

*) Vergl. hierzu die in I, 2 und I, 3 entworfene allgemeine Theorie der Discontinuitätsbereiche hyperbolischer Rotationsgruppen, sowie auch die Ausführungen pg. 277 u. f.

einzelne Punkt der Halbkugel liefert sonach *zwei* Punkte der ζ-Ebene, welche bezüglich des Grundkreises der Halbkugel, d. i. Hauptkreises der Gruppe einander symmetrisch sind.

Es ist nicht gänzlich gleichgültig, ob wir das Polygonnetz in der ursprünglichen oder der neuen Gestalt benutzen. Ein Unterschied tritt z. B. *bei den „sich selbst inversen" Formclassen* hervor. Soll eine indefinite Form (a, b_1, b_2, c) mit ihrer inversen Form $(-a, -b_1, -b_2, -c)$ äquivalent sein, so giebt es in der unimodularen Picard'schen Gruppe (erster Art) eine und damit gleich unendlich viele Substitutionen, welche den Hauptkreis unter Umlegung der Pfeilrichtung in sich überführen. Die einzelne dieser Substitutionen wird in der ζ-Ebene das Innere des Hauptkreises mit dem Äusseren austauschen; indessen transformiert sie die repräsentierende Halbkugel in sich selbst, und zwar unter Umlegung der Winkel.

Das einfachste hierher gehörige Beispiel liegt vor, falls die repräsentierende Halbkugel durch eine zur Periode zwei gehörende elliptische Axe hindurchläuft. Hier sind dann die Fusspunkte der Axe die Fixpunkte der fraglichen elliptischen Substitution. Für die Halbkugel gewinnt diese Substitution ersichtlich den Charakter einer Operation zweiter Art, indem sie eine Spiegelung an der eben genannten Axe vorstellt.

Es folgt aus dieser Betrachtung der Satz: *Bei einer mit ihrer inversen Form äquivalenten indefiniten Hermite'schen Form bilden alle in der unimodularen Picard'schen Gruppe erster Art enthaltenen Substitutionen, welche die Form entweder in sich oder in ihre inverse transformieren, eine Gruppe, in welcher die reproducierende Gruppe der Form eine ausgezeichnete Untergruppe des Index zwei ist. Die umfassendere Gruppe ist nach der Sprechweise von pg. 132 als eine Gruppe des „zweiten Typus" zu bezeichnen; doch hat sie auf der repräsentierenden Halbkugel den Charakter einer Gruppe „zweiter Art".* Dass diese beiden Gruppenarten nicht wesentlich von einander verschieden sind, wurde bereits pg. 141 bemerkt. —

Neben die sich selbst inversen Classen treten auch hier *die ambigen Formclassen bez. Formen*. In dieser Hinsicht ist folgende Definition an die Spitze zu stellen: *Verläuft die repräsentierende Halbkugel einer indefiniten Form (a, b_1, b_2, c) orthogonal gegen eine (und damit gegen unendlich viele) Symmetriehalbkugel der Pentaederteilung des Halbraumes, so heisst die betreffende Form „ambig".* Der besondere Charakter der bezüglichen reproducierenden Gruppe ist unmittelbar evident: *Die reproducierende Gruppe einer ambigen indefiniten Form (a, b_1, b_2, c) ge-*

stattet *die Erweiterung durch Spiegelungen auf eine Gruppe zweiter Art*[*]).
Dieser Charakter der Gruppe liegt dann sowohl auf der repräsentierenden
Halbkugel wie in der ζ-Ebene vor. —

Eine gleichfalls wichtige Gruppenerweiterung gründet sich auf die
Hinzunahme von Substitutionen der Determinante i, welche übrigens
die Bauart der bisher verwendeten ζ-Substitutionen bewahren. Die
damit entspringende „erweiterte" Picard'sche Gruppe erster Art, in
welcher die „unimodulare" eine ausgezeichnete Untergruppe des Index
zwei ist, wurde gleichfalls oben (pg. 77 ff.) ausführlich untersucht und
hatte ein durch die Bedingungen (6) pg. 85 festgelegtes „Doppeltetraeder" zum Discontinuitätsbereich.

Die hier hinzukommenden Substitutionen liefern nach der Verabredung von pg. 453 „im erweiterten Sinne" äquivalente Hermite'sche
Formen; die Determinanten zweier solcher Formen erwiesen sich als
gleich. Man hat nun hier offenbar folgende Alternative: Eine einzelne
Formclasse der Determinante D wird sich bei Ausübung einer der
neuen Transformationen entweder mit einer zweiten Classe der gleichen
Determinante permutieren oder sie wird hierbei in sich selbst transformiert. *Im ersten Falle sind die zu jenen beiden Classen gehörenden
reproducierenden Gruppen innerhalb der erweiterten Picard'schen Gruppe
gleichberechtigt, im zweiten Falle ist die reproducierende Gruppe selber*
*der Erweiterung durch Zusatz von Substitutionen der Determinante i
fähig.* Wir wollen dann zwischen einer *„erweiterten"* und einer *„unimodularen"* reproducierenden Gruppe (erster Art) unterscheiden; natürlich ist diese in jener als ausgezeichnete Untergruppe des Index zwei
enthalten. —

Eine besondere Bedeutung hat die Frage nach dem Auftreten
parabolischer Substitutionen innerhalb der einzelnen unserer reproducierenden Gruppen. Man nennt zwei Gruppen *„commensurabel"*, wenn
sie entweder direct oder nach geeigneter Transformation der einen
Gruppe eine Untergruppe gemein haben, welche innerhalb beider
Gruppen endlichen Index hat[**]). Wir werden später zeigen können,
*dass die reproducierende Gruppe einer indefiniten Hermite'schen Form
stets und nur dann mit der gewöhnlichen Modulgruppe commensurabel
ist, wenn sie parabolische Substitutionen enthält.*

---

[*]) Die beiden bei $D = 1$ eintretenden Classen, deren repräsentierende Halbkugeln die Symmetriehalbkugeln der Pentaederteilung selbst sind, wird man gleichfalls ambig nennen. Doch sind diese Classen als zu particulär nicht mit in die
Definition des Textes aufgenommen.

[**]) Siehe die Fussnote pg. 190.

Nun werden parabolische Substitutionen vorkommen oder nicht, je nachdem der auf der repräsentierenden Halbkugel gelagerte Discontinuitätsbereich der reproducierenden Gruppe mit einer oder mehreren Spitzen bis zur ζ-Ebene herabreicht oder gänzlich vom Rande der Halbkugel fernbleibt. Aber der erste oder zweite dieser Fälle tritt ein, je nachdem der Grundkreis der Halbkugel durch parabolische, d. i. rationale Punkte der ζ-Ebene hindurchläuft oder nicht.

Man setze daraufhin $\xi = \frac{x}{s}$, $\eta = \frac{y}{s}$ und hat alsdann zufolge (1) pg. 454 als Gleichung des Grundkreises:

$$(1) \qquad ax^2 + ay^2 + cs^2 - 2b_2 ys + 2b_1 xs = 0.$$

Es werden parabolische Substitutionen stets und nur dann vorkommen, wenn diese Gleichung sich durch ein Tripel rationaler ganzer Zahlen x, y, s auflösen lässt. Für $a = 0$ ist die Existenz einer solchen Lösung sogleich evident. Ist $a \gtrless 0$, so führe man die letzte Gleichung durch Multiplication mit a über in die Gestalt:

$$(ax + b_1 s)^2 + (ay - b_2 s)^2 - Ds^2 = 0.$$

Ist nun d^2 das grösste in D aufgehende Quadrat einer ganzen rationalen Zahl, so schreibe man $D = d^2 \cdot D_0$ und setze übrigens:

$$ax + b_1 s = X, \quad ay - b_2 s = Y, \quad ds = Z.$$

Es sind dann mit x, y, s auch X, Y, Z ganze rationale Zahlen, und letztere genügen der Gleichung:

$$(2) \qquad X^2 + Y^2 - D_0 Z^2 = 0.$$

Umgekehrt liefert eine ganzzahlige Lösung dieser Gleichung stets ein Tripel rationaler, damit aber auch ein solches ganzer rationaler Zahlen x, y, s, welche die Gleichung (1) befriedigen.

Die Frage nach der Lösbarkeit der Gleichung (2) in ganzen, nicht durchgängig verschwindenden Zahlen wird nun durch einen bekannten Satz der Zahlentheorie[*]) beantwortet. Die leicht als notwendig erkennbare Bedingung, dass nämlich -1 quadratischer Rest von D_0 ist, ist auch hinreichend für die Existenz einer ganzzahligen Lösung. Es wird aber -1 stets und nur dann quadratischer Rest von D_0 sein, wenn in D_0 keine Primzahl der Gestalt $(4h + 3)$ enthalten ist. Es gilt also der Satz: *Ob in einer einzelnen reproducierenden Gruppe parabolische Substitutionen vorkommen oder nicht, hängt allein vom Zahlwert der zugehörigen Determinante D ab; die Gruppe wird stets, aber auch*

───────────

[*]) Cf. Dirichlet-Dedekind, „*Vorlesungen über Zahlentheorie*" (4te Aufl.). Braunschweig, 1894, pg. 482.

nur dann von parabolischen Substitutionen frei sein, wenn in D wenigstens eine Primzahl von der Gestalt (4h + 3) *in ungerader (höchster) Potenz enthalten ist.*

Übrigens bemerken wir, *dass die indefiniten Hermite'schen Formen für die Theorie der Hauptkreisuntergruppen innerhalb der Picard'schen Gruppe in demselben Umfange erschöpfend sind, wie die Dirichlet'schen Formen für die cyclischen Untergruppen.* Es gehört nicht nur zu jeder indefiniten Form (a, b₁, b₂, c) eine Hauptkreisuntergruppe; sondern wir werden am Ende des Kapitels zeigen können, dass auch umgekehrt zu jeder solchen Untergruppe eine indefinite Hermite'sche Form gehört. —

Zum Schlusse kommen wir noch einmal auf die geschichtliche Entwicklung der hier entwickelten Theorie zurück.

Es ist hier zunächst neben den pg. 92 u. f. angegebenen Literaturnachweisen noch eine Abhandlung Picard's über indefinite Hermite'sche Formen zu nennen*). Diese Arbeit ist als eine directe Fortsetzung von Hermite's ursprünglichen Untersuchungen (in Bd. 47 von Crelle's Journal) anzusehen, welche letztere die indefiniten Formen (a, b₁, b₂, c) unerledigt liessen. Die Reduction der indefiniten Formen wird von Picard a. a. O. vermöge eines von Hermite herrührenden Princips auf diejenige der definiten Formen zurückgeführt. Dieses Princip, welches im nächsten Kapitel bei den ternären Formen noch ausführlich zur Geltung kommt, lässt sich unter Gebrauch unserer geometrischen Sprechweise folgendermassen bezeichnen: *Eine positive Hermite'sche Form soll als einer gegebenen indefiniten Form „associiert" bezeichnet werden, wenn der repräsentierende Punkt jener Form auf der Halbkugel dieser letzteren gelegen ist***). *Eine indefinite Form heisst alsdann reduciert, wenn sich eine ihr associierte definite Form angeben lässt, welche reduciert ist.* Wie sich auf Grundlage dieses Ansatzes der Process der continuierlichen Reduction einführen lässt, werden wir gleichfalls im nächsten Kapitel zu erläutern haben. Dieser Process spielt denn auch bei Hermite und Picard l. c. eine sehr wesentliche Rolle; doch sei daran erinnert, dass der Ursprung des fraglichen Processes in Gauss *„Disquisitones arithmeticae"* zu suchen ist***).

Es ist nun sofort evident, dass die hier befolgte und auf St. Smith

---

*) *„Mémoire sur les formes quadratiques binaires indéfinies"*, Annales de l'école normale, série 3, Bd. 1 pg. 9 ff. (1884); siehe auch die vorangehenden Notizen in den Comptes rendus, Bd. 96 pg. 1779 und Bd. 97 pg. 745 (1883).

**) Es treten wegen der Determinante der associierten Form noch weitere Vorschriften hinzu, die indessen im Texte nicht weiter in Betracht kommen.

***) Siehe z. B. Art. 184 der „Disquis. arithm.".

zurückgehende Methode der Definition reducierter indefiniter Formen sachlich zu denselben Ergebnissen führt, wie der Hermite'sche Ansatz (gleiche Reductionsbedingungen der definiten Formen vorausgesetzt). Gleichwohl muss das Smith'sche Princip, die Definition der reducierten indefiniten Formen unabhängig von den definiten auf eine entwickelte Theorie der Gruppen und Discontinuitätsbereiche zu gründen, gegenüber Hermite als ein sehr wichtiger Schritt angesehen werden, welche einen weit durchsichtigeren Aufbau der Äquivalenztheorie indefiniter Formen lieferte. Übrigens gebührt Bianchi das Verdienst, die Smith'sche Methode auf die Dirichlet'schen und Hermite'schen Formen ausgedehnt zu haben[*]).

§ 9. Die reproducierenden Gruppen der zur Determinante $D = 5$ gehörenden Hermite'schen Formen.

Die einfachsten Beispiele zur Erläuterung der Entwicklungen der beiden letzten Paragraphen würden uns diejenigen Formclassen liefern, deren repräsentierende Halbkugeln die Symmetriehalbkugeln der Pentaederteilung sind. Aber es zeigt sich, dass wir hier nur erst zu sehr einfachen Verhältnissen gelangen: man wird nämlich nur zu zwei verschiedenen reproducierenden Gruppen geführt, von denen die eine *die gewöhnliche Modulgruppe*, die andere *die Gruppe des Kreisbogendreiecks der Winkel* $\frac{\pi}{2}$, $\frac{\pi}{4}$, 0 ist. Wir werden später Gelegenheit finden, diese letztere Gruppe direct zu untersuchen und verweilen demnach hier bei den fraglichen Beispielen nicht länger. —

Der Behandlung lehrreicherer Beispiele senden wir erst noch einige auf die hier durchzuführenden numerischen Rechnungen bezügliche Bemerkungen voraus.

Zuvörderst kann man sich bei gegebenem D nach den Vorschriften von pg. 468 eine Tabelle der reducierten Formen aufstellen.

Für die einzelne hierbei eintretende Halbkugel:

$$(1) \qquad a(\xi^2 + \eta^2 + \vartheta^2) + 2b_1\xi - 2b_2\eta + c = 0$$

ist alsdann der Schnitt mit dem Ausgangsraume der unimodularen Picard'schen Gruppe erster Art festzustellen. Die fünf Seitenflächen des Ausgangsraums correspondieren den fünf Erzeugenden S, T, T^{-1}, U, V und sollen in dieser Folge durch Nummern 1 bis 5 unterschieden werden. Die Gleichungen dieser Flächen sind der Reihe nach:

$$(2) \quad \eta = 0, \quad \xi = \frac{1}{2}, \quad \xi = -\frac{1}{2}, \quad \xi^2 + \eta^2 + \vartheta^2 = 1, \quad \eta = \frac{1}{2}.$$

---

[*]) Vergl. die zweite der pg. 93 citierten Abhandlungen.

Die Randcurven des im Ausgangsraum gelegenen Segmentes der Kugel (1) sollen entsprechend durch Nummern 1 bis 5 bezeichnet werden, je nachdem sie von der ersten, u. s. w. Seite (2) geliefert werden.

Die Halbkugel (1) kann aber insbesondere durch eine der acht Kanten des Ausgangsraums hindurchlaufen. Indem wir dann die Nummern der beiden beteiligten Seitenflächen in eine Klammer neben einander stellen, brauchen wir die Symbole (1, 2), (1, 3), ... zur Bezeichnung der Kanten und damit zugleich der bezüglichen Seiten des auf der Halbkugel (1) gelegenen Schnittpolygons.

Bei den fraglichen Kanten treten an Stelle der Erzeugenden S, T, ... die unter (4) pg. 470 angegebenen Substitutionen. Übrigens sind diese acht Kanten nicht gleichberechtigt. Drei unter ihnen, nämlich (2, 4), (3, 4) und (4, 5), gehören zu elliptischen Substitutionen der Periode drei; hier haben wir gewöhnliche Seiten der Teilpolygone. Die fünf anderen Kanten (1, 2), (1, 3), (1, 4), (2, 5), (3, 5) gehören zur Periode zwei und liefern demnach *Symmetriekreise* des auf der Halbkugel (1) zu construirenden Polygonnetzes (cf. pg. 473). Über eine solche Seite hinaus braucht man das Netz der Teilpolygone nicht fortzusetzen; denn jenseits werden sich ja die zu den bisherigen inversen Formen in der symmetrischen Anordnung wieder finden.

Eben diesen selben Charakter als *Symmetriekreise* gewinnen vorkommenden Falls diejenigen drei Kanten der „Elementarpentaeder", welche die Seiten 1, 4 und 5 des Ausgangsraumes symmetrisch hälften. Solchen Symmetrielinien unseres Polygonnetzes erteilen wir die Symbole (1), (4), (5).

Um diese Vorschriften der Anschauung leicht übersichtlich zu machen, ist in Figur 160 die senkrechte Projection des Ausgangsraumes auf die ζ-Ebene gezeichnet, wobei als Grundriss ein Rechteck mit den Eckpunkten $\zeta = \pm\frac{1}{2}, \pm\frac{1}{2} + \frac{i}{2}$ erscheint. Die Seitenflächen 1, 2, 3, 5 projicieren sich hierbei in Gerade (welche die entsprechenden Nummern tragen), die Fläche 4 hingegen liefert das Innere des Rechtecks. Von den Kanten werden sich (1), (5), (1, 2), (1, 3), (2, 5), (3, 5) in Punkte projicieren, während die fünf übrigen Gerade liefern.

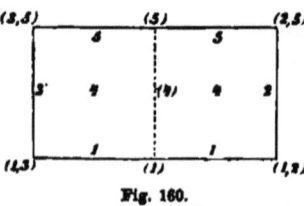

Fig. 160.

Will man nunmehr das Schnittpolygon der Halbkugel (1) mit dem Ausgangsraume feststellen, so discutiere man zunächst die Frage, ob dieses Polygon eine Seite 4 hat. Die Projection einer solchen Seite auf die ζ-Ebene hat die Gleichung:

(3) $$2b_1\xi - 2b_2\eta + (a + c) = 0,$$

wie man durch Combination der betreffenden Gleichungen (1) und (2) sofort sieht. Eine Seite 4 wird demnach stets und nur dann vorkommen, wenn die in (3) dargestellte Gerade das Rechteck der Figur 160 schneidet. Ist dies nicht der Fall, so ist das gesuchte Schnittpolygon ein Viereck mit vier Seiten 1, 2, 5, 3. In jedem Falle aber wird man sich unter Hinzunahme der Lage des Mittelpunktes und des Radius der Kugel (1) über den Verlauf des Schnittpolygons leicht weiter unterrichten.

Es soll hier auch allgemein angegeben werden, zu welchen „benachbarten" Formen man gelangt, wenn man ein Teilpolygon über eine Seite 1, 2, ... verlässt. Ist die erste Form (a, b_1, b_2, c), die benachbarte aber (a', b_1', b_2', c'), so hat man in den fünf fraglichen Fällen nach (3) pg. 461 und (8) pg. 453 folgende Transformationsformeln:

1. $a' = a,$ $b_1' = -b_1,$ $b_2' = -b_2,$ $c' = c,$
2. $a' = a,$ $b_1' = a + b_1,$ $b_2' = b_2,$ $c' = a + 2b_1 + c,$
3. $a' = a,$ $b_1' = -a + b_1,$ $b_2' = b_2,$ $c' = a - 2b_1 + c,$
4. $a' = c,$ $b_1' = -b_1,$ $b_2' = b_2,$ $c' = a,$
5. $a' = a,$ $b_1' = -b_1,$ $b_2' = a - b_2,$ $c' = a - 2b_2 + c.$

Hieran reihen sich die drei weiteren auf die Kanten $(2, 4)$, $(3, 4)$ und $(4, 5)$ bezogenen Transformationsformeln:

$(2, 4)$. $a' = a + 2b_1 + c,$ $b_1' = b_1 + c,$ $b_2' = b_2,$ $c' = c,$

$(3, 4)$. $a' = a - 2b_1 + c,$ $b_1' = b_1 - c,$ $b_2' = b_2,$ $c' = c,$

$(4, 5)$. $a' = a - 2b_2 + c,$ $b_1' = -b_1,$ $b_2' = -b_2 + c,$ $c' = c.$

Wir gehen nun zum eigentlichen Gegenstande des vorliegenden Paragraphen über, nämlich vermöge der eben gegebenen Vorschriften *die reproducierenden Gruppen der zur Determinante $D = 5$ gehörenden Formclassen* näher zu untersuchen.

Als *Hauptform* der Determinante $D = 5$ wird man die Form $(1, 0, 0, -5)$ bezeichnen. Die ihr zugehörige „Hauptclasse" besitzt, wie die Durchführung der vorstehend allgemein geschilderten Untersuchungsmethode zeigt, 48 paarweise einander inverse reducierte Formen. Eine der beiden symmetrischen Hälften des Netzes ist in Figur 161 schematisch wiedergegeben. In die 24 Teilpolygone ist jedesmal die bezügliche reducierte Form eingetragen und die Seiten sind überall durch ihre Nummern charakterisiert. Eine Seite 2 ist dabei für das benachbarte Teilpolygon stets eine Seite 3 und umgekehrt. Die übrigen drei Seiten aber behalten jeweils für das benachbarte Teilpolygon ihre

Nummer, dem Umstande entsprechend, dass die zugehörigen Substitutionen *S, U, V* von der Periode zwei sind. Daher ist bei diesen
Seiten jedesmal nur eine Nummer eingetragen. Die offen bleibenden

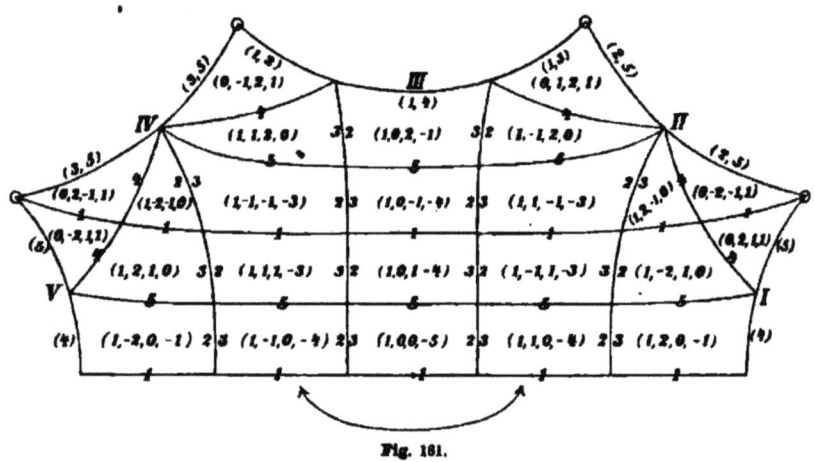

Fig. 161.

Randcurven des Netzes werden der Mehrzahl nach von Pentaederkanten geliefert; sie legen sich zu fünf Symmetrielinien zusammen,
welche in der Figur durch die Nummern I bis V unterschieden sind.
Von der noch übrig bleibenden Randcurve ist die eine Hälfte auf die
andere durch eine Erzeugende der reproducierenden Gruppe bezogen,
was durch den in der Figur beigefügten Pfeil angedeutet ist. Die
vier mit kleinen Kreisen umschlossenen Eckpunkte sind parabolisch;
das Auftreten solcher Ecken war nach dem Kriterium von pg. 475
vorauszusehen.

Das solcherweise vom Process der continuierlichen Reduction gelieferte Halbpolygon ist ein *Discontinuitätsbereich zweiter Art mit fünf
Seiten der zweiten Art, nämlich Symmetriekreisen, und zwei Seiten erster
Art, die unter einem gestreckten Winkel zusammenstossen.* Auf welcher
zur Formclasse gehörenden Halbkugel wir dies Netz gelagert denken, ist
an sich gleichgültig; doch werden wir hier am zweckmässigsten die repräsentierende Halbkugel der Hauptform $(1, 0, 0, - 5)$ selbst benutzen.
Figur 161 lehrt alsdann, dass die beiden nicht-parabolischen Ecken des
Halbpolygons bei $\zeta = \pm 2$, $\vartheta = 1$, die vier parabolischen aber bei
$\zeta = \pm 2 + i$ und $\zeta = \pm 1 + 2i$ gelegen sind. Die Projection durch
orthogonale Halbkreise liefert in der ζ-Ebene die beiden in Figur 162
dargestellten Polygone, welche den Discontinuitätsbereich derjenigen
in der unimodularen Picard'schen Gruppe erster Art enthaltenen Hauptkreisgruppe des zweiten Typus zusammensetzen, deren Substitutionen

$(1, 0, 0, -5)$ entweder in sich oder in $(-1, 0, 0, 5)$ transformieren. Die Erzeugenden dieser Gruppe, welche in Figur 162 durch Pfeile näher charakterisiert wurden, sind die folgenden:

$$(4) \begin{cases} S = \begin{pmatrix} i, & 0 \\ 0, & -i \end{pmatrix}, \quad V_1 = \begin{pmatrix} 2, & -5 \\ 1, & -2 \end{pmatrix}, \qquad V_2 = \begin{pmatrix} 3 & -5-5i \\ 1-i, & -3 \end{pmatrix}, \\ V_3 = \begin{pmatrix} 2, & -5i \\ -i, & -2 \end{pmatrix}, \quad V_4 = \begin{pmatrix} 3, & 5-5i \\ -1-i, & -3 \end{pmatrix}, \quad V_5 = \begin{pmatrix} 2, & 5 \\ -1, & -2 \end{pmatrix}. \end{cases}$$

Es handelt sich hier, wie man sieht, um lauter elliptische Substitutionen der Periode zwei, von denen die letzten fünf das Innere des Hauptkreises mit dem Äusseren austauschen.

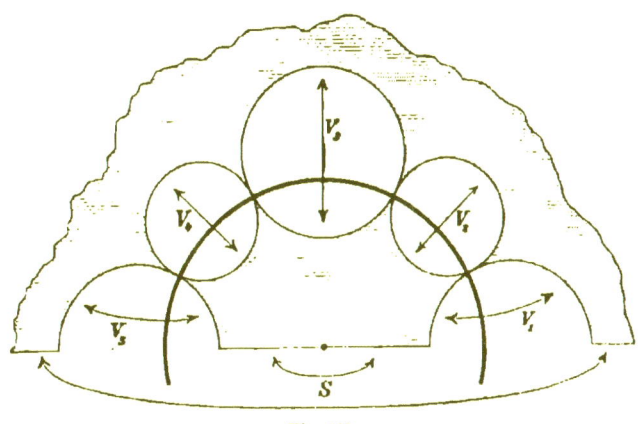

Fig. 162.

Um den Discontinuitätsbereich der reproducierenden Gruppe von $(1, 0, 0, -5)$ selbst zu gewinnen, können wir uns auf das Innere des Hauptkreises beschränken und lagern neben das bisherige Halbpolygon etwa längs der in Figur 161 mit III bezeichneten Seite ein mit ihm symmetrisches Halbpolygon, wie dies Figur 163 (pg. 482) andeutet. Das System der in der Figur näher bezeichneten Erzeugenden ist:

$$(5) \begin{cases} S = \begin{pmatrix} i, & 0 \\ 0, & -i \end{pmatrix}, \quad V_3' = V_3 S V_3 = \begin{pmatrix} 9i, & 20 \\ 4, & -9i \end{pmatrix}, \\ V_1' = V_1 V_3 = \begin{pmatrix} 4+5i, & 10-10i \\ 2+2i, & 4-5i \end{pmatrix}, \quad V_5' = V_5 V_3 = \begin{pmatrix} 4-5i, & -10-10i \\ -2+2i, & 4+5i \end{pmatrix}, \\ V_2' = V_2 V_3 = \begin{pmatrix} 1+5i, & 10-5i \\ 2+i, & 1-5i \end{pmatrix}, \quad V_4' = V_4 V_3 = \begin{pmatrix} 1-5i, & -10-5i \\ -2+i, & 1+5i \end{pmatrix}. \end{cases}$$

Vor allen Dingen merken wir den Satz an: *Die reproducierenden Gruppen der Hauptclasse der Determinante $D = 5$ sind Hauptkreisgruppen aus der Familie von der Signatur:*

$$(0, 6; \ 2, 2, \infty, \infty, \infty, \infty).$$

Die Umformung des Bereichs der Figur 163 in ein „kanonisches" Polygon wird man leicht ausführen. —

Das *arithmetische Bildungsgesetz* der gewonnenen Hauptkreisgruppe ist bisher nur erst mittelbar angegeben, und zwar dadurch, dass es

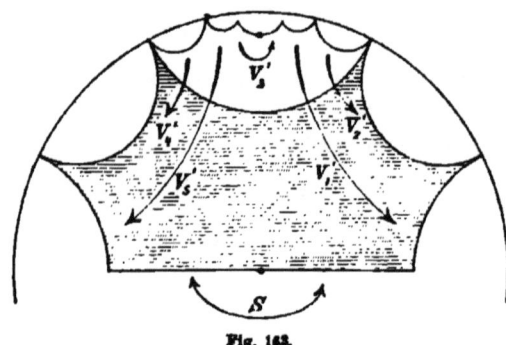

Fig. 163.

sich um alle Substitutionen der unimodularen Picard'schen Gruppe handelt, welche, in die Gestalt (7) pg. 453 gesetzt, die Form $(x\bar{x} - 5y\bar{y})$ in sich transformieren.

Man kann nun aber die hiermit genannten definierenden Eigenschaften unserer Substitutionen auch direct in Ansatz bringen und findet so, dass wir mit allen Substitutionen zu thun haben, deren Coefficienten ganze den drei Bedingungen:

$$(6) \qquad \alpha\delta - \beta\gamma = 1, \quad \alpha\bar{\alpha} - 5\gamma\bar{\gamma} = 1, \quad \alpha\bar{\beta} = 5\gamma\bar{\delta}$$

genügende Zahlen aus Ω sind. Falls keine der Zahlen α, β, γ, δ verschwindet, folgern wir aus der letzten Gleichung (6), dass $\delta = \varepsilon \cdot \bar{\alpha}$, $\beta = \varepsilon \cdot 5\bar{\gamma}$ ist, unter ε eine ganze oder gebrochene Zahl aus Ω verstanden. Die erste Gleichung (6) liefert dann $\varepsilon(\alpha\bar{\alpha} - 5\gamma\bar{\gamma}) = 1$, so dass zufolge der zweiten $\varepsilon = 1$ ist. Im Falle des Verschwindens von β ist (wegen der letzten und ersten Gleichung (6)) auch $\gamma = 0$, so dass wir auf $\delta = \bar{\alpha}$ zurückkommen; δ und α können (wegen der zweiten Gleichung (6)) dann nicht auch noch verschwinden.

Es ist hierdurch der folgende Satz bewiesen: *Die reproducierende Gruppe der Hauptform* $(1, 0, 0, -5)$ *besteht aus allen unimodularen Substitutionen:*

$$(7) \qquad \zeta = \frac{\alpha\zeta + 5\bar{\gamma}}{\gamma\zeta + \bar{\alpha}}$$

mit ganzen complexen dem Körper Ω angehörigen Coefficienten α, γ. Hiermit ist der volle Einblick in das arithmetische Bildungsgesetz unserer Gruppe gewonnen; denn dass die fraglichen Substitutionen in ihrer Gesamtheit eine Gruppe bilden, ist aus dem blossen Anblick des Schemas:

$$\begin{pmatrix} \alpha, & 5\bar{\gamma} \\ \gamma, & \bar{\alpha} \end{pmatrix} \cdot \begin{pmatrix} \alpha', & 5\bar{\gamma}' \\ \gamma', & \bar{\alpha}' \end{pmatrix} = \begin{pmatrix} \alpha\alpha' + 5\bar{\gamma}\gamma', & 5(\alpha\bar{\gamma}' + \bar{\alpha}'\bar{\gamma}) \\ \bar{\alpha}\gamma' + \alpha'\gamma, & \bar{\alpha}\bar{\alpha}' + 5\gamma\bar{\gamma}' \end{pmatrix}$$

evident. Übrigens tritt das aufgestellte Gesetz an den Erzeugenden (5) direct hervor. —

Wir könnten nun noch von den möglichen *Erweiterungen* der fraglichen Hauptkreisgruppe handeln. Da $(x\bar{x} - 5y\bar{y})$ durch die Substitution $\begin{pmatrix} i, & 0 \\ 0, & 1 \end{pmatrix}$ in sich transformiert wird, so gestattet unsere Gruppe die Erweiterung durch Zusatz von $\zeta' = i\zeta$, und man stellt etwa auf der repräsentierenden Halbkugel ein Polygon der erweiterten Gruppe leicht durch Hälftung des oben besprochenen, dem Netze der Figur 161 entsprechenden Polygones dar.

Man kann aber gleich noch einen Schritt weiter gehen und auch die Spiegelung an der imaginären ζ-Axe zufügen, welche in der Picard'schen Gruppe zweiter Art in der That enthalten ist. Es zerfällt alsdann das eben zuletzt gemeinte Polygon in vier abwechselnd symmetrische und congruente Kreisbogenvierecke der Winkel $\frac{\pi}{4}$, $\frac{\pi}{2}$, 0, $\frac{\pi}{2}$, wie dies durch Figur 164 in der Projection auf das Innere des

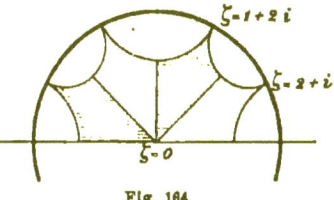

Fig. 164.

Hauptkreises dargestellt ist. Dieser Gruppe $(0, 4; 2, 2, 4, \infty)$ werden wir im nächsten Kapitel in einem anderen Zusammenhange nochmals begegnen; wir werden daselbst zeigen können, *dass sie nicht auch noch in einer umfassenderen, gleichfalls eigentlich discontinuierlichen Hauptkreisgruppe als Untergruppe enthalten sein kann.* —

Mit der Hauptclasse sind nun noch nicht alle reducierten Formen der Determinante $D = 5$ erschöpft. Es bleiben in der That noch *zwei weitere Formclassen* übrig, welche sich jedoch als *äquivalent im erweiterten Sinne* erweisen. Es genüge, dass wir für eine der beiden Classen das Netz der reducierten Formen angeben; die Hälfte desselben ist in Figur 165 gezeichnet. Wir haben es hier in der That wieder mit *einer sich selbst inversen Classe* zu thun. Aber dem Umstand entsprechend, dass die vorliegende Classe mit der dritten zu $D = 5$ gehörenden Classe im erweiterten Sinne äquivalent ist, wird die zugehörige reproducierende Gruppe sich *nicht* durch Zusatz von Substitutionen der Determinante i erweitern lassen (cf. pg. 474).

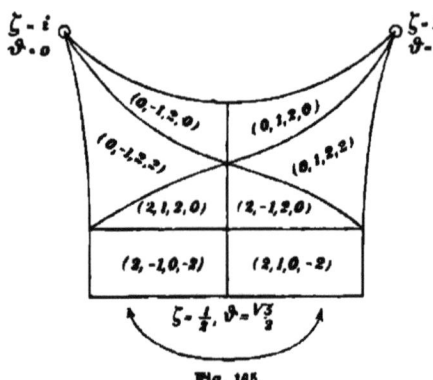

$\zeta - i$
$\vartheta = 0$

$\zeta - 1 + i$
$\vartheta = 0$

$(0,-1,2,0)$
$(0,1,2,0)$
$(0,-1,2,2)$
$(0,1,2,2)$
$(2,1,2,0)$
$(2,-1,2,0)$
$(2,-1,0,-2)$
$(2,1,0,-2)$

$\zeta = \frac{1}{2}, \vartheta = \frac{\sqrt{3}}{2}$

Fig. 165.

Die in der Figur hinzugefügten Werte von ζ und ϑ beziehen sich auf den Fall, dass wir das Netz auf der repräsentierenden Halbkugel der Form $(2, -1, 0, -2)$ lagern. Es treten dabei, wie in der Figur hervorgehoben ist, zwei parabolische Ecken ein.

Die unmittelbare arithmetische Definition unserer Gruppe in der zu $(2, -1, 0, -2)$ gehörenden Gestalt kann man im Anschluss an (8) pg. 453 etwa so formulieren, *dass es sich um alle Substitutionen der unimodularen Picard'schen Gruppe handelt, welche die beiden Relationen befriedigen:*

$$2\alpha\bar{\alpha} - \alpha\bar{\gamma} - \gamma\bar{\alpha} - 2\gamma\bar{\gamma} = 2,$$
$$2\alpha\bar{\beta} - \alpha\bar{\delta} - \gamma\bar{\beta} - 2\gamma\bar{\delta} = -1.$$

Es scheint aber nicht, dass man das hierdurch gegebene Gesetz durch Weiterentwicklung wesentlich durchsichtiger gestalten kann

§ 10. Die reproducierenden Gruppen der zur Determinante $D = 7$ gehörenden Hermite'schen Formen.

Die entwickelten allgemeinen Ansätze sollen auch noch für den Fall der Determinante $D = 7$ zur Durchführung gebracht werden, da sich die bisherigen Beispiele in mehrfacher Hinsicht noch zu elementar gestalteten, während für $D = 7$ z. B. bei Bestimmung der Erzeugenden der reproducierenden Gruppe die allgemeinen Regeln von pg. 472 zur Geltung kommen werden.

Da für $D = 7$ parabolische Substitutionen nicht auftreten können, so treten leicht ersichtlich allein die Reductionsbedingungen (3) pg. 468 in Kraft. Man zählt durch Discussion derselben im ganzen 66 paarweis inverse reducirte Formen ab.

Knüpfen wir nun an die Hauptform $(1, 0, 0, -7)$ und wenden auf sie den Algorithmus der continuierlichen Reduction an, so entspringt ein Netz, welches bereits aus allen 66 Teilpolygonen zusammengesetzt ist. Somit folgt: *Es giebt nur eine einzige Classe indefiniter*

Hermite'scher Formen der Determinante D = 7, welche als solche mit mit sich selbst invers ist.

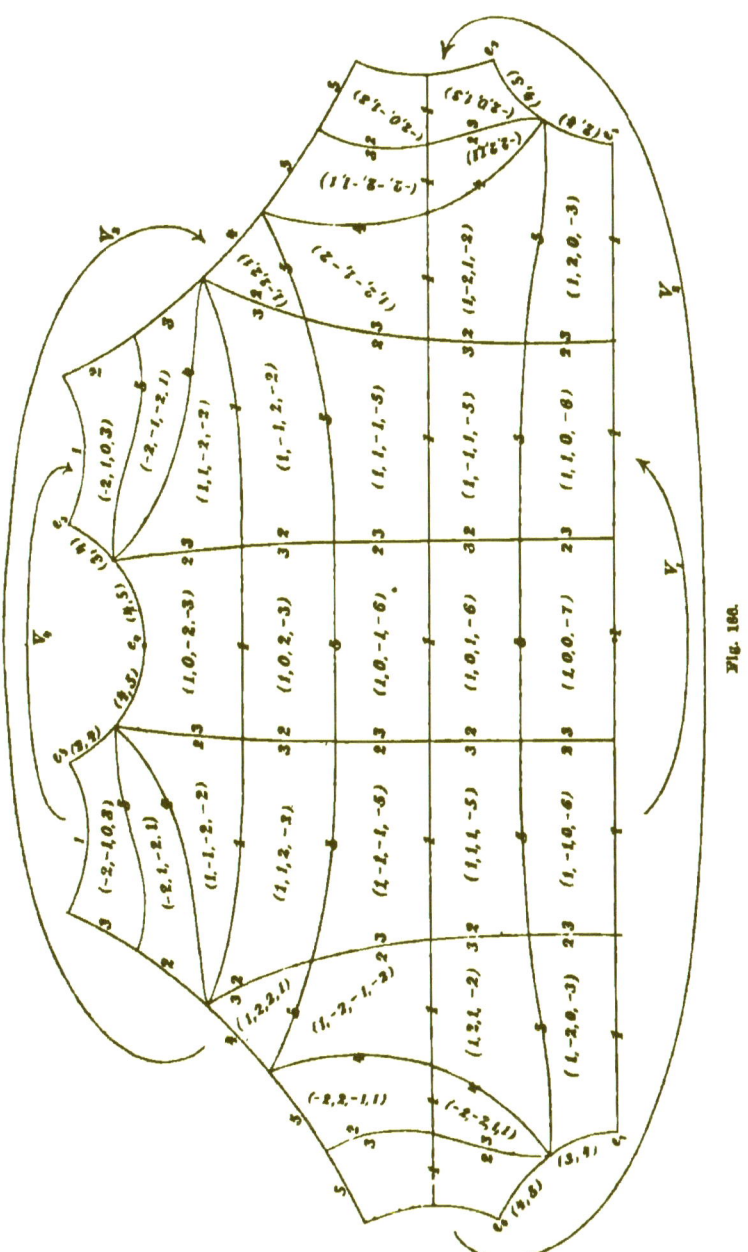

Fig. 166.

In Figur 166 ist die Hälfte des Netzes mit 33 Teilpolygonen schematisch hergestellt, und es sind sowohl die reducierten Formen überall eingetragen, wie auch die Grenzlinien der einzelnen Teilpolygone und die Randcurven des ganzen Netzes in der oben (pg. 478) verabredeten Art näher bezeichnet. Um jedoch die Figur symmetrisch zu gestalten, sind die beiden Teilpolygone der reducierten Formen (— 2, 0, — 1, 3) und (— 2, 0, 1, 3) je in zwei Stücke zerschnitten (und zwar vermöge der Symmetrieebene des als Ausgangsraum dienenden Doppelpentaeders). Man findet diese vier Stücke, welche Vierecke vorstellen, auf der rechten und linken Seite der Figur; sie sind durch den mit V_2 bezeichneten Pfeil einander zugewiesen.

Die Seiten des erhaltenen Polygons zweiter Art gehören der Mehrzahl nach der *ersten* Art an. Wir haben hier einmal die beiden schon genannten durch den Pfeil V_2 einander zugeordneten Seiten, sodann aber noch drei weitere Paare von Randcurven, welche durch die mit V_1, V_3 und V_4 bezeichneten Pfeile auf einander bezogen sind. Man wird hier überall leicht die Angaben der Figur bestätigen; so z. B. gelangt man aus dem Teilpolygon der Form (— 2, 1, — 2, 1) durch Überschreiten der Seite 2, d. h. durch Ausüben der bezüglichen pg. 479 angegebenen Transformation, in der That in das durch V_3 zugeordnete Teilpolygon der Form (— 2, — 1, — 2, 1).

Es müssen nun aber notwendig auch Seiten *zweiter* Art vorkommen, und dieses sind die in der Figur durch $\overline{e_1 e_2}$, $\overline{e_4 e_7}$ und $\overline{e_2 e_5}$ bezeichneten Randcurven, wobei die letztere durch ihren Mittelpunkt e_4 in die beiden Stücke $\overline{e_2 e_4}$ und $\overline{e_4 e_5}$ zerlegt wird. Wir haben hier nämlich nicht mit Symmetrielinien zu thun; vielmehr ist die Seite $\overline{e_1 e_2}$ auf $\overline{e_2 e_4}$ und $\overline{e_4 e_5}$ auf $\overline{e_6 e_7}$ zu beziehen. Dabei tritt, dem Charakter der Operation zweiter Art entsprechend, jedesmal eine Umlegung der einzelnen Seite ein, so dass z. B. die Ecke e_1 auf e_2 und e_7 auf e_4 bezogen ist. Man wird diese Angaben an der Hand der Figur sehr leicht bestätigen; es wird z. B. die in der Figur 166 rechts unten lagernde Form (1, 2, 0, — 3) durch Ausübung der pg. 479 gegebenen Transformation (2, 4) in die Form (2, — 1, 0, — 3) übergeführt, welche in der That invers zu der am Eckpunkt e_2 gelegenen Form ist.

Das Netz der 33 Teilpolygone soll nunmehr auf die repräsentierende Halbkugel der Hauptform (1, 0, 0, — 7) gelagert werden. Es wird daselbst *ein symmetrisch gestaltetes Kreisbogenpolygon mit zehn Ecken* abgeben; und man stellt leicht fest, dass *alle zehn Winkel rechte* sind. So braucht man z. B. für die bei e_1 gelegene Ecke nur zu bemerken, dass die Kante (2, 4) orthogonal auf der Seite 1 des Doppelpentaeders aufsteht u. s. w.

Die Operationen V_1, V_2, V_3, V_4 bekommen jetzt eine eindeutig bestimmte Bedeutung als Substitutionen, welche die Form $(1, 0, 0, -7)$ in sich transformieren. Wir fügen gleich noch die in der Figur nicht bezeichneten Substitutionen V_5 und V_6 hinzu, welche in der eben gekennzeichneten Weise $\overline{e_1 e_2}$ in $\overline{e_3 e_4}$ bez. $\overline{e_3 e_1}$ in $\overline{e_2 e_4}$ transformieren, und welche $(1, 0, 0, -7)$ in $(-1, 0, 0, 7)$ überführen. Um alsdann aus dem Netze der Teilpolygone die Bedeutung von $V_1, \ldots, V_6$ abzulesen, müssen wir, vom Viereck der Form $(1, 0, 0, -7)$ beginnend, den der einzelnen Substitution V_i entsprechenden „geschlossenen" Weg durch das Netz legen und die hierbei aneinander gereihten Erzeugenden S, T, $\ldots$ nach Maassgabe ihrer Aufeinanderfolge combinieren. Man liest aus Figur 166 direct ab:

$$V_1 = S, \qquad V_2 = VT^{-1}UT^2UT^{-2}V,$$

$$V_3 = VT^{-1}SVT^{-1}UVT^2SV, \qquad V_4 = VSVSTUVSVUTSVSV,$$

$$V_5 = T^2(T, U)VUT^{-1}SVSV, \qquad V_6 = T^{-2}(T^{-1}, U)VUTSVSV;$$

hierbei sind die den Kanten $(2, 4)$ und $(3, 4)$ correspondierenden Substitutionen kurz (T, U) und (T^{-1}, U) genannt. Das Ergebnis der wirklichen Ausrechnung der Erzeugenden $V_1, \ldots, V_6$ kleiden wir zusammen mit den übrigen Resultaten in den nachfolgenden Satz: *Die Gruppe aller in der unimodularen Picard'schen Gruppe erster Art enthaltenen Substitutionen, welche die Hauptform $(1, 0, 0, -7)$ der Determinante 7 entweder in sich oder in ihre inverse Form $(-1, 0, 0, 7)$ transformieren, ist eine Hauptkreisgruppe des zweiten Typus (in der ζ-Ebene betrachtet), welche folgende sechs Substitutionen als ein System von Erzeugenden besitzt:*

$$(1)\begin{cases} V_1 = \begin{pmatrix} i, & 0 \\ 0, & -i \end{pmatrix}, \quad V_2 = \begin{pmatrix} 5+2i, & 14 \\ 2, & 5-2i \end{pmatrix}, \quad V_3 = \begin{pmatrix} 2+2i, & 7 \\ 1, & 2-2i \end{pmatrix}, \\ V_4 = \begin{pmatrix} 2+5i, & 14 \\ 2 & 2-5i \end{pmatrix}, \quad V_5 = \begin{pmatrix} -3+2i & 7+7i \\ -1+i, & 3+2i \end{pmatrix}, \\ V_6 = \begin{pmatrix} 3+2i, & 7-7i \\ -1-i, & -3+2i \end{pmatrix}. \end{cases}$$

Die Substitutionen V_2, V_3, V_4 sind hyperbolisch, und ihre Fixpunkte liegen bei:

$$(2) \qquad \zeta = \pm\sqrt{6} + i, \quad \zeta = \pm\sqrt{3} + 2i, \quad \zeta = \frac{\pm\sqrt{3} + 5i}{2}$$

auf dem Hauptkreise; V_5 und V_6 sind loxodromisch, und ihre (natürlich gleichfalls auf dem Hauptkreise gelegenen) Fixpunkte sind:

$$(3) \qquad \frac{(3 \pm \sqrt{5}) + i(3 \mp \sqrt{5})}{2}, \quad \zeta = \frac{-(3 \pm \sqrt{5}) + i(3 \mp \sqrt{5})}{2}.$$

Hiermit sind zugleich alle Mittel gewonnen, *um in der ζ-Ebene das Polygon der vorliegenden Hauptkreisgruppe geometrisch zu construieren.* Dieses Polygon besitzt nämlich in der imaginären ζ-Axe eine Symmetrielinie. Erweitern wir aber mit der Spiegelung $\overline{V}$ an jener Axe, so werden $V_2^{\pm 1}\,\overline{V}$, $V_3^{\pm 1}\,\overline{V}$, $V_4^{\pm 1}\,\overline{V}$ Spiegelungen, deren Symmetriekreise direct die drei Paare der zu V_2, V_3, V_4 gehörenden Randcurven sind. Aus (1) berechnet man daraufhin als Gleichungen der fraglichen Randcurven:

$$\xi^2 + \eta^2 \mp 5\xi - 2\eta + 7 = 0, \quad \xi^2 + \eta^2 \mp 4\xi - 4\eta + 7 = 0,$$
$$\xi^2 + \eta^2 \mp 2\xi - 5\eta + 7 = 0.$$

Die noch übrig bleibenden Kreise aber sind gleichfalls leicht bestimmbar; denn man kann für den einzelnen Kreis stets drei Kreise angeben, gegen welche er orthogonal läuft. Die Gleichungen der fraglichen Kreise sind:

$$5(\xi^2 + \eta^2) \mp 28\xi + 35 = 0, \quad 5(\xi^2 + \eta^2) - 28\eta + 35 = 0.$$

Die genaue Gestalt des Discontinuitätsbereichs „vom zweiten Typus" ist daraufhin in Figur 167 angegeben. Man hat hier mit einem aus

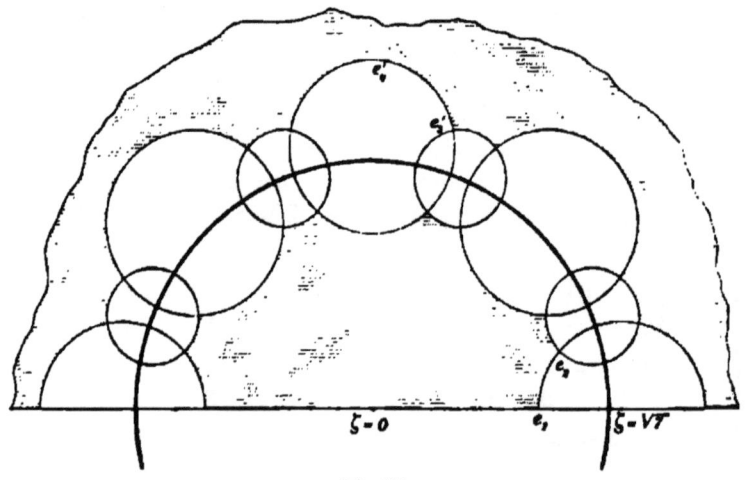

Fig. 167.

zwei getrennt liegenden und bezüglich des Hauptkreises symmetrischen Kreisbogenpolygonen bestehenden Discontinuitätsbereich „erster Art" zu thun. Die Zuordnung der Randcurven ist gegenüber Figur 166 insofern geändert, dass die Seite $\overline{e_1 e_2}$ jetzt durch die loxodromische Substitution V_5 auf die Seite $\overline{e_3' e_4'}$ des äusseren Polygons bezogen ist, und dass entsprechendes von allen Seiten gilt, die auf der Halbkugel von der zweiten Art waren.

Um den *Discontinuitätsbereich der reproducierenden Gruppe* zu gewinnen, kehren wir zunächst zur repräsentierenden Halbkugel der Hauptform zurück, zerlegen das daselbst construirte Zehneck durch die Symmetrieebene $\xi = 0$ in zwei Siebenecke (cf. Figur 168) und üben auf diese beiden Siebenecke die Substitutionen V_5 bez. V_6 aus. Die so zu gewinnenden Siebenecke hängen wir, wie dies Figur 168 sogleich wieder in der ζ-Ebene ausführt, den bisherigen an. Es entspringt ein durchaus *rechtwinkliges Sechsehneck* als Discontinuitätsbereich, wobei übrigens zu bemerken ist, dass am oberen Teile der Figur 168 der Deutlichkeit halber die Randcurven ungenau, nämlich zu gross, gezeichnet wurden.

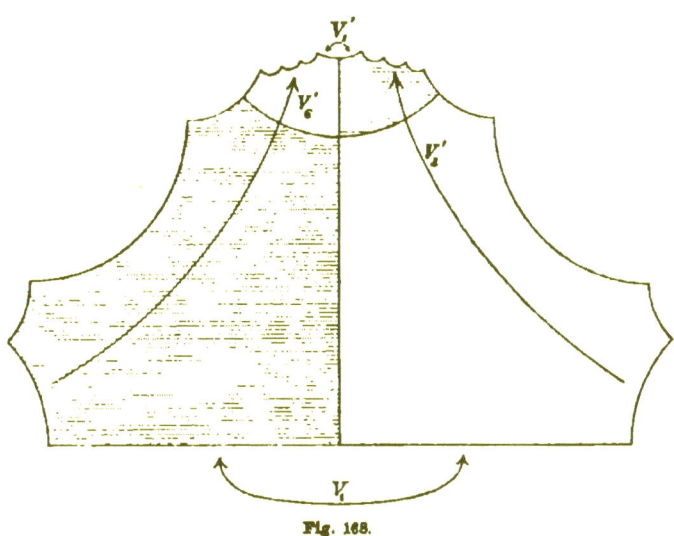

Fig. 168.

Die Zuordnung der Randcurven ist in der Figur nur erst teilweise zum Ausdruck gebracht. Wegen der nicht berücksichtigten Seiten gilt die gemeinsame Vorschrift, dass sie mit ihren bezüglich der imaginären ζ-Axe (Mittellinie der Figur) symmetrischen Seiten zusammengehören. Die Erzeugenden lassen sich aus (1) leicht herstellen; so ist z. B. $V_5' = V_5^2$, $V_6' = V_6^2$. Der Kürze halber sehen wir von der Berechnung des vollständigen Systems der Erzeugenden hier ab.

In schematischer Anordnung ist der Discontinuitätsbereich der reproducierenden Gruppe der Form $(1, 0, 0, -7)$ durch Figur 169 wiedergegeben. Sehen wir von den beiden Fixpunkten der elliptischen Substitutionen der Periode zwei V_1 und V_1' (cf. Figur 168) ab, so ordnen sich die übrigen sechzehn Ecken in sechs Cyclen an, wie man vermöge der Pfeile in Figur 169 leicht feststellen wird. Da es sich hier um lauter rechtwinklige Ecken handelt, so ist, wie man gleichfalls aus der Figur leicht abliest, die Winkelsumme von zweien der

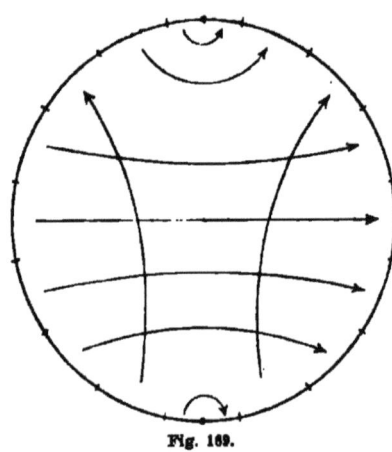

Eckencyclen gleich 2π, diejenige der vier anderen π. Man stellt daraufhin sofort den Satz fest: *Die reproducierenden Gruppen der einzigen bei $D = 7$ eintretenden Classe indefiniter Hermite'scher Formen gehören der Familie von der Signatur an:*

$$(1, 6;\ 2, 2, 2, 2, 2, 2). —$$

Der Ansatz der *unmittelbaren arithmetischen Definition* der reproducierenden Gruppe der Hauptform $(1, 0, 0, — 7)$ führt uns zu ganz ähnlichen Betrachtungen, wie

Fig. 169.

wir sie für die Hauptform der Determinante $D = 5$ oben (pg. 482) ausführten. Aus (8) pg. 453 folgt, dass die Substitutionen, welche die Hauptform $(1, 0, 0, — 7)$ in sich transformieren, durch:

$$\alpha\bar{\alpha} — 7\gamma\bar{\gamma} = 1,\quad \alpha\bar{\beta} = 7\gamma\bar{\delta},\quad \alpha\delta — \beta\gamma = 1$$

charakterisierbar sind. Durch Discussion dieser Gleichungen ergiebt sich der Satz: *Die reproducierende Gruppe der Hauptform $(1, 0, 0, — 7)$ besteht aus allen in der unimodularen Picard'schen Gruppe enthaltenen Substitutionen von der Gestalt:*

(4)
$$\zeta' = \frac{\alpha\zeta + 7\bar{\gamma}}{\gamma\zeta + \bar{\alpha}}.$$

Dass diese Substitutionen insgesamt, eine Gruppe bilden, ist unmittelbar evident. Übrigens findet man ebenso leicht, dass diejenigen Substitutionen, welche $(1, 0, 0, — 7)$ in $(— 1, 0, 0, 7)$ transformieren, durch $\delta = — \bar{\alpha}$ und $\beta = — 7\bar{\gamma}$ charakterisiert sind. Das Erzeugendensystem (1) bestätigt diese Angaben. —

Wir würden nun auch noch von den möglichen *Erweiterungen* unserer vorliegenden Gruppe, und zwar sowohl durch Spiegelungen, wie durch Substitutionen der Determinante i, handeln können. Doch vollzieht man diese Erweiterungen auf Grund der betreffenden allgemeinen Ansätze sehr leicht. Übrigens werden wir später die umfassendste eigentlich discontinuierliche Hauptkreisgruppe, in welcher die hier besprochenen Gruppen enthalten sind, von anderer Seite her gewinnen.

§ 11.   Theorie der Gauss'schen Formen in projectiv-geometrischer Gestalt.

Der in § 1 skizzierten Theorie der Gauss'schen Formen liegt die Einteilung der ζ-Halbebene in Kreisbogendreiecke zu Grunde, wie sie zur Modulgruppe gehört. Wir betrachteten nun oben (pg. 74 ff.) das Dreiecknetz der Modulgruppe im „Ellipseninnern der hyperbolischen Ebene" und deuteten dort bereits kurz an, dass auch diese „projective Gestalt" der Modulgruppe als Basis für die geometrische Theorie der Gauss'schen Formen sehr geeignet erscheint. Einige weitere Ausführungen über diesen Gegenstand werden jetzt am Platze sein.

Um den Aufbau der Theorie möglichst independent zu geben, gehen wir folgendermassen vor: Wir deuten die drei Coefficienten a, b, c einer Gauss'schen Form (a, b, c) direct als *homogene Punktcoordinaten in der Ebene* und markieren uns den Kegelschnitt, welcher durch $D = 0$, d. i. ausführlich durch $b^2 - ac = 0$ gegeben ist. Durch zweckmässige Fixierung des Coordinatensystems können wir diesem Kegelschnitt die Gestalt einer Ellipse verleihen; im Innern derselben ist $D < 0$, ausserhalb $D > 0$. Der einzelne Punkt mit ganzzahligen Coordinaten a, b, c wird kurz als ein „rationaler" Punkt der Ebene bezeichnet werden können.

Nun ergiebt sich unmittelbar die folgende Festsetzung: *Der einzelne rationale Punkt der Coordinaten a, b, c im Innern der Ellipse ist direct der Repräsentant der definiten Gauss'schen Form (a, b, c), und ebenso repräsentiert ein rationaler Punkt im Ellipsenäusseren eine indefinite Gauss'sche Form (a, b, c).*

Zwei eigentlich oder uneigentlich äquivalente Gauss'sche Formen (a, b, c) und (a', b', c') hängen mit einander zusammen vermöge des Gleichungssystems:

$$(1) \quad \begin{cases} a' = a\alpha^2 + 2b\alpha\gamma + c\gamma^2, \\ b' = a\alpha\beta + b(\alpha\delta + \beta\gamma) + c\gamma\delta, \\ c' = a\beta^2 + 2b\beta\delta + c\delta^2, \end{cases}$$

wo α, β, γ, δ vier rationale ganze Zahlen der Determinante 1 bez. — 1 sind. Dieses Gleichungssystem stellt *eine ganzzahlige unimodulare Collineation der Ellipse $D = 0$ in sich* dar; und sammeln wir die gesamten Substitutionen dieser Art, so sind wir, wie schon pg. 75 festgestellt wurde, gerade *zur projectiven Gestalt der erweiterten Modulgruppe* zurückgeführt. Es folgt: *Die Äquivalenz der Gauss'schen Formen deckt sich gerade genau mit der Äquivalenz der repräsentierenden Punkte bezüglich der Modulgruppe.*

Nun gehört zur projectiven Gestalt der Modulgruppe die in Figur 18 pg. 75 angegebene Einteilung des *Ellipseninneren in ein Netz geradliniger Dreiecke*. Dieses Netz ist hierneben in Figur 170 repro-

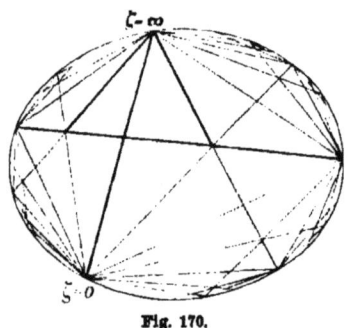

ζ = ∞

ς = 0

Fig. 170.

duciert; und es ist dabei einmal der übliche Ausgangsraum für die Gruppe „erster" Art schärfer markiert, sodann aber auch gewisse zwei Symmetrielinien des Netzes, von denen die eine als Verbindungslinie der Punkte ζ = 0 und ζ = ∞ den eben gemeinten Ausgangsraum symmetrisch teilt, während die andere eine Seite jenes Doppeldreiecks darstellt. Von diesen beiden Symmetrielinien werden wir sogleich bei den indefiniten Formen Gebrauch zu machen haben. *Ausserhalb* der Ellipse war dem gegenüber, wie wir schon pg. 76 eben aus der Theorie der indefiniten Gauss'schen Formen schlossen, die Modulgruppe *uneigentlich discontinuierlich*; hier giebt es also keine Einteilung in endlich ausgedehnte Discontinuitätsbereiche.

Diese geometrischen Verhältnisse werden entscheidend für die projective Gestalt der Theorie der Gauss'schen Formen.

Der repräsentierende Punkt einer *definiten* Form liegt im Innern der Ellipse. Wir nennen die Form ·„reduciert", falls der zugehörige Punkt dem Ausgangsraum (cf. Figur 170) angehört. Die pg. 449 unter (3) mitgeteilten Reductionsbedingungen in arithmetischer Gestalt geben unmittelbar in homogenen Coordinaten die Definition des Ausgangsraumes ab. Man wolle nur bemerken, dass die Seiten $a = 0$ und $c = 0$ des Coordinatendreiecks die Ellipsentangenten in den Punkten ζ = ∞ bez. ζ = 0 sind, während die Verbindungslinie dieser beiden Punkte die dritte Seite $b = 0$ liefert. Die Quotienten der Coordinaten sind aber des näheren so fixiert, dass die Seiten des Ausgangsraumes gegeben sind durch:

$$a + 2b = 0, \quad a - 2b = 0, \quad a - c = 0.$$

Von hieraus entspringen die arithmetischen Reductionsbedingungen (3), (4) pg. 449 direct, wenn man nur noch hinzunimmt, welche Randpunkte dem Ausgangsraum zuzurechnen sind, sowie dass sich jene Bedingungen auf „positive" Formen beziehen. Die Weiterentwicklung der Theorie der definiten Formen gestaltet sich nun im wesentlichen gerade so wie bei Gebrauch der ζ-Halbebene.

Gänzlich anders liegen die Dinge bei den *indefiniten* Formen, da

ausserhalb der Ellipse keine zur Gruppe gehörende Einteilung in endliche Bereiche existiert. Hier erscheint es bei dem projectiven Charakter der Betrachtung als der gewiesene Weg, an Stelle des Punktes
ausserhalb der Ellipse *seine Polare im Ellipseninneren* zur Repräsentation der einzelnen indefiniten Form heranzuziehen. Damit aber sind
wir zur projectiven Gestalt des Smith'schen Halbkreises zurückgeführt.
Eine indefinite Form heisst nun „reduciert", falls ihre repräsentierende
Gerade den Ausgangsraum schneidet; und eben diese Forderung findet
ihren Ausdruck in der arithmetischen Reductionsbedingung (5) pg. 449,
dass nämlich:

$$(2) \qquad a(a \pm b + c) < 0$$

entweder für eines oder für beide Zeichen gelten soll. Die Weiterführung der Betrachtung gestaltet sich dann natürlich auch hier im
wesentlichen gerade so wie beim Gebrauch der ζ-Halbebene. —

Übrigens soll hier noch hinzugesetzt werden, dass die Reductionsbedingung (2) von der ursprünglichen Gauss'schen Reductionsbedingung
für indefinite Formen abweicht. Wegen der geometrischen Auffassung
dieser letzteren Bedingung vergl. man die Arbeit von Hurwitz „*Über
die Reduction der binären quadratischen Formen*"*). Es wird daselbst
ein synthetischer Aufbau des zur Modulgruppe gehörenden geradlinigen
Dreiecknetzes geliefert, und zwar basiert die Entwicklung auf den sogen.
„Elementarsehnen der ersten und zweiten Art", welche arithmetisch
definiert werden, übrigens aber mit den aus zwei bez. vier Dreiecksseiten bestehenden Symmetrielinien des Netzes der Figur 170 identisch sind.

Die Gauss'schen Reductionsbedingungen für eine indefinite Form
fordern nun (geometrisch gesprochen), *dass die repräsentierende Gerade
der Form (a, b, c) die beiden in Figur 170 stark ausgezogenen Elementarsehnen (im Innern der Ellipse) durchschneidet, nämlich einmal die Sehne
erster Art, welche die Punkte $\zeta = 0$ und $\zeta = \infty$ verbindet, sodann die
durch a = c gegebene Elementarsehne zweiter Art, welche die Punkte
$\zeta = \pm 1$ verbindet.* Hinzu kommt übrigens noch eine Bedingung
wegen der „Pfeilrichtung" der repräsentierenden Geraden; wir können
diese Bedingung im Anschluss an die Lagerung der Figur 170 so
ausdrücken: *Die Pfeilrichtung der repräsentierenden Geraden soll die
Elementarsehne a = c in der Richtung von unten nach oben überschreiten.*
Der analytische Ausdruck dieser Bedingungen ist:

$$(3) \qquad ac < 0, \quad \left| \frac{-b + \sqrt{D}}{c} \right| < 1, \quad \left| \frac{-b - \sqrt{D}}{c} \right| > 1,$$

---

*) Mathem. Annalen Bd. 45, pg. 85 (1894).

wo in den beiden letzten Ungleichungen linker Hand die absoluten
Beträge der in Verticalstriche eingeschlossenen Zahlen gemeint sind;
und eben dies sind die Bedingungen, welche Gauss in Artikel 183
der „Disquisitiones arithmeticae" aufstellt *). Wegen der weiteren
Durchführung der geometrischen Theorie der indefiniten Formen auf
dieser Grundlage verweisen wir auf die genannte Arbeit von Hurwitz
sowie auch auf die (autographierten) Vorlesungen von Klein „*Ausgewählte Kapitel der Zahlentheorie I*"**).

§ 12. Die projective Gestalt der Picard'schen Gruppe.

Um auch die Theorie der Dirichlet'schen und Hermite'schen Formen
in projectiv-geometrische Gestalt umzusetzen, müssen wir zunächst
über die *projective Gestalt der Picard'schen Gruppe* eine kurze Betrachtung voraussenden; wir beziehen dieselbe sogleich auf die aus Substitutionen der Determinanten 1 und i bestehende Picard'sche Gruppe.

Um die Substitutionen $\begin{pmatrix} \alpha, & \beta \\ \gamma, & \delta \end{pmatrix}$ dieser Gruppe als „Bewegungen des
hyperbolischen Raumes" aufzufassen, könnten wir vermöge (5) bez.
(6) pg. 46 von ζ aus zu den homogenen Coordinaten y_1, y_2, y_3, y_4
dieses Raumes übergehen, um alsdann der einzelnen ζ-Substitution
die durch (10) pg. 47 gegebene quaternäre y-Substitution der Determinante 1 entsprechen zu lassen. Indessen würden hier die Coefficienten
der y-Substitution noch teilweise complex ausfallen.

Um eine reelle quaternäre Substitution zu gewinnen, könnten wir
das in (8) pg. 46 definierte Coordinatensystem der z_i benutzen. Indessen ist es gegenwärtig zweckmässiger, von den y_i aus Coordinaten
x_i wie folgt zu definieren:

$$(1) \qquad y_1 = x_1, \quad y_2 = x_2 + ix_3, \quad y_3 = x_2 - ix_3, \quad y_4 = x_4.$$

Die einzelne Substitution $\zeta' = \dfrac{\alpha\zeta + \beta}{\gamma\zeta + \delta}$ der Picard'schen Gruppe liefert
nun eine *reelle unimodulare x_i-Substitution* mit folgenden sechzehn
Coefficienten:

$$
\begin{array}{cccc}
\alpha\bar\alpha & \alpha\bar\beta + \beta\bar\alpha, & i(\alpha\bar\beta - \beta\bar\alpha), & \beta\beta, \\[4pt]
\tfrac{1}{2}(\alpha\bar\gamma+\gamma\bar\alpha), & \tfrac{1}{2}(\alpha\bar\delta+\delta\bar\alpha+\beta\bar\gamma+\gamma\bar\beta), & \tfrac{i}{2}(\alpha\bar\delta-\delta\bar\alpha+\gamma\bar\beta-\beta\bar\gamma), & \tfrac{1}{2}(\beta\bar\delta+\delta\bar\beta), \\[4pt]
\tfrac{1}{2i}(\alpha\bar\gamma-\gamma\bar\alpha), & \tfrac{1}{2i}(\alpha\bar\delta-\delta\bar\alpha+\beta\bar\gamma-\gamma\bar\beta), & \tfrac{1}{2}(\alpha\bar\delta+\delta\bar\alpha-\beta\bar\gamma-\bar\beta\gamma), & \tfrac{1}{2i}(\beta\bar\delta-\delta\bar\beta), \\[4pt]
\gamma\bar\gamma & (\gamma\bar\delta+\delta\bar\gamma), & i(\gamma\bar\delta-\delta\bar\gamma), & \delta\bar\delta.
\end{array}
$$

---

*) Cf. Dirichlet-Dedekind, *Vorlesungen über Zahlentheorie,* 4te Aufl. pg. 176.
**) Göttingen, 1896; siehe auch Mathem. Annalen Bd. 48 pg. 562 ff.

Die *absolute Kugel des hyperbolischen Raumes* aber nimmt die Gleichungsform an:

(2) $$x_2{}^2 + x_3{}^2 - x_1 x_4 = 0.$$

Die hier linker Hand stehende „*quaternäre quadratische Form*" wird zufolge pg. 47 durch die einzelne x_i-Substitution in sich transformiert.

Man beachte nunmehr, dass α, β, γ, δ hier ganze Zahlen des oben durch Ω bezeichneten quadratischen Zahlkörpers sind. Man folgert hieraus sofort, dass die sechzehn Coefficienten der einzelnen x_i-Substitutionen *rationale ganze* Zahlen werden. Es gilt aber direct der folgende Satz: *Die Picard'sche Gruppe erster Art mit Substitutionen der Determinanten 1 und i ist in ihrer neuen projectiven Gestalt gradezu identisch mit der Gruppe aller reellen ganzzahligen unimodularen x_i-Substitutionen, welche die quaternäre quadratische Form $(x_2{}^2 + x_3{}^2 - x_1 x_4)$ in sich selbst transformieren.* Diese letztere Gruppe bezeichnen wir kurz als „*reproducierende Gruppe der quaternären Form $(x_2{}^2 + x_3{}^2 - x_1 x_4)$*". Es wird die Aufgabe des nächsten Kapitels sein, allgemein die reproducierenden Gruppen indefiniter ternärer und quaternärer quadratischer Formen näher zu untersuchen.

Um den aufgestellten Satz zu beweisen, nennen wir Γ die reproducierende unimodulare Gruppe von $(x_2{}^2 + x_3{}^2 - x_1 x_4)$, während Γ_0 die oben gemeinte Picard'sche Gruppe in projectiver Gestalt ist. Γ_0 ist als Untergruppe in Γ enthalten, und zwar als eine solche eines gewissen *endlichen* Index μ; denn man erkennt in Γ leicht eine eigentlich discontinuierliche Gruppe (wie im nächsten Kapitel noch näher ausgeführt wird), und das durch (6) pg. 85 definierte Doppeltetraeder von Γ_0 kann jedenfalls nur in *endlich* viele (zu Γ gehörende) Polyeder von nicht-verschwindendem Rauminhalt zerlegt werden.

Es werden nun gerade μ Polyeder von Γ das genannte Doppeltetraeder der Picard'schen Gruppe vollständig ausfüllen. Da aber das Doppeltetraeder *eine* bei $\zeta = \infty$ gelegene parabolische Spitze hat, so werden auch die μ eben gedachten Polyeder von Γ an $\zeta = \infty$ je mit parabolischer Spitze heranreichen.

Wir sondern daraufhin innerhalb Γ und Γ_0 diejenigen parabolischen Rotationsuntergruppen G und G_0 aus, welche zum Centrum $\zeta = \infty$ gehören. Nach dem eben Gesagten wird alsdann G_0 innerhalb G eine Untergruppe des Index μ sein. Die Gruppe G_0 aber ist von pg. 81 her bekannt; sie enthält, wenn wir sie sogleich wieder als Gruppe von ζ-Substitutionen schreiben, alle Substitutionen:

(3) $$\zeta' = \pm \zeta + a + ib, \quad \zeta' = \pm i\zeta + a + ib,$$

wo a, b alle Paare rationaler ganzer Zahlen durchlaufen sollen. Stellen wir nun etwa auch gleich die ζ-Substitutionen, welche zu G gehören, in ihrer Gesamtheit auf!

Da $\zeta = \infty$ durch die gesuchten Substitutionen in sich transformiert wird, so muss für sie jedenfalls stets $\gamma = 0$ sein. Die drei übrigen Coefficienten α, β, δ sind dann in der allgemeinsten Art so zu bestimmen, dass die oben angegebenen sechzehn Coefficienten des quaternären Schemas rationale ganze Zahlen der Determinante 1 werden.

Wie wir nun sogleich bemerken, bleibt die einzelne ζ-Substitution im wesentlichen, die correspondierende x_i-Substitution sogar auch formal ungeändert, falls wir α, β, δ mit einem gemeinsamen Factor vom absoluten Betrage 1 behaften. Wir werden über einen solchen Factor durch die Bestimmung eindeutig verfügen, dass etwa δ reell und positiv sein soll.

Zur Abkürzung nennen wir nunmehr die ganzzahligen Coefficienten der x_i-Substitution a_{ik}. Die Determinante $|a_{ik}|$ wird wegen $\gamma = 0$ gleich $(\alpha\bar{\alpha} \cdot \delta\bar{\delta})^2$; und da dieselbe gleich 1 sein soll, so folgt weiter:

$$\alpha\bar{\alpha} \cdot \delta\bar{\delta} = a_{11} \cdot a_{44} = 1, \quad a_{11} = 1, \quad a_{44} = 1.$$

Zufolge der über δ getroffenen Festsetzung hat man somit $\delta = 1$ und $\alpha = \pm 1$ oder $\pm i$.

Weiter folgt $2\bar{\alpha}\beta = a_{12} + ia_{13}$, so dass $2\beta = m + in$ ist, unter m und n rationale ganze Zahlen verstanden. Letztere genügen der Bedingung $4a_{14} = m^2 + n^2$ und sind demnach notwendig beide gerade; wir haben somit $\beta = a + ib$, wo a und b rationale ganze Zahlen sind.

Wie man sieht, sind wir so genau zu den Substitutionen (3) und zu keinen weiteren zurückgeführt. Die Gruppen G_0 und G sind demnach identisch, d. h. man hat $\mu = 1$. Damit sind auch Γ_0 und Γ genau gleich, und unsere obige Behauptung über die projective Definition der Picard'schen Gruppe ist bewiesen. —

Die Erweiterung der Picard'schen Gruppe auf eine Gruppe der *zweiten Art* konnten wir seinerzeit durch Zusatz der Spiegelung $\zeta' = -\bar{\zeta}$ erzielen. Da zufolge (4) pg. 45 sowie der Gleichungen (1) des vorliegenden Paragraphen:

$$\zeta = \frac{y_2}{y_4} = \frac{x_2 + ix_3}{x_4}$$

ist, so entspricht der eben angegebenen Spiegelung die ganzzahlige quaternäre Substitution:

$$x_1' = x_1, \quad x_2' = -x_2, \quad x_3' = x_3, \quad x_4' = x_4$$

der Determinante -1, welche gleichfalls die Form $(x_2^2 + x_3^2 - x_1x_4)$ in sich transformiert. Es ergiebt sich hieraus leicht der Zusatz: *Die gedachte Picard'sche Gruppe zweiter Art ist in ihrer projectiven Gestalt*

die Gruppe aller reellen ganzzahligen Substitutionen der Determinanten
$+ 1$ *oder* $- 1$, *welche die quaternäre Form* $(x_2{}^2 + x_3{}^2 - x_1 x_4)$ *in sich
transformieren.*

§ 13. Theorie der Hermite'schen und Dirichlet'schen Formen in projectiv-geometrischer Gestalt.

Wie wir im vorletzten Paragraphen die Theorie der Gauss'schen
Formen auf Grundlage der „geradlinigen Modulfigur" behandeln konnten,
so ist es nun entsprechend möglich, die Theorie der Hermite'schen
und Dirichlet'schen Formen auf die projective Gestalt der Picard'schen
Gruppe zu basieren. Den Darlegungen des vorigen Paragraphen gemäss erscheint es dabei angezeigt, sogleich von der Äquivalenz im
engeren und im erweiterten Sinne (cf. pg. 453) zu handeln. Es wird
alsdann die *Einteilung des Kugelinnern des hyperbolischen Raumes in
ebenflächige Tetraeder bez. Doppeltetraeder* das eigentliche Fundament
den Theorie.

Es handelt sich hierbei natürlich wieder nur um eine mehr äusser-
liche Umgestaltung unserer oben entworfenen Theorie. Aber diese
Umgestaltung ist deshalb bemerkenswert, weil die *geometrische Deutung
der Formen im hyperbolischen Raume* sich noch einfacher und natürlicher gestaltet als im ζ-Raume.

In der That hatten wir erstlich eine *definite Hermite'sche Form*
(a, b_1, b_2, c) durch denjenigen Punkt des ζ-Halbraumes gedeutet,
welcher die Coordinaten hatte:

$$\xi = \frac{-b_1}{a}, \quad \eta = \frac{b_2}{a}, \quad \vartheta = \pm \frac{\sqrt{-D}}{a}.$$

Nun ist die Beziehung zwischen dem ζ-Halbraume und dem Kugelinnern des hyperbolischen Raumes gegeben durch:

$$\zeta = \frac{x_1 + ix_2}{x_4}, \quad \vartheta = \frac{\sqrt{x_1 x_4 - x_2{}^2 - x_3{}^2}}{x_4}.$$

Wir gelangen demnach zu folgender Auffassung: *Eine definite Hermite'sche Form* (a, b_1, b_2, c) *werden wir durch denjenigen im Kugelinnern
des hyperbolischen Raumes gelegenen Punkt geometrisch deuten, dessen Coordinaten die folgenden sind:*

(1) $$x_1 = c, \quad x_2 = -b_1, \quad x_3 = b_2, \quad x_4 = a.$$

Es ist nun eine grosse Vereinfachung (gegenüber dem ζ-Raume),
dass sich die hiermit angegebene Deutung auch sofort auf die *indefiniten Formen* überträgt. *In der That werden wir auch eine indefinite
Hermite'sche Form* (a, b_1, b_2, c) *durch den Punkt des hyperbolischen*

Raumes deuten, dessen Coordinaten durch (1) *gegeben sind; dieser repräsentierende Punkt liegt dann aber ausserhalb der absoluten Kugel.*

Unter Zusammenfassung beider Fälle kann man demnach den Satz
aussprechen, *dass die Hermite'schen Formen gerade den gesamten, den
hyperbolischen Raum überall dicht ausfüllenden, „rationalen" Punkten desselben correspondieren.* Dabei liefern die Punkte ausserhalb der absoluten Kugel die indefiniten, diejenigen innerhalb dieser Kugel aber die
definiten Formen, während die auf der Kugeloberfläche selbst gelegenen
rationalen Punkte die (oben nicht behandelten) Hermite'schen Formen
verschwindender Determinante ergeben.

Bei der Durchführung der Äquivalenztheorie auf Grundlage der
vorstehenden Deutung der Formen ist wieder der Umstand ausschlag-
gebend, dass unsere Gruppe zwar innerhalb, aber nicht ausserhalb des
absoluten Gebildes des projectiven Raumes eigentlich discontinuierlich
ist. Analog wie bei den Gauss'schen Formen werden wir den repräsentierenden Punkt einer indefiniten Form *durch seine das Kugelinnere durchdringende Polarebene bezüglich der absoluten Kugel:*

$$(2) \qquad a x_1 + 2 b_1 x_2 - 2 b_2 x_3 + c x_4 = 0$$

ersetzen. Diese Polarebene entspricht dann genau der repräsentierenden
Halbkugel von (a, b_1, b_2, c), wie wir sie oben im ζ-Halbraume benutzten. —

Auch die Deutung der *Dirichlet'schen Formen* schliesst sich hier
ungezwungen an: *Die einzelne Dirichlet'sche Form* (a, b, c) *wird durch
diejenige geradlinige Secante der absoluten Kugel gedeutet, welche die beiden
auf der Kugeloberfläche gelegenen „Nullpunkte" der Form verbindet.* Im
Gegensatze zu den Hermite'schen Formen handelt es sich hier aber
nicht stets um „rationale" Gerade des hyperbolischen Raumes. Setzen
wir nämlich zur Einführung von Liniencoordinaten $p_{ik} = x_i x_k' - x_i' x_k$,
so ist die Dirichlet'sche Form (a, b, c) der Determinante D gegeben
durch die Gerade der folgenden Coordinaten:

$$(3) \quad \begin{cases} p_{12} = c\sqrt{\overline{D}} + \bar{c}\sqrt{D}, & p_{13} = -i\left(c\sqrt{\overline{D}} - \bar{c}\sqrt{D}\right), \\ p_{14} = -2\left(b\sqrt{\overline{D}} + \bar{b}\sqrt{D}\right), & p_{23} = i\left(b\sqrt{\overline{D}} - \bar{b}\sqrt{D}\right), \\ p_{24} = a\sqrt{\overline{D}} + \bar{a}\sqrt{D}, & p_{34} = i\left(a\sqrt{\overline{D}} - \bar{a}\sqrt{D}\right). \end{cases}$$

Die Verhältnisse dieser Coordinaten enthalten, wie man sieht, immer
noch die Quadratwurzel $\sqrt{D\overline{D}}$, welche im allgemeinen irrational ist.

Übrigens kann man in Anschluss hieran den speciellen Satz aussprechen, *dass die hyperbolischen Axen der Picard'schen Gruppe jedenfalls
durchweg „rationale" Gerade des projectiven Raumes sind.* Eine hyper-

bolische Substitution liefert nämlich im Sinne von pg. 465 die Dirich-
let'sche Form $(2\gamma, \delta - \alpha, -2\beta)$, deren Determinante $D = (\alpha + \delta)^2 - 4$
ist. Da nun für jene hyperbolische Substitution $(\alpha + \delta)$ reell und
absolut > 2 ist, so hat man ein reelles positives D. Hier ist also
$\sqrt{D\overline{D}}$ eine rationale ganze Zahl, woraus unsere Behauptung hervorgeht.

Von hier aus gelingt es nun leicht einen ergänzenden Satz, die
indefiniten Hermite'schen Formen betreffend, zu beweisen: *Nicht nur
zu jeder solchen Form gehört eine hyperbolische Rotationsuntergruppe innerhalb der Picard'schen Gruppe (wie oben bewiesen), sondern auch umgekehrt ist „jede" solche Untergruppe die reproducierende Gruppe einer bestimmten ihr zugehörigen indefiniten Hermite'schen Form, so dass mit der
Theorie der letzteren zugleich auch diejenige jener Untergruppen erschöpft
ist.* In der Polarebene des Centrums einer irgendwie gewählten hyperbolischen Rotationsuntergruppe der Picard'schen Gruppe liegen nämlich
stets unendlich viele hyperbolische Axen, d. i. rationale Gerade. Zwei
unter diesen Geraden genügen, um in der fraglichen Polarebene eine
„rationale" Ebene zu erkennen; ihr gehört demnach wirklich eine
Hermite'sche Form zu. —

An die Betrachtung der indefiniten Hermite'schen Formen knüpft
sich endlich auch noch folgende wichtige Überlegung.

Ist (a, b_1, b_2, c) eine beliebige solche Form, so wird die repräsentierende „Ebene" derselben durch (2) gegeben. Den grössten gemeinsamen Factor von $a, 2b_1, 2b_2, c$ denken wir fortgehoben, wobei
sich die Gleichung reducieren mag auf:

(4) $\qquad a_{41}x_1 + a_{42}x_2 + a_{43}x_3 + a_{44}x_4 = 0.$

Zufolge einfacher Betrachtungen kann man alsdann eine quaternäre
ganzzahlige unimodulare Substitution:

(5) $\qquad s_i = a_{i1}x_1 + a_{i2}x_2 + a_{i3}x_3 + a_{i4}x_4, \qquad i = 1, 2, 3, 4,$

bilden, wobei für $i = 4$ die Coefficienten gerade die in (4) auftretenden ganzen Zahlen sind.

Vermöge der Transformation (5) geht die Form $(x_2^2 + x_3^2 - x_1x_4)$
in eine neue ganzzahlige quaternäre quadratische Form $F(s_1, s_2, s_3, s_4)$
über; die Operationen der (projectiven) Picard'schen Gruppe aber
liefern ganzzahlige unimodulare s_i-Substitutionen, welche ersichtlich
die „reproducierende Gruppe" der Form $F(s_i)$ bilden werden.

Im speciellen werden die Substitutionen der zu (a, b_1, b_2, c) gehörenden reproducierenden Gruppe solche s_i-Substitutionen liefern, bei
denen die Ebene $s_4 = 0$ in sich übergeht, und die demnach die Gestalt haben:

$$(6) \quad \begin{cases} s_i' = \alpha_{i1}s_1 + \alpha_{i2}s_2 + \alpha_{i3}s_3 + \alpha_{i4}s_4, & i = 1, 2, 3, \\ s_4' = \alpha_{44}s_4. \end{cases}$$

Die ganze Zahl α_{44} als Teiler der Determinante der Substitution, d. i. als Teiler von 1, ist gleich ± 1, und man hat also:

$$(7) \qquad |\alpha_{ik}| = \pm 1, \qquad i, k = 1, 2, 3.$$

Setzt man nun $s_4 = 0$, so geht $F(s_i)$ in eine „durch die quaternäre Form $(x_2^2 + x_3^2 - x_1x_4)$ darstellbare" ganzzahlige ternäre Form $f(s_1, s_2, s_3)$ über. Die Einsetzung von $s_4 = 0$ und damit $s_4' = 0$ in die Gleichung $F(s_i') = F(s_i)$ liefert aber das Ergebnis, dass die auf obigem Wege aus der reproducierenden Gruppe von (a, b_1, b_2, c) zu gewinnende ternäre Gruppe:

$$(8) \qquad s_i' = \alpha_{i1}s_1 + \alpha_{i2}s_2 + \alpha_{i3}s_3, \qquad i = 1, 2, 3$$

entweder die gesamte reproducierende Gruppe der ternären Form $f(s_1, s_2, s_3)$ oder aber eine in dieser Gruppe enthaltene Untergruppe darstellt.

––––––––

Die Theorie der Hermite'schen Formen hat uns solcherweise zu denjenigen Gruppen hingeführt, deren ausführlicher Untersuchung das folgende Kapitel gewidmet ist. Wir kommen dabei auch auf die beiden oben betrachteten Beispiele mit $D = 5$ und $D = 7$ zurück; beide Gruppen werden unserem Satze entsprechend Untergruppen innerhalb der reproducierenden Gruppen gewisser zwei ternärer Formen sein.

Zweites Kapitel.

Von den reproducierenden Gruppen ternärer und quaternärer quadratischer Formen.

Die Principien, auf Grund deren wir soeben aus der Theorie der Hermite'schen Formen Hauptkreisgruppen gewannen, sind der Ausdehnung auf einige weitere Gattungen quadratischer Formen fähig. Wir können hierbei freilich noch nicht so ausgereifte Entwicklungen bringen, wie wir sie soeben bei den Gauss'schen, Dirichlet'schen und Hermite'schen Formen kennen lernten. Doch sind die zur Sprache zu bringenden Gegenstände ihrer vielseitigen sachlichen und historischen Beziehungen halber, sowie vor allem wegen ihrer Fruchtbarkeit in Ansehung unserer arithmetisch-gruppentheoretischen Problemstellung (pg. 447) von Wichtigkeit.

Es sollen hier drei Gattungen von Formen untersucht werden, nämlich erstens *indefinite ternäre quadratische Formen,* welche *rationale ganze Coefficienten* haben, sodann solche *ternäre quadratische Formen,* deren Coefficienten *ganze complexe Zahlen des Körpers Ω der Basis* [1, *i*] sind; diesen beiden Arten ternärer Formen gesellen wir endlich noch *gewisse indefinite quaternäre quadratische Formen mit rationalen ganzen Coefficienten* hinzu. Zu den reellen ternären Formen wurden wir bereits am Ende des vorigen Kapitels geführt; diese Formen werden weiterhin stark in den Vordergrund treten. Auch von den quaternären Formen betrachteten wir oben bereits ein Beispiel, nämlich die besondere Form $(x_1^2 + x_3^2 - x_1 x_4)$; die reproducierende Gruppe derselben war die Picard'sche Gruppe (cf. pg. 496).

Die Entscheidung, in wie weit die drei damit genannten Formgattungen für unsere gruppentheoretischen Zwecke brauchbare Gruppen liefern, bleibt den nachfolgenden Darlegungen selbst vorbehalten.

§ 1.   Ansatz der zu untersuchenden Gruppen und eigentliche Discontinuität derselben.

Bei der ausführlichen Formulierung der drei eben bereits kurz angedeuteten Ansätze können wir uns unmittelbar an die Entwicklungen der Einleitung (pg. 3 ff.) anschliessen.

Erstlich sei:

$$(1) \qquad f(z_1, z_2, z_3) = \sum a_{ik} z_i z_k, \qquad i, k = 1, 2, 3$$

mit $a_{ik} = a_{ki}$ eine *irreducibele ternäre quadratische Form*, deren Coefficienten übrigens beliebige complexe Constante sind. Wir zeigten dann oben (pg. 14) unter Vermittlung der Normalform $(z_1 z_3 - z_2^2)$, dass es eine *continuierliche Gruppe von ∞^6 ternären Substitutionen*:

$$(2) \qquad z_i' = \alpha_{i1} z_1 + \alpha_{i2} z_2 + \alpha_{i3} z_3, \qquad i = 1, 2, 3,$$

mit „complexen" Coefficienten der Determinante $|\alpha_{ik}| = 1$ giebt, welche die Form $f(z_i)$ in sich selbst transformieren. In dem Parameter ζ, welcher im Sinne von pg. 13 zu der durch $f(z_i) = 0$ dargestellten „Curve zweiten Grades" gehört, stellt sich nach pg. 15 jene Gruppe als *Gruppe aller ∞^6 unimodularen ζ-Substitutionen mit complexen Coefficienten* dar.

Sind zweitens die Coefficienten a_{ik} *reell* und stellt überdies $f(z_i) = 0$ einen *reellen Kegelschnitt* dar, so heisst die Form $f(z_i)$ *indefinit*. Jetzt haben wir insbesondere eine *continuierliche Gruppe von ∞^3 Substitutionen* (2) *mit „reellen" Coefficienten der Determinante* $|\alpha_{ik}| = 1$, welche die reelle indefinite Form $f(z_i)$ in sich transformieren (cf. pg. 16). Diese Gruppe correspondiert dann (bei geeigneter Auswahl von ζ) der *Gruppe aller ∞^3 unimodularen ζ-Substitutionen mit reellen Coefficienten.*

Endlich möge drittens in:

$$(3) \qquad F(z_1, z_2, z_3, z_4) = \sum a_{ik} z_i z_k, \qquad i, k = 1, 2, 3, 4,$$

wo wieder $a_{ik} = a_{ki}$ ist, eine solche *reelle indefinite quaternäre quadratische Form* vorliegen, welche durch reelle Transformation in eine der Gestalten:

$$\pm (u_1^2 + u_2^2 + u_3^2 - u_4^2)$$

überführbar ist und also, gleich null gesetzt, eine *reelle nicht-geradlinige Fläche zweiten Grades* vorstellt. Es giebt alsdann nach pg. 46 ff. eine *continuierliche Gruppe von ∞^6 quaternären Substitutionen:*

$$(4) \qquad z_i' = \alpha_{i1} z_1 + \alpha_{i2} z_2 + \alpha_{i3} z_3 + \alpha_{i4} z_4, \qquad i = 1, 2, 3, 4,$$

mit reellen Coefficienten der Determinante $|\alpha_{ik}| = 1$, welche die Form

$F(s_i)$ in sich transformieren. Der Beweis dieses Satzes wurde a. a. O. unter Vermittlung der Normalform $(s_1 s_4 - s_2 s_3)$ geführt. Im Parameter ζ, welcher nach pg. 46 zur Fläche $F(s_i) = 0$ gehört, stellte sich jene Gruppe als die *continuierliche Gruppe aller unimodularen ζ-Substitutionen mit complexen Coefficienten* dar. —

An diese drei Ansätze gehen wir nun mit dem *„arithmetischen"* *Princip der Ganzzahligkeit* heran. Indem wir fortan die reellen indefiniten ternären Formen $f(s_i)$ an die Spitze stellen, sollen die Coefficienten a_{ik} derselben *rationale ganze Zahlen* sein. An zweite Stelle reihen wir die ternären Formen $f(s_i)$ mit Coefficienten, die *ganze complexe Zahlen des Körpers Ω der Basis* [1, *i*] oder, wie wir kurz sagen, *des Körpers* [1, *i*] sind. Endlich drittens sollen die Coefficienten a_{ik} der quaternären Form wieder *rationale ganze Zahlen* sein. Dem Begriffe der „Form" soll demnach weiterhin, wie auch im vorigen Kapitel, stets die Ganzzahligkeit in diesem Sinne anhaften.

In jedem der besprochenen Fälle sondere man nun innerhalb der zugehörigen continuierlichen Gruppe alle ternären bez. quaternären Substitutionen aus, die rationale ganze Zahlen bez. complexe ganze Zahlen des Körpers [1, *i*] zu Coefficienten α_{ik} haben. Offenbar ergiebt sich aus der Ganzzahligkeit, *dass diese Substitutionen im einzelnen Falle für sich eine Gruppe bilden*, und wir gelangen auf diese Weise zum Begriff der *reproducierenden Gruppe einer indefiniten ternären bez. einer ternären complexen Form oder einer quaternären quadratischen Form der vorhin bezeichneten Art*. Wir wollen diese Gruppen kurz durch Γ_f bez. Γ_F bezeichnen und verstehen hierunter sogleich auch die ihnen correspondierenden Gruppen aus ζ-Substitutionen.

Dass die einzelne Gruppe Γ_f bez. Γ_F ausser der Identität überhaupt noch weitere Substitutionen enthält, wird eines besonderen Beweises bedürfen, den wir den „Existenzbeweis" der Gruppen nennen. Jedenfalls aber ist schon jetzt evident, *dass wir hier überall nur mit Gruppen ohne infinitesimale Substitutionen zu thun haben, die demnach innerhalb der ζ-Halbebene bez. des ζ-Halbraumes eigentlich discontinuierlich sind*. Wegen der Ganzzahligkeit der Coefficienten α_{ik} kann nämlich in keiner unserer Gruppen eine von der Identität unendlich wenig verschiedene Substitution vorkommen; hierbei ist natürlich (wie auch entsprechend bei den allgemeinen Erörterungen pg. 95) die Forderung $|\alpha_{ik}| = 1$ wesentlich. —

Für das Studium der Polygon- bez. Polyedernetze unserer Gruppen werden wir uns späterhin vornehmlich der ζ-Halbebene bez. des ζ-Halbraumes bedienen. Für den ersten und dritten Ansatz können wir auch in der reellen projectiven Ebene bez. im projectiven Raume operieren, wo wir alsdann das Coordinatensystem so fixiert denken, dass $f(s_i) = 0$ eine Ellipse, $F(s_i) = 0$ ein Ellipsoid darstellt. Um auch im Falle einer complexen ternären Form unserer Art mit reellen projectiv-geometrischen Vorstellungen zu operieren, hat man $s_1 = x_1 + iy_1,..$ zu setzen und alsdann $x_1, x_2, x_3, y_1, y_2, y_3$ als homogene Coordinaten eines linearen Raumes von fünf Dimensionen anzusehen. Die Gleichung $f(s_i) = 0$ spaltet sich hier in zwei reelle Gleichungen, während die einzelne s_i-Substitution eine reelle ganzzahlige und unimodulare Substitution der x_i, y_i liefert. Eine Weiterentwicklung der hier sich darbietenden Betrachtungen würde zwar nicht schwierig sein, hat aber für uns zunächst keine Bedeutung *).

§ 2. Äquivalenz und Commensurabilität der reproducierenden Gruppen Γ_f und Γ_F.

Bevor wir den Existenzbeweis unserer Gruppen Γ_f und Γ_F in Angriff nehmen, sollen einige für denselben sowie für spätere Anwendungen nützliche Sätze vorausgeschickt werden.

Es möge die reelle indefinite Form $f(s_1, s_2, s_3)$ durch die etwa mit S zu bezeichnende Substitution:

$$(1) \qquad s_i = \beta_{i1}y_1 + \beta_{i2}y_2 + \beta_{i3}y_3, \qquad i = 1, 2, 3,$$

welche rationale ganze Zahlen der Determinante 1 zu Coefficienten hat, in die Form $g(y_1, y_2, y_3)$ transformiert werden. Man wird alsdann $f(s_i)$ und $g(y_i)$ mit einander *äquivalent* nennen. Den so festgestellten Begriff der Äquivalenz dehnt man sofort auch auf die complexen ternären Formen (wo β_{ik} ganze Zahlen der Determinante 1 aus Ω sind), sowie auf die quaternären Formen $F(s_i)$ aus (bei denen an Stelle von (1) eine unimodulare quaternäre Substitution S mit rationalen ganzen Coefficienten β_{ik} tritt).

---

*) Übrigens könnten wir den drei im Texte entwickelten Ansätzen unmittelbar noch einen vierten Ansatz anreihen, indem wir auch noch irreducibele quaternäre Formen von nicht-verschwindender Discriminante mit ganzen complexen Coefficienten des Körpers [1, i] heranziehen. Man wird hier gemäss den pg. 45 entwickelten Vorstellungen die Parameter ζ und $\bar{\zeta}$ der beiden Geradenscharen als zwei von einander unabhängige complexe Variabele ansehen. Die reproducierende Gruppe der Form wird dabei so zu definieren sein, dass die Coefficienten α_{ik} selber ganze complexe Zahlen des Körpers [1, i] sind. Diese Gruppe liefert alsdann eine Gruppe simultaner Substitutionen der Variabelen ζ und $\bar{\zeta}$, wobei die Substitutionen von ζ (und ebenso die von $\bar{\zeta}$) eine eigentliche Polyedergruppe bilden. Man hat hier also sozusagen mit zwei in einander geschachtelten Polyedergruppen zu thun.

Ist nun V irgend eine Operation aus der reproducierenden Gruppe Γ_f resp. Γ_F, so wolle man auch V durch S auf die y transformieren. Aus der Natur der Substitution S ist in jedem Falle sofort evident, dass $S^{-1}VS$ eine Operation der reproducierenden Gruppe Γ_g bez. Γ_G der äquivalenten Form ist. Da diese Betrachtung auch sogleich umgekehrt werden kann, so gilt der Satz: *In jedem unserer drei Fälle besitzen äquivalente Formen in einander transformierbare reproducierende Gruppen, deren Polygon- bez. Polyedernetze einander collinear sind, und die als ζ-Gruppen im Sinne von pg. 335 ff. zu derselben „Classe" gehören.* Zwei solche Gruppen gelten natürlich nicht als wesentlich verschieden, so dass zur einzelnen Formclasse im wesentlichen immer nur *eine* reproducierende Gruppe gehört. —

Diese Betrachtung soll nun in der Art erweitert werden, dass wir jetzt auch beliebige *rationale, nicht notwendig unimodulare Substitutionen* S zulassen. Dabei sollen im ersten und dritten Falle die β_{ik} gewöhnliche reelle rationale Brüche sein, im zweiten Falle aber rationale Zahlen des Körpers $[1, i]$; die Determinante $|\beta_{ik}|$ soll natürlich stets von null verschieden sein. Die hier sich einstellende Frage nach der rationalen Transformierbarkeit zweier Formen in einander hat Minkowski in einer wichtigen Arbeit für reelle (ganzzahlige) quadratische Formen beliebig vieler Variabeler beantwortet[*]. Beide Formen müssen in gewissen drei, hier nicht näher zu bezeichnenden Invarianten übereinstimmen. Zugleich ist a. a. O. bewiesen, *dass im Falle jeder Variabelenzahl $n \geq 2$ stets noch unendlich viele Formen angebbar sind, von denen keine zwei im vorstehenden Sinne rational zusammenhängen.* Dieser Satz ist freilich für unsere ternären Formen mit complexen Coefficienten noch nicht bewiesen; doch dürfte nicht zweifelhaft sein, dass er auch hier gilt.

Es ist selbstverständlich, dass für unsere gruppentheoretischen Fragen zwei Formen, die sich nur um einen Factor unterscheiden, die gleiche Rolle spielen. Wir könnten uns demnach auf *„primitive"* Formen beschränken, bei denen die Coefficienten a_{ik} einen in 1 nicht aufgehenden gemeinsamen Teiler nicht besitzen. Andrerseits dürfen wir zufolge dieser Sachlage die Coefficienten β_{ik} von S (indem wir sie nötigenfalls mit einem gemeinsamen Factor behaften) stets *ganzzahlig* ansetzen, wobei die Determinante $\delta = |\beta_{ik}|$ eine nicht näher bestimmte, von Null verschiedene ganze Zahl ist. Nur haben wir dann

---

[*] „Über die Bedingungen, unter welchen zwei quadratische Formen mit rationalen Coefficienten in einander rational transformiert werden können", Crelle's Journal Bd. 106, pg. 5 ff. (1890).

z. B. im ternären Falle, damit $g(y_i)$ wieder primitiv ausfällt, allgemein anzusetzen:

$$(2) \qquad f(z_1,\ z_2,\ z_3) = s \cdot g(y_1,\ y_2,\ y_3),$$

wo s eine gewisse ganze Zahl ist. Auch bei der inversen Substitution S^{-1} wird man die Bedeutung der y_i bez. z_i so modificieren, dass man vom Nenner δ der Coefficienten absieht. An Stelle von (2) tritt dann:

$$g(y_1,\ y_2,\ y_3) = t \cdot f(z_1,\ z_2,\ z_3).$$

Gleiches gilt natürlich bei den quaternären Formen.

Ist nunmehr wieder V eine Substitution der Gruppe Γ_f bez. Γ_F, so wird $S^{-1}VS$, falls wir diese Substitution unimodular schreiben, die Form g bez. G in sich trânsformieren; jedoch hat die Substitution $S^{-1}VS$ im allgemeinen nur erst rationale Coefficienten mit dem gemeinsamen Nenner δ. *Es giebt indessen innerhalb Γ_f bez. Γ_F eine durch Congruenzen modulo δ definierbare Untergruppe, für deren V die transformierten $S^{-1}VS$ unimodular und „ganzzahlig" werden.*

Sind nämlich V und V' zwei Substitutionen aus der ternären bez. quaternären reproducierenden Gruppe der ursprünglichen Form und ist $V' \equiv V$ (mod. δ), d. h. sind entsprechende Coefficienten α'_{ik} und α_{ik} modulo δ congruent, so geht aus den ausführlichen Transformationsformeln sofort hervor, dass auch die correspondierenden Zähler in den unimodular geschriebenen Substitutionen $S^{-1}V'S$ und $S^{-1}VS$ modulo δ congruent sind. Nehmen wir nun $V' = 1$, so wird auch $S^{-1}V'S$ der Identität gleich, so dass in der eben genannten Schreibweise von $S^{-1}V'S$ sämmtliche Zähler durch δ teilbar sind. Letzteres gilt somit auch für $S^{-1}VS$, falls $V \equiv 1$ (mod. δ) ist.

Soll aber allgemein $S^{-1}VS$ in Γ_g bez. Γ_G enthalten sein, so müssen die 9 bez. 16 Zähler in $S^{-1}VS$ sämtlich $\equiv 0$ (mod. δ) sein. Dies liefert für die Coefficienten α_{ik} von V eine Reihe von Congruenzbedingungen, welche nach dem eben Gesagten für $V \equiv 1$ (mod. δ) stets erfüllt sind, und welche übrigens eine in Γ_f bez. Γ_F enthaltene Congruenzuntergruppe definieren. Hiermit ist aber der obige Satz bewiesen.

Das aus „M." I pg. 387 ff. bekannte Congruenzgruppenprincip ist auf unsere Gruppen Γ_f und Γ_F sofort übertragbar und führt zu ganz analogen Betrachtungen wie l. c. bei der Modulgruppe. Wir wollen hier insbesondere den Grundsatz benutzen, dass jede Congruenzuntergruppe innerhalb der Gesamtgruppe *endlichen* Index besitzt. Hieraus folgt nämlich mit Rücksicht auf die voraufgesandte Entwicklung, dass

$S\Gamma_g S^{-1}$ oder $S\Gamma_G S^{-1}$ mit Γ_f bez. Γ_F eine Untergruppe gemein hat, welche in Γ_f bez. Γ_F endlichen Index hat.

Nun können wir diese ganze Betrachtung offenbar in der Weise umkehren, dass wir an Γ_g oder Γ_G anknüpfen. Es entspringt so der wichtige Satz: *Die reproducierenden Gruppen zweier solchen Formen unserer Art, die rational in einander transformiert werden können, sind mit einander commensurabel.* Diese Benennung ist hier in demselben Sinne gebraucht wie pg. 474: zwei Gruppen heissen commensurabel, wenn sie entweder direct oder nach geeigneter Transformation der einen von ihnen eine gemeinsame Untergruppe darbieten, die innerhalb jeder der beiden Gruppen endlichen Index hat. —

Wir schliessen hier gleich eine Anwendung des eben gewonnenen Satzes an und senden zu diesem Ende folgende Behauptung voraus: *Die reproducierende Gruppe der Form* $(z_2{}^2 - z_1 z_3)$ *ist die Modulgruppe oder die Picard'sche Gruppe, je nachdem wir* $(z_2{}^2 - z_1 z_3)$ *als reelle indefinite Form ansehen oder, was offenbar erlaubt ist,* $(z_2{}^2 - z_1 z_3)$ *unseren complexen ternären Formen zurechnen.* Die betreffenden continuierlichen Gruppen sind nämlich durch das Schema (7) pg. 14 gegeben, wobei $\alpha\delta - \beta\gamma = 1$ ist. Indem wir nun unter Ω entweder den rationalen Körper Ω_1 oder den quadratischen Körper Ω_2 der Basis $[1, i]$ verstehen, schliessen wir unter Zusammenfassung beider Fälle folgendermassen. Es ist zu fordern, dass die Coefficienten α_{ik} von (7) pg. 14 ganze Zahlen in Ω werden. Aus $\alpha_{11} = \alpha^2$, $\alpha_{12} = \beta^2$, .. folgt somit, dass α, β, γ, δ Quadratwurzeln ganzer Zahlen aus Ω sind. Da man aber:

$$2\alpha_{11} : \alpha_{12} : 2\alpha_{21} : \alpha_{22} + 1 = \alpha : \beta : \gamma : \delta$$

hat, so sind die Quotienten von α, β, γ, δ in Ω rational, und also setzen wir an:

$$\alpha = \alpha_0 \sqrt{\varkappa}, \quad \beta = \beta_0 \sqrt{\varkappa}, \quad \gamma = \gamma_0 \sqrt{\varkappa}, \quad \delta = \delta_0 \sqrt{\varkappa},$$

wo α_0, β_0, γ_0, δ_0 ganze Zahlen aus Ω sind, während $\varkappa$ eine (wegen der zu fordernden Realität von α, β, γ, δ) positive ganze Zahl aus Ω_1 bez. eine beliebige ganze Zahl aus Ω_2 ist. Nun geht $\varkappa$ in $\alpha\delta - \beta\gamma = 1$ auf; man hat also im ersten Falle $\varkappa = 1$, im zweiten $\varkappa = \pm 1$, $\pm i$. Dort kommen wir also direct zur Modulgruppe, hier zur umfassendsten, d. h. aus Substitutionen der Determinanten ± 1 und $\pm i$ bestehenden Picard'schen Gruppe.

Es möge nun eine solche reelle indefinite oder eine solche complexe Form $f(z_1, z_2, z_3)$ gegeben sein, welche eine „rationale Darstellung der Null gestattet"; es ist hiermit gemeint, dass es je nachdem drei rationale ganze oder drei complexe ganze Zahlen z_1', z_2, z_3

aus Ω geben soll, für welche $f(s_i) = 0$ ist. Wir behaupten, *dass unter diesen Umständen $f(s_i)$ rational in die Form $(s_2^2 - s_1 s_3)$ transformiert werden kann.* Wir beweisen dies durch eine einfache geometrische Betrachtung, die im ersten Falle direct anschaulich ist, im zweiten aber im Sinne der mit complexen Werten der Coordinaten und Coefficienten rechnenden analytischen Geometrie gemeint ist.

Unsere Voraussetzung besagt, dass auf der durch $f(s_i) = 0$ dargestellten Curve C_2 ein „rationaler Punkt" gelegen ist*). Damit liegen aber auf C_2 unendlich viele weitere rationale Punkte; denn jede durch den ersten Punkt ziehende „rationale Gerade" (und deren giebt es unendlich viele) wird C_2 in einem zweiten rationalen Punkte schneiden. Man bilde nun die Gleichungen der Verbindungslinie zweier solcher rationalen Punkte und der Tangenten von C_2 in diesen Punkten; alle drei Gleichungen werden rationale Coefficienten haben. Indem wir daraufhin diese drei Gerade als Axen eines neuen Coordinatensystems der x_1, x_2, x_3 einführen, haben wir $f(s_i)$ rational in $(a x_2^2 - b x_1 x_3)$ übergeführt. Hier setze man noch $b x_1 = y_1$, $a x_2 = y_2$, $a x_3 = y_3$, wodurch die Form nach Fortlassung des unwesentlichen Factors a^{-1} übergeht in $(y_2^2 - y_1 y_3)$. Unsere Behauptung, dass eine die Null rational darstellende Form $f(s_i)$ rational in $(s_2^2 - s_1 s_3)$ transformierbar sei, ist damit bewiesen.

Wir combinieren nunmehr die beiden zuletzt aufgestellten Sätze und gewinnen damit das folgende Theorem: *Die reproducierende Gruppe einer ternären Form, in welcher die Null vermöge rationaler ganzer Zahlen s_1, s_2, s_3 bez. complexer ganzer Zahlen s_1, s_2, s_3 des Körpers $[1, i]$ darstellbar ist, ist stets mit der Modulgruppe bez. der Picard'schen Gruppe commensurabel.* Auf den die reellen indefiniten Formen $f(s_i)$ betreffenden Teil dieses Satzes wurde bereits oben (pg. 474) hingewiesen.

§ 3. Existenzbeweis der reproducierenden Gruppen der ternären Formen $f(s_i)$ beider Arten.

Wie bereits vorhin (pg. 503) bemerkt wurde, ist es nötig zu beweisen, dass die reproducierende Gruppe einer einzelnen Form aus mehr als der identischen Substitution allein besteht. Die hierauf bezügliche Untersuchung gipfelt, die ternären Formen betreffend, in folgendem Theoreme: *Die reproducierende Gruppe einer reellen indefiniten ternären Form $f(s_i)$ ist (als ζ-Gruppe gedacht) eine Hauptkreisgruppe, die auf dem Hauptkreise selbst uneigentlich discontinuierlich ist; die re-*

---

*) Natürlich bezieht sich im Falle einer complexen Form $f(s_i)$ die Rationalität hier überall auf den Körper Ω der Basis $[1, i]$.

producierende Gruppe einer complexen ternären Form $f(s_i)$ ist eine „eigentliche" Polyedergruppe, die also erst im Innern des ζ-Halbraumes, noch nicht in der ζ-Ebene eigentlich discontinuierlich ist.

Bei der Eigenart der Modulgruppe sowie der Picard'schen Gruppe ist dieser Satz für die Form $(s_2{}^2 - s_1 s_3)$ unmittelbar evident, sei es dass wir diese Form als reelle betrachten oder den complexen Formen zurechnen. Damit ist der Satz auf Grund der Entwicklungen des vorigen Paragraphen aber auch für alle diejenigen Formen bewiesen, durch welche die Null rational darstellbar ist; denn commensurabele Gruppen sind stets zugleich auf dem Hauptkreise (in der ζ-Ebene) eigentlich discontinuierlich oder nicht. Die eben gemeinten Formen dürfen demnach weiterhin als ausgeschlossen gelten.

Beim Beweise unseres Satzes für die übrigen Formen bedienen wir uns eines Gedankenganges, welchen Hermite in seiner bereits mehrfach genannten Arbeit *„Sur la théorie des formes quadratiques"*[*]) pg. 310 ff. angiebt. Diese Entwicklung bezieht sich freilich nur auf reelle indefinite Formen $f(s_i)$; indessen ist die Übertragung auf complexe Formen $f(s_i)$ so einfach, dass wir beide Fälle hier zusammen behandeln können.

Möge zunächst durch:

$$(1) \qquad s_i' = \alpha_{i1} s_1 + \alpha_{i2} s_2 + \alpha_{i3} s_3, \qquad i = 1, 2, 3,$$

eine von der Identität verschiedene Substitution V einer vorgelegten reproducierenden Gruppe Γ_f gegeben sein, so deuten wir wieder s_1, s_2, s_3 als Coordinaten innerhalb der projectiven Ebene und fragen nach den Fixpunkten der Substitution V in dieser Ebene. Zur Bestimmung der Coordinaten dieser Punkte setzt man in (1)

$$(2) \qquad s_1' = \sigma s_1, \qquad s_2' = \sigma s_2, \qquad s_3' = \sigma s_3$$

ein, unter σ einen Proportionalitätsfactor verstanden. Für σ entspringt dann in sehr bekannter Weise die cubische Gleichung:

$$\begin{vmatrix} \alpha_{11} - \sigma, & \alpha_{12}, & \alpha_{13} \\ \alpha_{21}, & \alpha_{22} - \sigma, & \alpha_{23} \\ \alpha_{31}, & \alpha_{32}, & \alpha_{33} - \sigma \end{vmatrix} = 0$$

oder explicite (wegen $|\alpha_{ik}| = 1$):

$$(3) \qquad \sigma^3 - J\sigma^2 + K\sigma - 1 = 0,$$

wo die Abkürzungen J und K in folgender Bedeutung gebraucht sind:

$$(4) \quad \begin{cases} J = \alpha_{11} + \alpha_{22} + \alpha_{33}, \\ K = (\alpha_{22}\alpha_{33} - \alpha_{23}\alpha_{32}) + (\alpha_{33}\alpha_{11} - \alpha_{13}\alpha_{31}) + (\alpha_{11}\alpha_{22} - \alpha_{12}\alpha_{21}). \end{cases}$$

---

[*]) Crelle's Journal, Bd. 47 pg. 307 (1855).

Die drei Lösungen σ der Gleichung (3) liefern alsdann drei reelle oder imaginäre Fixpunkte von V.

Wir bemerken nun, *dass J und K absolute Invarianten gegenüber einer beliebigen linearen z_i-Transformation mit reellen oder complexen, rationalen oder irrationalen Coefficienten sind.* Es sind nämlich die drei zu den Fixpunkten gehörenden Proportionalitätsfactoren σ, wie man aus den drei Gleichungen (2) ohne weiteres schliesst, absolut invariant; und daraus folgt dasselbe für die symmetrischen Functionen dieser σ, d. h. für die J, K.

Gehen wir daraufhin vermöge einer linearen Transformation (mit irrationalen Coefficienten) zur Normalform $(z_2{}^2 — z_1 z_3)$, so wird die Substitution V die Gestalt (7) pg. 14 (mit gleichfalls irrationalen Coefficienten) annehmen, während J und K ihre Werte nicht ändern. Setzt man aber die rechten Seiten der Gleichungen (4) für die Substitution (7) pg. 14 an, so folgt mit Rücksicht auf $\alpha \delta — \beta \gamma = 1$, dass

$$J — K = (\alpha + \delta)^2 — 1$$

gilt. *Die beiden in (3) und (4) vorkommenden Invarianten J und K sind demnach von vornherein einander gleich.*

Wir schliessen weiter, dass die Gleichung (3) stets eine Lösung σ = 1 hat; und diese liefert einen Fixpunkt von V mit *rationalen*[*]) Co-ordinaten z_i, welche letztere wegen σ = 1 durch V *genau in sich selbst transformiert* werden. Nehmen wir hinzu, dass dieser Punkt als ein rationaler nicht auf der durch $f(z_i) = 0$ dargestellten C_2 gelegen sein kann, so haben wir den Satz: *Jede von der Identität verschiedene Substitution V der vorliegenden reproducierenden Gruppe besitzt in der projectiven Ebene einen reellen oder imaginären, nicht auf der C_2 gelegenen „rationalen" Fixpunkt, dessen Coordinaten z_i durch V genau in sich transformiert werden.* Mit dem Fixpunkt wird natürlich auch die Polare desselben in Bezug auf die C_2 in sich transformiert. Diese Polare stellt eine „rationale" Gerade dar, deren Schnittpunkte mit der C_2 die beiden noch nicht genannten Fixpunkte von V sind. *Auch die linke Seite der Gleichung dieser Geraden wird bei Ausübung der Substitution V absolut invariant sein.* —

Die vorstehende Entwicklung ist nun der Umkehrung fähig. Wir gehen von einem beliebigen rationalen Punkte der projectiven Ebene aus mit der einzigen Beschränkung, dass derselbe im Falle einer reellen indefiniten Form $f(z_i)$ selber reell sein soll und „ausserhalb" der Curve C_2 gelegen sein muss. Die Polare dieses Punktes werde durch:

---

[*]) Natürlich bezieht sich die Rationalität im Falle einer complexen Form $f(z_i)$ hier wieder durchweg auf den Körper [1, i].

$$\nu_1 s_1 + \nu_2 s_2 + \nu_3 s_3 = 0$$

gegeben, wobei wir ν_1, ν_2, ν_3 als rationale bez. complexe ganze Zahlen ohne einen allen gemeinsamen Factor gewählt denken können.

Um zu untersuchen, ob der ausgewählte Punkt Fixpunkt einer in der vorliegenden Gruppe Γ_f enthaltenen cyclischen Untergruppe ist, verfahren wir folgendermassen.

Zufolge einer sehr einfachen arithmetischen Betrachtung lassen sich den Zahlen ν_1, ν_2, ν_3 sechs weitere rationale bez. complexe ganze Zahlen λ_1, λ_2, λ_3, μ_1 μ_2, μ_3 zufügen, welche der Bedingung genügen:

$$\begin{vmatrix} \lambda_1, & \lambda_2, & \lambda_3 \\ \mu_1, & \mu_2, & \mu_3 \\ \nu_1, & \nu_2, & \nu_3 \end{vmatrix} = 1.$$

Wir führen daraufhin ein neues Coordinatensystem durch die unimodulare ganzzahlige Substitution ein:

$$(5) \qquad \begin{cases} x = \lambda_1 s_1 + \lambda_2 s_2 + \lambda_3 s_3, \\ y = \mu_1 s_1 + \mu_2 s_2 + \mu_3 s_3, \\ s = \nu_1 s_1 + \nu_2 s_2 + \nu_3 s_3. \end{cases}$$

Hierbei möge $f(s_i)$ in die äquivalente Form:

$$(6) \qquad \varphi(x, y, s) = a x^2 + 2bxy + c y^2 + 2dxs + 2eys + f s^2$$

übergehen, während die reproducierende Gruppe von $f(s_i)$ durch die Transformation (5) in diejenige der Form $\varphi(x, y, s)$ übergeführt wird.

Ist nun der ausgewählte Punkt Fixpunkt einer von 1 verschiedenen Substitution V der reproducierenden Gruppe, so müsste sich V nach dem, was voraufgeht, durch x, y, s in der Gestalt:

$$(7) \qquad \begin{cases} x' = \alpha x + \beta y + m s, \\ y' = \gamma x + \delta y + n s, \\ s' = \qquad\qquad s \end{cases}$$

darstellen. Wir setzen jetzt in $\varphi(x', y', s') = \varphi(x, y, s)$ für s und damit für s' null ein. Es zeigt sich alsdann, dass die binäre quadratische Form $(a x^2 + 2bxy + c y^2)$ durch

$$(8) \qquad x' = \alpha x + \beta y, \qquad y' = \gamma x + \delta y$$

in sich transformiert werden müsste.

Nunmehr bemerke man, dass $(a x^2 + 2bxy + c y^2)$ eine indefinite Gauss'sche Form resp. eine Dirichlet'sche Form ist, und dass in beiden Fällen die Determinante $D = b^2 - ac$ nicht quadratisch sein kann; denn sonst würde $s = 0$ auf der C_2 rationale Punkte ausschneiden, was gegen die Voraussetzung ist. Nach den Entwicklungen des vorigen Kapitels (pg. 450 und pg. 465) existiert demnach stets eine cyclische hyperbolische bez. loxodromische Gruppe die Form (a, b, c) reproducierender unimodularer Substitutionen (8) mit rationalen bez. complexen ganzen Zahlen α, β, γ, δ.

Aus dieser cyclischen Gruppe wähle man nun eine beliebige Substitution aus und trage deren Coefficienten in (7) ein. Die Coefficienten m, n sind dann so zu bestimmen, dass in der durch (7) transformierten Form $\varphi(x, y, z)$ die Coefficienten von xz und yz die ursprünglichen Werte wieder annehmen. Diese Forderung liefert die beiden Gleichungen:

$$m(a\alpha + b\gamma) + n(b\alpha + c\gamma) = d(1 - \alpha) - e\gamma,$$
$$m(a\beta + b\delta) + n(b\beta + c\delta) = - d\beta + e(1 - \delta),$$

welche nach m und n aufgelöst ergeben:

$$(9) \quad \begin{cases} mD = (\alpha - 1)be - \beta bd + \gamma ec - (\delta - 1)cd, \\ nD = - (\alpha - 1)ae + \beta ad - \gamma be + (\delta - 1)bd, \end{cases}$$

unter D die Determinante $(b^2 - ac)$ verstanden. Durch die hiermit endgültig bestimmte Transformation (7) wird dann $\varphi(x, y, z)$ in sich transformiert, d. h. auch der letzte Coefficient von φ ändert sich bei dieser Transformation nicht. Man kann dies entweder durch directe Rechnung bestätigen, oder man benutzt, dass nach den Entwicklungen der Einleitung bei beliebig gewähltem Fixpunkt immer noch unendlich viele, eine continuierliche Gruppe bildende Substitutionen einer vorgelegten ternären Form in sich existieren, und dass die soeben construierte Substitution offenbar der zum oben gewählten rationalen Fixpunkte gehörenden continuierlichen Gruppe dieser Art angehört *).

Die Substitution (7) ist nun zwar unimodular, aber die Coefficienten m und n sind, allgemein zu reden, nur erst rationale Zahlen mit dem Nenner D. Sollen m und n ganze Zahlen sein, so entspringen für α, β, γ, δ zwei aus (9) abzuleitende Congruenzbedingungen modulo D, die insbesondere für:

$$\alpha \equiv \delta \equiv 1, \quad \beta \equiv \gamma \equiv 0 \quad (\text{mod. } D)$$

stets erfüllt sind. Durch jene beiden Bedingungen wird aus der cyclischen Gruppe der Substitutionen (8) eine Congruenzuntergruppe δ^{ter}

---

*) Bei Gebrauch der Normalform $(z_2^2 - z_1 z_3)$ und der zugehörigen Gruppe (7) pg. 14 ist die fragliche Untergruppe dadurch definiert, dass man die Verhältnisse $2\beta : (\delta - \alpha) : - 2\gamma$ fixiert. Es sind geradezu 2β, $(\delta - \alpha)$, $- 2\gamma$ die Coordinaten des Fixpunktes.

Stufe, d. i. eine Untergruppe von *endlichem* Index ausgesondert. Wir haben damit das folgende Resultat gewonnen: *Der oben ausgewählte rationale Punkt ist Fixpunkt einer in der reproducierenden Gruppe Γ_f enthaltenen cyclischen hyperbolischen bez. loxodromischen Untergruppe.*

Letzten Endes bemerke man, dass die rationalen Geraden die projective Ebene überall dicht bedecken, und zwar gilt dies sowohl für die reelle projective Ebene als auch für den Fall, dass wir die projective Ebene als Inbegriff aller Tripel complexer z_1, z_2, z_3 zu fassen haben. Im speciellen wird demnach die durch $f(z_i) = 0$ dargestellte C_2 überall dicht von den Schnittpunkten mit rationalen Geraden bedeckt sein. Diese Schnittpunkte sind dann, wie wir sahen, hyperbolische oder loxodromische Fixpunkte.

Die Curve C_2 aber ist im einen Fall auf den Hauptkreis, d. i. die reelle ζ-Axe, im andern auf die complexe ζ-Ebene wechselweise eindeutig bezogen. Somit erscheint bei der einzelnen reproducierenden Gruppe der Hauptkreis von hyperbolischen Fixpunkten bez. die ζ-Ebene von hyperbolischen und loxodromischen Fixpunkten allenthalben dicht bedeckt. Das zu Anfang des Paragraphen aufgestellte Theorem über die Natur der reproducierenden Gruppen unserer ternären Formen $f(z_i)$ ist demnach vollständig bewiesen.

§ 4. Existenzbeweis der reproducierenden Gruppen der quaternären Formen $F(z_i)$.

Das Existenztheorem der reproducierenden Gruppen der quaternären Formen $F(z_i)$ kann man so formulieren: *Die einzelne oben näher charakterisierte quadratische Form $F(z_i)$ liefert eine reproducierende Gruppe, welche (als ζ-Gruppe) zwar im Innern des ζ-Halbraumes, aber nicht bereits in der ζ-Ebene eigentlich discontinuierlich ist.* Beim Beweise dieses Satzes werden wir uns auf die Ergebnisse des vorigen Paragraphen stützen, übrigens aber einen dem dort befolgten Gedankengange durchaus analogen Weg gehen.

Sei zunächst eine von der Identität verschiedene Substitution V der reproducierenden Gruppe Γ_F in:

$$(1) \qquad z_i' = \alpha_{i1} z_1 + \alpha_{i2} z_2 + \alpha_{i3} z_3 + \alpha_{i4} z_4$$

vorgelegt, so wollen wir im projectiven Raume die Fixpunkte derselben feststellen. Wir haben zu dem Ende $z_i' = \sigma z_i$ unter Gebrauch eines Proportionalitätsfactors σ zu setzen, welch' letzterer dann bekanntlich aus der Gleichung:

$$\begin{vmatrix} \alpha_{11} - \sigma, & \alpha_{12}, & \alpha_{13}, & \alpha_{14} \\ \alpha_{21}, & \alpha_{22} - \sigma, & \alpha_{23}, & \alpha_{24} \\ \alpha_{31}, & \alpha_{32}, & \alpha_{33} - \sigma, & \alpha_{34} \\ \alpha_{41}, & \alpha_{42}, & \alpha_{43}, & \alpha_{44} - \sigma \end{vmatrix} = 0$$

zu bestimmen ist. Man hat alsdann weiter σs_i für s_i' in (1) einzusetzen und nach den s_i aufzulösen.

Die explicite Gestalt der für σ aufgestellten biquadratischen Gleichung sei:

(2) $$\sigma^4 - J\sigma^3 + K\sigma^2 - L\sigma + 1 = 0.$$

Dabei sind wieder J, K, L Invarianten der Substitution V, von denen wir die beiden ersten explicit angeben:

(3) $$\begin{cases} J = \alpha_{11} + \alpha_{22} + \alpha_{33} + \alpha_{44}, \\ K = \sum (\alpha_{ii}\alpha_{kk} - \alpha_{ik}\alpha_{ki}), \quad i < k. \end{cases}$$

Die drei (reellen) Invarianten J, K, L können nicht von einander unabhängig sein; denn V hat als ζ-Substitution nur *eine* complexe Invariante ($\alpha + \delta$). In der That zeigt der Rückgang auf das Schema (10) pg. 47, dass sich J, K, L in $\alpha + \delta$ folgendermaassen darstellen:

(4) $$J = L = (\alpha + \delta)(\bar{\alpha} + \bar{\delta}), \quad K = (\alpha + \delta)^2 + (\bar{\alpha} + \bar{\delta})^2 - 2.$$

Es ist hiernach jedenfalls immer J gleich L.

Wir specialisieren den bisherigen Ansatz nun dahingehend, dass V fortan eine *nicht-loxodromische* Substitution sein soll. Dann ist ($\alpha + \delta$) reell; und aus (4) folgt, *dass $K = 2J - 2$ wird.* Die Gleichung (2) aber spaltet sich in die beiden quadratischen Gleichungen:

$$(\sigma - 1)^2 = 0, \qquad \sigma^2 - ((\alpha + \delta)^2 - 2)\sigma + 1 = 0,$$

von denen die erste mit ihrer Doppelwurzel $\sigma = 1$ die Punkt für Punkt festbleibende Gerade von V, die zweite aber die Schnittpunkte der durch $F(s_i) = 0$ dargestellten Fläche F_2 mit der conjugierten Polare jener Geraden liefert (cf. pg. 50 ff.).

Aus dem Werte $\sigma = 1$ des Proportionalitätsfactors folgt nun nicht nur, dass auf der gedachten Geraden unendlich viele rationale Punkte gelegen sind, sondern auch, dass die Coordinaten des einzelnen solchen Punktes durch V *genau* in sich transformiert werden. Auch die Polarebene dieses Punktes bezüglich der F_2 wird durch V in sich transformiert, und zwar in der Art, dass die linke Seite der Gleichung dieser offenbar „*rationalen*" Ebene gegenüber V gleichfalls *absolut* invariant ist. —

Auf dieses Ergebnis gründen wir nun umgekehrt folgende Betrachtung. Wir wählen im projectiven Raume *ausserhalb* der Fläche F_2 irgend einen rationalen Punkt und können dann beweisen, *dass derselbe das Centrum einer in der reproducierenden Gruppe von $F(z_i)$ enthaltenen hyperbolischen Rotationsuntergruppe ist.*

Es sei nämlich die Polarebene des fraglichen rationalen Punktes durch:

$$\nu_1 z_1 + \nu_2 z_2 + \nu_3 z_3 + \nu_4 z_4 = 0$$

dargestellt, wo wir ν_1, ν_2, ν_3, ν_4 als ganze Zahlen ohne einen allen gemeinsamen Factor gewählt denken können. Infolge einer einfachen arithmetischen Betrachtung können wir alsdann zwölf weitere rationale ganze Zahlen x_i, λ_i, μ_i in der Art bestimmen, dass in:

$$(5) \quad \begin{cases} x_1 = x_1 z_1 + x_2 z_2 + x_3 z_3 + x_4 z_4, \\ x_2 = \lambda_1 z_1 + \lambda_2 z_2 + \lambda_3 z_3 + \lambda_4 z_4, \\ x_3 = \mu_1 z_1 + \mu_2 z_2 + \mu_3 z_3 + \mu_4 z_4, \\ x_4 = \nu_1 z_1 + \nu_2 z_2 + \nu_3 z_3 + \nu_4 z_4 \end{cases}$$

eine *unimodulare* Substitution vorliegt.

Vermöge der Substitution (5) gehe nun $F(z_i)$ in die äquivalente quaternäre Form über:

$$(6) \qquad \varphi(x_1, x_2, x_3) + 2 x_4(b_1 x_1 + b_2 x_2 + b_3 x_3) + c x_4^2,$$

wobei $\varphi(x_1, x_2, x_3)$ zur Abkürzung gesetzt ist für:

$$(7) \qquad \varphi(x_1, x_2, x_3) = \sum b_{ik} x_i x_k, \qquad i, k = 1, 2, 3,$$

und offenbar eine ganzzahlige *indefinite ternäre* Form bezeichnet. Die reproducierende Gruppe von $F(z_i)$ geht bei der Transformation durch die Substitution (5) in diejenige der quaternären Form (6) über.

Die Substitutionen der postulierten Rotationsuntergruppe werden wir nun nach den vorausgesandten Überlegungen (der Gleichung (7) des vorigen Paragraphen entsprechend) in der Gestalt anzusetzen haben:

$$(8) \quad \begin{cases} x_1{}' = \alpha_1 x_1 + \alpha_2 x_2 + \alpha_3 x_3 + l x_4, \\ x_2{}' = \beta_1 x_1 + \beta_2 x_2 + \beta_3 x_3 + m x_4, \\ x_3{}' = \gamma_1 x_1 + \gamma_2 x_2 + \gamma_3 x_3 + n x_4, \\ x_4{}' = \qquad\qquad\qquad\qquad\quad x_4. \end{cases}$$

Es sei wie entsprechend im vorigen Paragraphen so auch hier gleich bemerkt, dass es nach den Entwicklungen der Einleitung (pg. 46 ff.) sicher eine continuierliche Rotationsuntergruppe mit dem gewählten Centrum giebt, deren Substitutionen (unimodulare Schreibweise vorausgesetzt) $F(z_i)$ in sich transformieren. Man kann diese Substitutionen dadurch bestimmen, dass man von einer die Form $\varphi(x_1, x_2, x_3)$ in sich transformierenden ternären Substitution:

$$(9) \qquad \begin{cases} x_1' = \alpha_1 x_1 + \alpha_2 x_2 + \alpha_3 x_3, \\ x_2' = \beta_1 x_1 + \beta_2 x_2 + \alpha_3 x_3, \\ x_3' = \gamma_1 x_1 + \gamma_2 x_2 + \gamma_3 x_3 \end{cases}$$

ausgeht, alsdann aber die Coefficienten l, m, n in (8) dadurch eindeutig festlegt, dass in der durch (8) zu transformierenden quaternären Form (6) auch die Coefficienten von $x_1 x_4$, $x_2 x_4$, $x_3 x_4$ ihre ursprünglichen Werte wieder annehmen müssen.

Die Frage wird aber nun für uns sein, ob in der gedachten continuierlichen Rotationsgruppe eine Untergruppe aus Substitutionen mit ausschliesslich *ganzzahligen* Coefficienten aufzufinden ist.

Dies ist aber in der That möglich! Denn erstlich liefert uns der vorige Paragraph in der reproducierenden Gruppe von $\varphi(x_1, x_2, x_3)$ unendlich viele ganzzahlige unimodulare Substitutionen (9). Setzen wir die Coefficienten der einzelnen dieser Substitutionen aber in (8) ein, so bestimmen sich in der schon ausgeführten Art die zugehörigen Coefficienten l, m, n aus den drei linearen Gleichungen:

$$(10) \qquad l(b_{11}\alpha_i + b_{12}\beta_i + b_{13}\gamma_i) + m(b_{21}\alpha_i + b_{22}\beta_i + b_{23}\gamma_i)$$
$$+ n(b_{31}\alpha_i + b_{32}\beta_i + b_{33}\gamma_i) = b_i - b_1\alpha_i - b_2\beta_i - b_3\gamma_i,$$
$$i = 1, 2, 3.$$

Die Determinante D dieses Systems findet sich zu:

$$\begin{vmatrix} b_{11}, & b_{12}, & b_{13} \\ b_{21}, & b_{22}, & b_{23} \\ b_{31}, & b_{32}, & b_{33} \end{vmatrix} \cdot \begin{vmatrix} \alpha_1, & \beta_1, & \gamma_1 \\ \alpha_2, & \beta_2, & \gamma_2 \\ \alpha_3, & \beta_3, & \gamma_3 \end{vmatrix} = b_{11}b_{22}b_{33} + 2b_{12}b_{23}b_{31} - b_{11}b_{23}{}^2 - b_{22}b_{31}{}^2$$
$$- b_{33}b_{12}{}^2,$$

d. h. sie ist vom Zeichen abgesehen gleich der Discriminante der ternären Form $\varphi(x_1, x_2, x_3)$ und stellt demnach eine von null verschiedene rationale ganze Zahl dar. Aus (10) bestimmen sich l, m, n zunächst in Gestalt rationaler Brüche mit dem Nenner D. Sollen l, m, n ganzzahlig sein, so dürfen nicht sämtliche Substitutionen (9) der reproducierenden Gruppe von $\varphi(x_1, x_2, x_3)$ zugelassen werden. Vielmehr sind drei aus (10) leicht zu gewinnende Congruenzen modulo D für die Coefficienten α_i, β_i, γ_i vorzuschreiben, welche zufolge der rechten Seiten der Gleichungen (10), z. B. im Falle:

$$\alpha_1 \equiv \beta_2 \equiv \gamma_3 \equiv 1, \quad \beta_1 \equiv \gamma_1 \equiv \alpha_2 \equiv \gamma_2 \equiv \alpha_3 \equiv \beta_3 \equiv 0,$$

d. i. für die zum Modul D gehörende „Hauptcongruenzgruppe" (cf. „M." I pg. 387) stets erfüllt sind. Jene drei Bedingungen definieren alsdann eine Congruenzuntergruppe innerhalb der reproducierenden Gruppe von $\varphi(x_1, x_2, x_3)$, und also eine Untergruppe von *endlichem* Index. Indem wir für (8) nur die Substitutionen dieser Untergruppe zulassen, haben wir die zum ausgewählten rationalen Punkte gehörende unimodulare ganzzahlige hyperbolische Rotationsuntergruppe gewonnen.

Indem wir endlich noch darauf hinweisen, dass die rationalen Punkte ausserhalb der F_2 überall dicht liegen, ist der am Anfang des Paragraphen aufgestellte Satz über die Existenz der reprodùcierenden Gruppen quaternärer Formen $F(s_i)$ vollständig bewiesen.

§ 5. Vom Vorkommen elliptischer und parabolischer Substitutionen in den Gruppen Γ_f und Γ_F.

Die voraufgehenden Deductionen beruhten im Grunde auf der Betrachtung der hyperbolischen Substitutionen, welche in unseren reproducierenden Gruppen vorkommen. Im Anschluss hieran sollen jetzt einige Sätze über das Auftreten *elliptischer und parabolischer Substitutionen* aufgestellt werden.

In den beiden ternären Fällen hatten wir die durch (4) pg. 509 definierte Invariante J als $[(\alpha + \delta)^2 - 1]$ dargestellt gefunden, und bei den quaternären Gruppen Γ_F war die entsprechende Invariante J (cf. (3) pg. 514) mit $(\alpha + \delta)(\bar{\alpha} + \bar{\delta})$ identisch. Im Falle einer *elliptischen* Substitution der Periode l hat nun $(\alpha + \delta)$ die Bedeutung von $\pm 2 \cos \frac{\pi}{l}$, wie oben (pg. 343) bewiesen ist. Da die Invariante J bei unseren reproducierenden Gruppen Γ_f und Γ_F der Natur der Sache nach eine ganze Zahl ist, so bleibt auch $4 \cos^2 \frac{\pi}{l}$ auf ganzzahlige Werte, d. i. auf 0, 1, 2, 3 eingeschränkt. Die Periode l kann demnach nur eine Zahl aus der Reihe 2, 3, 4, 6 sein: *In den reproducierenden Gruppen der ternären Formen $f(s_i)$ beiderlei Arten, sowie der quaternären Formen $F(s_i)$ können an elliptischen Substitutionen jedenfalls nur solche der Perioden 2, 3, 4, 6 vorkommen.*

Hieraus ergiebt sich ohne weiteres als Zusatz: *In den eigentlichen Polyedergruppen Γ_f und Γ_F können an elliptischen Rotationsgruppen höchstens Diedergruppen der Ordnungen 4, 6, 8, 12, Tetraeder- oder Oktaedergruppen auftreten.* Man erkennt aus diesen beiden Sätzen, dass es sich bei unseren reproducierenden Gruppen Γ_f und Γ_F im Vergleich zur Gesamtmannigfaltigkeit aller Hauptkreis- und Polyedergruppen um eine sehr specielle Classe solcher Gruppen handelt. —

Das Auftreten *parabolischer* Substitutionen behandeln wir nur für die zu den reellen indefiniten Formen $f(s_i)$ gehörenden Hauptkreisgruppen Γ_f, welche letztere weiterhin überhaupt mehr und mehr in den Vordergrund treten sollen.

Ist die ternäre Substitution V parabolisch, so ist $J - K - 3$, und die Gleichung (3) pg. 509 liefert daraufhin die dreifache Wurzel $\sigma = 1$. Dies entspricht dem Umstande, dass die drei Fixpunkte einer parabolischen Substitution in einen, und zwar offenbar *rationalen* Punkt der Curve C_2 zusammenfallen. Wir schliessen nach pg. 508 sofort, *dass parabolische Substitutionen stets und nur in den mit der Modulgruppe commensurabelen Gruppen Γ_f auftreten.*

Um aber in numerischen Einzelfällen über das Vorkommen parabolischer Substitutionen leicht entscheiden zu können, fügen wir hier noch folgende arithmetische Entwicklung an, auf welche wir auch späterhin nochmals zurückgreifen.

Es ist leicht, aus drei reellen „rationalen" Geraden der projectiven Ebene ein Polardreieck der Curve C_2 aufzubauen. Der Übergang zu diesem Dreieck als Coordinatendreieck bedeutet alsdann eine „rationale" Transformation, vermöge deren unsere Form (nötigenfalls nach Zufügung eines ganzzahligen Factors) die Gestalt

$$(1) \qquad f(z_i) = a z_1^2 + b z_2^2 + c z_3^2$$

annimmt, unter a, b, c drei rationale ganze Zahlen verstanden.

Die drei Zahlen a, b, c können wir so annehmen, *dass keine von ihnen einen von 1 verschiedenen quadratischen Teiler aufweist, und dass je zwei unter ihnen relativ prim sind.* Einen quadratischen Factor z. B. von a würde man nämlich in z_1^2 hineinnehmen, was erneut auf eine rationale Transformation hinauskommt. Würden demnächst a, b, c zugleich durch die Primzahl p teilbar sein, so hebe man dieselbe vermöge der Division von $f(z_i)$ durch p fort. Geht aber p in a und b, jedoch nicht in c auf, so multipliciere man die Form mit p und entferne die nunmehr quadratischen Factoren p^2 in den beiden ersten Coefficienten auf die schon gekennzeichnete Weise. Die über die Zahlen a, b, c gemachten Angaben dürfen wir somit stets als bestehend annehmen.

Die neue Form wird sich nun in der Frage des Vorkommens parabolischer Substitutionen oder (was auf dasselbe hinauskommt) in der Frage der Commensurabilität mit der Modulgruppe gerade so verhalten wie die ursprüngliche. Die Form (1) betreffend aber liefert die Zahlentheorie die Antwort: *Es giebt stets und nur dann rationale Punkte auf der durch:*

$$(2) \qquad a z_1^2 + b z_2^2 + c z_3^2 = 0$$

dargestellten C_2, wenn die ganzen Zahlen $- bc$, $- ca$, $- ab$ bez. quadra-

tische Reste von a, b, c sind, und wenn überdies a, b, c nicht alle das-
selbe Vorzeichen haben[*]). Hiermit ist die Frage nach dem Vorkommen
parabolischer Substitutionen in Γ_f beantwortet.

Bei den Polyedergruppen der complexen Formen $f(z_i)$ und der
quaternären Formen $F(z_i)$ würde sich hier die Frage nach dem Vorkommen parabolischer Rotationsuntergruppen anschliessen. Im quaternären Falle könnten wir uns hierbei auf die bereits pg. 505 genannte Abhandlung von Minkowski berufen, in welcher die Bedingung für das Auftreten rationaler Punkte auf der durch $F(z) = 0$
dargestellten Fläche F_2 angegeben ist. Indes soll diese Frage hier
nicht weiter behandelt werden.

§ 6. Historische Bemerkungen über ternäre und quaternäre Formen.

Um tiefer in die Eigenart der reproducierenden Gruppen Γ_f und
Γ_F einzudringen, müssen wir auf die entwickelte Theorie der ternären
und quaternären Formen selber zurückgehen und vornehmlich die Sätze
über Äquivalenz und Reduction dieser Formen heranziehen. Wir gelangen hier zu ganz ähnlichen Verhältnissen, wie sie bei den indefiniten binären Formen des vorigen Kapitels vorlagen. Nur erscheint
die Theorie der ternären und quaternären Formen noch nicht in
gleichem Grade ausgebildet, wie diejenige der binären; wir werden
dies gleich noch näher zu erörtern haben. Übrigens müssen wir uns
hier im wesentlichen mit einem kurzen historischen Berichte begnügen.

In der Theorie der *reellen indefiniten ternären Formen* $f(z_i)$ verdankt man Hermite die führenden Untersuchungen. Es handelt sich
hierbei eben um jene Principien, welche wir schon pg. 476 bei den
indefiniten Gauss'schen, Dirichlet'schen und (im engeren Sinne) Hermite'schen Formen als Hermite's eigentliche Leistungen zu nennen
hatten, und welche von demselben, die ternären Formen betreffend, in
den ersten Paragraphen seiner oft genannten Arbeit *„Sur la théorie
des formes quadratiques ternaires indéfinies"*[**]) auseinandergesetzt sind.

Wir wollen hier die beiden Hauptgesichtspunkte der Hermite'schen
Auffassung für die ternären Formen angeben und bedienen uns hierbei
einer geometrischen Vorstellungsweise, welche zwar von Hermite l. c.

---

[*]) Die Bedingungen der Lösbarkeit der Gleichung (2) in ganzen Zahlen z_i
sind zuerst von Legendre in den Abhandlungen der Pariser Akademie von
1785 entwickelt. Dem gleichen Gegenstande sind die Art. 294 ff. von Gauss
„Disquisitiones arithmeticae" gewidmet.

[**]) Crelle's Journal Bd. 47 (1853) pg. 307.

nicht explicite erwähnt wird, die aber seinen Überlegungen durchaus parallel läuft.

Sei die vorgelegte reelle indefinite Form $f(s_i)$:

$$a_{11}s_1^2 + a_{22}s_2^2 + a_{33}s_3^2 + 2a_{23}s_2s_3 + 2a_{31}s_3s_1 + 2a_{12}s_1s_2,$$

und möge das „Coordinatensystem" der s_i in der Ebene so fixiert sein, dass durch $f(s_i) = 0$ eine Ellipse dargestellt wird. Wir nehmen an, dass die Discriminante:

$$(1) \qquad D = a_{11}a_{23}^2 + a_{22}a_{31}^2 + a_{33}a_{12}^2 - 2a_{12}a_{23}a_{31} - a_{11}a_{22}a_{33}$$

eine *positive* ganze Zahl ist, was nötigenfalls durch Behaften von $f(s_i)$ mit dem Factor — 1 erreichbar ist.

In „Liniencoordinaten" u_i wird unsere Ellipse durch Nullsetzen der mit $f(s_i)$ conjugierten Form:

$$(2) \qquad g(u_1, u_2, u_3) = A_{11}u_1^2 + A_{22}u_2^2 + A_{33}u_3^2 + 2A_{23}u_2u_3 \\ + 2A_{31}u_3u_1 + 2A_{12}u_1u_2$$

darstellbar sein, wobei die Formeln gelten:

$$(3) \qquad A_{ii} = \frac{\partial D}{\partial a_{ii}}, \qquad A_{ik} = \frac{1}{2}\frac{\partial D}{\partial a_{ik}}, \qquad i \gtrless k.$$

Nunmehr seien die reellen Grössen u_1, u_2, u_3 die Coordinaten einer beliebigen reellen, die Ellipse *nicht* schneidenden Geraden. Die Coordinaten y_1, y_2, y_3 des Poles dieser Geraden berechnen sich zu:

$$(4) \qquad \begin{cases} D \cdot y_1 = A_{11}u_1 + A_{12}u_2 + A_{13}u_3, \\ D \cdot y_2 = A_{21}u_1 + A_{22}u_2 + A_{23}u_3, \\ D \cdot y_3 = A_{31}u_1 + A_{32}u_2 + A_{33}u_3, \end{cases}$$

wobei $A_{ik} = A_{ki}$ ist. *Diese y_i legen also einen beliebigen Punkt im Ellipseninneren fest.* Da die gewählte Gerade die Ellipse nicht schneidet, so ist für ihre Coordinaten u_i der Wert $g(u_1, u_2, u_3)$ negativ und also mit — D von einerlei Zeichen. Wir können demnach unbeschadet der Realität der u_i setzen:

$$(5) \qquad g(u_1, u_2, u_3) = - D,$$

und hierdurch sind dann die Coordinaten der fraglichen Geraden bis auf einen gemeinsamen Zeichenwechsel eindeutig bestimmt.

Vermöge der so definierten u_i construieren wir nun nach Hermite eine neue ternäre quadratische Form $\varphi(z_1, z_2, z_3)$ in folgender Art:

$$(6) \qquad \varphi(z_1, z_2, z_3) = f(z_1, z_2, z_3) + 2(u_1z_1 + u_2z_2 + u_3z_3)^2.$$

Die Discriminante $\varDelta$ dieser Form:

$$(7) \qquad \varDelta = - \begin{vmatrix} a_{11} + 2u_1{}^2, & a_{12} + 2u_1u_2, & a_{13} + 2u_1u_3 \\ a_{21} + 2u_2u_1, & a_{22} + 2u_2{}^2, & a_{23} + 2u_2u_3 \\ a_{31} + 2u_3u_1, & a_{32} + 2u_3u_2, & a_{33} + 2u_3{}^2 \end{vmatrix}$$

stellt sich unter Entwicklung der rechten Seite von (7) in folgender Gestalt dar:

$$(8) \qquad \varDelta = D + 2g(u_1, u_2, u_3),$$

so dass wir unter Benutzung von (5) die Gleichung $\varDelta = - D$ gewinnen.

Aus dem negativen Zahlwert der Discriminante $\varDelta$ von $\varphi(s_i)$ geht vermöge einer einfachen geometrischen Betrachtung hervor, dass $\varphi(s_i)$ eine *definite* Form ist; des näheren ist sie *positiv*, da $\varphi(s_i)$ für die Punkte der durch $f(s_i) = 0$ dargestellten Ellipse positiv ist[*]). Übrigens merken wir nebenher als eine invariantentheoretische Eigenschaft von $\varphi(s_i)$ an, dass (zufolge leichter Rechnung) jede der beiden Formen $(f(s_i) \pm \varphi(s_i))$ verschwindende Discriminante hat.

Es ist nun der erste Hauptgesichtspunkt der Hermite'schen Theorie, *dass der indefiniten Form $f(s_i)$ jede in der bezeichneten Weise zu gewinnende positive Form $\varphi(s_i)$ als „associiert"[**]) zugewiesen wird, und dass die indefinite Form $f(s_i)$ dann „reduciert" genannt wird, falls sich eine mit ihr associierte positive Form $\varphi(s_i)$ finden lässt, die reduciert ist.* Wie man sieht, benötigt man hier eine Reductionstheorie der positiven ternären Formen, und zwar in dem Umfange, dass nicht nur ganzzahlige, sondern beliebige reelle Coefficienten zugelassen werden (was übrigens keine Erschwerung mit sich bringt). Über die hier in Betracht kommenden Entwicklungen soll unten weiter berichtet werden.

Vorab möge gleich auch noch der zweite Hauptgedanke der Hermite'schen Theorie genannt werden, den wir als das *„Princip der Monodromie des Poles y_1, y_2, y_3"* bezeichnen können. Denken wir der einfachen Sprechweise halber $f(s_i)$ sogleich als reduciert, so wird sich ein Punkt y_i finden lassen, für welchen die zugehörige Form $\varphi(s_i)$ reduciert ist. Von hieraus lasse man den Punkt y_i einen möglichst grossen zusammenhängenden Bereich B beschreiben, so dass für alle Punkte y_i von B die bezüglichen Formen $\varphi(s_i)$ reduciert bleiben.

Eben in dieser Massnahme der Einführung der y_i als *„continuier-*

---

[*]) In geometrischer Sprechweise interpretiert man $\varphi(s_i) = 0$ als einen bestimmten imaginären Kegelschnitt, welcher die Ellipse $f(s_i) = 0$ in ihren beiden imaginären Schnittpunkten mit der Geraden u_i berührt.

[**]) Diese Benennung stammt von Picard her; siehe die pg. 476 genannte Abhandlung desselben.

licher Variabelen" in die „arithmetische" Theorie der indefiniten Formen ist die Hauptleistung Hermite's zu sehen, welche für die Weiterentwicklung seiner Theorie charakteristisch wurde. Mit diesem Gegenstande beschäftigt sich auch schon die frühere Abhandlung Hermite's „*Sur l'introduction des variables continues dans la théorie des nombres*"[*]). Übrigens bemerke man, dass das Princip der Bildung der Bereiche B sich auf die oben (pg. 467 ff.) behandelten indefiniten Hermite'schen Formen leicht anwenden lässt. Doch führt diese Maassregel, wie schon pg. 477 angedeutet, zu denselben Ergebnissen, wie die Smith'sche Methode.

Die Weiterführung der Überlegung wird nunmehr eine ganz analoge sein, wie damals (pg. 468 ff.). Wir werden im folgenden Paragraphen noch ausführlicher darlegen, wie sich das ganze Ellipseninnere in ein Netz unendlich vieler Bereiche B zerlegen lässt, von denen sich dann immer eine endliche Anzahl zu einem Discontinuitätsbereich der reproducierenden Gruppe zusammenlegen. Zugleich wird es hier unter genauer Analogie zu pg. 469 unmittelbar deutlich sein, wie wir auf den Zusammenhang der einzelnen Bereiche des Netzes einen „*Algorithmus der continuierlichen Reduction*" für die indefiniten Formen $f(s_i)$ auszubilden haben.

Auch die schliesslichen Resultate, welche hieraus für unsere reproducierenden Gruppen entspringen, deuten wir schon hier kurz an: *Die reproducierenden Gruppen Γ_f werden Hauptkreisgruppen „endlicher" Charaktere (p, n) sein, und in jedem Einzelfalle liefert der Process der continuierlichen Reduction ein zugehöriges System von endlich vielen Erzeugenden.* —

Indem wir uns, wie schon gesagt, vorbehalten, diese Gegenstände im folgenden Paragraphen etwas weiter auszuführen, bringen wir nun zunächst einige historische Angaben über die *positiven* ternären Formen.

Die erste abschliessende Behandlung der Reductionstheorie der definiten ternären Formen ist von Seeber gegeben worden. Es beziehen sich hierauf Seeber's „*Untersuchungen über die Eigenschaften der positiven ternären quadratischen Formen*"[**]), über welche Gauss in den Göttingischen gelehrten Anzeigen vom Juli 1831 einen mit wertvollen weiteren Ausführungen versehenen Bericht gegeben hat[***]). An Seeber knüpfen verschiedene Arbeiten von Dirichlet und Eisenstein[†]), auf welche letztere sich Hermite bei seinen schon genannten Untersuchungen bezieht.

---

[*]) Crelle's Journal Bd. 41 (1851).

[**]) Freiburg i. B., 1831.

[***]) Siehe auch Gauss' Werke, Bd. 2 pg. 188.

[†]) In Crelle's Journal, Bde. 40 und 41 (1850 und 51).

Übrigens sind die bis dahin gebrauchten Reductionsbedingungen der positiven Formen erst noch so umständlich, dass Hermite eine wirkliche Durchführung seines oben skizzierten Ansatzes auf Grund jener Reductionsbedingungen nicht lieferte. Hier ist es erst Selling gewesen, welcher übrigens ohne Heranholung wesentlich neuer Principien durch übersichtlichere und namentlich in geometrischer Hinsicht elegante Reductionsbedingungen der positiven Formen in den Stand gesetzt war, den Hermite'schen Ansatz der Theorie der indefiniten Formen bis zu Ende durchzuführen. Die Selling'sche Abhandlung, welche mit ausgebildeten geometrischen Vorstellungen arbeitet, trägt den Titel „*Über binäre und ternäre quadratische Formen*" *). Bei der nahen Beziehung, in welcher gerade die Durchführung des Hermite'schen Ansatzes zu unseren eigenen gruppentheoretischen Aufgaben steht, wird es gerechtfertigt erscheinen, wenn wir im nächsten Paragraphen einen noch etwas weiterführenden Bericht der Selling'schen Darlegungen geben. —

Bei dem gegenwärtigen Stande der Entwicklung der Theorie der indefiniten Formen $f(s_i)$ kann man sich übrigens der Vermutung nicht verschliessen, diese Theorie möchte vielleicht durch Heranholung neuer geometrischer Hilfsmittel noch einer wesentlichen Umgestaltung und Vereinfachung zugänglich sein. Es scheint, dass es hier ähnlich liegt, wie bei den indefiniten Formen des vorigen Kapitels. Wir haben oben (pg. 476) über Picard's Behandlung der indefiniten Hermite'schen Formen referiert; es war aber kein Zweifel, dass demgegenüber die im vorigen Kapitel bevorzugte Behandlung der indefiniten binären Formen, wie sie im wesentlichen auf Stephen Smith zurückgeht, vor der Hermite'schen Theorie zwar nicht die principielle Neuheit, aber doch den Vorzug weit grösserer Durchsichtigkeit voraus hat. Als wesentlicher Gesichtspunkt ist dabei anzusehen, dass bei dem Aufbau der Theorie der indefiniten Formen nach St. Smith die Zuhilfenahme der definiten Formen überwunden ist. Was wir hier für die indefiniten ternären Formen postulieren, ist ein ähnlicher, sei es sachlicher, sei es auch nur formaler Fortschritt, wie er für die binären Formen durch St. Smith gegenüber Hermite vollzogen wurde.

Wir erwähnen in diesem Zusammenhange einen Ansatz, welchen Klein neuerdings entwickelt und im binären Gebiete durchgeführt hat **). Es handelt sich hierbei um folgende Auffassung.

---

*) Crelle's Journal, Bd. 77 (1874).
**) Man vergl. die Notiz „*Über eine geometrische Auffassung der gewöhnlichen Kettenbruchentwicklung*", Göttinger Nachr. 1895, Heft 3.

Deutet man s_1, s_2, s_3 als nicht-homogene Raumcoordinaten, so wird durch Nullsetzen einer indefiniten Form $f(s_i)$ ein Kegel zweiten Grades dargestellt, dessen Scheitelpunkt im Nullpunkt liegt. Wir behalten nur die eine vom Scheitelpunkt ausstrahlende Hälfte des Kegels bei und markieren uns die gesamten im „Innern" dieser Hälfte gelegenen „ganzzahligen" Punkte, d. i. Punkte ganzzahliger s_i, sowie auch die auf dem Kegelmantel etwa gelegenen ganzzahligen Punkte ausser dem Nullpunkte selbst.

Jetzt denke man den Kegel aus einer elastischen contrahierbaren Membran gebildet, welche in der unendlich fernen Ebene längs des Kegelschnitts $f(s_i) = 0$ eingespannt erscheint. Indem wir der Membran die Zusammenziehung gestatten, schreiben wir jedoch vor, dass alle eben markierten ganzzahligen Punkte unpassierbar sein sollen. Die Membran wird sich auf ein *ebenflächiges und dem Kegel sich nach aussen hin immer mehr und mehr annäherndes Polyeder zusammenziehen, welches lauter convexe Kanten sowie convexe und zwar ganzzahlige Ecken hat.* Dieses Polyeder heisse das zum Kegel gehörende „*Umrisspolyeder der ganzzahligen Punkte*" oder auch kurz das zum Kegel gehörende „*Umrisspolyeder*".

Die Bedeutung des Umrisspolyeders erhellt aus folgender Betrachtung. Eine unimodulare ganzzahlige s_i-Substitution transformiert den Nullpunkt und die unendlich ferne Ebene, ausserdem aber das System der ganzzahligen Punkte in sich. *Speciell stellt eine s_i-Substitution der reproducierenden Gruppe Γ_f eine solche Collineation der eben bezeichneten Art vor, bei welcher der Kegel $f(s_i) = 0$ und damit auch sein Umrisspolyeder in sich übergeht.*

Die Meinung ist nun, es möchte sich auf die Umrisspolyeder in ähnlicher Weise eine Reductionstheorie der indefiniten ternären Formen gründen lassen, wie eine solche für die indefiniten Gauss'schen Formen auf Grundlage der zugehörigen „Umrisspolygone" von Klein ausgeführt ist[*]). Dabei würde die Projection des Umrisspolyeders auf die unendlich ferne Ebene im „Inneren" des Kegelschnitts ein Netz geradliniger Polygone liefern, aus denen wir durch geeignete Aneinanderreihung zu Discontinuitätsbereichen von Γ_f gelangen würden.

Eine Durchführung des so beschriebenen Ansatzes oder auch nur eine endgültige Prüfung seiner Brauchbarkeit ist aber zur Zeit noch nicht unternommen. —

---

[*]) Siehe hierüber die bereits pg. 494 genannten (autographierten) Vorlesungen Klein's „*Ausgewählte Kapitel der Zahlentheorie I*" vom Wintersemester 1895/96 (vergl. auch das Referat in Bd. 48 der Mathem. Annalen pg. 562).

Wir benutzen die Gelegenheit, hier noch folgende historische Bemerkungen anzuschliessen.

Der Erste, welcher die Bedeutung der Theorie der indefiniten Formen $f(z_i)$ für die automorphen Functionen erkannt hat, ist Poincaré gewesen[*]). Derselbe ist frühzeitig mit den bezüglichen Untersuchungen Hermite's und Selling's bekannt gewesen; und es scheint sogar, dass Poincaré von hier einen wesentlichen Impuls zur Inangriffnahme seiner Untersuchungen über Hauptkreisgruppen gewonnen hat. Späterhin ist Poincaré in der Abhandlung *„Les fonctions fuchsiennes et l'arithmétique"*[**]) nochmals auf die reproducierenden Gruppen der ternären indefiniten Formen zurückgekommen; jedoch geht die Entwicklung daselbst nicht viel über die Anfänge der Theorie hinaus. —

Gegenüber der weit entwickelten Theorie der ternären indefiniten Formen $f(z_i)$ sind die *quaternären Formen* $F(z_i)$ bislang fast unbearbeitet geblieben. Wir können hier nur erst den Versuch von L. Charve nennen, die Principien von Hermite und Selling auf die Behandlung der quaternären Formen $F(z_i)$ in Anwendung zu bringen[***]). Die Verhältnisse sind hier zwar weit complicierter, aber sie gestalten sich doch in den wesentlichen Punkten analog wie im ternären Falle, so dass man insbesondere die zur einzelnen Form $F(z_i)$ gehörende reproducierende Polyedergruppe aus einer *endlichen* Anzahl von Substitutionen wird erzeugen können. Es ist kaum zweifelhaft, dass der gleiche Satz auch bei den reproducierenden Gruppen der *complexen ternären* Formen bestehen bleibt; doch dürften nach dieser Richtung hin überhaupt noch keine Untersuchungen angestellt sein.

§ 7. Bericht über Selling's Behandlung der ternären quadratischen Formen.

Wie in Aussicht genommen wurde, geben wir nunmehr einen kurzen Bericht über die pg. 523 genannte Arbeit Selling's über ternäre quadratische Formen; wir citieren diese Abhandlung kurz durch S. mit Angabe der Seitenzahl. Es mag hierbei gleich vorher bemerkt werden, dass wir uns (zum Zwecke des engeren Anschlusses an die voraufgehenden Entwicklungen) in Bezug auf Bezeichnungsweisen und geometrische Deutungen nicht genau an Selling binden wollen. Da-

---

[*]) Vergl. hierzu die Notiz Poincaré's *„Sur les fonctions fuchsiennes"*, Comptes rendus, 1881 Bd. 1 pg. 335.

[**]) Liouville's Journal, 4te Folge, Bd. 3, pg. 405 (1887).

[***]) In der Abhandlung *„De la réduction des formes quadratiques quaternaires positives"*, Annales de l'école normale, 2te Folge, Bd. 11 (1882); siehe auch die Notiz in den Comptes rendus von 1883 pg. 773.

gegen sollen in sachlicher Hinsicht die wesentlichen Gesichtspunkte der Selling'schen Theorie in ihrer ursprünglichen Gestalt vorgelegt werden.

Es sei in der nachfolgenden Gestalt:

$$(1) \quad \varphi(z_1, z_2, z_3) = b_{11}z_1^2 + b_{22}z_2^2 + b_{33}z_3^2 + 2b_{23}z_2z_3 + 2b_{31}z_3z_1 + 2b_{12}z_1z_2$$

eine *definite* und zwar *positive* ternäre Form gegeben, deren Coefficienten im übrigen beliebige reelle Werte haben mögen. Gauss hat in seinem pg. 522 genannten Berichte über Seeber eine geometrische Deutung der positiven Formen $\varphi(z_i)$ entwickelt, von welcher Selling ausgedehnten Gebrauch macht. Von einem gemeinsamen Anfangspunkte laufen drei Strecken der Längen $\sqrt{b_{11}}$, $\sqrt{b_{22}}$, $\sqrt{b_{33}}$*) aus, welche in der Weise gegen einander orientiert sind, dass der Cosinus des Winkels zwischen den Strecken $\sqrt{b_{ii}}$, $\sqrt{b_{kk}}$ durch $\dfrac{b_{ik}}{\sqrt{b_{ii}}\,\sqrt{b_{kk}}}$ gegeben ist. Man ergänze das Streckentripel zum Parallelepiped und mache durch Construction dreier Systeme paralleler Ebenen jenes Parallelepiped zum Ausgangsraum einer regulären Einteilung des ganzen Raumes in congruente Parallelepipeda. Behalten wir von der ganzen Parallelepipedteilung nur das System der Eckpunkte bei, so lässt sich das gleiche System der Eckpunkte noch durch unendlich viele weitere Parallelepipedeinteilungen erzeugen. Die diesen verschiedenen Einteilungen zu Grunde liegenden Ausgangsparallelepipeda liefern gerade die gesamten mit $\varphi(z_i)$ äquivalenten Formen.

Um unter allen diesen Formen (Parallelepipeden) eine als „reduciert" zu charakterisieren, gehen wir mit Selling auf das einer vorgelegten Form $\varphi(z_i)$ zugehörende Streckentripel zurück. Wir setzen hier, von dem gleichen Anfangspunkt beginnend, eine vierte Strecke hinzu, welche der Summe der drei ersten genau entgegengesetzt ist; alle vier Strecken werden also, als Kräfte im Raume gedeutet, genau im Gleichgewicht sein. Diese Maassregel hat den Zweck, volle Symmetrie der Reductionsbedingungen zu erzielen. Wir nennen demnach auch die Länge der vierten Strecke $\sqrt{b_{44}}$ und definieren drei weitere Grössen b_{i4} dadurch, dass wir den Cosinus der i^{ten} und der 4ten Strecke $\dfrac{b_{i4}}{\sqrt{b_{ii}}\,\sqrt{b_{44}}}$ nennen. Die Berechnung der vier hinzukommenden Zahlen $b_{14}, \ldots, b_{44}$ geschieht nach S. pg. 164 und 173 auf Grund der folgenden Formeln:

---

*) Man bemerke, dass bei einer positiven Form $\varphi(z_i)$ die Coefficienten b_{11}, b_{22}, b_{44} selber positiv sind.

$$(2) \quad \begin{cases} b_{11} + b_{12} + b_{13} + b_{14} = 0, \\ b_{12} + b_{22} + b_{23} + b_{24} = 0, \\ b_{13} + b_{23} + b_{33} + b_{34} = 0, \\ b_{14} + b_{24} + b_{34} + b_{44} = 0, \end{cases}$$

aus denen wir noch ablesen:

$$b_{11} + b_{22} + b_{33} + b_{44} = -2(b_{12} + b_{13} + b_{14} + b_{23} + b_{24} + b_{43}).$$

Jede einzelne der oben beschriebenen parallelepipedischen Raum-einteilungen liefert nun *ein* bestimmtes Streckenquadrupel, während auf der anderen Seite das einzelne Streckenquadrupel offenbar immer *vier* Parallelepipeda liefert. Jedes Parallelepipedon aber liefert sechs Formen, da noch nichts über die Reihenfolge festgesetzt ist, in welcher wir den Strecken des zugehörigen Tripels die Nummern 1, 2, 3 erteilen. Das einzelne Streckenquadrupel ergiebt somit 24 Formen, denen wir sogleich wieder begegnen werden.

Selling knüpft nun die Reductionsbedingungen nicht an die Pa-rallelepipeda, sondern an die Streckenquadrupel. Es besteht nämlich der fundamentale Satz: *Unter den unendlich vielen äquivalenten Strecken-quadrupeln lässt sich stets eines und nur eines auswählen, von dessen sechs Winkeln keiner spitz ist.* Dieses als „reduciert" zu bezeichnende Quadrupel ist durch die sechs Ungleichungen:

$$(3) \quad b_{12} \leqq 0, \quad b_{13} \leqq 0, \quad b_{14} \leqq 0, \quad b_{23} \leqq 0, \quad b_{24} \leqq 0, \quad b_{34} \leqq 0$$

charakterisiert, denen man auch die Gestalt geben kann:

$$(4) \quad \begin{cases} b_{12} \leqq 0, \quad b_{23} \leqq 0, \quad b_{31} \leqq 0, \\ b_{11} + b_{12} + b_{13} \geqq 0, \\ b_{12} + b_{22} + b_{23} \geqq 0, \\ b_{13} + b_{23} + b_{33} \geqq 0. \end{cases}$$

Den Beweis des angegebenen Satzes führt Selling (cf. S. p. 169) in der Weise, dass er, so lange wenigstens eine unter den Zahlen b_{ik} positiv ist, eine Substitution ausüben kann, welche die Summe der vier positiven Zahlen b_{ii} verkleinert. Sind indes die Ungleichungen (3) erreicht, so giebt es gerade noch genau 24 Substitutionen, bei denen diese Bedingungen nicht wieder verloren gehen. Diese Substitutionen permutieren einfach die unteren Indices 1, 2, 3, 4 und lassen das Streckenquadrupel als ganzes unverändert.

Jene 24 Substitutionen, welche eine Gruppe vom Typus der Okta-edergruppe bilden, stellen ein wichtiges Fundament der Selling'schen Reductionstheorie dar. *Das reducierte Streckenquadrupel liefert nämlich insgesamt 24 Formen, welche zugleich reduciert heissen.* Dabei sind es jene 24 eben genannten Substitutionen, welche diese 24 Formen in einander transformieren. Übrigens hat man diese Verhältnisse einfach dahin aufzufassen, dass es sich hier um eine Beschränkung der Äquivalenz der ternären Formen auf eine modulo 2 definierbare ausgezeichnete Congruenzgruppe des Index 24 handelt.

Wenn man will, ist es sehr leicht, unter den 24 zugleich reducierten Formen eine einzige herauszugreifen. Das Nächstliegende ist, dass man neben den Bedingungen (3) etwa noch die Ungleichungen vorschreibt:

(5) $$b_{11} \leqq b_{22} \leqq b_{33} \leqq b_{44}.$$

Selling macht von einer derartigen Einschränkung der Reductionsbedingungen keinen Gebrauch, so dass er in jeder Classe 24 im allgemeinen von einander verschiedene reducierte Formen hat. (Siehe jedoch S. pg. 170.) —

Es ist nützlich, für die definiten Formen auch noch eine andere geometrische Denkweise zu erwähnen, welche übrigens Selling nicht benutzt.

Setzt man die *sechs* Coefficienten b_{ik} einer Form $\varphi(z_i)$ als homogene Coordinaten eines Raumes R_5 von fünf Dimensionen an, so wird durch die Forderung, dass $\varphi(z_i)$ definit sein soll, in diesem Raume ein beschränkter Bereich festgelegt, den wir den „*Raum der definiten Formen* $\varphi(z_i)$" nennen und etwa durch R_5' bezeichnen. Der Übergang zu einer äquivalenten Form bewirkt eine unimodulare ganzzahlige Substitution der Coefficienten b_{ik} und damit eine „Collineation" des Raumes R_5 sowie des Raumstücks R_5' in sich. Die Gesamtgruppe der unimodularen ganzzahligen ternären z_i-Substitutionen nimmt so die Gestalt einer Gruppe von Collineationen des Raumes R_5 bez. R_5' in sich an, *und hier im Raume der definiten ternären Formen wird die Gruppe eigentlich discontinuierlich;* der Discontinuitätsbereich ist direct durch die Bedingungen (4) und (5) festgelegt.

Wir bleiben nunmehr den Selling'schen Festsetzungen getreu, wenn wir nicht die eben gemeinte Gesamtgruppe, sondern die vorhin bereits erwähnte in ihr enthaltene *Untergruppe zweiter Stufe des Index 24* zu Grunde legen, deren Discontinuitätsbereich durch die sechs Bedingungen (4) charakterisiert und also *durch sechs „Ebenen" des R_5 eingegrenzt* ist[*]). Diese sechs „Ebenen" liefern alsdann *sechs erzeugende Substitu-*

---

[*]) Übrigens hätte es sachlich keinerlei Schwierigkeit, statt dessen unter Hinzunahme der Reductionsbedingungen (5) an der Gesamtgruppe festzuhalten. Nur würde hierdurch die Symmetrie der Betrachtung Einbusse erleiden.

tionen der fraglichen Gruppe, die wir in der Gestalt als ternäre z_i-Substitutionen durch die folgenden Schemata der Coefficienten angeben:

$$\begin{pmatrix} 1, & 0, & 0 \\ 1, & 0, & -1 \\ 0, & 1, & 0 \end{pmatrix}, \quad \begin{pmatrix} -1, & 0, & 1 \\ -1, & 0, & 0 \\ 0, & -1, & 0 \end{pmatrix}, \quad \begin{pmatrix} 1, & 0, & -1 \\ 0, & 1, & 0 \\ 1, & 0, & 0 \end{pmatrix},$$

$$\begin{pmatrix} 1, & -1, & -1 \\ 1, & -1, & 0 \\ 0, & -1, & 0 \end{pmatrix}, \quad \begin{pmatrix} -1, & 1, & 0 \\ -1, & 1, & 1 \\ 0, & 1, & 0 \end{pmatrix}, \quad \begin{pmatrix} 0, & 1, & 0 \\ -1, & 1, & 0 \\ -1, & 1, & 1 \end{pmatrix}.$$

Wegen weiterer Einzelausführungen, über diesen Gegenstand verweisen wir auf die Abhandlung von L. Charve „*De la réduction des formes quadratiques ternaires positives etc.*"[*], sowie auf die Dissertation von Furtwängler „*Zur Theorie der in Linearfactoren zerlegbaren ganzzahligen ternären cubischen Formen*"[**]. —

Indem wir nunmehr zu den *indefiniten* ternären Formen $f(z_i)$ mit ganzzahligen Coefficienten übergehen, haben wir zunächst zu erwähnen, dass die oben (pg. 520) im Anschluss an die Hermite'schen Formeln entwickelten geometrischen Vorstellungen etwas andere sind, als die von Selling benutzten. Man kann den Unterschied in der Hauptsache dahin angeben, dass die pg. 520 eingeführten Grössen y_1, y_2, y_3 bei Selling Parallelcoordinaten im Raume bedeuten. Die a. a. O. unter (5) angegebene Gleichung:

$$g(u_1, u_2, u_3) = -D,$$

welche man vermöge der Transformation (4) pg. 520 auf die y_i transformieren wolle, liefert alsdann ein zweischaliges Hyperboloid; und auf der einen Schale desselben finden die Selling'schen Constructionen statt. Indem wir diese Constructionen an Stelle der Hyperboloidschale in das Innere der durch $f(z_i) = 0$ dargestellten Ellipse verlegen, gewinnen wir unmittelbaren Anschluss an die geometrischen Vorstellungen, welche wir in der Einleitung allgemein zur Grundlegung der Theorie der hyperbolischen Rotationsgruppen entwickelten. —

Nunmehr gilt es, *auf Grund der so gewonnenen Reductionstheorie der positiven Formen bei den indefiniten Formen den Hermite'schen Ansatz durchzuführen.* Durch die Formel (6) pg. 520 waren einer einzelnen indefiniten Form $f(z_i)$ unendlich viele positive Formen $\varphi(z_i)$

---

[*] Annales de l'école normale, 2te Folge, Bd. 9 (1880).

[**] Göttingen 1896.

als associiert zugewiesen. Die Coefficienten b_{ik} dieser Formen sind:

(6) $$b_{ik} = a_{ik} + 2u_i u_k,$$

u_1, u_2, u_3 in der oben besprochenen Bedeutung gebraucht. Üben wir nunmehr irgend eine ganzzahlige unimodulare Substitution:

(7) $$z_i = \beta_{i1} z_1' + \beta_{i2} z_2' + \beta_{i3} z_3'$$

aus, so geht die Gleichung (6) pg. 520 über in:

$$\varphi'(z_1', z_2', z_3') = f'(z_1', z_2', z_3') + 2(u_1' z_1' + u_2' z_2' + u_3' z_3')^2,$$

wobei zwischen den u_i und den u_i' die zu (7) contragrediente Substitution besteht. Wie man sieht, ist hier φ' wiederum eine zu f' associiirte Form; diese Zuordnung wird also bei Ausübung der Transformation (7) nicht gestört.

Wir gehen nun auf die pg. 521 angegebene Definition *reducierter* indefiniter Formen zurück, indem wir die soeben unter (3) bez. (4) gegebenen Reductionsbedingungen positiver Formen zu Grunde legen. Da sich *jede* positive Form durch eine Substitution (7) in eine reducierte transformieren lässt, so entspringt der erste Satz: *Auch jede indefinite ternäre Form $f(z_i)$ ist wenigstens mit einer reducierten Form äquivalent.* Wählen wir nämlich irgend einen Punkt y_1, y_2, y_3 im Inneren der Ellipse $f(z_i) = 0$ und construiren für diesen Punkt y nach pg. 520 die associiirte Form $\varphi(z_i)$, so giebt es eine etwa durch S zu bezeichnende Substitution (7), welche φ und damit f in eine reducierte Form transformiert.

Demnächst gestatten wir dem Punkte y *Beweglichkeit im Ellipseninneren* und beschreiben (wie schon pg. 521 angedeutet) mit diesem Punkte einen möglichst grossen Breich B derart, dass für alle Punkte von B die zugehörigen Formen φ durch eben dieselbe, soeben durch S bezeichnete Substitution (7) in reducierte übergeführt werden. Vom Bereich B zeigt Selling (in unserer Sprechweise ausgedrückt), dass er die Ellipse $f(z_i) = 0$ höchstens in einzelnen und zwar rationalen Punkten erreichen kann; kommen rationale Punkte auf der Ellipse nicht vor, so verläuft B durchaus im Inneren der Ellipse. Auf dem Rande von B hören die bezüglichen Formen φ auf, reduciert zu sein. Hieraus geht hervor, *dass der im Inneren der Ellipse verlaufende Bereich B zu Randcurven lauter Stücke von gewissen Curven zweiten Grades hat, deren Anzahl ≤ 6 ist.* Ist nämlich f selber reduciert, und wählen wir insbesondere den zur Identität $S = 1$ gehörenden Bereich B, so werden nach (4) und (6) die Randcurven dieses Bereiches B von Stücken der sechs Curven zweiten Grades gebildet werden:

$$
(8) \quad
\begin{cases}
a_{12} + 2u_1 u_2 = 0, \quad a_{13} + 2u_1 u_3 = 0, \quad a_{23} + 2u_2 u_3 = 0, \\
a_{11} + a_{12} + a_{13} + 2u_1(u_1 + u_2 + u_3) = 0, \\
a_{12} + a_{22} + a_{23} + 2u_2(u_1 + u_2 + u_3) = 0, \\
a_{13} + a_{23} + a_{33} + 2u_3(u_1 + u_2 + u_3) = 0 \,*).
\end{cases}
$$

Bei einer beliebigen reducierten oder nicht-reducierten Form $f(z_i)$ ist der zur Substitution S gehörende Bereich B eben durch diese Substitution S collinear auf einen Bereich der zuletzt gemeinten Art bezogen; der über die Randcurven der Bereiche B aufgestellte Satz gilt somit allgemein.

Lassen wir nun den Punkt y eine Randcurve des Bereiches B überschreiten, so werden die demnächst sich anreihenden positiven Formen $\varphi(z_i)$ nicht mehr durch S, sondern durch eine neue Substitution S' in reducierte verwandelt. Dieser Substitution S' gehört dann ein mit B benachbarter Bereich B' zu; und indem wir in gleicher Weise fortfahren, werden wir schliesslich *das ganse Ellipseninnere durch ein Nets von Bereichen B ausfüllen* können.

Die Beschaffenheit dieses Bereichnetzes wird nun von Selling eingehend untersucht. Es zeigt sich, dass kein Bereich B durch eine einzige in sich zurücklaufende Curve (8) berandet sein kann (S. pg. 183). Auf dem Rande jedes Bereiches werden somit Ecken auftreten. Dabei giebt es abgesehen von etwaigen auf der Ellipse $f(z_i) = 0$ selbst gelegenen (rationalen) Ecken zwei verschiedene Arten von Eckpunkten, die Selling ihrer Natur nach als „Spaltungspunkte" und „Kreuzungspunkte" unterscheidet (S. pg. 184 u. f.). Die in einem Spaltungspunkte zusammenlaufenden Randcurven (8) verlieren nach Durchschreiten des Eckpunktes ihren Charakter als Grenzen zweier Bereiche B, so dass hier die einzelne solche Randcurve immer in mehrere andere „gespalten" erscheint. Dagegen behält bei Durchschreiten eines Kreuzungspunktes die einzelne Curve (8) beiderseits den Charakter als Grenze von Bereichen B. In einem Eckpunkte verschwinden stets zwei von den sechs Grössen $b_{12}, b_{13}, \ldots, b_{34}$ der definiten Form $\varphi(z_i)$. Spaltungspunkte werden geliefert von den drei Combinationen:

$$
b_{12} = b_{34} = 0, \quad b_{13} = b_{24} = 0, \quad b_{14} = b_{23} = 0;
$$

den übrigen zwölf Combinationen gehören Kreuzungspunkte zu.

---

*) Bei der geometrischen Interpretation dieser Gleichungen hat man an der Festsetzung (5) pg. 520 festzuhalten, dersufolge in den Gleichungen (8) des Textes die Coefficienten a_{ik} durch $a_{ik} = -\dfrac{a_{ik}}{D}\, g(u_1, u_2, u_3)$ zu ersetzen sind. Natürlich kann man, wenn man will, an Stelle der Liniencoordinaten u_i durch die Transformation (4) pg. 520 die Punktcoordinaten y_i einführen.

Von den eben gemeinten Eckpunkten macht Selling Gebrauch beim Beweise des Satzes, *dass bei gegebener Discriminante D nur eine begrenzte Anzahl reducierter indefiniter Formen $f(z_i)$ existiert* (S. pg. 194). Da nämlich der ganze Bereich B eine und dieselbe reducierte Form $f(z_i)$ liefert, so dürfen wir zu deren Bestimmung den Punkt y sogleich in eine Ecke des Bereiches B legen. Der Erfolg ist, dass zwei unter den zugehörigen Zahlen b_{ik} verschwinden, womit zugleich die u_i bestimmt werden. Der Ansatz der Reductionsbedingungen für die Coefficienten von $\varphi(z_i)$ liefert daraufhin, wie die nähere Untersuchung zeigt, solche Einschränkungen für die Coefficienten a_{ik} der reducierten Formen $f(z_i)$, dass bei gegebenem D in der That nur eine *endliche* Anzahl zulässiger ganzzahliger Wertsysteme a_{ik} angegeben werden kann.

Denken wir der einfachen Sprechweise halber die Form $f(z_i)$ gleich selbst reduciert, so wird für diese Form in einer vom vorigen Kapitel her sehr bekannten Weise ein *„Process der continuierlichen Reduction"* begründet. Von dem zur Substitution $S = 1$ gehörenden Bereiche B durchlaufen wir das Netz nach allen Richtungen hin und werden jedesmal bei Übertritt in einen neuen Bereich zu einer weiteren mit $f(z_i)$ äquivalenten und gleichfalls reducierten Form den Fortgang nehmen, wobei diese letztere Form aus der voraufgehenden im allgemeinen durch eine der sechs Substitutionen von pg. 529 hervorgeht, in besonderen Fällen jedoch durch eine aus einer kleinen Anzahl weiterer, aus jenen sechs erzeugbarer Substitutionen[*]).

Dass nach diesen Ergebnissen und insbesondere wegen der Endlichkeit der Reduciertenanzahl bei gegebenem D sich für die *reproducierenden Gruppen Γ_f der indefiniten ternären Formen* wörtlich dieselben Folgerungen ziehen lassen, wie wir sie oben (pg. 472 ff.) für die reproducierenden Gruppen der indefiniten Hermite'schen Formen ausführten, ist selbstverständlich. Es entspringt der Satz: *Die reproducierenden Gruppen Γ_f der indefiniten ternären Formen $f(z_i)$ sind hyperbolische Rotationsgruppen „endlicher" Charaktere (p, n), und der Process der continuierlichen Reduction liefert im Einzelfalle ein System erzeugender Substitutionen der Gruppe.* Doch erinnern wir daran, dass wegen der Beschränkung auf die Reductionsbedingungen (4) pg. 527 die hier entspringende reproducierende Gruppe noch nicht die Gesamtgruppe ist, sondern eine in letzterer enthaltene Congruenzgruppe zweiter Stufe darstellt (cf. pg. 528).

---

[*]) Man vergl. hiermit die ganz analogen Erörterungen über die indefiniten Hermite'schen Formen pg. 470.

§ 8. Arithmetisches Bildungsgesetz der ζ-Gruppen Γ_f der indefiniten Formen $f(z_i)$.

Durch die entwickelten Methoden können wir bei jeder Gruppe Γ_f einer indefiniten ternären Form ein System erzeugender Substitutionen bestimmen und von hieraus beliebig viele weitere Substitutionen dieser Gruppe berechnen. Aber es gilt hier im speciellen, was pg. 446 allgemein angegeben wurde: durch Combination der Erzeugenden inductiv auf den „allgemeinen" arithmetischen Charakter von Γ_f zu schliessen, gelingt nur in Ausnahmefällen. Andrerseits wird durch die Angabe, dass durch die ternären Substitutionen unserer Γ_f die zugehörige Form $f(z_i)$ in sich transformiert wird, der arithmetische Charakter dieser Substitutionen nur erst mittelbar angegeben. Gerade wie bei den indefiniten Hermite'schen Formen (pg. 482) werden wir eine directe Kenntnis des arithmetischen Bildungsgesetzes der Gruppe Γ_f anstreben, um auf diese Weise das „Zustandekommen der Gruppe" unmittelbar zu verstehen. Es ist hierbei das Einfachste, gerade wie oben (pg. 482) die ζ-Substitutionen der Γ_f auf ihre Bauart zu untersuchen, da die Combination der ζ-Substitutionen leichter übersehbar ist, als die der ternären z_i-Substitutionen.

Formen, die rational in einander transformierbar sind, liefern commensurabele Gruppen (cf. pg. 507); und es sind die gemeinsamen Untergruppen „Congruenzgruppen", die unseren arithmetischen Hilfsmitteln verhältnissmässig leicht zugänglich sind. Wir werden somit unsere Aufgabe bis zum gewissen Grade vollständig lösen, falls wir aus jedem System rational in einander transformierbarer Formen wenigstens eine Form zur näheren Untersuchung heranholen. Diesem genügen wir nach pg. 518, falls wir uns auf die Formen:

$$f(z_i) = az_1^2 + bz_2^2 + cz_3^2$$

beschränken, wo a, b, c in dem daselbst angegebenen Sinne gebraucht sind.

Die Zahlen a, b, c sind nun nicht alle von einerlei Zeichen, und wir können nötigenfalls durch Zusatz des unwesentlichen Factors -1 erreichen, dass nur eine unter ihnen positiv ist. Indem wir weiter eventuell noch eine Permutation der z_i vornehmen, dürfen wir die zu untersuchende Form in der Gestalt:

$$(1) \qquad f(z_i) = pz_1^2 - qz_2^2 - rz_3^2$$

anschreiben, *wo p, q, r drei positive ganze Zahlen sind, von denen je zwei relativ prim zu einander sind, und von denen keine einen quadratischen Factor ausser 1 aufweist* (cf. pg. 518).

Wir setzen nun zunächst die *continuierliche ternäre Gruppe aller Substitutionen (erster Art) der Form* (1) *in sich an.* Zu diesem Zwecke benutzen wir die Vermittlung der Form $(y_1 y_3 - y_2^2)$, welche wir von (1) aus vermöge der (irrationalen) Transformation:

$$(2) \qquad y_1 = z_1 \sqrt{p} + z_3 \sqrt{r}, \quad y_2 = z_2 \sqrt{q}, \quad y_3 = z_1 \sqrt{p} - z_3 \sqrt{r}$$

erreichen. Für die Form $(y_1 y_3 - y_2^2)$ sind nämlich die gesuchten ternären Substitutionen aus (7) pg. 14 bekannt. Gehen wir zu den z_i zurück, so finden sich von (7) pg. 14 aus für die zu $f(z_i)$ gehörenden z_i-Substitutionen:

$$(3) \qquad z_i' = \alpha_{i1} z_1 + \alpha_{i2} z_2 + \alpha_{i3} z_3$$

folgende neun schematisch zusammengestellten Coefficienten:

$$(4) \begin{pmatrix} \frac{1}{2}(\alpha^2 + \beta^2 + \gamma^2 + \delta^2), & \frac{\sqrt{q}}{\sqrt{p}}(\alpha\beta + \gamma\delta), & \frac{\sqrt{r}}{2\sqrt{p}}(\alpha^2 - \beta^2 + \gamma^2 - \delta^2) \\[2mm] \frac{\sqrt{p}}{\sqrt{q}}(\alpha\gamma + \beta\delta), & \alpha\delta + \beta\gamma, & \frac{\sqrt{r}}{\sqrt{q}}(\alpha\gamma - \beta\delta) \\[2mm] \frac{\sqrt{p}}{2\sqrt{r}}(\alpha^2 + \beta^2 - \gamma^2 - \delta^2), & \frac{\sqrt{q}}{\sqrt{r}}(\alpha\beta - \gamma\delta), & \frac{1}{2}(\alpha^2 - \beta^2 - \gamma^2 + \delta^2) \end{pmatrix}.$$

Um die gesamte continuierliche Gruppe von $f(z_i)$ zu gewinnen, müssen wir hier für α, β, γ, δ alle reellen unimodularen Zahlquadrupel eintragen. Die correspondirenden ζ-Substitutionen sind natürlich:

$$(5) \qquad \zeta' = \frac{\alpha\zeta + \beta}{\gamma\zeta + \delta} \qquad \text{mit} \qquad \alpha\delta - \beta\gamma = 1. -$$

Die reproducirende Γ_f gewinnen wir nun, *indem wir hier* α, β, γ, δ *in der allgemeinsten Weise so bestimmen, dass die neun Coefficienten* (4) *der* z_i*-Substitution ganze rationale Zahlen werden.*

Um diese Forderung näher zu discutieren, setzen wir die Coefficienten der z_i-Substitution wie in (3) gleich α_{ik} und entnehmen zunächst aus (4):

$$\alpha_{11} + \alpha_{33} = \alpha^2 + \delta^2, \quad \alpha_{22} + 1 = 2\alpha\delta, \quad \alpha_{11} - \alpha_{33} = \beta^2 + \gamma^2, \quad \alpha_{22} - 1 = 2\beta\gamma.$$

Da die α_{ik} ganze rationale Zahlen werden sollen, so müssen $(\alpha \pm \delta)^2$ und $(\beta \pm \gamma)^2$ auch solche sein, und wir nennen die letzteren etwa A, B, C, D; offenbar handelt es sich hierbei um *nicht-negative ganze Zahlen.* Die ζ-Substitution nimmt daraufhin die Form an:

$$(6) \qquad \begin{pmatrix} \alpha, & \beta \\ \gamma, & \delta \end{pmatrix} = \begin{pmatrix} \dfrac{\sqrt{A} + \sqrt{B}}{2}, & \dfrac{\sqrt{C} + \sqrt{D}}{2} \\[3mm] \dfrac{-\sqrt{C} + \sqrt{D}}{2}, & \dfrac{\sqrt{A} - \sqrt{B}}{2} \end{pmatrix};$$

und da sie unimodular ist, so haben wir:

(7) $$A - B + C - D = 4.$$

Umgekehrt berechnen sich von hieraus α_{11}, α_{22}, α_{33} stets und nur dann ganzzahlig, wenn die Congruenzen gelten:

$$A \equiv B, \; C \equiv D \;(\text{mod. } 2); \quad A + B \equiv C + D \;(\text{mod. } 4).$$

Unter Benutzung der Gleichung (7) ersetzt man diese Congruenzen leicht durch:

(8) $$A \equiv B \equiv C \equiv D \;(\text{mod. } 2). \; -$$

Für die sechs noch rückständigen Coefficienten α_{ik} finden wir aus den Formeln (4) und (6):

(9)
$$\begin{cases}
\sqrt{ABpr} = r\alpha_{31} + p\alpha_{13}, & \sqrt{CDpr} = r\alpha_{31} - p\alpha_{13}, \\[4pt]
\sqrt{ACqr} = r\alpha_{32} - q\alpha_{23}, & \sqrt{BDqr} = r\alpha_{32} + q\alpha_{23}, \\[4pt]
\sqrt{ADpq} = p\alpha_{12} + q\alpha_{21}, & \sqrt{BCpq} = p\alpha_{12} - q\alpha_{21}.
\end{cases}$$

Dieser Ansatz ist nun auf Grund der Forderung ganzzahliger α_{ik} weiter zu discutieren.

Ist erstlich keine unter den Zahlen A, B, C, D gleich Null, so bilden wir folgenden Anzatz:

$$A = p_1 q_1 r_1 s_1 a^2, \quad B = p_2 q_2 r_2 s_2 b^2,$$
$$C = p_3 q_3 r_3 s_3 c^2, \quad D = p_4 q_4 r_4 s_4 d^2.$$

Hierbei sollen a^2, b^2, c^2, d^2 die grössten in A bez. B, C, D aufgehenden Quadrate sein; die rückständigen Factoren können wir dann jeweils so zerlegen, dass s_i prim gegen pqr ist, während p_i in p, q_i in q, r_i in r aufgeht.

In den Gleichungen (9) stehen nun allenthalben rechter Hand und also auch links ganze rationale Zahlen. Aus der ersten dieser Gleichungen schliessen wir somit, dass

(10) $$p p_1 p_2 \cdot q_1 q_2 \cdot r r_1 r_2 \cdot s_1 s_2$$

ein Quadrat ist; und da die vier in (10) hervorgehobenen Factoren gegen einander durchgehends relativ prim sind, so ist jede der vier Zahlen:

(11) $$p p_1 p_2, \quad q_1 q_2, \quad r r_1 r_2, \quad s_1 s_2$$

einzeln ein Quadrat. Nun ist weder q_1 noch q_2 durch das Quadrat einer von 1 verschiedenen Primzahl teilbar. Jeder Primfactor von q_1 wird somit in q_2 aufgehen müssen und umgekehrt; d. h. wir' haben $q_1 = q_2$ und folgern in derselben Art $s_1 = s_2$.

Indem wir die übrigen Gleichungen (9) einer entsprechenden Discussion unterwerfen, bestimmt sich der für A, B, C, D gemachte Ansatz des näheren zu:

$$(12) \qquad \begin{aligned} A &= p_1 q_1 r_1 s a^2, & B &= p_2 q_1 r_2 s b^2, \\ C &= p_1 q_2 r_2 s c^2, & D &= p_2 q_2 r_1 s d^2; \end{aligned}$$

bei den Factoren s, welche sich alle als gleich erweisen, ist der Index fortgelassen.

Erst jetzt benutzen wir, dass $p p_1 p_2$ ein Quadrat sein muss. Haben p_1 und p_2 den grössten gemeinsamen Teiler p_0, so sei $p_1 = p_0 p_1{}'$, $p_2 = p_0 p_2{}'$. Da alsdann auch $p \cdot p_1{}' p_2{}'$ ein Quadrat ist, so folgert man wie oben $p = p_1{}' p_2{}'$. Man kann den Factor p_0 in s hineinnehmen und lasse die oberen Indices bei $p_1{}'$, $p_2{}'$ fort. Indem man die analoge Überlegung für r_1, r_2, q_1, q_2 durchführt, bleibt schliesslich der Ansatz (12) zwar formal unverändert; indes ist jetzt s nicht mehr notwendig prim gegen pqr, sondern bedeutet irgend eine noch nicht näher bestimmte, durch kein Quadrat > 1 teilbare Zahl, und es treten die drei Gleichungen hinzu:

$$(13) \qquad p = p_1 p_2, \quad q = q_1 q_2, \quad r = r_1 r_2. \; -$$

Dieses Ergebnis bleibt nun auch dann bestehen, wenn unter den Zahlen A, B, C, D eine oder mehrere verschwinden. Ist z. B. die Zahl $D = 0$, so setze man A, B, C wie oben an und benutze gleichfalls wie oben die erste, dritte und letzte Gleichung (9). Es ergeben sich die Darstellungen:

$$A = p_1 q_1 r_1 s a^2, \quad B = p_2 q_1 r_2 s b^2, \quad C = p_1 q_2 r_2 s c^2$$

mit der Bedingung, dass die drei Producte:

$$p p_1 p_2, \quad q q_1 q_2, \quad r r_1 r_2$$

Quadrate sein müssen. Hieran knüpft man dieselbe Betrachtung wie oben und findet die ersten drei Gleichungen (12), in dem oben bezeichneten Sinne verstanden, wieder; die vierte Gleichung (12) wird man dann einfach hinzuschreiben können, indem man auf der rechten Seite derselben unter d die Zahl 0 versteht. Ebenso erledigen sich die übrigen Fälle teilweise verschwindender Zahlen A, B, C, D.

Die ganze Zahl s als gemeinsamer Teiler von A, B, C, D wird zufolge (7) in 4 aufgehen. Da aber s durch kein Quadrat teilbar ist, so hat man nur die beiden Möglichkeiten $s = 1$ und $s = 2$. —

Wir setzen nun bei beliebig gewählten Zerlegungen (13) der Zahlen p, q, r in positive ganzzahlige Factoren die Ausdrücke (12) für A, B, C, D in (9) ein und fragen, ob für die Ganzzahligkeit der α_{ik} noch weitere Bedingungen erforderlich sind oder nicht.

Die linken Seiten der ersten beiden Gleichungen (9) sind ganze durch pr teilbare Zahlen, die einander zufolge (8) modulo 2 congruent sind. Sind somit p und r beide ungerade, so berechnen sich α_{18} und α_{31} ganzzahlig. Ist eine der Zahlen p, r, etwa p, gerade, so sind zwei von den Zahlen A, B, C, D und deshalb zufolge (8) alle durch 2 teilbar. Es wird demnach $ABpr$ durch 8 und also als Quadrat sogar durch 16 teilbar sein. Die ganze Zahl $\sqrt{ABpr}$ ist daraufhin durch 4 teilbar und also ein Multiplum von $2p$, und dasselbe folgt für $\sqrt{CDpr}$. Es werden sich demnach auch jetzt wieder α_{18} und α_{31} ganzzahlig berechnen. Die gleiche Betrachtung wird man sofort für die übrigen Gleichungen (9) durchführen, so dass sich sämtliche α_{ik} ganzzahlig bestimmen.

Indem wir jetzt nach einander $s = 1$ und $s = 2$ nehmen, haben wir folgendes Theorem gewonnen: *Die reproducierende Gruppe der unter* (1) *gegebenen ternären indefiniten quadratischen Form* $f(s_i)$ *besteht in der Gestalt als* ζ-*Gruppe aus allen Substitutionen der beiden Gestalten:*

$$(14) \quad \begin{pmatrix} \dfrac{a\sqrt{p_1 r_1} + b\sqrt{p_2 r_2}}{2}\sqrt{q_1}, & \dfrac{c\sqrt{p_1 r_2} + d\sqrt{p_2 r_1}}{2}\sqrt{q_2} \\[3mm] -\dfrac{c\sqrt{p_1 r_2} + d\sqrt{p_2 r_1}}{2}\sqrt{q_2}, & \dfrac{a\sqrt{p_1 r_1} - b\sqrt{p_2 r_2}}{2}\sqrt{q_1} \end{pmatrix},$$

$$(15) \quad \begin{pmatrix} \dfrac{a\sqrt{p_1 r_1} + b\sqrt{p_2 r_2}}{\sqrt{2}}\sqrt{q_1}, & \dfrac{c\sqrt{p_1 r_2} + d\sqrt{p_2 r_1}}{\sqrt{2}}\sqrt{q_2} \\[3mm] -\dfrac{c\sqrt{p_1 r_2} + d\sqrt{p_2 r_1}}{\sqrt{2}}\sqrt{q_2}, & \dfrac{a\sqrt{p_1 r_1} - b\sqrt{p_2 r_2}}{\sqrt{2}}\sqrt{q_1} \end{pmatrix},$$

welche folgenden Vorschriften gemäss gebildet sind: Es ist erstlich eine beliebige Zerlegung (13) *der Zahlen* p, q, r *in positive ganzzahlige Factoren heranzuziehen. Für diese Zerlegung ist alsdann (damit die Substitutionen* (14) *und* (15) *unimodular werden) die erste bez. zweite der Gleichungen:*

$$(16) \quad \begin{aligned} a^2 p_1 q_1 r_1 - b^2 p_2 q_1 r_2 + c^2 p_1 q_2 r_2 - d^2 p_2 q_2 r_1 &= 4, \\ a^2 p_1 q_1 r_1 - b^2 p_2 q_1 r_2 + c^2 p_1 q_2 r_2 - d^2 p_2 q_2 r_1 &= 2 \end{aligned}$$

vorzulegen und in allen Quadrupeln ganzer Zahlen a, b, c, d aufzulösen; jedoch gilt hierbei im Falle (14), *d. i. für die erste Gleichung* (16) *noch die Vorschrift:*

$$(17) \quad a p_1 q_1 r_1 \equiv b p_2 q_1 r_2 \equiv c p_1 q_2 r_2 \equiv d p_2 q_2 r_1 \pmod{2}.$$

Die Congruenz (17) tritt an Stelle der Bedingung (8). Letztere ist für $s = 2$, d. h. für die Substitution (15) stets von selbst erfüllt. Bei lauter *ungeraden* Zahlen p, q, r wird man an Stelle von (17) einfacher schreiben:

(18) $$a \equiv b \equiv c \equiv d \quad (\text{mod. } 2);$$

und übrigens bemerke man, *dass diese Bedingung im Falle:*

(19) $$p \equiv -q \equiv -r \quad (\text{mod. } 4)$$

durch die erste Gleichung (16) *bereits als gewährleistet anzusehen ist.*
Aus (19) ergiebt sich nämlich:

$$p_1 q_1 r_1 \equiv -p_2 q_1 r_2 \equiv p_1 q_2 r_2 \equiv -p_2 q_2 r_1 \quad (\text{mod. } 4),$$

so dass die erste Gleichung (16) für diesen Fall liefert:

$$a^2 + b^2 + c^2 + d^2 \equiv 0 \quad (\text{mod. } 4).$$

Da das Quadrat einer ungeraden Zahl $\equiv 1$ modulo 4 ist, so sind hier
entweder alle Zahlen a, b, c, d oder keine gerade*). —

Aus dem arithmetischen Bildungsgesetz ist nun das Zustandekommen der Gruppe Γ_f direct ersichtlich. Man hat hierbei allerdings
noch eine leichte zahlentheoretische Discussion anzustellen. Je nach
der Zerlegung (13) und je nachdem $s = 2$ oder 1 gesetzt ist, hat man
eine Reihe verschiedener „*Typen*" von Substitutionen zu unterscheiden.
Dabei können wir den einzelnen Typus eindeutig durch das Symbol
$(p_1, q_1, r_1; s)$ festlegen. Die Anzahl der combinatorisch möglichen
Typen ist $2 T_p T_q T_r$, wenn man unter T_p, .. die Anzahl aller Teiler
von p, .. versteht. Es ist aber nicht gesagt, dass für jede Zerlegung
(13) beide Gleichungen (16) in (brauchbaren) ganzen Zahlen a, b, c, d
lösbar sind. *Die Anzahl n der in Γ_f wirklich auftretenden Typen ist
demnach* $\leq 2 T_p T_q T_r$.

Sollen nun zwei Substitutionen V und V' aus Γ_f combiniert
werden, so seien die Typen derselben $(p_1, q_1, r_1; s)$ und $(p_1', q_1', r_1'; s')$.
Der Typus $(p_1'', q_1'', r_1''; s'')$ von $V'' = VV'$ bestimmt sich dann
folgendermaassen: *Man verstehe unter $\varkappa$, λ, μ, ν die grössten gemeinsamen
Teiler von p_1 und p_1', bez. q_1 und q_1', r_1 und r_1', s und s'; alsdann gilt:*

(20) $$p_1'' = \frac{p_1 p_1'}{\varkappa^2}, \quad q_1'' = \frac{q_1 q_1'}{\lambda^2}, \quad r_1'' = \frac{r_1 r_1'}{\mu^2}, \quad s'' = \frac{s s'}{\nu^2}.$$

Die Richtigkeit dieses Satzes stellt man nach Durchführung der
Combination VV' durch eine leichte arithmetische Überlegung fest.
Hierbei hat man z. B. zu zeigen, dass $p_2 p_2'$, vom grössten quadratischen
Factor befreit, gleichfalls p_1'' liefert. Nennen wir jenen Factor $\varkappa^2$,
so müsste also gelten:

(21) $$p_1'' = \frac{p_1 p_1'}{\varkappa^2} = \frac{p_2 p_2'}{\varkappa^2}.$$

---

*) Die vollständige Angabe des arithmetischen Bildungsgesetzes der Gruppen
Γ_f findet sich zuerst in der Abhandlung des Verf. „*Über indefinite quadratische
Formen mit drei und vier Variabelen*", Göttinger Nachrichten vom 13. Dec. 1893.

In der That folgt unter Benutzung von (13):

$$p^2 - p_1 p_2 \cdot p_1' p_2' = \varkappa^2 \pi^2 \cdot \frac{p_1 p_1'}{\varkappa^2} \cdot \frac{p_2 p_2'}{\pi^2},$$

so dass das Product der beiden letzten Factoren rechter Hand ein Quadrat ist. Da aber jeder dieser Factoren von quadratischen Teilern frei ist, so folgt ihre Gleichheit und damit die Relation (21).

Als *Haupttypus* bezeichnen wir (1, 1, 1; 1). Aus (20) aber lesen wir die folgenden Angaben ab: Hat eine der Substitutionen V, V' den Haupttypus, so weist $V V'$ den Typus der anderen auf; die beiden Substitutionen $V V'$ und $V' V$ besitzen denselben Typus; haben V und V' gleichen Typus, so hat $V V'$ stets den Haupttypus. Man kann diese Angaben auch in die Gestalt des folgenden Satzes kleiden: *Die Substitutionen des Haupttypus:*

$$(22) \quad \begin{pmatrix} \dfrac{a + b\sqrt{pr}}{2}, & \dfrac{c\sqrt{r} + d\sqrt{p}}{2}\sqrt{q}, \\[3mm] \dfrac{-c\sqrt{r} + d\sqrt{p}}{2}\sqrt{q}, & \dfrac{a - b\sqrt{pr}}{2} \end{pmatrix}$$

bilden eine ausgezeichnete Untergruppe des Index n; und die zugehörige complementäre Gruppe G_n*) ist eine Abel'sche Gruppe, welche neben der identischen Substitution nur Operationen der Periode zwei enthält**).

Als eine unmittelbare arithmetische Anwendung der vorangehenden Entwicklungen ergiebt sich hier eine Methode, die gesamten ganzzahligen Auflösungen der „quaternären Pell'schen Gleichung":

$$a^2 - b^2 pr + c^2 rq - d^2 q p = 4$$

oder auch der allgemeineren Gleichungen (16) aufzustellen. Auf Grund der Hermite-Selling'schen Theorie kann man nämlich in jedem Falle eine endliche Anzahl von „Fundamentallösungen" (den erzeugenden Substitutionen entsprechend) ausfindig machen, durch deren Combination alsdann alle übrigen Lösungen zu gewinnen sind.

§ 9. Neue Constructionsmethode des Discontinuitätsbereiches der einzelnen Hauptkreisgruppe Γ_f.

Neben die durch die Hermite-Selling'sche Theorie begründete Methode zur Construction des Discontinuitätsbereiches einer einzelnen Gruppe Γ_f reihen wir hier eine zweite Methode, welche in praxi

---

*) D. i. diejenige Gruppe endlicher Ordnung n, auf welche sich Γ_f reducirt, falls die Substitutionen des Haupttypus für nicht verschieden gelten.

**) Wegen der Bezeichnungsweisen und näheren Theorie der Abel'schen Gruppen sehe man H. Weber's „*Lehrbuch der Algebra*" Bd. 2 pg. 32.

wenigstens bei den niedersten Fällen schneller zum Ziele führt, obschon sie in Ansehung der allgemeinen Theoreme, z. B. demjenigen von der Endlichkeit der Charaktere (p, n), die Entwicklungen von Hermite und Selling nicht zu ersetzen vermag. Wir gründen unsere Construction auf das bereits bei der Modulgruppe sowie der Picardschen Gruppe mit Vorteil benutzte *„Princip der Gruppenerweiterungen durch Spiegelungen".*

Wir beschränken uns hier auf die im vorigen Paragraphen betrachteten Gruppen und bemerken, dass die einzelne unter ihnen stets durch *die Spiegelung* $\zeta' = -\bar{\zeta}$ *an der imaginären* ζ-*Axe* erweiterungsfähig ist; die dergestalt erweiterte Gruppe heisse $\overline{\Gamma}$, die ursprüngliche Γ.

Die Spiegelungen in $\overline{\Gamma}$ sind nach „M." I p. 198 durch $b = 0$ charakterisiert und haben also die Gestalt:

$$(1) \qquad \zeta' = \frac{a\sqrt{p_1\,q_1\,r_1}\,\bar{\zeta} - (c\sqrt{p_1\,r_2} + d\sqrt{p_2\,r_1})\,\sqrt{q_2}}{(-c\sqrt{p_1\,r_2} + d\sqrt{p_2\,r_1})\,\sqrt{q_2}\,\bar{\zeta} - a\sqrt{p_1\,q_1\,r_1}},$$

wobei nach einander für a, c, d alle ganzzahligen Lösungen der beiden Gleichungen einzusetzen sind:

$$(2) \qquad \begin{aligned} a^2p_1q_1r_1 + c^2p_1q_2r_2 - d^2p_2q_2r_1 &= 4, \\ a^2p_1q_1r_1 + c^2p_1q_2r_2 - d^2p_2q_2r_1 &= 2. \end{aligned}$$

Der Symmetriekreis der einzelnen Spiegelung ist alsdann durch die Gleichung gegeben:

$$(3) \qquad (-c\sqrt{p_1r_2} + d\sqrt{p_2r_1})\,\sqrt{q_2}\,(\xi^2 + \eta^2) - 2a\sqrt{p_1q_1r_1}\,\xi$$
$$+ (c\sqrt{p_1r_2} + d\sqrt{p_2r_1})\,\sqrt{q_2} = 0.$$

Das erste Hauptziel der Untersuchung soll nun sein, *in der* ζ-*Halbebene das Diagramm der gesamten Symmetriekreise von* $\overline{\Gamma}$ *festzulegen.* Dieselben werden die Halbebene mit einer Einteilung in Kreisbogenpolygone versehen, welche bezüglich $\overline{\Gamma}$ äquivalent sind. Das einzelne Polygon kann endlich oder unendlich viele Seiten haben;· doch trifft in den niedersten, weiterhin wirklich zur Untersuchung gelangenden Fällen stets die erstere Möglichkeit *endlich* vieler Seiten zu. Zu den Symmetriekreisen gehört stets die imaginäre Axe, sowie auch der Kreis des Radius 1 um ζ = 0. Wir wollen daraufhin dasjenige Polygon des Netzes festzustellen suchen, *welches die imaginäre Axe als eine Seite aufweist, links von derselben und ausserhalb des Einheitskreises gelegen ist, sowie an den Punkt* ζ = i *mit einer Ecke heranragt;* durch diese Vorschrift möge der „Ausgangsraum" des durch die Symmetriekreise gebildeten Polygonnetzes definiert sein. Die zur Auffindung dieses Ausgangsraumes zur Verfügung stehenden Mittel sollen nun kurz besprochen werden.

Der einfachen Ausdrucksweise halber ziehen wir neben der ζ-Halbebene vorübergehend auch wieder das ihr entsprechende Ellipseninnere der projectiven Ebene heran. Dem Symmetriekreise (3) correspondiert in der projectiven Ebene, wie man leicht feststellt, die durch:

$$(4) \qquad dp_2 s_1 - aq_1 s_2 - cr_2 s_3 = 0$$

dargestellte „rationale" Gerade. Wir unterscheiden, ob diese Gerade die durch $f(s_i) = 0$ dargestellte Curve C_2 in rationalen Punkten schneidet oder nicht. Die Rechnung zeigt, dass Ersteres stets und nur dann zutrifft, wenn $p_2 q_1 r_2 s$ ein Quadrat ist. Man hat demnach den Satz: *Der Symmetriehalbkreis (3) erreicht die reelle ζ-Axe in zwei parabolischen Punkten oder stellt die Bahncurve einer in Γ enthaltenen cyclischen hyperbolischen Gruppe dar, je nachdem $p_2 q_1 r_2 s$ ein Quadrat ist oder nicht.* Sind insbesondere alle drei Zahlen p, q, r ungerade, so tritt der erstere Fall nur ein, wenn die Substitution (1) den Typus $(p, 1, r; 1)$ hat. —

Sei nun zuvörderst $p_2 q_1 r_2 s$ *nicht-quadratisch*, so soll die erzeugende Substitution V der cyclischen Gruppe bestimmt werden. Wir setzen V als zum Haupttypus gehörig voraus, müssen dann freilich nachträglich untersuchen, ob V etwa in der Gestalt V'^2 durch eine gleichfalls Γ angehörenden Substitution V' darstellbar ist, welche letztere alsdann die Erzeugende der gesamten cyclischen Gruppe ist. Bei der Berechnung von V verfährt man zweckmässig wie folgt.

Indem man V in der Gestalt (22) pg. 539, jedoch unter Ersatz von a, b, c, d durch a', b', c', d', ansetzt, hat man zu fordern, dass die durch:

$$(c'\sqrt{r} - d'\sqrt{p})\sqrt{q}\,(\xi^2 + \eta^2) + 2\,b'\sqrt{pr}\,\xi + (c'\sqrt{r} + d'\sqrt{p})\sqrt{q} = 0$$

gegebene, gegen die reelle Axe orthogonale Bahncurve von V mit dem Kreise (3) coincidiert. Hieraus ergiebt sich der Ansatz:

$$(5) \qquad \sigma b' = -uaq_1, \quad \sigma c' = udp_2, \quad \sigma d' = ucr_2,$$

wo u eine ganze Zahl bedeutet und σ der grösste gemeinsame Teiler von aq_1, dp_2, cr_2 ist, der zufolge einer leichten Discussion der Gleichungen (2) nur gleich 1 oder 2 sein kann. Setzen wir noch $a' = t$ und benutzen, dass V unimodular ist, so kommt:

$$(6) \qquad \sigma^2 t^2 - (4p_2 q_1 r_2 s^{-1})\,u^2 = 4\sigma^2.$$

Die „kleinste positive" Lösung dieser Pell'schen Gleichung mit nicht-quadratischem $(4p_2 q_1 r_2 s^{-1})$ liefert die gesuchte hyperbolische Erzeugende V in der Gestalt:

$$(7) \quad \begin{pmatrix} \frac{1}{2}\left(t - u\,\frac{aq_1}{\sigma}\,\overrightarrow{Vpr}\right), & \frac{u}{2}\left(\frac{dp_2}{\sigma}\,\sqrt{r} + \frac{cr_2}{\sigma}\,\sqrt{p}\right)\sqrt{q} \\[2mm] \frac{u}{2}\left(-\frac{dp_2}{\sigma}\,\sqrt{r} + \frac{cr_2}{\sigma}\,\sqrt{p}\right)\sqrt{q}, & \frac{1}{2}\left(t + u\,\frac{aq_1}{\sigma}\,\overrightarrow{Vpr}\right) \end{pmatrix}.$$

Setzen wir z. B. $p = 11$, $q = r = 1$ und wählen als Symmetrie-kreis die imaginäre Axe, so ist $p_1 = 1$, $a = 2$, $c = d = 0$, $\sigma = 2$ zu nehmen. Die Pell'sche Gleichung (6) wird in diesem Falle $t^2 - 11u^2 = 4$ und liefert die kleinste Lösung $t = 20$, $u = 6$, so dass man findet:

$$V = \begin{pmatrix} 10 - 3\sqrt{11}, & 0 \\ 0, & 10 + 3\sqrt{11} \end{pmatrix}.$$

Diese Substitution lässt sich durch Wiederholung der gleichfalls in Γ enthaltenen Substitution:

$$V' = \begin{pmatrix} \dfrac{\sqrt{11} - 3}{\sqrt{2}}, & 0, \\[3mm] 0, & \dfrac{\sqrt{11} + 3}{\sqrt{2}} \end{pmatrix}$$

herstellen; letztere ist somit die Erzeugende der cyclischen Gruppe. —

Stellt zweitens $p_2 q_1 r_2 s$ ein *Quadrat* dar, so gehört zu jedem der beiden Fusspunkte des Symmetriekreises (3) eine cyclische parabolische Gruppe. Wir benutzen für die einzelne dieser Gruppen V und V' im gleichen Sinne wie soeben und haben im Ansatze von V jetzt $\sigma' = 2$ zu setzen*). Zur Bestimmung von V hat man dann die beiden Gleichungen:

$$(8) \quad \begin{aligned} b'ap_1 r_1 - c'dq_2 r_1 + d'cp_1 q_2 &= 0, \\ b'^2 pr - c'^2 qr + d'^2 pq &= 0, \end{aligned}$$

deren erste zum Ausdruck bringt, dass der Fixpunkt von V mit einem der Fusspunkte des Halbkreises (3) zusammenfällt, während die zweite bedeutet, dass V unimodular ist. Durch Auflösung von (8) findet man b', c', d' auf zwei Weisen (den beiden Fusspunkten des Halb-kreises (3) entsprechend) mit rationalen ganzen Zahlen proportional. Im Falle ausschliesslich *ungerader* p, q, r, wo die Substitution (1) not-wendig den Typus (p, 1, r; 1) hat, ergiebt sich:

$$b' : c' : d' = q(acp \pm 2d) : p(cdq \pm 2a) : r(d^2 q - a^2 p).$$

Der Proportionalitätsfactor zur endgültigen Bestimmung von b', c', d' ist wegen (18) pg. 538 so zu bestimmen, dass b', c', d' gerade ganze

---

*) Soll übrigens eine parabolische Substitution nicht zum Haupttypus ge-hören, so muss eine der Zahlen p, q, r, etwa p, gerade sein, und es muss der Typus (2, 1, 1; 2) vorliegen.

Zahlen werden. *Der kleinste positive hierbei zulässige Proportionalitäts-factor liefert die Erzeugende V.*

Als Beispiel wählen wir den Fall $p = 5$, $q = r = 1$, wo die Combination $a = 0$, $c = d = 1$ einen hierher gehörigen Symmetrie-kreis liefert. Dabei ergiebt sich $b' : c' : d' = 2 : 5 : 1$, falls wir die oberen Zeichen in der letzten Proportion bevorzugen. Die parabolische Erzeugende bestimmt sich daraufhin leicht zu:

$$V = \begin{pmatrix} 1 + 2\sqrt{5}, & 5 + \sqrt{5} \\ -5 + \sqrt{5}, & 1 - 2\sqrt{5} \end{pmatrix}. -$$

Für die Auffindung der Symmetriekreise von $\overline{\varGamma}$ ist nun die Heran-ziehung der in $\varGamma$ enthaltenen *elliptischen Substitutionen* wichtig. Von vornherein ist klar, dass jeder im Inneren der Halbebene gelegene Schnittpunkt zweier Symmetriekreise Fixpunkt einer elliptischen Sub-stitution ist, deren Periode aus dem Schnittwinkel jener Kreise leicht bestimmbar ist. Findet sich umgekehrt auf einem einzelnen Sym-metriekreise der Fixpunkt einer elliptischen Substitution der Periode l, so werden sich an dieser Stelle insgesamt l Symmetriekreise unter gleichen Winkeln $\frac{\pi}{l}$ kreuzen.

Zur Construction des oben definierten Ausgangsraumes der Poly-gonteilung verfahren wir hiernach folgendermaassen. Wir markieren zunächst die imaginäre ζ-Axe und auf ihr den Punkt $\zeta = i$ als ersten Eckpunkt e_1 unseres Polygons. Man suche sodann auf der genannten Axe in der Richtung auf $\zeta = i\infty$ den e_1 nächst gelegenen Fixpunkt einer elliptischen Substitution, wenn anders es für $\varGamma$ einen derartigen giebt, und nenne diesen Punkt e_2. Kommt jedoch ein solcher ellip-tischer Fixpunkt nicht vor, so ist der parabolische Punkt $\zeta = i\infty$ als zweite Ecke e_2 zu benutzen. Ist im ersteren Falle l die Periode der zu e_2 gehörenden elliptischen Substitution, so schliesst sich an die erste Polygonseite $\overline{e_1\,e_2}$ in e_2 nach links unter dem Winkel $\frac{\pi}{l}$ die zweite Seite an. Im letzteren Falle hat man die parabolische Erzeugende des Fixpunktes $\zeta = i\infty$ zur Bestimmung der zweiten Polygonseite heranzuziehen. Man wird demnächst auf der zweiten Seite den mit e_2 nächst benachbarten elliptischen resp. parabolischen Punkt e_3 bestim-men und in gleicher Art fortfahren.

Da bei unseren Gruppen nur die Perioden $l = 2, 3, 4, 6$ vor-kommen, so kann man sich bei der Aufsuchung der Ecken e zunächst auf die Perioden 2 und 3 beschränken, muss dann freilich nach Auf-findung eines Fixpunktes nachsehen, ob derselbe nicht vielleicht noch zu einer höheren Periode 4 oder 6 gehört.

Ist V' eine elliptische Substitution der Periode 2 und vom Typus $(p_1', q_1', r_1'; s')$, so hat deren Fixpunkt in der projectiven Ebene die Coordinaten:

$$z_1 : z_2 : z_3 = c'q_2'r_2' : -b'r_2'p_2' : d'p_2'q_2'.$$

Da dieser Punkt auf der durch (4) pg. 541 dargestellten Geraden liegen soll, so gilt die Gleichung:

$$(9) \qquad ab'q_1p_2'r_2' + dc'p_2q_2'r_2' = cd'r_2p_2'q_2'.$$

Wegen $a' = 0$ tritt hierzu noch die weitere Gleichung:

$$(10) \qquad -b'^2p_2'q_1'r_2' + c'^2p_1'q_2'r_2' - d'^2p_2'q_2'r_1' = 4s'^{-1}.$$

Eine Substitution V' der Periode 3 hat stets den Haupttypus, weil sie mit ihrer eigenen vierten Potenz identisch ist; hier tritt an Stelle der Gleichungen (9) und (10) das System:

$$(11) \qquad \begin{aligned} & ab'p_1r_1 + dc'r_1q_2 = cd'q_2p_1, \\ & -b'^2pr + c'^2rq - d'^2qp = 3. \end{aligned}$$

Gehört übrigens zum Kreise (3) eine cyclische hyperbolische Gruppe (was in der Folge die Regel ist), so gewinnt man aus einem elliptischen Fixpunkte auf dem Kreise deren sogleich unendlich viele durch Ausübung der Substitutionen jener Gruppe.

Als Beispiel wählen wir die zu $p = 7$, $q = 5$, $r = 1$ gehörende Gruppe. Um die auf der imaginären ζ-Axe gelegenen elliptischen Punkte mit $l = 2$ zu gewinnen, hat man in (9) einzusetzen $c = d = 0$ und findet $b' = 0$, so dass (10) liefert:

$$(c'^2p_1' - d'^2p_2')q_2' = 4s'^{-1}.$$

Hieraus folgt $q_2' = 1$. Setzt man weiter $p_1' = 7$, so würde

$$-d'^2 \equiv 4s'^{-1} \quad \text{(mod. 7)}$$

folgen, was unmöglich ist, da links ein Nichtrest und rechts ein Rest von 7 stehen würde. Es ist somit $p_1' = 1$, und man gewinnt als „kleinste positive" Lösung $c' = 3$, $d' = 1$, $s' = 2$; die Ecke e_2 liegt demnach bei:

$$\zeta = i \cdot \frac{3 + \sqrt{7}}{\sqrt{2}},$$

und man zeigt sofort, dass zwar die zu e_2 gehörende elliptische Substitution der Periode 2 in Γ enthalten ist, dass aber Substitutionen der Perioden 4 oder 6 mit e_2 als Fixpunkt der Gruppe Γ nicht angehören.

Die sich in e_2 anschliessende Polygonseite wird durch:

$$(-3 + \sqrt{7})(\xi^2 + \eta^2) + (3 + \sqrt{7}) = 0$$

geliefert. Um auf ihr die nächstfolgende Ecke e_3 zu gewinnen, haben wir zu setzen:

$$a = 0, \quad c = 3, \quad d = 1, \quad p_1 = 1, \quad q_1 = 5, \quad s = 2.$$

Hier prüfe man nun die Gleichungen (11). Die erste liefert $c' = 3d'$, und die zweite geht daraufhin über in:

$$- 7b'^2 + 10d'^2 = 3.$$

Die kleinste Lösung $b' = d' = 1$ dieser Gleichung liefert in der That den nächsten Eckpunkt e_3, welcher liegt bei:

$$\zeta = \frac{-\sqrt{7} + i\sqrt{3}}{\sqrt{5}\,(3 - \sqrt{7})}. \ —$$

Indem wir nun in der vorstehend geschilderten Weise Seite an Seite reihen, nehmen wir das Zutreffen des einfachsten Falles an, dass sich nämlich die Kette der Seiten nach endlich vielen Gliedern schliesst und hierbei ein Ausgangspolygon von endlicher Seitenanzahl ergiebt. Es bietet zwar auch die nähere Untersuchung der Fälle, wo diese Annahme nicht zutrifft, grosses Interesse dar; jedoch liefern die weiterhin zu betrachtenden Beispiele, wie schon oben angedeutet wurde, stets Ausgangspolygone mit endlich vielen Seiten.

Die in der Gruppe Γ enthaltenen Substitutionen, welche unser Ausgangspolygon in sich transformieren, werden offenbar für sich eine Gruppe G bilden. Diese letztere Gruppe G kann nach Lage der Sache nur eine cyclische elliptische Gruppe sein, und im Fixpunkte dieser Gruppe gewinnen wir ein Centrum des Ausgangspolygons. Ist l die Ordnung von G, so wird man durch l vom eben gemeinten Centrum ausziehende Kreise das Ausgangspolygon in l äquivalente Teile zerlegen; *und es ist alsdann ein einzelner dieser Teile der hier eigentlich gesuchte Discontinuitätsbereich der Gruppe $\overline{\Gamma}$*. Zum Beweise hat man nur zu bemerken, dass das Ausgangspolygon nicht auch noch durch eine Substitution zweiter Art aus $\overline{\Gamma}$ in sich transformierbar ist. Eine solche Substitution würde nämlich im Polygoncentrum einen im Inneren der Halbebene gelegenen Fixpunkt besitzen und würde somit nach „M." I p. 199 eine Spiegelung vorstellen. Durch jenes Centrum laufen aber (nach Voraussetzung) keine Symmetrielinien von $\overline{\Gamma}$ hindurch.

Durch die letzten Betrachtungen ist zugleich bewiesen, dass bei der einzelnen der in Rede stehenden Gruppen höchstens *eine* „Classe" elliptischer Fixpunkte auftreten kann, durch welche Symmetriekreise nicht hindurchziehen. Natürlich können elliptische Punkte dieser Art auch gänzlich fehlen. Dann ist die eben mit l bezeichnete Ordnung der Gruppe G gleich 1; *und das wiederholt genannte Ausgangspolygon* *ist unter diesen Umständen bereits selber der Discontinuitätsbereich der Gruppe $\overline{\Gamma}$.* Offenbar wird sich die Gruppe $\overline{\Gamma}$ in dem Falle aus Spiegelungen allein erzeugen lassen*).

§ 10. Beispiele reproducierender Gruppen reeller Formen $f(z_i)$.

Die Ansätze der voraufgehenden Paragraphen sollen nun an einigen Beispielen zur wirklichen Durchführung gebracht werden. Wir bezeichnen dabei die einzelne Form (1) pg. 533 abgekürzt durch das Symbol $[p, q, r]$ und sprechen im Anschluss hieran auch sogleich von einer Gruppe $[p, q, r]$.

Die denkbar einfachsten Beispiele werden von den Formen $[1, q, 1]$ geliefert. Die zugehörigen Gruppen sind zwar insofern nicht neu, als sie offenbar mit der Modulgruppe commensurabel sind (cf. pg. 518). Andrerseits ist vielleicht gerade interessant, dass von Seiten der Transformationstheorie der elliptischen Functionen den Gruppen $[1, q, 1]$ bereits besondere Aufmerksamkeit geschenkt wurde. Wir werden den vorliegenden Paragraphen ausschliesslich diesen Gruppen widmen.

Was zunächst das Bildungsgesetz der Gruppen $[1, q, 1]$ angeht, so gilt folgender Satz: *Im Falle einer geraden Zahl q besteht die zur Form $[1, q, 1]$ gehörende Gruppe aus allen unimodularen Substitutionen:*

$$(1) \qquad \zeta' = \frac{\alpha \sqrt{q_1}\, \zeta + \beta \sqrt{q_2}}{\gamma \sqrt{q_2}\, \zeta + \delta \sqrt{q_1}}$$

mit ganzen rationalen Zahlen α, β, γ, δ; bei ungeradem q besteht die Gruppe aus allen unimodularen Substitutionen:

$$(2) \qquad \zeta' = \frac{\alpha \sqrt{q_1}\, \zeta + \beta \sqrt{q_2}}{\gamma \sqrt{q_2}\, \zeta + \delta \sqrt{q_1}}, \qquad \zeta' = \frac{\alpha \sqrt{\frac{q_1}{2}} \cdot \zeta + \beta \sqrt{\frac{q_2}{2}}}{\gamma \sqrt{\frac{q_2}{2}} \cdot \zeta + \delta \sqrt{\frac{q_1}{2}}},$$

wobei für die erste Substitution (2) noch die Bedingung:

$$(3) \qquad \alpha + \beta + \gamma + \delta \equiv 0 \ (\mathrm{mod}.\, 2)$$

gilt, übrigens aber α, β, γ, δ rationale ganze Zahlen sind.

Diese Angaben lassen sich sehr leicht aus den allgemeinen Formeln von pg. 537 ableiten. Ist z. B. q_1 und damit q gerade, so ver-

---

*) Die im vorliegenden Paragraphen auseinandergesetzten Methoden sind vom Verf. bereits in einer Reihe einzelner Arbeiten zur Verwendung gebracht; man vergl. die Aufsätze: *„Über eine besondere Classe discontinuierlicher Gruppen reeller linearer Substitutionen"* I und II, Math. Annalen Bd. 38, pg. 50 und 461 (1890 und 91); *„Specielle automorphe Gruppen und quadratische Formen"* Math. Annalen Bd. 39, pg. 62 (1891).

folge man erstlich die Substitution (14) pg. 537. Die Congruenz (17) pg. 537 liefert $c \equiv d \equiv 0 \pmod{2}$, und daraufhin folgt aus der ersten Gleichung (16) pg. 537, dass auch $a \equiv b \pmod{2}$ ist. Es liefert somit der Anzatz (14) pg. 537 eine Substitution von der eben unter (1) angegebenen Gestalt, wie auch leicht ersichtlich umgekehrt jede solche Substitution eine zulässige Substitution (14) pg. 537 ergiebt. Prüfen wir ferner den l. c. gegebenen Ansatz (15) und halten etwa an der Annahme eines geraden q_1 fest, so ist wegen der jetzt gültigen zweiten Gleichung (16) offenbar $c \equiv d \pmod{2}$, und also können wir im zweiten und dritten Coefficienten $\sqrt{2}$ fortheben und den oben bleibenden Factor $\sqrt{2}$ mit $\sqrt{q_2}$ zu $\sqrt{q_2'} = \sqrt{2q_2}$ vereinen. Heben wir dem gegenüber im ersten und vierten Coefficienten $\sqrt{2}$ gegen $\sqrt{q_1}$, so sind wir zur Gestalt (1) zurückgeführt. Ähnliche Überlegungen treten im Falle eines ungeraden q ein.

Die Substitutionen des Haupttypus (cf. pg. 539) bilden in jedem Falle eine ausgezeichnete Untergruppe, die wir als die „*Hauptuntergruppe*" bezeichnen wollen. Im vorliegenden Falle besteht dieselbe aus allen Substitutionen:

$$(4) \qquad \zeta' = \frac{\alpha\zeta + \beta\sqrt{q}}{\gamma\sqrt{q}\,\zeta + \delta}, \qquad \alpha\delta - q\beta\gamma = 1$$

mit ganzen Zahlen α, β, γ, δ, welche bei ungeradem q die Bedingung (3) erfüllen. Jetzt führe man an Stelle von ζ eine neue Variabele ω durch $\zeta = \omega\sqrt{q}$ ein, so dass sich die Substitution (4) transformiert in:

$$(5) \qquad \omega' = \frac{\alpha\omega + \beta}{\gamma q\omega + \delta}.$$

Hieraus entspringt der folgende Satz: *Die Hauptuntergruppe der Form* [1, q, 1] *geht durch die Transformation* $\zeta = \omega\sqrt{q}$ *bei geradem q direct in diejenige Untergruppe der Modulgruppe über, welche in „M." I pg. 40 der „Transformation q^{ter} Ordnung erster Stufe" zu Grunde gelegt wurde; bei ungeradem q wird man indes wegen* (3) *nur erst zu einer leicht zu gewinnenden Untergruppe innerhalb der eben genannten Congruenzgruppe q^{ter} Stufe geführt.*

Der Discontinuitätsbereich der in Rede stehenden Untergruppe der Modulgruppe wurde nun in „M." II pg. 40 ff. als „*Transformationspolygon q^{ter} Ordnung*" sehr ausführlich untersucht. Auch wurde dort bereits auf die Thatsache hingewiesen, dass das Polygon durch die Substitution:

$$(6) \qquad \omega' = -\frac{1}{n\,\omega} \qquad \text{d. i.} \qquad \zeta' = -\frac{1}{\zeta}$$

in sich transformiert wurde, und dass eben deshalb die Gruppe durch

Zusatz dieser Substitution erweiterungsfähig erschien*). Die Substitution (6) aber subsumiert sich direct unter (1) bez. (2).

Für die endgültige Angabe der Discontinuitätsbereiche der Gruppen [1, q, 1] in niederen Fällen q werden wir an die in „M." I und II angegebenen Transformationspolygone anknüpfen und von hier aus schrittweise zur Gesamtgruppe aufsteigen. Es soll dies hier an einigen Beispielen wirklich durchgeführt werden.

1) Reproducierende Gruppe der Form [1, 2, 1].

Das Transformationspolygon zweiter Ordnung ist in „M." I pg. 289 durch Figur 71 gegeben und ist hierneben in Figur 171 reproduciert. Es besitzt die beiden parabolischen Ecken $\zeta = 0$ und $\zeta = \infty$, sowie zwei elliptische Ecken bei

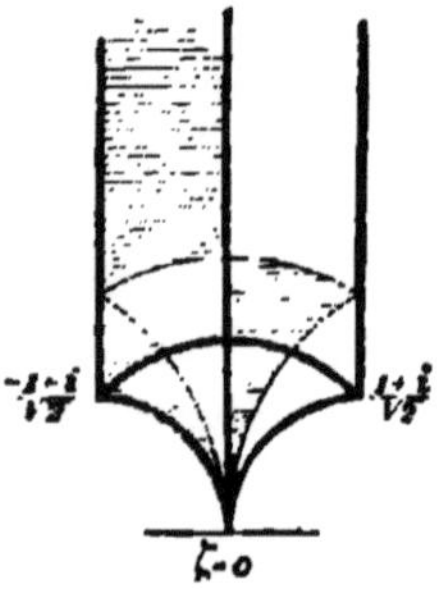

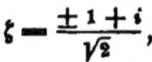

$$\zeta = \frac{\pm 1 + i}{\sqrt{2}},$$

wie in der Figur angedeutet ist. Im vorliegenden Falle ist die Hauptuntergruppe innerhalb der Gesamtgruppe „zweiter" Art eine ausgezeichnete Untergruppe des Index *vier;* denn es tritt neben dem Haupttypus hier noch ein weiterer Typus mit $q_1 = 2$ auf, und es ist überdies zur Gewinnung der Gesamtgruppe zweiter Art die Spiegelung

Fig. 171.

$\zeta' = -\bar{\zeta}$ zuzufügen. Die dementsprechend zu fordernde Einteilung des Transformationspolygons in vier Teilpolygone wird nun gerade durch die *imaginäre ζ-Axe* und den *Einheitskreis der ζ-Ebene* geliefert, welche beide zu den Symmetrielinien der Gruppe gehören. Wie in Figur 171 durch starkes Ausziehen der Randcurven hervorgehoben ist, gelangen wir solchergestalt zu *Kreisbogendreiecken der Winkel* $\frac{\pi}{2}$, $\frac{\pi}{4}$, 0. Man hat also das Ergebnis: *Die reproducierende Gruppe der Form [1, 2, 1] ist die Hauptkreisgruppe der Signatur* (0, 3; 2, 4, ∞)**).

Übrigens kann man die vorliegende Gruppe auch als Untergruppe der „umfassendsten" Picard'schen Gruppe auffassen. Sie gehört daselbst zu derjenigen Classe von Symmetriehalbkugeln der tetraedrischen Halbraumteilung (pg. 82), welche z. B. durch die Halbebene $\xi + \eta = 0$ repräsentiert wird. Mit Hilfe der Figuren 20 und 21 pg. 82 wird

---

*) Siehe wegen der functionentheoretischen Folgen dieses Umstandes namentlich die Entwicklungen in „M." II pg. 56 ff.

**) Die Erzeugung dieser Gruppe sowie ihre Commensurabilität mit der Modulgruppe untersuchte bereits Hurwitz in der Arbeit „*Über eine Reihe neuer Functionen, welche die absoluten Invarianten gewisser Gruppen ganzzahliger linearer Transformationen bilden*", Mathem. Annalen Bd. 20 pg. 125 (1882).

man leicht übersehen, dass die Halbraumteilung auf der Halbebene $\xi + \eta = 0$ gerade das Dreiecknetz der Signatur $(0, 3; 2, 4, \infty)$ ausschneidet. Auch zum arithmetischen Bildungsgesetz unserer Gruppe kommt man von hier aus leicht zurück.

2) Reproducierende Gruppe der Form [1, 6, 1].

In der zu $q = 6$ gehörenden Gruppe sind alle vier hier möglichen Typen mit $q_1 = 1, 2, 3, 6$ enthalten; denn neben dem Haupttypus kommen z. B. folgende Substitutionen:

$$\begin{pmatrix} \sqrt{2}, & \sqrt{3} \\ -\sqrt{3}, & -\sqrt{2} \end{pmatrix}, \begin{pmatrix} \sqrt{3}, & \sqrt{2} \\ \sqrt{2}, & \sqrt{3} \end{pmatrix}, \begin{pmatrix} 0, & 1 \\ -1, & 0 \end{pmatrix}$$

in der Gruppe vor. Die Hauptuntergruppe wird demnach in der Gesamtgruppe zweiter Art den Index 8 haben.

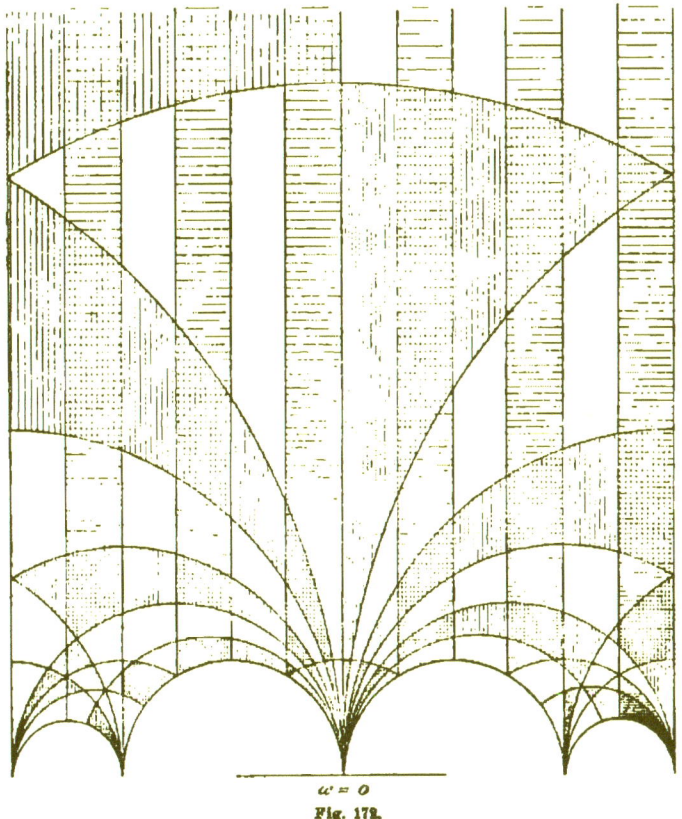

$u = 0$

Fig. 172.

Das Transformationspolygon sechster Ordnung (cf. „M." II pg. 42) ist in Figur 172 reproduciert. Die beiden über einander getragenen

Netze von Moduldreiecken gehen durch die Spiegelung an dem Einheitskreise der ζ-Halbebene in einander über, wie man an der Figur leicht verfolgt. Durch diesen Kreis und die imaginäre Axe wird das Polygon in vier Teilbereiche zerlegt. Zwei weitere Symmetriekreise vollenden die Achtteilung.

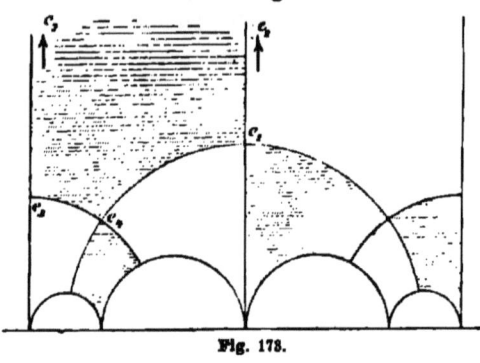

Fig. 178.

Wir werden solcherweise, wie Figur 173 in etwas kleinerem Maassstabe ausführt, zu *Kreisbogenvierecken der Winkel*

$$\frac{\pi}{2}, \frac{\pi}{2}, \frac{\pi}{2}, 0 \text{ geführt.}$$

Die mit e_1 bis e_4 bezeichneten Ecken des Ausgangsvierecks liegen bez. bei folgenden Punkten:

$$\zeta = i, \qquad i\infty, \qquad \frac{-\sqrt{3}+i}{\sqrt{2}}, \qquad \frac{-\sqrt{2}+i}{\sqrt{3}};$$

die zugehörigen Erzeugenden haben folgende Gestalt:

(7)
$$V_1 = \begin{pmatrix} 0, & 1 \\ -1, & 0 \end{pmatrix}, \qquad V_2 = \begin{pmatrix} 1, & \sqrt{6} \\ 0, & 1 \end{pmatrix},$$

$$V_3 = \begin{pmatrix} \sqrt{3}, & 2\sqrt{2} \\ -\sqrt{2}, & -\sqrt{3} \end{pmatrix}, \qquad V_4 = \begin{pmatrix} -\sqrt{2}, & -\sqrt{3} \\ \sqrt{3}, & \sqrt{2} \end{pmatrix}.$$

Als Ergebnis merken wir an: *Die reproducierende Gruppe der Form [1, 6, 1] ist die durch die Erzeugenden (7) näher charakterisierte Hauptkreisgruppe aus der Familie der Signatur (0, 4; 2, 2, 2, ∞).* —

3) Reproducierende Gruppe der Form [1, 5, 1].

Das Transformationspolygon fünfter Ordnung ist in „M." II pg. 196 untersucht und daselbst in Figur 5 angegeben; letztere ist hierneben als Figur 174 reproduciert. Wegen der nun in Kraft tretenden Congruenz (3) pg. 546 ist die zur Ecke ζ = ∞ gehörende parabolische Erzeugende $\begin{pmatrix} 1, & 2\sqrt{5} \\ 0, & 1 \end{pmatrix}$, so dass die verticalen Symmetriegeraden hier einander in den Intervallen $\sqrt{5}$ folgen. Der in Figur 174 stark markierte Kreis um den Nullpunkt wird in der ζ-Halbebene der Einheitskreis. Derselbe erreicht linker Hand den Polygonrand bei $\zeta = \frac{-2+i}{\sqrt{5}}$, welches zufolge Figur 174 für das Transformationspolygon einen elliptischen Fixpunkt der Periode 2 liefert. Innerhalb der Gruppe [1, 5, 1] handelt es sich hier sogar um eine elliptische Substitution der Periode 4, welche wir als V_4 unter (8) angeben. Fügen wir dementsprechend

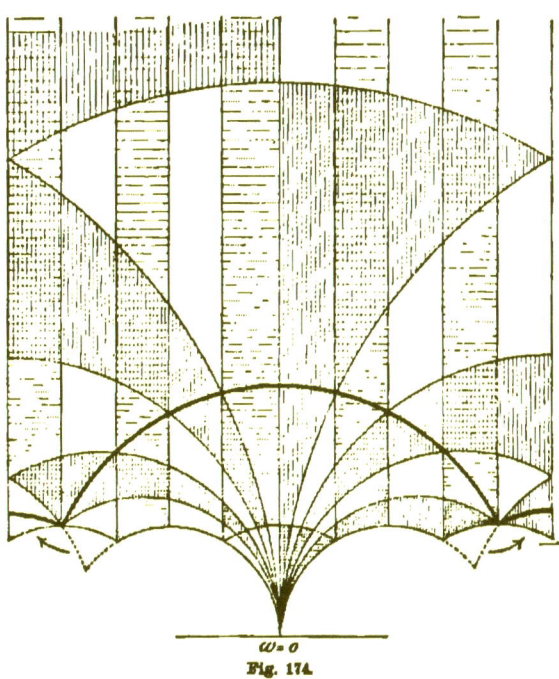

$\omega = 0$

Fig. 174.

an den Einheitskreis im Punkte $\dfrac{-2+i}{\sqrt{5}}$ einen weiteren Symmetrie-kreis unter dem Winkel $\dfrac{\pi}{4}$ an, so schliesst sich bereits die Kette

der Symmetriekreise des Ausgangsbereiches zu einem *Kreisbogen-viereck der Winkel*

$$\frac{\pi}{2}, \ 0, \ \frac{\pi}{2}, \ \frac{\pi}{4}$$

zusammen.

Das hieraus ent-springende Vierecknetz ist in Figur 175 wieder etwas verkleinert an-gedeutet. Die Ecken e_1 bis e_4 des Ausgangsvierecks liegen bei:

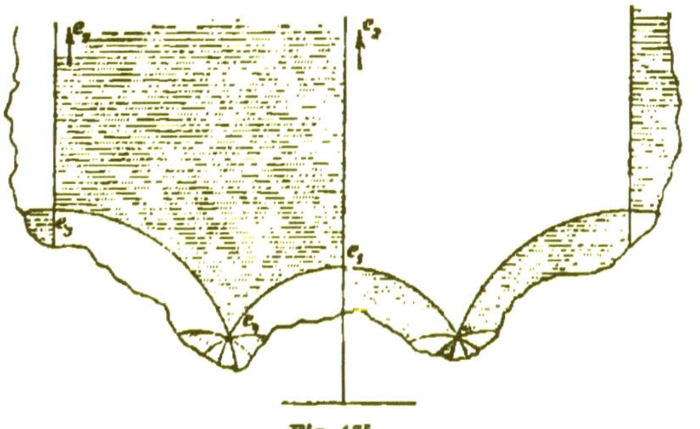

Fig. 175.

$$\zeta = i, \ i\infty, \ -\sqrt{5} + i\sqrt{2}, \ \frac{-2+i}{\sqrt{5}},$$

die zugehörigen Erzeugenden sind:

$$V_1 = \begin{pmatrix} 0, & 1 \\ -1, & 0 \end{pmatrix}, \qquad V_2 = \begin{pmatrix} 1, & 2\sqrt{5} \\ 0, & 1 \end{pmatrix},$$

(8)

$$V_3 = \begin{pmatrix} \dfrac{\sqrt{5}}{\sqrt{2}}, & \dfrac{7}{\sqrt{2}} \\ \dfrac{-1}{\sqrt{2}}, & -\dfrac{\sqrt{5}}{\sqrt{2}} \end{pmatrix}, \qquad V_4 = \begin{pmatrix} \dfrac{1}{\sqrt{2}}, & \sqrt{\dfrac{5}{2}} \\ -\sqrt{\dfrac{5}{2}}, & \dfrac{-8}{\sqrt{2}} \end{pmatrix}.$$

Es gilt also der Satz: *Die reproducierende Gruppe der ternären Form* [1, 5, 1] *ist die durch die Erzeugenden* (8) *näher charakterisierte Hauptkreisgruppe der Signatur* (0, 4; 2, 2, 4, ∞). —

An die zuletzt discutierte Gruppe schliessen wir noch folgende Bemerkungen an:

Da nach „M." II pg. 196 die beiden einander inversen Gauss'schen Formen $x^2 - 5y^2$ und $-x^2 + 5y^2$ äquivalent sind, so sind auch die beiden ternären Formen [1, 5, 1] und [5, 1, 1] äquivalent und haben somit im wesentlichen gleiche reproducierende Gruppen. Nur liegt bei Einhaltung des Bildungsgesetzes (14) und (15) pg. 537 der Discontinuitätsbereich der Gruppe [5, 1, 1] etwas anders, als in Figur 175*); und das arithmetische Bildungsgesetz selbst nimmt eine veränderte Gestalt an.

In letzterer Hinsicht kann man den folgenden Satz aussprechen: *Die Gruppe* [5, 1, 1] *besteht aus allen Substitutionen:*

$$(9) \quad \begin{pmatrix} a\sqrt{5} + b, & c\sqrt{5} + d \\ -c\sqrt{5} + d, & a\sqrt{5} - b \end{pmatrix}, \quad \begin{pmatrix} a + b\sqrt{5}, & c + d\sqrt{5} \\ -c + d\sqrt{5}, & a - b\sqrt{5} \end{pmatrix}$$

der Determinanten 1 *und* 2 *mit ganzen rationalen Zahlen a, b, c, d.* Die erste Gleichung (16) pg. 537 haben wir nämlich entweder nur durch gerade oder nur durch ungerade Zahlen a, b, c, d zu lösen. Im letzteren Falle würde aber die fragliche Gleichung modulo 8 reducirt:

$$2p_1 - 2p_2 \equiv 4 \pmod{8}$$

ergeben, was bei $p = 5$ unmöglich ist. Man kann somit in (14) pg. 537 die Nenner 2 einfach fortheben und wird hierdurch auf die soeben unter (9) genannten unimodularen Substitutionen geführt. —

Übrigens ist die hier in Rede stehende Gruppe keine andere als diejenige Gruppe der Signatur (0, 4; 2, 2, 4, ∞), *zu welcher wir bereits pg. 483 bei den Hermite'schen Formen der Determinante D = 5 geführt wurden.* Das Vierecknetz wurde daselbst in Figur 164 dargestellt,

---

*) Man vergl. die auf die Gruppe [5, 1, 1] bezogenen Rechnungen pg. 543.

während Figur 163 zu derjenigen Untergruppe gehört, welche der jetzigen Hauptuntergruppe correspondiert.

Wie wir pg. 482 fanden, bestand nämlich jene Untergruppe aus allen Substitutionen:

$$(10) \qquad \zeta = \frac{\alpha \xi + \delta \bar{\gamma}}{\gamma \xi + \bar{\alpha}}, \qquad \alpha \bar{\alpha} - 5 \gamma \bar{\gamma} = 1,$$

wo α und γ ganze complexe Zahlen der Gestalt $(a + ib)$ sind und $\bar{\alpha}$ zu α, $\bar{\gamma}$ zu γ conjugiert ist. Setzen wir $\zeta \sqrt{5}$ an Stelle von ξ, so wird der Hauptkreis in den Einheitskreis transformiert; die weitere Transformation durch $\begin{pmatrix} 1, & i \\ i, & 1 \end{pmatrix}$ führt den Hauptkreis in die reelle Axe über. Die Substitution (10) nimmt dabei die Gestalt an:

$$\begin{pmatrix} (\alpha + \bar{\alpha}) + i(\bar{\gamma} - \gamma)\sqrt{5}, & i(\alpha - \bar{\alpha}) + (\bar{\gamma} + \gamma)\sqrt{5} \\ -i(\alpha - \bar{\alpha}) + (\bar{\gamma} + \gamma)\sqrt{5}, & (\alpha + \bar{\alpha}) - i(\bar{\gamma} - \gamma)\sqrt{5} \end{pmatrix}.$$

Setzt man hier $\alpha = a - ic$, $\gamma = d + ib$, so wird man nach Fortheben des gemeinsamen Factors 2 zu den unimodularen Substitutionen von der zweiten Gestalt (9) geführt; und diese bilden in der That die Hauptuntergruppe. —

Unser pg. 483 ausgesprochener Satz, *die vorliegende Vierecksgruppe könne nicht noch in einer umfassenderen, gleichfalls eigentlich discontinuierlichen Hauptkreisgruppe $\overline{\Gamma}_0$ enthalten sein*, soll nun hier bewiesen werden.

Man wolle nämlich erstlich die gesamten im Ausgangsviereck Figur 175 gelegenen Symmetriekreise von $\overline{\Gamma}_0$ feststellen. Keiner derselben kann ein eigentlicher Halbkreis mit „endlichem" Radius sein; ein solcher würde nämlich vom Viereck ein Stück abschneiden, welches keinen parabolischen Punkt mehr aufweisen könnte. Die fraglichen Symmetriekreise (wenn anders überhaupt solche existieren) sind also Parallele zur imaginären ζ-Axe; und sie werden das Ausgangsviereck in n Streifen gleicher Breite zerlegen. Ist jedoch $n > 1$, so tritt wenigstens ein Schnittpunkt einer dieser Parallelen mit der Seite $\overline{e_2 e_4}$ auf, wobei der eine der beiden Schnittwinkel im Ausgangsviereck stumpf ist und also von weiteren Symmetriekreisen durchzogen wird. Dies erkannten wir bereits als unmöglich und also ist $n = 1$, d. h. $\overline{\Gamma}_0$ hat keine anderen Symmetrielinien als die Seiten des Vierecksnetzes.

Es folgt hieraus, dass jede Substitution von $\overline{\Gamma}_0$ das Vierecknetz in sich transformiert. Da es aber offenbar keine von der Identität verschiedene Transformation des Ausgangsvierecks in sich giebt, so ist letzteres Discontinuitätsbereich von $\overline{\Gamma}_0$; und dies sollte bewiesen werden.

§ 11. Fortsetzung: Gegen die Modulgruppe incommensurabele Gruppen [p, q, r].

Indem wir nunmehr an solche Gruppen [p, q, r] herangehen, die gegen die Modulgruppe incommensurabel sind, bringen wir die Untersuchungsmethoden des vorletzten Paragraphen (pg. 540 ff.) zur Anwendung. In der That sind die nachfolgenden zehn Beispiele nach jener Methode untersucht. Es mag hier genügen, wenn wir in jedem Falle das Endresultat angeben. Die Richtigkeit kann man immer leicht auch hinterher bestätigen. Erstlich nämlich erkennt man an der Gestalt der Erzeugenden V_1, V_2, ... im Einzelfalle direct, dass dieselben in der Gruppe [p, q, r] enthalten sind. Weiter bestätige man durch Betrachtungen der Art, wie sie am Ende des vorigen Paragraphen ausgeführt wurden, dass das Ausgangspolygon der einzelnen Gruppe von keinen weiteren Symmetriekreisen durchzogen sein kann. Man muss hierbei berücksichtigen, welche Schnittwinkel der Symmetriekreise bei unseren Gruppen zulässig sind. Endlich wird man ohne jede Mühe bestätigen, dass das Ausgangspolygon in der Mehrzahl der Fälle keine von der Identität verschiedene Transformation in sich zulässt. Nur in drei unter den neun in Aussicht genommenen Fällen ist das einzelne Polygon centriert; und es ist dann jedesmal das Centrum der Fixpunkt einer in der Gruppe [p, q, r] enthaltenen elliptischen Substitution der Periode zwei.

1) **Reproducierende Gruppe der Form [3, 1, 1].**

Man wird hier zum Netze der *Kreisbogendreiecke mit den Winkeln* $\frac{\pi}{2}$, $\frac{\pi}{4}$, $\frac{\pi}{6}$ geführt, und zwar in derjenigen Lage der ζ-Halbebene, wie sie durch Figur 176 charakterisiert ist. Dabei liegen die in der Figur mit e_1, e_2, e_3 bezeichneten Ecken des Ausgangsdreiecks in den Punkten:

$$\zeta = i, \quad \frac{i\sqrt{2}}{-1+\sqrt{3}}, \quad \frac{-1+i}{-1+\sqrt{3}}.$$

Die zugehörigen erzeugenden Substitutionen sind:

$$V_1 = \begin{pmatrix} \dfrac{1}{\sqrt{2}}, & \dfrac{1}{\sqrt{2}} \\[2ex] -\dfrac{1}{\sqrt{2}}, & \dfrac{1}{\sqrt{2}} \end{pmatrix}, \quad V_2 = \begin{pmatrix} 0, & \dfrac{\sqrt{3}+1}{\sqrt{2}} \\[2ex] \dfrac{-\sqrt{3}+1}{\sqrt{2}}, & 0 \end{pmatrix},$$

(1)

$$V_3 = \begin{pmatrix} \dfrac{\sqrt{3}+1}{2}, & \dfrac{\sqrt{3}+1}{2} \\[2ex] \dfrac{-\sqrt{3}+1}{2}, & \dfrac{\sqrt{3}-1}{2} \end{pmatrix}.$$

Man hat als Resultat: *Die reproducierende Gruppe der ternären Form* [3, 1, 1] *ist die Hauptkreisgruppe der Signatur* $(0, 3; 2, 4, 6)$.

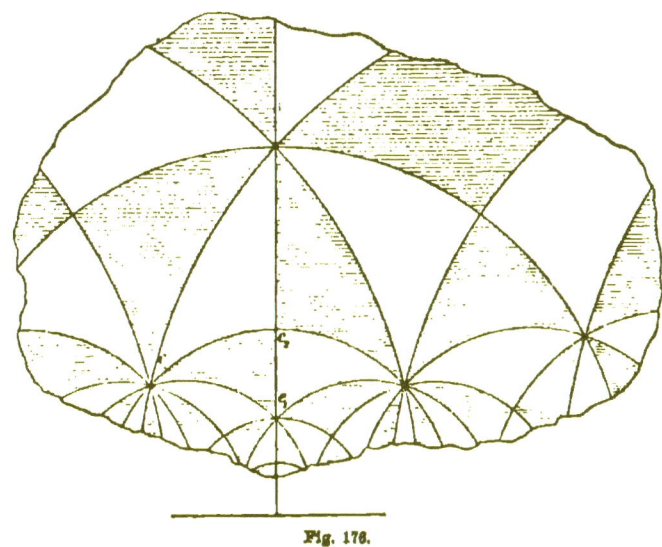

Fig. 176.

Die Form [3, 1, 1] ist von Selling a. a. O. pg. 220 betrachtet. Die Figur 4 auf der der Selling'schen Abhandlung beigefügten Tafel stellt direct das einzelne Dreieck der Winkel $\frac{\pi}{2}$, $\frac{\pi}{4}$, $\frac{\pi}{6}$ dar.

2) **Reproducierende Gruppe der Form** [3, 5, 1].

Das System der Symmetriekreise liefert im Falle der Gruppe [3, 5, 1] eine Einteilung der ζ-Halbebene in *Kreisbogenvierecke der*

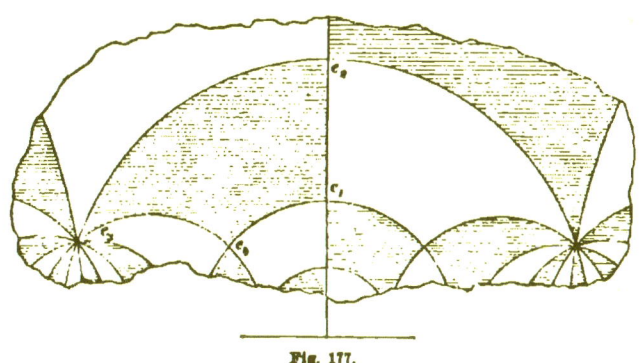

Fig. 177.

Winkel $\frac{\pi}{2}$, $\frac{\pi}{2}$, $\frac{\pi}{2}$, $\frac{\pi}{6}$, welche in Figur 177 dargestellt ist. Die Ecken $e_1, \ldots, e_4$ des nach gewohnter Vorschrift ausgewählten Ausgangsvierecks liegen der Reihe nach bei:

$$\zeta = i, \quad \frac{i\sqrt{2}}{-1+\sqrt{3}}, \quad \frac{-3+i}{\sqrt{15}-\sqrt{5}}, \quad \frac{-\sqrt{3}+i\sqrt{2}}{\sqrt{5}}.$$

Die diesen Ecken correspondierenden Erzeugenden sind:

$$
V_1 = \begin{pmatrix} 0,\ 1 \\ -1,\ 0 \end{pmatrix}, \qquad
V_2 = \begin{pmatrix} 0, & \dfrac{\sqrt{3}+1}{\sqrt{2}} \\ \dfrac{-\sqrt{3}+1}{\sqrt{2}}, & 0 \end{pmatrix},
$$

(2)

$$
V_3 = \begin{pmatrix} \dfrac{\sqrt{3}+3}{2}, & \dfrac{\sqrt{3}+1}{2}\sqrt{5} \\ \dfrac{-\sqrt{3}+1}{2}\sqrt{5}, & \dfrac{\sqrt{3}-3}{2} \end{pmatrix}, \quad
V_4 = \begin{pmatrix} \dfrac{\sqrt{3}}{\sqrt{2}}, & \dfrac{\sqrt{5}}{\sqrt{2}} \\ -\dfrac{\sqrt{5}}{\sqrt{2}}, & -\dfrac{\sqrt{3}}{\sqrt{2}} \end{pmatrix}.
$$

Die reproducierende Gruppe der ternären Form [3, 5, 1] *ist die durch die vier Erzeugenden* (2) *näher charakterisierte Gruppe aus der Familie der Signatur* (0, 4; 2, 2, 2, 6).

3) **Reproducierende Gruppe der Form [3, 13, 1].**

Hier liegen die Dinge ähnlich, wie im voraufgehenden Falle. Man gewinnt wieder ein *Netz von Kreisbogenvierecken*, und zwar solche der Winkel $\frac{\pi}{2}$, $\frac{\pi}{2}$, $\frac{\pi}{6}$, $\frac{\pi}{4}$, wie man in Figur 178 nachsehen wolle. Die

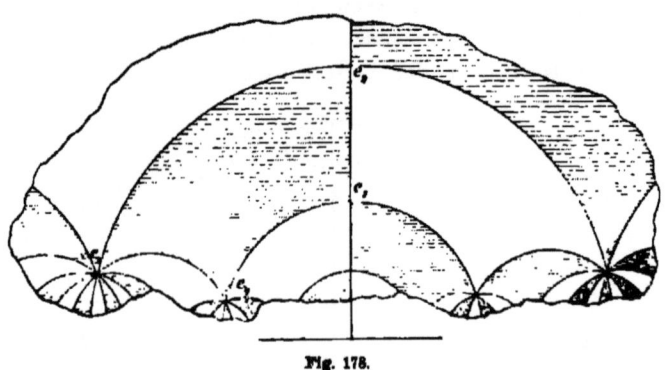

Fig. 178.

vier Ecken $e_1, \ldots, e_4$ haben der Reihe nach folgende Werte ζ:

$$i, \quad \frac{i\sqrt{2}}{-1+\sqrt{3}}, \quad \frac{-5+i}{\sqrt{39}-\sqrt{13}}, \quad \frac{-2\sqrt{3}+i}{\sqrt{13}},$$

und die zugehörigen erzeugenden Substitutionen sind:

(3)

$$
V_1 = \begin{pmatrix} 0, & 1 \\ -1, & 0 \end{pmatrix}, \qquad
V_2 = \begin{pmatrix} 0, & \dfrac{\sqrt{3}+1}{\sqrt{2}} \\ -\dfrac{\sqrt{3}+1}{\sqrt{2}}, & 0 \end{pmatrix},
$$

$$
V_3 = \begin{pmatrix} \dfrac{\sqrt{3}+5}{2}, & \dfrac{\sqrt{3}+1}{2}\sqrt{13} \\ -\dfrac{\sqrt{3}+1}{2}\sqrt{13}, & \dfrac{\sqrt{3}-5}{2} \end{pmatrix}, \quad
V_4 = \begin{pmatrix} \dfrac{1+2\sqrt{3}}{\sqrt{2}}, & \dfrac{\sqrt{13}}{\sqrt{2}} \\ -\dfrac{\sqrt{13}}{\sqrt{2}}, & \dfrac{1-2\sqrt{3}}{\sqrt{2}} \end{pmatrix}.
$$

Die reproducierende Gruppe der Form [3, 13, 1] *ist die durch die Erzeugende* (3) *festgelegte Gruppe der Signatur* (0, 3; 2, 2, 6, 4).

4) Reproducierende Gruppe der Form [7, 1, 1].

Die Gruppe der Form [7, 1, 1] liefert ein erstes Beispiel für den Fall, dass der Ausgangsbereich des durch die Symmetriehalbkreise hergestellten Polygonnetzes noch nicht der Discontinuitätsbereich der Gesamtgruppe ist. Man wird hier zunächst zu einem Netze von *Kreisbogenvierecken der Winkel* $\frac{\pi}{2}$, $\frac{\pi}{4}$, $\frac{\pi}{2}$, $\frac{\pi}{4}$ geführt. Aber diese

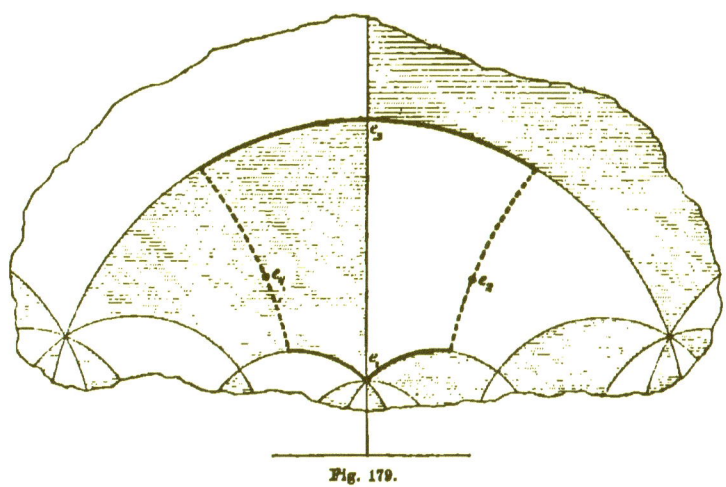

Fig. 179.

Vierecke sind centriert, und die Centren liefern die Fixpunkte einer in der Gruppe enthaltenen Classe elliptischer Substitutionen der Periode *zwei*.

Der Discontinuitätsbereich der Gesamtgruppe *zweiter* Art hat dementsprechend zwei Seiten der *ersten* Art und daneben drei solche der zweiten Art, die von Symmetriehalbkreisen geliefert werden. Den Discontinuitätsbereich der Gruppe *erster* Art legt man am einfachsten in der durch Figur 179 bezeichneten Art fest. Im Sinne der Sprechweise des vorigen Abschnitts sind die Ecken e_1, e_2, e_3, e_4 als die „festen", die übrigen vier aber als „bewegliche" Ecken des Polygons zu bezeichnen. Den festen Ecken kommen der Reihe nach folgende ζ-Werte zu:

$$i, \quad \frac{1 + i\sqrt{2}}{-2 + \sqrt{7}}, \quad \frac{i\sqrt{2}}{3 - \sqrt{7}}, \quad \frac{-1 + i\sqrt{2}}{-2 + \sqrt{7}};$$

und die entsprechenden Erzeugenden sind:

$$(4) \quad \begin{aligned}
V_1 &= \begin{pmatrix} \dfrac{1}{\sqrt{2}}, & \dfrac{1}{\sqrt{2}} \\[2mm] -\dfrac{1}{\sqrt{2}}, & \dfrac{1}{\sqrt{2}} \end{pmatrix}, &
V_2 &= \begin{pmatrix} \dfrac{1}{\sqrt{2}}, & \dfrac{-\sqrt{7}-2}{\sqrt{2}} \\[2mm] \dfrac{\sqrt{7}-2}{\sqrt{2}}, & -\dfrac{1}{\sqrt{2}} \end{pmatrix}, \\[6mm]
V_3 &= \begin{pmatrix} 0, & \dfrac{3+\sqrt{7}}{\sqrt{2}} \\[2mm] \dfrac{-3+\sqrt{7}}{\sqrt{2}}, & 0 \end{pmatrix}, &
V_4 &= \begin{pmatrix} \dfrac{1}{\sqrt{2}}, & \dfrac{\sqrt{7}+2}{\sqrt{2}} \\[2mm] \dfrac{-\sqrt{7}+2}{\sqrt{2}}, & -\dfrac{1}{\sqrt{2}} \end{pmatrix}.
\end{aligned}$$

Die reproducierende Gruppe der Form [7, 1, 1] *ist die durch die Erzeugenden* (4) *näher definierte Hauptkreisgruppe von der Signatur* (0, 4; 2, 2, 2, 4).

Die Hauptuntergruppe der vorliegenden Gruppe besteht aus allen unimodularen Substitutionen:

$$\begin{pmatrix} \dfrac{a + b\sqrt{7}}{2}, & \dfrac{c + d\sqrt{7}}{2} \\[2mm] \dfrac{-c + d\sqrt{7}}{2}, & \dfrac{a - b\sqrt{7}}{2} \end{pmatrix};$$

und in ihr bilden alle Substitutionen mit *geraden* Zahlen, d. i. alle Substitutionen, deren Coefficienten *ganze* algebraische Zahlen sind, auf's neue eine Untergruppe. Die letztere ist im wesentlichen mit jener Gruppe identisch, zu welcher wir pg. 489 von den Hermite'schen Formen der Determinante $D = 7$ aus geführt wurden. Die Transformation der Gruppe aus der einen in die andere Gestalt wird man nach Analogie der pg. 553 für $D = 5$ ausgeführten Rechnung sofort vollziehen.

5) Reproducierende Gruppe der Form [11, 1, 1].

Diese Gruppe wurde bereits in der Theorie der „natürlichen" Discontinuitätsbereiche (pg. 279 u. f.) als Beispiel herangezogen. Sie liefert eine Einteilung der ζ-Halbebene in ein *Netz von Kreisbogen*-

vierecken der Winkel $\frac{\pi}{2}$, $\frac{\pi}{2}$, $\frac{\pi}{3}$, $\frac{\pi}{4}$, wie es Figur 180 wiedergiebt.
Die Ecken e_1, .., e_4 des nach der jetzigen Vorschrift gewählten Ausgangspolygons haben die folgenden ζ-Werte:

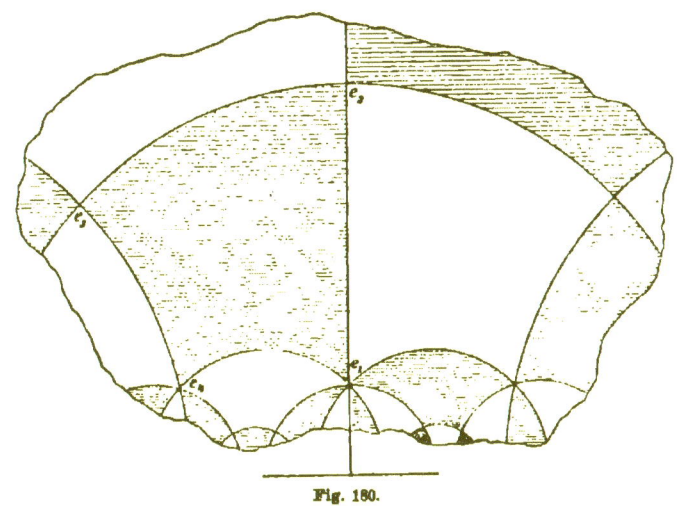

Fig. 180.

$$ i, \quad \frac{i\sqrt{2}}{-3+\sqrt{11}}, \quad \frac{-1+i}{-3+\sqrt{11}}, \quad \frac{-\sqrt{11}+i\sqrt{3}}{5-\sqrt{11}} $$

und liefern dementsprechend die folgenden Erzeugenden:

$$ V_1 = \begin{pmatrix} \frac{1}{\sqrt{2}}, & \frac{1}{\sqrt{2}} \\ -\frac{1}{\sqrt{2}}, & \frac{1}{\sqrt{2}} \end{pmatrix}, \quad V_2 = \begin{pmatrix} 0, & \frac{3+\sqrt{11}}{\sqrt{2}} \\ \frac{3-\sqrt{11}}{\sqrt{2}}, & 0 \end{pmatrix}, $$

(5)

$$ V_3 = \begin{pmatrix} 1, & \sqrt{11}+3 \\ -\sqrt{11}+3, & -1 \end{pmatrix}, \quad V_4 = \begin{pmatrix} \frac{1+\sqrt{11}}{2}, & \frac{5+\sqrt{11}}{2} \\ \frac{-5+\sqrt{11}}{2}, & \frac{1-\sqrt{11}}{2} \end{pmatrix}. $$

Die reproducierende Gruppe der Form [11, 1, 1] *ist die durch die Substitutionen* (5) *näher erklärte Hauptkreisgruppe der Signatur* (0, 4; 2, 2, 3, 4).

6) Reproducierende Gruppe der Form [15, 1, 1].
Auch in diesem Falle gewinnen wir ein *Vierecknetz*, und zwar sind die Winkel des einzelnen Vierecks $\frac{\pi}{2}$, $\frac{\pi}{2}$, $\frac{\pi}{2}$, $\frac{\pi}{4}$ (cf. Figur 181). Die Ecken e_1, .., e_4 des Ausgangsvierecks sind in folgenden Punkten ζ gelegen;

$$i, \quad \frac{i\sqrt{2}}{\sqrt{5}-\sqrt{3}}, \quad \frac{-2+i\sqrt{2}}{\sqrt{15}-3}, \quad \frac{-\sqrt{5}+i\sqrt{2}}{2\sqrt{3}-\sqrt{5}};$$

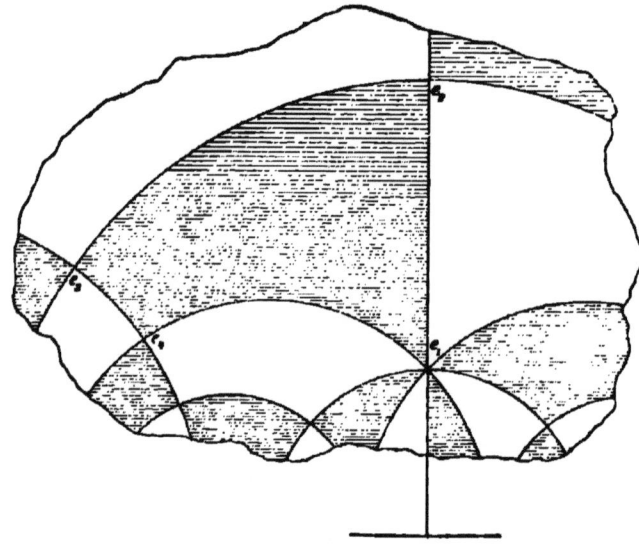

Fig. 181.

und von hieraus berechnet man die folgenden Erzeugenden:

$$V_1 = \begin{pmatrix} \dfrac{1}{\sqrt{2}}, & \dfrac{1}{\sqrt{2}} \\[2mm] -\dfrac{1}{\sqrt{2}}, & \dfrac{1}{\sqrt{2}} \end{pmatrix}, \quad V_2 = \begin{pmatrix} 0, & \dfrac{\sqrt{5}+\sqrt{3}}{\sqrt{2}} \\[2mm] \dfrac{-\sqrt{5}+\sqrt{3}}{\sqrt{2}}, & 0 \end{pmatrix},$$

(6)

$$V_3 = \begin{pmatrix} \dfrac{2}{\sqrt{2}}, & \dfrac{\sqrt{15}+3}{\cdot\sqrt{2}} \\[2mm] \dfrac{-\sqrt{15}+3}{\sqrt{2}}, & -\dfrac{2}{\sqrt{2}} \end{pmatrix}, \quad V_4 = \begin{pmatrix} \dfrac{\sqrt{5}}{\sqrt{2}}, & \dfrac{2\sqrt{3}+\sqrt{5}}{\sqrt{2}} \\[2mm] \dfrac{-2\sqrt{3}+\sqrt{5}}{\sqrt{2}}, & -\dfrac{\sqrt{5}}{\sqrt{2}} \end{pmatrix}.$$

Die reproducierende Gruppe der Form [15, 1, 1] *ist die durch die Substitutionen* (6) *charakterisierte Gruppe der Signatur* (0, 4; 2, 2, 2, 4).

7) Reproducierende Gruppe der Form [1, 3, 7].

Das Beispiel [1, 3, 7] führt auf *Kreisbogenfünfecke mit lauter rechten Winkeln;* das betreffende Netz ist in Figur 182 angedeutet. Den Ecken $e_1, \ldots, e_5$ des Ausgangsfünfecks kommen folgende ζ-Werte zu:

$$i, \quad \frac{i\sqrt{2}}{3-\sqrt{7}}, \quad \frac{-2+i\sqrt{2}}{3\sqrt{3}-\sqrt{21}}, \quad \frac{-\sqrt{7}+i\sqrt{2}}{-2\sqrt{3}+\sqrt{21}}, \quad \frac{-1+i\sqrt{2}}{\sqrt{3}}.$$

Die fünf erzeugenden Substitutionen sind:

$$(7) \quad V_1 = \begin{pmatrix} 0, & 1 \\ -1, & 0 \end{pmatrix}, \quad V_2 = \begin{pmatrix} 0, & \dfrac{3+\sqrt{7}}{\sqrt{2}} \\ \dfrac{-3+\sqrt{7}}{\sqrt{2}}, & 0 \end{pmatrix}, \quad V_5 = \begin{pmatrix} \dfrac{1}{\sqrt{2}}, & \dfrac{\sqrt{3}}{\sqrt{2}} \\ -\dfrac{\sqrt{3}}{\sqrt{2}}, & -\dfrac{1}{\sqrt{2}} \end{pmatrix},$$

$$V_3 = \begin{pmatrix} \dfrac{2}{\sqrt{2}}, & \dfrac{3+\sqrt{7}}{\sqrt{2}}\sqrt{3} \\ \dfrac{-3+\sqrt{7}}{\sqrt{2}}\sqrt{3}, & -\dfrac{2}{\sqrt{2}} \end{pmatrix}, \quad V_4 = \begin{pmatrix} \dfrac{\sqrt{7}}{\sqrt{2}}, & \dfrac{\sqrt{7}+2}{\sqrt{2}}\sqrt{3} \\ \dfrac{-\sqrt{7}+2}{\sqrt{2}}\sqrt{3}, & -\dfrac{\sqrt{7}}{\sqrt{2}} \end{pmatrix}.$$

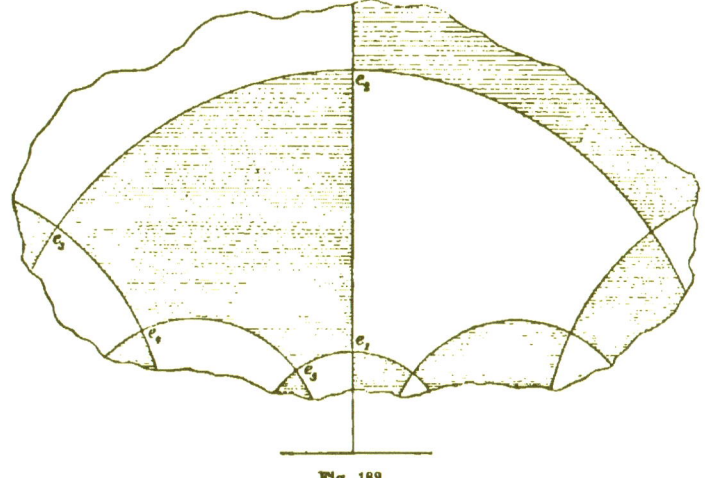

Fig. 182.

Die reproducierende Gruppe der Form [1, 3, 7] *ist die durch die Substitutionen* (7) *charakterisierte Hauptkreisgruppe der Signatur* (0, 5; 2, 2, 2, 2, 2).

8) Reproducierende Gruppe der Form [7, 5, 1].

Auch das Beispiel [7, 5, 1] führt auf ein *Fünfecknets* und zwar handelt es sich hier um Kreisbogenfünfecke *mit vier rechten Winkeln und einem Winkel* $\frac{\pi}{3}$ (cf. Figur 183). Die Ecken $e_1, \ldots, e_5$ des Ausgangsfünfecks sind durch die folgenden ζ-Werte festgelegt:

$$i, \quad \frac{i\sqrt{2}}{3-\sqrt{7}}, \quad \frac{-\sqrt{7}+i\sqrt{3}}{3\sqrt{5}-\sqrt{35}}, \quad \frac{-\sqrt{5}+i}{-1+\sqrt{7}}, \quad \frac{-\sqrt{5}+i\sqrt{2}}{\sqrt{7}};$$

und von hier aus berechnet man als die zugehörigen Erzeugenden:

$$V_1 = \begin{pmatrix} 0, & 1 \\ -1, & 0 \end{pmatrix}, \quad V_2 = \begin{pmatrix} 0, & \dfrac{3+\sqrt{7}}{\sqrt{2}} \\ \dfrac{-3+\sqrt{7}}{\sqrt{2}}, & 0 \end{pmatrix}, \quad V_5 = \begin{pmatrix} \dfrac{\sqrt{5}}{\sqrt{2}}, & \dfrac{\sqrt{7}}{\sqrt{2}} \\ -\dfrac{\sqrt{7}}{\sqrt{2}}, & -\dfrac{\sqrt{5}}{\sqrt{2}} \end{pmatrix},$$

(8)

$$V_3 = \begin{pmatrix} \dfrac{1+\sqrt{7}}{2}, & \dfrac{3+\sqrt{7}}{2}\sqrt{5} \\ \dfrac{-3+\sqrt{7}}{2}\sqrt{5}, & \dfrac{1-\sqrt{7}}{2} \end{pmatrix}, \quad V_4 = \begin{pmatrix} \sqrt{5}, & \sqrt{7}+1 \\ -\sqrt{7}+1, & -\sqrt{5} \end{pmatrix}.$$

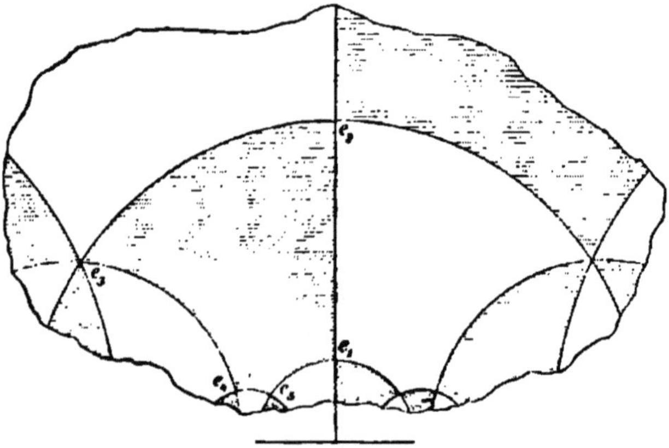

Fig. 183.

Die reproducierende Gruppe der Form [7, 5, 1] *ist die durch die Substitutionen* (8) *festgelegte Gruppe der Signatur* (0, 5; 2, 2, 2, 2, 3).

9) Reproducierende Gruppe der Form [19, 1, 1].

Das zur Form [19, 1, 1] gehörende System der Symmetriekreise liefert ein Netz *centrierter Kreisbogensechsecke*, und die Centren sind Fixpunkte elliptischer Substitutionen der Periode *zwei* der Gruppe. Bei der Festlegung des Discontinuitätsbereiches der Gruppe *erster* Art verfahren wir ebenso wie in Nr. 4. Es ist ein solcher Bereich in Figur 184 durch stärkere Umrandung hervorgehoben, wobei die punktiert gezeichneten Seiten keine Symmetrielinien der Gruppe sind. Die mit e_1 bis e_6 bezeichneten Ecken haben folgende ζ-Werte:

$$i, \quad \frac{3+i}{-3+\sqrt{19}}, \quad \frac{1+i\sqrt{2}}{-4+\sqrt{19}}, \quad \frac{i\sqrt{2}}{3\sqrt{19}-13}, \quad \frac{-1+i\sqrt{2}}{-4+\sqrt{19}}, \quad \frac{-3+i}{-3+\sqrt{19}}.$$

Übrigens sind hier die Ecken e_2 und e_6 äquivalent. Man stelle somit nach den Vorschriften des vorigen Abschnitts ein kanonisches Polygon mit den fünf Ecken $e_1, \ldots, e_5$ her. Die zugehörigen Erzeugenden sind alsdann:

$$V_1 = \begin{pmatrix} \dfrac{1}{\sqrt{2}}, & \dfrac{1}{\sqrt{2}} \\[2mm] -\dfrac{1}{\sqrt{2}}, & \dfrac{1}{\sqrt{2}} \end{pmatrix}, \qquad V_2 = \begin{pmatrix} 3, & -\sqrt{19}-3 \\[2mm] \sqrt{19}-3, & -3 \end{pmatrix},$$

$$(9) \quad V_3 = \begin{pmatrix} \dfrac{1}{\sqrt{2}}, & \dfrac{-4-\sqrt{19}}{\sqrt{2}} \\[2mm] \dfrac{-4+\sqrt{19}}{\sqrt{2}}, & -\dfrac{1}{\sqrt{2}} \end{pmatrix}, \quad V_4 = \begin{pmatrix} 0, & \dfrac{-3\sqrt{19}+13}{\sqrt{2}} \\[2mm] \dfrac{3\sqrt{19}+13}{\sqrt{2}}, & 0 \end{pmatrix},$$

$$V_5 = \begin{pmatrix} \dfrac{1}{\sqrt{2}}, & \dfrac{\sqrt{19}+4}{\sqrt{2}} \\[2mm] \dfrac{-\sqrt{19}+4}{\sqrt{2}}, & -\dfrac{1}{\sqrt{2}} \end{pmatrix}.$$

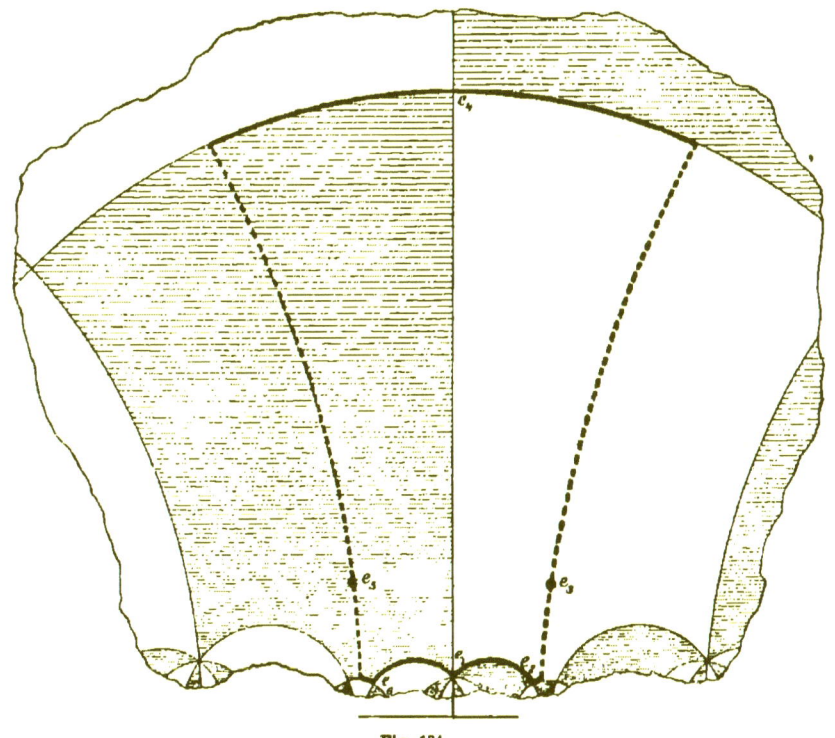

Fig. 184.

Die reproducierende Gruppe der Form [19, 1, 1] ist die durch die fünf Erzeugenden (9) charakterisierte Hauptkreisgruppe der Signatur (0, 5; 2, 2, 2, 2, 4).

10) Reproducierende Gruppe der Form [23, 1, 1].

Bei der Gruppe [23, 1, 1] liegen die Verhältnisse ganz ähnlich wie im vorigen Falle. Es stellt sich wieder ein *Netz centrierter Kreisbogensechsecke* ein; und die Centren sind Fixpunkte elliptischer Substitutionen der Periode zwei. Die Winkel des einzelnen Sechsecks sind $\frac{\pi}{2}, \frac{\pi}{3}, \frac{\pi}{4}, \frac{\pi}{2}, \frac{\pi}{3}, \frac{\pi}{4}$. Die Ecken $e_1, .., e_6$ des in Figur 185 wiedergegebenen Discontinuitätsbereichs haben folgende ζ-Werte:

$$i, \quad \frac{\sqrt{23}+i\sqrt{3}}{7-\sqrt{23}}, \quad \frac{3+i\sqrt{2}}{2\sqrt{23}-9}, \quad \frac{i\sqrt{2}}{5-\sqrt{23}}, \quad \frac{-3+i\sqrt{2}}{2\sqrt{23}-9}, \quad \frac{-\sqrt{23}+i\sqrt{3}}{7-\sqrt{23}}.$$

Auch hier sind e_2 und e_6 äquivalent, so dass Erzeugende der Gruppe bereits die folgenden fünf Substitutionen sind:

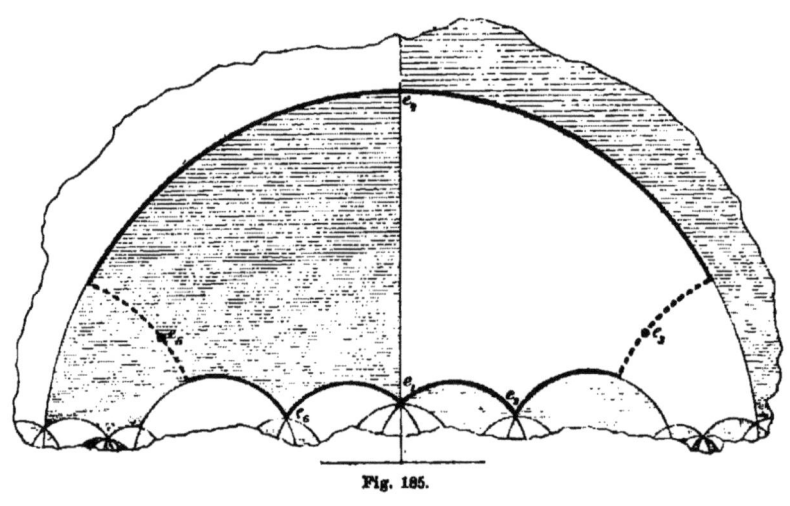

Fig. 185.

$$V_1 = \begin{pmatrix} \frac{1}{\sqrt{2}}, & \frac{1}{\sqrt{2}} \\ -\frac{1}{\sqrt{2}}, & \frac{1}{\sqrt{2}} \end{pmatrix}, \quad V_2 = \begin{pmatrix} \frac{1-\sqrt{23}}{2}, & \frac{7+\sqrt{23}}{2} \\ \frac{-7+\sqrt{23}}{2}, & \frac{1+\sqrt{23}}{2} \end{pmatrix},$$

$$(10)\ V_3 = \begin{pmatrix} \frac{3}{\sqrt{2}}, & \frac{-2\sqrt{23}-9}{\sqrt{2}} \\ \frac{2\sqrt{23}-9}{\sqrt{2}}, & -\frac{3}{\sqrt{2}} \end{pmatrix}, \quad V_4 = \begin{pmatrix} 0, & \frac{5+\sqrt{23}}{\sqrt{2}} \\ \frac{-5+\sqrt{23}}{\sqrt{2}}, & 0 \end{pmatrix},$$

$$V_5 = \begin{pmatrix} \frac{3}{\sqrt{2}}, & \frac{2\sqrt{23}+9}{\sqrt{2}} \\ \frac{-2\sqrt{23}+9}{\sqrt{2}}, & -\frac{3}{\sqrt{2}} \end{pmatrix}.$$

Die reproducierende Gruppe der Form [23, 1, 1] *ist die durch die Substitutionen* (10) *festgelegte Hauptkreisgruppe der Signatur* (0, 5; 2, 2, 2, 3, 4). —

Man könnte hier im Anschluss an die Entwicklungen von pg. 538 noch die Frage aufwerfen, ob im einzelnen Falle [p, q, r] die verschiedenen combinatorisch möglichen Substitutionentypen sämtlich oder nur teilweise in der Gruppe wirklich auftreten. Es zeigt sich, *dass in jedem Falle alle möglichen Typen auch wirklich auftreten.* Man beweist dies stets leicht durch Combination der bei den Erzeugenden der einzelnen Gruppen [p, q, r] vorkommenden Typen.

Die unter 1) behandelte Form [3, 1, 1] ist, wie daselbst bereits bemerkt wurde, von Selling ausführlich betrachtet. Von den übrigen hier behandelten Formen kommt nur noch [11, 1, 1] bei Selling explicite zur Geltung. Man vergleiche die a. a. O. pg. 218 von Selling gemachten Angaben, sowie die Figur 3 der dort beigefügten Tafel, in der man das Kreisbogenviereck der Winkel $\frac{\pi}{2}$, $\frac{\pi}{2}$, $\frac{\pi}{3}$, $\frac{\pi}{4}$ direct wiedererkennen wird.

Die Entwicklungen des vorliegenden Paragraphen sind der Mehrzahl nach zuerst in den pg. 546 genannten Aufsätzen des Verf. veröffentlicht. Die Discontinuitätsbereiche der unter 6) und 7) behandelten Gruppen hat Kepinski im Anzeiger der Akademie der Wissenschaften zu Krakau vom Juni 1892 angegeben.

§ 12. Arithmetisches Bildungsgesetz der ζ-Gruppen Γ_f bei complexen ternären Formen $f(\varepsilon_i)$.

Dem zweiten in § 1 pg. 503 entwickelten Ansatze lag der Körper Ω aller complexen Zahlen von der Gestalt $(a + ib)$ zu Grunde. Es sei $f(\varepsilon_i)$ eine irreducibele ternäre quadratische Form, deren Coefficienten irgend welche ganze Zahlen aus Ω sind. Dann gehörte innerhalb Ω zu $f(\varepsilon_i)$ eine reproducierende Gruppe Γ_f, deren ζ-Substitutionen nunmehr auf ihr arithmetisches Bildungsgesetz näher untersucht werden sollen.

Es wird zunächst möglich sein, die Form $f(\varepsilon_i)$ durch rationale Transformation sowie nötigenfalls Behaftung mit einem Factor auf die Gestalt zu bringen:

(1) $$f(\varepsilon_i) = p\varepsilon_1{}^2 - q\varepsilon_2{}^2 - r\varepsilon_3{}^2;$$

und man überzeugt sich gerade wie im reellen Falle, dass man von den drei in Ω enthaltenen ganzen Zahlen p, q, r folgende Annahmen machen darf: *Je zwei von den Zahlen p, q, r sind relativ prim, und* *keine unter ihnen hat einen von einer Einheit verschiedenen quadratischen Factor.* Indem wir uns auf die Ergebnisse von § 2 pg. 507 berufen, beziehen wir die Untersuchung sogleich auf die besondere Form (1).

Da in Ω die elementaren Divisionsgesetze gelten, so kann man die Überlegung von § 8 pg. 534 ff. hier fast Wort für Wort wiederholen, nur dass stets die ganzen Zahlen aus Ω an Stelle der dortigen rationalen ganzen Zahlen treten.

Vor allem bleibt der Ansatz (4) pg. 534 bestehen; und wir haben

$$(2) \qquad \zeta' = \frac{\alpha\zeta + \beta}{\gamma\zeta + \delta} \qquad \text{mit} \qquad \alpha\delta - \beta\gamma = 1$$

in der allgemeinsten Weise derart zu bestimmen, dass die neun Coefficienten α_{ik} in (4) pg. 534 ganze Zahlen von Ω werden.

Gerade wie dort finden wir von hieraus erstlich:

$$(3) \qquad \begin{pmatrix} \alpha, & \beta \\ \gamma, & \delta \end{pmatrix} = \begin{pmatrix} \dfrac{\sqrt{A} + \sqrt{B}}{2}, & \dfrac{\sqrt{C} + \sqrt{D}}{2} \\ \dfrac{-\sqrt{C} + \sqrt{D}}{2}, & \dfrac{\sqrt{A} - \sqrt{B}}{2} \end{pmatrix},$$

wo A, B, C, D ganze Zahlen aus Ω sind, für welche gilt:

$$(4) \qquad A - B + C - D = 4,$$
$$(5) \qquad A \equiv B \equiv C \equiv D \ (\text{mod. } 2).$$

Diese Bedingungen gewährleisten die Ganzzahligkeit der drei Coefficienten α_{11}, α_{22}, α_{33}.

Für die übrigen sechs Coefficienten α_{ik} hat man dann wie pg. 535 die Gleichungen:

$$(6) \qquad \begin{cases} \sqrt{ABpr} = r\alpha_{31} + p\alpha_{13}, & \sqrt{CDpr} = r\alpha_{31} - p\alpha_{13}, \\ \sqrt{ACqr} = r\alpha_{32} - q\alpha_{23}, & \sqrt{BDqr} = r\alpha_{32} + q\alpha_{23}, \\ \sqrt{ADpq} = p\alpha_{12} + q\alpha_{21}, & \sqrt{BCpq} = p\alpha_{12} - q\alpha_{21}. \end{cases}$$

Hieran knüpfen sich für die ganzen Zahlen A, B, C, D analoge Überlegungen, wie an das Formelsystem (9) pg. 535. Indem wir erstlich annehmen, dass unter den Zahlen A, B, C, D keine verschwindet, bilden wir die Ansätze:

$$(7) \qquad \begin{aligned} A &= i^{\varkappa} p_1 q_1 r_1 s_1 a^2, & B &= i^{\lambda} p_2 q_2 r_2 s_2 b^2, \\ C &= i^{\mu} p_3 q_3 r_3 s_3 c^2, & D &= i^{\nu} p_4 q_4 r_4 s_4 d^2. \end{aligned}$$

Hierbei ist unter a^2 das grösste in A aufgehende Quadrat verstanden; und der übrig bleibende Factor ist in der Art zerlegt, dass p_1 in p, q_1 in q, r_1 in r aufgeht, während s prim gegen pqr ist. Den Factor i setzten wir hinzu, um die Zahlen p_1, q_1, ... nach Belieben durch

„associerte" Zahlen*) ersetzen zu können. Offenbar darf man den Exponenten $\varkappa$ auf die beiden Werte 0 und 1 beschränken. Nach denselben Principien sollen die übrigen drei Formeln (7) aufgebaut sein.

Die erste unter den Gleichungen (6) zeigt, dass $ABpr$ und damit:

$$(8) \qquad i^{\varkappa+\lambda}pp_1p_2 \cdot q_1q_2 \cdot rr_1r_2 \cdot s_1s_2$$

ein Quadrat innerhalb des Körpers Ω unserer complexen Zahlen ist. Bei den über p, q, r gültigen Voraussetzungen folgt hieraus, dass q_1q_2 sowie auch s_1s_2 mit Quadraten associert sind, und eben dieserhalb ist q_2 mit q_1, sowie s_2 mit s_1 associert. Nun können wir die Zahl q_2 noch durch eine mit ihr associerte Zahl ersetzen; wir wählen demnach gleich $q_2 = q_1$ sowie auch $s_2 = s_1$.

Durch Benutzung weiterer Gleichungen (6) specialisieren wir den Ansatz (7) dahin, dass:

$$(9) \qquad \begin{cases} A = i^{\varkappa}p_1q_1r_1sa^2, & B = i^{\lambda}p_2q_1r_2sb^2, \\ C = i^{\mu}p_1q_2r_2sb^2, & D = i^{\nu}p_2q_2r_1sd^2 \end{cases}$$

zu setzen sind.

Nun benutzen wir, dass auch pp_1p_2 mit einem Quadrat associert ist. Haben demnach p_1 und p_2 den grössten gemeinsamen Factor p_0, und ist $p_1 = p_0p_1'$, $p_2 = p_0p_2'$, so wird auch $pp_1'p_2'$ mit einem Quadrate associert sein, und wir dürfen demnach sogleich wieder $p_1'p_2' = p$ setzen. Den gemeinsamen Factor p_0 von p_1 und p_2 nehmen wir in s hinein und lassen übrigens die oberen Indices bei p_1' und p_2' fort. Indem wir entsprechende Betrachtungen an q und r knüpfen, gelangen wir zu den drei Gleichungen:

$$(10) \qquad p = p_1p_2, \qquad q = q_1q_2, \qquad r = r_1r_2,$$

während fortan s nicht mehr notwendig prim gegen pqr sein muss.

Endlich bleibt uns übrig zu fordern, dass $i^{\varkappa+\lambda}$, $i^{\varkappa+\mu}$, ... Quadrate im Zahlkörper Ω sind. Hieraus ergiebt sich $\varkappa = \lambda = \mu = \nu$, da i kein Quadrat in Ω darstellt. Nehmen wir demnach die einander gleichen Zahlen $i^{\varkappa}$, i^{λ}, ... in s hinein, so folgt definitiv:

$$(11) \qquad \begin{aligned} A &= p_1q_1r_1sa^2, & B &= p_2q_1r_2sb^2, \\ C &= p_1q_2r_2sc^2, & D &= p_2q_2r_1sd^2. \end{aligned}$$

Dieses Ergebnis bleibt nun gültig, falls unter den Zahlen A, B, C, D eine oder mehrere verschwinden. Ist z. B. $D = 0$, während A, B, C nicht verschwinden, so wird man den Ansatz (7) nur erst für A, B und C aufschreiben und sodann zur näheren Durchführung an

---

*) Wegen des Begriffs der associerten Zahlen sehe man Dirichlet-Dedekind, *Vorlesungen über Zahlentheorie*, pag. 438 der 4. Aufl.

die erste, dritte und letzte Gleichung (6) anknüpfen. Man gewinnt durch Wiederholung der eben vollzogenen Schlussweise die drei ersten Gleichungen (11) und wird die vierte einfach hinzusetzen, indem man in ihr $d = 0$ nimmt. —

Die vorstehende Entwicklung ist jetzt umzukehren. Wir wählen also eine beliebige Zerlegung (10) der Zahlen p, q, r und denken ganze complexe Zahlen s, a, b, c, d auf irgend eine Art, jedoch so bestimmt, dass die beiden Bedingungen (4) und (5) gültig sind. Wir dürfen uns hierbei unter je vier associerten Zerlegungen z. B. von p:

$$p_1 \cdot p_2, \quad (ip_1) \cdot (-ip_2), \quad (-p_1) \cdot (-p_2), \quad (-ip_1) \cdot (ip_2)$$

offenbar auf eine einzige beschränken. Andrerseits ist s zufolge (4) ein nicht-quadratischer Teiler von 4, und man hat also die vier Möglichkeiten:

(12) $$s = 1, \quad i, \quad 1 + i, \quad 1 - i.$$

Es fragt sich, ob für die Ganzzahligkeit von $\alpha_{12}, \ldots, \alpha_{22}$ noch weitere Bedingungen hinzukommen oder nicht.

Um hierüber zu entscheiden, setze man die Werte (11) für A, B, C, D in die Formeln (6) ein und löse nach den α_{ik} auf. Indem man benutzt, dass je zwei unter den Zahlen p, q, r relativ prim sind, findet man für die Ganzzahligkeit der α_{ik} als hinreichend und notwendig die Bedingungen:

(13)
$$\left.\begin{array}{l} abq_1 s \equiv cdq_2 s \\ acp_1 s \equiv bdp_2 s \\ adr_1 s \equiv bcr_2 s \end{array}\right\} (\text{mod. } 2).$$

Auf diese Weise haben wir das Schlussergebnis gewonnen: *Die gesuchte Polyedergruppe Γ_f besteht aus allen Substitutionen:*

(14)
$$\begin{pmatrix} \dfrac{a\sqrt{p_1 r_1} + b\sqrt{p_2 r_2}}{2}\sqrt{q_1 s}, & \dfrac{c\sqrt{p_1 r_1} + d\sqrt{p_2 r_1}}{2}\sqrt{q_2 s} \\[3ex] \dfrac{-c\sqrt{p_1 r_2} + d\sqrt{p_2 r_1}}{2}\sqrt{q_2 s}, & \dfrac{a\sqrt{p_1 r_1} - b\sqrt{p_2 r_1}}{2}\sqrt{q_1 s} \end{pmatrix}$$

mit ganzen Zahlen a, b, c, d aus Ω, die die Bedingungen:

(15) $$p_1 q_1 r_1 s a^2 - p_2 q_1 r_2 s b^2 + p_1 q_2 r_2 s c^2 - p_2 q_2 r_1 s d^2 = 4,$$

(16) $$p_1 q_1 r_1 s a^2 \equiv p_2 q_1 r_2 s b^2 \equiv p_1 q_2 r_2 s c^2 \equiv p_2 q_2 r_1 s d^2 \ (\text{mod. } 2)$$

sowie die Congruenzen (13) befriedigen. Es sind hierbei alle möglichen Zerlegungen (10) zuzulassen, jedoch von zwei „associerten" Zerlegungen immer nur eine beizubehalten.

Macht man Fallunterscheidungen für p, q, r, so gestatten die Bedingungen (13) in den einzelnen Fällen weitere Reductionen. Sind

z. B. alle drei Zahlen p, q, r prim gegen 2, so ergiebt sich aus (16) leicht:

$$a \equiv b \equiv c \equiv d \pmod{1 + i}.$$

Für $s = 1 \pm i$ sind alsdann die Congruenzen (13) von selbst erfüllt. Ist aber $s = 1$ oder i, und wählt man a, b, c, $d \equiv 0 \pmod{1 + i}$, so sind die Bedingungen (13) gleichfalls von selbst erfüllt. Sind hingegen a, b, c, $d \equiv 1 \pmod{1 + i}$, so ergiebt sich aus (16), dass notwendig $p \equiv q \equiv r \pmod 2$ zutreffen muss. Die Bedingungen (13) sind dann nicht gänzlich überflüssig, reducieren sich jedoch auf eine unter ihnen, etwa auf $ab \equiv qcd \pmod 2$. —

Übrigens wird man hier wieder eine Einteilung aller Substitutionen (14) in eine Reihe verschiedener *Typen* durchführen, welche den verschiedenen Zerlegungen (10), sowie den verschiedenen Werten der ganzen Zahl s entsprechen. Für die Combination dieser Typen gelten durchaus wieder die Überlegungen von pag. 538*).

§ 13. Beispiele von reproducierenden Polyedergruppen Γ_f.

Bei der Untersuchung der Discontinuitätsbereiche von Polyedergruppe Γ_f unserer Art wird man sich zweckmässig auf solche Fälle beschränken, bei denen Γ_f der Erweiterung durch die Spiegelung $\zeta' = -\zeta$ fähig ist. Als Bedingung für die Zulässigkeit dieser Erweiterung findet man, dass mit der Substitution

$$\begin{pmatrix} \alpha, & \beta \\ \gamma, & \delta \end{pmatrix} \quad \text{stets auch} \quad \begin{pmatrix} \bar{\alpha}, & -\bar{\beta} \\ -\bar{\gamma}, & \bar{\delta} \end{pmatrix}$$

in Γ_f enthalten sein muss. Wir schliessen: *Die einzelne Polyedergruppe Γ_f ist jedenfalls dann durch die Spiegelung $\zeta' = -\zeta$ der Erweiterung auf eine Gruppe zweiter Art $\bar{\Gamma}_f$ fähig, wenn p, q und r „rationale" ganze Zahlen sind.* Wir wollen diese Bedingung fortan als erfüllt voraussetzen. Es ist dieser Fall deshalb besonders interessant, als jetzt $f(s_i)$ eine *reelle* Form ist, welche im rationalen Zahlkörper eine „*reelle reproducierende Gruppe*" besitzt, d. i. eine solche, die in der ternären Gestalt reelle Coefficienten hat. Diese letztere Gruppe wird eine hyperbolische oder elliptische Rotationsgruppe sein, je nachdem $f(s_i)$ für reelle s_i indefinit oder definit ist. Natürlich ist diese Rotationsgruppe

---

*) Die Entwicklungen des § 12 sind vom Verf. in der Note „*Zur Theorie der ternären quadratischen Formen mit ganzen complexen Coefficienten*", Göttinger Nachr. 1895 Heft 1 mitgeteilt. Der Standpunkt ist daselbst insofern noch allgemeiner, als an Stelle des im Texte gewählten Körpers Ω ein beliebiger imaginärer quadratischer Körper zu Grunde gelegt wird.

in der „*complexen reproducierenden Gruppe*" Γ_f, um welche es sich hier handelt, als Untergruppe enthalten.

Die einzelne ternäre Form (1) pg. 565 bezeichnen wir wie früher symbolisch durch $[p, q, r]$ und übertragen diese Benennung auch sogleich auf die zugehörigen Gruppen. Wir betrachten nunmehr einige Beispiele.

1) **Reproducierende Polyedergruppe** $[1, -1, -1]$.

Da die hiermit vorgelegte Form $[1, -1, -1]$, d. i. ausführlich geschrieben $s_1^2 + s_2^2 + s_3^2$, für reelle s_i definit ist, so ist die zugehörige „reelle" reproducierende Gruppe eine elliptische Rotationsgruppe, und zwar werden wir zu einer *Oktaedergruppe* geführt werden.

Um zunächst allgemein die ζ-Substitutionen der vorliegenden Γ_f aufzustellen, haben wir in den Formeln des vorigen Paragraphen einzutragen:

$$p_1 = p_2 = q_1 = r_1 = 1, \qquad q_2 = r_2 = -1.$$

Wir gewinnen auf diese Weise für die Substitutionen von Γ_f:

$$(1) \qquad \begin{pmatrix} \dfrac{a+ib}{2}\sqrt{s}, & \dfrac{c+id}{2}\sqrt{s} \\[2mm] \dfrac{-c+id}{2}\sqrt{s}, & \dfrac{a-ib}{2}\sqrt{s} \end{pmatrix},$$

wobei für die ganzen complexen Zahlen a, b, c, d die Bedingungen gelten:

$$(2) \qquad s(a^2 + b^2 + c^2 + d^2) = 4,$$

$$(3) \qquad a \equiv b \equiv c \equiv d \ (\text{mod. } 1+i),$$

sowie im Falle $s \equiv 1 \ (\text{mod. } 1+i)$:

$$(4) \qquad ab \equiv cd \ (\text{mod. } 2).$$

Es ist nun erstlich leicht zu sehen, dass für $s = 1 + i$ keine Lösungen a, b, c, d der Bedingungen (2) und (3) existieren. Aus (2) folgt nämlich in diesem Falle:

$$(5) \qquad a^2 + b^2 + c^2 + d^2 \equiv 2 + 2i \ (\text{mod. } 4).$$

Sind nun a, b, c, d prim gegen $(1+i)$, so sind $a^2, b^2, c^2, d^2 \equiv \pm 1$ (mod. 4); hier ist offenbar die Bedingung (5) nicht erfüllbar. Sind hingegen a, b, c, d durch $(1+i)$ teilbar, so sind $a^2, b^2, c^2, d^2 \equiv 0$ oder $\equiv 2i$ (mod. 4); also kann auch jetzt in keiner Weise die Congruenz (5) befriedigt werden.

Für $s = 1$ oder i folgt aus (2)

$$a^2 + b^2 + c^2 + d^2 \equiv 0 \ (\text{mod. } 4).$$

Sind nun a, b, c, d prim gegen $(1+i)$, so erfordert diese letztere Congruenz, dass die vier Zahlen a, b, c, d modulo 2 entweder unter einander congruent sind, oder dass zwei von ihnen $\equiv 1$, die beiden anderen $\equiv i$ sind. Wir schliessen, dass die Congruenz (4) in jedem Falle von selbst erfüllt ist.

Man kann die vorstehende Überlegung dahin zusammenfassen, *dass die Gruppe* $[1, -1, -1]$ *aus allen Substitutionen*

$$(6) \qquad \begin{pmatrix} \dfrac{a+ib}{2}, & \dfrac{c+id}{2} \\ \dfrac{-c+id}{2}, & \dfrac{a-ib}{2} \end{pmatrix}$$

der Determinanten 1 *und* i *besteht, unter* a, b, c, d *ganze die Bedingung* (3) *erfüllende Zahlen aus* Ω *verstanden.* Die unimodularen Substitutionen (6) bilden für sich eine Untergruppe des Index 2, aus welcher die Gesamtgruppe durch Zusatz der Substitution $\zeta' = i\zeta$ hervorgeht. Letztere entspricht der mit (3) übereinstimmenden Auswahl $a = b = 1 + i$, $c = d = 0$.

Man stelle nun erstlich die „reelle" reproducierende Gruppe auf. Indem man die unter (2) pg. 534 ausgeführte Transformation mit den Entwicklungen von pg. 17 u. f. vergleicht, zeigt sich, dass die einzelne unimodulare Substitution (6) stets und nur dann eine reelle s_i-Substitution liefert, wenn a, b, c, d reelle ganze Zahlen sind. Die Auflösung von:

$$a^2 + b^2 + c^2 + d^2 = 4$$

in rationalen ganzen Zahlen liefert aber insgesamt *zwölf* leicht angebbare Substitutionen, welche eine Tetraedergruppe bilden*). Der Zusatz von $\zeta' = i\zeta$ führt alsdann, wie schon angegeben, zur *Oktaedergruppe*.

Auf der anderen Seite sondere man aus der unimodularen Gruppe die zum Centrum $\zeta = \infty$ gehörende *parabolische Rotationsgruppe* aus. Man hat $\gamma = 0$, d. i. also $id = c$ zu setzen. Es werden somit $(a + ib)$ und $(a - ib)$ zwei complexe ganze Zahlen sein, deren Product 4 ist. Dieserhalb muss wenigstens eine von ihnen durch 2 teilbar sein; da sie aber offenbar modulo 2 congruent sind, so muss auch die andere den Factor 2 haben. Es sind somit $\dfrac{a \pm ib}{2}$ ganze Zahlen aus Ω, und da ihr Product gleich 1 ist, so sind sie selber Einheiten. Berücksichtigt man noch, dass c durch $(1 + i)$ teilbar sein muss, so findet man als Substitutionen der fraglichen parabolischen Rotationsgruppe:

$$\zeta' = i^\nu \zeta + m(1 + i) + n(1 - i), \quad \nu = 0, \ldots, 3,$$

unter m und n beliebige rationale ganze Zahlen verstanden.

---

*) Die fraglichen zwölf Substitutionen haben direct die in „Ikos." pag. 38 unter (22) angegebene Gestalt.

Man erweitere nun jede der eben abgeleiteten Rotationsuntergruppen durch $\zeta' = -\bar{\zeta}$ und construiere die beiden zugehörigen
Systeme der Symmetriekreise in der ζ-Ebene, welche in Figur 186
über einander gelagert erscheinen. Vier unter den Symmetrielinien
sind in der Figur teilweise stärker markiert. Man denke im ζ-Halbraume
die vier zugehörigen Symmetriehalbkugeln errichtet, von denen drei
Halbebenen sind. *Diese vier Halbkugeln grenzen ein Kugelschalentetraeder
ein, dessen Ähnlichkeit mit dem pg. 82 besprochenen Ausgangstetraeder der*

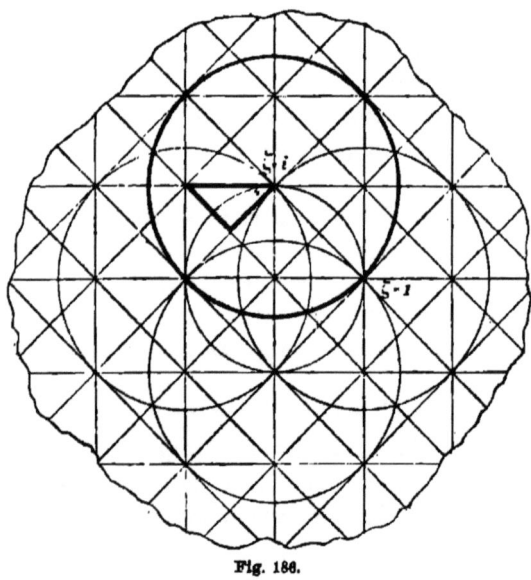

Fig. 186.

Picard'schen Gruppe direct evident ist*), und welches uns den Discontinuitätsbereich der erweiterten Gruppe* [1, − 1, − 1] *darstellt.*

Das fragliche Tetraeder kann nämlich nicht von weiteren Symmetriehalbkugeln der $\bar{\Gamma}_{\prime}$ durchzogen sein. Eine eigentliche Halbkugel
würde in der That ein Raumstück *ohne* parabolischen Zipfel abschneiden, während alle Symmetriehalb*ebenen* (deren Spiegelungen in der zu
$\zeta = \infty$ gehörenden parabolischen Rotationsgruppe enthalten sein werden) bereits in Figur 186 gezeichnet sind. Da endlich bei der Gestalt
des fraglichen Tetraeders eine von der Identität verschiedene Transformation desselben in sich nicht vorkommen kann, so stellt dasselbe
wirklich den gesuchten Discontinuitätsbereich dar.

---

*) Die Commensurabilität der Gruppe [1, − 1, − 1] mit der Picard'schen
Gruppe ergiebt sich übrigens leicht aus den Principien von § 2 pg. 504 ff.

2) Reproducierende Polyedergruppe [3, 1, 1].

Die in der Polyedergruppe [3, 1, 1] enthaltene reelle reproducierende Gruppe ist in § 11 unter Nr. 1 behandelt. Sie war die Hauptkreisgruppe der Signatur $(0, 3; 2, 4, 6)$, und ihr gehörte die in Fig. 176 pg. 555 dargestellte Einteilung der ζ-Halbebene in Kreisbogendreiecke der Winkel $\frac{\pi}{2}$, $\frac{\pi}{4}$, $\frac{\pi}{6}$ zu.

Um zunächst die gesamten Substitutionen der vorliegenden Gruppe zu betrachten, so haben wir in den Formeln von pg. 568 zu setzen:

$$q_1 = q_2 = r_1 = r_2 = 1,$$

während $p = 3$ als Primzahl in Ω die Zerlegungen $1 \cdot 3$ und $3 \cdot 1$ liefert. Man hat also den Ansatz:

$$(7) \qquad \begin{pmatrix} \dfrac{a\sqrt{p_1} + b\sqrt{p_2}}{2}\sqrt{s}, & \dfrac{c\sqrt{p_1} + d\sqrt{p_2}}{2}\sqrt{s} \\[2ex] \dfrac{-c\sqrt{p_1} + d\sqrt{p_2}}{2}\sqrt{s}, & \dfrac{a\sqrt{p_1} - b\sqrt{p_2}}{2}\sqrt{s} \end{pmatrix},$$

wo a, b, c, d vier ganze Zahlen aus Ω sind, welche

$$(8) \qquad s(p_1 a^2 - p_2 b^2 + p_1 c^2 - p_2 d^2) = 4,$$

$$(9) \qquad a \equiv b \equiv c \equiv d \pmod{1 + i},$$

sowie für $s \equiv 1 \pmod{1 + i}$ auch noch:

$$(10) \qquad ab \equiv cd \pmod{2}$$

erfüllen.

Wegen der Bedeutung von p_1 und p_2 folgt aus (8) für $s = 1 \pm i$

$$a^2 + b^2 + c^2 + d^2 \equiv 2 + 2i \pmod{4}.$$

Hieran knüpft sich dieselbe Überlegung, wie an die Congruenz (5). Wir finden, dass $s = 1 \pm i$ unbrauchbar ist, sowie dass die Bedingung (10) durch (8) und (9) bereits erfüllt ist. In (7) hat man somit nur noch $s = 1$ und $s = i$ zuzulassen.

Nun folgt aus „M." I pg. 198, dass die Substitution:

$$\zeta' = \frac{\alpha\bar{\zeta} - \beta}{\gamma\bar{\zeta} - \delta} \quad \text{mit} \quad \alpha\delta - \beta\gamma = 1$$

eine Spiegelung darstellt, falls α und δ conjugiert complex, sowie β und γ reell sind.

Um demnach erstlich alle Spiegelungen mit $s = 1$ zu charakterisieren, haben wir in (7) für a, c, d rationale ganze Zahlen, für b eine rein imaginäre ganze Zahl zu setzen. Zur Vorbereitung der weiteren Überlegung wollen wir unter diesen Spiegelungen gleich diejenigen aussondern, deren Symmetriekreise durch $\zeta = i$ hindurchlaufen. Man findet leicht, dass alle derartigen Spiegelungen an der Bedingung

$b = id$ und folglich $p_1(a^2 + c^2) = 4$ erkennbar sind. Letztere Gleichung aber zeigt $p_1 = 1$ und ist nur auf die zwei Weisen $a = 2$, $c = 0$ und $a = 0$, $c = 2$ lösbar. Setzen wir noch, um (9) zu befriedigen, $b = 2mi$ mit beliebiger rationaler ganzer Zahl m, so entspringen die beiden Kreisscharen:

$$(11) \qquad m\sqrt{3}\,(\xi^2 + \eta^2) - 2\xi - 2m\sqrt{3}\,\eta + m\sqrt{3} = 0,$$

$$(12) \qquad (-1 + m\sqrt{3})(\xi^2 + \eta^2) - 2m\sqrt{3}\,\eta + (1 + m\sqrt{3}) = 0.$$

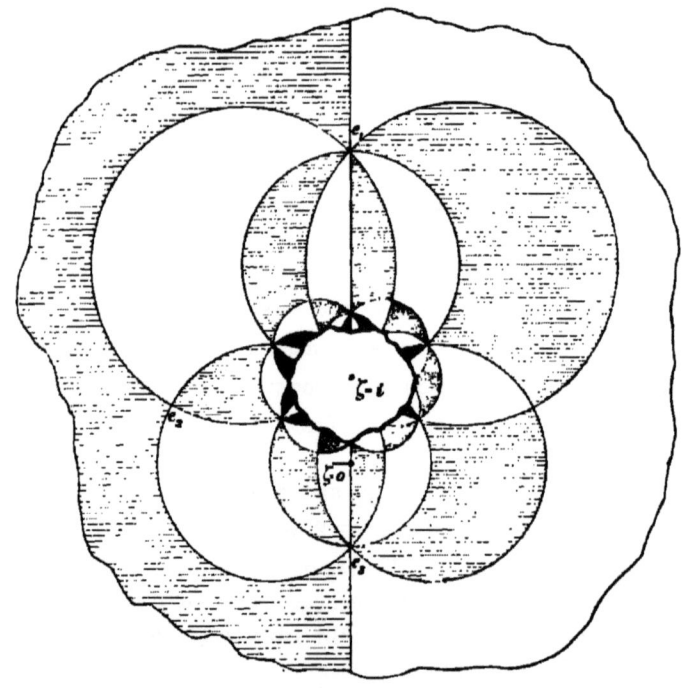

Fig. 187.

Um zweitens auch für $s = i$ die Spiegelungen aufzufinden, tragen wir in (7) für $\sqrt{s}$ den Wert $\dfrac{1+i}{\sqrt{2}}$ ein und finden, dass für eine Spiegelung $a(1+i)$, $c(1+i)$, $d(1+i)$ reell und $b(1+i)$ rein imaginär sein müssen. Da a, b, c, d hierbei notwendig durch $(1+i)$ teilbar sein müssen, so haben wir den Ansatz:

$$a(1+i) = 2a', \quad b(1+i) = 2ib', \quad c(1+i) = 2c', \quad d(1+i) = 2d',$$

wo die a', b', c' d' rationale ganze Zahlen bedeuten. Die Substitution (7) nimmt damit die nachfolgende Gestalt an:

$$\begin{pmatrix} \dfrac{a'\sqrt{p_1} + ib'\sqrt{p_2}}{\sqrt{2}}, & \dfrac{c'\sqrt{p_1} + d'\sqrt{p_2}}{\sqrt{2}} \\[2ex] \dfrac{-c'\sqrt{p_1} + d'\sqrt{p_2}}{\sqrt{2}}, & \dfrac{a'\sqrt{p_1} - ib'\sqrt{p_2}}{\sqrt{2}} \end{pmatrix}.$$

Soll nun der Punkt $\zeta = i$ auf dem Symmetriekreise liegen, so ist $b' = d'$ zu fordern, und hieraus entspringt:

$$p_1(a'^2 + c'^2) = 2, \quad \text{d. i.} \quad p_1 = 1, \quad a' = 1, \quad c' = \pm 1.$$

Indem wir noch der Gleichmässigkeit halber m für $b' = d'$ schreiben, gewinnen wir die beiden weitere Kreisscharen durch den Punkt $\zeta = i$:

$$(13) \quad (1 + m\sqrt{3})(\xi^2 + \eta^2) - 2\xi - 2m\sqrt{3}\,\eta + (-1 + m\sqrt{3}) = 0,$$

$$(14) \quad (-1 + m\sqrt{3})(\xi^2 + \eta^2) - 2\xi - 2m\sqrt{3}\,\eta + (\ \ 1 + m\sqrt{3}) = 0.$$

Weitere Symmetriekreise unserer Gruppe gehen *nicht* mehr durch den Punkt $\zeta = i$ hindurch. —

Nunmehr wolle man in der ζ-Ebene alle vier Kreissysteme (11) bis (14) construieren, indem man jedesmal m alle ganzen rationalen Zahlen von $-\infty$ bis $+\infty$ durchlaufen lässt. Es entspringt die in Figur 187 charakterisierte *parabolische* Einteilung der ζ-Ebene in Dreiecke der Winkel $\dfrac{\pi}{2}, \dfrac{\pi}{4}, \dfrac{\pi}{4}$, wobei der Grenzpunkt des Netzes bei $\zeta = i$ gelegen ist. Als Ausgangsdreieck wählen

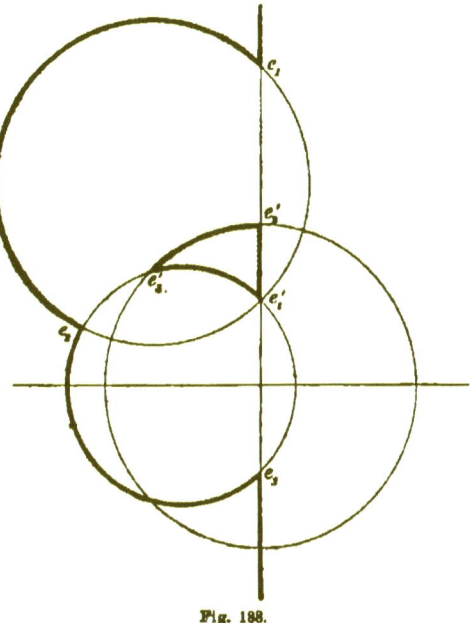

Fig. 188.

wir dasjenige mit den Ecken e_1, e_2, e_3, welche bei

$$\zeta = (2 + \sqrt{3})\,i, \qquad \frac{-2\sqrt{3} + i}{5 - 2\sqrt{3}}, \qquad -i$$

liegen; dieses Dreieck erstreckt sich links bis ins Unendliche.

Man lasse jetzt das Dreiecknetz der Fig. 187 mit den in Fig. 176 pg. 555 dargestellten Netze der reellen reproducierenden Gruppe [3, 1, 1] conicidieren. Insbesondere sind in Figur 188 diejenigen Kreise gezeichnet, welche die beiderseitigen Ausgangsdreiecke eingrenzen. Dabei sind die Seiten $\overline{\iota_1 e_3}$ und $\overline{e_1' e_3'}$ Stücke eines und desselben Kreises und ebenso die Seiten $\overline{e_2 e_3}$ und $\overline{e_1' e_3'}$. Überdies ist in Figur 188 die reelle Axe markiert, welche leicht ersichtlich gleichfalls zu den Symmetrielinien von $\overline{\Gamma}_f$ gehört.

Über den fünf Symmetrielinien der Figur 188 errichte man nun die Symmetriehalbkugeln bez. -halbebenen im ζ-Halbraume. *Dieselben werden im Halbraume ein Kugelschalenpentaeder eingrenzen, in welchem wir einen Discontinuitätsbereich der vorliegenden $\overline{\Gamma}_f$ besitzen.* Die Entstehung dieses Pentaeders stellt man sich am besten so vor, dass man erstlich durch Rotation des Dreiecks $e_1' e_2' e_3'$ um die reelle ζ-Axe einen Ring herstellt. Von letzterem werden dann durch die über der reellen Axe errichteten Halbebene, sowie durch die über dem Kreise $\overline{e_1' e_2}$ stehende Halbkugel beiderseits Stücke abgeschnitten. Der inmitten noch übrig bleibende Teil des Ringes liefert das fragliche Pentaeder.

Unser Pentaeder hat insgesamt neun Kanten und sechs Ecken. Aus Fig. 188 liest man leicht ab, dass unter den neun Kantenwinkeln sechs rechte Winkel vorkommen, während zwei Winkel $\frac{\pi}{4}$ und ein Winkel $\frac{\pi}{6}$ auftreten. Von den sechs Ecken ist die bei $\zeta = i$ gelegene parabolisch; alle übrigen liegen im Innern des Halbraums und sind diedrisch.

Dass das Pentaeder einen Discontinuitätsbereich von $\overline{\Gamma}_f$ darstellt, beweist man in gewohnter Art. Erstlich kann das Pentaeder von keiner weiteren Symmetriehalbkugel geschnitten werden. Letztere müsste nämlich, da doch nicht ein gänzlich im Innern des Halbraumes gelegenes Stück abgeschnitten werden darf, durch $\zeta = i$ hindurchlaufen. Aber alle durch $\zeta = i$ hindurchlaufenden Symmetriekreise hatten wir bereits in Figur 187 markiert. Bei dieser Sachlage stellt das Pentaeder entweder den Discontinuitätsbereich dar oder es giebt wenigstens noch eine von der Identität verschiedene Transformation des Pentaeders in sich. Letzteres erkennt man wegen der oben beschriebenen Gestalt des Pentaeders leicht als unmöglich.

Fügen wir dem wiederholt genannten Pentaeder sein Spiegelbild an der Halbebene $\xi = 0$ an, so liefert das hiermit entspringende Doppelpentaeder einen Discontinuitätsbereich unserer Gruppe erster Art Γ_f. Letztere ist somit aus *vier* Substitutionen erzeugbar, von denen zwei bereits als Substitutionen V_1 und V_2 unter (1) pg. 554 genannt sind. Die dritte ist $\zeta' = -\zeta$ oder in ternärer Gestalt:

$$z_1' = -z_1, \quad z_2' = z_2, \quad z_3' = -z_3;$$

diese Substitution gehört gleichfalls der reellen reproducierenden Gruppe an. Neu hingegen ist die vierte Erzeugende:

$$\zeta' = \frac{\dfrac{1+i\sqrt{3}}{\sqrt{2}}\zeta + \dfrac{1+\sqrt{3}}{\sqrt{2}}}{\dfrac{-1+\sqrt{3}}{\sqrt{2}}\zeta + \dfrac{1-i\sqrt{3}}{2}},$$

welcher die folgende ternäre ε_i-Substitution parallel geht:

$$\begin{pmatrix} 1, & 1+i, & -1+i \\ 3-3i, & 3, & -1+3i \\ 3+3i, & 1+3i, & -3 \end{pmatrix}.$$

§ 14. Über arithmetische Bildungsgesetze bei den reproducierenden Gruppen quaternärer Formen $F(\varepsilon_i)$.

Es bleibt jetzt noch die nähere Besprechung des letzten unter den drei Ansätzen des § 1 pg. 503 übrig. Wir gingen von einer indefiniten ganzzahligen quaternären quadratischen Form $F(\varepsilon_i)$ aus, welche durch *reelle* Transformation in die Gestalt $\pm(x_1^2 + x_2^2 + x_3^2 - x_4^2)$ überführbar ist, und wir zeigten in § 4, pg. 513 ff., dass die zugehörige reproducierende Gruppe Γ_F eine eigentlich discontinuierliche Polyedergruppe ist.

Über diese Gruppen hat Bianchi eine grosse Reihe von Untersuchungen veröffentlicht, welche mit zahlreichen Einzelbeispielen ausgestattet sind. Bianchi wurde zu den fraglichen Gruppen von seinen Untersuchungen über die Picard'sche Gruppe hingeführt. Die Substitutionscoefficienten der Picard'schen Gruppe waren ganze complexe Zahlen des quadratischen Körpers Ω der Basis $[1, i]$ oder kurz des Körpers $[1, i]$. Hier ergab sich ohne weiteres die Verallgemeinerung, *nun auch die ganzen Zahlen irgend eines anderen imaginären quadratischen Körpers* $[1, i\sqrt{r}]$, *unter r eine rationale ganze positive Zahl verstanden, zur Bildung unimodularer ζ-Substitutionen heranzuziehen.* Dass jede so entspringende Gruppe eine eigentlich discontinuierliche ist, erscheint hier gerade so selbstverständlich, wie bei der Picard'schen Gruppe; in der That giebt es in einem imaginären quadratischen Körper Ω keine infinitesimalen ganzen Zahlen.

Von den Arbeiten Bianchi's, welche den so bezeichneten Ansatz behandeln, nennen wir die folgenden: „*Sui gruppi di sostituzioni lineari con coefficienti appartenenti a corpi quadratici immaginari*"[*], „*Sui gruppi di sostituzioni lineari*"[**], „*Ricerche sulle forme quaternarie quadra-*

---

[*] Mathem. Annalen Bd. 40 pg. 332 (1891).
[**] Mathem. Annalen Bd. 42, pg. 30 (1892).

tiche e sui gruppi poliedrici"). Am Schlusse der zweiten, sowie in der dritten dieser Abhandlungen tritt die Beziehung zu den quaternären Formen in den Vordergrund. Wir erkannten bereits oben (pg. 496 u. f.) in der Picard'schen Gruppe die reproducierende Gruppe der quaternären Form $(z_2^2 + z_3^2 - z_1 z_4)$. Bianchi giebt an, dass die reproducierende Gruppe von $(z_2^2 + r z_3^2 - z_1 z_4)$ entsprechend zu der oben vermöge des Körpers $[1, i\sqrt{r}]$ definierten Polyedergruppe hinführe (vgl. die Einleitung zu der zuletzt genannten Abhandlung).

Diesen letzteren Gegenstand wollen wir hier ausführlich behandeln, d. h. wir wollen die reproducierende Gruppe der quaternären Form $(z_2^2 + r z_3^2 - z_1 z_4)$ arithmetisch vollständig charakterisieren. Der Kürze halber nehmen wir an, dass die positive ganze rationale Zahl $r \equiv 1$ (mod. 4) sei. Übrigens darf man voraussetzen, dass r frei von quadratischen Teilern ausser 1 ist. Den Zahlkörper der Basis $[1, i\sqrt{r}]$ bezeichnen wir durch Ω.

Um zunächst die continuierliche Gruppe aller ∞^6 Substitutionen der Form $(z_2^2 + r z_3^2 - z_1 z_4)$ in sich aus dem allgemeinen Ansatze (10) pg. 47 abzuleiten, schreiben wir

$$z_1 = y_1, \quad z_2 + i\sqrt{r}z_3 = y_2, \quad z_2 - i\sqrt{r}z_3 = y_3, \quad z_4 = y_4.$$

Die Umrechnung der a. a. O. gegebenen y_i-Substitution auf z_1, z_2, z_3, z_4 liefert für die Coefficienten α_{ik} der gesuchten z_i-Substitution folgende Ausdrücke in den Coefficienten $\alpha, \beta, \gamma, \delta$ der ζ-Substitution:

$$\alpha_{11} = \alpha\bar{\alpha}, \quad \alpha_{14} = \beta\bar{\beta}, \quad \alpha_{41} = \gamma\bar{\gamma}, \quad \alpha_{44} = \delta\bar{\delta},$$

$$\alpha_{12} = \alpha\bar{\beta} + \beta\bar{\alpha}, \quad \alpha_{13} = (\alpha\bar{\beta} - \beta\bar{\alpha})i\sqrt{r}, \quad \alpha_{42} = \gamma\bar{\delta} + \delta\bar{\gamma},$$

$$\alpha_{43} = (\gamma\bar{\delta} - \delta\bar{\gamma})i\sqrt{r},$$

$$\alpha_{21} = \frac{\alpha\bar{\gamma} + \gamma\bar{\alpha}}{2}, \quad \alpha_{31} = \frac{\alpha\bar{\gamma} - \gamma\bar{\alpha}}{2i\sqrt{r}}, \quad \alpha_{24} = \frac{\beta\bar{\delta} + \delta\bar{\beta}}{2}, \quad \alpha_{34} = \frac{\beta\bar{\delta} - \delta\bar{\beta}}{2i\sqrt{r}},$$

$$\alpha_{22} = \frac{\alpha\bar{\delta} + \delta\bar{\alpha} + \beta\bar{\gamma} + \gamma\bar{\beta}}{2}, \quad \alpha_{33} = \frac{\alpha\bar{\delta} + \delta\bar{\alpha} - \beta\bar{\gamma} - \gamma\bar{\beta}}{2},$$

$$\alpha_{23} = \frac{\alpha\bar{\delta} - \delta\bar{\alpha} - \beta\bar{\gamma} + \gamma\bar{\beta}}{2} \cdot i\sqrt{r}, \quad \alpha_{32} = \frac{\alpha\bar{\delta} - \delta\bar{\alpha} + \beta\bar{\gamma} - \gamma\bar{\beta}}{2i\sqrt{r}}.$$

Es sind nun $\alpha, \beta, \gamma, \delta$ als complexe Zahlen der Determinante 1 in der allgemeinsten Weise derart zu bestimmen, dass die sechzehn Coefficienten α_{ik} rationale ganze Zahlen werden.

Zu diesem Ende zeigen wir erstlich, dass die drei Zahlen $\alpha_{13}, \alpha_{23}, \alpha_{43}$ notwendig die Congruenz befriedigen werden:

$$(1) \qquad \alpha_{13} \equiv \alpha_{23} \equiv \alpha_{43} \equiv 0 \quad (\text{mod. } r).$$

---

*) Annali di matematica, Ser. 2, Bd. 21, pg. 237 (1893).

In der That beweist man leicht die Richtigkeit der drei folgenden Gleichungen:

$$\alpha_{12}{}^2 r + \alpha_{13}{}^2 = 4 r \alpha_{11} \alpha_{14},$$

$$\alpha_{42}{}^2 r + \alpha_{43}{}^2 = 4 r \alpha_{41} \alpha_{44},$$

$$(\alpha_{22} + \alpha_{33})^2 r + (\alpha_{23} - \alpha_{32} r)^2 = 4 \alpha_{11} \alpha_{44};$$

denn die beiden Seiten der ersten Gleichung haben übereinstimmend den Wert $4 r \alpha \bar{\alpha} \beta \bar{\beta}$, die beiden Seiten der zweiten Gleichung aber $4 r \gamma \bar{\gamma} \delta \bar{\delta}$ und endlich diejenigen der dritten $4 r \alpha \bar{\alpha} \delta \bar{\delta}$. Aus der ersten jener drei Gleichungen folgt die Teilbarkeit von $\alpha_{13}{}^2$ durch r. Da aber r keinen quadratischen Factor > 1 hat, so ist auch $\alpha_{13} \equiv 0$ (mod. r). Die beiden anderen Gleichungen zeigen, dass auch α_{43} und α_{23} durch r teilbar sind.

Nun beweist man weiter ohne Mühe, dass folgende Gleichungen zutreffen:

$$(2) \quad \begin{cases} 2 \alpha \bar{\alpha} = 2 \alpha_{11}, \quad 2 \alpha \bar{\delta} = (\alpha_{22} + \alpha_{33}) + \left(\alpha_{32} - \frac{\alpha_{23}}{r} \right) i \sqrt{r}, \\ 2 \alpha \bar{\beta} = \alpha_{12} - \left(\frac{\alpha_{13}}{r} \right) i r, \quad 2 \alpha \bar{\gamma} = 2 \alpha_{21} + 2 \alpha_{31} i \sqrt{r}. \end{cases}$$

Es sind somit die hier links stehenden Ausdrücke ganze Zahlen aus Ω; und dasselbe zeigt man auf gleiche Art auch noch für die zwölf übrigen analog gebauten Verbindungen $2 \beta \bar{\alpha}$, $2 \beta \bar{\beta}$, ..., $2 \delta \bar{\delta}$.

Indem man das Product der beiden ersten Gleichungen (2) um dasjenige der beiden letzten vermindert, ergiebt sich für $4 \alpha^2$ eine ganze Zahl aus Ω. Ebenso findet man, dass auch $4 \beta^2$, $4 \gamma^2$, $4 \delta^2$ ganze Zahlen des Körpers Ω sind. Es sind infolge dessen:

$$2 (\alpha^2 + \bar{\alpha}^2), \quad 2 (\beta^2 + \bar{\beta}^2), \quad 2 (\gamma^2 + \bar{\gamma}^2), \quad 2 (\delta^2 + \bar{\delta}^2)$$

rationale ganze Zahlen; und da dasselbe von $4 \alpha \bar{\alpha}$, $4 \beta \bar{\beta}$, $4 \gamma \bar{\gamma}$, $4 \delta \bar{\delta}$ gilt, so sind auch die acht Ausdrücke:

$$2 (\alpha \pm \bar{\alpha})^2, \quad 2 (\beta \pm \bar{\beta})^2, \quad 2 (\gamma \pm \bar{\gamma})^2, \quad 2 (\delta \pm \bar{\delta})^2$$

rationale ganze Zahlen, welche offenbar für die oberen Zeichen positiv, für die unteren negativ ausfallen.

Auf Grund dieses Ergebnisses gilt der Ansatz:

$$(3) \quad 2 \sqrt{2} \alpha = \sqrt{A_1} + i \sqrt{A_2},$$

wo A_1 und A_2 nicht-negative rationale ganze Zahlen sind; und entsprechende Darstellungen wird man sofort für β, γ, δ ansetzen.

Wir nehmen nun zunächst an, dass weder α noch einer der drei Coefficienten β, γ, δ reell oder rein imaginär ist. Wie in den früheren Fällen können wir auch hier leicht zeigen, dass das Schlussresultat, zu welchem wir unter der genannten Voraussetzung gelangen werden, auch in den übrigen Fällen erhalten bleibt.

Die grössten in A_1 und A_2 aufgehenden Quadrate rationaler Zahlen mögen a_1^2 und a_2^2 heissen, und die rückständigen Factoren schreiben wir $r_1 t$ und $r_2 t$, unter t ihren grössten gemeinsamen Factor verstanden.   Aus

$$(4) \qquad 2\sqrt{2}\,\alpha = (a_1\sqrt{r_1} + ia_2\sqrt{r_2})\sqrt{t}$$

folgt nun nach der obigen Überlegung durch Quadrieren eine ganze Zahl aus Ω. Da r_1 und r_2 relativ prim sind, so folgt hieraus, dass $r_1 \cdot r_2 = r$ zutrifft.   Dieserhalb ist t relativ prim gegen r; denn andernfalls würde entweder $r_1 t$ oder $r_2 t$ entgegen der Voraussetzung einen quadratischen Teiler > 1 haben.

Da t ungerade oder $\equiv 2$ (mod. 4) ist, so folgt aus (4)

$$8\alpha\bar{\alpha} = 8\alpha_{11} = (a_1^2 r_1 + a_2^2 r_2)t.$$

Wir schliessen auf $a_1^2 + a_2^2 \equiv 0$ (mod. 4), da wegen $r \equiv 1$ (mod. 4) die Zahlen r_1 und r_2 modulo 4 congruent sind. Aber $(a_1^2 + a_2^2)$ kann nur dann durch 4 teilbar sein, wenn a_1 und a_2 zugleich gerade Zahlen sind.   Setzen wir demnach sogleich $2a_1$ und $2a_2$ für a_1 und a_2, so ergiebt sich:

$$\alpha\sqrt{2} = (a_1\sqrt{r_1} + ia_2\sqrt{r_2})\sqrt{t}.$$

In derselben Weise findet man die drei weiteren Gleichungen:

$$\beta\sqrt{2} = (b_1\sqrt{r_1'} + ib_2\sqrt{r_2'})\,\sqrt{t'},$$
$$\gamma\sqrt{2} = (c_1\sqrt{r_1''} + ic_2\sqrt{r_2''})\sqrt{t''},$$
$$\delta\sqrt{2} = (d_1\sqrt{r_1'''} + id_2\sqrt{r_2'''})\sqrt{t'''},$$

welche gerade so zu verstehen sind, wie die Gleichung für α.

Nun ergiebt sich aus (2), dass die Quotienten der α, β, γ, δ rationale Zahlen aus Ω (d. i. Quotienten ganzer Zahlen aus Ω) sind. Es ist daraus zu schliessen, dass die vier Zahlen t einander gleich sind, und dass weiter

$$r_1 = r_1' = r_1'' = r_1''', \qquad r_2 = r_2' = r_2'' = r_2'''$$

sein wird. Die Zahl t als Teiler von $2\alpha^2, \ldots, 2\delta^2$ kann nur gleich 1 oder 2 sein.

Wir sind auf diese Weise zu den beiderlei unimodularen Substitutionen geführt:

$$(5) \qquad \begin{pmatrix} a_1\sqrt{r_1} + ia_2\sqrt{r_2}, & b_1\sqrt{r_1} + ib_2\sqrt{r_2} \\ c_1\sqrt{r_1} + ic_2\sqrt{r_2}, & d_1\sqrt{r_1} + id_2\sqrt{r_2} \end{pmatrix},$$

$$(6) \qquad \begin{pmatrix} \dfrac{a_1\sqrt{r_1} + ia_1\sqrt{r_2}}{\sqrt{2}}, & \dfrac{b_1\sqrt{r_1} + ib_2\sqrt{r_2}}{\sqrt{2}} \\[2mm] \dfrac{c_1\sqrt{r_1} + ic_2\sqrt{r_2}}{\sqrt{2}}, & \dfrac{d_1\sqrt{r_1} + id_2\sqrt{r_2}}{\sqrt{2}} \end{pmatrix}.$$

Man hat nun umgekehrt zu fragen, ob für eine beliebige Zerlegung $r_1 \cdot r_2$ von r die einzelne Substitution dieser Art *stets* ganzzahlige α_{ik} liefert oder nicht. Die Substitutionen (5) liefern in der That immer ganzzahlige α_{ik}; bei den Substitutionen (6) müssen indes noch die Congruenzen:

$$(7) \qquad a_1 \equiv a_2, \qquad b_1 \equiv b_2, \qquad c_1 \equiv c_2, \qquad d_1 \equiv d_2 \pmod{2}$$

erfüllt sein. Es gilt somit das Theorem: *Die reproducierende Gruppe der biquadratischen Form* $(z_2{}^2 + r z_3{}^2 - z_1 z_4)$ *mit ganzer positiver Zahl r, die* $\equiv 1 \pmod{4}$ *ist, wird von allen unimodularen Substitutionen* (5) *und* (6) *geliefert, wobei* $r_1 \cdot r_2$ *eine beliebige Zerlegung von r ist, und wobei* $a_1, a_2, \ldots, d_2$ *rationale ganze Zahlen sind, die im Falle* (6) *die Congruenzen* (7) *erfüllen.*

Versteht man unter T_r wie pg. 538 die Anzahl aller Teiler von r, so hat man offenbar $2T_r$ verschiedene *Typen* von Substitutionen unserer Gruppe zu unterscheiden. Der Typus (5) mit $r_1 = 1$ wird als *Haupttypus* zu bezeichnen sein, und alle Substitutionen vom Haupttypus bilden die *Hauptuntergruppe*. Sie ist diejenige Gruppe, welche wir im Anfang des Paragraphen nach Analogie der Picard'schen Gruppe in Ansatz brachten. —

Die eben behandelte Form $(z_2{}^2 + r z_3{}^2 - z_1 z_4)$ lässt sich durch eine ganzzahlige Substitution der Determinante 2 in $(z_1{}^2 + z_2{}^2 + r z_3{}^2 - z_4{}^2)$ überführen. Beide Formen werden demnach nahe verwandte commensurabele Gruppen liefern. Die letztere Form ist nun ein sehr specielles Beispiel der quaternären Form:

$$(8) \qquad F(z_1) = p z_1{}^2 + q z_2{}^2 + r z_3{}^2 - s z_4{}^2,$$

welche den oben behandelten ternären Formen $[p, q, r]$ nachgebildet ist (cf. pg. 533ff.). Auf diese Form (8) bezieht sich die Untersuchung des Verf.: *„Über indefinite quadratische Formen mit drei und vier Veränderlichen"*, die bereits oben (pg. 538) genannt wurde[*]. Es ist daselbst gelungen, den arithmetischen Charakter der reproducierenden ζ-Gruppe Γ_F wenigstens in dem Falle vollständig aufzuweisen, *dass p, q, r, s ungerade positive ganze Zahlen sind, von denen keine durch ein Quadrat > 1 teilbar ist, und von denen je zwei relativ prim sind.*

Bei der grossen Allgemeinheit dieser Untersuchung sei es erlaubt, das Ergebnis wenigstens in demjenigen (einfacheren) Falle hier ohne Beweis anzugeben, *dass* $pqrs \equiv 1 \pmod{4}$ *zutrifft.* Unter dieser Voraussetzung gilt folgender Satz: *Die Substitutionscoefficienten $\alpha, \beta, \gamma, \delta$ der reproducierenden Gruppe Γ_F haben die Gestalt:*

---

[*] Cf. Göttinger Nachrichten von 1893 Nr. 19.

$$\alpha \; bez. \; \delta = \frac{(a_1\sqrt{r_1 s_1} \pm a_2\sqrt{r_2 s_2})\sqrt{p_1 q_1} \pm i(a_3\sqrt{r_1 s_1} \pm a_4\sqrt{r_2 s_2})\sqrt{p_2 q_2}}{\nu},$$

$$\beta \; bez. \; \gamma = \frac{(b_1\sqrt{r_1 s_2} \pm b_2\sqrt{r_2 s_1})\sqrt{p_2 q_1} \pm i(b_3\sqrt{r_1 s_2} \pm b_4\sqrt{r_2 s_1})\sqrt{p_1 q_2}}{\nu},$$

wobei die oberen Zeichen für α und β, die unteren für γ und δ gelten. Es sind hier alle Zerlegungen:

$$p = p_1 p_2, \qquad q = q_1 q_2, \qquad r = r_1 r_2, \qquad s = s_1 s_2$$

in positive Factoren zuzulassen, und für jede Zerlegung ist der Nenner ν der Reihe nach mit $\sqrt{2}$, 2, $2\sqrt{2}$ zu identificieren. Die a_i, b_i sind ganze rationale Zahlen, welche einmal bewirken müssen, dass $\alpha\delta - \beta\gamma = 1$ wird, und welche überdies den folgenden Bedingungen zu genügen haben:

I. *Für $\nu = \sqrt{2}$ muss die Congruenz gelten:*

$$a_1 + a_2 + a_3 + a_4 \equiv b_1 + b_2 + b_3 + b_4 \; (\mathrm{mod.}\ 2).$$

II. *Für $\nu = 2$ müssen entweder gleichzeitig die Congruenzen bestehen:*

$$a_1 \equiv a_2 \equiv a_3 \equiv a_4, \qquad b_1 \equiv b_2 \equiv b_3 \equiv b_4 \; (\mathrm{mod.}\ 2)$$

oder aber die Congruenzen:

$$a_i \equiv a_k \equiv a_l + 1 \equiv a_m + 1, \qquad b_i \equiv b_k \equiv b_l + 1 \equiv b_m + 1 \; (\mathrm{mod.}\ 2),$$

wobei i, k, l, m irgend eine Anordnung der Indices 1, 2, 3, 4 ist.

III. *Für $\nu = 2\sqrt{2}$ müssen alle acht Zahlen a_i, b_i ungerade sein.*

Wie man sieht, sind $\nu\alpha$, $\nu\beta$, $\nu\gamma$, $\nu\delta$ im allgemeinen ganze Zahlen eines *biquadratischen* Körpers, falls wir uns auf den „Haupttypus", d. i. auf $p_1 = q_1 = r_1 = s_1 = 1$ beschränken. In speciellen Fällen, z. B. dem oben behandelten mit $p = q = s = 1$, kommen wir auf quadratische Körper zurück.

§ 15. Beispiel einer reproducierenden Gruppe Γ_F.

Im Gegensatz zu denjenigen Polyedergruppen, welche wir aus den complexen ternären Formen ableiteten, gestatten die Gruppen des vorigen Paragraphen stets die Erweiterung durch $\zeta' = -\bar{\zeta}$ auf Gruppen zweiter Art $\bar{\Gamma}_F$; denn man findet leicht, dass mit der Substitution:

$$\begin{pmatrix} \alpha, & \beta \\ \gamma, & \delta \end{pmatrix} \quad \text{stets auch} \quad \begin{pmatrix} \bar{\alpha}, & -\bar{\beta} \\ -\bar{\gamma}, & \bar{\delta} \end{pmatrix}$$

in der einzelnen Γ_F enthalten ist.

Um einen Discontinuitätsbereich der einzelnen $\bar{\Gamma}_F$ zu finden, wird man erstlich alle in dieser Gruppe enthaltenen Spiegelungen aufstellen und die regulär-symmetrische Einteilung des ζ-Halbraumes untersuchen, die durch die Symmetriehalbkugeln dieser Spiegelungen bewerkstelligt wird.

Wir wollen dies hier sogleich an der reproducierenden Gruppe der Form $(z_2{}^2 + 5z_3{}^2 - z_1 z_4)$ ins einzelne verfolgen, welche sich dem allgemeinen Ansatze (5), (6) pg. 580 unterordnet.

Nach „M." I pg. 198 hat man hier die Spiegelungen in den Substitutionen:

$$(1) \qquad \zeta' = \frac{(a_1\sqrt{r_1} + i a_2\sqrt{r_2})\bar{\zeta} - b_1\sqrt{r_1}}{c_1\sqrt{r_1}\,\bar{\zeta} - (a_1\sqrt{r_1} - i a_2\sqrt{r_2})},$$

welche zu bilden sind für alle nach pg. 581 zulässigen Lösungen der beiden Gleichungen:

$$(2) \qquad a_1{}^2 r_1 + a_2{}^2 r_2 - b_1 c_1 r_1 = 1 \ \text{bez.}\ 2$$

in ganzen Zahlen a_1, a_2, b_1, c_1; die pg. 581 formulierten Bedingungen aber erfordern, dass im Falle der zweiten Gleichung (2) die Congruenzen gelten:

$$(3) \qquad a_1 \equiv a_2, \qquad b_1 \equiv 0, \qquad c_1 \equiv 0 \ (\text{mod. 2}).$$

Der Symmetriekreis der Spiegelung (1) ist gegeben durch:

$$(4) \qquad c_1\sqrt{r_1}(\xi^2 + \eta^2) - 2\xi a_1\sqrt{r_1} - 2\eta a_2\sqrt{r_2} + b_1\sqrt{r_1} = 0.$$

Ist hier im besonderen $c_1 \gtreqless 0$, so kann man Gleichung (4) auch in die Gestalt setzen:

$$(5) \qquad \left(\xi - \frac{a_1}{c_1}\right)^2 + \left(\eta - \frac{a_2\sqrt{r_2}}{c_1\sqrt{r_1}}\right)^2 = \frac{1}{c_1{}^2 r_1} \quad \text{oder} \quad \frac{2}{c_1{}^2 r_1},$$

je nachdem die erste oder zweite Gleichung (2) gilt.

Nun ist bei jeder reproducierenden Gruppe einer Form $(z_2{}^2 + r z_3{}^2 - z_1 z_4)$ der Punkt $\zeta = \infty$ ein parabolischer. In der That liefert für $c_1 = 0$ die erste Gleichung (2) Lösungen, nämlich $a_1 = 1$, $a_2 = 0$ für $r_1 = 1$ und $a_1 = 0$, $a_2 = 1$ für $r_2 = 1$, während b_1 willkürlich wählbar bleibt. Wir gewinnen hier eine *Rechteckteilung der ζ-Ebene* durch zwei Systeme von Geraden, die den Coordinatenaxen ξ, η parallel laufen; dabei sind die Gitterpunkte des Rechtecknetzes bei $\zeta = \dfrac{a + ib\sqrt{r}}{2}$ gelegen, unter a und b beliebige rationale ganze Zahlen verstanden.

Weiter bemerken wir, dass der Kreis mit dem Radius 1 um $\zeta = 0$ leicht ersichtlich zu den Symmetriekreisen unserer Gruppe gehört; er entspricht der Lösung:

$$a_1 = a_2 = 0, \quad b_1 = -c_1 = 1, \quad r_1 = 1$$

der ersten Gleichung (2). Endlich aber machen wir auf die mit (3) in Übereinstimmung befindliche Lösung:

$$a_1 = a_2 = 1, \quad b_1 = c_1 = 2, \quad r_1 = 1, \quad r_2 = 5$$

der zweiten Gleichung (2) aufmerksam; sie liefert den Kreis des Radius $\frac{1}{\sqrt{2}}$ um den Punkt $\frac{1 + i\sqrt{5}}{2}$.

Die beiden zuletzt genannten Kreise, sowie die vier Symmetriegeraden:

$$\xi = 0, \quad \eta = 0, \quad 2\xi = 1, \quad 2\eta = \sqrt{5}$$

sind nun in Figur 189 entworfen, und man denke über ihnen im

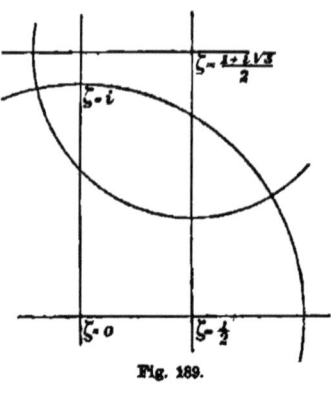

Fig. 189.

ζ-Halbraume die zugehörigen Symmetriehalbkugeln bez.-halbebenen errichtet. Die vier Halbebenen grenzen ein nach oben ins Unendliche ziehendes Prisma ein. *Der oberhalb der beiden Symmetriehalbkugeln gelegene Teil dieses Prismas ist der Discontinuitätsbereich unserer vorliegenden* $\overline{\Gamma}_F$. Derselbe stellt ein *Kugelschalenhexaeder* dar, welches *elf* Kanten mit zwei Winkeln $\frac{\pi}{3}$, $\frac{\pi}{4}$ und neun rechten Winkeln besitzt. Von den *sieben* Ecken ist die bei $\zeta = \infty$ parabolisch, die übrigen sechs liegen im Innern des Halbraumes und sind sämtlich diedrisch.

Den Beweis, dass im Innern des Hexaeders keine zwei bezüglich $\overline{\Gamma}_F$ äquivalente Punkte liegen, führt man gerade so, wie bei den Beispielen des § 13 pg. 570 ff.

———

Es ist hiermit derjenige Teil des für den letzten Abschnitt in Aussicht genommenen Programms erledigt, welcher die als reproducierende Gruppe quadratischer Formen definierbaren ζ-Gruppen behandeln sollte. Hierüber greift nun unsere gegenwärtig erlangte Kenntnis arithmetisch definierter ζ-Gruppen noch nach einer bestimmten Richtung hinaus; das Nähere in dieser Hinsicht soll im nächsten Kapitel entwickelt werden.

———

Drittes Kapitel.

Über eine specielle Art von Hauptkreis- und Polyedergruppen mit ganzen algebraischen Substitutionscoefficienten.

Die auffälligste Besonderheit der in den beiden voraufgehenden Kapiteln betrachteten arithmetischen Bildungsgesetze war die, dass die ihnen entsprechenden Gruppen elliptische Substitutionen *nur* von den Perioden 2, 3, 4, 6 enthalten konnten. Gruppen mit elliptischen Substitutionen einer von diesen vier Zahlen verschiedenen Periode erscheinen demnach für die Methoden der vorangehenden Kapitel unzugänglich.

Es lässt sich indessen die hiermit bezeichnete Beschränkung durch Weiterentwicklung eines oben pg. 537 gewonnenen Ansatzes hinwegräumen. Wir lernten daselbst in (14) und (15) die Substitutionen derjenigen ζ-Gruppe kennen, die wir durch das Symbol [p, q, r] bezeichneten. Dabei bedeuteten a, b, c, d sowie p, q, r zunächst rationale ganze Zahlen; hernach (pg. 568) erweiterten wir indessen den Ansatz dahin, dass a, b, ..., r ganze complexe Zahlen des Körpers zweiten Grades von der Basis [1, i] bedeuteten. Hierdurch ist unser weiterer Weg bereits vorgeschrieben: *Wir werden an dem genannten Bildungsgesetze der Substitutionen hier festhalten, wollen jedoch unter a, b, ..., r ganze Zahlen irgend eines von vornherein festgewählten Zahlkörpers n^{ten} Grades $\Omega^{(n)}$ oder kurz Ω verstehen.*

Das Genauere über die Definition der gedachten Gruppen werden wir sogleich in § 1 festlegen. Es wird nicht schwierig sein, einzusehen, dass man auf dem gekennzeichneten Wege in der That Gruppen gewinnt. Aber die Hauptfrage wird sein, *wann diese Gruppen eigentlich discontinuierlich sind.* Diese Frage ist nur durch Heranholung einiger tiefer liegender Sätze aus der Theorie der algebraischen Zahlen, die „Einheitentheorie" betreffend, endgültig zu entscheiden.

Das vorliegende Kapitel wird vor allem auch aufweisen müssen, inwieweit wir auf Grund der zu entwickelnden Principien von der arithmetischen Seite her der im Kapitel II, 2 entworfenen Theorie der

Hauptkreisgruppen zu folgen vermögen. Nach den Andeutungen von pg. 446 wird man die Erwartungen in dieser Hinsicht gering bemessen. In der That werden wir nur erst *die beiden niedersten Gattungen* (p, n) *von Hauptkreisgruppen, nämlich diejenigen der Charaktere* $(0, 3)$ *und* $(1, 1)$ auf ihre arithmetische Erkennbarkeit durch unsere Ansätze näher untersuchen.

Die vorzutragenden Entwicklungen sind ihren wesentlichen Gesichtspunkten nach durch den Verf. in der Abhandlung *„Zur gruppentheoretischen Grundlegung der automorphen Functionen"*[*]) veröffentlicht. Es handelt sich dabei um die Verallgemeinerung derjenigen Principien, welche bereits vorher für die beiden speciellen Gruppen der Signaturen $(0, 3; 2, 3, 7)$ und $(0, 3; 2, 4, 7)$ durch die Arbeit des Verf. *„Über den arithmetischen Charakter der zu den Verzweigungen* $(2, 3, 7)$ *und* $(2, 4, 7)$ *gehörenden Dreiecksfunctionen"*[**]) dargelegt wurden.

§ 1. Definition der Gruppen $[p, q, r]$ bei beliebigem Zahlkörper Ω.

Es sei Ω ein beliebiger algebraischer Zahlkörper n^{ten} Grades, und es seien p, q, r irgend drei von null verschiedene ganze Zahlen aus Ω. Man kann, wenn man will, voraussetzen, dass keine dieser drei Zahlen durch ein Quadrat teilbar ist, und dass je zwei unter ihnen relativ prim sind. Doch sehen wir zunächst von diesen Forderungen ab, formulieren indessen gleich hier die Voraussetzung, *dass weder pr noch qp in Ω ein reines Quadrat sein soll.*

Indem wir einstweilen die Nenner in den Ansätzen von pg. 537 abseits lassen, bilden wir mit Hilfe ganzer Zahlen a, b, c, d aus Ω die unimodularen Substitutionen:

$$(1) \quad \begin{pmatrix} (a\sqrt{p_1 r_1} + b\sqrt{p_2 r_2})\sqrt{q_1}, & (c\sqrt{p_1 r_2} + d\sqrt{p_2 r_1})\sqrt{q_2} \\ (-c\sqrt{p_1 r_2} + d\sqrt{p_2 r_1})\sqrt{q_2}, & (a\sqrt{p_1 r_1} - b\sqrt{p_2 r_2})\sqrt{q_1} \end{pmatrix},$$

jedoch mit der Bestimmung, *dass hier nur diejenigen Zerlegungen:*

$$(2) \quad p = p_1 p_2, \quad q = q_1 q_2, \quad r = r_1 r_2$$

zugelassen werden sollen, bei denen je einer der Factoren gleich 1 und der andere dann gleich p bez. q, r ist.

Die hierin liegende Beschränkung ist übrigens in den Fällen nicht erforderlich, dass die Anzahl der Idealclassen in Ω gleich 1 ist, d. h. dass in Ω die elementaren Divisionsgesetze gelten. Alsdann

---

[*]) Mathem. Annalen, Bd. 42 (1892) pg. 564.
[**]) Mathem. Annalen, Bd. 41 (1892) pg. 443.

können wir gerade wie oben (pg. 537) alle möglichen Zerlegungen (2) der Zahlen p, q, r in Factoren heranziehen, die in Ω ganzzahlig sind.

Ist indessen die Anzahl der Idealclassen > 1, so würde die Zulassung aller „realen" Zerlegungen (2) nicht stets auf eine Gruppe führen. Die Combination zweier „Typen" (p_1, q_1, r_1), (p_1', q_1', r_1') gestaltet sich hier nämlich gerade so wie oben (pg. 538) im Falle des rationalen Körpers Ω. Entspringt durch Combination jener Typen (p_1'', q_1'', r_1''), so ist:

$$p_1'' \cdot \varkappa^2 = p_1 p_1',$$

wenn $\varkappa$ der grösste gemeinsame Teiler von p_1 und p_1' ist. Es ist möglich, dass $\varkappa^2$ und damit p_1'' nicht mehr real sind, selbst wenn dies von p_1 und p_1' gilt.

Will man die Einschränkung auf die oben bezeichneten Zerlegungen (2) nicht einhalten, so wird man von den *Grundlagen der Idealtheorie**) Gebrauch machen müssen. Dies wäre an sich nicht schwierig, doch würde uns ein ausführliches Eingehen hierauf zu weit von unserem eigentlichen Ziel ablenken; mögen demnach folgende Andeutungen genügen.

Aus den Zahlen p, q, r sind vor allem die Hauptideale op, oq, or herzustellen, und es sind alle möglichen Zerlegungen:

$$op = \mathfrak{p}_1 \mathfrak{p}_2, \quad oq = \mathfrak{q}_1 \mathfrak{q}_2, \quad or = \mathfrak{r}_1 \mathfrak{r}_2$$

dieser drei Hauptideale je in zwei Ideale von Ω heranzuziehen. Die ζ-Substitutionen selbst werden wir dann in der Gestalt ansetzen:

$$\begin{pmatrix} \sqrt{A} + \sqrt{B}, & \sqrt{C} + \sqrt{D} \\ -\sqrt{C} + \sqrt{D}, & \sqrt{A} - \sqrt{B} \end{pmatrix},$$

mit dem Zusatz, dass die vier Hauptideale oA, .., oD folgende Zerlegung gestatten müssen:

$$oA = \mathfrak{p}_1 \mathfrak{r}_1 \cdot \mathfrak{q}_1 \cdot \mathfrak{a}^2, \quad oB = \mathfrak{p}_2 \mathfrak{r}_2 \cdot \mathfrak{q}_1 \cdot \mathfrak{b}^2,$$
$$oC = \mathfrak{p}_1 \mathfrak{r}_2 \cdot \mathfrak{q}_2 \cdot \mathfrak{c}^2, \quad oD = \mathfrak{p}_2 \mathfrak{r}_1 \cdot \mathfrak{q}_2 \cdot \mathfrak{d}^2,$$

wo $\mathfrak{a}$, $\mathfrak{b}$, $\mathfrak{c}$, $\mathfrak{d}$ gleichfalls Ideale aus Ω sind.

Wegen der genaueren Durchführung dieser allgemeinsten Fassung unseres Ansatzes sei auf die Abhandlung des V e r f. „*Eine Anwendung der Idealtheorie auf die Substitutionsgruppen der automorphen Functionen*"**) verwiesen. Wir beschränken uns hier vielmehr auf die

---

*) Siehe Dirichlet-Dedekind, „*Vorlesungen über Zahlentheorie*", Suppl. XI, pg. 434 der 4ten Aufl.

**) Göttinger Nachrichten von 1894, Nr. 2.

schon oben genannten Zerlegungen (2), bei denen je einer der Factoren gleich 1 ist.

Sind alle drei Zahlen p, q, r von 1 verschieden, so ist die Anzahl zugelassener „Typen" gleich *acht*; wir werden für diese Typen die von pg. 538 her gebräuchliche Bezeichnung (p_1, q_1, r_1) beibehalten. Sind eine oder mehrere der Zahlen p, q, r gleich 1, so tritt eine leicht angebbare Reduction in der Anzahl der Typen ein. Bei Combinationen reproducieren sich die fraglichen acht Typen; und eben hieraus ergiebt sich, *dass die zugehörigen ζ-Substitutionen* (1) *in ihrer Gesamtheit eine Gruppe bilden, die wir als die Gruppe* [p, q, r] *bezeichnen wollen.* Die Substitutionen vom „*Haupttypus*" (1, 1, 1) bilden für sich wieder eine Untergruppe, die wir als die *Hauptuntergruppe des Zahlentripels* p, q, r oder auch als die „*Hauptuntergruppe* [p, q, r]" bezeichnen. Sie besteht aus allen unimodularen Substitutionen:

$$(3) \qquad \begin{pmatrix} a + b\sqrt{pr}, & (c\sqrt{r} + d\sqrt{p})\sqrt{q} \\ (-c\sqrt{r} + d\sqrt{p})\sqrt{q}, & a - b\sqrt{pr} \end{pmatrix}$$

mit ganzen Zahlen a, b, c, d aus Ω.

§ 2. Verschiedene Erweiterungen der Gruppen [p, q, r].

In den Ansätzen von pg. 537, welche sich auf Gruppen [p, q, r] des rationalen Körpers Ω bezogen, zeigten die Substitutionscoefficienten noch die Nenner $\sqrt{2}$ oder 2. Um unserem gegenwärtigen Ansatz die nötige Allgemeinheit zu verschaffen, müssen wir auch jetzt Substitutionen mit Nennern in den einzelnen Coefficienten hinzufügen. Es giebt in dieser Hinsicht verschiedene Möglichkeiten, von denen wir gewisse zwei hier behandeln wollen.

1) Bei gegebenem Tripel p, q, r bilde man *die gesamten unimodularen Substitutionen:*

$$(1) \qquad \begin{pmatrix} \dfrac{a\sqrt{p_1 r_1} + b\sqrt{p_2 r_2}}{\nu}\sqrt{q_1}, & \dfrac{c\sqrt{p_1 r_1} + d\sqrt{p_2 r_2}}{\nu}\sqrt{q_2} \\ \dfrac{-c\sqrt{p_1 r_1} + d\sqrt{p_2 r_1}}{\nu}\sqrt{q_2}, & \dfrac{a\sqrt{p_1 r_1} - b\sqrt{p_1 r_2}}{\nu}\sqrt{q_1} \end{pmatrix},$$

wo ν *irgend eine in* Ω *enthaltene oder nicht enthaltene ganze algebraische Zahl ist, die jedoch so gewählt sein soll, dass die vier Substitutionscoefficienten von* (1) *selber „ganze" algebraische Zahlen sind.* Natürlich finden wir hier neue Substitutionen nur dann, wenn a, b, c, d nicht zugleich durch ν teilbar sind. Als Beispiel wählen wir Ω als rationalen Körper und setzen $p = 5$, $q = r = 1$. Hier würden wir zu setzen haben:

$$\left(\begin{array}{cc} \dfrac{a\sqrt{p_1} + b\sqrt{p_2}}{2}, & \dfrac{c\sqrt{p_1} + d\sqrt{p_2}}{2} \\[2ex] \dfrac{-c\sqrt{p_1} + d\sqrt{p_2}}{2}, & \dfrac{a\sqrt{p_1} - b\sqrt{p_2}}{2} \end{array} \right),$$

wo dann bekanntlich unter der Bedingung $a \equiv b$, $c \equiv d$ (mod. 2) *stets* ganzzahlige Coefficienten α, β, γ, δ vorliegen, selbst wenn a und b ungerade sind.

Combinieren wir zwei Substitutionen (1) der Nenner ν und ν', so ergiebt sich eine Substitution mit dem gleichen Bildungsgesetz, wobei der neue Nenner ν'' aus $\nu \nu'$ nach Forthebung von gemeinsamen Factoren mit allen vier Zählern entspringt. Dass die neuen Coefficienten α'', β'', γ'', δ'' überdies *ganze* algebraische Zahlen sind, geht aus ihrer Bauart in α, β, γ, δ; α', β', γ', δ' hervor. Es folgt somit, *dass die gesamten unimodularen Substitutionen* (1), *welche beim einzelnen Tripel* p, q, r *gebildet werden können, eine Gruppe bilden.*

Da die Substitution (1) unimodular sein sollte, so ist

(2) $a^2 p_1 q_1 r_1 - b^2 p_2 q_1 r_2 + c^2 p_1 q_2 r_2 - d^2 p_2 q_2 r_1 = \nu^2.$

Man folgert hieraus, *dass ν entweder eine ganze Zahl aus Ω oder aber die Quadratwurzel einer solchen ganzen Zahl ist.* Man erkennt somit in α^2, β^2, γ^2, δ^2 ganze Zahlen desjenigen Körpers Ω' vom Grade $2n$, welcher aus Ω durch Adjunction von $\sqrt{pr}$ hervorgeht. Nach einem wohlbekannten Satze der Zahlentheorie*) schliessen wir hieraus, *dass im Ansatze* (1) *beim einzelnen Tripel* p, q, r *stets nur eine begrenzte Anzahl von Nennern ν zulässig ist.*

Die Substitutionen mit $\nu = 1$ bilden eine in der Gesamtheit dieser Substitutionen enthaltene Untergruppe, und zwar kommen wir hier zur Gruppe $[p, q, r]$ des vorigen Paragraphen zurück.

Übrigens soll die hier besprochene Gruppenerweiterung bei den Gruppen der Gattung (1, 1) wirklich zur Verwendung gelangen. —

2) Eine zweite Methode der Gruppenerweiterung, welche weit tiefer liegt, ist auf inductivem Wege aus den später zu betrachtenden Gruppen der Gattung (0, 3) gewonnen. Wir halten an der Gestalt (1) fest und nehmen $\nu = 2$; aber wir lassen alsdann entgegen der unter 1) befolgten Maassregel auch gebrochene (nicht mehr durchweg ganze) algebraische Zahlen gewisser Bauart als Coefficienten α, β, γ, δ zu. Für die Sprechweise ist es übrigens zweckmässig, die vier Nenner $\nu = 2$ fortzulassen, dafür aber als Determinante der Substitution 4

---

*) Dirichlet-Dedekind, *Vorlesungen über Zahlentheorie*, pg. 494ff. der dritten oder pg. 538ff. der vierten Auflage.

zu fordern. Es wird sich dann wieder um ganzzahlige, aber „quadrimodulare" Substitutionen handeln, denen sich die bisherigen unimodularen in der Art einordnen, dass bei ihnen a, b, c, d zugleich durch 2 teilbar werden.

Die eigentümliche Bauart der hier zuzulassenden quadrimodularen Substitutionen ist nun durch folgenden Satz ausgesprochen: *Es wird angenommen, dass drei gegen 2 relativ prime ganze Zahlen u, v, w des Körpers Ω in Übereinstimmung mit der Congruenz:*

$$(3) \qquad pu^2 \equiv qv^2 + rw^2 \ (\text{mod. } 4)$$

bestimmt sind. Alsdann bilde man für den Typus (p_1, q_1, r_1) alle quadrimodularen Substitutionen:

$$(4) \qquad \begin{pmatrix} (a\sqrt{p_1 r_1} + b\sqrt{p_2 r_2})\sqrt{q_1}, & (c\sqrt{p_1 r_2} + d\sqrt{p_2 r_2})\sqrt{q_2} \\ (-c\sqrt{p_1 r_2} + d\sqrt{p_2 r_1})\sqrt{q_2}, & (a\sqrt{p_1 r_1} - b\sqrt{p_2 r_1})\sqrt{q_1} \end{pmatrix},$$

welche die vier Congruenzen erfüllen:

$$(5) \qquad \begin{cases} \qquad\quad bvq_1 + cup_1 + dwr_1 \equiv 0 \\ avq_1 \qquad\quad + cwr_2 + dup_2 \equiv 0 \\ aup_1 + bwr_2 \qquad\quad + dvq_2 \equiv 0 \\ awr_1 + bup_2 + cvq_2 \qquad\quad \equiv 0 \end{cases} (\text{mod. } 2).$$

Alle (für die acht Typen zu bildenden) Substitutionen dieser Art stellen eine Gruppe dar*).

Im allgemeinen wird bei Combination zweier quadrimodularen Substitutionen eine solche der Determinante 16 eintreten, deren Coefficienten nicht zugleich durch 2 hebbar sind. Wir müssen zeigen, dass bei den hier zugelassenen quadrimodularen Substitutionen die Combination zweier unter ihnen auf vier durch 2 hebbare Coefficienten führt, und dass überdies die restierende quadrimodulare Substitution wieder das in (5) ausgesprochene Bildungsgesetz hat.

Mögen die beiden zu combinierenden Substitutionen die Typen (p_1, q_1, r_1) und (p_1', q_1', r_1') haben; und möge der grösste gemeinsame Teiler von p_1, p_1' durch $\varkappa$, der von q_1, q_1' durch λ, endlich der von r_1, r_1' mit μ bezeichnet werden. Man berechnet alsdann den Typus (p_1'', q_1'', r_1'') der combinierten Substitution aus:

$$(6) \qquad p_1'' \cdot \varkappa^2 = p_1 p_1', \quad q_1'' \cdot \lambda^2 = q_1 q_1', \quad r_1'' \cdot \mu^2 = r_1 r_1'.$$

Hat aber diese letztere Substitution nach Reduction auf die Determinante 4 die Zahlen a'', b'', c'', d'', so gelten die Gleichungen:

---

*) Übrigens bemerke man, dass sich im Falle eines jeden Typus aus zweien der Congruenzen (5) die beiden anderen herstellen lassen.

$$2a'' = aa'\varkappa\lambda\mu + bb' \cdot \left(\tfrac{p_2''}{\varkappa}\right) \cdot \lambda \cdot \left(\tfrac{r_2'}{\mu}\right) - cc'\varkappa \cdot \left(\tfrac{q_2''}{\lambda}\right) \cdot \left(\tfrac{r_2''}{\mu}\right)$$
$$+ dd' \cdot \left(\tfrac{p_2''}{\varkappa}\right) \cdot \left(\tfrac{q_2''}{\lambda}\right) \cdot \mu,$$

$$2b'' = ab' \cdot \left(\tfrac{p_1}{\varkappa}\right) \cdot \lambda \cdot \left(\tfrac{r_1}{\mu}\right) + ba' \cdot \left(\tfrac{p_1'}{\varkappa}\right) \cdot \lambda \cdot \left(\tfrac{r_1'}{\mu}\right) + cd' \cdot \left(\tfrac{p_1}{\varkappa}\right) \cdot \left(\tfrac{q_2''}{\lambda}\right) \cdot \left(\tfrac{r_1'}{\mu}\right)$$
$$- dc' \cdot \left(\tfrac{p_1'}{\varkappa}\right) \cdot \left(\tfrac{q_2''}{\lambda}\right) \cdot \left(\tfrac{r_1}{\mu}\right),$$

$$2c'' = ac'\varkappa \cdot \left(\tfrac{q_1}{\lambda}\right) \cdot \left(\tfrac{r_1}{\mu}\right) + bd' \cdot \left(\tfrac{p_2''}{\varkappa}\right) \cdot \left(\tfrac{q_1}{\lambda}\right) \cdot \left(\tfrac{r_1'}{\mu}\right) + ca'\varkappa \cdot \left(\tfrac{q_1'}{\lambda}\right) \cdot \left(\tfrac{r_1'}{\mu}\right)$$
$$- db' \cdot \left(\tfrac{p_2''}{\varkappa}\right) \cdot \left(\tfrac{q_1'}{\lambda}\right) \cdot \left(\tfrac{r_1}{\mu}\right),$$

$$2d'' = ad' \cdot \left(\tfrac{p_1}{\varkappa}\right) \cdot \left(\tfrac{q_1}{\lambda}\right) \cdot \mu + bc' \cdot \left(\tfrac{p_1'}{\varkappa}\right) \cdot \left(\tfrac{q_1}{\lambda}\right) \cdot \left(\tfrac{r_2''}{\mu}\right) - cb' \cdot \left(\tfrac{p_1}{\varkappa}\right) \cdot \left(\tfrac{q_1'}{\lambda}\right) \cdot \left(\tfrac{r_2''}{\mu}\right)$$
$$+ da' \cdot \left(\tfrac{p_1'}{\varkappa}\right) \cdot \left(\tfrac{q_1'}{\lambda}\right) \cdot \mu,$$

wobei man alle in Klammern eingeschlossenen Grössen leicht als ganze Zahlen von Ω erkennt.

Es ist nun hier zu beweisen, dass a'', b'', c'', d'' *ganze* Zahlen von Ω sind, welche die Congruenzen (5) für den Typus (p_1'', q_1'', r_1'') befriedigen. In der That ergiebt sich dies als eine einfache Folge aus der vorausgesetzten Gültigkeit der Congruenzen (5) für die zu combinierenden Substitutionen.

Wir wollen die hier eintretenden Rechnungen z. B. für den Fall wirklich durchführen, dass die Typen der zu combinierenden Substitutionen $(p, 1, 1)$ und $(p, 1, r)$ sind. Es gelten dann erstlich die Congruenzen:

$$\left.\begin{aligned} bv &+ cup + dw \equiv 0 \\ av &\quad + cwr + du \equiv 0 \\ aup &+ bwr \quad + dvq \equiv 0 \\ aw &+ bu + cvq \quad \equiv 0 \end{aligned}\right\} \ (\text{mod. } 2),$$

sowie für die zweite Substitution:

$$\left.\begin{aligned} b'v &+ c'up + d'wr \equiv 0 \\ a'v &\quad + c'w + d'u \equiv 0 \\ a'up &+ b'w + \quad + d'vq \equiv 0 \\ a'wr &+ b'u + c'vq \quad \equiv 0 \end{aligned}\right\} \ (\text{mod. } 2),$$

aus denen wir uns berechnen wollen:

$$(7) \quad \begin{aligned} a &\equiv b\,\tfrac{u}{w} + cq\,\tfrac{v}{w}, \quad d \equiv b\,\tfrac{v}{w} + cp\,\tfrac{u}{w}, \\ b' &\equiv a'p\,\tfrac{u}{w} + d'q\,\tfrac{v}{w}, \quad c' \equiv a'\,\tfrac{v}{w} + d'\,\tfrac{u}{w}, \end{aligned} \qquad (\text{mod. } 2).$$

Für die ganzen Zahlen $2a''$, $2b''$, .. aber finden wir:

$$(8) \quad \begin{cases} 2a'' = aa'p + bb' - cc'pq + dd'q, \\ 2b'' = ab' + ba'r + cd'qr - dc'q, \\ 2c'' = ac'p + bd'r + ca'pr - db', \\ 2d'' = ad' + bc' - cb' + da'. \end{cases}$$

Um nun zunächst die Ganzzahligkeit von a'' zu beweisen, ersetzen wir auf der rechten Seite der Gleichung für $2a''$ die Zahlen a und d auf Grund von (7). Es folgt:

$$2a'' \equiv \frac{b}{w}(a'pu + b'w + d'qv) + \frac{cpq}{w}(a'v + c'w + d'u) \quad \text{(mod 2.)}$$

Da hier rechter Hand in den Klammern durch 2 teilbare Zahlen stehen, so ist auch $2a''$ durch 2 teilbar und also a'' ganzzahlig. Ebenso leicht erweisen sich b'', c'', d'' als ganze Zahlen.

Der Typus der combinierten Substitution ist $(1, 1, r)$. Wir haben also zweitens zu zeigen, dass folgende Congruenzen statt haben:

$$(9) \quad \begin{cases} \quad b''v + c''u + d''wr \equiv 0 \\ a''v + c''w + d''up \equiv 0 \\ a''u + b''w + d''vq \equiv 0 \\ a''wr + b''up + c''vq + \equiv 0 \end{cases} \quad \text{(mod. 2).}$$

Um etwa die erste dieser Congruenzen nachzuweisen, berechnen wir aus (8):

$$2(b''v + c''u + d''wr)$$
$$= a(b'v + c'pu + d'wr) + b(a'vr + d'ur + c'wr)$$
$$+ c(d'vqr + a'upr - b'wr) - d(c'vq + b'u - a'wr).$$

Hier stehen rechter Hand in allen vier Klammern durch 2 teilbare Zahlen. Wir gewinnen somit eine modulo 4 gültige Congruenz, falls wir in der letzten Gleichung a und d auf Grund von (7) ersetzen. Die rechte Seite der hierbei eintretenden Congruenz ordnen wir nach b und c an und finden so:

$$2(b''v + c''u + d''wr) \equiv b\left[2a'vr + 2d'ur + \frac{c'}{w}(u^2p - v^2q + w^2r)\right]$$
$$+ c\left[2a'upr + 2d'vqr + \frac{b'}{w}(v^2q - u^2p - w^2r)\right], \quad \text{(mod. 4).}$$

Unter Benutzung der Congruenz (3) ergiebt sich hieraus weiter:

$$2(b''v + c''u + d''wr) \equiv 2br(a'v + c'w + d'u)$$
$$+ 2cr(a'up + b'w + d'vq)$$

als eine modulo 4 geltende Congruenz. Die rechte Seite ist aber $\equiv 0$ (mod. 4), und also gilt in der That die erste Congruenz (9). Die übrigen drei ergeben sich durch entsprechende Rechnungen. —

Die Gruppe aller durch (3) und (5) charakterisierten quadrimodularen Substitutionen möge als die „quadrimodulare" Gruppe $[p, q, r]$ bezeichnet werden. In ihr ist die im vorigen Paragraphen bestimmte „unimodulare" Gruppe $[p, q, r]$ als Untergruppe enthalten.

§ 3. Hilfssätze aus der Theorie der Einheiten.

Der Untersuchung der Discontinuität unserer Gruppen haben wir einige Entwicklungen, die Einheitentheorie betreffend, vorauszusenden.

Die n mit Ω conjugierten Körper, welche übrigens teilweise, ja selbst gänzlich mit einander identisch sein dürfen, mögen Ω, Ω_1, Ω_2, ..., Ω_{n-1} heissen. Es mögen im ganzen λ unter diesen Körpern reell sein, so dass die $(n - \lambda)$ übrigen imaginär sind; da sie zu Paaren conjugiert sind, so ist $n - \lambda = 2\mu$ eine gerade Zahl.

Setzt man alsdann:

$$(1) \qquad \nu = \lambda + \mu - 1 = \frac{n + \lambda - 2}{2},$$

so lassen sich aus Ω gerade genau ν und nicht mehr Einheiten E_1, E_2, ..., E_ν herausgreifen, die in dem Sinne von einander unabhängig sind, dass eine Gleichung:

$$E_1^{a_1} \cdot E_2^{a_2} \cdots E_\nu^{a_\nu} = 1$$

vermöge ganzer rationaler, nicht durchgängig verschwindender Zahlen a_1, a_2, ..., a_ν in keiner Weise befriedigt werden kann[*]).

Ein solches System unabhängiger Einheiten in Ω kann man aber nicht nur in einer, sondern in unendlich vielen Weisen auswählen; und jedem solchen System gehört eine bestimmte ganze rationale und positive Zahl d als „Discriminante" zu. Jede Einheit E lässt sich im gewählten System auf eine und nur eine Weise in der Gestalt darstellen:

$$(2) \qquad E = \varepsilon \cdot E_1^{\frac{a_1}{d}} \cdot E_2^{\frac{a_2}{d}} \cdots E_\nu^{\frac{a_\nu}{d}},$$

wo a_1, ..., a_ν ganze rationale Zahlen sind und ε eine in Ω vorkommende Einheitswurzel bedeutet. Es kommen in Ω nur endlich viele Einheitswurzeln ε vor, und speciell für reelle Körper hat man nur $\varepsilon = \pm 1$.

---

[*]) Dies ergiebt sich aus dem fundamentalen Satze Dirichlet's über die Existenz von Einheiten in beliebigen algebraischen Körpern; siehe die Berliner Monatsberichte von 1846 oder auch die Darstellung in Dirichlet-Dedekind, Vorlesungen über Zahlentheorie, pg. 590 der 4. Aufl.

Es giebt Systeme $E_1, \ldots, E_v$ von der Discriminante $d = 1$; aber wir legen kein Gewicht auf den Gebrauch eines solchen. Ist $d > 1$, so ist nicht gesagt, dass in (2) bei der Darstellung der übrigen Einheiten E von Ω jede mögliche Combination ganzer rationaler Zahlen $a_1, \ldots, a_v$ auftreten kann. Sicher aber gewinnen wir stets dann eine in Ω enthaltene Einheit E, wenn $\varepsilon = \pm 1$ gesetzt wird und sämtliche Zahlen $a_1, \ldots, a_v$ als Multipla von d gewählt werden. Man kann demnach sagen, *dass es v-fach unendlich viele Einheiten in Ω giebt.* —

Ist nun s irgend eine ganze Zahl aus Ω, die jedoch nicht rein quadratisch sein soll, so entspringt aus Ω durch Adjunction von $\sqrt{s}$ ein Körper $2n^{\text{ten}}$ Grades Ω', für welchen wir die vorstehenden, die Einheiten betreffenden Abzählungen gleichfalls durchführen wollen.

Wir bemerken vorab, dass sich alle ganzen Zahlen von Ω' in der Gestalt $\dfrac{a + b\sqrt{s}}{\sigma}$ darstellen lassen, wo σ eine ganze rationale Zahl ist, während a und b ganze Zahlen aus Ω bedeuten. Lassen wir gemeinsame rationale ganze Factoren von a, b und σ nicht zu, so werden die hierbei auftretenden Zahlen σ nur eine *endliche* Anzahl von Werten annehmen können. Brauchen wir nämlich zur Darstellung der ganzen Zahlen a, b von Ω die Basis $[\omega_1, \omega_2, \ldots, \omega_n]$, so liegt der Darstellung der ganzen Zahlen von Ω' in der Gestalt $\dfrac{a + b\sqrt{s}}{\sigma}$ die Basis:

(3) $[\omega_1, \omega_2, \ldots, \omega_n, \omega_1\sqrt{s}, \omega_2\sqrt{s}, \ldots, \omega_n\sqrt{s}]$

zu Grunde. Bezeichnen wir die Discriminante dieser Basis durch D, so ist σ ein Teiler von D^*); hieraus aber ergiebt sich unsere Behauptung über σ.

Endlich setzen wir noch hinzu, dass sich unter den mit $\dfrac{a + b\sqrt{s}}{\sigma}$ conjugierten Zahlen stets $\dfrac{a - b\sqrt{s}}{\sigma}$ findet, und dass diese Zahl gleichfalls in Ω' enthalten ist. Zwei solche Zahlen wollen wir als *„innerhalb Ω' conjugiert"* bezeichnen. Eine mit einer in Ω oder Ω' enthaltenen Einheitswurzel conjugierte Zahl ist natürlich stets wieder eine Einheitswurzel des gleichen Grades. —

Um nun die *Mannigfaltigkeit der Einheiten in Ω'* näher zu betrachten, bezeichnen wir die mit Ω' conjugierten Körper durch Ω', Ω_1', $\ldots$, Ω'_{2n-1}. Diese Körper sind zu Paaren identisch; denn

---

*) Man sehe hierüber die *dritte* Aufl. von Dirichlet-Dedekind, *Vorlesungen über Zahlentheorie*, pg. 494 u. f.

der Zusatz von $\sqrt{s}$ zu Ω wird keinen anderen Körper erzeugen, als
der Zusatz von $-\sqrt{s}$. Sind nun unter den Körpern Ω_i' im ganzen
$2\varkappa$ reelle, so sind die in ihnen enthaltenen Körper Ω_k natürlich gleichfalls reell, und also gilt die Ungleichung $\varkappa < \lambda$. *Nach dem Dirichletschen Satze giebt es dann in Ω insgesamt $(n + \varkappa - 1)$ unabhängige
Einheiten, in welchen jede weitere nach Analogie von* (2) *darstellbar ist.*
In ein solches System unabhängiger Einheiten nehmen wir an erster
Stelle die oben gebrauchten Einheiten E_1, E_2, .., E_ν von Ω wieder
auf. Die übrig bleibenden

(4) $$m = n + \varkappa - \nu - 1 = \frac{n + 2\varkappa - \lambda}{2}$$

Einheiten, welche e_1, .., e_m heissen mögen, werden die Gestalt
$\dfrac{a + b\sqrt{s}}{\sigma}$ haben; und die hierbei zur Geltung kommenden Zahlen a, b
werden durchgängig von null verschieden sein, da andrenfalls Ab-
hängigkeit von E_1, .., E_ν vorliegen würde. —
    Zu einer besonders geeigneten Auswahl von e_1, .., e_m führt die
folgende Betrachtung. Die mit e innerhalb Ω' conjugierte Zahl $\bar{e}$ ist
wieder eine Einheit; und es ist $e \cdot \bar{e} = E$ offenbar eine Einheit in Ω.
Setzt man nun $e' = e^2 E^{-1}$, so ist e' eine durch die Eigenschaft ausgezeichnete Einheit, dass e', mit ihrer innerhalb Ω' conjugierten Zahl
$\bar{e}'$ multipliciert, $\bar{e}e' = 1$ liefert. Da umgekehrt $e = \sqrt{e'E}$ ist, so können
wir e durch e' ersetzen. Wir denken daraufhin sogleich *das System
der m Einheiten* e_1, e_2, ..., e_m *so gewählt, dass die einzelne unter ihnen,
mit ihrer innerhalb Ω' conjugierten Einheit multipliciert, das Product* 1
liefert. —
    Die vorstehenden Erörterungen geben uns nun unmittelbar die
Mittel, über die Auflösbarkeit der der *Pell'schen Gleichung* der rationalen
Zahlentheorie entsprechenden Gleichung:

(5) $$a^2 - sb^2 = \sigma^2$$

in ganzen Zahlen des Körpers Ω endgültige Angaben zu machen;
wenigstens sofern es sich nur um solche Lösungen handeln soll, bei
denen $\dfrac{a + b\sqrt{s}}{\sigma}$ eine ganze Zahl und damit eine Einheit in Ω' ist. Wir
schliessen dann nämlich sofort auf eine Darstellung:

$$\frac{a + b\sqrt{s}}{\sigma} = \varepsilon' \cdot E^{\frac{a}{d}} \cdot e_1^{\frac{a_1}{d}} \cdot e_2^{\frac{a_2}{d}} \cdots e_m^{\frac{a_m}{d}},$$

wo ε' eine in Ω' enthaltene Einheitswurzel und E eine Einheit von
Ω ist, während d die Discriminante des Systems E_1, .., E_ν, e_1, .., e_m

bedeutet. Wir nennen nun den Grad der Einheitswurzel ε' etwa t und schliessen aus der letzten Gleichung auf die Richtigkeit der folgenden:

$$\left(\frac{a + b\sqrt{s}}{\sigma} \cdot \frac{a - b\sqrt{s}}{\sigma}\right)^t = (\varepsilon'\bar{\varepsilon}')^t \cdot E^{\frac{2at}{d}} \cdot (e_1\bar{e}_1)^{\frac{a_1 t}{d}} \cdots (e_m\bar{e}_m)^{\frac{a_m t}{d}},$$

welche sich sofort zusammenzieht auf $E^{2at} = 1$. Es ist hiernach E selber eine Einheitswurzel, und also gilt der Ansatz:

$$(6) \qquad \frac{a + b\sqrt{s}}{\sigma} = \varepsilon \cdot e_1^{\frac{a_1}{d}} \cdot e_2^{\frac{a_2}{d}} \cdots e_m^{\frac{a_m}{d}},$$

unter ε weiter eine Einheitswurzel aus $\varOmega'$ verstanden. Wir erinnern daran, dass in $\varOmega'$ nur *endlich* viele solche Einheitswurzeln vorkommen.

Es führt nun nicht nur jede Lösung der Gleichung (5) auf eine Darstellung (6), sondern auch umgekehrt werden wir jedenfalls dann eine gewünschte Lösung von (5) erhalten, wenn wir in (6) alle Zahlen a_k als Multipla von d wählen und $\varepsilon = 1$ setzen. *Es giebt demnach m-fach unendlich viele Auflösungen der Gleichung (5).*

Dieses Resultat können wir nun noch etwas weiter vereinfachen. Nach einem aus der rationalen Zahlentheorie sehr bekannten Algorithmus kann man aus zwei Auflösungen der Gleichung (5) immer eine dritte:

$$\frac{a'' + b''\sqrt{s}}{\sigma''} = \frac{a + b\sqrt{s}}{\sigma} \cdot \frac{a' + b'\sqrt{s}}{\sigma'}$$

herstellen*). Speciell gewinnen wir die einfach unendliche Reihe von Lösungen:

$$(7) \qquad \left(\frac{a + b\sqrt{s}}{\sigma}\right)^k = \frac{a_k + b_k\sqrt{s}}{\sigma_k}, \quad k = -\infty, \ldots, +\infty.$$

In dieser Reihe tritt für einen endlichen Exponenten k_0 und damit für alle Multipla von k_0 der Nenner $\sigma_k = 1$ auf.

Man reduciere nämlich die Zahlentripel a_k, b_k, σ_k modulo D^2, wenn D wie oben die Discriminante der Basis (3) ist. Erweisen sich hierbei die zu den Exponenten k und $l > k$ gehörenden Tripel als congruent:

$$(8) \qquad a_k \equiv a_l, \quad b_k \equiv b_l, \quad \sigma_k \equiv \sigma_l \quad (\text{mod. } D^2),$$

so ist insbesondere $\sigma_k = \sigma_l$, da beide Zahlen Teiler von D sind. Weiter aber ergiebt sich:

$$\left(\frac{a + b\sqrt{s}}{\sigma}\right)^{l-k} = \frac{(a_k a_l - s b_k b_l) + (a_k b_l - a_l b_k)\sqrt{s}}{\sigma_k^2}.$$

---

*) Siehe Dirichlet-Dedekind, a. a. O. pg. 209 ff. (4te Aufl.).

Hier sind beide Klammern rechter Hand durch σ_k^2 teilbar; denn da σ_k in D aufgeht, hat man als Folge von (8):

$$a_k b_l - a_l b_k \equiv 0, \quad a_k a_l - s b_k b_l \equiv a_k^2 - s b_k^2 = \sigma_k^2 \quad (\text{mod. } \sigma_k^2).$$

Im Exponenten $(l - k)$ haben wir somit die postulierte Zahl k_0 oder aber ein Multiplum derselben gewonnen.

Man bestimme nun für jede der m Einheiten $e_1, .., e_m$ den zugehörigen Exponenten k_0 und erhebe die betreffende Einheit e_i in die Potenz k_0. Auf diese Weise entspringt ein System von Einheiten $e_1', e_2', .., e_m'$, aus denen wir mit irgend welchen ganzen rationalen Exponenten $a_1, .., a_m$ die Zahl:

$$a + b\sqrt{s} = e_1'^{a_1} \cdot e_2'^{a_2} \cdots e_m'^{a_m}$$

herstellen. Dieselbe liefert eine Auflösung der Gleichung:

(9) $$a^2 - s b^2 = 1$$

in ganzen Zahlen a, b von Ω. Den oben ausgesprochenen Satz über die Mannigfaltigkeit der Auflösungen der Gleichung (5) können wir demnach dahin ergänzen, *dass auch die Gleichung* (9) *insgesamt m-fach unendlich viele Auflösungen in ganzen Zahlen a, b des Körpers Ω zulässt, wo m die in Formel* (4) *bestimmte Anzahl ist.*

Dieses letzte Ergebnis wird das Fundament für die Untersuchung der Discontinuität unserer Gruppen $[p, q, r]$ sein.

§ 4. Die Discontinuität der Gruppen $[p, q, r]$ mit reellen Substitutionscoefficienten.

Soll die einzelne Gruppe $[p, q, r]$ ausschliesslich reelle Substitutionscoefficienten haben, so werden wir den Zahlkörper Ω *reell* und die Zahlen p, q, r *positiv* wählen. Handelt es sich überdies um die erste der beiden in § 2 (pg. 588) besprochene Gruppenerweiterungen, so lassen wir hierbei nur *reelle* Nenner zu.

Bei der Frage nach der *eigentlichen Discontinuität* beschränken wir uns zunächst ausschliesslich auf die Untersuchung der (unimodularen) *Hauptuntergruppe* des Tripels p, q, r, welche letztere ja in allen weiteren für eben dieses Tripel p, q, r construirten Gruppen enthalten ist. Möge diese Hauptuntergruppe kurz Γ genannt werden.

Innerhalb Γ sondere man nun alle hyperbolischen Substitutionen mit den Fixpunkten $\zeta = 0$ und $\zeta = \infty$ aus. Kommen überhaupt solche Substitutionen in Γ vor, so werden sie insgesamt eine cyclische Gruppe bilden, welche eine *einfach* unendliche Schar von Substitutionen darstellt.

Die hier in Rede stehenden Substitutionen haben $c = d = 0$ und werden somit gerade vollständig von allen Auflösungen der Gleichung $a^2 - prb^2 = 1$ in ganzen Zahlen a, b des Körpers Ω geliefert. Soll demnach unsere Gruppe Γ eigentlich discontinuierlich sein, so darf es nur einfach unendlich viele oder überhaupt keine Lösungen von $a^2 - prb^2 = 1$ geben. Setzen wir also $s = pr$ in die Formeln des § 3 ein, so muss die hierfür zu berechnende Anzahl m entweder den Wert 0 oder 1 haben.

Nun war $2m = n + 2\varkappa - \lambda$, wo man die Bedeutung der Anzahlen $\varkappa$ und λ aus dem vorigen Paragraphen entnehme. Soll $m = 0$ sein, so ist $\lambda = n + 2\varkappa$. Diese Gleichung ist jedoch nicht möglich, da $\lambda \leq n$ ist und im vorliegenden Falle wegen des durch Zusatz von $\sqrt{pr}$ entspringenden *reellen* Körpers Ω' die Zahl $\varkappa > 0$ ist. Soll weiter $m = 1$ sein, so ist $\lambda = n + 2(\varkappa - 1)$. Wegen $\lambda \leq n$ und $\varkappa \geq 1$ ist diese Gleichung nur lösbar durch $\lambda = n$ und $\varkappa = 1$. Dies heisst, dass alle mit Ω conjugierten Körper Ω, Ω_1, Ω_2, ..., Ω_{n-1} *reell* sein müssen und abgesehen von pr selber alle mit pr conjugierten Zahlen $p_1 r_1$, $p_2 r_2$, ..., $p_{n-1} r_{n-1}$ *negative* Werte besitzen müssen.

Eine ganz entsprechende Überlegung gilt für diejenigen in Γ enthaltenen hyperbolischen Substitutionen, welche die beiden Fixpunkte $\zeta = 1$ und $\zeta = -1$ haben. Diese Substitutionen sind durch $b = c = 0$ charakterisiert und werden somit von allen Lösungen der Gleichung $a^2 - d^2 pq = 1$ in ganzen Zahlen a, d des Körpers Ω geliefert. Hier wird man zu dem Schlusse geführt, dass abgesehen von pq selbst alle mit pq conjugierten Zahlen $p_1 q_1$, ..., $p_{n-1} q_{n-1}$ *negative* Zahlwerte haben müssen.

Die beiden gefundenen Bedingungen sind nun zur eigentlichen Discontinuität von Γ auch bereits ausreichend; wir können in der That den folgenden Satz beweisen: *Ist Ω reell und handelt es sich um lauter reelle Substitutionen, so ist die Hauptuntergruppe des Tripels p, q, r eigentlich discontinuierlich und also eine Hauptkreisgruppe mit endlichem Discontinuitätsbereich, wenn folgende drei Bedingungen zugleich erfüllt sind:*

I. Alle n conjugierten Körper Ω, Ω_1, ..., Ω_{n-1} müssen reell sein.

II. Alle mit pr conjugierten Zahlen bis auf pr selbst müssen negativ sein.

III. Alle mit pq conjugierten Zahlen bis auf pq selbst müssen negativ sein*).

---

*) Die anfänglich (pg. 586) geforderte Bedingung, dass pr und pq innerhalb Ω keine Quadrate sein dürfen, wird jetzt durch die Forderungen I, II und III von selbst erfüllt.

Dass diese Bedingungen zur eigentlichen Discontinuität von Γ ausreichend sind, zeigt man so. Aus der Gleichung:

$$(1) \qquad a^2 - b^2 pr + c^2 rq - d^2 qp = 1$$

folgen die $(n-1)$ weiteren mit jenen conjugierten Gleichungen:

$$(2) \qquad \begin{cases} a_1^2 - b_1^2 p_1 r_1 + c_1^2 r_1 q_1 - d_1^2 q_1 p_1 = 1, \\ a_2^2 - b_2^2 p_2 r_2 + c_2^2 r_2 q_2 - d_2^2 q_2 p_2 = 1, \\ \quad . \qquad . \qquad . \qquad . \qquad . \\ a_{n-1}^2 - b_{n-1}^2 p_{n-1} r_{n-1} + c_{n-1}^2 r_{n-1} q_{n-1} - d_{n-1}^2 q_{n-1} p_{n-1} = 1. \end{cases}$$

Da zufolge II und III die Zahlen $p_1 r_1, \ldots,$ sowie $q_1 p_1, \ldots$ negativ und also $r_1 q_1, \ldots$ positiv sind, so stehen in den $(n-1)$ Gleichungen (2) linker Hand überall „Summen" von je vier „positiven" Zahlen. Es folgt:

$$(3) \qquad |a_k| \leqq 1, \quad |b_k| \leqq \frac{1}{\sqrt{-p_k r_k}}, \quad |c_k| \leqq \frac{1}{\sqrt{r_k q_k}}, \quad |d_k| \leqq \frac{1}{\sqrt{-q_k p_k}}$$

für alle $k = 1, 2, \ldots, n-1$. Nun giebt es nach einem bekannten Satze[*]) in Ω nur eine beschränkte Anzahl ganzer Zahlen a, welche der Forderung genügen, dass die absoluten Beträge $|a|, |a_1|, \ldots, |a_{n-1}|$ der n conjugierten Zahlen $a, a_1, \ldots, a_{n-1}$ zugleich unterhalb einer gegebenen positiven und beliebig gewählten Grenze C liegen. Fordern wir demnach dass $|a|, |b|, |c|, |d|$ unterhalb einer solchen Grenze C bleiben, so giebt es wegen der immer bestehenden Ungleichungen (3) nur eine *endliche* Anzahl zulässiger Quadrupel a, b, c, d und umsomehr nur eine endliche Anzahl zulässiger Substitutionen der Gruppe Γ. Dies wäre aber unmöglich, falls Γ infinitesimale Substitutionen hätte; dann nämlich würden sich bereits in nächster Nähe der Wertcombination $a = 1, b = c = d = 0$ unendlich viele in Γ enthaltene Substitutionen finden. Die eigentliche Discontinuität von Γ ist hiermit bewiesen. —

Das gleiche Beweisverfahren zeigt auch noch, *dass unter Gültigkeit der Bedingungen I, II und III diejenigen Gruppen, welche wir durch die in § 2 pg. 588 besprochenen Erweiterungen herstellten, gleichfalls eigentlich discontinuierlich sind.* Wir dürfen uns auch bei diesen erweiterten Gruppen auf die Substitutionen des Haupttypus beschränken; letztere nämlich bilden jeweils eine Untergruppe, die in der Gesamtgruppe höchstens den Index 8 hat.

Bei der einzelnen erweiterten Gruppe tritt nun an Stelle der Gleichungen (1) und (2) das folgende System:

---

[*]) Cf. Dirichlet-Dedekind, a. a. O., pg. 591 (4te Aufl.).

$$(4)\begin{cases} a^2 - b^2 pr + c^2 rq - d^2 qp = v^2, \\ a_1{}^2 - b_1{}^2 p_1 r_1 + c_1{}^2 r_1 q_1 - d_1{}^2 q_1 p_1 = v_1{}^2, \\ \cdot \quad \cdot \quad \cdot \quad \cdot \quad \cdot \quad \cdot \quad \cdot \\ a_{n-1}^2 - b_{n-1}^2 p_{n-1} r_{n-1} + c_{n-1}^2 r_{n-1} q_{n-1} - d_{n-1}^2 q_{n-1} p_{n-1} = v_{n-1}^2. \end{cases}$$

Hier bedeuten die Zahlen v, v_1, ..., v_{n-1} übereinstimmend den Wert 2, falls es sich um die quadrimodulare Gruppe $[p, q, r]$ handelt; bei der ersten Gruppenerweiterung des § 2 (pg. 588) gehören die Zahlen v, welche zulässig sind, einer begrenzten Anzahl reeller ganzer algebraischer Zahlen an. In jedem Falle gelingt der Beweis des Nichtvorkommens infinitesimaler Substitutionen innerhalb Γ auf Grund der Gleichungen (4) durch die oben bereits befolgte Überlegung. —

Um im Zusammenhang hiermit noch einige weitere Angaben über die Natur unserer Gruppen zu machen, knüpfen wir zunächst wieder an die Hauptuntergruppe Γ des Tripels p, q, r und werfen die Frage auf, ob diese Gruppe auf der reellen ζ-Axe (dem Hauptkreise) eigentlich discontinuierlich ist oder nicht.

Um hierüber zu entscheiden, bilden wir mit Hilfe dreier ganzen Zahlen A, B, C aus Ω die *binäre quadratische Form*:

$$(5) \quad (A\sqrt{rq} - C\sqrt{qp})x^2 + 2B\sqrt{pr}\,xy + (A\sqrt{rq} + C\sqrt{qp}).$$

Wir bezeichnen diese Form als *„zur Gruppe Γ des Tripels p, q, r gehörig"*, weil nämlich bei Transformation der Form (5) vermöge einer durch Γ gelieferten Substitution:

$$(6) \quad \begin{aligned} x &= (a + b\sqrt{pr})x' + (c\sqrt{r} + d\sqrt{p})\sqrt{q}\,y', \\ y &= (-c\sqrt{r} + d\sqrt{p})\sqrt{q}\,x' + (a - b\sqrt{pr})y' \end{aligned}$$

wieder eine Form der gleichen Bauart und derselben Determinante:

$$(7) \qquad D = -(A^2 qr - B^2 rp - C^2 pq)$$

entspringt.

Für die Formen (5) lässt sich nun auf Grund der Gruppe Γ eine Theorie entwerfen, welche an der Behandlung der Gauss'schen Formen im vorletzten Kapitel (pg. 448) bez. in „M." I pg. 243ff. ihr Vorbild findet. Wir verfolgen dies im speciellen für das Problem der Transformation der *indefiniten* Formen (derjenigen mit $D > 0$) in sich. Auf diese Weise gewinnen wir nämlich einen Überblick über die in der Gruppe Γ enthaltenen cyclischen hyperbolischen Untergruppen.

Soll eine einzelne vorgelegte Form (5) mit $D > 0$ durch die Substitution (6) in sich transformiert werden, so müssen die beiden für ζ quadratischen Gleichungen:

$$(A\sqrt{rq} - C\sqrt{pq})\zeta^2 + 2B\sqrt{pr}\,\zeta + (A\sqrt{rq} + C\sqrt{pq}) = 0,$$
$$(c\sqrt{rq} - d\sqrt{pq})\zeta^2 + 2b\sqrt{pr}\,\zeta + (c\sqrt{rq} + d\sqrt{pq}) = 0$$

gleiche Wurzeln haben. Es müssen sonach, unter σ und u zwei ganze Zahlen aus Ω verstanden, die Gleichungen:

$$\sigma c = uA, \quad \sigma b = uB, \quad \sigma d = uC$$

gelten. Setzen wir weiter $\sigma a = t$, so folgt:

$$\sigma^2(a^2 - b^2 pr + c^2 rq - d^2 qp) = t^2 + (A^2 qr - B^2 rp - C^2 pq)u^2,$$

eine Gleichung, welche man sofort umgestaltet in:

(8) $$t^2 - Du^2 = \sigma^2.$$

Man liest nun aus Gleichung (7) unmittelbar ab, dass zufolge der Bedingungen I, II, und III alle mit D conjugierten Zahlen ausser D selbst negative Zahlwerte haben. Nach den Sätzen des vorigen Paragraphen gestattet also die Gleichung (8) bereits für $\sigma = 1$ *einfach* unendlich viele Auflösungen in ganzen Zahlen t, u von Ω. Diese werden ebenso viele Substitutionen mit:

$$a = t, \quad b = uB, \quad c = uA, \quad d = uC$$

liefern, welche die vorgelegte Form in sich transformieren. Es ist hiernach das Ergebnis gewonnen: *Zu jeder indefiniten Form* (5) *gehört eine in der Hauptuntergruppe* Γ *des Tripels* p, q, r *enthaltene cyclische hyperbolische Gruppe, deren Substitutionen die Form in sich transformieren.* —

Greifen wir nun auf der reellen ζ-Axe irgend zwei verschiedene Punkte willkürlich auf, so können wir stets noch eine indefinite Form (5) angeben, deren Nullpunkte jenen beiden Punkten so nahe kommen, als man will. Ist Ω der rationale Körper, so ist dieser Satz aus dem vorigen Kapitel bekannt; denn hier kommen wir ja auf die daselbst mit aller Ausführlichkeit behandelten Gruppen zurück. Für den Fall eines Körpers Ω zweiten oder höheren Grades aber braucht man nur zu bemerken, dass hier die reelle ζ-Axe bereits von den Bildpunkten der „ganzen" Zahlen von Ω überall dicht bedeckt erscheint.

Aus diesen Verhältnissen geht mit Rücksicht auf den eben zuvor abgeleiteten Satz folgendes Ergebnis hervor: *Die Hauptuntergruppe des Tripels* p, q, r *und damit überhaupt alle vermöge dieses Zahlentripels nach § 1 und 2 pg. 586 ff. zu definierenden Gruppen sind zwar im Innern der* ζ-*Halbebene, aber keineswegs auf der reellen* ζ-*Axe eigentlich discontinuierlich.*

Für den Fall, dass Ω der Körper der rationalen Zahlen ist, ordnen sich, wie bereits wiederholt bemerkt wurde, die Hauptkreisgruppen des vorigen Kapitels ein. Für diese Gruppen konnten wir aus der Theorie der ternären quadratischen Formen den Schluss ziehen, dass sie Hauptkreisgruppen *endlicher* Charaktere (p, n) sind. In allen bei Körpern Ω von höherem als ersten Grade wirklich untersuchten Einzelfällen ist dieser Satz von der Endlichkeit des Charakters (p, n) bestehen geblieben. Es ist indessen bislang nicht möglich gewesen, über seine etwaige allgemeine Gültigkeit zu entscheiden. —

Wir fügen hier gleich noch einige Ausführungen über das *Vorkommen parabolischer und elliptischer Substitutionen* an.

Kommen in einer einzelnen Gruppe des Tripels p, q, r überhaupt *parabolische* Substitutionen vor, so finden sich auch parabolische Substitutionen vom Haupttypus. Solche aber sind durch $a = \pm 1$ charakterisiert, und die bei ihnen eintretenden ganzen Zahlen b, c, d befriedigen die Gleichung:

$$- pr \cdot b^2 + rq \cdot c^2 - qp \cdot d^2 = 0.$$

Hat nun Ω einen Grad $n > 1$, so gehe man zur conjugierten Gleichung über:

$$(- p_1 r_1) \cdot b_1^2 + r_1 q_1 \cdot c_1^2 + (- q_1 p_1) \cdot d_1^2 = 0.$$

Zufolge der Bedingungen I, II, und III pg. 598 ist keines der Glieder der hier links stehenden dreigliedrigen Summe negativ. Es ist somit notwendig $b_1 = c_1 = d_1 = 0$ und also auch $b = c = d = 0$, d. h. die in Ansatz gebrachte Substitution ist die Identität. *Sobald Ω vom rationalen Körper verschieden ist, können parabolische Substitutionen in den Gruppen der Tripel p, q, r niemals auftreten.* Diese Gruppen können demnach nie mit der Modulgruppe commensurabel werden. Wann bei Gruppen des rationalen Körpers Ω parabolische Substitutionen auftreten, ist pg. 518 erörtert.

Eine *elliptische* Substitution der Hauptuntergruppe hat $|a| < 1$. Für die mit a conjugierten Zahlen hat man zufolge (3) pg. 599 die Bedingung $|a_k| \leq 1$. Es ist somit die Norm $N(a)$ von a absolut < 1 und also als ganze rationale Zahl $= 0$. Hieraus folgt $a = 0$, d. h. die Substitution ist von der Periode zwei. *In der Hauptuntergruppe giebt es an elliptischen Substitutionen höchstens solche von der Periode zwei.*

Anders verhalten sich in dieser Hinsicht indes die erweiterten Gruppen des § 2 pg. 588 ff. *In ihnen treten elliptische Substitutionen auch höherer Perioden auf,* wobei in jedem Falle die möglicher Weise vorkommenden Perioden durch den Grad n des Körpers Ω auf eine gewisse endliche Anzahl von Werten eingeschränkt bleiben. Wir berufen uns in dieser Hinsicht der Kürze halber auf die späteren Einzelausführungen. —

Endlich finde noch folgende Bemerkung hier Platz, die wir der Kürze halber auf die Hauptuntergruppe Γ irgend eines Tripels p, q, r beziehen, welch' letzteres natürlich den Bedingungen II und III genügen muss· Ist $n > 1$, und ersetzt man Ω durch einen der conjugierten Körper $\Omega_1, \Omega_2, \ldots, \Omega_{n-1}$, so werden die mit den Substitutionen von Γ „conjugierten" Substitutionen selbstverständlich wieder eine Gruppe bilden. Wir gelangen so zu $(n-1)$ Gruppen $\Gamma_1, \ldots, \Gamma_{n-1}$, welche unter sich, sowie mit Γ isomorph sind. *Keine unter diesen* $(n-1)$ *Gruppen kann eigentlich discontinuierlich sein.* Man findet nämlich nach pg. 18, dass alle diese Gruppen $\Gamma_1, \ldots, \Gamma_{n-1}$ wegen der Bedingungen I, II und III pg. 598 *elliptische Rotationsgruppen* sind; und letztere sind bekanntlich nur dann eigentlich discontinuierlich, wenn sie von endlicher Ordnung sind.

§ 5. Die Discontinuität der Gruppen $[p, q, r]$ mit complexen Substitutionscoefficienten.

Um Gruppen mit complexen Substitutionscoefficienten zu construieren, kann man erstlich bei *reellem* Zahlkörper Ω eine oder mehrere der Zahlen p, q, r *negativ* annehmen. Aber dieser Ansatz würde nicht zu neuen Ergebnissen führen. Beschränken wir uns nämlich auf die Hauptuntergruppe:

$$(1) \qquad \begin{pmatrix} a + b\sqrt{pr}, & c\sqrt{rq} + d\sqrt{qp} \\ -c\sqrt{rq} + d\sqrt{qp}, & a - b\sqrt{pr} \end{pmatrix},$$

so ist zunächst deutlich, dass ein gleichzeitiger Zeichenwechsel von p, q, r ohne Änderung der Substitutionen erlaubt ist. Es wird demnach ausreichend sein, die drei Fälle zu betrachten, dass *eine* der Zahlen p, q, r negativ ist. Wäre aber $p < 0$, so würden zufolge pg. 18 die Substitutionen (1) eine elliptische Rotationsgruppe bilden. Wäre zweitens $q < 0$, so würde unsere Gruppe durch Transformation vermöge der Substitution $\zeta' = i\zeta$ in die Gruppe $[r, -q, p]$ übergehen. Eben deshalb kann aber auch $r < 0$ zu nichts Neuem führen; denn man bemerke, dass die Gruppe $[p, q, r]$ vermöge der Transformation durch $\begin{pmatrix} 1, & 1 \\ -1, & 1 \end{pmatrix}$ in die Gruppe $[p, r, q]$ übergeführt wird, dass also q und r einander coordiniert erscheinen. —

Um bei dieser Sachlage zu neuen Resultaten zu gelangen, hat man den *Zahlkörper Ω imaginär* zu wählen. *Wir werden unter dieser Voraussetzung in der That zu eigentlichen Polyedergruppen gelangen.* Die Bedingungen der eigentlichen Discontinuität, welche wir zunächst für die Hauptuntergruppe $\varGamma$ discutieren, werden dabei durch ganz analoge Betrachtungen, wie im vorigen Paragraphen, festzustellen sein.

Suchen wir erstlich alle in $\varGamma$ enthaltenen Substitutionen zu bestimmen, welche $\zeta = 0$ und $\zeta = \infty$ zu Fixpunkten haben. Es giebt entweder endlich oder unendlich viele Substitutionen dieser Art in $\varGamma$, und im letzteren Falle haben wir entweder eine cyclische Untergruppe oder eine sog. Nichtrotationsgruppe mit zwei Grenzpunkten vor uns (cf. pg. 234 ff.). Eine solche Gruppe ist nun nach pg. 237 aus zwei Substitutionen V_1, V_2 erzeugbar, zwischen denen eine Relation $V_1^{\mu_1} \cdot V_2^{\mu_2} = 1$ mit endlichen ganzzahligen Exponenten μ_1, μ_2 besteht. Die fragliche Gruppe stellt demnach eine *einfach* unendliche Schar von Substitutionen dar. Indem wir die verschiedenen hier möglichen Fälle zusammenfassen, hat sich ergeben, dass es in $\varGamma$ höchstens einfach unendlich viele Substitutionen mit den Fixpunkten $\zeta = 0$ und $\zeta = \infty$ geben darf.

Nun sind die hier in Rede stehenden Substitutionen arithmetisch dadurch charakterisiert, dass für sie $c = d = 0$ ist, während für a und b alle in $\varOmega$ ganzzahligen Lösungen der Gleichung $a^2 - b^2 pr = 1$ heranzuziehen sind. Aber wir fanden im vorletzten Paragraphen, dass es m-fach unendlich viele Lösungen dieser letzteren Gleichung giebt, wobei genau wie oben (pg. 595):

$$(2) \qquad\qquad 2m = n + 2\varkappa - \lambda$$

ist, λ die Anzahl der reellen Körper $\varOmega$, $\varOmega_1$, ..., $\varOmega_{n-1}$ bedeutet und $2\varkappa$ die Anzahl der reellen Körper $\varOmega'$, $\varOmega_1'$, ..., $\varOmega_{2n-1}'$ darstellt.

Nach der vorausgesandten Überlegung darf m, sofern $\varGamma$ eigentlich discontinuierlich sein soll, nur einen der Werte 0 oder 1 bedeuten. Der Wert $m = 0$ ist aber unzulässig; denn zufolge (2) würde $\lambda = n + 2\varkappa$ werden, während doch $\varkappa \geq 0$ und $\lambda \leq n - 2$ ist (wegen unserer Annahme, dass der Körper $\varOmega$ imaginär sei). Es bleibt demnach nur noch die Möglichkeit $m = 1$ und damit $\lambda = n + 2(\varkappa - 1)$. Diese letztere Gleichung liefert dann wegen $\varkappa \geq 0$ und $\lambda \leq n - 2$ als Folgerungen:

$$\lambda = n - 2, \quad \varkappa = 0,$$

so dass abgesehen von $\varOmega$ und dem zu $\varOmega$ conjugiert-complexen Körper alle weiteren $(n - 2)$ conjugierten Körper $\varOmega_k$ reell ausfallen müssen, während die den letzteren $(n - 2)$ Körpern angehörenden mit pr conjugierten Zahlen durchweg die Ungleichung $p_k r_k < 0$ zu befriedigen haben.

Vollständig entsprechende Betrachtungen knüpft man an die in $\varGamma$ enthaltenen Substitutionen mit $b = c = 0$, welche die beiden Punkte

$\zeta = \pm 1$ zu Fixpunkten haben. Hier erscheint dann das Product pr durch pq ersetzt.

Die hiermit gewonnenen Bedingungen der eigentlichen Discontinuität sind nun nicht nur notwendig, sondern auch bereits hinreichend. Beim Ausspruche des betreffenden Theorems nehmen wir an, dass Ω_1 der mit Ω conjugiert complexe Körper sei. Es gilt dann der Satz:

Im Falle eines imaginären Körpers Ω haben wir für ein einzelnes Tripel p, q, r stets und nur dann eine eigentlich discontinuierliche Gruppe Γ, wenn folgende drei Bedingungen gelten:

I. Abgesehen von Ω und dem mit Ω conjugiert complexen Körper Ω_1 müssen alle $(n-2)$ weiteren conjugierten Körper $\Omega_2, \ldots, \Omega_{n-1}$ reell sein.

II. Alle $(n-2)$ den reellen Körpern $\Omega_2, \ldots, \Omega_{n-1}$ angehörenden Producte $p_2 r_2, \ldots, p_{n-1} r_{n-1}$ müssen negativ sein.

III. Desgleichen müssen alle den genannten reellen Körpern angehörenden $(n-2)$ Producte $p_2 q_2, \ldots, p_{n-1} q_{n-1}$ negative Werte haben.

Um diesen Satz zu beweisen, setzen wir erstlich die beiden einander conjugiert complexen Gleichungen:

$$(3) \quad \begin{aligned} a^2 - b^2 pr + c^2 rq - d^2 qp &= 1, \\ a_1^2 - b_1^2 p_1 r_1 + c_1^2 r_1 q_1 - d_1^2 q_1 p_1 &= 1 \end{aligned}$$

an und reihen ihnen die weiteren $(n-2)$ reellen Gleichungen an:

$$a_2^2 - b_2^2 p_2 r_2 + c_2^2 r_2 q_2 - d_2^2 q_2 p_2 = 1,$$

$$(4) \quad \cdots \qquad \cdots \qquad \cdots \qquad \cdots$$

$$a_{n-1}^2 - b_{n-1}^2 p_{n-1} r_{n-1} + c_{n-1}^2 r_{n-1} q_{n-1} - d_{n-1}^2 q_{n-1} p_{n-1} = 1.$$

Hierauf gründet sich eine ähnliche Schlussweise, wie auf die Gleichungen (2) pg. 599. Aus den Bedingungen I, II und III ergiebt sich für $k = 2, 3, \ldots, n-1$ das Bestehen der Ungleichungen:

$$(5) \quad |a_k| \leq 1, \quad |b_k| \leq \frac{1}{\sqrt{-p_k r_k}}, \quad |c_k| \leq \frac{1}{\sqrt{r_k q_k}}, \quad |d_k| \leq \frac{1}{\sqrt{-q_k p_k}}.$$

Sollen nun die absoluten Beträge der Coefficienten α, β, γ, δ von Substitutionen der Gruppe Γ eine willkürlich zu wählende positive Grenze nicht übersteigen, so wird sich damit auch für die absoluten Beträge der ganzen Zahlen a, b, c, d aus Ω eine endliche obere Grenze angeben lassen, die dann für die zu a, b, .. conjugiert complexen Zahlen a_1, b_1, .. ohne weiteres mitgilt. Die Endlichkeit der Anzahl der hier noch zulässigen Quadrupel a, b, c, d ist dann mit Rücksicht auf (5) auf Grund des pg. 599 bei entsprechender Gelegenheit benutzten zahlentheoretischen Satzes evident. Hiermit aber ist zugleich bewiesen, dass infinitesimale Substitutionen in Γ nicht auftreten können.

Die gleiche Schlussweise überträgt sich nun offenbar gerade wie pg. 599 u. f. auch auf diejenigen *erweiterten* Gruppen, welche wir nach § 2 pg. 588 ff. beim Körper Ω und dem Zahltripel p, q, r zu definieren vermögen. *Unter Voraussetzung der Gültigkeit der oben genannten Bedingungen I, II und III sind alle diese Gruppen frei von infinitesimalen Substitutionen.* —

Auch die Betrachtungen von pg. 600 ff. übertragen sich auf die jetzt vorliegenden Gruppen Schritt für Schritt. Die binären quadratischen Formen:

$$(A\sqrt{rq} - C\sqrt{qp})\,x^2 + 2B\sqrt{pr}\,xy + (A\sqrt{rq} + C\sqrt{qp}),$$

welche wir mit Hilfe ganzer Zahlen A, B, C aus Ω bilden, spielen gegenüber unserer jetzigen Gruppe Γ dieselbe Rolle, wie die Dirichletschen Formen bei der Picard'schen Gruppe. Eine leichte Untersuchung zeigt, dass zufolge der Bedingungen I, II und III stets unendlich viele Substitutionen in Γ existieren, welche eine einzelne quadratische Form bezeichneter Art in sich transformieren. Da man nun leicht erkennt, dass die Nullpunkte der fraglichen Formen die ζ-Ebene überall dicht bedecken, so gilt der folgende Satz: *Die vermöge eines imaginären Körpers Ω nach den Methoden von § 1 und § 2 pg. 586 ff. zu definierenden eigentlich discontinuierlichen Gruppen sind eigentliche Polyedergruppen, d. h. sie sind zwar im ζ-Halbraume, aber nicht in der ζ-Ebene eigentlich discontinuierlich.*

In dem niedersten Falle eines *imaginären quadratischen Körpers Ω* sind die Bedingungen I, II und III der eigentlichen Discontinuität stets von selbst erfüllt. Wir werden hier, falls wir Ω als den Körper der Basis [1, i] wählen, auf diejenigen Gruppen zurückgeführt, welche wir im vorigen Kapitel aus den ternären quadratischen Formen mit ganzen complexen Coefficienten ableiteten.

§ 6. Ansatz der zu behandelnden Hauptkreisgruppen des Charakters (0, 3).

Die Tragweite der voraufgehend entwickelten gruppentheoretischen Ansätze wollen wir nur im Gebiete der Hauptkreisgruppen prüfen, und zwar beschränken wir uns, wie bereits oben (pg. 586) hervorgehoben wurde, auf die beiden niedersten Gattungen, welche die Charaktere (0, 3) und (1, 1) haben. Mit dem ersten Falle, wo wir zu *Dreiecksnetzen in der ζ-Halbebene* geführt werden, wollen wir beginnen.

Die einzelne Hauptkreisgruppe [p, q, r] ist stets durch die Spiegelung $\zeta' = -\bar{\zeta}$ der Erweiterung fähig. Auf der andern Seite enthält sie stets die Substitution $\zeta' = -\frac{1}{\zeta}$; denn diese ordnet sich als Substitution des Typus $(1, q, r)$ mit $a = b = d = 0$, $c = 1$ dem Ansatze (1) pg. 586 unter. Wollen wir demnach versuchen, Gruppen von der Signatur $(0, 3; l_1, l_2, l_3)$ als Gruppen $[p, q, r]$ arithmetisch zu erkennen, so haben wir die zugehörigen Dreiecksnetze stets so in der ζ-Halbebene zu lagern, dass die imaginäre Axe sowie der um $\zeta = 0$ mit dem Radius 1 beschriebene Kreis zu den Symmetriekreisen gehören. Das Ausgangsdreieck wollen wir dabei so wählen, dass seine Ecke e_1 bei $\zeta = i$, die zweite e_2 oberhalb $\zeta = i$ auf der imaginären Axe gelegen ist, und dass endlich das Dreieck selbst sich zur linken Seite an die genannte Axe anlagert.

Es folgt aus den eben gemachten Angaben, dass die Periode l_1 der zur ersten Ecke e_1 gehörenden elliptischen Erzeugenden V_1 stets eine *gerade* Zahl ist. Wir lassen nun hier sogleich die Beschränkung eintreten, dass wir den niedersten Fall $l_1 = 2$ allein behandeln. Unter diesen Umständen ist $V_1 = \begin{pmatrix} 0, & 1 \\ -1, & 0 \end{pmatrix}$, während man V_2 mit Rücksicht auf die schon angegebene Lage von e_2 eindeutig durch die Forderung bestimmt findet, dass $V_1 V_2 = V_3^{-1}$ eine Substitution der Periode l_3 ist. *In der That gewinnt man folgende, dem oben fixierten Ausgangsdreieck entsprechende Erzeugende der Gruppe* $(0, 3; 2, l_2, l_3)$:

$$(1) \quad V_1 = \begin{pmatrix} 0, & 1 \\ -1, & 0 \end{pmatrix}, \quad V_2 = \begin{pmatrix} \cos\frac{\pi}{l_2}, & \cos\frac{\pi}{l_3} + \sqrt{\cos^2\frac{\pi}{l_2} + \cos^2\frac{\pi}{l_3} - 1} \\ -\cos\frac{\pi}{l_3} + \sqrt{\cos^2\frac{\pi}{l_2} + \cos^2\frac{\pi}{l_3} - 1}, & \cos\frac{\pi}{l_2} \end{pmatrix}.$$

Werden die vier Coefficienten von V_2 mit dem gemeinsamen Factor 2 behaftet, so wird V_2 zwar *quadrimodular*, aber wir haben alsdann *ganze* algebraische Coefficienten. Hierdurch ist begründet, dass wir die Gruppe $(0, 3; 2, l_2, l_3)$ nach der zweiten in § 2 pg. 589 entwickelten Methode der Erweiterung als eine „quamodridulare" Gruppe $[p, q, r]$ untersuchen werden.

Vorab stellen wir den Körper Ω und das Zahlentripel p, q, r fest. Da V_2^2 dem Haupttypus angehört, so wird man die Zahlen p, q, r mit folgenden Werten identificieren:

$$(2) \quad p = \left(2\cos\frac{\pi}{l_2}\right)^2 + \left(2\cos\frac{\pi}{l_3}\right)^2 - 4, \quad q = \left(2\cos\frac{\pi}{l_3}\right)^2, \quad r = \left(2\cos\frac{\pi}{l_2}\right)^2.$$

Die Zahl q für sich genommen führt auf denjenigen *reellen Kreisteilungskörper*, welcher sich aus $\left(e^{\frac{2i\pi}{l_3}} + e^{-\frac{2i\pi}{l_3}}\right)$ herstellen lässt. Dieser

Körper ist vom Grade $\frac{1}{2}\varphi(l_2)$, unter $\varphi(l_2)$ die Anzahl aller incongruenten und gegen l_2 relativ primen ganzen rationalen Zahlen verstanden. Ebenso entspringt aus r durch rationale Rechnungen ein reeller Kreisteilungskörper $\frac{1}{2}\varphi(l_2)^{\text{ten}}$ Grades. Durch Combination dieser beiden Körper entspringt derjenige Körper Ω, welcher der vorliegenden Gruppe zu Grunde liegt.

Es soll nunmehr eine zweite Einschränkung eintreten, welche dahin zielt, *dass Ω mit dem aus $\left(e^{\frac{2i\pi}{l_2}} + e^{-\frac{2i\pi}{l_2}}\right)$ entspringenden reellen Kreisteilungskörper des Grades $\frac{1}{2}\varphi(l_2)$ identisch wird;* und zwar wollen wir dies dadurch erreichen, dass wir l_2 auf solche Werte einschränken, für welche r rational ausfällt. Indem wir $l_2 = 2$ als zu elementar bei Seite lassen, haben wir sonach nur noch $l_2 = 3, 4, 6$ zuzulassen[*]) und finden als entsprechende Werte $r = 1, 2, 3$. Setzen wir in der Signatur l_2 an die dritte Stelle (was nach pg. 304 ohne weiteres statthaft ist) und lassen den Index 2 bei l_2 fort, so sind es jetzt noch die Gruppen folgender Signaturen:

(3) $(0, 3; 2, 3, l)$, $(0, 3; 2, 4, l)$, $(0, 3; 2, 6, l)$,

welche zur Discussion gestellt sind.

Übrigens bemerke man noch, dass q innerhalb Ω stets dann ein Quadrat darstellt, wenn l *ungerade* ist; denn in diesem Falle gilt die Formel:

$$\left(e^{\frac{\pi i}{l}} + e^{-\frac{\pi i}{l}}\right)^2 = \left(e^{\frac{2i\pi}{l}\cdot\frac{l+1}{2}} + e^{-\frac{2i\pi}{l}\cdot\frac{l+1}{2}}\right)^2.$$

Fassen wir zusammen, so sind folgende die für uns in Betracht kommenden Zahlentripel p, q, r:

1) *für* $l \equiv 1 \pmod 2$

$$p = \left(2\cos\frac{\pi}{l}\right)^2 + \mu - 4, \quad q = 1, \quad r = \mu,$$

2) *für* $l \equiv 0 \pmod 2$

$$p = \left(2\cos\frac{\pi}{l}\right)^2 + \mu - 4, \quad q = \left(2\cos\frac{\pi}{l}\right)^2, \quad r = \mu;$$

hierbei sind für μ der Reihe nach die Werte 1, 2, 3 einzutragen.

Endlich stellen wir noch fest, dass die Substitution V_1 den Typus

---

[*]) Man könnte auch noch $l_2 = \infty$ zulassen; doch kommen dann parabolische Substitutionen vor, und also würden wir nach pg. 602 auf den im vorigen Kapitel erledigten Fall des rationalen Körpers Ω zurückkommen.

$(1, q, r)$, V_2 aber den Typus $(1, q, 1)$ hat. Neben diesen Typen werden somit in der Gruppe noch $(1, 1, r)$ und der Haupttypus $(1, 1, 1)$ vorkommen.

§ 7. Discussion der drei Bedingungen der eigentlichen Discontinuität.

Es wird sich jetzt vor allem um Entscheidung der Frage handeln, *für welche Werte l die Körper Ω samt den zugehörigen Tripeln p, q, r die pg. 598 formulierten Bedingungen I, II und III der eigentlichen Discontinuität erfüllen.*

Die Bedingung I, dass alle mit Ω conjugierten Körper reell sein müssen, ist stets erfüllt. In der That ist der hier zu Grunde liegende Kreisteilungskörper Ω ein sogen. Galois'scher Zahlkörper oder Normalkörper, welcher mit seinen sämtlichen conjugierten Körpern identisch ist.

Betreffs der Bedingungen II und III bemerke man, dass r stets rational ist, und dass dasselbe für q bei ungeradem l gilt. Aber auch bei geradem l sind alle mit q conjugierten Zahlen positiv; denn sie stellen Quadrate reeller Grössen vor. Für die Erfüllung der Bedingungen II und III ist demnach hinreichend und notwendig, dass alle mit p conjugierten Zahlen, ausser p selbst, negative Werte haben. Die $(n-1)$ mit p conjugierten Zahlen $p_1, p_2, \ldots, p_{n-1}$ sind gegeben durch:

$$(1) \qquad 2\cos\frac{2k\pi}{l} + \mu - 2,$$

wo k alle gegen l primen rationalen ganzen Zahlen des Intervalls $1 < k < \frac{l}{2}$ zu durchlaufen hat. Die niederste hierbei eintretende Zahl k ist die kleinste in l nicht aufgehende Primzahl, welche $\varkappa$ genannt werden soll. Ist die für $k = \varkappa$ gebildete Zahl (1) negativ, so gilt dies um so mehr von den weiter folgenden Zahlen (1); wir haben demnach hier nur zu fordern, dass die Ungleichung gilt:

$$(2) \qquad 2\cos\frac{2\varkappa\pi}{l} + \mu - 2 < 0.$$

Discutieren wir nun zunächst den ersten Fall $\mu = 1$, so liefert die Ungleichung (2):

$$(3) \qquad \frac{2\varkappa\pi}{l} > \frac{\pi}{3} \qquad \text{oder} \qquad \varkappa > \frac{l}{6}.$$

Die der Primzahl $\varkappa$ voraufgehenden Primzahlen seien $1, 2, 3, 5, \ldots, \lambda$, so dass l ein Multiplum des Productes $2 \cdot 3 \cdot 5 \cdots \lambda$ ist. Aus der Ungleichung (3) folgt demnach

$$2 \cdot 3 \cdot 5 \cdots \lambda < 6\varkappa;$$

und diese Bedingung gestattet den Schluss, dass $\varkappa$ nicht grösser als 7 sein kann. Wäre nämlich $\varkappa > 7$, so würde folgen:

$$5 \cdot 7 \cdots \lambda < \varkappa \quad \text{und also} \quad 5 \cdot 7 \cdots \lambda - 6 < \varkappa.$$

Letztere Ungleichung ist aber unmöglich, da die links stehende positive ganze Zahl durch keine Primzahl 2, 3, 5, ... λ teilbar ist und also als eine den Wert 1 übertreffende ganze Zahl durch $\varkappa$ oder eine grössere Primzahl teilbar ist. Die kleinste in l nicht aufgehende Primzahl ist also eine von den vieren 2, 3, 5, 7, und in jedem Falle ist l durch das Product der voraufgehenden Primzahlen teilbar*). Unter Heranziehung der Ungleichung (3) haben wir also folgende Möglichkeiten gewonnen:

$$l < 12, \quad l \text{ ungerade},$$

$$l < 18, \quad l \text{ prim gegen } 3, \quad l \equiv 0 \pmod{2},$$

$$l < 30, \quad l \text{ prim gegen } 5, \quad l \equiv 0 \pmod{6},$$

$$l < 42, \quad l \text{ prim gegen } 7, \quad l \equiv 0 \pmod{30}.$$

Unter Auslassung der auf bereits bekannte Gruppen führenden Zahlen $l < 7$ finden wir mit diesen Bedingungen in Übereinstimmung nur die folgenden *elf* Zahlen l:

$$(4) \qquad l = 7, 8, 9, 10, 11, 12, 14, 16, 18, 24, 30.$$

Die mit diesen Zahlen l gebildeten Signaturen $(0, 3; 2, 3, l)$ *liefern Körper Ω und Tripel p, q, r, die den Bedingungen I, II, III der eigentlichen Discontinuität genügen; von allen übrigen Signaturen* $(0, 3; 2, 3, l)$ *gilt dies nicht mehr.*

In den beiden übrigen Fällen $\mu = 2$ und 3 können jedenfalls nicht noch andere Zahlen l, als die unter (4) genannten, brauchbar werden; nur hat man hier auch die Zahlen $l < 7$ zu prüfen, welche bei $(0, 3; 2, 3, l)$ durchweg auf elliptische oder parabolische Rotationsgruppen führten.

Indem man aber den Ansatz (2) für $\mu = 2$ und 3 im eben gekennzeichneten Sinne einzeln prüft, ergiebt sich folgendes Resultat: *Die Gruppen der Signaturen* $(0, 3; 2, 4, l)$ *liefern nur für die sieben Werte:*

$$(5) \qquad l = 5, 6, 7, 8, 10, 12, 18$$

Körper Ω und Tripel p, q, r, welche den Bedingungen der eigentlichen Discontinuität genügen. Ebenso liefern die Gruppen der Signaturen

---

*) Den Wert $\varkappa = 1$ lassen wir aus, da wir für $l < 6$ auf die elliptischen bez. parabolischen Rotationsgruppen zurückkommen.

$(0, 3; 2, 6, l)$ *nur für die fünf Werte:*

(6) $\qquad l = 4, 5, 6, 8, 12$

brauchbare Ansätze.

In den aufgezählten Fällen findet sich die Signatur $(0, 3; 2, 4, 6)$ zweimal. Auch die Signatur $(0, 3; 2, 6, 6)$ ist nicht wesentlich neu; denn ein gleichschenkliges Dreieck der Winkel $\frac{\pi}{2}$, $\frac{\pi}{6}$, $\frac{\pi}{6}$, wird durch die Höhe in zwei Dreiecke der Winkel $\frac{\pi}{2}$, $\frac{\pi}{4}$, $\frac{\pi}{6}$ zerlegt. Es restieren somit 21 wesentlich verschiedene Fälle, welche nunmehr der näheren Untersuchung zu unterziehen sind.

§ 8. Die zu den ausgesonderten Signaturen $(0, 3; 2, l_2, l_3)$ gehörenden Gruppen $[p, q, r]$.

Aus den Erzeugenden V_1, V_2 der einzelnen Gruppe $(0, 3; 2, l_2, l_3)$ haben wir denjenigen Körper Ω sowie dasjenige Tripel p, q, r bestimmt, welche zu Grunde zu legen sind, wenn jene Gruppe als Gruppe $[p, q, r]$ unserer oben betrachteten Art arithmetisch erkennbar sein soll. Es sind dann soeben diejenigen Fälle aufgezählt, bei denen allein für die von uns ausgewählten Werte l_2 eigentlich discontinuierliche Gruppen $[p, q, r]$ auftreten. Wir wollen in diesen Fällen jetzt zunächst die Gruppen $[p, q, r]$ in arithmetischer Untersuchung näher festlegen. Ob die einzelne Gruppe geradezu mit der zugehörigen Gruppe $(0, 3; 2, l_2, l_3)$ identisch ist oder nicht, wird dann weiter zu discutieren sein.

Übrigens erscheint es angebracht, hier noch die Gruppe $(0, 3; 2, 4, 6)$ von der weiteren Untersuchung auszuschliessen. Bei dieser Gruppe ist nämlich Ω der rationale Körper, und in der That haben wir die fragliche Gruppe auch bereits oben (pg. 554) ausführlich untersucht.

Für die zwanzig übrig bleibenden Gruppen bestimmt man die Grade n der zugehörigen Körper Ω leicht aus der Formel $2n = \varphi(l)$. Zu *quadratischen* Körpern werden wir für $l = 5, 8, 10$ und 12 geführt; und hierher gehören *zehn* unter den zwanzig Gruppen, deren Signaturen wir gekürzt in der Gestalt (l_2, l_3) angeben*):

$$(3, 8), \quad (3, 10), \quad (3, 12), \quad (4, 5), \quad (4, 8), \quad (4, 10), \quad (4, 12),$$
$$(5, 6), \quad (6, 8), \quad (6, 12).$$

---

*) Da die Reihenfolge der Zahlen l_2, l_3 an sich gleichgültig ist, so stellen wir die kleinere in der Regel voran.

Cubische Körper liegen bei $l = 7, 9, 14, 18$ vor; und hierher gehören die *sechs* Gruppen:

$$(3, 7), \quad (3, 9), \quad (3, 14), \quad (3, 18), \quad (4, 7), \quad (4, 18).$$

Zu *biquadratischen* Körpern gelangt man bei $l = 16, 24$ und 30; und die *drei* zugehörigen Gruppen haben die Signaturen:

$$(3, 16), \quad (3, 24), \quad (3, 30).$$

Endlich haben wir einen Körper *fünften* Grades für $l = 11$ bei der *einen* Gruppe $(3, 11)$.

Um die hier zur Geltung kommenden Zahlkörper näher festzulegen, definieren wir vor allen Dingen die ganze algebraische Zahl ω durch:

(1) $$\omega = 2\cos\frac{2\pi}{l} = e^{\frac{2\pi i}{l}} + e^{-\frac{2\pi i}{l}}.$$

Behalten wir n in der Bedeutung $n = \frac{1}{2}\varphi(l)$ bei, so haben wir alsdann in $[1, \omega, \omega^2, \ldots, \omega^{n-1}]$ eine Basis des Körpers Ω, in welcher sich *alle* diesem Zahlkörper angehörenden ganzen Zahlen in der Gestalt:

$$h_0 + h_1\omega + h_2\omega^2 + \cdots + h_{n-1}\omega^{n-1}$$

mit Hilfe *ganzer* rationaler Coefficienten h darstellen lassen[*]).

Im Falle eines quadratischen Körpers geben wir nun einfach die Bedeutung von ω an:

$$l = 5, \quad \omega = \frac{-1 + \sqrt{5}}{2},$$

$$l = 8, \quad \omega = \sqrt{2},$$

$$l = 10, \quad \omega = \frac{1 + \sqrt{5}}{2},$$

$$l = 12, \quad \omega = \sqrt{3}.$$

Die beiden zu $l = 5$ und $l = 10$ gehörenden Körper sind hiernach identisch. Bei den cubischen Körpern begnügen wir uns mit der Angabe der Gleichungen:

$$l = 7, \quad \omega^3 + \omega^2 - 2\omega - 1 = 0,$$

$$l = 9, \quad \omega^3 - 3\omega + 1 = 0,$$

$$l = 14, \quad \omega^3 - \omega^2 - 2\omega + 1 = 0,$$

$$l = 18, \quad \omega^3 - 3\omega - 1 = 0;$$

---

[*]) Dies folgt leicht aus einem bekannten Satze über die Basis des aus den l^{ten} Einheitswurzeln zu erzeugenden Körpers; cf. etwa Hilbert, *Die Theorie der algebraischen Zahlkörper*, Satz 124, pg. 833 im 4ten Bde. des Jahresberichts der Deutschen Mathemat. Vereinigung (Berlin, 1897).

diese Körper sind wieder zu Paaren identisch. In den drei Fällen $n = 4$ mögen die ω wieder explicite angegeben werden:

$$l = 16, \quad \omega = \sqrt{2 + \sqrt{2}},$$

$$l = 24, \quad \omega = \sqrt{2 + \sqrt{3}},$$

$$l = 30, \quad \omega = \frac{-1 + \sqrt{5}}{4} + \frac{\sqrt{3}}{2} \sqrt{\frac{5 + \sqrt{5}}{2}},$$

während für $l = 11$ die Angabe der Gleichung genüge:

$$l = 11, \quad \omega^5 + \omega^4 - 4\omega^3 - 3\omega^2 + 3\omega + 1 = 0.$$

Zweitens haben wir jetzt die bei dem einzelnen Körper Ω zur Verwendung kommenden Zahlentripel p, q, r explicite anzugeben. Das einzelne Tripel schreiben wir kurz $[p, q, r]$, während die Signatur der einzelnen Gruppe wie oben abgekürzt durch (l_1, l_2) bezeichnet werde. Es handelt sich dann bei unseren zwanzig Gruppen um folgende Tripel:

$$l = 5, \quad \left[\frac{-1 + \sqrt{5}}{2}, \; 1, \; 2\right] \qquad \text{für} \quad (4, 5),$$

$$\left[\frac{1 + \sqrt{5}}{2}, \; 1, \; 3\right] \qquad \text{,,} \quad (5, 6),$$

$$l = 8, \quad [-1 + \sqrt{2}, \; 2 + \sqrt{2}, \; 1] \quad \text{,,} \quad (3, 8),$$

$$[\sqrt{2}, \; 2 + \sqrt{2}, \; 2] \qquad \text{,,} \quad (4, 8),$$

$$[1 + \sqrt{2}, \; 2 + \sqrt{2}, \; 3] \qquad \text{,,} \quad (6, 8),$$

$$l = 10, \quad \left[\frac{-1 + \sqrt{5}}{2}, \; \frac{5 + \sqrt{5}}{2}, \; 1\right] \quad \text{,,} \quad (3, 10),$$

$$\left[\frac{1 + \sqrt{5}}{2}, \; \frac{5 + \sqrt{5}}{2}, \; 2\right] \qquad \text{,,} \quad (4, 10),$$

$$l = 12, \quad [-1 + \sqrt{3}, \; 2 + \sqrt{3}, \; 1] \quad \text{,,} \quad (3, 12),$$

$$[\sqrt{3}, \; 2 + \sqrt{3}, \; 2] \qquad \text{,,} \quad (4, 12),$$

$$[1 + \sqrt{3}, \; 2 + \sqrt{3}, \; 3] \qquad \text{,,} \quad (6, 12),$$

$$\left.\begin{aligned} l &= 7, \\ l &= 9, \end{aligned}\right\} \quad [\omega - 1, \ 1, \ 1] \qquad \text{für} \qquad \left\{\begin{aligned} &(3, 7), \\ &(3, 9), \end{aligned}\right.$$

$$\left.\begin{aligned} l &= 14, \\ l &= 18, \end{aligned}\right\} \quad [\omega - 1, \ \omega + 2, \ 1] \qquad \text{"} \qquad \left\{\begin{aligned} &(3, 14), \\ &(3, 18), \end{aligned}\right. \cdot$$

$$l = 7, \quad [\omega, \ 1, \ 2] \qquad \text{"} \qquad (4, 7),$$

$$l = 18, \quad [\omega, \ \omega + 2, \ 2] \qquad \text{"} \qquad \cdot (4, 18),$$

$$l = 16, \ \left[-1 + \sqrt{2 + \sqrt{2}}, \ 2 + \sqrt{2 + \sqrt{2}}, \ 1\right] \qquad \text{für } (3, 16),$$

$$l = 24, \ \left[-1 + \sqrt{2 + \sqrt{3}}, \ 2 + \sqrt{2 + \sqrt{3}}, \ 1\right] \qquad \text{" } (3, 24),$$

$$l = 30, \ \left[\frac{-5 + \sqrt{5}}{4} + \frac{\sqrt{3}}{2}\sqrt{\frac{5 + \sqrt{5}}{2}}, \frac{7 + \sqrt{5}}{4} + \frac{\sqrt{3}}{2}\sqrt{\frac{5 + \sqrt{5}}{2}}, \ 1\right] \text{ " } (3, 30),$$

$$l = 11, \quad [\omega - 1, \ 1, \ 1] \quad \text{für} \quad (3, 11).$$

Wir haben nun für diese Tripel auf Grund des zweiten in § 2 pg. 589 entwickelten Ansatzes *quadrimodulare* Gruppen zu bilden; denn nach pg. 607 war jedesmal die zweite Erzeugende V_2 erst bei quadrimodularer Schreibweise ganzzahlig. Um das Nähere in dieser Hinsicht zu untersuchen, müssen wir auf die Gestalten der pg. 607 durch V_2 bezeichneten Substitutionen vorab explicite zurückgehen.

In den Fällen *gerader* l gelten die gemeinsamen Darstellungen:

$$(2) \quad \begin{cases} V_2 = \begin{pmatrix} \sqrt{\omega + 2}, & 1 + \sqrt{\omega - 1} \\ -1 + \sqrt{\omega - 1}, & \sqrt{\omega + 2} \end{pmatrix} & \text{für} \quad (3, l), \\[2em] V_2 = \begin{pmatrix} \sqrt{\omega + 2}, & \sqrt{2} + \sqrt{\omega} \\ -\sqrt{2} + \sqrt{\omega}, & \sqrt{\omega + 2} \end{pmatrix} & \text{"} \quad (4, l), \\[2em] V_2 = \begin{pmatrix} \sqrt{\omega + 2}, & \sqrt{3} + \sqrt{\omega + 1} \\ -\sqrt{3} + \sqrt{\omega + 1}, & \sqrt{\omega + 2} \end{pmatrix} & \text{"} \quad (6, l). \end{cases}$$

Bei den sechs Fällen *ungerader* l aber wird $\sqrt{\omega + 2}$ in Ω rational; hier haben die Erzeugenden V_2 folgende explicite Gestalten:

$$(3)\begin{cases} V_2 = \begin{pmatrix} \frac{1+\sqrt{5}}{2}, & \sqrt{2}+\sqrt{\frac{-1+\sqrt{5}}{2}} \\ -\sqrt{2}+\sqrt{\frac{-1+\sqrt{5}}{2}}, & \frac{1+\sqrt{5}}{2} \end{pmatrix} & \text{für} \quad (4, 5), \\[2em]
V_2 = \begin{pmatrix} \frac{1+\sqrt{5}}{2}, & \sqrt{3}+\sqrt{\frac{1+\sqrt{5}}{2}} \\ -\sqrt{3}+\sqrt{\frac{1+\sqrt{5}}{2}}, & \frac{1+\sqrt{5}}{2} \end{pmatrix} & \text{''} \quad (6, 5), \\[2em]
V_2 = \begin{pmatrix} \omega^2+\omega-1, & 1+\sqrt{\omega-1} \\ -1+\sqrt{\omega-1}, & \omega^2+\omega-1 \end{pmatrix} & \text{''} \quad (3, 7), \\[1.5em]
V_2 = \begin{pmatrix} \omega^2+\omega-1, & \sqrt{2}+\sqrt{\omega} \\ -\sqrt{2}+\sqrt{\omega}, & \omega^2+\omega-1 \end{pmatrix} & \text{''} \quad (4, 7), \\[1.5em]
V_2 = \begin{pmatrix} \omega^2+\omega-2, & 1+\sqrt{\omega-1} \\ -1+\sqrt{\omega-1}, & \omega^2+\omega-2 \end{pmatrix} & \text{''} \quad (3, 9), \\[1.5em]
V_2 = \begin{pmatrix} \omega^4+\omega^3-3\omega^2-2\omega+1, & 1+\sqrt{\omega-1} \\ -1+\sqrt{\omega-1}, & \omega^4+\omega^3-3\omega^2-2\omega+1 \end{pmatrix} & \text{''} \quad (3, 11). \end{cases}$$

Es gilt nun, den Ansatz der quadrimodularen Gruppe wirklich durchzuführen. Zu diesem Zwecke haben wir drei ganze und gegen 2 relativ prime Zahlen u, v, w aus Ω zu bestimmen, welche der Congruenz genügen:

(4) $$pu^2 \equiv qv^2 + rw^2 \pmod{4}.$$

Für die sechs Gruppen mit *ungeradem* l lösen wir diese Congruenz durch:

(5) $$u = 1, \quad v = \sqrt{\omega+2}, \quad w = 1,$$

wobei für $\sqrt{\omega+2}$ in jedem Falle sein unter (3) benutzter rationaler Ausdruck in ω einzusetzen ist. Da $q = 1$ und $p - r = \omega - 2$ ist, so ist für die genannten drei Zahlen u, v, w die Bedingung (4) wirklich erfüllt. Da überdies ω in jedem der fraglichen Fälle eine Einheit darstellt, so ist $(\omega + 2)$ modulo 2 mit einer Einheit congruent und also v ebenso wie u und w prim gegen 2. Bei den Gruppen mit *geradem* l genügen wir der Congruenz (4) durch die Zahlen:

(6) $$u = 1, \quad v = 1, \quad w = 1,$$

denn dieselben sind prim gegen 2, und es ist jetzt $q = \omega + 2$ und $p - r = \omega - 2$.

Für die hiermit angegebenen Zahlen u, v, w ist nun bei jedem

Tripel p, q, r das System der Congruenzen (5) pg. 590 anzusetzen, und es sind alle mit diesen Congruenzen in Übereinstimmung befindlichen quadrimodularen Substitutionen (4) pg. 590 zu bilden, welche die nach pg. 587 zulässigen Typen besitzen. *Zufolge der Erörterungen von pg. 590ff. bilden diese Substitutionen in ihrer Gesamtheit eine Gruppe, welche wir als die quadrimodulare Gruppe* [p, q, r] *zu bezeichnen haben.*

Endlich stellen wir hier gleich noch fest, dass die erzeugenden Substitutionen V_1, V_2 jedesmal in der zugehörigen Gruppe [p, q, r] enthalten sind, *dass also die einzelne unserer hier in Rede stehenden Hauptkreisgruppen* (0, 3; 2, l_2, l_3) *in der correspondierenden quadrimodularen Gruppe* [p, q, r] *als Untergruppe enthalten ist.* Für die Substitution V_1 ist dies selbstverständlich; denn sie hat den Typus (1, q, r) und besitzt, quadrimodular geschrieben, lauter durch 2 teilbare Zahlen .a, b, c, d, so dass die Congruenzen (5) pg. 590 erfüllt sind. Bei V_2 unterscheiden wir wieder, ob l ungerade oder gerade ist.

Bei ungeradem l hat V_2 den Haupttypus, und man hat insbesondere $q = 1$, $b = 0$, so dass zufolge (5) pg. 590 bei den jetzt gültigen Werten u, v, w folgenden Congruenzen:

$$\left. \begin{array}{ll} c + d \equiv 0, & a\sqrt{\omega + 2} + cr + dp \equiv 0 \\ a + d\sqrt{\omega + 2} \equiv 0, & a + c\sqrt{\omega + 2} \equiv 0 \end{array} \right\} \text{(mod. 2)}$$

zu genügen ist. Aber V_2 liefert $a = \sqrt{\omega + 2}$, $c = d = 1$, so dass bei den für uns vorliegenden Werten p, r diesen Forderungen in der That stets genügt wird.

Bei geradem l liefert V_2 den Typus (1, q, 1). Die Congruenzen (5) pg. 590 nehmen demnach bei den jetzt zur Geltung kommenden Werten (6) von u, v, w und wegen $b = 0$ die Gestalt an:

$$\left. \begin{array}{ll} c + d \equiv 0, & aq + cr + dp \equiv 0 \\ a + d \equiv 0, & a + c \equiv 0 \end{array} \right\} \text{(mod. 2).}$$

Die expliciten Gestalten von V_2 findet man in (2); es ist in allen drei Fällen $a = c = d = 1$, und man hat $q = \omega + 2$, $p - r = \omega - 2$, so dass die vorstehenden Congruenzen in der That stets erfüllt sind.

Unsere Behauptung, die einzelne Gruppe (0, 3; 2, l_2, l_3) sei als Untergruppe in der correspondierenden quadrimodularen Gruppe [p, q, r] enthalten, hat sich demnach für jeden Fall bestätigt.

§ 9. Beweis der Identität der ausgesonderten Gruppen (0, 3; 2, l_2, l_3) mit den arithmetisch definierten Gruppen [p, q, r].

Die zwanzig im vorigen Paragraphen definierten quadrimodularen Gruppen [p, q, r] sind eigentlich discontinuierlich und besitzen Discontinuitätsbereiche, welche parabolische Ecken nicht aufweisen, sondern durchaus im Innern der ζ-Halbebene verlaufen. In der einzelnen solchen Gruppe ist die Gruppe der zugehörigen Signatur $(0, 3; 2, l_2, l_3)$ als Untergruppe enthalten, und zwar als eine solche von *endlichem* Index, da auch der Discontinuitätsbereich der letzteren Gruppe gänzlich im Innern der ζ-Halbebene liegt.

Um nun das gegenseitige Verhältnis dieser beiden Gruppen endgültig aufzuklären, nehmen wir die Erweiterung durch die Spiegelung $\zeta' = -\bar{\zeta}$ vor. Das System der Symmetriekreise der quadrimodularen erweiterten Gruppe $[p, q, r]$ möge eine Einteilung der Halbebene in Kreisbogen-m-ecke der Winkel $\dfrac{\pi}{\lambda_1}, \dfrac{\pi}{\lambda_2}, \cdots, \dfrac{\pi}{\lambda_m}$ liefern. Unter den Kreisen der m-Eckteilung kommen im speciellen auch die Symmetriekreise des Dreiecksnetzes der Untergruppe $(0, 3; 2, l_2, l_3)$ vor; und es mögen immer μ äquivalente m-Ecke ein einzelnes Kreisbogendreieck zusammensetzen.

Nun ist der Inhalt eines einzelnen m-Ecks im Sinne der hyperbolischen Maassbestimmung $[(m-2)\pi - s]$, wenn s die Winkelsumme des Polygons ist[*]). Wir würden also den Ansatz zu bilden haben:

$$(1) \qquad \mu\left(m - 2 - \frac{1}{\lambda_1} - \frac{1}{\lambda_2} - \cdots - \frac{1}{\lambda_m}\right) = \frac{1}{2} - \frac{1}{l_2} - \frac{1}{l_3},$$

welcher zum Ausdruck bringt, dass der μ-fache Inhalt des m-Ecks gleich dem Dreiecksinhalt ist[**]). Diese Gleichung ist nun der näheren Discussion zu unterziehen.

Es ergiebt sich zunächst, dass die Zahl m nur selber wieder gleich 3 sein kann. Ist nämlich erstlich $m > 4$, so ist das inhaltlich kleinste m-Eck dasjenige mit lauter rechten Winkeln. Sein Inhalt ist $\dfrac{m-4}{2}$; und da μ wenigstens $= 2$ ist, so würde die linke Seite in (1) mindestens gleich $(m-4)$ und also ≥ 1 sein. Die rechte Seite aber ist $< \dfrac{1}{2}$, so dass $m \leq 4$ ist. Das kleinste Viereck hat drei rechte Winkel und einen Winkel $\dfrac{\pi}{3}$. Hier würden wir durch Berechnung des Viereckinhaltes finden:

$$\frac{1}{2} - \frac{1}{l_2} - \frac{1}{l_3} \geq \frac{1}{3} \qquad \text{und also} \qquad \frac{1}{6} \geq \frac{1}{l_2} + \frac{1}{l_3}.$$

---

[*]) Diese Regel kann man leicht durch Integration des in (7) pg. 28 gegebenen Differentials $d\tau$ bestätigen; siehe übrigens etwa Frischauf, *Elemente der absoluten Geometrie*, pg. 40 ff. (Leipzig, 1876).

[**]) Bei der Maasszahl eines Inhalts soll der Factor π der Kürze halber stets fortgelassen werden.

Dies ist aber nicht möglich, da bei den für uns in Betracht kommenden Gruppen stets eine der beiden Zahlen l_2, l_3, sagen wir l_2, kleiner oder gleich 6 ist. Man wird somit auf $m = 3$ als einzigen Wert zurückgeführt und hat an Stelle von (1):

$$(2) \qquad \mu\left(1 - \frac{1}{l_1} - \frac{1}{l_2} - \frac{1}{l_3}\right) = \frac{1}{2} - \frac{1}{l_2} - \frac{1}{l_3}.$$

Es handelt sich hiernach um die Frage, *ob es möglich ist, im Netze der Kreisbogendreiecke mit den Winkeln* $\frac{\pi}{l_1}$, $\frac{\pi}{l_2}$, $\frac{\pi}{l_3}$ *eine Anzahl von μ Dreiecken zu finden, welche ein grösseres, mit einem rechten Winkel ausgestattetes Dreieck gerade vollständig ausfüllen**). Dabei werden wir uns wegen des grösseren Dreiecks auf die oft genannten zwanzig Combinationen l_2, l_3 zu beschränken haben.

Wir werden bereits alle hier möglichen Fälle kennen lernen, wenn wir $\lambda_1 = 2$ setzen. Ist nämlich das Dreieck der Winkel $\frac{\pi}{l_1}$, $\frac{\pi}{l_2}$, $\frac{\pi}{l_3}$ zwar nicht rechtwinklig, aber gleichschenklig, so liefert die Hälftung desselben zwei rechtwinklige Dreiecke, auf welche wir dann zunächst zurückgreifen. Unter allen ungleichschenkligen Dreiecken ohne rechten Winkel ist aber dasjenige der Winkel $\frac{\pi}{3}$, $\frac{\pi}{4}$, $\frac{\pi}{5}$ das kleinste; es hat den Inhalt $\frac{13}{60}$. Da nun μ mindestens gleich 2 sein soll, so würde gelten

$$\frac{1}{2} - \frac{1}{l_2} - \frac{1}{l_3} \geq \frac{13}{30} \quad \text{und also} \quad \frac{1}{15} \geq \frac{1}{l_2} + \frac{1}{l_3},$$

was gegen die Ungleichung $l_2 \leq 6$ verstossen würde. Wir dürfen somit $\lambda_1 = 2$ nehmen und haben an Stelle von (2) die Gleichung:

$$(3) \qquad \mu\left(\frac{1}{2} - \frac{1}{l_2} - \frac{1}{l_3}\right) = \frac{1}{2} - \frac{1}{l_2} - \frac{1}{l_3}.$$

Man bemerke nun weiter, dass μ mindestens $= 3$ zu nehmen ist. Es lassen sich zwar, wenn wenigstens eine der Zahlen λ_2, λ_3 gerade ist, bereits *zwei* Dreiecke der Winkel $\frac{\pi}{2}$, $\frac{\pi}{l_2}$, $\frac{\pi}{l_3}$ zu einem Dreiecke zusammenlegen, dessen Winkel aliquote Teile von π sind. Indessen würde dies Dreieck gleichschenklig sein; und man überzeuge sich, dass bei den für uns gültigen Combinationen niemals $l_2 = l_3$ auftritt. Jede andere Combination zweier Dreiecke liefert aber ein Kreisbogenviereck. Ist nun $\lambda_2 > 4$ und $\lambda_3 > \lambda_2$, so ist der Inhalt des kleineren Drei-

---

*) Dieses Problem ist unter noch allgemeineren Voraussetzungen von Goursat bei seinen Untersuchungen über die Transformation der hypergeometrischen Functionen behandelt; siehe z. B. dessen Abhandlung „*Sur les intégrales rationelles de l'équation de Kummer*", Math. Annalen Bd. 24 (1884).

ecks $\geq \frac{2}{15}$; man schliesst hieraus wegen $\mu \geq 3$:

$$\frac{1}{2} - \frac{1}{l_2} - \frac{1}{l_3} \geq \frac{2}{5} \quad \text{und also} \quad \frac{1}{10} \geq \frac{1}{l_2} + \frac{1}{l_3},$$

was indessen der Ungleichung $l_2 \leq 6$ widerstreitet. Ist weiter $\lambda_2 = 4$ und $\lambda_3 > 7$, so findet man entsprechend:

$$\frac{1}{2} - \frac{1}{l_2} - \frac{1}{l_3} \geq \frac{3}{8} \quad \text{und also} \quad \frac{1}{8} \geq \frac{1}{l_2} + \frac{1}{l_3},$$

was gleichfalls unmöglich ist. Nehmen wir $\lambda_2 = 4$ und $\lambda_3 = 7$, so bemerke man, dass l_2 und l_3 doch wieder Teiler dieser Zahlen darstellen müssen, so dass wir hier einzig auf $l_2 = 4$ und $l_3 = 7$, d. i. auf $\mu = 1$ zurückkommen. Genau so liegt es bei der Combination $\lambda_2 = 4$, $\lambda_3 = 5$, während die Combination $\lambda_2 = 4$, $\lambda_3 = 6$ als zum rationalen Körper Ω gehörig ausser Betracht bleibt.

Zufolge dieser Überlegung ist $\lambda_2 = 3$ zu setzen, und wir schreiben dann $\lambda_3 = \lambda$. Unter diesen Umständen darf l_2 nicht auch noch gleich 3 sein; denn jetzt wäre l_3 Teiler von λ und damit das Dreieck der Winkel $\frac{\pi}{2}$, $\frac{\pi}{3}$, $\frac{\pi}{l_3}$ nicht grösser als dasjenige der Winkel $\frac{\pi}{2}$, $\frac{\pi}{3}$, $\frac{\pi}{\lambda}$. Man hat also nach einander $l_2 = 4$ und $l_2 = 6$ zu setzen und findet, indem man noch $l_3 = l$ schreibt, die beiden Ansätze:

$$(4) \qquad \mu\left(\frac{1}{6} - \frac{1}{\lambda}\right) = \frac{1}{4} - \frac{1}{l}, \qquad \mu\left(\frac{1}{6} - \frac{1}{\lambda}\right) = \frac{1}{3} - \frac{1}{l},$$

wobei λ im ersten Fall ein Multiplum von 4, im zweiten ein solches von 6 sein muss. Überdies muss auch l in λ aufgehen, und wir schreiben dieserhalb $\lambda = lt$.

Da $\mu \geq 3$ ist, so folgt aus der ersten Gleichung (4) durch Multiplication mit λ die Ungleichung:

$$\left(\frac{\lambda}{4}\right) - t \geq \left(\frac{\lambda}{2}\right) - 3 \qquad \text{d. i.} \qquad \left(\frac{\lambda}{4}\right) + t \leq 3.$$

Nun ist λ durch 4 teilbar und $\lambda > 7$, $t \geq 1$; es folgt also als einzige Möglichkeit $\lambda = 8$, $t = 1$. In der That überzeugt ein Blick auf die hier beigefügte Figur 190 davon, dass sich wirklich aus drei Dreiecken der Winkel $\frac{\pi}{2}$, $\frac{\pi}{3}$, $\frac{\pi}{8}$ ein Dreieck der Winkel $\frac{\pi}{2}$, $\frac{\pi}{4}$, $\frac{\pi}{8}$ aufbauen lässt.

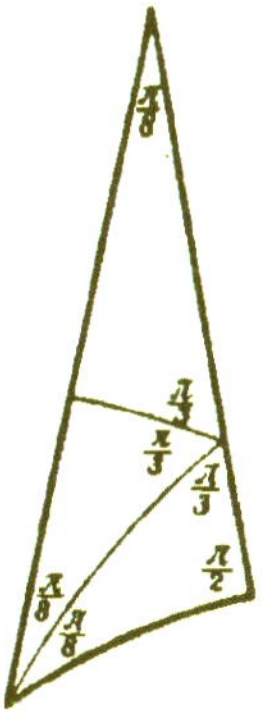

Fig. 190.

Bei der zweiten Gleichung (4) folgern wir entsprechend:

$$\left(\frac{\lambda}{3}\right) - t \geq \left(\frac{\lambda}{2}\right) - 3, \qquad \text{d. i.} \qquad \left(\frac{\lambda}{6}\right) + t \leq 3.$$

Da nun hier λ durch 6 teilbar ist und die Bedingungen $\lambda > 7$, $t \geq 1$

bestehen bleiben, so ist $\lambda = 12$, $t = 1$ die einzige Lösung, welche in der That brauchbar ist. —

Nach diesen Ergebnissen bleiben zur näheren Untersuchung nur die beiden Fälle (0, 3; 2, 4, 8) und (0, 3; 2, 6, 12). *In allen übrigen Fällen besteht das System der Symmetriekreise der quadrimodularen Gruppen* [p, q, r] *einzig aus denjenigen Kreisen, welche das zugehörige Dreiecksnetz* (0, 3; 2, l_3, l_4) *liefern*. Nur in den beiden genannten Fällen ist es möglich, dass die Symmetriekreise der quadrimodularen Gruppen nicht die Dreiecksnetze (0, 3; 2, 4, 8) und (0, 3; 2, 6, 12), sondern die Netze (0, 3; 2, 3, 8) und (0, 3; 2, 3, 12) liefern.

Würde dies nun wirklich zutreffen, so würden die zu den Winkeln $\frac{\pi}{4}$ bez. $\frac{\pi}{6}$ der Ausgangsdreiecke (0, 3; 2, 4, 8) und (0, 3; 2, 6, 12) gehörenden elliptischen Erzeugenden:

$$(5) \qquad \begin{pmatrix} \sqrt{2} - \sqrt{\sqrt{2}}, & -\sqrt{2 + \sqrt{2}} \\ \sqrt{2 + \sqrt{2}}, & \sqrt{2} + \sqrt{\sqrt{2}} \end{pmatrix},$$

$$(6) \qquad \begin{pmatrix} \sqrt{3} - \sqrt{1 + \sqrt{3}}, & -\sqrt{2 + \sqrt{3}} \\ \sqrt{2 + \sqrt{3}}, & \sqrt{3} + \sqrt{1 + \sqrt{3}} \end{pmatrix}$$

Quadrate gewisser zwei in den correspondierenden quadrimodularen Gruppen [p, q, r] wirklich vorkommender Substitutionen sein. Die Gestalten dieser letzteren Substitutionen würden sich aus (5) und (6) bestimmen zu:

$$\begin{pmatrix} \sqrt{2 + \sqrt{2}} - \sqrt{-1 + \sqrt{2}}, & -1 \\ 1, & \sqrt{2 + \sqrt{2}} + \sqrt{-1 + \sqrt{2}} \end{pmatrix},$$

$$\begin{pmatrix} \sqrt{2 + \sqrt{3}} - \sqrt{-1 + \sqrt{3}}, & -1 \\ 1, & \sqrt{2 + \sqrt{3}} + \sqrt{-1 + \sqrt{3}} \end{pmatrix}.$$

Aber man zeigt unter Rückgang auf (1) pg. 586, dass die erste dieser Substitutionen bei Tripel $[\sqrt{2}, 2 + \sqrt{2}, 2]$ *nicht* auftreten kann, und die zweite *nicht* beim Tripel $[1 + \sqrt{3}, 2 + \sqrt{3}, 3]$.

Hiermit haben wir endgültig das Resultat gewonnen, *dass bei allen zwanzig arithmetisch erklärten Gruppen* [p, q, r] *das System der Symmetriekreise gerade genau das correspondierende Dreiecknets liefert, darüber hinaus also weitere Symmetriekreise nicht aufweist.*

Es wird somit auch jede Operation der Gruppe [p, q, r] das Dreiecksnetz in sich transformieren; und von hieraus erkennen wir ohne Mühe vermöge einer oft ausgeübten Schlussweise, dass das einzelne Dreieck ein Discontinuitätsbereich der Gruppe $[p,\ q,\, r]$ ist*). *In allen zwanzig Fällen haben wir hiernach die Hauptkreisgruppe* (0, 3) *als quadrimodulare Gruppe* $[p,\ q,\ r]$ *arithmetisch vollständig erkannt.* — Wie man gesehen hat, ist es für die arithmetische Untersuchung der Hauptkreisgruppen (0, 3) durchaus wesentlich, an die quadrimodularen Gruppen des § 2 (pg. 589) anzuknüpfen. Die Aufstellung der *unimodularen Untergruppen* ist in den meisten Fällen nur durch umständliche Rechnungen zu erreichen. Zu einem besonders eleganten Ergebnis gelangt man in dieser Hinsicht bei der Gruppe (0, 3; 2, 3, 7). *Die durch* $\zeta' = -\zeta$ *erweiterte unimodulare Gruppe ist hier in der Gesamtgruppe eine Untergruppe des Index 63, und sie besitzt als Discontinuitätsbereich ein reguläres rechtwinkliges Kreisbogensiebeneck.* In der That zeigt die nebenstehende Figur 191 unmittelbar, dass sich 63 Kreisbogendreiecke der Winkel $\dfrac{\pi}{2},\ \dfrac{\pi}{3},\ \dfrac{\pi}{7}$ zu einem regulären rechtwinkligen Kreisbogensiebeneck zusammenfügen lassen. Über die näheren Ausführungen dieses Gegenenstandes, sowie über die aus Figur 191 hervorgehende Commensurabilität der Gruppen (0, 3; 2, 3, 7) und (0, 3; 2, 4, 7) sehe man die schon gelegentlich genannte Abhandlung des Verf. *„Über den arithmetischen Charakter der zu den Verzweigungen* (2, 3, 7) *und* (2, 4, 7) *gehörenden Dreiecksfunctionen"*).

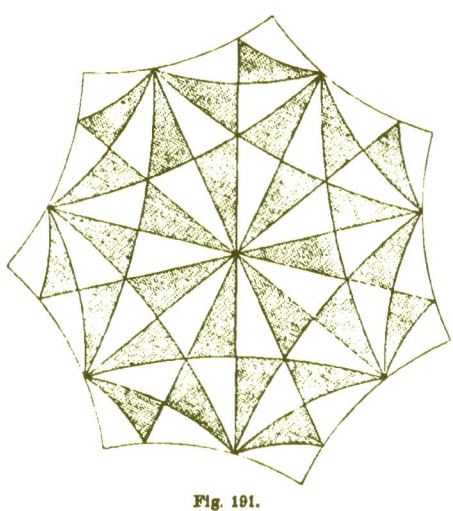

Fig. 191.

§ 10. Ansatz der zu behandelnden Hauptkreisgruppen des Charakters (1, 1).

An zweiter Stelle sollte untersucht werden, inwieweit wir mit den Ansätzen vom Anfang des vorliegenden Kapitels *Gruppen der*

---

*) Bei der Durchführung dieser Überlegung kommt übrigens zur Geltung, dass wir nur mit ungleichseitigen Dreiecken zu thun haben.

**) Mathem. Annalen Bd. 41, pg. 443 (1892).

Gattung (1, 1) arithmetisch zu erklären vermögen. Eine Reihe von beschränkenden Angaben über die hier zur Geltung kommenden Gruppen (1, 1) seien hier gleich anfangs aufgezählt.

Die einzelne Gruppe [p, q, r] hat die reelle Axe und den Kreis des Radius 1 um $\zeta = 0$ zu Symmetriekreisen. Die zu $\zeta = i$ gehörende elliptische Substitution $\begin{pmatrix} 0, & 1 \\ -1, & 0 \end{pmatrix}$ wird demnach die Gruppe (1, 1) in sich transformieren. Nach der allgemeinen Theorie (pg. 354 ff.) gestattet jede Gruppe (1, 1) Transformationen in sich durch elliptische Substitutionen der Periode 2. Einen einzelnen zugehörigen Fixpunkt kann man dann zum Centrum eines kanonischen Vierecks der Gruppe machen; in Figur 126 pg. 355 ist e_0 ein derartiger Fixpunkt.

Indem wir diese Figur gleich noch weiter heranziehen, nehmen wir an, dass die beiden *Mittellinien* $\overline{e_1 e_3}$ und $\overline{e_2 e_4}$ Symmetrielinien des Vierecks seien, die wir alsdann mit der imaginären Axe und dem Einheitskreise indentificieren. Auf diese Weise werden wir das gesamte kanonische Viereck (1, 1) aus *vier abwechselnd symmetrischen und congruenten Kreisbogenvierecken der Winkel* $\frac{\pi}{2}$, $\frac{\pi}{2}$, $\frac{\pi}{2}$, $\frac{\pi}{2l}$ zusammensetzen, vorausgesetzt, dass (1, 1; l) die Signatur der vorgelegten Gruppe (1, 1) ist. In Figur 192 ist das kanonische Viereck (1, 1), welches wir solcher Weise zu Grunde legen, schematisch gezeichnet; und es ist zugleich die Bedeutung der beiden Erzeugenden V_1 und V_2 durch Pfeile charakterisiert.

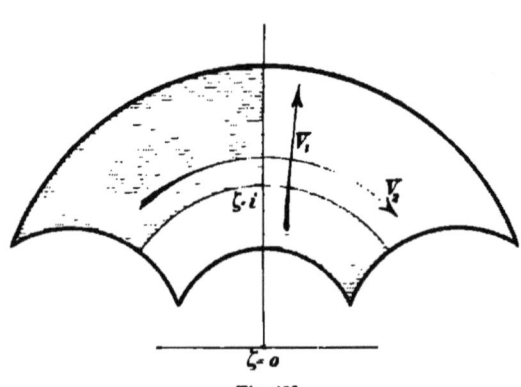

Fig. 192.

Die Gruppen [p, q, r] sind auf der reellen Axe nur uneigentlich discontinuierlich; und sie haben, falls wir den rationalen Körper Ω wieder bei Seite lassen, auch keine parabolische Substitutionen. Es ist alsdann l eine endliche ganze rationale Zahl > 1. Bei gegebenem l haben wir aber noch ∞^1 Gruppen (1, 1), wie man mit Hilfe von Figur 192 leicht feststellt. Dem entspricht es, dass im Ausdruck der Erzeugenden ein continuierlicher Parameter $\varkappa$ enthalten ist; man findet in der That leicht:

$$(1) \qquad V_1 = \begin{pmatrix} \dfrac{\sqrt{x^2 + 4} + x}{2}, & 0 \\[3mm] 0, & \dfrac{\sqrt{x^2 + 4} - x}{2} \end{pmatrix},$$

$$(2) \quad V_2 = \begin{pmatrix} \sqrt{1 + 4\cos^2 \dfrac{\pi}{2l} \cdot x^{-2}}, & 2\cos \dfrac{\pi}{2l} \cdot x^{-1} \\[3mm] 2\cos \dfrac{\pi}{2l} \cdot x^{-1}, & \sqrt{1 + 4\cos^2 \dfrac{\pi}{2l} \cdot x^{-2}} \end{pmatrix},$$

wo x als reelle positive Zahl willkürlich zu wählen ist.

Haben wir nun bei den Gruppen $(0, 3)$ von den quadrimodularen erweiterten Gruppen Gebrauch gemacht, so soll gegenwärtig die erste in § 2 (pg. 588) besprochene Methode der Gruppenerweiterung zur Geltung kommen. Es sollen demnach die Substitutionscoefficienten bereits bei unimodularer Schreibweise durchaus ganzzahlig sein. Dies wird bei V_1 stets und nur dann zutreffen, wenn x als ganze algebraische Zahl gewählt wird; dann nämlich ist sowohl $(\alpha + \delta)$ wie $\alpha\delta$ ganzzahlig, und also gilt dasselbe von α und δ einzeln. Die Substitution V_2 erfordert weiter, dass x als Teiler der ganzen Zahl $2\cos\dfrac{\pi}{2l}$ gewählt wird: *Damit sich die Gruppe $(1, 1; l)$ der ersten in § 2 besprochenen Gruppenerweiterung unterordnet, ist hinreichend und notwendig, dass x als eine in $2\cos\dfrac{\pi}{2l}$ aufgehende ganze algebraische Zahl gewählt wird.*

Hatten wir weiter bei den Gruppen $(0, 3)$ allgemein Kreisteilungskörper Ω zu Grunde gelegt, so wollen wir hier ausschliesslich *quadratische Körper* Ω zulassen, weil mit den letzteren besonders einfach zu operieren ist. Nun ist die Summe $(\alpha + \delta)$, berechnet für die Substitution $V_1 V_2 V_1^{-1} V_2^{-1}$ gleich $2\cos\dfrac{\pi}{2l}$. Setzt man somit diese Substitution in der Gestalt (1) pg. 588 an, wo sie den Haupttypus haben wird, so findet man:

$$2\cos \frac{\pi}{2l} = \frac{2a}{v}.$$

Die Zahl v^2 ist nach pg. 589 in Ω enthalten; es wird demnach auch:

$$\left(2\cos\frac{\pi}{2l}\right)^2 = e^{\frac{\pi i}{l}} + e^{-\frac{\pi i}{l}} + 2 \quad \text{und also} \quad \left(e^{\frac{\pi i}{l}} + e^{-\frac{\pi i}{l}}\right)$$

Lösung einer ganzzahligen Gleichung ersten oder zweiten Grades sein. Der eben genannte Zahlwert genügt aber allgemein einer im rationalen Körper irreduciblen Gleichung des Grades $\dfrac{1}{2}\varphi(2l)$, unter $\varphi(2l)$ die

Anzahl aller modulo $2l$ incongruenten und gegen $2l$ primen Zahlen verstanden. Es entspringt hiernach der folgende Satz: *Damit Ω ein quadratischer Körper wird, hat man l auf die fünf Zahlwerte einzuschränken:*

$$(3) \qquad\qquad l = 2, 3, 4, 5, 6.$$

In den beiden ersten Fällen $l = 2$ und $l = 3$ ist $\left(2 \cos \frac{\pi}{2l}\right)^2$ rational, so dass die Auswahl des quadratischen Körpers Ω hier zunächst willkürlich bleibt. Bei $l = 4, 5$ und 6 liegen aber drei ganz bestimmte quadratische Körper vor, welche eben durch $\left(2 \cos \frac{\pi}{2l}\right)^2$ festgelegt werden. Es sind dies bez. die Körper mit den Basen:

$$[1, \sqrt{2}], \qquad \left[1, \frac{1 + \sqrt{5}}{2}\right], \qquad [1, \sqrt{3}].$$

Mit der Behandlung dieser letzteren Fälle soll hier begonnen werden.

§ 11. Die Gruppen $(1, 1; l)$ mit quadratischen Körpern Ω für $l = 4, 5, 6$.

Für die drei hier zunächst zur Discussion gestellten Werte l gelten folgende Gleichungen:

$$(1) \qquad \left(2 \cos \frac{\pi}{2l}\right)^2 \begin{cases} = \sqrt{2}\,(1 + \sqrt{2}) & \text{für} \quad l = 4, \\ = \sqrt{5} \cdot \dfrac{1 + \sqrt{5}}{2} & \text{\textquotedbl} \quad l = 5, \\ = 2 + \sqrt{3} & \text{\textquotedbl} \quad l = 6. \end{cases}$$

Die Zahl $\varkappa^2$ ist in Ω enthalten und stellt einen Teiler von $\left(2 \cos \frac{\pi}{2l}\right)^2$ dar.

Für $l = 4$ ist nun $\sqrt{2}$ eine Primzahl und $(1 + \sqrt{2})$ eine Einheit des Körpers $[1, \sqrt{2}]$. Demnach wird $\varkappa^2$ entweder selbst eine Einheit darstellen oder mit $\sqrt{2}$ associiert sein. Die Einheiten dieses Körpers sind aber einfach die Potenzen von $(1 + \sqrt{2})$ mit ganzzahligen positiven oder negativen Exponenten; man hat also den nachfolgenden Ansatz:

$$(2) \qquad \varkappa^2 = (1 + \sqrt{2})^\nu \quad \text{oder} \quad \varkappa^2 = \sqrt{2}\,(1 + \sqrt{2})^\nu.$$

Auf dieselbe Weise findet man für $l = 5$ die Werte:

$$(3) \qquad \varkappa^2 = \left(\frac{1 + \sqrt{5}}{2}\right)^\nu \quad \text{oder} \quad \varkappa^2 = \sqrt{5}\left(\frac{1 + \sqrt{5}}{2}\right)^\nu,$$

sowie endlich für $l = 6$:

$$(4) \qquad\qquad \varkappa^2 = (2 + \sqrt{3})^\nu.$$

Sollen sich nun die unter (1) und (2) pg. 623 gegebenen Substitutionen V_1, V_2 dem Ansatz (1) pg. 588 unterordnen, so müssen die beiden Gleichungen gelten:

$$(5) \qquad x^2(x^2 + 4) = pr \cdot s^2,$$

$$(6) \qquad 4\cos^2\frac{\pi}{2l} \cdot x^{-2}\left(1 + 4\cos^2\frac{\pi}{2l} \cdot x^{-2}\right) = pqt^2,$$

wo s und t Zahlen aus Ω sind. Die Bedingungen der eigentlichen Discontinuität (pg. 598) erfordern, dass die zu diesen beiden Zahlen (5) und (6) conjugierten Zahlen negative Werte haben [*]). Von hieraus werden wir im Stande sein, die zulässigen Exponenten ν in (2), (3) und (4) in Erfahrung zu bringen.

Um dies zunächst im Falle $l = 4$ und für $x^2 = (1 + \sqrt{2})^\nu$ auszuführen, so gilt hier:

$$prs^2 = (1 + \sqrt{2})^{2\nu} + 4(1 + \sqrt{2})^\nu,$$
$$pqt^2 = \sqrt{2}(-1 + \sqrt{2})^{\nu-1} + 2(-1 + \sqrt{2})^{2\nu-2}.$$

Die Forderung, dass die zu diesen Zahlen conjugierten Zahlen negativ sein sollen, liefert die Ungleichungen:

$$(1 - \sqrt{2})^{2\nu} + 4(1 - \sqrt{2})^\nu < 0,$$
$$-\sqrt{2}(-1 - \sqrt{2})^{\nu-1} + 2(-1 - \sqrt{2})^{2\nu-2} < 0.$$

Zufolge der ersten Bedingung ist ν eine ungerade Zahl; benutzen wir dies, so ziehen sich die beiden Ungleichungen nach kurzer Zwischenrechnung zusammen auf:

$$\frac{1}{4} < (1 + \sqrt{2})^\nu < 1 + \frac{1}{\sqrt{2}}.$$

Die einzige ungerade Zahl, welche dem genügt, ist $\nu = -1$; ihr entspricht folgendes System von Erzeugenden:

$$(7) \begin{cases} V_1 = \begin{pmatrix} \dfrac{\sqrt{3 + \sqrt{2}} + \sqrt{-1 + \sqrt{2}}}{2}, & 0 \\ 0, & \dfrac{\sqrt{3 + \sqrt{2}} - \sqrt{-1 + \sqrt{2}}}{2} \end{pmatrix}, \\[3mm] V_2 = \begin{pmatrix} (1 + \sqrt{2})\sqrt{3 - \sqrt{2}}, & (1 + \sqrt{2})\sqrt{-1 + \sqrt{2}}\sqrt{2 + \sqrt{2}} \\ (1 + \sqrt{2})\sqrt{-1 + \sqrt{2}}\sqrt{2 + \sqrt{2}}, & (1 + \sqrt{2})\sqrt{3 - \sqrt{2}} \end{pmatrix}. \end{cases}$$

Setzt man den zweiten unter (2) gegebenen Wert für x^2 in (5) und (6) ein und fordert wieder, dass die zu prs^2 und pqt^2 conjugierten

---

[*]) Man bemerke, dass die Bedingung I pg. 598 hier stets ohne weiteres erfüllt ist.

Zahlen negativ sein sollen, so entspringen die Ungleichungen:

$$(1 - \sqrt{2})^{2\nu} - 2\sqrt{2}\,(1 - \sqrt{2})^{\nu} < 0,$$

$$(-1 - \sqrt{2})^{\nu-1} + (-1 - \sqrt{2})^{2\nu-2} < 0.$$

Zufolge der ersten dieser Ungleichungen ist notwendig ν gerade, und man findet daraufhin durch leichte Weiterentwicklung:

$$\frac{1}{2\sqrt{2}} < (1 + \sqrt{2})^{\nu} < 1 + \sqrt{2}.$$

Die einzige gerade Zahl, welche dieser Bedingung genügt, ist $\nu = 0$; ihr entspricht das Erzeugendensystem:

$$(8)\quad
\begin{cases}
V_1 = \begin{pmatrix} \dfrac{\sqrt{1 + 2\sqrt{2}} + 1}{2}\,\sqrt{\sqrt{2}}\,, & 0 \\[2ex] 0, & \dfrac{\sqrt{1 + 2\sqrt{2}} - 1}{2}\,\sqrt{\sqrt{2}} \end{pmatrix}, \\[5ex]
V_2 = \begin{pmatrix} \sqrt{1 + \sqrt{2}} \cdot \sqrt{\sqrt{2}}, & (1 + \sqrt{2})\,\sqrt{-1 + \sqrt{2}} \\[2ex] (1 + \sqrt{2})\,\sqrt{-1 + \sqrt{2}}, & \sqrt{1 + \sqrt{2}} \cdot \sqrt{\sqrt{2}} \end{pmatrix}. \; -
\end{cases}$$

Eine ganz analoge Überlegung gilt im Falle $l = 5$, und man findet, dass hier nur die beiden folgenden Werte von x^2 mit den Bedingungen der eigentlichen Discontinuität verträglich sind:

$$x^2 = \frac{-1 + \sqrt{5}}{2}, \quad x^2 = \sqrt{5}.$$

Der erste Wert liefert die folgenden Gruppenerzeugenden:

$$(9)\quad
\begin{cases}
V_1 = \begin{pmatrix} \dfrac{1}{2}\left(\sqrt{\dfrac{7 + \sqrt{5}}{2}} + \sqrt{\dfrac{-1 + \sqrt{5}}{2}}\right), & 0 \\[3ex] 0, & \dfrac{1}{2}\left(\sqrt{\dfrac{7 + \sqrt{5}}{2}} - \sqrt{\dfrac{-1 + \sqrt{5}}{2}}\right) \end{pmatrix}, \\[6ex]
V_2 = \begin{pmatrix} \dfrac{3 + \sqrt{5}}{2}, & \dfrac{1 + \sqrt{5}}{2}\,\sqrt{\sqrt{5}} \\[2ex] \dfrac{1 + \sqrt{5}}{2}\,\sqrt{\sqrt{5}}, & \dfrac{3 + \sqrt{5}}{2} \end{pmatrix},
\end{cases}$$

während wir dem Werte $x^2 = \sqrt{5}$ entsprechend finden:

$$(10) \quad \begin{cases} V_1 = \begin{pmatrix} \dfrac{\sqrt{4 + \sqrt{5}} + \sqrt{\sqrt{5}}}{2}, & 0 \\ 0, & \dfrac{\sqrt{4 + \sqrt{5}} - \sqrt{\sqrt{5}}}{2} \end{pmatrix}, \\[6mm] V_2 = \begin{pmatrix} \dfrac{1 + \sqrt{5}}{2}, & \sqrt{\dfrac{1 + \sqrt{5}}{2}} \\ \sqrt{\dfrac{1 + \sqrt{5}}{2}}, & \dfrac{1 + \sqrt{5}}{2} \end{pmatrix}. - \end{cases}$$

Endlich bemerke man, dass für $l = 6$ die mit x^2 conjugierte Zahl stets positiv ist; dasselbe gilt demnach auch stets für die mit prs^2 conjugierte Zahl, so dass sich hier kein einziges die Bedingungen der eigentlichen Discontinuität befriedigendes x^2 finden lässt. —

Wir haben nunmehr für jedes der vier Paare V_1, V_2 das Tripel p, q, r zu bestimmen, welches geeignet ist, die zugehörige Gruppe arithmetisch zu erklären. Die Substitution V_1 liefert dabei jedesmal den Zahlwert pr nämlich als die von quadratischen Teilern befreite Zahl $x^2(x^2 + 4)$, und aus V_2 leiten wir entsprechend pq ab. Man wird dann p mit dem grössten gemeinsamen Teiler von pr und pq associiert wählen, und damit sind die beiden anderen Factoren q, r stets eindeutig bestimmt.

So findet man z. B. von dem unter (7) gegebenen Substitutionen-paar aus:

$$(3 + \sqrt{2})(-1 + \sqrt{2}) = pr,$$
$$(3 - \sqrt{2})(-1 + \sqrt{2})(2 + \sqrt{2}) = pq.$$

Die beiden Zahlen $(3 \pm \sqrt{2})$ sind die beiden verschiedenen Prim-teiler von 7; hier ist also p als Einheit zu wählen, und wir setzen $p = -1 + \sqrt{2}$, worauf sich insgesamt ergiebt:

$$p = -1 + \sqrt{2}, \quad q = \sqrt{2}(1 + 2\sqrt{2}), \quad r = 3 + \sqrt{2}.$$

Unter diesen Umständen haben V_1 und V_2 die folgenden Typen:

$$(V_1) \quad (1, \quad 1, \quad 3 + \sqrt{2}),$$
$$(V_2) \quad (1, \quad 3 - \sqrt{2}, \quad 1).$$

Hierbei ist im zweiten Falle bei q die Zerlegung $(3 - \sqrt{2})(2 + \sqrt{2})$ vollzogen, welche sich dem beschränkteren in § 1 pg. 586 getroffenen Ansatze nicht unterordnet. Indessen bemerke man, dass im Körper $[1, \sqrt{2}]$ die Anzahl der Idealclassen gleich 1 ist, und dass demnach hier jede mögliche Zerlegung $p_1 p_2$, $q_1 q_2$, $r_1 r_2$ zugelassen werden kann.

Bei den übrigen drei Substitutionenpaaren V_1, V_2 wird man entsprechende Betrachtungen leicht ausführen. Man gewinnt so das Ergebnis: *Unter den Gruppen der drei Signaturen* (1, 1; 4), (1, 1; 5), (1, 1; 6) *finden sich im ganzen nur vier Fälle, bei denen wir unter Gebrauch des in Figur 192 pg. 622 angegebenen Ausgangsvierecks zu Gruppen* [p, q, r] *unserer Art mit ganzen algebraischen Coefficienten geführt werden; es handelt sich hierbei um folgende nach der ersten Methode des § 2* (pg. 588) *erweiterte Gruppen:*

$$1)\quad \left[-1+\sqrt{2},\quad \sqrt{2}(1+2\sqrt{2}),\quad 3+\sqrt{2}\right],$$

$$2)\quad \left[1,\quad \sqrt{2},\quad 1+2\sqrt{2}\right],$$

$$3)\quad \left[1,\quad \sqrt{5},\quad \frac{-1+3\sqrt{5}}{2}\right],$$

$$4)\quad \left[1,\quad \frac{1+\sqrt{5}}{2},\quad \sqrt{5}(4+\sqrt{5})\right].$$

In allen vier Fällen ist bisher nur erst gezeigt worden, dass die als eigentlich discontinuierlich erkannte Gruppe [p, q, r] die zugehörige Gruppe (1, 1; l) als Untergruppe von endlichem Index enthält. Indessen hat die Weiterführung der Untersuchung nach der in § 9 (pg. 617 ff.) befolgten Methode keinerlei Schwierigkeit. Man findet, *dass die arithmetisch definierte Gruppe* [p, q, r] *in der That stets diejenige Gruppe der Signatur* (0, 4; 2, 2, 2, 2l) *ist, welche aus der Gruppe* (1, 1; l) *durch Zusatz von* $\begin{pmatrix} 0, & -1 \\ 1, & 0 \end{pmatrix}$ *entspringt, und in welcher die Gruppe* (1, 1; l) *eine ausgezeichnete Untergruppe des Index 2 ist.*

§ 12. Die Gruppen (1, 1; 2) und (1, 1; 3) mit quadratischen Zahlkörpern Ω.

Die Behandlung der Gruppen der beiden noch übrig bleibenden Signaturen (1, 1; 2) und (1, 1; 3) ist insofern etwas umständlicher, als hier zunächst der zu Grunde zu legende Körper Ω näher zu bestimmen ist. Man hat zu diesem Zwecke vor allen die Bedingungen der eigentlichen Discontinuität (pg. 598) heranzuziehen, von denen die erste bei einem reellen quadratischen Körper Ω natürlich stets von selbst erfüllt ist. Die Verwertung der beiden Bedingungen II und III geschieht in folgender Art.

Erstlich bei der Signatur (1, 1; 2) gilt für V_1 und V_2

$$V_1 = \begin{pmatrix} \frac{\sqrt{\varkappa^2+4}+\varkappa}{2}, & 0 \\[2mm] 0, & \frac{\sqrt{\varkappa^2+4}-\varkappa}{2} \end{pmatrix}, \quad V_2 = \begin{pmatrix} \sqrt{1+2\varkappa^{-2}}, & \sqrt{2}\varkappa^{-1} \\[2mm] \sqrt{2}\varkappa^{-1}, & \sqrt{1+2\varkappa^{-2}} \end{pmatrix}.$$

Hier ist somit x^2 aus dem zu bestimmenden Körper Ω als positiver Teiler von 2 auszuwählen, d. h. *entweder als eine Einheit oder als eine ganze Zahl mit der Norm $N = \pm 2$ oder als das Doppelte einer Einheit.* Nennen wir nun die mit x^2 conjugierte Zahl $\bar{x}^2$, so erfordern die genannten Bedingungen II und III, dass die Ungleichungen bestehen:

$$(1) \qquad \bar{x}^2(\bar{x}^2 + 4) < 0, \quad \frac{2}{x^2}\left(1 + \frac{2}{x^2}\right) < 0.$$

Die erste dieser Ungleichungen zeigt, dass $\bar{x}^2$ negativ sein muss. Für die Norm N von x^2 sind demnach nur folgende Werte zulässig:

$$(2) \qquad N = x^2\bar{x}^2 = -1 \text{ oder } -2 \text{ oder } -4.$$

Überdies vereinfachen sich wegen $\bar{x}^2 < 0$ die Bedingungen (1) wesentlich; man ersetzt sie ohne Mühe durch:

$$(3) \qquad 2 < -\bar{x}^2 < 4.$$

Multipliciert man $2 < -\bar{x}^2$ mit x^2, so folgt $x^2 < -\dfrac{N}{2}$. Vereinigt man dies mit $-\bar{x}^2 < 4$, so folgt:

$$(4) \qquad x^2 - \bar{x}^2 < 4 - \frac{N}{2}.$$

Jetzt führen wir den Zahlkörper Ω explicite ein und schreiben, unter D eine positive rationale ganze Zahl ohne quadratischen Teiler verstanden:

$$x^2 = a + b\sqrt{D} \quad \text{für} \quad D \equiv 2 \text{ oder } 3 \pmod{4},$$

$$x^2 = \frac{a + b\sqrt{D}}{2} \quad \text{für} \quad D \equiv 1 \pmod{4},$$

wo a und b gleichfalls rationale ganze Zahlen sind, die für $N = -4$ gerade sind.

Da $a^2 - Db^2 < 0$ ist, so ist $b\sqrt{D}$ absolut grösser als a; und also folgert man aus $a + b\sqrt{D} > 0$, dass $b > 0$ ist. Nun liefert die Ungleichung (4) folgende Bedingungen:

$$(5) \qquad \begin{aligned} b\sqrt{D} &< 2 - \frac{N}{4} \quad \text{für} \quad D \equiv 2 \text{ oder } 3 \pmod{4}, \\ b\sqrt{D} &< 4 - \frac{N}{2} \quad \text{für} \quad D \equiv 1 \pmod{4}. \end{aligned}$$

Da b mindestens gleich 1, für $N = -4$ aber mindestens gleich 2 ist, so hat man hiermit in jedem Falle obere Grenzen für die zulässigen Werte D gewonnen. Die nähere Discussion liefert folgende Zahlen D:

$$(N = - 1), \quad D = 2, 3, 5, 13, 17,$$

$$(N = - 2), \quad D = 2, 3, 5, \quad 6, 13, 17, 21,$$

$$(N = - 4), \quad D = 2, 5.$$

Einige dieser Werte D sind aber noch auszuschalten. Aus $a^2 - Db^2 = N$ bez. $4N$ folgt, dass N bez. $4N$ quadratischer Rest von D ist. Dieser Forderung widerstreiten folgende Werte von D: für $N = - 1$ allein $D = 3$, für $N = - 2$ jedoch $D = 5, 13, 21$. Weiter bemerke man, dass für $N = - 1$ und $D = 17$ die Gleichung $a^2 - 17b^2 = - 4$ noch nicht für $b = 1$, sondern erst mit $b = 2$ zu befriedigen ist. Dann aber gilt die hier zu fordernde zweite Ungleichung (5) nicht mehr, so dass $D = 17$ bei $N = - 1$ unbrauchbar ist. *Wir sind demnach auf folgende Werte von D angewiesen:*

$$\text{,} \qquad (N = - 1), \quad D = 2, 5, 13,$$

$$(N = - 2), \quad D = 2, 3, 6, 17,$$

$$(N = - 4), \quad D = 2, 5. -$$

Die Weiterführung der Untersuchung hat nun nach der bereits im vorigen Paragraphen benutzten Methode zu geschehen.

Um dies für $N = - 1$ etwas weiter auszuführen, so hat man in jedem der drei Fälle $D = 2, 5, 13$ die Zahl $\varkappa^2$ als Einheit von der Norm $- 1$ zu wählen. Es ist also anzusetzen:

$$\varkappa^2 = (- 1 + \sqrt{2})^\nu, \quad \varkappa^2 = \left(\frac{- 1 + \sqrt{5}}{2}\right)^\nu, \quad \varkappa^2 = \left(\frac{- 3 + \sqrt{13}}{2}\right)^\nu,$$

wo ν auf die ungeraden ganzen rationalen Zahlen eingeschränkt bleibt. Zur näheren Bestimmung von ν haben wir die Ungleichung (3) anzusetzen, welche folgende expliciten Gestalten annimmt:

$$2 < (1 + \sqrt{2})^\nu < 4,$$

$$2 < \left(\frac{1 + \sqrt{5}}{2}\right)^\nu < 4,$$

$$2 < \left(\frac{3 + \sqrt{13}}{2}\right)^\nu < 4.$$

Man beweist sofort, dass im ersten und dritten Falle allein $\nu = 1$, im zweiten Falle überhaupt keine ungerade Zahl ν brauchbar ist. Wir finden demnach hier nur zwei Gruppen; die Erzeugenden der ersten sind:

$$(6)\quad \begin{aligned} V_1 &= \begin{pmatrix} \dfrac{\sqrt{3+\sqrt{2}}+\sqrt{-1+\sqrt{2}}}{2}, & 0 \\[2ex] 0, & \dfrac{\sqrt{3+\sqrt{2}}-\sqrt{-1+\sqrt{2}}}{2} \end{pmatrix}, \\[3ex] V_2 &= \begin{pmatrix} 1+\sqrt{2}, & (2+\sqrt{2})\sqrt{-1+\sqrt{2}} \\[1ex] (2+\sqrt{2})\sqrt{-1+\sqrt{2}}, & 1+\sqrt{2} \end{pmatrix}, \end{aligned}$$

als Erzeugende der zweiten Gruppe findet man:

$$(7)\quad \begin{cases} V_1 = \begin{pmatrix} \dfrac{1}{2}\left(\sqrt{\dfrac{5+\sqrt{13}}{2}}+\sqrt{\dfrac{-3+\sqrt{13}}{2}}\right), & 0 \\[3ex] 0, & \dfrac{1}{2}\left(\sqrt{\dfrac{5+\sqrt{13}}{2}}-\sqrt{\dfrac{-3+\sqrt{13}}{2}}\right) \end{pmatrix}, \\[6ex] V_2 = \begin{pmatrix} \dfrac{3+\sqrt{13}}{2}\sqrt{\dfrac{5-\sqrt{13}}{2}}, & \sqrt{2}\cdot\dfrac{3+\sqrt{13}}{2}\sqrt{\dfrac{-3+\sqrt{13}}{2}} \\[3ex] \sqrt{2}\cdot\dfrac{3+\sqrt{13}}{2}\sqrt{\dfrac{-3+\sqrt{13}}{2}}, & \dfrac{3+\sqrt{13}}{2}\sqrt{\dfrac{5-\sqrt{13}}{2}} \end{pmatrix}. \end{cases}$$

In derselben Weise setzt man die Untersuchung fort und findet auch bei $N = -2$ nur zwei Gruppen, nämlich eine mit $D = 3$ und eine mit $D = 17$. Die Erzeugenden der ersten sind:

$$(8)\quad \begin{cases} V_1 = \begin{pmatrix} \dfrac{\sqrt{\sqrt{3}+\sqrt{2}-\sqrt{3}}}{2}\cdot\sqrt{1+\sqrt{3}}, & 0 \\[3ex] 0, & \dfrac{\sqrt{\sqrt{3}-\sqrt{2}-\sqrt{3}}}{2}\cdot\sqrt{1+\sqrt{3}} \end{pmatrix}, \\[6ex] V_2 = \begin{pmatrix} (2+\sqrt{3})\sqrt{2-\sqrt{3}}, & \sqrt{1+\sqrt{3}} \\[1ex] \sqrt{1+\sqrt{3}}, & (2+\sqrt{3})\sqrt{2-\sqrt{3}} \end{pmatrix}, \end{cases}$$

diejenigen der zweiten Gruppe findet man als:

$$(9)\quad \begin{cases} V_1 = \begin{pmatrix} \dfrac{\sqrt{4+\sqrt{17}}+1}{2}\cdot\sqrt{\dfrac{-3+\sqrt{17}}{2}}, & 0 \\[3ex] 0, & \dfrac{\sqrt{4+\sqrt{17}}-1}{2}\cdot\sqrt{\dfrac{-3+\sqrt{17}}{2}} \end{pmatrix}, \\[6ex] V_2 = \begin{pmatrix} \sqrt{4+\sqrt{17}}\,\sqrt{\dfrac{-3+\sqrt{17}}{2}}, & \sqrt{\dfrac{3+\sqrt{17}}{2}} \\[3ex] \sqrt{\dfrac{3+\sqrt{17}}{2}}, & \sqrt{4+\sqrt{17}}\,\sqrt{\dfrac{-3+\sqrt{17}}{2}} \end{pmatrix}. \end{cases}$$

Endlich liefert der Fall $N = -4$ nur noch eine einzige Gruppe, nämlich bei $D = 5$; die Erzeugenden derselben sind:

$$
(10)\quad
\begin{cases}
V_1 = \begin{pmatrix} \frac{1}{\sqrt{2}}\left(\frac{1+\sqrt{5}}{2} + \sqrt{\frac{-1+\sqrt{5}}{2}},\right. & 0 \\[2ex] 0, & \frac{1}{\sqrt{2}}\left(\frac{1+\sqrt{5}}{2} - \sqrt{\frac{-1+\sqrt{5}}{2}}\right) \end{pmatrix}, \\[5ex]
V_2 = \begin{pmatrix} \frac{1+\sqrt{5}}{2}, & \frac{1+\sqrt{5}}{2}\sqrt{\frac{-1+\sqrt{5}}{2}} \\[2ex] \frac{1+\sqrt{5}}{2}\sqrt{\frac{-1+\sqrt{5}}{2}}, & \frac{1+\sqrt{5}}{2} \end{pmatrix}. \;-
\end{cases}
$$

Auch bei der Untersuchung der Gruppen der Signatur (1, 1; 3) führen Überlegungen derselben Art zum Ziele. Wir schränken zuvörderst auf Grund der Bedingungen der eigentlichen Discontinuität die zulässigen Werte D auf eine gewisse endliche Anzahl ein und discutieren sodann die im einzelnen Falle brauchbaren Zahlen $\varkappa^2$. Es zeigt sich, dass hier überhaupt nur *zwei* Gruppen existieren, die vermöge unseres hier in Rede stehenden Bildungsgesetzes arithmetisch erklärbar erscheinen. Die erste Gruppe hat die Erzeugenden:

$$
(11)\quad
\begin{cases}
V_1 = \begin{pmatrix} \frac{1}{2}\left(\sqrt{\frac{5+\sqrt{13}}{2}} + \sqrt{\frac{-3+\sqrt{13}}{2}}\right), & 0 \\[2ex] 0, & \frac{1}{2}\left(\sqrt{\frac{5+\sqrt{13}}{2}} - \sqrt{\frac{-3+\sqrt{13}}{2}}\right) \end{pmatrix} \\[5ex]
V_2 = \begin{pmatrix} \frac{3+\sqrt{13}}{2}, & \frac{3+\sqrt{13}}{2}\sqrt{\frac{-3+\sqrt{13}}{2}}\sqrt{3} \\[2ex] \frac{3+\sqrt{13}}{2}\sqrt{\frac{-3+\sqrt{13}}{2}}\sqrt{3}, & \frac{3+\sqrt{13}}{2} \end{pmatrix};
\end{cases}
$$

für die zweite findet man entsprechend:

$$
(12)\quad
\begin{cases}
V_1 = \begin{pmatrix} \frac{1}{2}\left(\sqrt{\frac{5+\sqrt{21}}{2}} + \sqrt{\frac{-3+\sqrt{21}}{2}}\right), & 0 \\[2ex] 0, & \frac{1}{2}\left(\sqrt{\frac{5+\sqrt{21}}{2}} - \sqrt{\frac{-3+\sqrt{21}}{2}}\right) \end{pmatrix}, \\[5ex]
V_2 = \begin{pmatrix} \sqrt{\frac{5+\sqrt{21}}{2}}, & \sqrt{\frac{5+\sqrt{21}}{2}}\sqrt{\frac{-3+\sqrt{21}}{2}} \\[2ex] \sqrt{\frac{5+\sqrt{21}}{2}}\sqrt{\frac{-3+\sqrt{21}}{2}}, & \sqrt{\frac{5+\sqrt{21}}{2}} \end{pmatrix}. \;-
\end{cases}
$$

Es ist nun ein Leichtes, jede der sieben damit gewonnenen Gruppen dem Ansatz (1) pg. 588 unterzuordnen. Man liest aus V_1 jedesmal pr und aus V_2 das Product pq ab; von hieraus wählen wir p, q, r so, dass keine dieser Zahlen durch ein von einer Einheit verschiedenes Quadrat teilbar ist, und dass keine zwei unter ihnen einen Teiler gemein haben. *Die so zu gewinnenden Tripel* [p, q, r] *sind die folgenden:*

$$1) \quad [-1 + \sqrt{2}, \quad 1, \quad 3 + \sqrt{2}],$$

$$2) \quad \left[\frac{-3 + \sqrt{13}}{2}, \quad 5 - \sqrt{13}, \quad \frac{5 + \sqrt{13}}{2}\right],$$

$$3) \quad [2 - \sqrt{3}, \quad 1 + \sqrt{3}, \quad \sqrt{3}],$$

$$4) \quad [4 + \sqrt{17}, \quad 2, \quad 1],$$

$$5) \quad \left[\frac{-1 + \sqrt{5}}{2}, \quad 1, \quad 1\right],$$

$$6) \quad \left[\frac{-3 + \sqrt{13}}{2}, \quad 3, \quad \frac{5 + \sqrt{13}}{2}\right],$$

$$7) \quad \left[\frac{-3 + \sqrt{21}}{2}, \quad 1, \quad \frac{5 + \sqrt{21}}{2}\right].$$

Die bei den einzelnen Erzeugenden V_1, V_2 vorliegenden Zerlegungen $p = p_1 p_2, \ldots$, wird man aus den Formeln (6) ff. leicht bestimmen. Einige Male, nämlich bei der unter (7) genannten Substitution V_2, sowie bei beiden Substitutionen (9) kommt es vor, dass bei den Zerlegungen $q = q_1 q_2$ beide Factoren von 1 verschieden sind. Eine Schwierigkeit kann aber hieraus nicht entspringen; denn beide Male stellt q das Product zweier nicht associierten *realen Primzahlen* dar:

$$q = 2 \cdot \frac{5 - \sqrt{13}}{2} \quad \text{und} \quad q = \frac{3 + \sqrt{17}}{2} \cdot \frac{-3 + \sqrt{17}}{2}.$$

Durch die vorstehenden Betrachtungen ist folgender Satz bewiesen: *Unter allen Gruppen der Familien* (1, 1; 2) *und* (1, 1; 3) *giebt es im ganzen nur sieben, welche bei Gebrauch des in Figur 192 pg. 622 angegebenen Ausgangsvierecks und bei alleiniger Zulassung quadratischer Zahlkörper Ω als Gruppen* [p, q, r] *mit ganzen algebraischen Coefficienten arithmetisch erklärbar sind. Die hierbei zur Geltung kommenden Zahlentripel sind soeben unter* 1) *bis* 7) *genannt; und man liest hieraus ab, dass je eine der fraglichen Gruppen von den Zahlkörpern* [$1, \sqrt{2}$], [$1, \sqrt{3}$], $\left[1, \frac{1 + \sqrt{5}}{2}\right]$, $\left[1, \frac{1 + \sqrt{17}}{2}\right]$, $\left[1, \frac{1 + \sqrt{21}}{2}\right]$ *geliefert werden, während zum Körper* $\left[1, \frac{1 + \sqrt{13}}{2}\right]$ *zwei unserer Gruppen gehören.*

Übrigens würde hier wieder die Frage zu discutieren sein, ob die Gruppe (1, 1; l) mit der Gesamtgruppe [p, q, r] identisch ist oder eine Untergruppe in ihr darstellt. Dabei treten dann wieder die

Überlegungen von § 9 (pg. 617 ff.) in Kraft. Man bemerke z. B., dass das Kreisbogenviereck der Winkel $\frac{\pi}{2}$, $\frac{\pi}{2}$, $\frac{\pi}{2}$, $\frac{\pi}{4}$, falls es die zur Ecke $\frac{\pi}{4}$ gehörende Diagonale zur Symmetrielinie hat, aus zwei Dreiecken der Winkel $\frac{\pi}{2}$, $\frac{\pi}{4}$, $\frac{\pi}{8}$ aufgebaut werden kann. Aber für die bei unseren Gruppen auftretenden Vierecke liegt die Symmetrie bezüglich der fraglichen Diagonale nie vor, da V_1 und V_2 niemals gleiche Invarianten haben. Unsere Vierecke sind also in diesem Sinne unsymmetrisch, und ein unsymmetrisches Viereck der Winkel $\frac{\pi}{2}$, $\frac{\pi}{2}$, $\frac{\pi}{2}$, $\frac{\pi}{4}$ gestattet, wie sich leicht zeigen lässt, niemals eine regulär-symmetrische Unterteilung in Polygone, deren Winkel aliquote Teile von π sind. Man gelangt durch Betrachtungen dieser Art zu dem Ergebnis, *dass die Gruppe* [p, q, r] *in allen von uns betrachteten Fällen die Gruppe* (1, 1; l) *als ausgezeichnete Untergruppe des Index zwei in sich enthält, indem jene aus dieser durch Zusatz der Substitution* $\begin{pmatrix} 0, & -1 \\ 1, & 0 \end{pmatrix}$ *hervorgeht.* —

Im Vorstehenden sind alle wichtigen bislang gewonnenen Ergebnisse arithmetischer Forschung im Gebiete unserer ζ-Gruppen dargestellt. Wie man sieht, liegen die Verhältnisse ähnlich wie am Schlusse des vorigen Abschnitts (pg. 445). Von den Polygongruppen waren es einzig die Hauptkreisgruppen, von denen wir wenigstens eine grössere Reihe von Beispielen in ihrer arithmetischen Eigenart endgültig charakterisieren konnten. Bei den sehr merkwürdigen geometrischen Eigenschaften der Polygonnetze „ohne" Hauptkreis (cf. pg. 411 ff.) wäre es höchst interessant, auch Polygongruppen ohne Hauptkreis in gleicher Art arithmetisch zugänglich zu machen. Aber die voraufgehenden Methoden, welche sich mehr oder weniger eng an die überlieferte Zahlentheorie anschliessen, scheinen hierzu nicht geeignet zu sein: die „nicht-analytischen" Grenzcurven der keinen Hauptkreis besitzenden Polygonnetze zu „arithmetisieren", scheint erst einer künftigen Entwicklungsperiode der Zahlentheorie vorbehalten zu bleiben.